# 运动医学与运动防护的康复技术

Rehabilitation Techniques for Sports Medicine and Athletic Training

（第 7 版）

原　著　William E. Prentice
主　译　倪国新
副主译　陈　鹏　赵明明　黄力平
译审者（按姓名汉语拼音排序）
　　　　陈　鹏　陈铮威　黄力平　江佳瑶　江知融
　　　　林建华　罗　佩　倪国新　秦佳维　苏春涛
　　　　孙梦瑶　汪皓男　王立娟　谢思源　徐晓天
　　　　杨璐铭　杨　越　余唯乐　袁英歌　臧　钰
　　　　张　婷　张　阳　赵明明
秘　书　江佳瑶　江知融

北京大学医学出版社

YUNDONG YIXUE YU YUNDONG FANGHU DE KANGFU JISHU（DI 7 BAN）

图书在版编目（CIP）数据

运动医学与运动防护的康复技术：第 7 版 /（美）威廉·E. 普伦蒂斯（William E. Prentice）原著；倪国新主译. -- 北京：北京大学医学出版社，2025. 1. -- ISBN 978-7-5659-3244-1

I. R87

中国国家版本馆 CIP 数据核字第 2024BE0222 号

北京市版权局著作权合同登记号：图字：01-2021-2961

Rehabilitation Techniques for Sports Medicine and Athletic Training, 7th ed.
By William E. Prentice. ISBN 9781630916251
© 2020 Taylor & Francis Group

Authorised translation from the English language edition published by Routledge, a member of the Taylor & Francis Group, LLC
本书原版由 Taylor & Francis 出版集团旗下 Routledge 出版公司出版，并经其授权翻译出版。版权所有，侵权必究。

Peking University Medical Press is authorized to publish and distribute exclusively the Chinese (Simplified Characters) language edition. This edition is authorized for sale throughout Mainland of China. No part of the publication may be reproduced or distributed by any means, or stored in a database or retrieval system, without the prior written permission of the publisher.
本书中文简体翻译版授权由北京大学医学出版社独家出版并在限在中国大陆地区销售。未经出版者书面许可，不得以任何方式复制或发行本书的任何部分。

Simplified Chinese translation Copyright © 2025 by Peking University Medical Press. All Rights Reserved.

Copies of this book sold without a Taylor & Francis sticker on the cover are unauthorized and illegal.
本书封面贴有 Taylor & Francis 公司防伪标签，无标签者不得销售。

### 运动医学与运动防护的康复技术（第 7 版）

| | |
|---|---|
| 主　　译： | 倪国新 |
| 出版发行： | 北京大学医学出版社 |
| 地　　址： | （100191）北京市海淀区学院路 38 号　北京大学医学部院内 |
| 电　　话： | 发行部 010-82802230；图书邮购 010-82802495 |
| 网　　址： | http://www.pumpress.com.cn |
| E-mail： | booksale@bjmu.edu.cn |
| 印　　刷： | 北京金康利印刷有限公司 |
| 经　　销： | 新华书店 |
| 责任编辑：冯智勇 | 责任校对：靳新强　责任印制：李　啸 |
| 开　　本： | 889 mm×1194 mm　1/16　印张：38　字数：1174 千字 |
| 版　　次： | 2025 年 1 月第 1 版　2025 年 1 月第 1 次印刷 |
| 书　　号： | ISBN 978-7-5659-3244-1 |
| 定　　价： | 380.00 元 |

版权所有，违者必究

（凡属质量问题请与本社发行部联系退换）

# 原著主编

威廉·普伦蒂斯（William E. Prentice），PhD, PT, ATC, FNATA，是一位公认的作家、教育家和临床工作者。他在特拉华大学获得理学学士和理学硕士学位，在弗吉尼亚大学获得运动医学和应用生理学博士学位，并在北卡罗来纳大学获得物理治疗学士学位。他是北卡罗来纳大学教堂山分校运动与体育科学系的教授，自1980年以来一直担任该校由美国运动防护师协会（National Athletic Trainers' Association，NATA）认证的职业后运动防护教育项目主管。在弗吉尼亚大学攻读博士学位之前，他在坦普尔大学作为助理运动防护师开始了他的职业生涯，此后他还在Healthsouth公司担任运动医学教育主任长达10年之久。

普伦蒂斯博士是10本教科书（包括54个版本）的作者，他所著图书中最著名的是《运动防护原理》（Principles of Athletic Training）、《运动损伤管理要点》（Essentials of Athletic Injury Management）、《运动防护：专业实践概论》（Athletic Training: An Introduction to Professional Practice）、《运动防护师在运动医学中的作用》（The Role of the Athletic Trainer in Sports Medicine）、《运动医学和运动防护的治疗方法》（Therapeutic Modalities in Sports Medicine and Athletic Training）、《运动医学与运动防护的康复技术》（Rehabilitation Techniques for Sports Medicine and Athletic Training）、《物理治疗师的治疗方法》（Therapeutic Modalities for Physical Therapists）、《肌肉骨骼干预：治疗性运动和健身与保持健康的技术》（Musculoskeletal Intervention: Techniques for Therapeutic Exercise, and Get Fit, Stay Fit）。他发表了100余篇期刊文章，举办了220余场讲座和报告。从1980年开始，普伦蒂斯博士在北卡罗来纳大学担任女子足球项目的运动防护师达26年之久。在此期间，该队赢得了17次全国大学生体育协会冠军和1次校际大学生体育协会的全国冠军。

普伦蒂斯博士曾获得NATA众多奖项，包括1999年塞耶斯"巴德"米勒杰出运动防护师教育家奖、1997年教育多媒体委员会录像带制作奖和1999年最杰出运动防护师奖。2004年，普伦蒂斯博士入选NATA名人堂。2006年，NATA设立了威廉·普伦蒂斯奖学金，这个奖学金每年以他的名义颁发。2008年，普伦蒂斯博士成为NATA首批院士。2012年，普伦蒂斯博士入选中大西洋运动防护师协会名人堂。2014年，普伦蒂斯博士获得了美国体育学院颁发的恩斯特·约克尔博士运动医学奖。2019年，中大西洋运动防护师协会设立了威廉·普伦蒂斯职业后教育奖学金，每年颁发一次。

# 致 谢

编写一本教科书式的著作是一项费时且费力的工作,需要许多人的投入和合作。在此我要感谢每一位特约撰稿人。他们被邀请为本书撰稿,是因为我在个人和职业方面都非常尊重他们。这些专家都是运动防护领域的知名教育者和临床工作者。我非常感谢他们的付出。Brien Cummings,我的策划编辑,在文本的修订过程中提供了巨大的支持。他一直坚持不懈,勤奋刻苦。我的内容开发编辑 Gary O'Brien,帮助我制作了数百件教学资料。如果没有他宝贵的意见,这本书可能无法完成。

**Bill Prentice**

# 原著者名单

*Monna Arvinen-Barrow, PhD, CPsychol, AFBPsS, UPV Sert (Chapter 4)*
Assistant Professor
College of Health Sciences
University of Wisconsin—Milwaukee
Milwaukee, Wisconsin

*Jolene L. Bennett, MA, PT, OCS, ATC, CertMDT (Chapter 5)*
Clinical Specialist for Orthopedics and Sports Medicine
Spectrum Health Rehabilitation and Sports Medicine
Visser Family YMCA
Adjunt Faculty
Clinical Doctorate of Physical Therapy
Grand Valley State University
Grandville, Michigan

*Troy Blackburn, PhD, ATC (Chapter 6)*
Professor
Department of Exercise and Sport Science
Associate Dean
Undergraduate Research
University of North Carolina at Chapel Hill
Chapel Hill, North Carolina

*Michelle C. Boling, PhD, LAT, ATC (Chapter 21)*
Associate Professor
Department of Athletic Training and Physical Therapy
University of North Florida
Jacksonville, Florida

*Michael Clark, DPT, MS, PT, PES, CES (Chapter 5)*
Chairman, Founder, and CEO
Fusionetics
Alpharetta, Georgia

*Bernard DePalma, MEd, PT, ATC (Chapter 20)*
Head Athletic Trainer
Cornell University
Ithaca, New York

*Barnett Frank, PhD, ATC (Chapter 3)*
Director of Performance and Sport Science
Utah Jazz
Salt Lake City, Utah

*Megan Granquist, PhD, ATC (Chapter 4)*
Assistant Professor
Movement and Sport Science
College of Arts and Sciences
University of La Verne
La Verne, California

*Kevin M. Guskiewicz, PhD, ATC, FNATA, FACSM (Chapter 7)*
Chancellor
Professor
Department of Exercise and Sport Science
University of North Carolina at Chapel Hill
Chapel Hill, North Carolina

*Doug Halverson, MA, ATC, CSCS (Chapters 20, 22)*
Staff Athletic Trainer
Campus Health Service
Division of Sports Medicine
University of North Carolina at Chapel Hill
Chapel Hill, North Carolina

*Elizabeth Hibberd, PhD, ATC (Chapter 17)*
Assistant Professor
Department of Health Science
University of Alabama
Tuscaloosa, Alabama

*Christopher J. Hirth, MSPT, PT, ATC (Chapter 22)*
Rehabilitation Coordinator
Campus Health Service
Division of Sports Medicine
University of North Carolina at Chapel Hill
Chapel Hill, North Carolina

*Barbara J. Hoogenboom, EdD, PT, SCS, ATC (Chapters 5, 15)*
Professor
Physical Therapy Program
Grand Valley State University
Allendale, Michigan

*Daniel N. Hooker, PhD, PT, ATC (Chapter 24)*
Athletic Trainer/Physical Therapist
Campus Health Service
Division of Sports Medicine
University of North Carolina at Chapel Hill
Chapel Hill, North Carolina

*Scott Lephart, PhD, ATC (Chapter 6)*
Dean
College of Health Sciences
University of Kentucky
Lexington, Kentucky

*Nancy E. Lomax, PT (Chapter 15)*
Staff Physical Therapist
Spectrum Health Rehabilitation and
　Sports Medicine Services
Visser Family YMCA
Grandville, Michigan

*Michael McGee, EdD, ATC, LAT (Chapter 16)*
Dean
College of Health Sciences
Professor
Health, Exercise, and Sport Science
Program Director, Athletic Training
Lenoir-Rhyne University
Hickory, North Carolina

*Patrick O. McKeon, PhD, ATC, CSCS (Chapter 23)*
Associate Professor
Department of Exercise and Sport Sciences
Ithaca College
Ithaca, New York

*Joseph B. Myers, PhD, ATC (Chapter 17)*
Director
Baseball Performance Science
Tampa Bay Rays
Tampa, Florida

*Sakiko Oyama, PhD, ATC (Chapter 18)*
Assistant Professor
Department of Health and Kinesiology
Director
Applied Biomechanics Research Laboratory
University of Texas—San Antonio
San Antonio, Texas

*Darin A. Padua, PhD, ATC (Chapters 3, 21)*
Professor and Chair
Department of Exercise and Sport Science
University of North Carolina at Chapel Hill
Chapel Hill, North Carolina

*Brett Pexa, PhD, ATC (Chapter 17)*
Assistant Professor
Department of Athletic Training
Congdon School of Health Sciences
High Point University
High Point, North Carolina

*Johna K. Register-Mihalik, PhD, LAT, ATC
　(Chapter 7)*
Associate Professor
Department of Exercise and Sport Science
University of North Carolina at Chapel Hill
Chapel Hill, North Carolina

*Terri Jo Rucinski, MA, PT, ATC (Chapter 17)*
Staff Physical Therapist/Athletic Trainer
Campus Health Service
Division of Sports Medicine
University of North Carolina at Chapel Hill
Chapel Hill, North Carolina

*Anne Marie Schneider, OTR/L, CHT (Chapter 19)*
Certified Hand Therapist/Office Manager
Proaxis Therapy
Carrboro/Durham, North Carolina

*Rob Schneider, PT, MS, LAT, ATC (Chapter 17)*
Regional Director
ATI Physical Therapy
Durham, North Carolina

*Patrick Sells, DA, CES (Chapter 10)*
Professor
School of Physical Therapy
Belmont University
Nashville, Tennessee

*C. Buz Swanik, PhD, ATC (Chapter 6)*
Professor
College of Health Sciences
University of Delaware
Newark, Delaware

*Steven R. Tippett, PhD, PT, SCS, ATC (Chapter 11)*
Professor and Department Chair
Department of Physical Therapy and
　Health Science
Bradley University
Peoria, Illinois

*Michael L. Voight, DHSc, PT, SCS, OCS, ATC,
　CSCS, FAPTA (Chapter 11)*
Professor
School of Physical Therapy
Belmont University
Nashville, Tennessee

*Erik A. Wikstrom, PhD, ATC, FNATA, FACSM
　(Chapter 23)*
Associate Professor
Department of Exercise and Sport Science
Co-Director
Sport Medicine Research Laboratory
University of North Carolina at Chapel Hill
Chapel Hill, North Carolina

*Steven M. Zinder, PhD, ATC (Chapter 23)*
Associate Professor
Program Coordinator
University of North Carolina at Wilmington
Wilmington, North Carolina

# 译者前言

《运动医学与运动防护的康复技术》（Rehabilitation Techniques for Sports Medicine and Athletic Training）一书自1990年第1版问世以来，历经了6次的修订改版。第7版不仅以运动损伤循证康复理论为基础，而且介绍了最新康复技术及其应用，使得其内容更加丰富且处于运动防护专业的前沿，的确是与时俱进的好书典范。

本书分为四篇。第一篇介绍了运动损伤康复的基础知识，包括制订康复方案的考量、损伤愈合过程的认识与管理、损伤康复评估以及伤者的心理康复；第二篇从核心稳定性、神经肌肉控制、姿势稳定和平衡、关节活动度和柔韧性、肌肉力量、心肺适能等多方面探讨了要实现的康复目标；第三篇则聚焦运动损伤康复的主要工具，包括增强式运动、开链与闭链运动、关节松动及牵引技术、本体感觉神经肌肉促进技术、水中运动疗法、功能性进阶和功能性测试；第四篇则针对不同部位特定损伤的康复技术，从功能解剖学、生物力学、病理力学、损伤机制、康复要点、康复进程、重返运动的标准等多方面做了全面阐述。

本书旨在为运动防护师提供运动相关损伤康复计划的设计、实施和监督的综合指南，强调运动损伤康复的循证证据、最新康复方案和技术，注重康复技术理论和实际应用相结合。为使读者更好地掌握相关知识和指导临床实践，在每章开头列有学习目标，在结尾进行总结；作为相关理论在临床环境中实际应用的运动防护课程，全书列有约150个临床决策练习，并给出了相应的解决方案；针对特定损伤，本书均结合临床案例给出了详细的康复计划，以培养运动防护师在制订和实施康复计划时的临床思维能力。

感谢北京大学医学出版社的信任，特意联系我负责此书的翻译。本书的译者既有运动医学与康复医学等领域的医学专家，也有运动康复和运动防护的一线工作者，他们大多具有国外相关专业的学习和工作经历。每位译者在工作之余都花费了很多时间反复斟酌原文和译文，精雕细琢，几经修订才使本书得以呈现在读者面前，衷心感谢他们的辛苦付出。若仍有不足之处，恳请各位专家、同仁和读者不吝赐教。

倪国新

# 原著前言

在《运动医学与运动防护的康复技术》（Rehabilitation Techniques for Sports Medicine and Athletic Training）一书初次出版后的 31 年里，作者们努力使自己保持在运动医学与运动防护专业的前沿，不仅提供全面且不断拓展的循证知识，而且介绍了最新的康复技术。第 7 版最明显的变化是几位新作者的加入，他们对前一版内容做了许多更正和更新。

## 框架

本书第 7 版分为四篇。第一篇介绍了运动损伤康复的基础知识。首先分析了为受伤患者制订康复计划的必要考量因素，并简述了康复的基本过程（第 1 章）。运动防护师必须理解治愈过程的重要性以及其对康复过程产生的影响（第 2 章）。评估过程也至关重要，有必要先确定现有损伤的准确性质，再根据评估结果设计康复计划（第 3 章）。此外，了解和处理患者心理方面的康复也不容忽视（第 4 章）。

第二篇涉及运动损伤康复的目标。这些章节阐述了运动医学领域康复计划的主要目标，包括核心稳定性的建立（第 5 章），神经肌肉控制的重塑（第 6 章），恢复姿势稳定和平衡（第 7 章），关节活动度的恢复以及柔韧性的改善（第 8 章），恢复肌肉力量、耐力和爆发力（第 9 章）以及康复训练中心肺适能的维持（第 10 章）。为治疗受伤的运动员，运动防护师有许多康复方法可供选择，如何选择使用则通常取决于个人喜好。

第三篇详细介绍了如何将这些方法更好地融入康复计划中，以实现第一篇中制订的目标。第三篇侧重于康复的主要方法，包括增强式运动（第 11 章）、开链与闭链运动（第 12 章）、关节松动及牵引技术（第 13 章）、本体感觉神经肌肉促进技术（第 14 章）、水中运动疗法（第 15 章）以及功能性进阶和功能性测试（第 16 章）。

第四篇系统地介绍了用于不同运动损伤的特定康复技术，包括针对肩部（第 17 章），肘关节（第 18 章），手腕、手及手指（第 19 章），腹股沟、髋部和大腿（第 20 章），膝关节（第 21 章），小腿（第 22 章），足踝（第 23 章）和脊柱（第 24 章）损伤的特定康复技术。每一章都是首先讲述损伤部位的相关功能解剖学和生物力学，随后深入地讨论损伤的病理力学、损伤机制、康复要点、康复进程以及重返运动的标准。在每一章中均配有大量的照片，以便更好地展示各种康复治疗技术。

第 7 版《运动医学与运动防护的康复技术》为监督康复计划的运动防护师提供了一份全面的参考指南，更加强调运动损伤康复的最新趋势和技术。

## 全面覆盖循证资料

随着运动防护专业的发展，开展更多研究以进一步明确针对运动相关损伤知识的更新和更有效的方法和技术是非常有必要的。负责监督康复计划的运动防护师都清楚，即便是现有最新的和广为接受的康复计划也需要与时俱进。本书作者做了大量的工作，提供了文献中现有的运动损伤康复诸多方面的最新循证信息。此外，本书内容已由精心挑选的运动防护师进行了审核，他们均是该领域备受尊敬的临床、教育和研究人员，进一步确保了所提供的内容的准确性和先进性。

## 针对运动防护师

目前有许多关于不同患者群体康复主题的书籍。与本书以往版本一样，第 7 版专门关注康复技术在运动相关环境中的应用，凸显运动医学的特色。

## 教学辅助工具

本书为读者提供如下辅助工具：
- 学习目标：这些学习目标列在每章的开头，以便更好地向读者强调这些要点。
- 图片和表格：正文中新包含的图片和表格数量大幅增加，以尽可能提供具体康复技术的演示。

- 临床决策练习：全书配有约 150 个临床决策练习，这些都是需要读者将本书中提供的信息整合并应用于常见运动训练环境中的临床案例。在每章的末尾均给出了本章练习的解决方案。
- 康复计划：第四篇的每一章都提供了各具特色的康复计划，个案分析有助于培养运动防护师针对康复计划制订和实施的临床思维。
- 总结：每章都附有对本章内容的总结，以强调所列出的要点。
- 参考文献：每章均提供了参考文献的完整列表，以指导读者更好地了解与本章内容相关的更多信息。

# 目 录

## 第一篇 运动损伤康复的基础 ... 1
- 第 1 章 损伤康复计划制订的必要考量 ... 2
- 第 2 章 损伤愈合过程的认识与管理 ... 16
- 第 3 章 损伤康复的评估过程 ... 40
- 第 4 章 损伤康复的心理社会评估与管理 ... 66

## 第二篇 康复目标的实现 ... 79
- 第 5 章 核心稳定性的建立 ... 80
- 第 6 章 神经肌肉控制的重塑 ... 98
- 第 7 章 恢复姿势稳定和平衡 ... 115
- 第 8 章 关节活动度的恢复以及柔韧性的改善 ... 142
- 第 9 章 恢复肌肉力量、耐力和爆发力 ... 161
- 第 10 章 康复训练中心肺适能的维持 ... 177

## 第三篇 康复工具 ... 187
- 第 11 章 康复治疗中的增强式运动 ... 188
- 第 12 章 康复治疗中的开链与闭链运动 ... 207
- 第 13 章 康复治疗中的关节松动及牵引技术 ... 223
- 第 14 章 康复治疗中的本体感觉神经肌肉促进技术 ... 244
- 第 15 章 康复治疗中的水疗 ... 261
- 第 16 章 康复中的功能性进阶和功能性测试 ... 279

## 第四篇 损伤康复技术 ... 299
- 第 17 章 肩部损伤的康复 ... 300
- 第 18 章 肘关节损伤的康复 ... 352
- 第 19 章 手腕、手及手指损伤的康复 ... 375
- 第 20 章 腹股沟、髋部和大腿损伤的康复 ... 408
- 第 21 章 膝关节损伤的康复 ... 447
- 第 22 章 小腿损伤的康复 ... 492
- 第 23 章 足踝损伤的康复 ... 515
- 第 24 章 脊柱损伤的康复 ... 555

# 第一篇

# 运动损伤康复的基础

第 1 章　损伤康复计划制订的必要考量

第 2 章　损伤愈合过程的认识与管理

第 3 章　损伤康复的评估过程

第 4 章　损伤康复的心理社会评估与管理

# 第1章　损伤康复计划制订的必要考量

### 完成本章学习后，读者应具备以下能力

- 了解康复小组内各成员之间的关系，包括运动防护师、队医、护士、物理治疗师、教练、体能训练师、运动员及其家人。
- 理解在运动医学环境中康复过程的哲学知识。
- 认识到在一个康复计划中，理解损伤愈合过程、生物力学和心理方面的重要性。
- 制订一个个体化康复计划的短期和长期目标。
- 讨论在一个精心设计的康复计划中应涵盖的内容。
- 提出确定伤者何时能完全重返运动的标准和决策过程。

营造一个尽可能安全的运动环境是每个运动医学专业人员奋斗的目标之一。然而，尽管做了很多的努力，体育运动和身体活动本身的特征决定了损伤终究可能会发生。幸运的是，这些发生在运动场所的损伤很少会危及生命，大多数情况下，这些损伤并不严重，很快会恢复。损伤一旦发生，运动防护师的关注点就应从损伤预防转移到损伤治疗和康复。通常情况下，在一个运动医学的环境中，运动防护师主要负责受伤运动员康复计划的设计、执行和监督[26]。负责监管运动康复计划的运动防护师必须尽可能多地了解损伤相关的知识，包括损伤发生的原因、受累部位的主要解剖结构、创伤的程度或者分级，以及损伤愈合的阶段或者分级等知识[5,23]。

## 康复小组

运动员受伤后应该实施综合的康复干预，而要达到最佳的效果，就需要充分发挥团队的力量。在整个康复过程中，不同个体之间需要进行沟通，每个人在对受伤运动员照料方面都必须发挥独特的作用。理想状况下，这个多专业小组应包括运动防护师（和运动防护学生）、队医、护士、物理治疗师、教练、体能训练师和运动员及其家人，小组成员可以自由交流，且目标一致[31]。这个团队会全程参与整个康复过程。康复过程始于患者评估、治疗的选择和实施，止于功能性锻炼和重返运动。运动防护师关注损伤急性期后的康复，运动员应该认识到，就其功能恢复以及后期的重返运动而言，这一阶段的康复治疗与手术治疗同样重要。在整个康复过程中，一些重要的决定是由医师、运动防护师和教练共同做出的，这些决定会直接影响运动员的康复进程。

> **临床决策练习 1-1**
>
> 一名游泳运动员被队医诊断为胸廓出口综合征。运动防护师正在为此运动员制订康复计划，他需要考虑哪些因素？

### 运动防护师在康复中的作用

康复小组的每一个成员都会直接或间接负责受伤运动员的健康管理，但也许没有谁会比运动防护师更密切地投入。运动防护师就是那个在整个康复过程中都直接与伤者打交道的人，从受伤之初开始

直到伤者完全和无限制地重返运动。在一个运动医学的环境中，运动防护师最直接地负责健康管理的各个阶段，包括预防损伤的发生、提供早期的急救和损伤处理、评估和诊断损伤、设计和监督一个及时和有效的康复方案，以促进安全和快速地重返运动。

2015年，认证委员会完成了最新的《实践分析》（第7版），其中对运动防护这一职业做了定义[4]。这一分析的目的是检查初级运动防护师的主要职能以及完成每项任务所需的知识和技能。该研究认为，职业运动防护师的任务可分为下列5个主要方面：①损伤/疾病预防和健康促进；②检查、评估和诊断；③现场和紧急处理；④治疗干预；⑤卫生保健管理和职业责任。

运动防护师应该是在队医的指导下，并与其紧密合作一同制订康复和重建方案，这些方案要充分利用适宜的治疗性运动、康复设备、手法治疗技术或者治疗模式。运动防护师应该承担起监督康复过程、指导患者重返运动的责任。

当然，运动防护师有责任让患者了解损伤的性质、受伤结构的功能以及可用于安全康复的各种手段。此外，运动防护师必须了解主管医生的治疗理念，并谨慎地选用不同的治疗方法。因为在一位医生看来安全但过时的技术，可能是另一位医生的治疗选择。一位好的运动防护师必须在康复方法选择上表现出灵活性，原则上要选用有循证证据的有效技术，但在不同患者之间以及不同医生之间会有所不同。

为了避免误解以及由此可能引起的与伤者或医生失去融洽关系，沟通是至关重要的。有必要时刻与伤者保持沟通，让其了解到相关因素为什么、如何以及何时会相互影响损伤康复计划的过程。

任何一种人际关系都需要时间来培养和发展，教练和运动防护师之间的关系也是如此。运动防护师必须向教练证明他或她有能力正确地管理损伤和指导康复计划进程，反过来教练也需要一段时间来培养对运动防护师的信任和信心。教练应该明白，运动防护师有着与其一样的目标，那就是让受伤的运动员尽可能快速和安全地恢复健康和重返训练。

然而，这并不是说教练不应该参与康复决策过程。例如，在伤者进行损伤康复的过程中，可能会有运动训练或技术指导课程，参与这些活动会不会加重损伤？这就需要教练、运动防护师和队医共同协商，确定该运动员在训练过程中可以安全地做什么和不能安全地做什么。

运动员经常被夹在教练（告诉他们做一件事）和医务人员（告诉他们做另一件事）之间。运动防护师必须尊重教练的本职工作，并且应该尽一切努力来支持教练。教练和运动防护师之间的密切沟通是必不可少的，这样才能保证每个人都能站在同一个立场上。

> **临床决策练习1-2**
>
> 一名体操运动员刚刚做完前交叉韧带重建手术，手术医生嘱咐患者通过进行一些增加关节活动度的主动训练来开启术后的康复。患者进步很快，希望增加活动强度。运动防护师应该如何满足其要求呢？

在对一个伤者进行康复治疗时，特别是在一个中学场景中，运动防护师、教练和医生必须耐心地向伤者的家长解释并告知伤后康复过程的各个阶段。对于还在上中学的伤者，其父母关于医疗保健的决定是必须首要考虑的因素。在某些情况下，特别是在中学阶段，许多家长会坚持让他们的孩子由家庭医生而不是可能被指定为队医的人负责诊治。这就造成了一个两难的局面，即运动防护师必须与不同的"队医"进行合作和交流。家庭医生的意见必须得到尊重，即使这个人很少或根本没有与运动损伤相关的诊疗经验。

应该明确的是，与运动防护师合作的医生有责任就伤者在整个康复过程中（从受伤到完全恢复活动）的决策做出最终决定，而教练必须服从并支持医务人员关于康复过程的任何决定。

## 将患者转介给其他医疗和非医疗支持服务和人员

有的时候，除了运动防护师或队医外，伤者可能还需要接受其他医疗和非医疗服务或人员的治疗或咨询。在就特定损伤存在的心理关注咨询队医后，运动防护师或队医可以根据需要预约心理咨询[24]。在转介运动员进行评估或咨询时，运动防护师必须了解该运动员可获得的社区服务以及可享受的保险或管理式护理计划。

在必要的时候，运动防护师应该熟悉并能充分地利用各种私人、学校和社区卫生服务机构，包括为伤者开放的社区心理和社会支持服务系统。在这些机构的协助和指导下，运动防护师可以与伤者一起制订一个损伤后适当的干预计划[24]。

## 运动医学康复的哲学

运动医学环境中的康复方法与大多数其他康复环境中的康复方法有很大不同。竞技体育的竞争特性决定了其康复方法需要更积极。大多数运动项目的比赛赛季相对较短，因此患者根本没有坐着无所事事直到伤势痊愈的本钱，应该在安全的情况下尽快恢复活动。由于事实上没有足够的时间让损伤完全自然愈合，运动防护师倾向于与愈合过程"玩游戏"。在监督康复计划实施过程中，运动防护师通常会采取一种"平衡行动"，即在"没有足够用力或足够快地推动患者"和"过于咄咄逼人"两种情况之间走钢丝。在上述任何一种情况下，运动防护师的一个错误判断都可能阻碍重返运动的进程。

### 了解愈合过程

何时以及如何改变或推进康复计划的决定应该主要基于损伤愈合的过程。运动防护师必须对损伤愈合各个阶段的顺序和时间框架有充分的了解，充分认识到在各个阶段都会发生的某些生理事件。在康复过程中，任何干扰愈合进程的事情都可能会增加康复所需的时间，减缓重返完全活动的进程。必须创造条件使得愈合过程达到它可能达到的状态，而运动防护师的作用就是要尽力创造一个有利于愈合过程的环境。事实上，从生理学的角度来看，我们能加快这个过程的手段很少，但阻碍愈合的因素却很多（参见本书第2章）。

### 运动强度

根据对施加需求的特定适应性（Specific Adaptation to Imposed Demand，SAID）原则，当受伤组织承受不同大小的应力和载荷时，它将随着时间的推移逐渐适应所施加的各种力学需求[22]。在康复过程中，重建训练的压力不能过大，以避免加重损伤，只有这样受伤的组织才有机会适应不断增加的压力。而过于激烈或过长时间的锻炼可能不利于康复的进展。

如果在康复过程中出现下列指征就表明运动使用的强度超过愈合过程的极限，包括肿胀程度增加、疼痛加重、力量下降或出现瓶颈期、关节活动度下降或者出现瓶颈期，或者愈合中的韧带松弛度增加[20]。一旦运动训练或活动过程中出现上述任何一种情况，运动防护师必须引起警觉，立刻调整康复计划。

在大多数情况下，运动损伤后早期康复应该包括每天重复多次的短时间亚极限运动训练，其运动强度必须与愈合程度相适应。伴随着损伤的恢复，运动训练的强度应逐渐增加，而运动的次数应相应减少[8]。最后，伤者应重返一种体能运动模式，通常包括每周3~4次高强度运动。

> **临床决策练习 1-3**
>
> 一名棒球运动员最近接受了手术，以修复肩胛部上盂唇前后位损伤和撕裂的肩袖。此运动员想知道为什么他不能马上开始投球，你认为他必须缓慢推进的理由是什么？

### 了解康复过程中的心理问题

在康复过程中，伤者如何处理损伤后出现的心理问题是一个非常重要但却容易被忽视的因素。损伤和疾病会伴随很多的负面情绪反应，因此，运动防护师有必要了解每个伤者的心理状况[1]。不同的运动员在痛阈、合作和依从性、竞争力、否认残疾、抑郁、内在和外在动机、愤怒、恐惧、内疚以及适应伤害的能力等方面存在差异。除了可用于应对损伤后的心理问题外，一些运动心理学方法还可以用来提高伤者的整体运动表现，包括通过可视化、自我催眠和放松技术等的应用（参见本书第4章）。

### 理解损伤的病理机制

当关节或其他解剖结构受到损伤时，正常的生物力学特征就会发生改变。为此，人体会发生适应性变化，导致各种力共同作用在关节上产生运动的方式发生改变。也就是说，关节运动的生物力学特征会因损伤而改变[20]。

运动防护师指导康复训练，因此他们在生物力学和功能人体解剖学方面的扎实知识对于其制订有效的康复计划起着十分重要的作用。对正常运动生物力学不了解的运动防护师很难识别运动中出现的适应性或代偿性变化，当然也就不清楚要采取何种技术来纠正异常的力学模式。

## 理解运动链的概念

运动防护师必须理解运动链的概念，并认识到整个身体其实就是一个运动链，其作为一个整合的功能单元进行活动。这一运动链不仅包括肌肉系统（包括肌肉、肌腱和筋膜），还包括关节系统和神经系统，其中一个系统会与其他系统同步工作以提高结构和功能效率。中枢神经系统对这三个系统的累积信息进行分类，实现神经肌肉控制。如果运动链中的任一系统不能有效地工作，其他系统就会被迫进行适应和补偿，从而引起组织负荷过大、运动表现下降和可预测的损伤模式[9]。

这些系统的功能整合使得机体在进行功能性活动时获得最佳的神经肌肉效率。在现实环境中，日常生活中的活动需要通过多个运动平面、以不同的运动速度进行动态姿势控制。运动链中各个组成部分的最佳功能来自于适当的长度-张力关系、最适的力偶关系、精确的关节运动学和最好的神经肌肉控制。要保持运动链的效率和持久性，需要每个系统的完美整合[9]。

运动链的损伤很少只涉及单一结构。由于运动链作为一个整体起作用，一个系统的功能失调会引起其他系统的补偿和适应。肌筋膜、神经肌肉和关节系统都在运动链的功能变化中发挥着重要作用。康复应侧重于功能性活动，这些活动要整合各种要素以实现最佳的运动表现。在制订一个综合康复计划时，运动防护师需要考虑肌肉失衡、肌筋膜粘连、关节运动学改变和神经肌肉控制异常等概念[9]。

## 理解整合的功能性活动概念

为了制订一个全面的康复计划，运动防护师不仅要充分理解功能运动链的概念，最重要的是，要理解功能的定义。功能是整合的、多平面的活动，这些活动涉及到加速、减速和稳定[9,27]。功能性运动链康复是一种综合性的手段，旨在通过改善所有必要的要素使伤者恢复高水平的功能。运动防护师必须认识到运动链是作为一个整合的功能性单位进行工作的。因此，功能性运动链康复必须解决运动链中的每个环节，努力发展功能性力量和神经肌肉效率。功能性力量是指神经肌肉系统在功能性运动中以一种平稳和协调的方式减少力量、产生力量和动态稳定运动链的能力。神经肌肉效率则是中枢神经系统在动态运动链活动中允许原动肌、拮抗肌、协同肌、稳定肌和中和肌群高效且相互依赖地工作的能力[9]。

传统的康复关注的重点是单一肌肉在一个运动平面上的孤立的绝对力量的增加。然而，所有的功能性活动本质上都是多平面的，涉及到加速、减速和动态稳定等动作[28]。这些活动可能是其中一个平面占优势，然而其他的运动平面需要动态稳定才能实现最佳的神经肌肉效率[9]。对功能性运动需要一个高度复杂的、整合的、系统的理解，使得运动防护师能够进行范式转换。范式转换的重点是在所有运动平面对整个运动链进行训练，以建立高水平的功能性力量和神经肌肉效率[6,27]。在所有的运动链活动过程中，范式转换要求进行有效地减少力量、产生力量和动态稳定的训练[9,28]。

## 使用康复工具

运动防护师有许多康复措施可供使用，如手法治疗技术、治疗性因子、水疗以及使用处方药物，这些措施可以单独或共同使用以促进康复过程。对运动防护师来说，如何选择使用这些工具往往是个人喜好和经验的问题。

此外，伤者对不同治疗技术的个体反应也不同。因此，运动防护师应该避免一个类似套餐食谱的"烹饪书"式的康复方案，在实际工作中应该强烈反对使用康复"食谱"。相反，运动防护师必须有丰富的理论知识基础，可以选择适宜的康复技术或工具，制订个体化的治疗方案。

### 在康复过程中使用治疗性因子

运动防护师在运动损伤的治疗和康复中会使用各式各样的治疗技术[25]。一个全面的治疗方案应该包括治疗性因子的使用（表1-1）。几乎所有的运动防护师都曾使用过某一种治疗性因子，这可能涉及一种相对简单的技术，例如使用冰袋作为急性损伤的急救治疗；或者更复杂的技术，例如通过电流刺激神经和肌肉组织。毫无疑问，治疗性因子是损伤康复中有用的工具。如果适当，这些治疗性因子的

表 1-1 临床实践中常使用的治疗性因子

| 治疗性因子 | 生理效应（使用的指征） | 安全性关注（监测） |
|---|---|---|
| **冷疗** | | |
| 冰袋 | 减少血流 | 过敏反应 |
| 冰按摩 | 减轻疼痛 | 冻伤 |
| 商用冰袋 | 减少代谢 | |
| 冷漩涡（水疗法） | 降低组织温度 | |
| 冷喷涂 | | |
| **热疗** | | |
| 水颈袋 | 增加血流 | 烫伤 |
| 热漩涡（水疗法） | 减轻疼痛 | 组织损伤 |
| 石蜡浴 | 提高组织温度 | |
| 湿热疗法 | | |
| 红外线灯 | | |
| 发热贴 | | |
| **治疗性超声** | | |
| | 提高组织温度 | 烫伤 |
| | 增加血流 | |
| **电疗** | | |
| | 肌肉收缩 | 电休克 |
| | 肌肉泵 | 肌肉酸痛 |
| | 肌肉再教育 | 化学性灼伤 |
| | 减轻疼痛 | |
| 离子导入 | 离子活动 | |
| **按摩** | | |
| | 增加血流 | 擦伤 |
| | 放松 | 酸痛 |
| **牵引** | | |
| | 减轻背部和颈部疼痛 | |
| | 牵拉结缔组织 | |
| **间歇压力** | | |
| | 减轻肿胀 | |
| **光疗[低水平激光和发光二极管（LED）]** | | |
| | 伤口愈合 | |
| | 减轻疼痛 | |
| | 减轻炎症 | |
| | 减少瘢痕组织 | |

使用可以大大增加患者安全、快速地重返运动的机会。运动防护师必须了解各种因子以及它们针对特定损伤生理作用的科学基础知识。在临床实践中，这一理论基础可以产生极其有效的临床方法。

一个综合的康复计划应注重具体的短期和长期目标的实现。治疗性因子虽然重要，但显然不是实现这些目标唯一的和最关键的因素。治疗性运动能促使受伤的解剖结构实现其正常功能，这是康复成功的关键。然而，毫无疑问治疗性因子发挥着重要作用，是治疗性运动极其有用的补充[25]。

必须强调的是，在任何康复方案中使用治疗性因子都很难做到精准。在使用治疗性因子时，并不能制订一个类似"食谱式"的治疗计划。运动防护师应该尽可能全面地掌握每种治疗性因子的相关知识，这样才能保证其能够根据特定的临床状况选择最适宜的治疗性因子。

尽管在运动损伤康复中治疗性因子被运动防护师普遍采用，但本章中将不做过多的阐述。（有兴趣的读者可参考《康复中的治疗方法》（*Therapeutic Modalities in Rehabilitation*）第 5 版[25]，了解在康复中各种治疗性因子使用的详细信息）

### 使用药物促进愈合

在康复过程中，处方药和非处方药可以有效地促进损伤组织的愈合。运动防护师会监督康复计划的实施，因此必须了解某些类型药物对运动表现的潜在影响。伤者可能会像其他人一样对药物产生反应，但伤者的情况并不普通。剧烈的体育活动要求特别考虑某些药物的效果。有时，运动防护师在队医的指导下，必须就合理使用药物做出决定，这取决于药物使用适应证的知识以及对参与康复计划的伤者可能产生的副作用。

那些常用的促进愈合的药物将在第 2 章详细讨论。

### 治疗性训练与体能训练

运动训练是健身训练、损伤预防和损伤康复的重要部分。要想在高水平的竞技运动中取得成功，运动员必须保持身体健康，身体不健康会更容易受伤。教练员和运动防护师都认识到，不适当的体能状况是运动损伤的主要原因之一。伤者必须进行运动训练和体能练习，尽可能减少受伤的风险性，同时最大限度地提高运动表现[7]。

运动训练和体能练习的基本原则同样也适用于那些专门针对伤后功能恢复伤者的治疗、康复，或体能训练。治疗性运动（therapeutic exercise）可能是最广泛用于康复计划中的运动[21]。

## 在一个康复计划中制订短期和长期目标

一个运动防护师可常规地将几个基本要素整合起来，制订一个有效的康复计划。这些基本要素也可被视为康复计划的短期目标，一般应包括：①受伤后立即提供正确的急救和管理，以限制或控制肿胀；②减轻或最小化疼痛；③建立核心稳定性；④重建神经肌肉控制；⑤提高姿势稳定性和平衡；⑥恢复关节活动度；⑦恢复或增加肌肉力量、耐力和爆发力；⑧保持心肺健康；⑨结合适当的功能进阶。长期目标几乎总是一样的，就是让受伤的运动员尽快和安全地回到训练或比赛中。

在康复计划监督的过程中，建立合理的、可实现的目标，并结合具体的训练或活动来实现这些目标是相对简单的，真正困难的部分在于确切地知道何时以及如何推进、调整或改变康复计划，以便最有效地实现长期和短期目标。

> **临床决策练习 1-4**
>
> 一名排球运动员发生踝关节 II 度扭伤，X 线片显示没有骨折。运动防护师希望立刻开始康复训练以便让伤者可以在赛季结束前重返比赛。这名伤者的短期和长期目标是什么？

运动员往往是以目标为导向的群体。因此，运动防护师应该制订一个以"目标为导向"的康复计划，这样在整个康复过程中，运动员就可以在那些可实现的短期目标进程中取得一系列渐进性的"成功"。几乎所有受伤运动员最关心的问题都是：他们到底要休息多久，什么时候才能完全恢复活动。运动防护师不应该不合时宜地告诉伤者一个确切的时间表。相反，应该给伤者制订一系列阶段性的挑战，包括提高技能和能力，在他（她）的康复计划进展到下一个阶段之前必须完成这些挑战。尤其重要的是，伤者应积极参与康复过程的规划[12]。

### 控制肿胀的重要性

伤者在受伤后即刻实质上就开始了康复的过程。因此，除了要准确地了解损伤是如何发生的以外，运动防护师还必须有能力提供正确和适当的基础护理。最初的急救和处理技术可能是任何康复计划中最关键的部分，伤后紧急的处理方式无疑对康复过程有着重大的影响[25]。

运动损伤发生后一个共性的问题就是局部肿胀。肿胀可由多种因素引起，包括出血、滑液生成、炎性副产物积聚、水肿或多种因素的组合。无论涉及哪种机制，肿胀都会使受伤部位的压力增加，而压力增加会引起疼痛[15]；肿胀也会引起神经肌肉抑制，导致肌肉收缩无力。肿胀最有可能发生在受伤后的 72 小时内。一旦发生肿胀，就会明显延迟愈合过程。在肿胀完全消失之前，受伤部位无法恢复正常。因此，在任何情况下，急救过程中所采取的措施都应该关注肿胀控制[26]。如果肿胀能在损伤的急性期得到控制，康复所需的时间可能会大大减少。

多年来，急性肌肉骨骼损伤的处理建议包括冰敷、加压和肢体抬高，并结合某种形式的保护（即弹力绷带、绷带、拐杖、步行靴）和（或）休息或限制活动。早期康复策略原则包括 RICE 和 PRICE，它们是不同治疗技术的组合，已被大多数医务工作者广泛接受和使用。然而，目前没有足够的随机对照试验的证据来确定这些技术的有效性[29]。

最近，更合适的 POLICE 原则被提出，POLICE 分别代表保护（**P**rotection）、最佳负荷（**O**ptimal **l**oading）、冰敷（**I**ce）、加压（**C**ompression）和肢体抬高（**E**levation）（图 1-1）[3]。这些早期急救/治疗技术的综合效果应主要针对限制损伤引起的肿胀

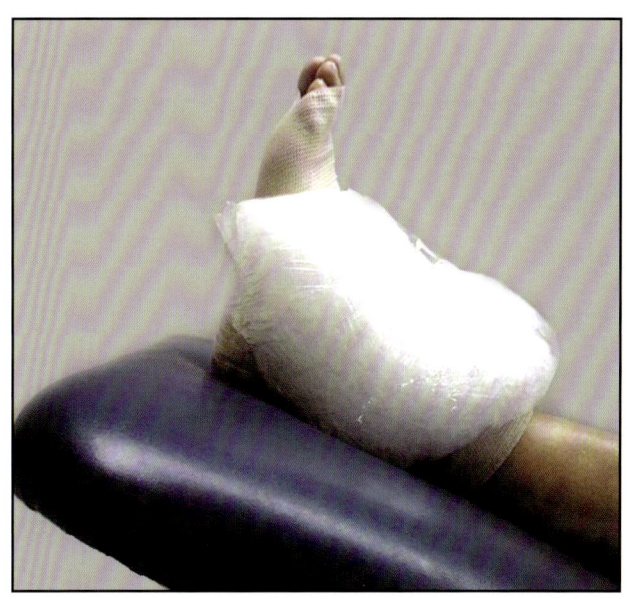

**图 1-1** 损伤发生后应立刻采用 POLICE 技术以减轻肿胀

程度和尽可能减轻肿胀所致的疼痛。如果肿胀可以在损伤初期最小化，康复所需的时间可以大大减少。

### 保护

应使用合适的夹板、支架、垫子或其他固定装置，保护受伤区域免受进一步的损伤。如果损伤的是下肢，建议伤者至少在急性炎症反应消退之前使用拐杖减重行走。

### 最佳负荷

确定最佳负荷，并随后将此作为指标指导功能进阶，一方面保护组织防止损伤加重，另一方面施加适宜机械负荷以促进组织愈合。早期功能性活动有助于初期康复。休息期间受伤的组织负荷减少，长时间休息会对关节和组织产生不利的变化。急性损伤后损伤组织的渐进性机械负荷有利于愈合[3]。

### 冰敷

在肌肉骨骼损伤后立即应用冰敷已经被接受并常规实施，尽管支持其疗效的有力临床证据有限[17]。冰敷最常在受伤后立即使用，以减少细胞代谢和受伤部位的疼痛。冰敷也有利于慢性炎症的恢复。冷疗也用于减少伴随疼痛的肌肉僵直[25]。

对急性损伤部位实施冷疗将降低新陈代谢率和组织对氧的需求，并减少缺氧。有证据表明，冷敷可以有效地减轻疼痛。止痛作用可能是最大的益处之一。在冰敷治疗中，患者通常首先会出现不舒服的寒冷感觉，其后是灼热感，再后是疼痛感，最后是完全麻木。

冷敷可以降低深层组织的温度。传统上建议至少20~30分钟的治疗；然而，长时间的冷敷可能会造成组织损伤[2]。

为了达到最佳效果，应该使用冰袋（碎冰）或冰按摩，因为它们会产生最迅速和最显著的温度下降[6]。

### 加压

在大多数情况下，对急性损伤部位的加压被认为至少与冷疗和肢体抬高同等重要，在某些情况下，可优于它们[25]。通过机械地减少肿胀积聚的空间，对损伤施加外部压力有助于减少出血和水肿的形成。

可使用的加压方式很多，包括弹力带、绷带和商用气动压缩装置[25]。急性损伤后，压缩带应在原位至少保持72小时。已经证明，使用弹力带或塑料带将冰袋固定在适当位置可显著降低皮下组织温度[25]。可将弹力带在水中浸泡后放置于冰箱中冷冻，这样其应用于损伤部位时可提供加压和冷却的功能。针对表面不平整、难以加压的身体部位，可以考虑将毛毡或泡沫橡胶切割做成垫子，例如，一个马蹄形垫放置在两侧的踝关节周围，结合弹力带和绷带提供局部加压，以减轻踝关节水肿。虽然冷敷实施是间歇性的，但应在白天保持冷敷，如有可能夜间也应使用。由于组织中积聚的压力，患者可能会发现长期放置压缩带会感到疼痛。在许多长期过度使用的情况下，压缩带应保持佩戴直到肿胀消退为止。

和冰疗一样，支持加压的证据也是有限的[29]。

### 肢体抬高

与冷疗和加压一道，肢体抬高可以减少组织内出血。应抬高受伤部位，尤其是四肢，以消除重力对肢体血池的影响。肢体抬高有助于受伤部位的血液和其他液体通过静脉回流至中央循环系统。抬得越高，消肿效果越明显。例如，在踝关节扭伤时，受伤腿应该尽可能抬高放置。受伤部位应在伤后72小时内尽可能地抬高。

> **临床决策练习 1–5**
>
> 一名足球运动员已经通过POLICE技术、运动训练和抗炎疗法有效地治疗了跟腱炎。运动防护师认为该伤者可以重返比赛，他应该采取什么措施帮助伤者防止进一步的损伤？

无论损伤发生在哪个部位，都应遵循如下原则使用本章所介绍的急性损伤早期处理技术：

- 将压缩带直接覆盖在受伤处。包裹应从远端到近端，施与的张力应该是牢固和一致的。湿润的弹力带会加快来自冰袋中寒冷的传导，可能有利于保证疗效。
- 用冰袋完全包裹受伤区域，并将其固定到位。先使用冰袋45分钟，并在随后的24小时内尽可能多地使用，先取下1小时再使用30分钟。在接下来的48小时内，应尽可能频繁地使用冰疗。

- 在伤后 72 小时内，受伤部位应尽量抬高。睡觉时保持受伤部位抬高尤为重要。
- 在伤后 24 小时内应让受伤部位充分休息。

## 疼痛控制

当损伤发生时，运动防护师应该意识到伤者会经历某种程度的疼痛。疼痛的程度部分取决于损伤的严重程度、患者个体反应、对疼痛的感知以及损伤发生的场景。伤者的痛苦是真实的。运动防护师应在受伤后立即运用 POLICE 技术，以有效地缓解急性疼痛[26]。医生也可以使用各种药物来帮助止痛。

持续的疼痛会使力量或柔韧性训练更加困难，从而干扰康复过程。在每一阶段的治疗中，运动防护师应常规处理疼痛问题。利用适当的治疗因子，包括各种冷疗、热疗和电疗技术，将有助于在整个康复过程中调节疼痛[25]（图1-2）。疼痛将在很大程度上决定康复进展的速度。疼痛往往在损伤之初是剧烈的，随着愈合的进展，疼痛会趋于减轻，最终完全消退。在特定的运动或活动期间或之后，只要出现疼痛、肿胀或其他临床症状的恶化，都表明施加的负荷对于组织修复或重塑水平来说过大。

## 建立核心稳定性

核心稳定性极大地影响康复过程的各个方面（图1-3）。核心被认为是腰-骨盆-髋复合体，其功能是在功能性运动中动态稳定整个运动链。如果没有近端或核心的稳定性，远端的活动体就不能发挥最佳的功能来有效地利用它们的力量和爆发力。第5章将详细讨论核心稳定性的概念[19,30]。

## 重新建立神经肌肉控制

在所有康复计划中，神经肌肉控制的重建应该是运动防护师首要关注的问题（见第6章）。除了皮肤、视觉和前庭输入外，肌肉和关节中的机械感受器也介导了感知关节在空间中位置的能力。神经肌肉控制依赖于中枢神经系统来理解和整合本体感觉和运动觉信息，继而控制单个肌肉和关节产生协调的运动[13]。

运动损伤以及随后的休息和制动会导致中枢神经系统"遗忘"如何整合来自肌肉和关节机械感受器以及来自皮肤、视觉和前庭的输入信息。重新获得神经肌肉控制意味着重新获得遵循那些先前已经建立的感觉模式的能力[32]。神经肌肉控制是指大脑试图指挥身体有意识地控制特定的运动。成功地重复一个模式化的动作会使它的表现逐渐变得不那么困难，因此在动作能够自动完成之前，所需要的注意力会减少。这就需要同一个动作的多次重复，从简单的动作一步一步地发展到更复杂的动作。力量

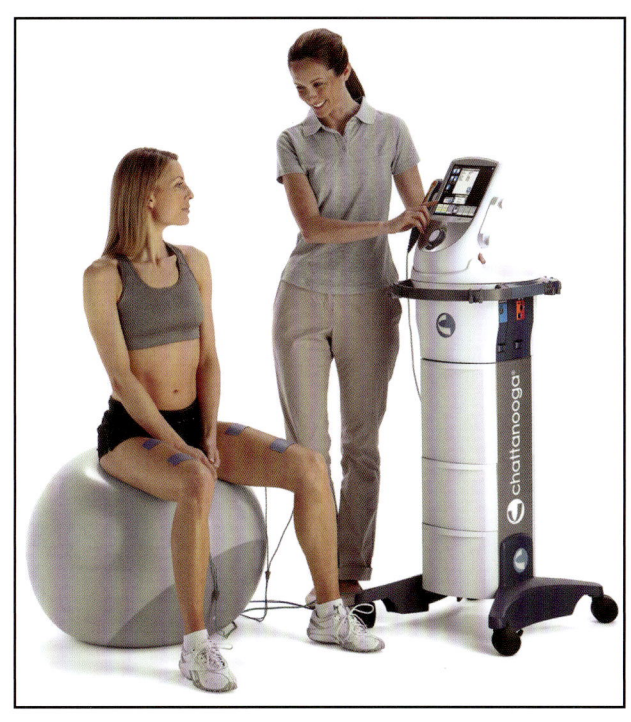

图 1-2　采用电疗等物理因子疗法用于疼痛的处理（Reprinted with permission from DJ Global.）

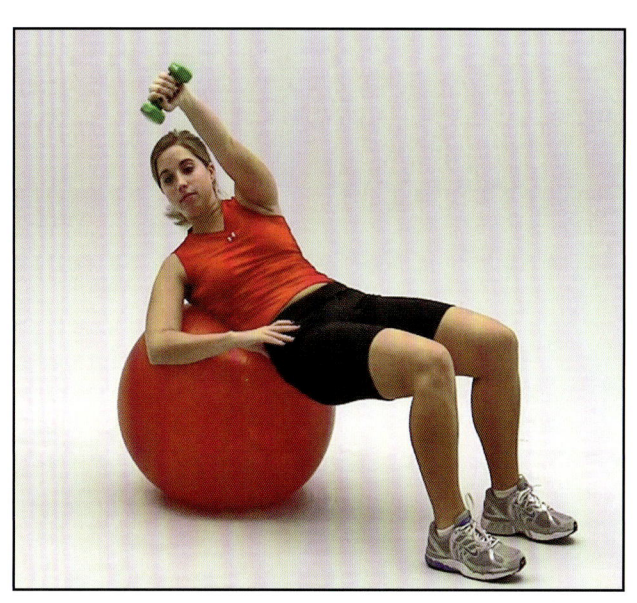

图 1-3　核心稳定性是康复计划关注的要素

训练，尤其是那些功能性更强的训练，如闭合运动链训练，对于神经肌肉控制的重建至关重要（见第12章）。解决神经肌肉控制是整个恢复过程中的关键，但最关键的可能是在早期康复阶段避免再损伤（见第6章）[32]。

### 恢复姿势控制和稳定性（平衡）

姿势稳定性涉及肌肉力量、来自机械感受器的神经感觉信息和生物力学信息的复杂整合[16]。保持姿势稳定和平衡的能力对于获得或重新获得复杂的运动技能至关重要[13]。那些受伤后平衡感下降或缺乏姿势稳定性的患者，可能缺乏足够的本体感觉和运动学信息，和（或）存在肌肉无力，任何一种情况都会限制在不平衡时产生有效的纠正反应的能力。康复计划必须包括综合了平衡和本体感觉训练的功能性训练，为患者恢复活动做好准备（图1-4）。平衡问题没能解决的患者很容易再次受伤（见第7章）。

### 恢复关节活动度

在关节受伤后往往会出现一定程度的关节活动受限，这种关节活动度下降通常可归因于一些病理因素，包括肌肉-肌腱单元（即肌肉、肌腱、筋膜）对拉伸的抵抗、结缔组织（即韧带、关节囊）的挛缩，或者两者的结合。其他一些因素也会导致关节活动度的下降，包括肌肉失衡、姿势失衡、神经紧张和关节功能障碍。

对于运动防护师来说，仔细评估受伤的关节是非常重要的，这有助于确定运动受限是由于涉及肌肉-肌腱单元的生理运动限制，还是由于涉及关节囊和韧带的附属运动（关节运动学）的限制。如果是生理运动受到限制，患者应进行旨在提高灵活性的伸展活动（图1-5；见第8章和第14章）。当肌肉-肌腱对拉伸有抵抗力时，应进行拉伸运动。如果由于关节囊或韧带的问题限制了附属运动，运动防护师应将关节松动和牵伸技术纳入治疗计划（图1-6；见第14章）。当关节结构僵硬时，应使用松动技术。传统上，康复计划往往更侧重于被动的生理运动，而不太注意附属运动。

### 恢复肌肉力量、耐力和爆发力

要想将身体某一部位功能恢复至损伤前状态，

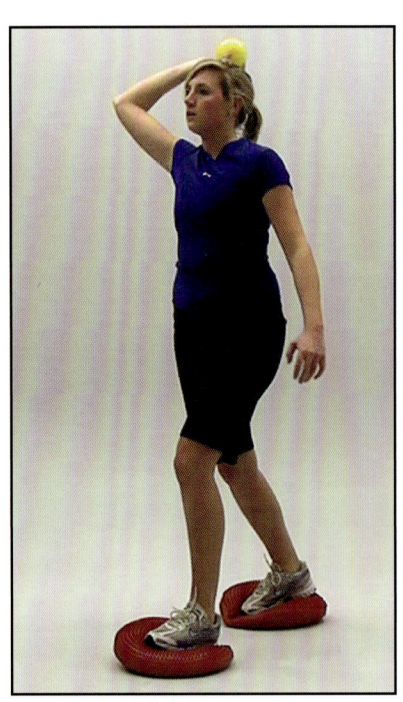

图1-4 重新建立神经肌肉控制和平衡功能对于重获功能性表现能力至关重要

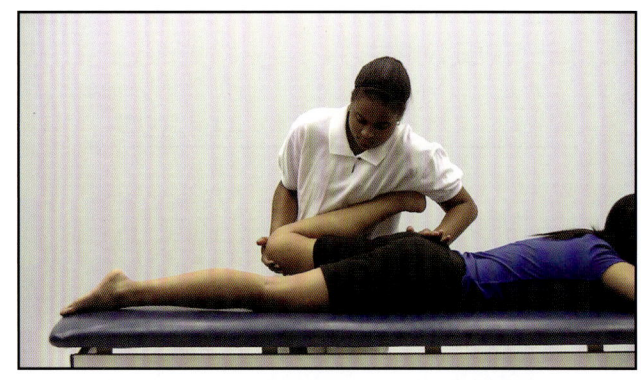

图1-5 牵伸技术可用于紧密的肌肉-肌腱结构以改善生理性关节活动度

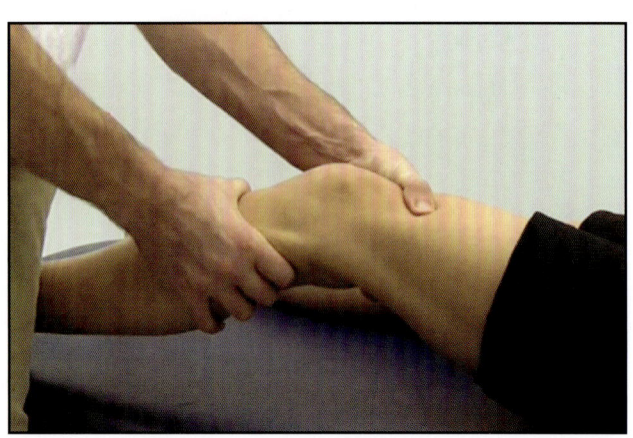

图1-6 关节松动术可用于紧密的韧带或关节囊结构以改善关节活动度

肌肉力量、耐力和爆发力是最关键因素之一。等长、渐进性抗阻（等张）、等速以及增强式训练有利于康复。进行力量训练的一个主要目标是在一个全部和无痛的关节活动度内进行[26]。

大多数力量训练计划涉及使用自由重量或运动设备产生的单一平面力量。一个功能性的康复力量计划应包括所有3个运动平面的训练，向心、离心和等长运动相结合的训练可以在多平面、全关节活动度增加力量，并且改善核心稳定和神经肌肉控制[9]。

### 等长运动

等长运动通常在康复的早期阶段使用，这时候关节已经制动一段时间了。使用阻力进行等长训练是有帮助的，尽管在整个关节活动度内的训练可能会加重损伤。等长运动增加静态力量，并有助于减少肌肉萎缩的程度。等长运动还可以通过肌肉泵的作用清除液体和水肿，从而减轻肿胀（见第9章）。

### 渐进性抗阻训练

渐进性抗阻训练（progressive resistive exercise）是康复计划中最常用的力量训练技术，该训练可以使用自身体重、运动器械或弹力带进行（图1-7）[26]。渐进性抗阻运动采用等张收缩模式，在这种收缩模式下，肌肉长度发生变化时产生力量。等张收缩可以是向心或离心的。在康复计划中，运动防护师应结合向心和离心力量训练。传统上，渐进性抗阻训练主要集中在向心部分，并在一定程度上忽视了离心部分的重要性（见第9章）。

### 等速运动

等速运动偶尔会在康复计划中使用，通常是在康复计划的后期阶段纳入。等速运动使用固定角速度和可调节阻力，在整个关节活动度内提供最大阻力（图1-8）。等速运动过程中可以改变运动速度。等速肌力评估通常用作损伤后患者恢复功能活动的标准。

### 增强式训练

增强式训练（plyometric exercise）也被称为反应性神经肌肉训练，最常纳入康复计划的后期阶段[10]。通过快速的离心拉伸来促进随后的向心收缩。增强式训练有助于患者恢复或发展产生与爆发力相关的动态运动能力（图1-9）。在许多体育活动中，快速产生力量的能力是取得成功的关键。在受伤患者的康复计划中，解决肌肉爆发力的因素至关重要（见第11章）。

### 开放式与封闭式运动链练习

运动链的概念涉及存在于上肢和下肢的解剖功能关系（见第12章）。当足或手不与地面或其他物

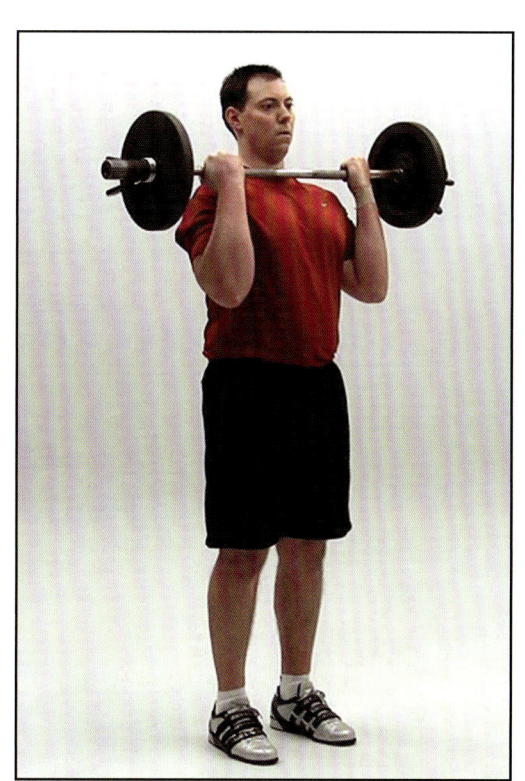

图1-7 使用等张收缩的渐进性抗阻训练是最常用的康复力量训练技术

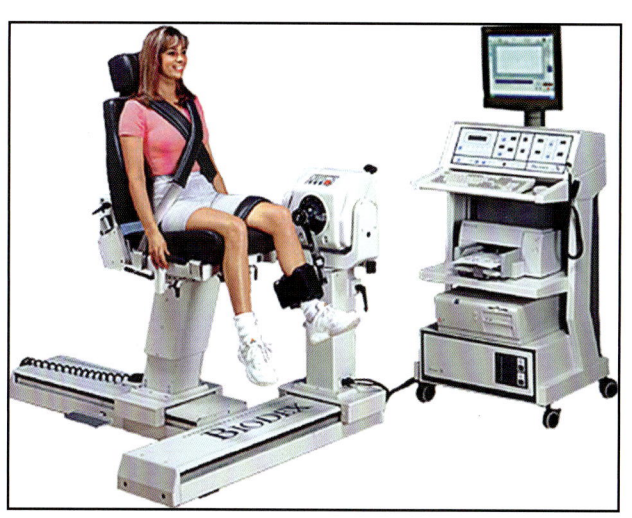

图1-8 等速练习最常在康复后期使用（Reprinted with permission from Biodex Medical Systems.）

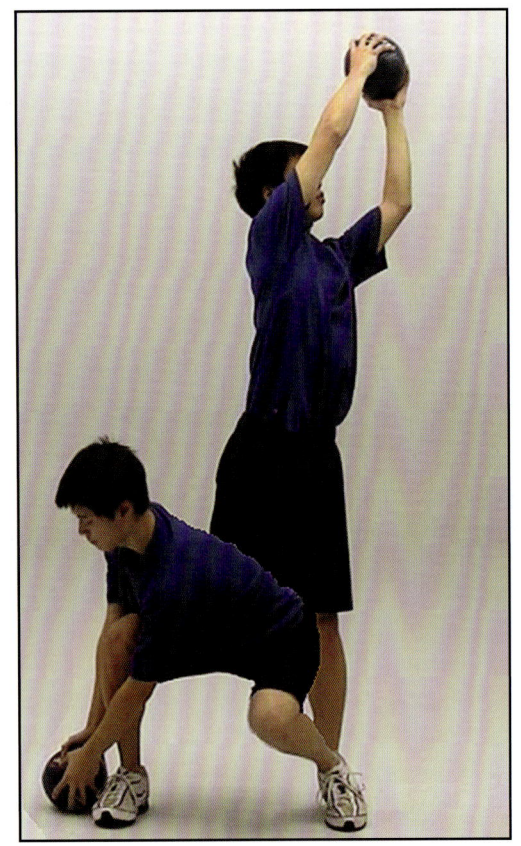

图 1-9 增强式训练关注动态爆发活动的改善

体表面接触时，就存在一个开放的运动链[18]。在一个封闭式运动链中，足或手是负重的（图 1-10）。在康复中，开链和闭链运动训练都应纳入康复计划。闭链练习与等长收缩、向心收缩和离心收缩形成不同组合，这些收缩必须同时发生在运动链内的不同肌肉群中。

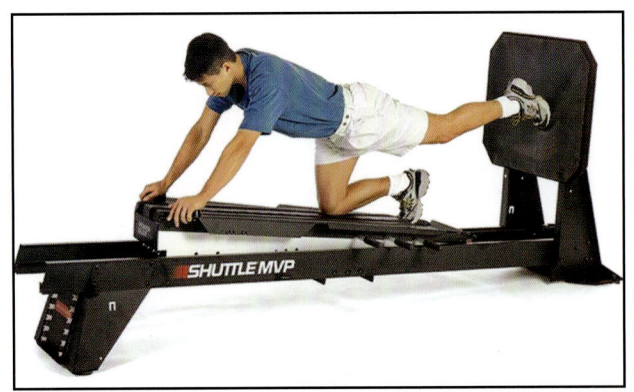

图 1-10 闭链运动训练广泛应用于康复（Reprinted with permission from Shuttle Systems, Glacier, WA.）

## 保持心肺健康

保持心肺健康可能是康复计划中最容易被忽视的部分（见第 10 章）。运动员要花费大量的时间来提升心肺系统功能，以便能够应对比赛赛季对它提出的越来越高的要求。当受伤时，患者被迫错过训练时间，心肺功能会迅速下降。因此，运动防护师必须在康复期尽早设计活动方案或者替换成其他的活动，使患者保持现有的心肺健康水平[20]（图 1-11）。

应该根据损伤的性质选择一些可能的活动以帮助患者保持健康水平。当有下肢损伤时，应进行非负重活动。水中运动是一个针对下肢损伤康复很好的手段。骑自行车也能给心肺系统带来积极的应力刺激。

## 功能性进阶

任何损伤后康复计划的目的都是恢复正常功能[19]。功能性进阶包括一系列逐步渐进的活动，旨在为伤者重返特定活动做好准备（见第 16 章）。成功参与某项运动所需的技能被分解为若干组成部分，伤者根据自身进步的情况逐渐重新获得这些技能[11]。康复计划的进展可分为三个阶段：稳定阶段、力量阶段和爆发力阶段（图 1-12）。稳定阶段旨在通过训练纠正运动链结构完整性方面的缺陷，包括肌肉功能障碍、关节功能障碍、神经肌肉障碍以及姿势控制和稳定性。这些缺陷必须在开始积极的康复计划之前解决，以便进一步纠正肌肉失衡、修复受伤的结构，为康复计划的身体需求做好准备，通过渐进性适应防止组织过载，提高工作能力，改善稳定力量，从而建立稳定、力量和姿势控制的最佳水平。

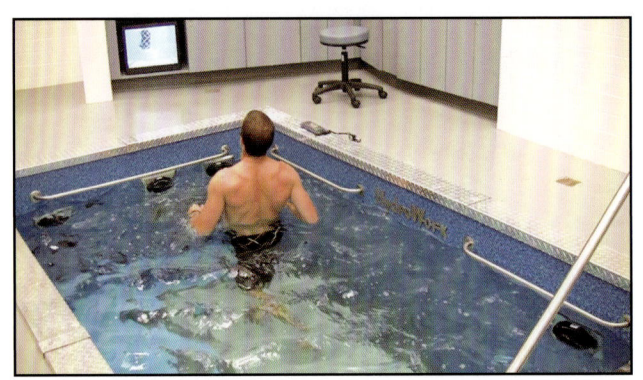

图 1-11 每一个康复计划都应该包括专门用于维持心肺健康的运动，比如在水下跑步机上跑步

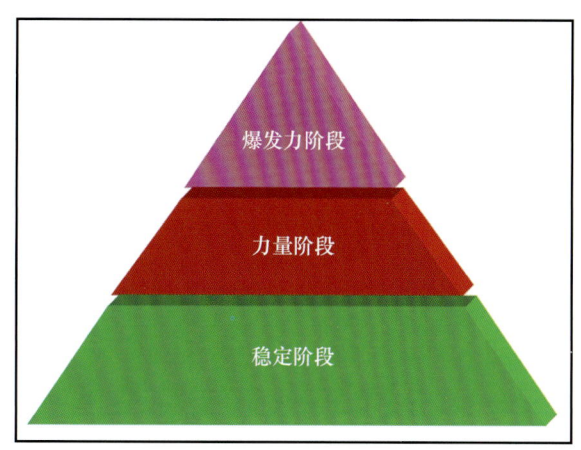

图 1-12　一个康复计划的进阶可分为三个阶段：稳定阶段、力量阶段和爆发力阶段

运动应该从等长运动开始逐步过渡到可以募集关节稳定结构的多平面运动，从而提高神经肌肉效率、核心稳定性、功能性力量和功能灵活性[7]。

力量阶段用于在功能性运动模式过程中增强稳定肌力和耐力，通过与高强度阻力练习相结合，迫使在原动肌疲劳后运动单位募集。例如，在进行了力量锻炼后，患者立即进行一项稳定运动，促使该活动的神经肌肉稳定。在这一阶段，目标是通过刺激神经肌肉系统来实现一些适应性变化，包括增加肌肉的横截直径、增强抗疲劳能力，并提升稳定力量以控制功能性运动中的关节移动[7]。

对于试图恢复高水平且需要体力活动的受伤运动员来说，爆发力阶段尤为重要。需要高水平的肌肉力量和爆发力的运动员，首先应该使用多平面、向心、离心和等长收缩相结合的运动来增加力量。然后，通过30%~45%的最大力量训练和全关节活动度的加速来获得最大爆发力。在这个阶段，目标是通过增加运动神经元的兴奋性来提高神经肌肉的效率和爆发力，从而提高在整个关节活动度内的速度力量。对于大多数个体来说，力量产生的速率是最重要的神经适应[7]。

每一项新加入的活动都必须由运动防护师认真监控以明确患者的完成情况和身体承受能力。如果一项活动没有产生额外的疼痛或肿胀，就应该提高水平，并尽快引入新的活动。

功能性进阶将帮助受伤患者逐渐达到正常的无痛活动范围、恢复足够的力量水平，并在整个康复计划中恢复神经肌肉控制[11]。

## 功能性测试

功能性测试应用功能性进阶练习来评估伤者执行特定活动的能力（图1-13）。伤者尽自己最大努力完成功能性测试，以了解其离完全恢复活动还有多大差距。多年来，运动防护师通过各种功能性测试来评估患者的进步，包括敏捷跑（8字跑，折返跑，交叉步）、侧步、垂直跳跃、规定时间或距离的单腿跳，以及协同收缩测试[7,19]（见第16章）。

## 完全恢复的标准

所有的运动康复计划都必须明确从一种损伤完全恢复意味着什么[26]。通常情况下，这意味着患者已经完全康复了，恢复了全关节活动度、力量、神经肌肉控制、心血管健康和特定运动技能。除了身体健康外，患者还必须重新获得充分的信心才能恢复活动。

例如，受伤膝关节康复后恢复完全活动的具体标准在很大程度上取决于特定损伤的性质和严重程度，但也取决于医生和运动防护师的理念和判断。传统上，重返运动是通过客观和主观评价来决定的。

对于受伤的运动员，应根据功能能力确定重返运动的标准，具体功能测试的表现与特定活动的需

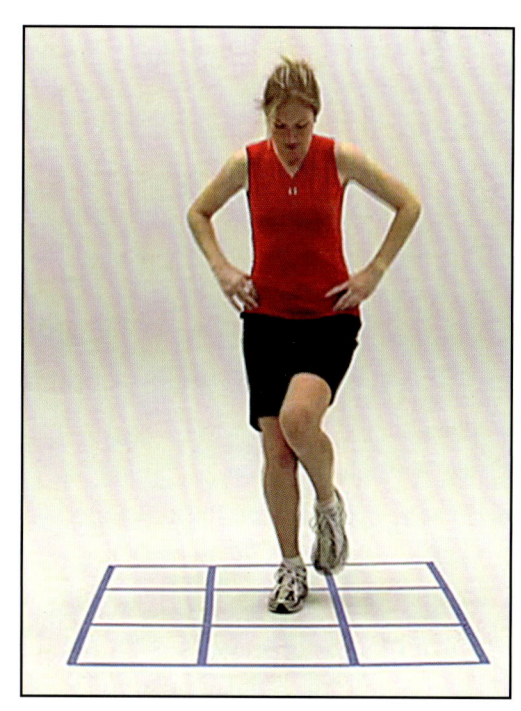

图 1-13　功能性测试的表现可以确定运动员重返运动的能力

求密切相关。功能性测试的表现，如第 16 章（跳跃测试、协同收缩测试）所述，应作为患者恢复完全活动能力的主要决定因素。这些测试的结果大多被很好地记录，许多基于测试结果的研究客观地对这些功能测试的表现进行了量化。在明确是否准备好重返完全活动方面，这些功能测试是极其有用和有价值的工具。

做出运动损伤的患者完全恢复体育活动的决定是康复/恢复过程的最后阶段。参与康复过程的运动医学团队的每个成员都应该仔细考虑这个决定。队医应最终负责决定患者是否准备好重返训练和（或）比赛。这个决定应该基于运动防护师、教练和患者的集体意见。

在决定患者是否恢复运动时，应思考以下问题：

- 生理性愈合限制：康复是否进展到愈合过程的后期？
- 疼痛状态：疼痛是否消失，或者患者是否能够在自己的疼痛耐受水平内活动？
- 肿胀：是否还有可能因恢复活动而加重肿胀？
- 关节活动度：关节活动度是否足以让患者进行有效的活动，且将再次受伤的风险降至最低？
- 肌肉力量：肌肉力量、耐力或爆发力是否足以保护受伤结构免受再次伤害？
- 神经肌肉控制/本体感觉/运动觉：患者是否"重新习得"了如何使用受伤的身体部位？
- 心肺健康：患者是否能够将心肺健康维持在或接近比赛所需的水平？
- 运动项目特定要求：运动项目或特定位置的要求是否使患者不会有再次受伤的风险？
- 功能性测试：合适的功能性测试表现是否表明恢复程度足以实现成功的表现？
- 预防性绷带、支具、衬垫：受伤患者恢复活动是否需要任何额外的支撑？
- 患者的责任：患者是否能够"倾听"自己的身体并识别可能导致再次受伤的状况？
- 易受伤：当患者没有 100% 恢复时，是否容易再次受伤或出现新的损伤？
- 心理因素：患者是否有能力在不担心再次受伤的情况下恢复活动和进行高水平的比赛？
- 患者教育和预防性维护计划：患者是否了解继续进行体能训练的重要性？这可以大大减少再次受伤的机会。

> **临床决策练习 1-6**
>
> 一名田径运动员发生 I 级腘绳肌拉伤，经过 1 周的治疗，她认为已经准备好参加比赛了。此运动员没有炎症的迹象，已经完全恢复了力量和关节活动度。在允许她再次参加比赛之前，还应该考虑什么？

## 康复文书

运动防护师需具备扎实的专业技能，不仅要熟练地对损伤进行动态评估，还要熟练地根据评估结果生成准确的报告。对于一位运动防护师而言，准确和详细的记录至关重要，包括初步损伤评估、治疗记录，以及整个康复计划的进展情况[26]。考虑到医疗事故诉讼的数量，这一点尤其正确。对于在临床环境中工作的运动防护师来说，清晰、简洁、准确的记录对于第三方报销是必要的。尽管这对于每天治疗和处理大量患者的运动防护师来说可能是困难和耗时的，但这是一个不能忽视的领域。文书和记录保存将在第 3 章中详细讨论。

## 监督康复计划的法律考虑

关于运动损伤的治疗和康复，目前对拥有不同教育背景、执业证书人员的具体作用还存在争议。美国各州关于运动防护师在监督受伤患者康复计划时可以做什么和不可以做什么的法律差别很大。许多州在他们的许可证法案中有具体的指导方针，规定了运动防护师如何将各种治疗手段纳入治疗方案。每一位运动防护师都应确保任何特定康复工具或技术的使用都在他（她）所在州法律允许的范围内。

### 总 结

1. 运动防护师负责设计、实施和监督受伤患者的康复计划。
2. 运动医学的康复理念是积极的，最终目标是让伤者尽快并安全地恢复到充分的活动状态。
3. 为了有效地监督康复计划，运动防护师必须对愈合过程、正常运动的生物力学和康复过程的心理方面有充分的了解。

4. 运动防护师必须建立广泛的理论知识基础，从中可以选择具体的康复技术或工具，并实际应用于每个康复个案，而不依赖于"食谱式"的康复方案。
5. 治疗性训练是康复或修复性训练，特别是与损伤后的正常身体功能恢复有关。
6. 受伤后立即控制肿胀也许是运动医学环境中损伤康复的最重要方面。如果肿胀能在损伤的急性期得到控制，康复所需的时间可能会大大减少。
7. 康复计划的短期目标：①在受伤后立即提供正确的急救和管理，以限制或控制肿胀；②减轻或最小化疼痛；③建立核心稳定性；④重建神经肌肉控制；⑤恢复完全的关节活动度；⑥恢复或增加肌肉力量、耐力和爆发力；⑦提高姿势的稳定性和平衡；⑧保持心肺健康；⑨结合适当的功能性进阶。
8. 重返运动的标准应基于功能性能力，可通过与特定运动密切相关的特殊功能性测试的表现来反映。
9. 运动防护师应确保他（她）选择使用的任何特定康复工具或技术在他（她）所在州法律允许的范围内。

## 临床决策练习解决方案

**练习 1-1** 运动防护师对康复进阶的决策应取决于愈合过程、损伤的病理机制、心肺健康和可使用设备等几方面的因素，对这些因素的充分了解可以确保运动防护师以适当的速度推进患者的康复过程。

**练习 1-2** 患者应该与骨科医生讨论。医生和运动防护师应在患者康复过程中保持开放的沟通，以便保持良好的工作关系，并在整个康复过程中坚持医生的理念。

**练习 1-3** 患者应该了解 SAID 原则。肌肉和软组织会逐渐适应所施加的不断增长的载荷需求。如果需求过大，可能会不利于其愈合过程。

**练习 1-4** 一般来说，急性损伤康复的短期目标是针对炎症和恢复关节活动度。更具体地说，应使用 PRICE（译者注：应为 POLICE）原则来控制疼痛和肿胀。一旦患者进入炎症期，其目标就应针对肌肉力量、耐力和爆发力的恢复。同时也应关注神经肌肉控制、平衡和心肺功能的恢复。长期目标是恢复功能性能力，尽快重返赛场。

**练习 1-5** 在持续使用冰疗和服用抗炎药物的同时，患者应该在使用绷带保护的情况下尽早开展治疗性锻炼。

**练习 1-6** 患者应该有足够的神经肌肉控制/平衡能力。患者心肺耐力应该达到足够高的水平，以保证其能重返竞技比赛而不再次受伤。患者应该能够完成一系列的功能性测试，表明其具有在避免受伤的情况下承受竞技要求的能力。患者也应该能够自信地表现，如果有再次受伤的危险，患者应该知道什么时候停止运动。

（William E. Prentice, PhD, PT, ATC, FNATA 著
倪国新 江佳瑶 译 余唯乐 审）

## 参考文献（扫描二维码获取）

# 第 2 章 损伤愈合过程的认识与管理

> **完成本章学习后，读者应具备以下能力**
> - 描述损伤愈合的病理生理过程。
> - 找出可能阻碍愈合过程的原因。
> - 讨论不同类型肌肉骨骼组织损伤的病因和病理。
> - 比较不同肌肉骨骼结构相关的愈合过程。
> - 解释这些损伤的初始急救和损伤管理的重要性及其对康复进程的影响。
> - 讨论在康复过程中为促进愈合而使用的各种镇痛药、抗炎药和解热药。

损伤康复需要对可能发生的各种肌肉骨骼损伤所涉及的病因和病理有良好的认识和理解[17,71]。当发生损伤时，运动防护师应负责设计、实施和监督康复计划。康复方案和进展首先必须基于对组织损伤后的生理反应和各种组织愈合过程的理解[62]。因此，运动防护师必须了解愈合过程，以有效地监督康复进程。本章讨论了运动防护师可能遇到的各种肌肉骨骼损伤的愈合过程。

## 了解愈合过程

康复计划需要根据创伤愈合过程的周期（图2-1）制订。运动防护师必须对愈合过程各个阶段的顺序有一个正确的认识。组织对创伤的生理反应有可预测的顺序和时间范围[35]。关于如何及何时改变和推进康复方案应根据对体征和症状的识别，以及对愈合各阶段相关时长的认识来做决策[46]。愈合过程包括炎症反应阶段、成纤维细胞修复阶段和成熟重塑阶段。需要强调的是，尽管愈合过程分为三个独立的阶段，但是愈合是一个连续过程。愈合过程的各个阶段相互重叠，没有明确的起点或终点[63]。

## 原发性损伤

原发性损伤通常被描述为由各种大、小创伤导致的慢性或急性损伤。大创伤是指由于急性创伤造成的，可产生直接的疼痛和残疾的创伤，包括骨折、脱位、半脱位、扭伤、拉伤和挫伤。小创伤通常称为劳损，是由于反复的负荷过载或重复错误动作引起的损伤[5]，包括肌腱炎、肌腱变性、腱鞘炎、滑囊炎等。继发性损伤本质上是与原发性损伤一起发生的炎症或缺氧反应。

## 炎症反应期

组织一旦受伤，愈合过程就立即开始了（图2-2A）[88]。组织破坏对各种组织细胞可产生直接损伤。细胞损伤导致代谢改变和炎性物质释放。症状表现为红、肿、压痛、局部温度升高[20]。这种初始炎症反应对整个愈合过程至关重要[72]。如果炎症反应没有按预期完成，或者炎症反应没有消退，那么正常愈合就不能发生。炎症反应是白细胞、其他吞噬细胞及渗出物输送到损伤组织的过程。炎症反应通常具有保护性，通过吞噬作用定位处理损伤副产物（如血液和受损细胞），为创伤修复奠定了基础。炎症反应会导致局部血管效应、体液交换障碍，以及白细胞从血液迁移到组织[70]。

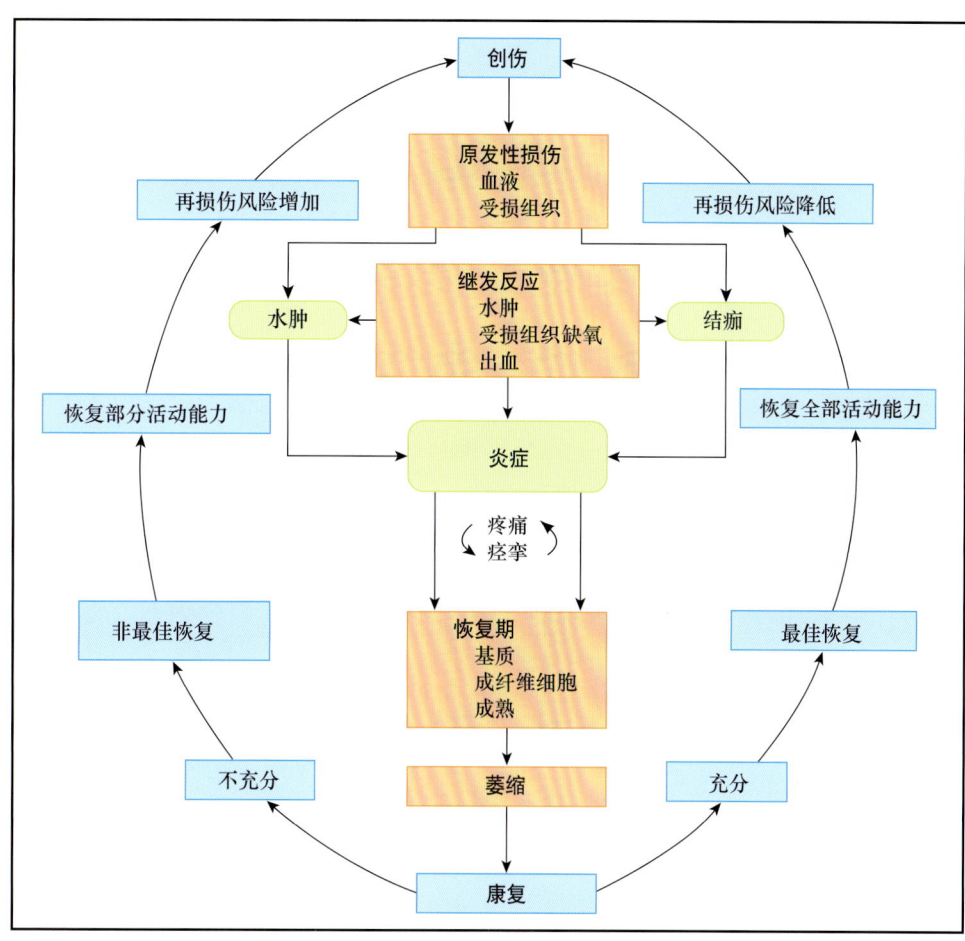

图 2-1　运动相关损伤的康复周期（Adapted from Booher JM，Thibadeau GA. Athletic Injury Assessment. St. Louis，MO：Mosby；2000.）[16]

### 临床决策练习 2-1

一名体育专业的学生在打橄榄球时摔伤了手腕。损伤处有肿胀，腕关节的力量和活动度减小。运动防护师认为不是骨折。教练决定先进行初步的治疗，未将学生送到急诊室。此时运动防护师的治疗目标应该是什么？

## 止血

止血是包括血管痉挛、血小板血栓形成、血液凝固和纤维组织形成的血管反应[65]。组织损伤的直接反应是血管收缩，损伤部位血管壁持续收缩约 5～10 分钟。这种血管收缩将相对应的内皮细胞壁压在一起使局部缺血，缺血区又由于血管扩张又迅速充血。这种暂时的血流增加使扩张的血管中血流减慢，从而使白细胞流动减慢并附着在血管内皮上。最终，出现血流停止和血液淤滞。炎症初期，血液和血浆的渗出会持续 24～36 小时。

## 化学介质

炎症反应是由多种化学介质相互作用引起的血管和细胞变化。这些化学介质中有些来源于侵入的生物体，有些是由受损组织释放的，另一些是由几个血浆酶系统产生的，还有一些是参与炎症反应的各种白细胞的产物。四种化学介质——细胞因子、白三烯、前列腺素和组胺——在限制损伤后渗出和肿胀中起着重要作用。细胞因子，特别是趋化因子和白细胞介素，是白细胞运输的主要调节因子，有助于将白细胞吸引到有炎症的部位。在趋化因子的作用下，吞噬细胞在几小时内进入炎症部位。白三烯和前列腺素负责边集，白细胞（中性粒细胞和巨噬细胞）沿着细胞壁黏附。它们还增加局部细胞的通透性，从而影响液体和白细胞通过细胞壁形成渗出液。因此，血管扩张和活动性充血在渗出液（血

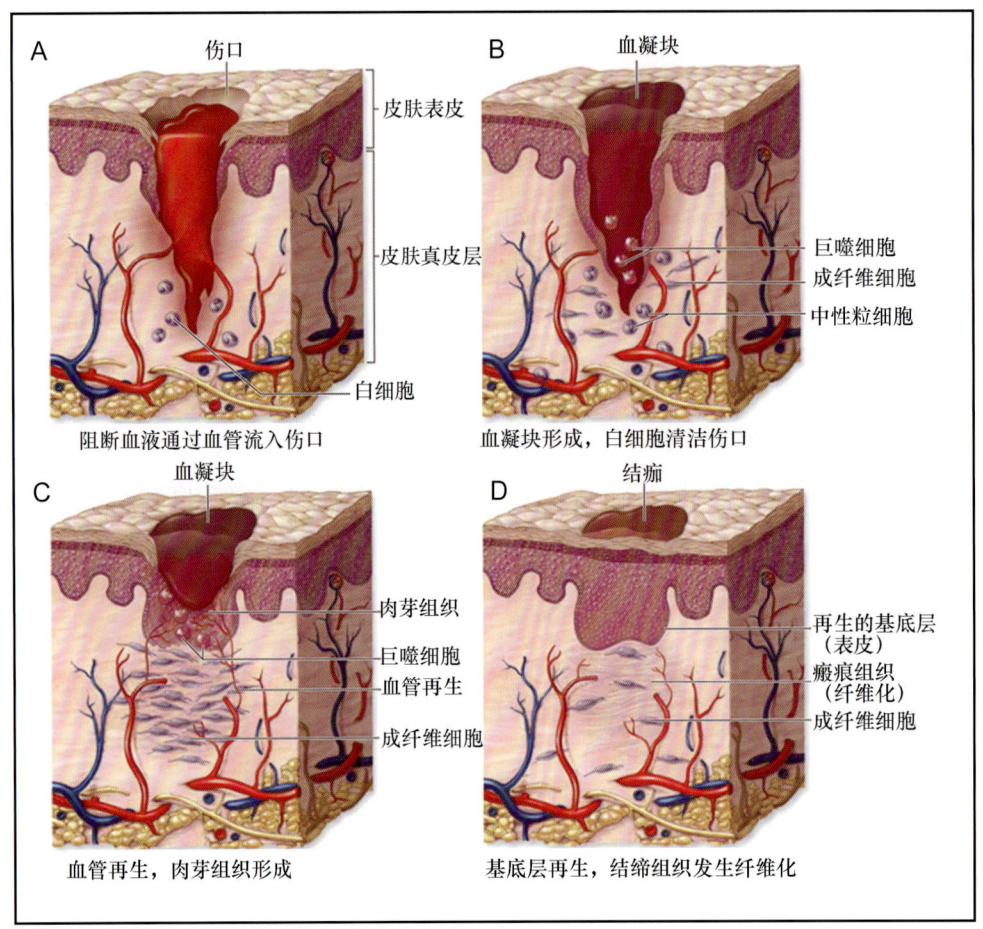

**图 2-2** 最初的损伤和炎症反应阶段的愈合过程。（A）阻断血液流入伤口。（B）血凝块形成，白细胞清洁伤口。（C）愈合过程中成纤维细胞修复阶段的血管再生和肉芽组织形成。（D）上皮再生，结缔组织纤维化发生在愈合过程的成熟-重塑阶段（Adapted from McKinley M, O'Loughlin V. Human Anatomy：An Integrative Approach. Chicago, IL：McGraw-Hill；2015.）

浆）形成和向损伤区提供白细胞方面起着重要作用。组胺从受伤的肥大细胞释放，由于内皮细胞肿胀，使细胞之间分离，导致血管扩张和细胞通透性增加。肿胀程度与血管损伤程度直接相关。

### 血凝块形成

血小板通常不附着在血管壁上。血管损伤破坏内皮细胞和暴露胶原纤维，血小板附着在暴露的胶原纤维上，然后再与更多的血小板黏附，最终形成血栓塞。这些血栓塞阻碍局部淋巴液回流，从而使损伤反应局限化（图2-2B）。

促使血凝块形成的最初事件是纤维蛋白原转化为纤维蛋白。这些转化是由于级联效应产生的，首先是从受损细胞释放一种称为凝血活酶的蛋白质分子。凝血活酶使凝血酶原转变为凝血酶，而凝血酶又使纤维蛋白原转变为非常黏的纤维蛋白凝块，切断了受伤部位的血液供应。血凝块的形成大约在伤后12小时内开始，48小时内完成。

由于这些因素的综合作用，受伤的区域在炎症愈合阶段会被隔离起来。白细胞吞噬了炎症阶段末期的大部分异物碎片，为成纤维细胞修复阶段奠定了基础。这种最初的炎症反应在原发性损伤后持续2～4天。

> **临床决策练习 2-2**
>
> 一名仰泳运动员发生背阔肌Ⅱ级拉伤，教练想知道他为什么不能为第二天的比赛做准备。关于愈合过程，运动防护师应该告诉教练什么？需要多长时间才能愈合？

## 慢性炎症

必须区分前面描述的急性炎症反应和慢性炎症。当急性炎症反应不足以消除损伤因子，无法使组织恢复正常生理状态时会出现慢性炎症反应。因此，慢性炎症期只有低浓度的化学介质存在。在急性炎症期通常存在的中性粒细胞被巨噬细胞、淋巴细胞、成纤维细胞和浆细胞所取代。当这种低浓度炎症持续时，结缔组织会发生损伤，导致组织坏死和纤维化，延缓了愈合过程。慢性炎症包括肉芽组织和纤维结缔组织的产生。在损伤部位，这些细胞聚集在高度血管化和有神经支配的疏松结缔组织基质中[75]。导致急性炎症反应不足的具体机制尚不清楚，但似乎与对特定结构过度使用或超负荷造成累积的微损伤有关[11]。急性炎症过渡到慢性炎症没有具体的时间。慢性炎症似乎对物理治疗和药物治疗都不耐受[72]。

## 抗炎药的使用

医生常规会给伤者开非甾体抗炎药（Nonsteroidal Anti-inflammatory Drugs，NSAIDs）[79]。这些药物在减轻炎症相关的疼痛和肿胀方面是有确切疗效的，并能促进正常活动的恢复。然而，需要关注的是急性损伤后使用非甾体抗炎药可能会干扰炎症反应，从而延缓愈合过程。

## 成纤维细胞修复阶段

在成纤维细胞的愈合阶段，随着炎症的血管增生和渗出反应，增殖和再生活动导致瘢痕形成，损伤组织修复（图 2-2C）[35]。瘢痕形成时期称为纤维增生，它开始于损伤后的最初几个小时，可持续 4~6 周。在此期间，许多与炎症反应相关的症状和体征都会消退。患者可能仍然表现出触痛、压痛，当特定的运动压迫到受伤部位时，患者会有痛感。随着瘢痕逐渐形成，疼痛或压痛的症状会逐渐消失[26]。

在这一阶段，缺氧会刺激内皮毛细血管芽向伤口生长，之后伤口进行有氧愈合[20]。随着血流增加，氧气输送的增多为受损组织再生提供了必需的营养[20]。

随着纤维蛋白凝块的分解，一种被称为肉芽组织的柔软的结缔组织形成。肉芽组织由成纤维细胞、胶原蛋白和毛细血管组成。外观可见红色的结缔组织颗粒状团块，在愈合过程中起到填补缝隙的作用。

随着伤口的逐渐愈合，毛细血管继续向受伤区域生长，成纤维细胞向伤口处聚集，并与毛细血管平行排列。成纤维细胞开始合成含有胶原蛋白纤维和弹性蛋白的细胞外基质，这种基质由蛋白聚糖、糖胺聚糖和液体的非纤维蛋白组成。大约在损伤的第 6 天或第 7 天，成纤维细胞也开始产生胶原纤维，这些胶原纤维会随机沉积在形成的瘢痕中。随着胶原蛋白的不断增殖，伤口的抗拉伸强度会随着抗张强度的增加而增加。伴随着这种改变，成纤维细胞的数量开始减少，标志着伤口愈合的成熟阶段开始。

修复阶段按正常程序进行会形成最小瘢痕组织。有时，持续的炎症反应和炎症产物的持续释放会促进纤维增生和过度的纤维增生，从而导致不可逆转的组织损伤[9]。纤维化可发生在滑膜结构中（如肩关节粘连性关节囊炎）、关节外组织（包括肌腱和韧带）、滑囊或肌肉。

> **临床决策练习 2-3**
>
> 一名女性越野跑运动员拉伤了股四头肌。这种损伤与韧带损伤的愈合过程有何不同？

## 胶原蛋白的重要性

胶原是一种重要的结构蛋白，它能形成坚固、灵活、无弹性的结构，将结缔组织连接在一起。至少有 16 种类型的胶原蛋白，但体内 80%~90% 的胶原由Ⅰ型、Ⅱ型和Ⅲ型组成。Ⅰ型胶原蛋白存在于皮肤、筋膜、肌腱、骨、韧带、软骨和间质组织中；Ⅱ型胶原存在于透明软骨和椎间盘中；Ⅲ型胶原蛋白则存在于皮肤、平滑肌、神经和血管中。与Ⅰ型胶原蛋白相比，Ⅲ型胶原蛋白的拉伸强度较低，在成纤维细胞修复阶段更多见。胶原蛋白使组织能够抵抗机械力损伤和防止变形。弹性蛋白则可产生具有高度弹性的组织，帮助变形组织恢复。胶原纤维是结缔组织的承重成分。它们的排列方式可适应拉伸应力，但不能抵抗剪切力或压缩应力。因此，胶原纤维是沿拉伸应力的方向生长[52]。

胶原蛋白的一些机械和物理特性使其能够对负荷和变形做出反应，从而能够承受较高的拉伸应力。胶原蛋白的力学性能包括弹性（拉长后恢复正常长度的能力）、黏弹性（变形后可缓慢恢复正常长度和形状）

和可塑性（即产生永久改变或变形）。物理属性包括力学松弛现象，它表示随时间推移使组织保持一定位移或形变量所需的力会减小；蠕变效应，即当施加恒定负荷时，组织随时间变形的能力；以及迟滞现象，即组织在变形和位移过程中的松弛程度。当超过结缔组织的机械和物理极限时，就会造成损伤[62]。

## 成熟重塑阶段

愈合的成熟重塑阶段是一个长期的过程（图2-2D）。这一阶段的特点是胶原纤维根据瘢痕所受的拉力重新排列或重塑，构成瘢痕组织。随着胶原蛋白的不断分解和合成，瘢痕基质抗拉强度逐渐增加。随着应力和应变的不断增加，胶原纤维在与张力线平行的最大效率位置上重新排列[7]。组织逐渐呈现出正常外观和功能，尽管瘢痕很少像正常的受伤组织那样坚固。通常大约在3周后，会出现坚固、结实、缩小的、非血管性瘢痕。愈合的成熟阶段可能需要几年才能完全完成。

## 渐进控制性活动在愈合过程中的作用

Wolff定律指出，骨和软组织会对身体的需求做出反应，沿着张力线重塑或重新排列[86]。因此，在康复过程中，损伤部位受到持续逐渐增加的负荷是至关重要的[72]。

动物模型中，适当的运动在瘢痕形成、血管重建、肌肉再生、肌纤维重新排列和抗拉伸性能方面优于制动[89]。但是建议在炎症反应阶段对损伤组织进行短期固定和制动，进而控制炎症以促进愈合过程，减轻临床症状。随着愈合进展到修复阶段，为了恢复正常的柔韧性和力量，控制性活动（controlled mobility）应结合保护性支撑或支具[44]。一般来说，临床体征和症状在这一阶段结束时会消失。

随着重塑阶段的开始，积极的主动活动度（ROM）训练和强化训练应该结合起来，以促进组织重塑和重新排列。在很大程度上，疼痛的程度会提示愈合进程。在受伤早期，疼痛是最剧烈的；随着愈合的进展，疼痛慢慢减少至最终完全消退。在特定的运动、活动期间或活动之后，任何疼痛、肿胀或其他临床症状的恶化都表明负荷超过了目前组织修复或重塑的水平。运动防护师必须注意愈合过程所需要的时间，并意识到过度训练可能会干扰恢复过程。

> **临床决策练习 2-4**
>
> 一名田径运动员正在处于I级踝关节扭伤的恢复过程中。尽早开始训练将加快该运动员的恢复。为什么会这样？

## 影响愈合的因素

### 损伤程度

炎症反应的性质取决于组织损伤的程度。轻微撕裂或软组织轻微损伤，常与运动过量有关。大撕裂伤有严重的软组织破坏，并导致临床症状和功能改变。大撕裂伤通常由急性外伤引起[77]。

### 水肿

肿胀引起的压力增加阻碍了愈合过程，导致组织分离，抑制神经肌肉控制，产生反射性神经功能改变，并阻碍受伤部位的营养供应。如前所述，水肿在最初的急救管理期间是最好控制和管理的[3]。

### 出血

毛细血管即使受到最小程度的损伤也会发生出血。出血对愈合产生的负面影响就像水肿的积压，血肿会造成额外的组织损伤，从而加重损伤[37]。

### 血管供应不良

受伤组织的血管供应不良导致受伤区域愈合速度缓慢。这种反应很可能与瘢痕形成所需的吞噬细胞和成纤维细胞的初始输送失败有关[37]。

### 组织分离

组织的机械分离可显著影响愈合过程。边缘光滑的伤口主要以形成最小瘢痕的方式进行愈合。相反，伤口边缘分离、参差不齐的伤口必须通过次级愈合方式进行，即肉芽组织填充缺损，以及过度的瘢痕形成。

### 肌肉痉挛

肌肉痉挛会对撕裂组织产生牵拉作用力，将伤口的两端分离，阻碍了伤口两端接近。痉挛可引起局部和全身缺血。

### 肌肉萎缩

肌肉组织的损耗从受伤后立即开始。早期加强损伤部位的活动可延缓萎缩。

### 皮质类固醇

使用皮质类固醇控制炎症是有争议的。在愈合的早期阶段使用类固醇已经被证明可以抑制纤维增生、毛细血管增殖、胶原蛋白合成,以及增加愈合瘢痕组织的抗拉伸强度。它们在愈合后期和慢性炎症中的使用是值得商榷的[3]。

### 瘢痕疙瘩和肥大性瘢痕

瘢痕疙瘩是在愈合的成熟期胶原生成速度超过胶原分解速度时发生的。这一过程导致瘢痕组织肥大,在伤口周围尤其明显。

### 感染

伤口中细菌的存在会延迟愈合,导致肉芽组织过多,并经常导致巨大的变形瘢痕[16]。

### 湿度、气候和氧分压

湿度对上皮化过程有显著影响。封闭敷料刺激上皮细胞以双倍的速度迁移,且不会结皮或结痂。结痂的形成是由于伤口脱水和伤口引流受阻,此时会诱发感染。保持伤口湿润有利于坏死的碎片到达伤口表面并脱落。

氧分压与伤口的新生血管有关,新生血管可转运最佳氧饱和度的血液,形成最大抗拉伸强度。缺血、静脉淤积、血肿和血管损伤会影响到伤口的血液循环。

### 健康、年龄和营养

皮肤的弹性随着年龄的增长而下降。退行性疾病,如糖尿病和动脉硬化,会影响伤口愈合,也成为老年患者关注的问题。研究表明,营养不良对愈合过程会产生负面影响[75]。营养不良的患者成纤维细胞的增殖减少,随后胶原的形成也减少,导致愈合伤口的抗拉强度降低,炎症反应期延长,推迟了成纤维细胞修复期。营养不良还会降低T细胞功能和吞噬活性,增加感染的风险[75]。

## 营养对愈合过程的重要性

不管受伤的组织类型如何,营养在愈合过程中起着至关重要的作用[75]。任何身体组织的损伤愈合都需要各种营养物质的最佳摄入,这些营养物质共同提供了促进愈合过程所需的能量。营养物质有三个主要功能:产生能量;对所有身体组织的生长、修复和维护;以及调节身体发育过程[66]。营养素分为6大类:碳水化合物、脂肪(也称为脂类)、蛋白质、水、维生素和矿物质。碳水化合物、蛋白质和脂肪被称为常量营养素,它们是食物中可吸收的成分,并从中获得能量[62]。个体和群体的多种因素决定了能量需求,包括年龄、性别、活动水平、基础代谢率、营养状况,体重指数、疾病压力、严重程度、伤口大小和数量以及愈合过程中的不同阶段[85]。

碳水化合物是人体最有效的直接能量来源。在消化过程中,碳水化合物很容易分解并转化为葡萄糖。不需要立即提供能量的葡萄糖作为糖原储存在肝脏和肌肉细胞中。为防止蛋白质用于供能,必须保持葡萄糖的供应,这被称为葡萄糖的蛋白质保留作用。

像碳水化合物一样,脂肪也是主要的能量来源。它是最集中的能量来源,与碳水化合物或蛋白质相比,每克脂肪提供的热量是前者的2倍多[62]。脂肪在伤口愈合中的作用尚不清楚,但人们普遍认为,受伤后机体对必需脂肪酸的需求会增加。例如,ω-3脂肪酸具有抗炎、提高免疫功能、降低感染率等作用[75]。

蛋白质在整个愈合过程中起着最关键的作用[85]。蛋白质是身体的主要结构成分,是身体所有组织生长、维持和修复所必需的成分。构成免疫系统的细胞,包括白细胞、巨噬细胞、淋巴细胞、单核细胞和吞噬细胞,主要由蛋白质组成。这些细胞在炎症反应阶段起着至关重要的作用,启动愈合过程。蛋白质对于促进伤口愈合以及多种激素、抗感染抗体、结缔组织细胞和胶原蛋白的增殖等酶的合成也是必不可少的[75]。

维生素、矿物质和水都被认为是微量营养素,它们是调节正常身体功能所必需的微量元素[62]。它们不提供能量,但如果没有足够数量的微量营养素,来自大量营养素的能量就不能被利用。维生素A通过增加炎症时伤口中巨噬细胞和单核细胞的数量来刺激免疫系统。维生素 A 和维生素 C 都通过刺激上皮化和增加成纤维细胞的胶原沉积来促进伤口愈合。维生素 C 还能促进毛细血管的形成和中性粒细胞的活性[75,85]。

镁、铜和锌是矿物质，它们都有助于组织愈合。在伤口愈合过程中，镁是蛋白质和胶原蛋白形成和组织生长所必需的酶的辅助因子。铜在血红蛋白的形成中非常重要。锌在细胞代谢的许多方面是必不可少的，包括免疫功能、DNA 合成以及蛋白质和胶原合成[75]。

水是所有营养素中最重要的。确保充足的水摄入量才能让受伤组织得到充分的灌注和氧合，让受伤组织能健康愈合。预防和治疗皮肤破损需要最佳的液体摄入量[75]。

## 关节结构损伤

在讨论各种关节结构的损伤之前，首先对关节结构进行回顾（图 2-3）[48]。所有滑膜关节都由 2 个或 2 个以上的骨组成，它们相互连接，以保证在一个平面或多平面的运动。骨的关节表面被一层非常薄、光滑的软骨覆盖，称为透明软骨。所有关节都被一个厚厚的关节囊包围。这个关节囊的内表面有一层非常薄的滑膜，滑膜具有高度的血管化和神经支配。滑膜产生滑膜液，其功能包括润滑、减震和营养关节[48]。

有些关节有一个厚的纤维软骨称为半月板。例如，膝关节包含 2 个楔形半月板，起到增强关节连接，并在关节处提供减震作用。最后，关节韧带是为关节提供支撑和稳定性的重要结构，韧带可以是关节囊增厚的部分，也可以是完全独立的韧带束。

## 韧带损伤

韧带由致密的结缔组织组成，胶原束平行排列，里面有成排的成纤维细胞。虽然韧带束是平行排列的，但并不是所有的胶原纤维都是平行排列的。韧带和肌腱在结构上非常相似。但韧带通常比肌腱更扁平，其中的胶原纤维更密集。韧带的解剖位置在一定程度上决定了关节能做什么运动。

扭伤涉及到为关节提供支撑的韧带的损伤。韧带是一种坚韧的、相对缺乏弹性的组织，连接相邻两个骨。韧带的主要功能有 3 种：为关节提供稳定性；在正常关节运动过程中控制两个关节骨之间的相对位置；通过韧带内的自由神经末梢或机械感受器提供本体感觉输入或关节的位置觉[62]。

如果应力施加在一个关节，迫使运动超出其正常的承受范围或运动平面，韧带就有可能受损（图 2-4）。韧带损伤的严重程度有许多不同的分类；最常用的韧带损伤分类分为 3 级（度）韧带损伤：

1. 1 度损伤：韧带纤维受到一些牵拉或可能有撕裂，伴有轻微的或者没有关节不稳定的情

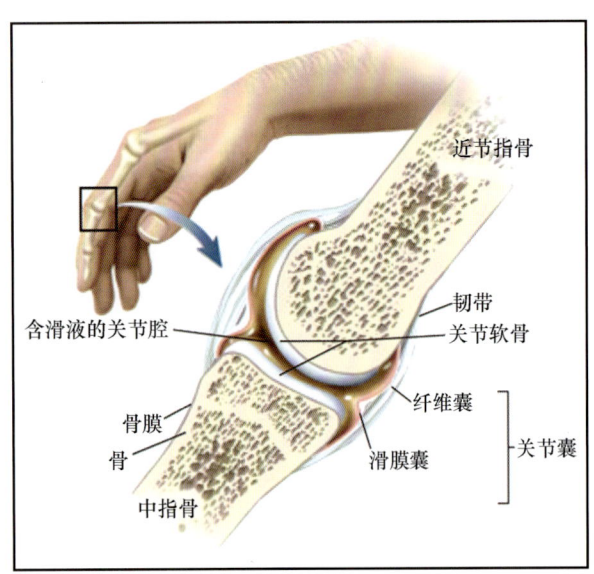

图 2-3 滑膜关节的一般解剖（Reprinted with permission from Saladin K. Anatomy & Physiology. 6th ed. New York, NY: McGraw-Hill; 2014.）[67]

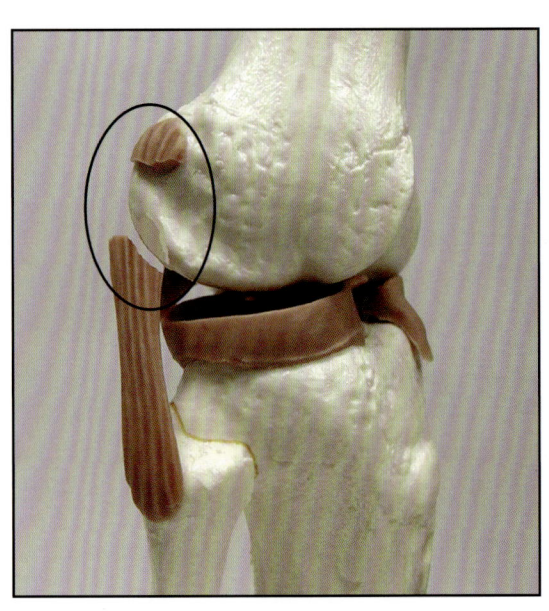

图 2-4 膝关节韧带 3 度损伤

况。明显的特征为可能有轻微关节疼痛、肿胀和关节僵硬。
2. 2 度损伤：韧带纤维有一定的撕裂和分离，关节中度不稳定，并伴有中到重度疼痛、肿胀和关节僵硬。
3. 3 度损伤：韧带完全断裂，主要表现为关节的整体不稳定。最初可能会出现剧烈疼痛，随后由于神经纤维完全断裂表现出很少或没有疼痛。可能产生明显的肿胀，因此关节在受伤后的几个小时会变得非常僵硬。一个伴有关节显著不稳的 3 度损伤通常需要持续数周的某种形式固定。一般来说，能让韧带损伤的力往往是很大的，因此常常伴有关节周围的其他韧带或结构的损伤。在关节多结构损伤的情况下，选择手术修复重建是必要的，以纠正关节的不稳定性。

### 临床决策练习 2-5

一名篮球运动员在练习过程中扭伤了脚踝，疼痛的机制和位置提示为内翻性扭伤。前抽屉试验和距骨倾斜试验显示均有明显的松动。踝关节严重肿胀，肿胀程度超过脚踝的外侧。该运动员不能完成踝背屈，踝跖屈只有几度，疼痛感觉很小。你将如何评定此次损伤的严重程度？

### 临床决策练习 2-6

相对于其损伤的严重程度，为什么一名 3 度韧带损伤的运动员早期疼痛不明显？

## 韧带愈合的生理学

损伤韧带的愈合过程与其他血管组织的修复过程相同。受伤后的 72 小时内，受损血管周围出现缺血，炎症细胞会被吸引到受伤的地方。如果关节囊外韧带扭伤（关节外韧带），出血会发生在皮下间隙。如果关节内韧带受伤，则在关节囊内出血，直到发生凝血或关节内压力过大而停止出血。在接下来的 6 周内，随着成纤维细胞活性的增加，血管增殖伴随着新的毛细血管生长，导致纤维蛋白凝块的形成。纤维蛋白凝块作为基本的桥梁使撕裂的韧带末端重新连接。胶原蛋白的合成和蛋白聚糖基物质作为细胞内基质的组成部分，有助于瘢痕的增殖，

使瘢痕连接韧带的撕裂端。这种瘢痕最初是柔软和黏性的，但最终会变得更有弹性。胶原纤维以一种无组织的随机编织方式排列。逐渐地，成纤维细胞活性下降，血管密度下降，瘢痕胶原密度增加到最大[36]。未能产生足够的瘢痕和未能将韧带重新连接到骨骼上的适当位置是韧带恢复失败的两个原因。

在接下来的几个月里，瘢痕会继续成熟，胶原蛋白会随着压力和应力的增加而重新排列。瘢痕的成熟可能需要长达 12 个月才能完成[36]。成熟所需的确切时间长短取决于机械因素，如撕裂末端的附着和固定期的时长。

### 影响韧带愈合的因素

通过手术修复的关节外韧带愈合后瘢痕形成减少，最初通常比未经修复的韧带更强壮，但是这种强度优势可能不会随着时间的推移而保持。未修复的韧带通过纤维瘢痕愈合，有效延长韧带，产生一定程度的关节不稳。关节内韧带撕裂，关节滑液的存在稀释了血肿，从而防止纤维蛋白凝块的形成和自发愈合[38]。

一些研究的数据表明，积极主动锻炼的韧带比那些被固定的韧带更强壮。损伤后固定数周的韧带的抗拉强度降低，并表现出韧带与骨的连接处减弱[62]。因此，尽量减少固定的时间是很重要的，受伤的韧带在训练过程中逐渐施加应力，同时要谨慎考虑特定韧带的相关生物力学[36]。

韧带对关节的稳定性不太可能恢复到损伤前的状态。因此，为了恢复关节的稳定性，必须强化关节周围的其他结构（主要是肌肉和肌腱）。抗阻训练使肌肉张力提高，可以增加损伤关节的稳定性、神经肌肉控制和功能[6,36]。

## 软骨损伤

软骨是一种刚性结缔组织，在许多结构中提供支持和充当支架。它是由软骨细胞组成的，包含在称为腔隙的小腔室中，完全被细胞内基质包围。基质由不同比例的胶原蛋白、弹性蛋白和一种由蛋白聚糖和糖胺聚糖组成的基质物质组成，它们是非纤维蛋白分子。这些蛋白聚糖就像海绵，能获取大量的水，使软骨在被压缩后反弹回来[31]。软骨的血液供应很差，因此受伤后愈合很慢。软骨有 3 种类型。透明软骨存在于骨关节面和鼻的柔软部分，它含有

大量的胶原蛋白和蛋白聚糖。纤维软骨形成椎间盘和半月板位于多个关节间隙，它有比蛋白聚糖更多的胶原蛋白，能够承受更多的压力。耳廓和喉部可见弹性软骨，它由胶原蛋白、蛋白聚糖和弹性蛋白组成，比其他类型的软骨更有弹性[67]。

骨关节炎是关节内外骨和软骨的退行性疾病（图2-5）。关节炎应该被定义为可能对关节造成破坏的一种炎症状态[68]。关节病主要是伴有软骨退行性改变被破坏、骨重塑和可能继发炎症成分的退化过程。

软骨纤维样变，即释放纤维物质或纤维团和研磨物质进入关节[32]。周围未承受负重或压缩-减压机制的软骨特别有可能纤维化。纤维化通常存在于与营养不良或失用有关的退行性过程中。然后，这个过程甚至可以延伸到负重区域，软骨的逐渐破坏与施加在它上的应力成正比。当力增加，从而增加应力时，可发生骨软骨或软骨下骨折。将压力集中在小区域会产生超过组织承受能力的压力，使组织不堪重负。通常情况下，下肢关节要承受更大的压力，所以其关节面积通常大于上肢的关节面积。

滑液作为润滑剂在一定程度上保护了关节软骨。它还受到软骨下骨的保护，软骨下骨对应力的反应是有弹性的。它比密质骨更柔软，微骨折可以是一种吸收力的手段。骨小梁可能骨折，也可能由于软骨下骨的压力而移位。在密质骨中，骨折可以是一种防御手段，以消散力量。在关节中，力可能被关节运动和肌肉的离心收缩所吸收[28]。

大多数的关节表面并不是均匀的，关节的受力往往集中在某些区域，这加快了关节受力集中区域

的退化程度。骨产生骨赘试图增加其表面积，以减少受力。人们通常把这种生长描述为"骨刺"，软骨软化是软骨表面和软化区域不规则的非进行性转变。它通常首先发生在非负重区域，并可能发展到过度受压的区域[27]。

在个体的身体活动中，某些关节可能更容易出现类似骨关节病的反应[30]。身体重量施加在关节上的比例，肌肉-肌腱单元的拉力，以及任何显著的外力施加于关节都是诱发因素。关节的力学改变因素是由于关节松弛或先前的创伤引起的[50]。关节能承受的力量强度可以很大，例如在髋关节，前面提到的因素可以产生于身体4倍重量的压力或力量，而在膝关节上，可产生多达身体10倍的重量。

通常，肌肉收缩的力量比自身体重产生更多的压力。特殊损伤会促进骨关节炎的改变，如髌骨半脱位和全脱位、骨软骨炎、反复滑膜积液和半关节病。此外，韧带损伤会导致本体感觉机制被破坏，失去良好的关节对位，以及半月板损伤并需要切除[54]。其他影响因素是关节活动度受限，骨骼肌萎弱、力量下降和关节生物力学改变。如果关节间隙保持不变，软骨保持完整，骨刺和骨赘就不能等同于骨关节病。这可能只是为了适应增加的体力活动[32]。

## 软骨愈合的生理学

软骨具有相对有限的愈合能力。当软骨细胞和基质被破坏时，愈合过程是可变的，这取决于损伤是单纯的软骨损伤还是伴随软骨下骨损伤。单纯关节软骨损伤不能引起凝块形成或细胞反应。在大多数情况下，损伤附近的软骨细胞是唯一有增殖和基质合成迹象的细胞。因此，尽管损害的程度保持不变，但损伤仍无法愈合[34,40]。

如果软骨下骨也受到影响，炎症细胞进入受损区域并形成肉芽组织。在这种情况下，愈合过程正常进行，大约2周后肉芽组织细胞分化为软骨细胞。约2个月后可形成正常胶原蛋白。

膝关节软骨损伤是非常常见的，但至今的治疗方法都没有产生良好的长期效果[12]。更全面地理解关节软骨损伤后的反应，才能发展出各种关节康复的技术，为今后的成功带来希望[29,76]。其中一种技术是自体软骨细胞植入术，在这种技术中，收集患者自身的软骨细胞在体外培养，然后再移植到到关节中缺损的部位。结果经过10年的随访，有超过

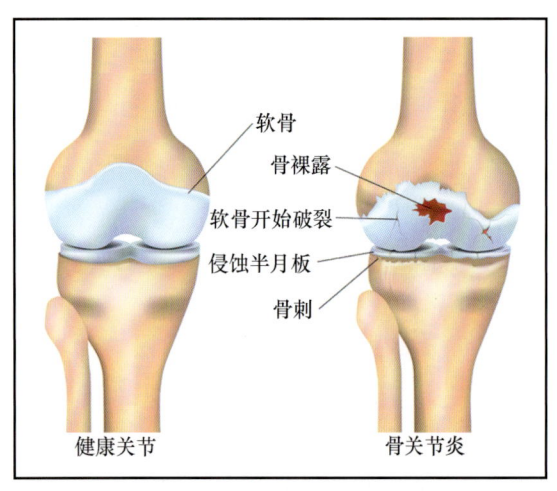

**图2-5** 骨关节炎是透明软骨的变性和侵蚀

80%的患者表现出关节病得以改善,且并发症相对较少。

## 骨损伤

骨是一种结缔组织,由活细胞和沉积在基质中的矿物质组成(图2-6)。每个骨由3个主要成分组成。骨骺是在骨两端与另一块骨连接的膨大部分。每个关节表面都覆盖着关节软骨或透明软骨。骨干是骨的轴。骨骺板是骨生长和伸长的主要部位。一旦骨生长停止,板块就会骨化并形成骨骺线。除关节表面外,骨完全被骨膜包围,骨膜是一种坚韧、高度血管化和神经支配的纤维组织[21]。

两种类型的骨材质是松质骨或海绵状骨以及皮质骨或密质骨。松质骨由一系列称为骨小梁的骨质相互交织构成,而皮质骨则相对坚实。骨干的皮质骨在长骨中形成中空的髓管,内有骨膜,充满骨髓。

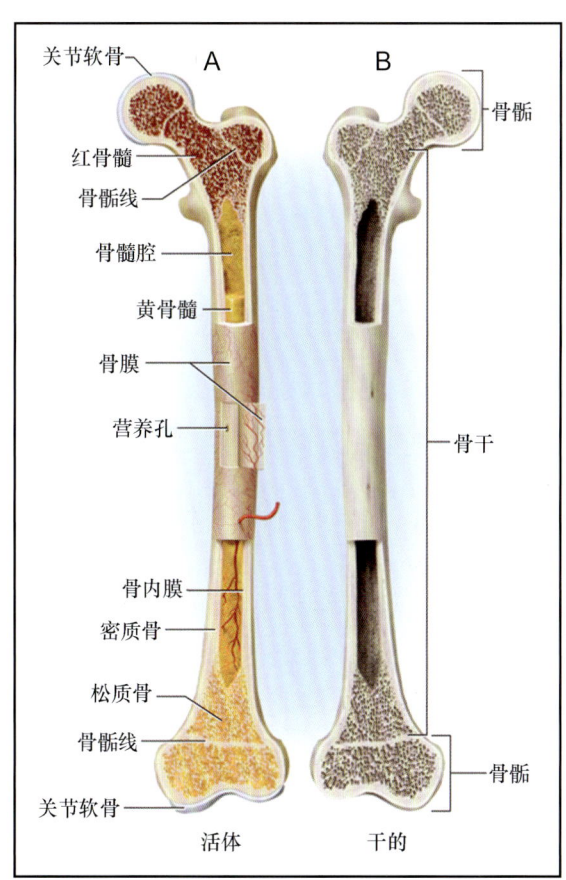

图2-6 长骨的大体结构包括骨干、骨骺、关节软骨和骨膜(Reprinted with permission from Saladin K. Anatomy & Physiology. 6th ed. New York,NY:McGraw-Hill;2014.)[67]

骨骼有丰富的血液供应,有利于骨损伤后的愈合过程。骨骼具有支撑、运动和保护作用。此外,骨还负责储存和释放钙进入血液,并制造红细胞[70]。

骨不断地经历着一个重塑过程,在这个过程中,成骨细胞产生新的骨,而破骨细胞的功能是根据施加在骨上的正常拉力(应力或应变)来重塑或调整骨[47]。

### 骨折

骨折是运动人群中非常常见的损伤。它们通常分为开放性骨折或闭合性骨折两类。闭合性骨折很少或没有骨骼移位,因此软组织很少或没有被破坏。开放性骨折涉及到骨折端移位,骨折处破坏了皮肤层并突破了皮肤。如果管理不当,这两种骨折都可能变得严重,但在开放性骨折中感染的可能性增加。骨折也可以分为完全性骨折(即骨折断成至少2个碎片)和不完全性骨折(即骨折没有完全跨越整块骨)。

骨折的类型包括青枝骨折、横形骨折、斜形骨折、螺旋形骨折、粉碎性骨折、撕脱和应力性骨折。

青枝骨折(图2-7A)最常见于儿童,他们的骨骼仍在生长,还没有完全钙化和硬化。被称为青枝骨折是因为它与树枝弯曲到断裂的时候发生的劈裂很相似。因为树枝是绿色的,它会裂开,可以弯曲而不会造成实际的断裂。

横形骨折(图2-7B)是有垂直于骨的纵轴的裂纹,该裂纹一直穿过骨。有可能会发生移位;然而,由于断端的形状特征,周围的软组织(如肌肉、肌腱和脂肪)承受的损伤相对较小。

线性骨折(图2-7C)平行于骨的长轴,严重程度与横形骨折相似。

斜形骨折(图2-7D)会形成横穿骨骼的对角裂纹和两个锯齿状的尖端,如果移位,可能会造成大量软组织损伤。斜形和螺旋形骨折是最容易导致复合骨折的两种类型。

螺旋形骨折(图2-7E)类似于斜形骨折,因为骨折的角度是对角线斜穿过骨。此外,一种扭曲或旋转的力会使骨折沿着骨的纵轴旋转。螺旋形骨折过去常常是在滑雪时当滑雪板上捆绑的脚未能及时松解时脚被旋转,在靴子的顶部发生损伤。后来通过改进设备设计,这类损伤现已减少。

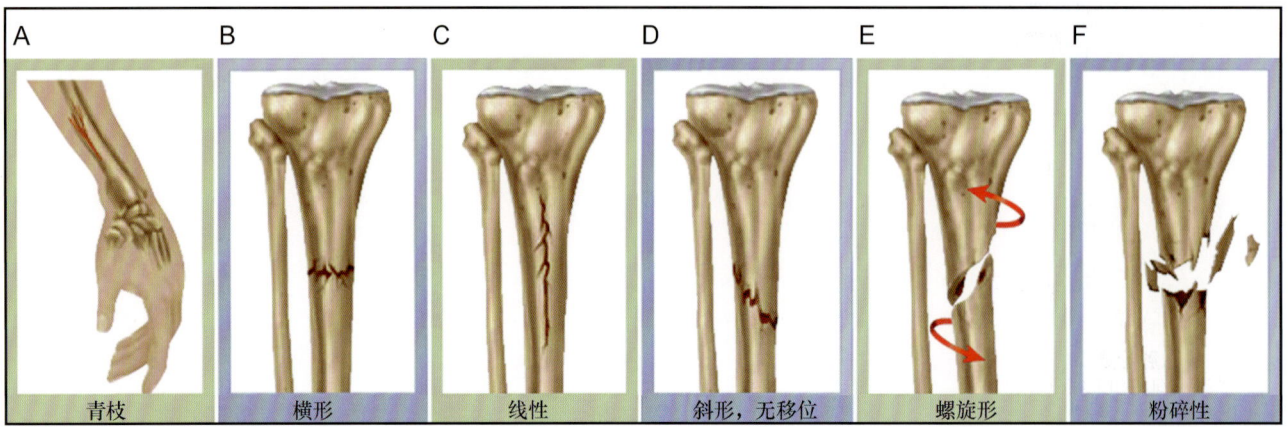

图 2-7 骨折。(A) 青枝骨折。(B) 横形骨折。(C) 线性骨折。(D) 斜形骨折。(E) 螺旋形骨折。(F) 粉碎性骨折 ( Reprinted with permission from Prentice WE. Essentials of Athletic Injury Management. 11th ed. New York, NY：McGrawHill；2019. )

粉碎性骨折（图 2-7F）是一个严重的问题，需要非常长的时间才能康复。在粉碎性骨折中，必须对多段骨折进行手术修复，并用螺钉和钢丝固定。如果这种类型的骨折发生在腿部的负重骨，腿长可能会出现永久性的差异。

撕脱性骨折发生在肌肉、肌腱或韧带的骨附着处。撕脱性骨折在手指和一些较小的骨骼中很常见，但也可能发生在较大的骨骼中，在大骨骼中，肌腱或韧带附件受到较大拉力造成撕脱性骨折。

由体力活动引起的最常见的骨折可能是应力性骨折。与前面讨论的其他类型的骨折不同，应力性骨折是由于过度使用或疲劳而不是急性创伤造成的[43]。过度使用会增加压力，刺激骨骼最终导致炎症。这抑制了成骨细胞的活性，因此成骨细胞无法满足对新骨组织的需求，最终导致骨的微小骨折。应力性骨折的常见部位包括腿部和足部的负重骨骼。在这两种情况下，通过骨骼传递的重复应力都会在骨骼的特定区域产生刺激和微裂缝。一开始通常表现为钝痛，然后逐渐加重。最初，在活动的时候疼痛是最严重的。然而，随着应力性骨折往后发展，疼痛往往会在活动停止后变得更严重[59]。

应力性骨折最大的问题是，通常在 X 线片上看不到，直到造成问题的过度负荷消失，成骨细胞开始铺在骨膜下骨痂或骨上，应力性骨折处会出现一个小的白线或骨痂。然而，骨骼扫描可能在症状出现后短短 2 天内就显示出潜在的应力性骨折。如果怀疑是应力性骨折，患者应停止任何会给该区域带来额外压力或疲劳的活动至少 14 天。应力裂缝通常不需要处理，但如果处理不当，发展成普通骨折时必须对患处进行固定[78]。如果发现骨折，应由合格的骨科医生和运动防护师进行管理和康复。

> **临床决策练习 2-7**
>
> 一名年轻的联盟球员在滑向垒位时与接球手相撞。X线显示没有骨折，但骨扫描显示有热点。你怀疑此年轻运动员发生了什么类型的骨折？

### 骨愈合的生理学

损伤骨组织的愈合与软组织愈合类似，因为愈合过程的所有阶段都可以被识别，尽管骨再生能力有时有限。然而，愈合的功能性因素与软组织有显著的不同。瘢痕的抗拉伸强度是软组织愈合的唯一最关键因素，而骨必须与许多外力对抗，包括扭转、弯曲和压缩[70]。从骨膜挫伤到闭合性、非移位性骨折，再到严重移位的开放性骨折，都可能造成严重的软组织损伤。骨折时，骨和骨膜血管受损，导致出血，随后形成凝块（图 2-8）。骨髓出血可由骨膜和骨折区周围软组织所包裹。大约 1 周后，成纤维细胞开始形成一个纤维性胶原蛋白网络。凝块内的纤维蛋白链作为增殖血管的框架。软骨细胞开始产生纤维软骨，在骨折块之间形成骨痂。最初，骨痂柔软而牢固，因为它主要由胶原纤维蛋白组成。随着软骨开始占主导地位，骨痂变得更加紧实有弹性。被称为成骨细胞的造骨细胞开始增殖并进入骨痂，

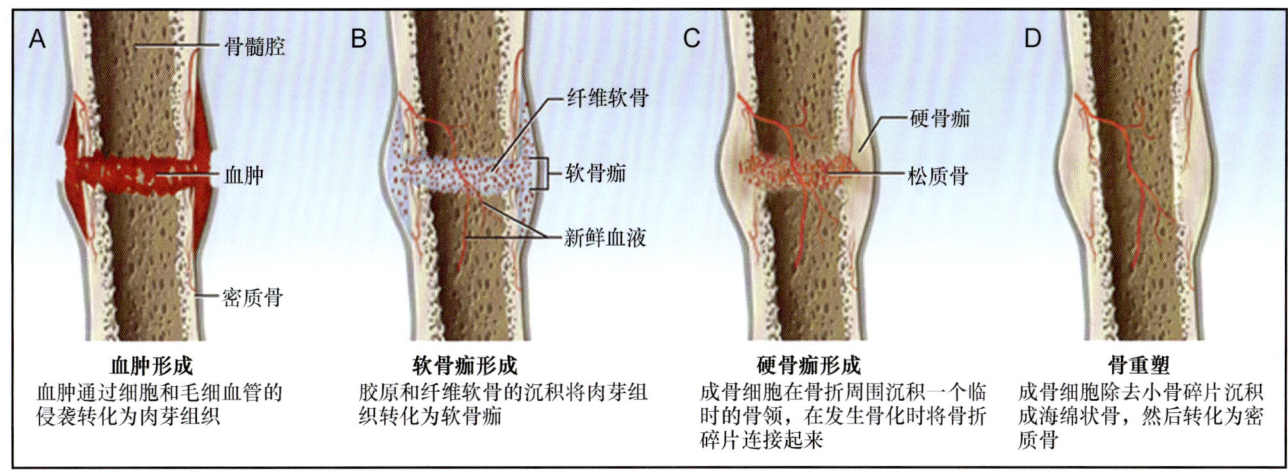

图 2-8 骨折的愈合。（A）骨折线处血管断裂；血块形成骨折血肿。（B）血管生长入骨折处，形成纤维软骨软骨痂。（C）纤维软骨骨化，形成由海绵骨组成的骨痂。（D）破骨细胞从骨痂中去除多余的组织，骨骼最终与它的原始外观相似（Reprinted with permission from Saladin K. Anatomy & Physiology. 6th ed. New York, NY: McGraw-Hill; 2014.）[67]

形成松质骨小梁，最终取代软骨。最后，骨痂结晶成骨，此时骨的重塑开始。骨痂可分为两部分：位于骨折外侧骨膜周围的外部骨痂和骨碎片之间的内部骨痂。在愈合过程中，骨痂的大小与损伤程度和对骨折部位的刺激量成正比。在此期间，破骨细胞开始出现在该区域吸收骨碎片和清理碎片[67,70]。

重塑过程与骨骼的生长过程相似，即纤维软骨逐渐被纤维骨所取代，然后再被结构更有效的板层骨所取代。重塑是一个持续的过程，在这个过程中，成骨细胞形成新骨，破骨细胞根据施加在愈合骨上的力量去除和分解骨[21]。Wolff 定律认为，骨将通过改变大小、形状和结构来适应机械应力和应变[86]。因此，一旦去除石膏，骨必须逐渐尝试承受正常的应力和应变，以便在愈合过程完成之前恢复抗拉强度[45,47]。

骨愈合所需的时间受许多因素的影响，如骨折的严重程度、骨折部位、创伤的延伸性和患者的年龄。正常的固定时间从手和脚的小骨短至 3 周到上肢和下肢的长骨长达 8 周不等。在某些情况下，如 4 个小脚趾骨折，愈合可能不需要固定。当夹板或石膏被去除时，愈合过程肯定还未完成。严重骨折后，成骨细胞和破骨细胞活性可能持续 2～3 年[51]。

## 肌肉-肌腱结构的损伤

肌肉通常被认为是一种结缔组织，但在这里它被视为第三种基本组织。这三种类型的肌肉是平滑肌（不随意肌）、心肌和骨骼肌（随意肌）。平滑肌与内脏相连，它形成内脏以及许多中空腔室的壁。心肌只存在于心脏中，并负责其收缩。心肌的一个显著特征是它以单一的纤维收缩，不像平滑肌和骨骼肌是以独立的单位收缩。这一特性迫使心脏作为一个单一的单位持续工作；因此，如果心肌的一部分死亡（如心肌梗死），心脏的收缩也不会停止[67]。

骨骼肌是身体内的横纹肌，负责骨性杠杆的运动。骨骼肌由两部分组成：肌腹和肌腱，统称为肌腹-肌腱单元。肌腹由独立的平行弹性纤维组成，称为肌原纤维（图 2-9A）。肌原纤维由成千上万的小肌节组成，它们是肌肉的功能单位。肌节包含肌肉的收缩成分，以及大量连接纤维的结缔组织。肌丝是肌节内蛋白质的小收缩元素（图 2-9B）。肌丝有两种不同类型：较薄的肌动蛋白肌丝和较厚的肌球蛋白肌丝。指状突起或交叉桥连接肌动蛋白和肌球蛋白肌丝[70]。当肌肉受到刺激收缩时，交叉桥将肌丝拉得更近，从而缩短肌肉，并在肌肉交叉的关节处产生运动[84]。肌腱将肌肉直接连接到骨上。

肌腱主要由胶原纤维和肌腱细胞产生的蛋白多糖基质组成。胶原纤维组合成初级束（图 2-10）。初级束组连接在一起形成六角形的次级束。次级束通过缠绕含有弹性蛋白的松散结缔组织连接在一起，称为内肌腱。整个肌腱被一个结缔组织层包围，称

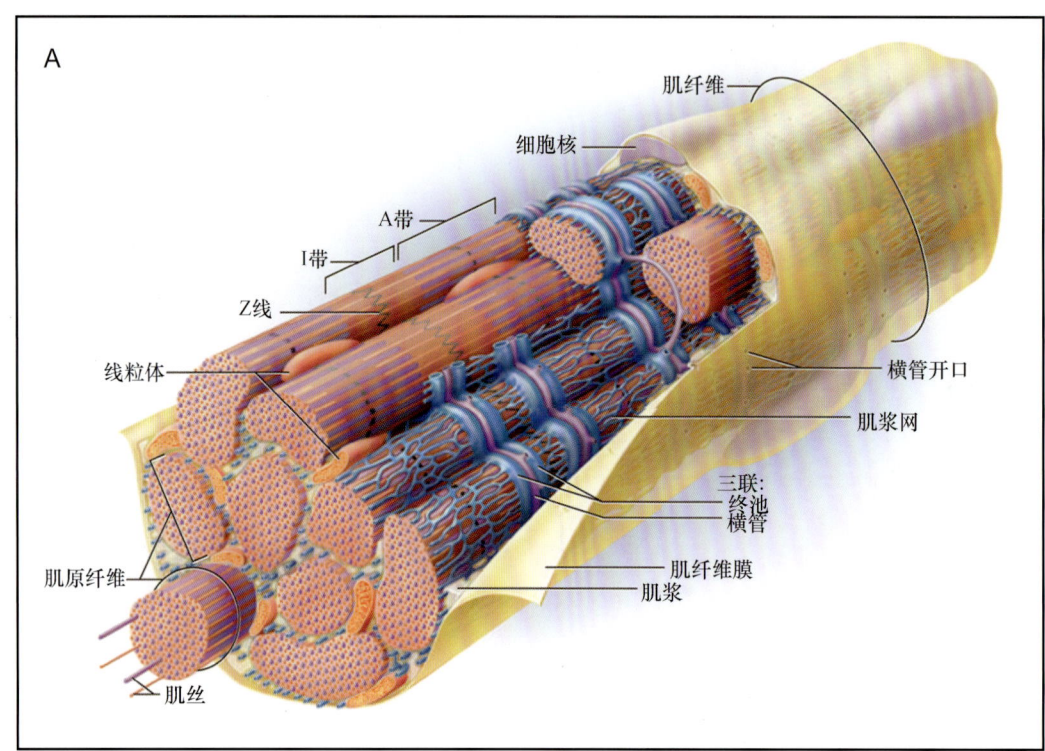

图 2-9 肌肉的一部分。（A）肌肉由单个肌纤维（肌细胞）组成。每根肌纤维都含有肌原纤维，其中可见肌节的带状结构（Reprinted with permission from Saladin K. Anatomy & Physiology. 6th ed. New York, NY: McGrawHill; 2014.）[67]（待续）

为腱鞘。肌腱的最外层是腱旁组织，它是内层衬有滑膜的双层结缔组织鞘[2]。所有骨骼肌具有4个特征：①弹性：改变长度或拉伸的能力；②延展性：缩短和恢复正常长度的能力；③兴奋性：对神经系统刺激的反应能力；④收缩性：针对某些神经刺激而缩短和收缩的能力[67]。

骨骼肌在大小和形状上表现出很大的变化。大肌肉通常在大关节处产生粗大动作，例如由大而笨重的腘绳肌收缩产生的膝关节屈曲。较小的骨骼肌，如手指的长屈肌，产生精细动作。在自然界中能够做出强大运动的肌肉通常较厚、较长，而那些需要协调才能做出精细运动的肌肉则较薄、较短。其他肌肉可能是扁平的、圆形的或扇形的[70]。肌肉可以通过单个肌腱连接到骨上，也可以通过两端的2个或3个单独的肌腱连接到骨上。有2个独立的肌肉和肌腱附着的肌肉称为二头肌，有3个独立的肌肉和肌腱附着的肌肉称为三头肌。

肌肉受到中枢神经系统的刺激而收缩。从中枢神经系统通过单个运动神经传递到一组肌肉纤维的电冲动会导致这些纤维的去极化。运动神经和它所支配的肌肉纤维群统称为运动单位。一种来自中枢神经系统的冲动，通过一个特定的运动神经移动到一组纤维上，导致运动单元中的所有肌肉纤维去极化和收缩，这被称为全或无反应，适用于身体中的所有骨骼肌[70]。

## 肌肉拉伤

如果肌腱单元被过度牵拉或被迫收缩以抵抗过多的阻力，超过单元内最弱成分的牵拉极限或抗拉能力，则会在肌肉-肌腱连接处、肌腱或肌腱与骨的连接处发生损伤[22]。这些损伤中的任何一种都可以称为拉伤（图2-11）。肌肉拉伤，与韧带损伤类似，有不同的分类系统[87]。下面是肌肉拉伤的一个简单分类系统：

- 一级拉伤：一些肌肉或肌腱纤维被拉伸或存在撕裂。主动运动会产生压痛和疼痛。虽然活动有疼痛，但通常可能保留完整的关节活动度（ROM）。
- 二级拉伤：一些肌肉或肌腱纤维被撕裂，肌肉主动收缩疼痛明显。通常，在肌纤维被撕

第 2 章 损伤愈合过程的认识与管理 29

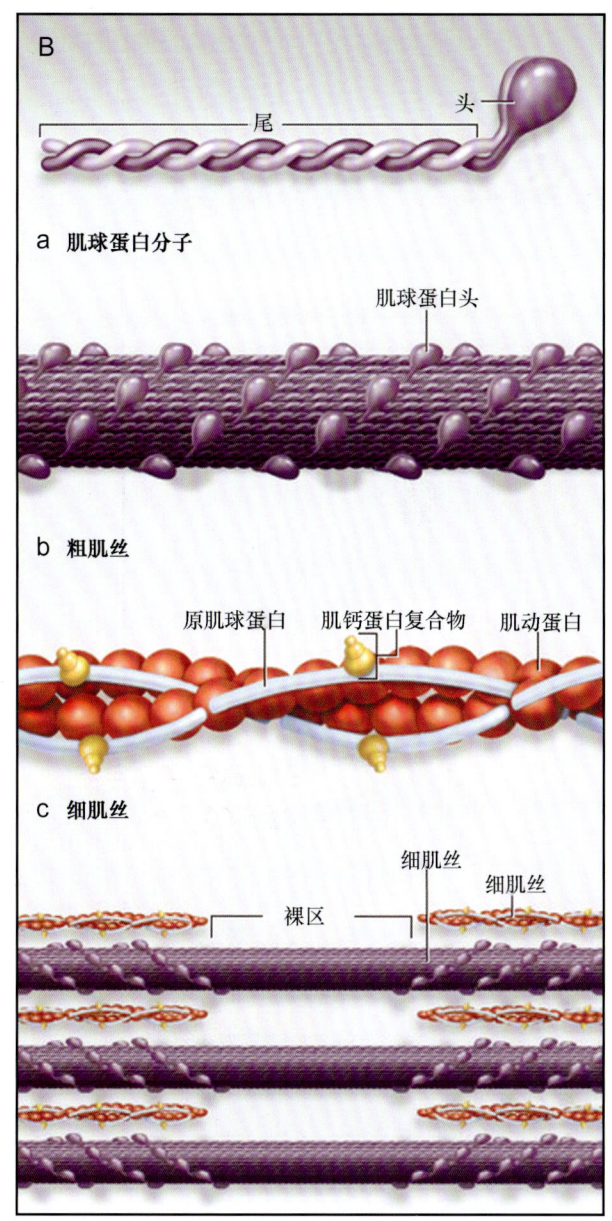

图 2-9（续）（B）肌原纤维由肌动蛋白和肌球蛋白肌丝组成，肌丝由数千个单一的肌动蛋白和肌球蛋白分子组成（Reprinted with permission from Saladin K. Anatomy & Physiology. 6th ed. New York, NY：McGrawHill；2014.）[67]

裂的部位，肌腹部的某个地方存在明显的凹陷或分裂。出现肿胀可能是由于毛细血管出血。

- 三级拉伤：在肌腹部、肌肉移行为肌腱的区域或肌腱在骨的附着处，肌肉纤维完全断裂。患者有明显的运动障碍，或完全丧失运动能力。疼痛最初很剧烈，但由于神经纤维完全分离，疼痛很快减轻。肌腱断裂最常见于上臂的二头肌肌腱或小腿后部的跟腱束。当这两种肌腱断裂时，肌肉往往会向它的近端附着处聚集。除了经常通过手术修复的跟腱破裂外，大多数三级拉伤都经过保守的固定治疗。也有人提出，不应根据等级对肌肉拉伤进行分类，而是按部位（近端、中端、远端）和涉及的结构（肌筋膜、肌肉或肌腱）进行分类[22]。

## 肌肉愈合的生理学

肌肉组织的损伤涉及到与其他组织类似的愈合和修复过程。最初，会有出血和水肿，接着立即通过吞噬清除碎片。在几天内，随着表面物质的增殖，成纤维细胞开始产生凝胶型基质包围结缔组织，导致纤维化和瘢痕。同时，在损伤区域内形成成肌细胞，最终生成再生或新的肌原纤维。因此，结缔组织和肌肉组织的再生开始[87]。

根据 Wolff 定律，胶原纤维逐渐成熟，并沿着张力线进行定向[86]。肌肉的主动收缩对恢复正常的抗拉强度至关重要[44]。

现在人们普遍认为，卫星细胞在损伤后肌肉细胞的再生中起着重要的作用[66]。卫星细胞是骨骼肌的干细胞。这些自我更新的细胞可以产生成肌细胞群，这些成肌细胞能够与现有的肌纤维融合，以促进生长、修复和再生[82]。

不管拉伤的严重程度如何，康复所需的时间相当长。在许多情况下，肌肉拉伤的康复时间比韧带扭伤的时间更长。这些丧失功能的肌肉拉伤最常发生在下肢大的、产生力量的腘绳肌和股四头肌。治疗腘绳肌拉伤需要至少 5 ~ 8 周的愈合期和相当多的耐心。试图过早恢复活动经常会导致肌肉或肌腱组织再次损伤，而愈合过程必须重新开始[24]。

## 肌腱病 / 肌腱炎 / 肌腱变性

在所有与活动有关的过度使用问题中，涉及肌腱的慢性过度使用损伤是最常见的[1,23]。肌腱病（tendinopathy）这一术语最常用于指肌腱炎（tendinitis）和肌腱变性（tendinosis），前者是肌腱的炎症，后者是指肌腱的微撕裂和变性。后缀 -opathy 并不意味着任何特定类型的病理情况[42]。任何以 -itis 为后缀的词都表示存在炎症。肌腱炎是

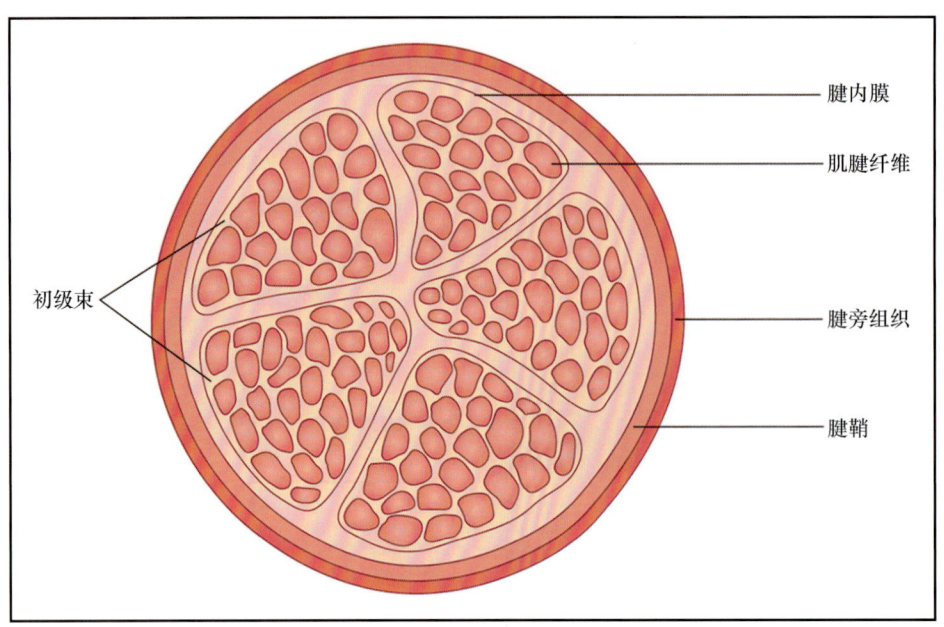

图 2-10　肌腱的结构

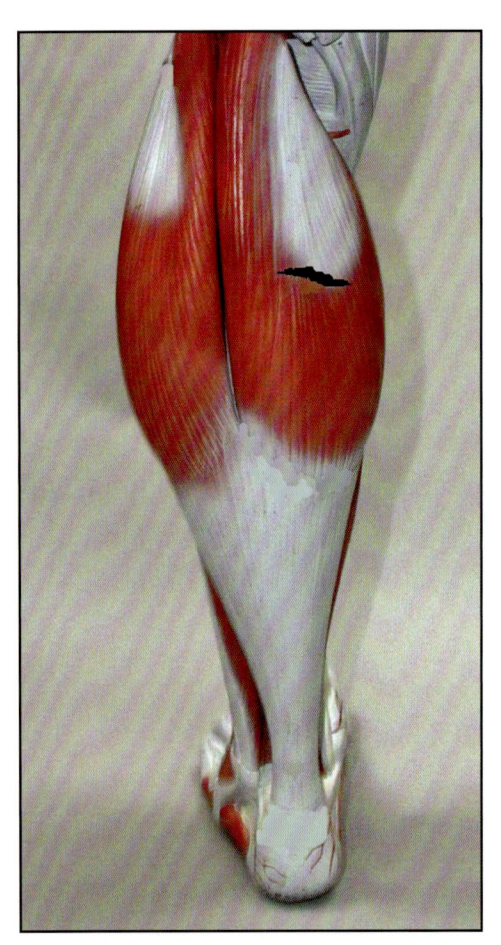

图 2-11　肌肉拉伤导致纤维撕裂或分离

指肌腱的炎症。在肌肉活动过程中，每当肌肉收缩时，肌腱必须在其周围的其他结构上移动或滑动。如果重复进行一个特定的动作，肌腱就会被刺激并且发炎[57]。这种炎症表现为运动时疼痛、肿胀，可能有发热，通常有捻发音[10]。捻发音是一种劈啪的感觉或声音。这通常是由于肌腱在前后滑动时粘连在周围的结构引起的。这种粘连主要是由炎症的化学产物积累在发炎的肌腱上引起的[10]。治疗肌腱炎的关键是休息。如果刺激肌腱的重复运动被消除，炎症过程将使肌腱愈合。遗憾的是，运动员很难完全停止活动和休息 2 周或更长时间直至炎症消退。患者应该选择一些替代活动，如骑自行车或游泳，以保持目前的健康水平，同时避免持续刺激发炎的肌腱。在跑步者中，肌腱炎最常见发生于小腿后部的跟腱。在游泳者中，常见于肩关节的肌腱。然而，肌腱炎在任何过度使用和重复运动的活动中都可能发生。

如果重复过度使用，发炎或受刺激的肌腱无法愈合，肌腱就会开始退化。重点会从肌腱炎症转移到肌腱退行性变，这种情况被称为肌腱变性[57]。后缀 -osis 表示无炎症的慢性变性。大部分的肌腱慢性问题正确的名称应为肌腱变性[8]。症状与肌腱炎有些相似。但炎症停止后，受影响的肌腱通常在移动或触摸时仍会感到疼痛。肌腱鞘可见肿胀、僵硬、活动受限。有时会出现一个小肿块。随着年龄增长肌腱变得更容易受伤，肌腱变性在中老年也会更常见[8]。然而，进行剧烈运动的年轻人以及从事重复性工作的人也容易受伤。治疗肌腱病的关键是进行加强肌腱和持续拉伸肌腱的运动。

### 腱鞘炎

腱鞘炎与肌腱炎非常相似，因为都与炎症有关。然而，许多肌腱由于移动的空间紧密而受到更多的摩擦。在这些高摩擦区域，肌腱通常被滑膜鞘包围，以减少运动时的摩擦。如果肌腱滑过滑膜鞘过度使用，很可能会出现炎症。炎症过程产生的副作用是"粘连"，并会导致滑动肌腱粘连在滑膜鞘周围[42]。

症状上，腱鞘炎与肌腱炎非常相似，伴有运动性疼痛、压痛、肿胀和捻发音。腱鞘炎时的运动可能更有限，因为提供给肌腱及其滑膜覆盖的空间更有限。腱鞘炎最常见于手指的长屈肌腱，因为它们交叉在手腕关节和肩关节周围的二头肌肌腱。腱鞘炎的治疗方法与肌腱炎的治疗方法相同。因为这两种情况都有炎症，所以温和的抗炎药（如阿司匹林）可能对慢性病变有帮助[42]。

### 肌腱愈合的生理学

与大多数软组织愈合不同，肌腱损伤在康复中是一个特殊的问题[73]。损伤的肌腱需要分离末端的致密纤维结合，以及附着部位的延伸性和灵活性。因此，需要大量的胶原蛋白才能获得良好的拉伸强度。遗憾的是，胶原合成会过度，导致纤维化，在纤维化的过程中，周围的组织会形成粘连，并干扰对平稳运动至关重要的滑动。幸运的是，随着时间的推移，由于纤维蛋白组织之间的交叉连接断裂，周围组织中的瘢痕组织在结构上被拉长，从而允许必要的滑动运动。发生在滑膜鞘周围的肌腱损伤可能具有潜在的破坏性。

典型的肌腱愈合时间表是在第2周时肌腱附着在周围组织上形成一个肿块，在第3周肌腱与周围组织不同程度地分离。然而，至少在愈合的第4~5周，肌腱的抗拉伸强度不足以对抗强力拉伸，强力收缩有可能将肌腱两端拉开[73]。

### 神经组织损伤

最后来谈谈神经组织（图2-12）。该组织在中枢神经系统（大脑和脊髓）和肌肉、感觉器官、各种系统和外周之间建立联络。基本神经细胞是神经元。神经元细胞体包含一个大的细胞核和被称为树突的分枝延伸，它对其他神经细胞释放的神经递质物质作出反应。每个神经细胞产生一个轴突，它传导神经冲动。周围神经中的大轴突被包裹在由施万细胞组成的鞘中，施万细胞紧紧缠绕在轴突周围。神经是一束神经细胞，由一些结缔组织（通常是脂蛋白层，称为髓鞘）连接在一起，位于轴突的外部[67]。神经病学是一门极其复杂的科学，这里只简要介绍它与肌

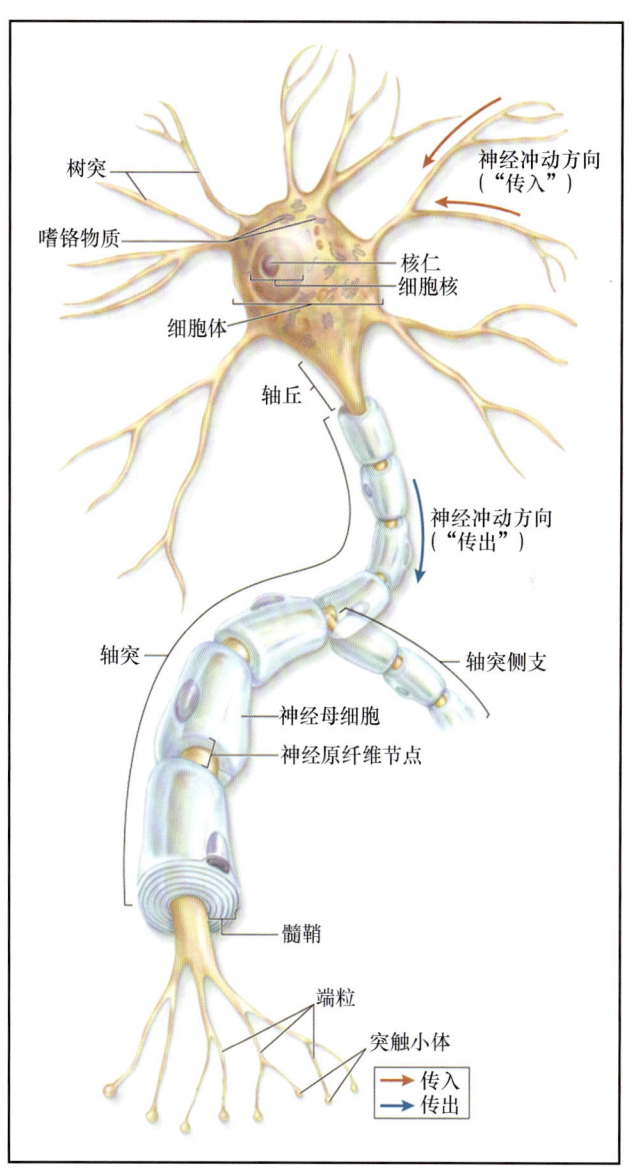

图2-12 神经细胞的结构特征（Reprinted with permission from McKinley M, O'Loughlin V. Human Anatomy: An Integrative Approach. Chicago, IL: McGraw-Hill; 2015.）

肉骨骼损伤的相关性。

神经损伤通常包括挫伤或炎症。更严重的损伤包括神经压迫或完全分离（切断）。这种损伤可能导致终身身体残疾，如截瘫或四肢瘫痪，因此在任何情况下都不应被忽视[56]。

运动防护师最关心的是神经系统在本体感觉和运动中的神经肌肉控制作为康复计划不可分割的一部分的重要性。第四章对此进行了详细的论述。

## 神经愈合的生理学

神经细胞组织是特化的，一旦神经细胞死亡就不能再生。然而，在受损的周围神经中，如果损伤不影响细胞体，神经纤维可以显著再生（见图2-13）。轴突损伤靠近细胞体会显著影响愈合所需的时间。损伤越接近细胞体，再生过程就越困难。在切断神经的情况下，手术干预可以明显促进再生[67]。

要实现再生，一个适宜的愈合环境至关重要。当神经被切断时，会发生一些干扰神经通路的退化性改变（图2-13）。在前3~5天内，切口远端的轴突部分开始退化并断裂成不规则的部分。同时也会增加神经细胞体的新陈代谢和蛋白质产生，以促进再生过程。细胞体内的神经元含有遗传物质，并产生维持轴突所需的化学物质。这些物质不能传递到轴突的远端，最终会发生完全变性[56]。

此外，在退化的轴突周围的施万细胞的髓鞘部分也会退化，髓鞘也会被吞噬。施万细胞分裂，形成一列代替轴突的细胞。如果轴突的两端与施万细胞柱接触，轴突很有可能最终支配远端结构。如果轴突的近端没有与施万细胞柱接触，不会发生神经再生。

> **临床决策练习2-8**
> 一名曲棍球运动员摔倒时肘部内上髁上方着地。她被诊断为尺神经损伤。一般来说，神经自我修复的可能性是多少？

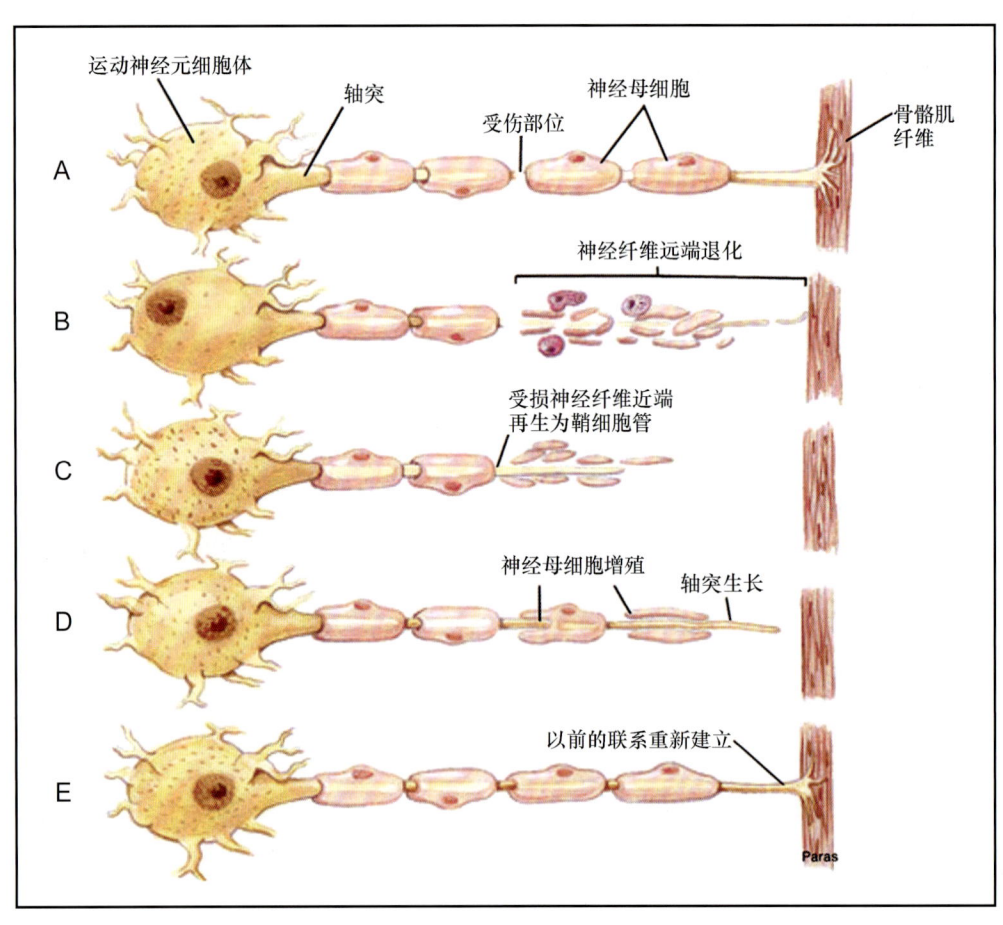

**图2-13** 神经元再生。（A）如果神经元通过有髓轴突被切断，近端部分可能存活，但（B）远端部分将通过吞噬而退化。（C）和（D）髓鞘层为轴突的再生提供了途径。（E）神经支配得以恢复（Reprinted with permission from Van De Graaff. Human Anatomy. Chicago, IL：McGrawHill Higher Education；2002.）

切口近端的轴突最初有轻微的退变，然后从近端轴突开始再生过程。在轴突的近端形成球根状的膨大和几个轴突芽。在大约2周内，这些芽生长在切口区域的瘢痕上，并进入施万细胞柱。其中只有一个芽会形成新的轴突，而其他的芽会退化。一旦轴突通过施万细胞柱生长，剩余的施万细胞沿着退化纤维的长度增殖，并在生长的轴突周围形成新的髓鞘，最终将恢复神经远端结构[56]。

再生速度很慢，每天只有3~4 mm。过度纤维增生引起的瘢痕形成会阻碍轴突再生。与周围神经系统的神经相比，中枢神经系统受损的神经再生能力非常差。中枢神经系统轴突缺乏结缔组织鞘，产生施万细胞的髓鞘无法增殖[56,70]。

## 其他的肌肉骨骼损伤

### 脱位和半脱位

脱位是指关节中至少有一块骨被迫脱离正常和正确的排列，直到手法或手术将其复位为止[39]。脱位最常见的是发生在肩关节、肘部和手指，但也可以发生在任一两个骨关节相连的地方（图2-14A）[53,55,69]。

半脱位与脱位相似，在这种情况下，骨从正常的关节中弹出然后又回到原位（图2-14B）。半脱位最常见于肩关节，以及女性的膝关节。

无论脱位发生在何处，都不应立即复位。患者在复位前应该做X线检查以排除骨折或其他问题。不恰当的复位技术可能只会加剧这个问题。脱位或半脱位后恢复活动在很大程度上取决于软组织损伤的程度[56]。

### 滑囊炎

在很多部位，特别是关节周围，肌腱和骨、皮肤和骨或两块肌肉之间会发生摩擦。如果在这些高摩擦区域缺乏某种保护机制，可能出现慢性刺激[67]。

滑囊本质上是包含少量滑液的滑膜。滑膜的存在使周围结构在运动时减小摩擦。如果在这些滑囊周围发生过度运动或一些急性创伤，它们会受到刺激和发炎，并产生大量滑膜液。刺激持续时间越长或急性创伤越严重，产生的液体就越多。当液体在有限的空间中继续积累时，压力往往会增加，并引起该区域疼痛感受器的刺激。

滑囊炎会引起极度疼痛，并严重限制活动，尤其是发生在关节周围时。滑膜液持续产生，直到运动或创伤产生的刺激被消除。

有时黏液囊会完全包裹肌腱，以便在紧绷的区域有更多的活动自由，这种黏液囊被称为滑膜鞘。对滑膜鞘的刺激可能会限制肌腱的运动。

所有关节周围都有许多黏液囊。在各种类型的身体活动中最常见的三个黏液囊是肩关节的肩峰下黏液囊、肘关节尖端的鹰嘴黏液囊以及髌骨前表面的髌前黏液囊。这3个滑囊都产生大量滑膜液，影响各自关节的运动。

### 肌肉酸痛

在剧烈的肌肉训练中过度运动通常会导致肌肉疼痛。几乎每个人都有过肌肉酸痛的经历，这通常是由于一些我们不习惯的体育活动造成的。

肌肉酸痛有两种类型。第一种肌肉疼痛是急性的，并伴有疲劳。它是短暂的，在运动中或运动后立即发生。第二种类型的疼痛是受伤后12小时左右

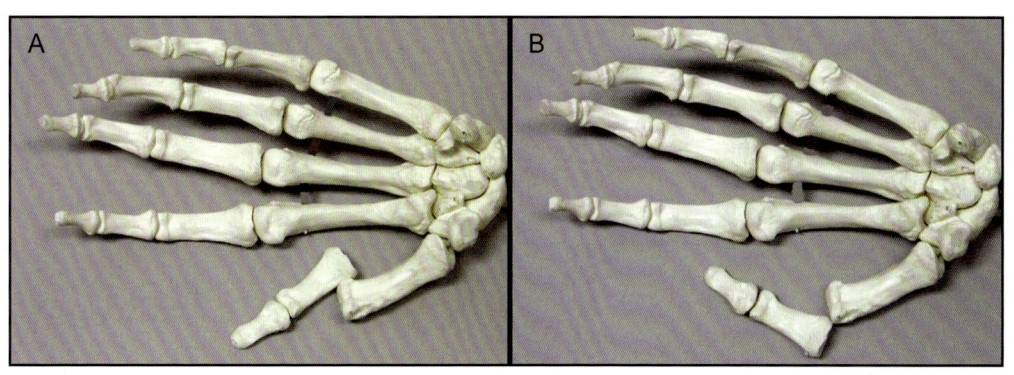

图2-14 （A）超出其解剖范围的关节可能为脱位。（B）超出其解剖范围的关节可能为半脱位

出现的延迟性肌肉疼痛。24~48小时后疼痛最为剧烈，然后逐渐消退，3~4天后肌肉无症状。第二种类型的疼痛更适合被描述为延迟性肌肉疼痛综合征，导致肌肉张力增加、水肿形成、僵硬度增加和拉伸阻力增加[80]。

延迟性肌肉酸痛（delayed onset of muscle soreness, DOMS）的原因一直存在争议。最初，人们推测疼痛是由锻炼后肌肉中乳酸的过量积累引起的。然而，最近的证据基本上排除了这种理论[49]。

还有一种假说认为，DOMS是由运动单位的紧张性局部痉挛引起的，其数量随疼痛的严重程度而不同。这个理论认为运动会导致运动肌肉不同程度的缺血。这种缺血引起疼痛，导致反射性强直性肌肉收缩，从而增加和延长缺血时间。因此，开始日益严重的循环[80]。与乳酸理论一样，痉挛理论也不受重视。

目前，关于延迟性肌肉酸痛的病因有两种观点。延长性肌肉酸痛的产生似乎是由于肌肉组织的微小撕裂，而且似乎与离心或等长收缩更相关[1]。一般认为，离心运动引起的初始损伤是肌肉或结缔组织的机械性损伤。水肿积聚和糖原补充速度的延迟是机械损伤的继发反应[80]。

延迟性肌肉酸痛可能是由于肌肉-肌腱交界处结缔组织的弹性成分受到结构性损伤所致。这种损伤会导致血液和尿液中出现羟脯氨酸，这是胶原蛋白分解的一种蛋白质副产物[49]。也有研究表明，肌肉纤维的结构损伤会导致血清中各种蛋白质/酶的水平增加，包括肌酸激酶。

预防肌肉酸痛最好的方法是开始时进行中等强度的运动，然后逐渐提高运动强度。肌肉酸痛的治疗通常还包括一些拉伸活动[62]。至于本章讨论的其他情况，冰敷对于治疗肌肉酸痛很重要，尤其是在最初的48~72小时内。

## 挫伤

挫伤（contusion）是淤伤（bruise）的同义词。造成挫伤的机制是一些外部物体的打击，导致软组织（如皮肤、脂肪、肌肉、韧带、关节囊）被压在下面的硬骨骼上[41]。如果打击足够重，毛细血管会破裂，血液流进组织。如果出血足够浅，会导致皮肤呈蓝紫色变色，持续数天（图2-15）。触及挫伤可能很痛。如果肌肉受损，在主动运动时可能会引起

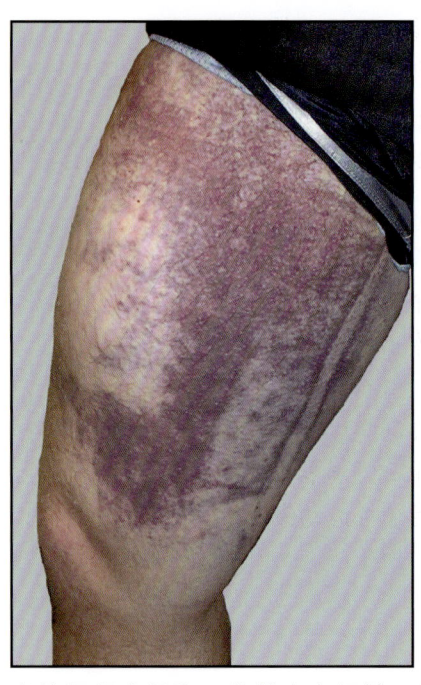

图 2-15　当软组织在骨和一些外力之间被压缩时，就会发生挫伤（Reprinted with permission from Chris Bartlett, Central Davidson High School, Lexington, NC.）

疼痛。在大多数情况下，疼痛在几天内停止，颜色通常在2~3周内消失。

挫伤的主要问题发生在反复受击打的部位。如果同一区域，或者更具体地说，同一块肌肉反复擦伤，小的钙沉积可能开始在受伤区域积聚。这些钙碎片可能出现在肌腹部的几根纤维之间，或者钙可能形成一个骨刺从下面的骨骼突出。这些钙的形成会明显影响运动，被称为骨化性肌炎。在某些情况下，骨化性肌炎由单一创伤发展而来[81]。

防止反复挫伤发生骨化性肌炎的关键是用填充物保护受伤部位[81]。如果该区域在第一次挫伤后得到适当的保护，骨化性肌炎可能永远不会发生。保护和休息可以使钙被重新吸收，从而避免手术干预。在体力活动中，最容易受到反复挫伤的两个区域是大腿前部的股四头肌群和上臂前部的二头肌。在这些区域或任何其他区域骨化性肌炎的形成都可以在X线片上观察到。

## 结合治疗性运动影响愈合过程

康复运动进程一般可细分为三个阶段，对应于愈合过程的三个阶段：第一阶段为急性阶段，第二

阶段为修复阶段，第三阶段为重塑阶段。根据损伤的类型和程度以及个体对愈合的反应，各个阶段通常会重叠。每个阶段都必须包括仔细考虑的目标和标准，以便从一个阶段过渡到另一个阶段[62]。

### 手术前锻炼阶段

这个阶段只适用于那些受伤需要手术的患者。如果手术可以推迟，运动可以作为改善其预后的一种手段。运动可以使最初的炎症反应过程得以缓解，维持或在某些情况下增加肌肉力量和灵活性、心肺适能水平和改善神经肌肉控制，这样患者可以更好地为术后继续运动康复做好准备。

### 第一阶段：急性损伤阶段

第一阶段在受伤后立即开始，可持续4天之久。在这一阶段，愈合过程的炎症阶段试图"清理混乱"，从而创造一个有利于成纤维细胞阶段的环境。如第一章所述，这一阶段康复的主要重点是在受伤后立即使用POLICE（保护、适合负荷、冰敷、加压包扎和抬高患肢）技术来控制肿胀和缓解疼痛。在这一阶段，应尽可能多地使用冰敷、加压包扎和抬高患肢[63]（见图1-1）。

在这个阶段，受伤部分的休息非常重要。人们普遍认为康复期间的早期活动是必要的。然而，如果运动防护师在受伤后的48小时内治疗过于激进，并且在愈合的炎症阶段不允许受伤部位休息，炎症过程就永远没有机会完成它应该完成的事情，炎症所需的时间可能会延长。因此，损伤后24~48小时内不活动对控制炎症是必要的。如果损伤累及下肢，应鼓励患者在前24小时内不负重，并在疼痛允许的情况下逐步负重。

到第2天或第3天，肿胀开始消退，最终完全停止。受伤的部位摸起来可能是温热的，而且通常会有一些明显的变色。触及损伤仍然疼痛，损伤部位的运动还会引起一些疼痛。在受伤后，关节活动度几乎总是会有一些降低。事实上，这种损失主要归因于疼痛；因此，缓解疼痛的方式（如冰、电刺激）应该常规地纳入每个治疗阶段。此时，患者应开始积极的活动锻炼，在无痛的关节活动度下训练。在这个阶段，加强肌力不如恢复关节活动度重要，但它也不应完全被忽视。

医生可以选择让患者服用非甾体抗炎药来帮助控制肿胀和炎症。在整个康复过程中持续使用这种药物通常是有帮助的[79]。

### 第二阶段：修复阶段

一旦炎症反应消退，修复阶段就开始了。在愈合过程的这一阶段，成纤维细胞正在铺设胶原纤维基质并形成瘢痕组织。这一阶段可能最早在受伤后第2天开始，并可持续数周。此时，肿胀已经完全停止。触摸伤口仍然很痛，但不像前一阶段那么痛了。主动和被动运动的疼痛较轻[62]。

一旦炎症被控制，治疗师应该立即开始在康复计划中纳入一些活动，这些活动可以保持心肺健康水平，恢复完整的关节活动度，恢复或增加力量，并重建神经肌肉控制。治疗师应该设计同时针对神经、肌肉和关节系统的运动，以帮助患者恢复神经肌肉控制。随着神经肌肉控制的改善，力量也会提高。患者很快"忘记"如何正确地执行一些看似简单的运动模式，如步行，中枢神经系统必须重新学习如何整合视觉、本体感觉和运动学信息，从而共同产生协调的运动。

与急性期一样，应使用各种方式来控制疼痛和肿胀。在这个阶段的早期仍应使用冰敷疗法以减少肿胀的可能性[62]。电刺激可以帮助控制疼痛，提高力量和关节活动度[63]。

### 第三阶段：重塑阶段

重塑阶段是三个阶段中最长的，可以持续数年，这取决于损伤的严重程度。在愈合过程的成熟阶段的最终目标是恢复活动。虽然在运动时仍能感到一些逐渐减少的疼痛，但触摸伤口已不再疼痛。在功能性运动中，胶原纤维必须根据拉伸应力和张力重新排列。

这一阶段的重点应该是恢复功能性技能。功能性训练包括重复动作或技能的表现，目的是完善该技能。力量训练应逐步对受伤的结构施加在活动期间通常会遇到的压力和张力。强化力量训练可以用来提高肌肉力量和爆发力。应进行功能测试，以确定在恢复正常活动之前需要解决的具体技能弱点。

在这一点上，一些加热方式有利于愈合过程。应采用深度加热、超声或透热的方法来增加深层组织的循环。按摩和温和的活动也可以增加血液循环和减轻疼痛。增加的血流量将必需的营养物质输送到受伤部位以促进愈合，增加的淋巴流量有助于分解和清除废物[63]。

## 使用药物影响愈合过程

药物治疗是康复治疗中最常用的缓解疼痛的方法。即使是轻微的损伤，患者也可能会持续疼痛。

常用的非处方非麻醉性镇痛药包括阿司匹林（水杨酸盐）、对乙酰氨基酚、萘普生钠、酮洛芬和布洛芬。这些药物属于非甾体抗炎药。阿司匹林是世界上最常用的药物之一[90]。由于其易于获得，它也可能是最被滥用的药物。阿司匹林是水杨酸的衍生物，用于镇痛、抗炎和解热。

镇痛有多种机制。阿司匹林可以干扰丘脑内疼痛冲动的传递[90]。软组织损伤导致组织坏死。这种组织损伤导致磷脂细胞壁释放花生四烯酸。花生四烯酸被环氧合酶氧化产生多种前列腺素、血栓素和前列环素，它们介导随后的炎症反应[79]。

阿司匹林和其他非甾体抗炎药的主要作用机制是通过阻断环氧合酶途径抑制前列腺素的合成[19]。通过阻止滑膜或软骨中促炎前列腺素的积聚，减轻疼痛和炎症。溶酶体膜也会发生稳定，防止破坏性溶酶体酶流出进入关节[83]。

阿司匹林是唯一不可逆地抑制环氧合酶的非甾体抗炎药；其他非甾体抗炎药提供可逆的抑制作用。阿司匹林还可以通过改变下丘脑的交感神经流出来退热，从而增加血管舒张和出汗引起的热量损失[25,83]。阿司匹林的不良反应包括胃痛、胃灼热（烧心）、恶心、耳鸣、头痛和腹泻。长期使用或高剂量会产生更严重的后果[4]。

出于多种原因，患者在选择阿司匹林作为止痛药时应该非常谨慎。阿司匹林抑制血小板的聚集，因此，如果发生损伤，就会损害凝血机制[4]。阿司匹林对环氧合酶的不可逆转抑制导致凝血因子的产生减少，从而导致其他非甾体抗炎药所没有的出血风险[61]。受伤部位长时间出血会增加肿胀量，这直接影响康复所需的时间。

应谨慎推荐使用阿司匹林作为抗炎药物。其他抗炎药物不会产生像阿司匹林那样多的不良反应。一般来说，处方抗炎药被认为是同样有效的。

阿司匹林有时引起胃部不适。阿司匹林缓冲剂对胃的刺激性不亚于普通阿司匹林，但肠溶片可抵抗阿司匹林在胃中的分解，并可能减少胃部不适。无论服用哪种形式的阿司匹林，都应该与餐同服或与大量的水一起服用（每片 8~10 盎司），以减少胃刺激的可能性。

布洛芬被归类为非甾体抗炎药，然而，它也有镇痛和解热作用，包括潜在的胃刺激。它不像阿司匹林那样影响血小板聚集。200 mg 剂量的布洛芬不需要处方，这个剂量可以用于镇痛。在 400 mg 的剂量，其作用是镇痛和抗炎[15]。超过 200 mg 的剂型需要处方。处方非甾体抗炎药的名称和推荐剂量见表 2-1。

对乙酰氨基酚与阿司匹林一样，都具有镇痛和解热作用，但不具有明显的抗炎作用。对乙酰氨基酚通过类似于阿司匹林的机制来缓解轻微的躯体疼痛和退热[4]。

对乙酰氨基酚的主要优点是不会产生胃炎、胃刺激或消化道出血。同样，它不影响血小板聚集，因此，也不会增加损伤后的凝血时间[64]。

对于不需要抗炎药物，但需要一些止痛药或退热药的患者，对乙酰氨基酚应该是首选药物。如果考虑炎症，医生可以选择使用一种非甾体抗炎药。大多数非甾体抗炎药是处方药，如阿司匹林，不仅具有抗炎作用，而且具有镇痛和解热作用[83]。它们对因相关胃肠道不适而不能耐受阿司匹林的患者有效。有鼻息肉、相关支气管痉挛/哮喘和过敏史的阿司匹林过敏三联症患者不应接受任何类型的非甾体抗炎药。对于可能脱水的人使用非甾体抗炎药时应谨慎。非甾体抗炎药抑制前列腺素的合成，因此，在盐和（或）水缺乏时，可损害肾脏内前列腺素的形成。这可能导致肾缺血[58,83]。充分的水化对于降低服用非甾体抗炎药患者的肾毒性风险至关重要。

非甾体抗炎药的抗炎作用被认为与阿司匹林相等，其优点是非甾体抗炎药的副作用较少，作用时间相对较长。非甾体抗炎药具有镇痛和解热功能；短效、非处方的非甾体抗炎药可用于轻度头痛或体温升高的情况下代替阿司匹林或对乙酰氨基酚。

它们可以用来缓解许多其他轻度到中度疼痛的躯体疾病，如经痛和软组织损伤[15]。

由于有使用长效非甾体抗炎药导致肝损伤的病例报道，因此建议接受长效非甾体抗炎药的患者在

表 2-1　常用的非甾体抗炎药

| 通用 / 商品名称 | 剂量范围（mg）和频率 | 每日最大剂量（mg） |
|---|---|---|
| 塞来昔布（西乐葆） | 每次 100 ~ 200 mg，2 次 / 日 | 400 |
| 阿司匹林（阿司匹林） | 每次 325 ~ 650 mg，每 4 小时 / 次 | 4000 |
| 双氯芬酸（扶他林） | 每次 50 ~ 75 mg，2 次 / 日 | 200 |
| 双氯芬酸（凯扶兰） | 每次 50 ~ 75 mg，2 次 / 日 | 200 |
| 二氟尼柳（二氟尼柳） | 首次 500 ~ 1000 mg，之后是每次 250 ~ 500 mg，2 ~ 3 次 / 日 | 1500 |
| 非诺洛芬（非诺洛芬） | 每次 300 ~ 600 mg，3 ~ 4 次 / 日 | 3200 |
| 布洛芬（莫特林） | 每次 400 ~ 800 mg，3 ~ 4 次 / 日 | 3200 |
| 吲哚美辛（消炎痛） | 每日 25 ~ 150 mg，分 3 ~ 4 次 | 200 |
| 酮洛芬（奥鲁地） | 每次 75 mg，3 次 / 日，或每次 50 mg，4 次 / 日 | 300 |
| 甲芬那酸（Ponstel） | 首次 500 mg，之后是每次 250 mg，每 6 小时一次 | 1000 |
| 萘普生（Naprosyn） | 每次 250 ~ 500 mg，2 次 / 日 | 1250 |
| 萘普生（Anaprox） | 首次 550 mg，之后每次 275 mg，每 6 ~ 8 小时一次 | 1375 |
| 吡罗昔康（Feldene） | 每日 20 mg | 20 |
| 舒林酸（Clinoril） | 每次 200 mg，2 次 / 日 | 400 |
| 托美汀（托来汀） | 每次 400 mg，3 ~ 4 次 / 日 | 1800 |
| 萘丁美酮（瑞力芬） | 每次 1000 mg，1 ~ 2 次 / 日 | 2000 |
| 氟比洛芬（氟比洛芬） | 每次 50 ~ 100 mg，2 ~ 3 次 / 日 | 300 |
| 酮咯酸（痛力克） | 每次 10 mg，每 4 ~ 6 小时一次，用于疼痛；不得使用超过 5 天 | 40 |
| 依托度酸（Lodine） | 每次 200 ~ 400 mg，每 6 ~ 8 小时一次 | 1200 |
| 美洛昔康（莫比可） | 每日 7.5 mg | 15 |
| 奥沙普嗪（Daypro） | 每日 1200 mg | 1800 |

Reprinted with permission from Prentice WE. Principles of Athletic Training：A Guide to Evidence-Based Clinical Practice. 17th ed. New York，NY：McGraw-Hill；2020.

治疗过程中监测肝功能酶[14]。

非甾体抗炎药主要用于减轻疼痛、僵硬、肿胀、发红和发热等与局部炎症相关的症状，很可能是通过抑制前列腺素的合成[15]。运动训练者必须意识到炎症只是对某些潜在创伤或状况的反应，必须纠正或消除刺激源，这些抗炎药才能有效[74]。萘普生和酮洛芬（现在没有处方）已经被证明在配合物理治疗时可提供额外的益处[58]。

肌肉保护伴随着许多肌肉骨骼损伤。消除这种保护有助于康复方案。在许多情况下，使用中枢作用的口腔肌肉松弛剂来减少保护。然而，迄今为止，使用肌肉松弛剂的疗效尚未得到证实，而且在急性或慢性情况下，它们似乎并不优于镇痛剂或镇静剂[13]。

许多镇痛药和抗炎药可在药店买到复合制品（即含有 2 种或 2 种以上含咖啡因或不含咖啡因的非麻醉性镇痛药）。长期使用含有阿司匹林和非那西丁或对乙酰氨基酚的镇痛药会导致肾乳头坏死和镇痛药相关肾病。咖啡因的存在会引起对这些产品的依赖，导致长期使用。

## 康复理念

与炎症和创伤后愈合相关的康复理念是在不造成伤害的情况下帮助身体恢复的自然过程[60]。运动防护师选择的康复课程必须侧重于他们对愈合过程及其治疗调节因子的知识，以引导、指导和刺激损伤部位的结构功能和完整性。主要目标应该是对炎症和修复过程产生积极的影响，以加快 ROM、肌肉力量和耐力、神经肌肉控制和心肺耐力等功能的恢复[60]。运动防护师必须尽量减少过度炎症过程的早期影响，包括缓解疼痛、控制肿胀和减少相关的肌肉痉挛，这些会导致关节运动丧失和挛缩。最后，运动防护师应集中精力，通过结合各种治疗性训练，影响损伤组织的结构功能，以防止损伤的复发[60]。本书的后续章节可以作为运动防护师使用许多不同康复工具的指导。

## 总 结

1. 愈合过程的三个阶段是炎症反应阶段、成纤维细胞修复阶段和成熟重塑阶段。这些阶段是按顺序发生的，但在一个连续体中彼此重叠。
2. 阻碍愈合过程的因素包括水肿、出血、血液供应不足、组织分离、肌肉痉挛、萎缩、皮质类固醇、增生性瘢痕、感染、气候和湿度、年龄、健康和营养。
3. 韧带损伤涉及拉伸或撕裂提供关节稳定性的纤维。
4. 骨折可分为青枝骨折、横形骨折、斜形骨折、螺旋形骨折、粉碎性骨折、冲击骨折、撕脱骨折或应力骨折。
5. 骨关节炎包括关节软骨或软骨下骨的退行性变。
6. 肌肉拉伤涉及肌肉纤维及其肌腱的拉伸或撕裂，并导致活动障碍。
7. 肌腱炎是肌肉肌腱的一种炎症，引起运动疼痛，通常是由于过度使用而发生的。
8. 腱鞘炎是一种滑膜鞘的炎症，肌腱在运动时必须通过滑膜鞘滑动。
9. 脱位和半脱位涉及关节囊和关节周围韧带结构的破坏。
10. 滑囊炎是滑膜的炎症，位于各种解剖结构之间发生摩擦的区域。
11. 肌肉酸痛可能是由痉挛、结缔组织损伤、肌肉组织损伤或这些因素的某种组合引起的。
12. 反复挫伤可导致骨化性肌炎的发展。
13. 所有的损伤最初都应该通过保护、休息、冰敷、加压和抬高来控制肿胀，从而减少康复所需的时间。需要止痛剂缓解疼痛的患者应该服用对乙酰氨基酚，因为阿司匹林可能引起胃痛和减慢凝血时间。
14. 为了治疗炎症，推荐使用非甾体抗炎药，因为它们不会产生许多与阿司匹林相关的副作用。

## 临床决策练习解决方案

**练习 2-1** 立即采取行动控制肿胀可以加速愈合过程。运动防护师应该首先提供加压包扎和抬高患处。冰敷可以减少未受损细胞的代谢需求，防止继发性缺氧损伤。冰敷还可以减缓神经传导速度，减轻疼痛，从而限制肌肉的保护性痉挛。

**练习 2-2** 运动防护师应该向教练解释，炎症反应可能需要 3~4 天才能消退。在此期间，肌肉通过形成凝块来控制损伤，从而开始修复。在这段时间内，施加过大的应力可能会延长肌肉愈合的时间。在那之后，成纤维细胞和成肌细胞的活动可能需要几周时间才能恢复组织强度，使组织能够承受训练的应力。

**练习 2-3** 肌肉愈合通常需要更长的时间。当成纤维细胞为结缔组织的修复而分泌新的胶原蛋白时，成肌细胞正在替代收缩组织。

**练习 2-4** 一旦损伤的结构进入炎症期并开始修复，就应提供足够的拉伸应力，以确保新纤维的最佳修复和定位（根据 Wolff 定律）。应立即采取措施，避免因疼痛而导致的力量丧失。

**练习 2-5** 严重松弛的存在表明是 3 度损伤。运动员应转交给队医进行进一步评估。

**练习 2-6** 在韧带完全撕裂的情况下，该结构中的神经很可能也会被完全破坏。因此，无法传输疼痛信号。

**练习 2-7** 这个男孩很可能有青枝骨折。这种骨折在这个年龄的运动员中很常见。

**练习 2-8** 如果细胞体没有受损，外周神经很可能会再生。损伤越接近细胞体，愈合过程就越困难。如果神经被切断，手术干预可以显著提高再生的机会。

（William E. Prentice，PhD，PT，ATC，FNATA 著
赵明明 江知融 译 林建华 倪国新 审）

## 参考文献（扫描二维码获取）

# 第 3 章 损伤康复的评估过程

## 完成本章学习后，读者应具备以下能力

- 明确系统性差异评估过程的内容。
- 解释系统性损伤评估在制订康复计划和治疗目标中的作用。
- 描述区分正常和病变组织的各种方法。
- 知晓应纳入评估体系的特殊测试。
- 回顾损伤风险筛查的方法，并明确如何将它们纳入损伤预防的培训计划中。
- 掌握如何基于损伤评估结果来确定短期和长期康复目标。

损伤评估是实施康复计划的基础。为了有效地配合康复方案，运动防护师需要系统评估损伤情况和识别病变组织。Cyriax[12]认为，损伤评估过程涉及运用解剖学知识来区分被激惹组织和正常组织：

被激惹组织－正常组织＝病变组织

一旦确定病变组织，运动防护师首先必须考虑治疗的禁忌证，然后确定恰当的治疗方案：

病变组织－禁忌证＝治疗（康复计划）

运动防护师可根据评估结果确定适当的康复目标和康复计划。在制订康复计划时，运动防护师必须考虑损伤的严重程度、应激情况、性质和所处阶段[31]。在整个康复过程中，运动防护师需要不断地对病变组织进行再评估，从而对康复目标和康复计划做出适当的调整。

在运动损伤管理过程中，运动防护师可以根据不同的康复目标，实施以下几种损伤评估：

- 受伤时的现场评估（场上）
- 受伤后的现场评估（场边）
- 针对损伤情况和康复计划的场外评估
- 康复过程中的随访评估，明确患者的康复进展情况
- 比赛前的身体评估（赛季前筛查）

所有形式的损伤评估都包含相似的步骤和流程。然而，在制订康复方案时，要注意现场和场外损伤评估流程的区别。

现场评估的目的是快速且全面评估患者的情况并明确患者损伤程度、是否需要固定、是否需要医疗转诊以及转诊的方式等。

场外评估更加详细，可获取更多的信息，从而制订有效的康复方案。

本章将重点介绍场外损伤评估的相关步骤和流程，并将这些信息纳入康复计划中。

## 系统性差异评估过程

损伤评估的关键是为每个案例制订一个序贯和系统性的评估方法。系统性的评估方法可以让运动防护师对已经实施的全面评估充满信心。然而，运动防护师须谨记，某种程度来说，每一次受伤都可能是独一无二的。因此，在评估过程中，运动防护师必须采用系统评估的方法，但也不能太过僵化流程。图3-1列出了序贯和系统的评估方案所包含的步骤和流程。

系统差异评估由主观评价和客观评价构成[38]。在主观评价过程中，通过与患者首次交流，运动防

**主观评价阶段**

*病史*
____患者对损伤的印象
____损伤的部位
____损伤的机制
____既往的病史
____症状的表现（PQRST）
　　____症状的诱发因素（Provocation，P）
　　____症状的性质（Quality，Q）
　　____症状的范围（Region，R）
　　____症状的严重程度（Severity，S）
　　____症状发生的时间（Time，T）

**客观评价阶段**

*视诊*
____姿势对线（详见姿势对线检查表）
____步态（下肢损伤）或上肢功能性运动（上肢损伤）
____外伤征象
　　____畸形
　　____出血
　　____肿胀
　　____萎缩
　　____皮肤颜色

*触诊*
____温度
____皮节评估
____骨骼触诊
____软组织触诊
　　____肌肉
　　____肌腱
　　____韧带和关节囊
　　____浅部神经
\* 改变患者体位前需要在当前特定位置下触诊完所有能触及的结构
\* 触诊的范围应包括受伤部位的上方区域和下方区域

*关节活动度*
____主动关节活动度
____被动关节活动度
____抗阻力关节活动度
\* 检查各个平面的关节活动度
\* 施加压力来评估终末感
\* 如果正常关节活动度发生改变，则评估关节面运动
\* 检查特定关节运动时，要关注关节囊的运动模式

*抗阻力强度测试*
____中段活动范围肌肉测试
____特定肌肉检测
\* 特定肌肉检测要基于中段活动范围肌肉测试的结果
\* 对强度评估结果进行等级划分或评分

*肌肉失衡*
____回顾关节活动度和抗阻力强度测试结果
\* 明确是否存在肌肉失衡

*特殊测试*
____关节稳定性测试
____关节压力测试
____肌腱被动伸展测试
____诊断性测试

*神经学检测*
____皮节
____肌节
____反射
　　____深反射（腱反射）
　　____浅反射
　　____病理反射

*功能测试*
____在正常活动中产生类似压力的运动模式（如，活动特异性）

**图 3-1　损伤评估检查表**

护师可收集到患者的病史和症状等相关信息。运动防护师需尝试将主观评价过程中收集到的信息与客观评价过程中可观察到的体征和其他定量结果联系起来。客观评价包括视诊、急性损伤触诊、关节活动度检测（包括主动和被动活动）、肌力检测、特殊测试、神经学评估、亚急性或慢性损伤触诊以及功能测试等。结束主观和客观评价后，运动防护师将根据收集到的信息形成损伤情况的总体评估。

## 主观评价

主观评价是其他评价的基础。由主观评价所收集的信息可能是损伤评估中最具有重要意义的构成部分。从本质上讲，主观评价过程是运动防护师和患者进行序贯提问和对话的过程。除了收集损伤相关的信息外，主观评价还有助于增进运动防护师和患者之间的舒适度和信任度。

损伤的病史和症状是主观评价的关键部分，其中详细的病史是至关重要的，其余部分主要用于证实所收集的病史信息。

### 病史

在收集详细病史时，运动防护师应该关注患者对损伤的印象、损伤部位、损伤机制、既往病史和医疗健康情况等。病史应该按顺序进行采集，然后将所采集的信息选择性纳入客观评价过程中。

采集病史时，运动防护师首先应使用非引导性和开放式的问答方式。随着主观评价的不断进行，一旦对患者的损伤有了清晰的认识，运动防护师可以转向封闭式的问答。开放式问答主要涉及损伤相关信息的叙述，而封闭式问答主要询问损伤的具体信息[21]。

病史采集依赖于运动防护师和受伤患者清晰的沟通能力，因此运动防护师应避免使用科学的医学术语，而应当采用通俗易懂的简单术语。简单术语可以确保患者听懂运动防护师所提出的封闭式问题。

#### 患者对损伤的印象

让患者用自己的言语描述损伤是如何发生的、损伤的部位以及他/她对损伤的感受。运动防护师在倾听患者叙述的同时，也要根据叙述内容开始创建封闭式问题。一旦患者叙述完他/她对损伤的印象，运动防护师就应询问一些更具体的问题，从而填补特定问题的细节部分。

#### 损伤部位

让患者描述损伤或疼痛的大致位置，再用一个手指指出损伤或疼痛的确切位置，将损伤部位划分出来。如果患者能够指出损伤或疼痛的具体位置，运动防护师应标识出该区域的解剖结构，并将该区域内的组织视为被激惹的组织。接下来评估阶段的主要目的是进一步从正常组织中区分出被激惹的组织[9]。区分被激惹组织和正常组织，可以让运动防护师识别出病变组织[12]。运动防护师应能识别病变组织，进而制订恰当的康复计划。

#### 损伤机制

肌肉骨骼损伤是由于力作用于解剖结构，最终导致组织功能衰退。因此，必须明确作用在身体上的力的性质，并将其与可能损伤的解剖结构的功能联系起来。运动防护师需要明确损伤是由单一的外力（重大创伤）还是反复的外力（微小创伤）累积引起的。在处理急性损伤时，明确受伤时身体的姿势以及外力的方向、大小和作用点是非常重要的。接下来，运动防护师要应用解剖学、生物力学和组织力学的知识来明确哪些组织可能受伤。在处理复发性或慢性损伤时，要明确哪些因素会影响患者的症状，如训练、日常活动和身体姿势发生改变以及器械使用等。所收集的这些信息要进一步用于鉴定病变组织。患者受伤时或受伤后组织即刻所发出的声音以及感受也是需要收集的重要信息。运动防护师可将特定的声音和感受与可能发生的损伤联系在一起，从而确定病变组织：

- 爆裂声：关节半脱位或韧带损伤
- 咔哒声：软骨损伤或半月板撕裂
- 交锁感：软骨损伤或半月板撕裂（游离体）
- 打软腿：肌肉反射抑制，以尽量减少肌肉或关节负荷

#### 既往病史

组织再损伤或既往受伤组织周围的组织损伤是比较常见的，运动防护师应明确当前的损伤是否与既往的损伤相似。如果是，哪些解剖结构曾受过伤？多久复发一次？从运动康复的角度来看，既往的损伤是如何处理的？既往的损伤有什么后遗症？既往的损伤是否进行过手术或药物治疗？既往的损

伤是由谁评估的？

既往的损伤可能会对当前损伤的评估和康复计划的制订产生影响。复发损伤的病例可能存在继发的病理改变，如瘢痕组织过度增生、软组织弹性减弱、肌肉挛缩、肌肉抑制或无力、身体姿势发生改变、关节松弛、关节活动度减少或附属运动减少等。因此，运动防护师在进行客观评价时必须考虑机体可能存在的这些病理改变，并进行相应的检查。

## 症状的表现

在主观评价的第二阶段，运动防护师可从病史中发现症状的具体细节。同时，这也是一个序贯和系统的评估过程。Moore[22]描述了PQRST助记法来指导这一阶段的主观评估（P＝症状的诱发因素；Q＝症状的性质；R＝症状的范围；S＝症状的严重程度；T＝症状发生或复发的时间）。

### 症状的诱发因素

有关症状诱发因素的信息主要是通过患者对受伤机制的详细描述来收集的，其他信息可通过执行特定的动作来重现他们的症状来收集。然而，运动防护师不应该让患者在这个评估阶段重现这些动作，而应在客观评估阶段行关节活动度检查时再现这些动作。通常，肌肉骨骼系统的疼痛在活动时加剧，而在休息时减轻。过度炎症反应引起的症状可能持续存在，即使休息也不会缓解。另外与长时间姿势相关的症状，是由于压力长时间施加在周围软组织上，最终导致软组织功能障碍。

### 症状的性质

让患者描述他/她症状的性质。患者可能描述他/她的疼痛为锐痛、钝痛、酸痛、烧灼样疼痛或刺痛。运动防护师应尝试将患者所描述的症状特征与可能的病变组织关联起来。Magee[21]描述了不同解剖结构损伤引起的相关疼痛：

- 神经痛：呈锐痛或钻心痛（刺痛），沿神经走行
- 骨痛：位于深部，呈持续性钝痛，范围局限
- 血管痛：弥漫性，呈酸痛，有搏动感，定位不佳，有可能存在牵涉痛
- 肌肉疼痛：难以定位，呈钝痛和酸痛，有可能存在牵涉痛

### 症状的范围

有关症状范围的信息大部分是在患者叙述损伤部位时提供的。症状范围可能与潜在的损伤组织或病变组织有关。然而，运动防护师必须注意牵涉痛的可能，不能直接认定病变组织就位于症状范围内。一旦症状范围被确定，还需要注意：症状是局限性的，还是会扩散到周围？症状位于深部还是浅表？症状是位于关节内还是关节周围？放射到其他部位的疼痛可能是由于神经受压或来自肌筋膜组织的。小范围的症状可能提示轻微损伤或慢性损伤，弥散性的症状则可能预示着更为严重的损伤。

### 症状的严重程度

从症状的严重程度可以间接了解损伤的严重程度，然而运动防护师需要注意的是，并不能将患者所描述症状的严重程度完全等同于实际损伤的严重程度，因为每个人对严重程度的看法呈高度主观性，而且在很大程度上因人而异。因此，与症状严重程度相关的信息对于损伤严重程度来说是一个不可靠的指标。更恰当的是，将症状严重程度的信息用于康复过程中对患者病情的随访。症状改善表明康复计划是成功的，症状加重表明损伤进一步恶化或此刻的康复计划不适合患者。

对患者的疼痛进行量化，运动防护师才能更有效地跟踪患者在康复过程中病情的进展。运动防护师可以指导患者对他/她的疼痛进行评分，将其分成0分到10分，其中0分表示无痛（正常），10分是可以想象到的最严重的疼痛，但是让患者评估自己的疼痛并不能提供一个客观的评估结果。但是，这些信息将有助于对患者康复期间疾病恢复情况进行比较。

### 症状发生的时间

症状的出现可能有助于明确损伤的性质。起病缓慢且隐匿，并随时间逐渐加重，通常与反复的微小创伤有关，相比之下，重大创伤通常导致特定症状的突然发作。反复的微小创伤包括应力性骨折、触发点形成、肌腱炎和其他慢性炎症等。重大创伤可导致韧带扭伤、肌肉拉伤、急性骨折或其他急性软组织损伤等。

症状持续的时间和发生的频率可用于明确损伤是否在进展或恶化。症状持续时间和发生频率的减少表明损伤得到改善，反之则表明损伤在进一步恶

化。症状是否和活动或休息有关，也可用于明确损伤的性质。Magee[21]根据症状和活动或休息的关系，将损伤分成以下几类：
- 关节粘连：活动时出现疼痛，休息时减轻
- 慢性炎症和水肿：晨起出现疼痛和僵硬，活动后减轻
- 关节充血：随着一天的活动，疼痛或酸痛进行性加重
- 骨痛或器质性/全身性疾病：疼痛不受活动或休息影响
- 周围神经压迫：夜间疼痛加重
- 椎间盘疾患：疼痛随着躯干前屈或侧弯而加重

> **临床决策练习 3-1**
>
> 在采集患者病史时，运动防护师记录了如下信息：
> - 疼痛的位置：膝关节
> - 损伤的机制：直接暴力导致膝关节过度外翻和旋转
> - 症状的表现：疼痛为"深部的，呈持续性，表现为钝痛，范围局限"，疼痛随着机体负重而加重，并且膝关节有咔哒声和交锁感
>
> 根据病史所获取的信息，运动防护师接下来应该考虑做什么类型的特殊测试？

## 客观评价

完成主观评价后，运动防护师应罗列出一份潜在被激惹组织的清单。在某些情况下，有经验的运动防护师在这个评估节点能够识别特定的损伤组织和病变组织。在客观评价过程中，运动防护师将实施几项测试来排除被激惹组织中的正常组织，这个过程将有助于区分被激惹组织和正常组织，从而明确病变组织。

运动防护师应制订客观评价的计划[22]。完成主观评价后，运动防护师要构思具体的流程和测试来进行客观评价。在这一阶段，运动防护师通常期望获得特定的结果。然而，运动防护师要保持开放的思想，不要过于专注某一点。

## 视诊

受伤患者进入医疗场所以及运动防护师进行视诊，意味着客观评价阶段已经开始。运动防护师要关注患者的整体外观和在主观评价过程中所认定的被激惹组织的部位。例如，如果下肢被认定为一个潜在的受伤部位，运动防护师要密切关注患者的步态；如果怀疑上肢受伤，运动防护师要注意患者搬运物体时受伤肢体的姿势以及脱去衣物后肢体的运动模式。为了更好地观察患者肢体运动的模式，运动防护师应重点关注代偿模式、肌卫现象、无痛运动和面部表情等情况，同时与健侧肢体进行对比。

### 姿势对线

视诊时要评估患者姿势对线，尤其是针对慢性损伤或过度劳损的患者[18,21,32]。许多慢性损伤和过度劳损是由于姿势失调所造成特定组织遭受重复的应力。随着时间的推移，这些组织将发生病理性改变，以及人体将启动代偿机制，姿势对线将发生额外的改变，从而减少这些组织所遭受的应力。另外，姿势对线也会影响肌肉的功能。

如果存在姿势失调，运动防护师应考虑肌肉紧张和无力的模式，因为这将与姿势失调相对应。姿势对线发生改变可能是由于肌肉失衡引起的，而不仅仅是骨骼畸形[7-8]。因此重要的是，运动防护师应当辨别姿势失调是由肌肉失衡造成的还是由骨骼畸形造成的，因为这将影响康复方案的选择。肌肉失衡引起的姿势失调可以通过机体康复来解决，采用恰当的增强肌肉柔韧性和力量的技术来恢复肌肉平衡，从而恢复正常的姿势对线。

具体的姿势对线评估涉及诸多因素，运动防护师可考虑采用检查表的方法，以确保所有的因素都能涵盖。重要的是，评估的时候应从患者负重位（站立位）的多个角度（前、后、内和外）进行观察。一般来说，运动防护师应该检查患者中立位姿势对线、对称性、肌张力平衡和特定的姿势畸形（膝外翻和膝内翻等）等。姿势对线的详细检查表如图 3-2 所示。

> **临床决策练习 3-2**
>
> 当你评估患者姿势对线时，发现骨盆前倾过度和腰椎前凸增加。这些观察结果如何指导你评估患者的关节活动度和肌肉抗阻强度？

### 外伤征象

在评估姿势对线时，运动防护师也应检查患者可能存在的外伤迹象。在急性损伤时，观察外伤迹象是视诊的主要目的（图 3-3）。在关节脱位骨折的

**前面观：**双臂放松，手掌掌心朝前

二等分线：（铅垂线）
____鼻
____口
____胸骨
____脐
____耻骨

水平线：
____耳垂
____肩峰
____乳头
____指尖
____髂前上棘
____大转子
____髌骨
____内踝

中立位旋转对齐
____肩（鹰嘴方向）
____髌骨
____足（脚趾方向）

平衡的肌张力
____三角肌
____斜方肌
____胸大肌
____股四头肌

是否有证据表明：

| | | | |
|---|---|---|---|
| 肘外翻 | 左侧 | 右侧 | 双侧 |
| 肘内翻 | 左侧 | 右侧 | 双侧 |
| 肩内旋 | 左侧 | 右侧 | 双侧 |
| 肩外旋 | 左侧 | 右侧 | 双侧 |
| 扁平足 | 左侧 | 右侧 | 双侧 |
| 高足弓 | 左侧 | 右侧 | 双侧 |
| 前足外翻 | 左侧 | 右侧 | 双侧 |
| 前足内翻 | 左侧 | 右侧 | 双侧 |
| 踇外翻 | 左侧 | 右侧 | 双侧 |
| 膝外翻 | 左侧 | 右侧 | 双侧 |
| 膝内翻 | 左侧 | 右侧 | 双侧 |
| 胫骨内旋 | 左侧 | 右侧 | 双侧 |
| 胫骨外旋 | 左侧 | 右侧 | 双侧 |
| 股骨前倾 | 左侧 | 右侧 | 双侧 |
| 股骨后倾 | 左侧 | 右侧 | 双侧 |
| 负重不均 | 左侧 | 右侧 | 双侧 |

二等分线：（铅垂线）
____外耳道
____颈椎椎体
____肩峰
____三角肌
____胸正中区域

不对称站姿宽度　　左侧　　右侧

**后面观**

二等分线：（铅垂线）
____头
____颈椎至腰椎的棘突
____骶骨

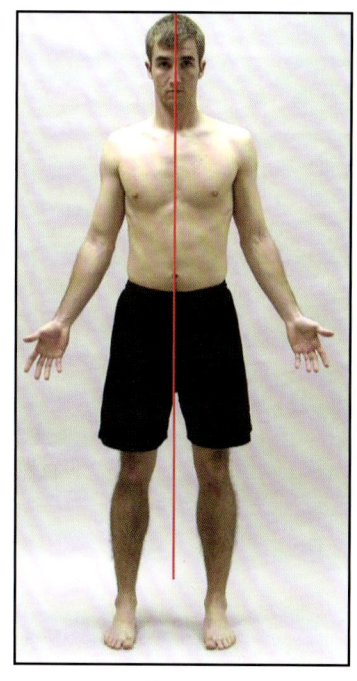

前面观

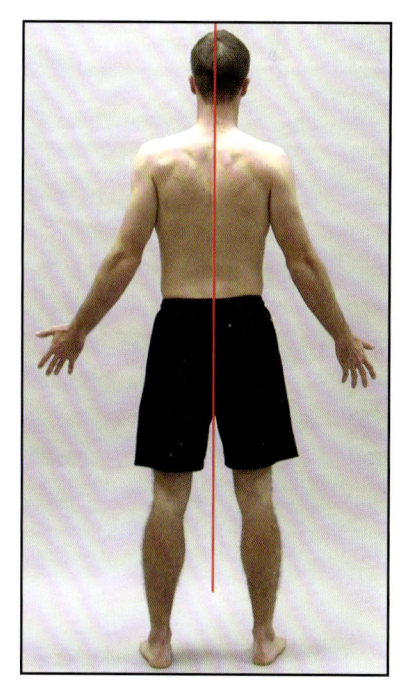

后面观

图 3-2　姿势对线检查表（待续）

水平线：
____耳垂
____肩峰
____肩胛下角
____臀褶
____髂后上棘
____大转子
____腘窝皱褶
____内踝

正常肩胛骨对齐
____椎体缘靠着胸椎
____上下角到椎体的距离相等
____上角和下角分别位于第2肋和第7肋

垂直于地面
____跟骨等分线
____跟腱等分线

平衡的肌张力
____斜方肌
____三角肌
____菱形肌
____背阔肌
____竖脊肌
____臀大肌
____腘绳肌
____小腿三头肌

是否有证据表明：

| | | | |
|---|---|---|---|
| 翼状肩 | 左侧 | 右侧 | 双侧 |
| 后足外翻 | 左侧 | 右侧 | 双侧 |
| 后足内翻 | 左侧 | 右侧 | 双侧 |
| 脊柱侧凸 | 左侧 | 右侧 | |
| 横向位移 | 左侧 | 右侧 | |

## 矢状位观

二等分线：（铅垂线）
____外耳道
____颈椎椎体
____肩峰
____三角肌
____胸正中区域
____大转子
____股骨外侧髁（略偏前）
____胫骨（平行铅垂线）
____外踝（略偏后）

水平线：
____髂前上棘和髂后上棘
____下颌微微收拢
____颈椎轻度屈曲
____胸椎轻度屈曲
____腰椎轻度屈曲
____双膝伸直，但未锁定

是否有证据表明：

| | | | |
|---|---|---|---|
| 膝关节反张 | 左侧 | 右侧 | 双侧 |
| 髋屈曲挛缩（骨盆前倾） | 左侧 | 右侧 | 双侧 |
| 头/肩向前 | 左侧 | 右侧 | 双侧 |

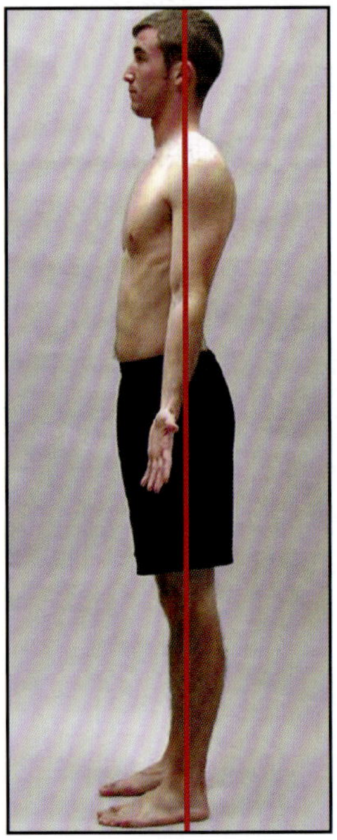

矢状位观

图3-2（续） 姿势对线检查表

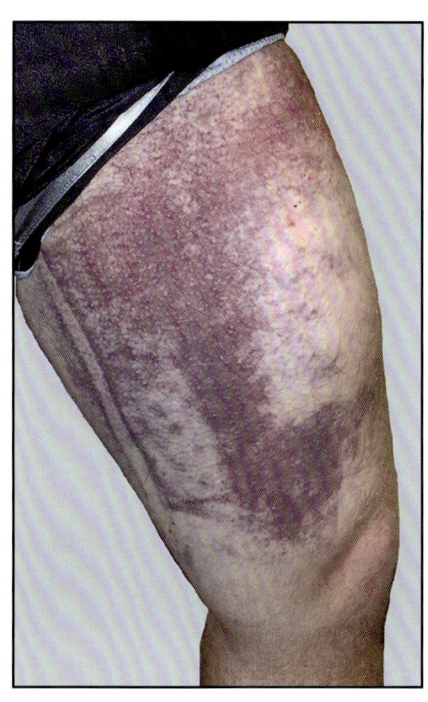

图 3-3 在损伤评估的视诊阶段，临床医生应寻找任何肉眼可见的外伤征象，如出血、皮肤颜色变化或肢体畸形等

病例中，可能出现沿骨长轴或关节线的严重畸形。另外还应注意损伤部位肉眼可见的肿胀、出血或感染征象等，以及其发病的性质。

快速和即刻的肿胀可能是急性创伤的征兆，缓慢和渐进性的肿胀则可能提示慢性过度劳损性损伤。运动防护师可以尝试通过测量周径和体积对肿胀进行量化。肿胀的量化可以帮助建立康复目标，并有助于追踪康复的进程。

发生慢性损伤时可能出现周围肌肉萎缩。皮肤的颜色和质地也应被评估。患者的皮肤可能出现红色（炎症）、蓝色（发绀，表明血管受损）或黑蓝色（挫伤）等。如果皮肤看起来有光泽，失去弹性或失去上覆毛发或出现皮肤破损等，则可能是周围神经的病变。

对视诊过程中收集到的信息应与主观评价的结果相关联起来，这将使运动防护师可以进一步确认或区分可能的病变组织。

## 触诊

在客观评价过程中，何时进行触诊仍有争议。有些人认为视诊后必须即刻进行触诊，而其他人认为可以在以后的客观评价中进行。如果是评估急性损伤，触诊可以紧随视诊后进行，以探寻到一些明显却不可见的软组织或骨骼畸形[22]。这些发现可能会导致评估终止，并立即转诊给医生。然而，如果损伤是亚急性或慢性的，则可以在之后的客观评价中进行触诊。在客观评价的早期进行触诊的缺点是，这种徒手检查可能会引起疼痛反应，从而影响客观评价的后期子阶段（关节活动度、肌力和特殊测试等）的结果[11]。

无论触诊何时进行，触诊的主要目的是尽可能准确地定位病变组织（图 3-4）。为了获取患者的信任，运动防护师触诊时应轻柔和准确，并与患者保持交流沟通。触诊应按顺序进行，包括损伤部位的远近端解剖结构和关节结构。触诊应从健侧开始，以便患者知道什么是预期情况，以及检查者知道什么是"正常"情况，并在触诊患侧时可进行客观的比较。对患侧触诊应从疼痛部位的远端解剖结构开始，然后逐步向潜在的病变组织进行。制订一个特定的组织触诊顺序有助于系统地触诊所有可能的组织[32]。例如，运动防护师可能首先触诊所有的骨骼，接着是韧带和肌腱，最后是肌肉和相应的肌腱。制订触诊顺序时也应将患者的姿势考虑在内。重要的是，尽量减少患者的移动，因为过度移动可能加重患者的症状。因此，在改变患者姿势之前，运动防护师应该在当前姿势触诊所有能触诊的解剖结构。

触诊时，运动防护师要关注压痛点、触发点、组织质量、捻发音、温度和对称性等[16,21,22,27,30,32]。压

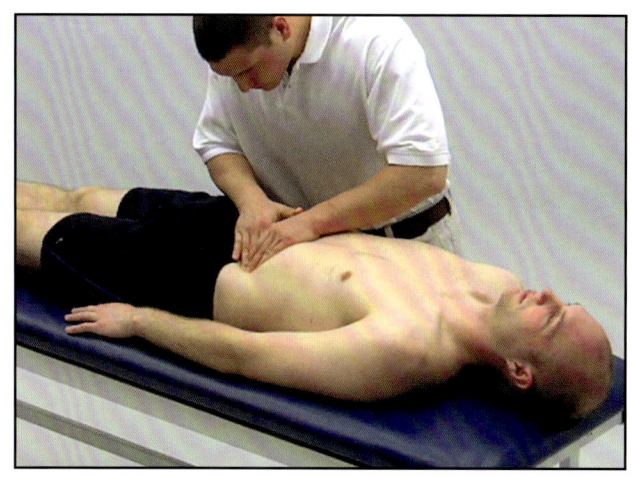

图 3-4 运动防护师应以扎实的解剖学知识为基础，进行系统的触诊，寻找压痛点、疼痛、畸形或体温升高等征象

痛点是指触诊时疼痛出现的部位，一旦确定压痛点，运动防护师应要求患者对他／她的压痛点进行评分，将其分成0分到10分，0表示无痛（正常），10分表示可以想象到的最严重的疼痛。与评估患者的症状相似，这并不能提供客观的评估。但是，这些信息将用于患者康复进程的前后对比。触发点可能位于肌肉，就像一个小结节或肌肉痉挛。触发点指的是，触诊机体某一部位时，其他部位出现疼痛。如果存在感染或炎症时，则可能出现组织温度升高。钙化或组织密度的改变可能是由于血肿清理不当或关节积液和血肿。捻发音是一种沿着肌腱、骨骼或关节所发出的咯吱声或爆裂声的感觉。沿着肌腱走行的捻发音表明可能存在肌腱炎或腱鞘炎，沿着骨骼走行的捻发音表明可能存在骨骼（骨折）、软骨、滑囊或关节囊的损伤。肌肉或肌腱撕裂可能表现为在肌肉或肌腱存在间隙。

在触诊过程中收集的所有信息应用于进一步确认初始评估阶段所获得的结果。这时运动防护师应进一步区分正常组织和被激惹组织。在开始下一个客观评估的子阶段之前，运动防护师应回顾审查所收集的信息，并进一步组织客观评估的其余部分。

## 特殊测试

### 关节活动度

关节活动度评估可以确定患者通过特定运动模式移动肢体的能力。进行关节活动度检查需要遵循一些基本的原则。运动防护师需进行关节的被动、主动和对抗阻力等动作来对患者的关节活动度进行全面的量化[22,32]。先测试患者健侧肢体在各个平面的关节活动度，并予以量化记录，再在患侧肢体重复上述动作。运动防护师可将患侧肢体的关节活动度与健侧肢体和（或）标准化数据进行对比。此外，关节活动度的记录将在跟踪患者康复进程中起重要作用。首先进行主动关节活动度检查，然后进行被动关节活动度检查，最后进行抗阻力活动度检查[22,32]。如果可以的话，运动防护师应在最后检查引起患者疼痛的运动模式，避免这种运动模式对后面的运动模式产生遗留效应。可能引起疼痛的运动模式应根据先前的评估情况来确定。也要对受伤区域远近端关节的活动度进行综合评估[32]。这些基本原则可以让运动防护师有效评估关节活动度。

关节活动度检查的主要目标之一是评估关节复合体中可收缩性组织和不可收缩性组织的完整性。不可收缩性组织是指关节的解剖结构，包括骨骼、韧带、关节囊、滑囊、骨膜、软骨和筋膜[12]；可收缩性组织是指关节的生理结构，包括肌肉、肌腱和神经结构[12]。Cyriax设计出一种区分可收缩性和不可收缩性病变组织的方法，作为关节活动度评估的一部分[12]。区分可收缩性或不可收缩性组织的病变主要是通过选择性地对关节结构施加主动和被动的应力，然后记下疼痛的部位[12]。区分可收缩性和不可收缩性组织病变是制订康复计划和明确需要治疗的组织的重要步骤。

在同一运动方向，主动活动和被动活动都出现疼痛，表明不可收缩性组织的结构出现病变。通常，不可收缩性组织病变引起的疼痛发生在关节活动度末端附近，因为此时组织在骨段之间被压缩。比如，当主动和被动地将肱骨移到肩关节屈曲的末端范围时，患者诉说肩关节前方区域出现疼痛。由于疼痛出现在主动和被动活动的同一运动方向（肩关节屈曲方向=肩关节前方），表明肩关节的不可收缩性组织结构出现病变。

当患者诉说某一方向主动活动出现疼痛，而相反方向被动活动也出现疼痛，表明可收缩性组织结构出现病变[12]。可收缩性组织出现疼痛是由于组织张力增大造成的。但是，可收缩性组织张力形成的原因在关节主动和被动活动度测试中是不同的。在关节主动活动测试时，主动肌收缩产生肢体运动，导致可收缩性组织张力增大；相反，在关节被动活动测试时，运动防护师拉伸肌肉引起可收缩性组织张力增大。比如，当主动屈曲肩关节（疼痛和运动方向相同）时和当运动防护师被动伸展肩关节（疼痛和运动方向相反）时，患者诉说肩关节前方疼痛。无法通过关节活动度评估来确定可收缩性和不可收缩性组织病变的具体部位，运动防护师需要结合徒手肌肉检查和特殊测试来实现病变部位的准确定位。

> **临床决策练习3-3**
>
> 当进行膝关节屈曲活动度检查时，患者诉说主动屈曲时出现疼痛，然而被动屈曲时未出现疼痛。当进行膝关节伸直活动度检查时，患者诉说被动伸直时出现疼痛。基于这些评估结果，你怀疑患者哪一类型的组织出现了损伤？

### 关节活动度测量

关节的主动和被动活动度都可以用量角器测量（图 3-5A）。测量关节活动度时，量角器一般应沿被测肢体的侧面放置。任何运动的 0° 位置或起始位置要与解剖位置相同。不管是主动还是被动活动，患者都应将关节移动至可活动范围的终末位置。量角器的固定臂应与固定参考部位的纵轴平行放置，活动臂应沿着活动段的纵轴放置（注意：随着运动的进行，旋转轴将在整个范围内发生变化，因此，旋转轴位于固定臂和活动臂的交界处）。应将活动度的度数记录下来，作为该运动的主动或被动的活动范围。

和量角器一样，数字测斜仪也可以用于数字化测量关节的活动度（图 3-5B）。它为关节活动度的测量提供了准确的、可重复性的和客观的记录。

### 关节的主动活动度

让患者主动地收缩他（她）的肌肉使他（她）的肢体在所要求的平面上活动，可以评估关节的主动活动度、疼痛部位和疼痛弧[27]。疼痛弧是指在整个关节活动度内的某个范围出现疼痛，但当肢体向任一方向活动超出该范围时，疼痛消失[27,32]。通常地，疼痛弧是由骨表面的组织受到撞击而形成的。在关节的主动或被动活动度检查时，都可能出现疼痛弧。如果关节的主动活动度正常且没有出现疼痛，可在关节活动度的终末施加压力来评估终末感[22]。如果关节的主动活动受限或出现疼痛，则禁止在关节的主动活动度评估时施加压力，可以等到关节的被动活动度检查完再进行。如果关节的主动活动受限或出现疼痛，运动防护师应思考引起这些情况的原因，因为这将对康复计划产生直接的影响。活动受限可由诸多因素引起，包括：肿胀、关节囊紧缩、主动肌无力/被抑制，或拮抗肌紧张/挛缩[15]。

### 关节的被动活动度

当评估关节的被动活动度时，需要将患者放置于可收缩性组织保持松弛的位置，避免主动肌收缩影响评估结果。然后，运动防护师将患者肢体按照所要求的被动运动模式进行活动，直到出现疼痛点或达到关节活动度的终末点。

最近的一些研究表明，关节被动活动度的测量评估对于存在下肢损伤风险的个体具有重要的意义。比如，多项研究表明髋关节旋转受限与 ACL 损伤风险增加有关[2,20,33,34]。Wahlstedt 指出踝关节背屈受限预示着潜在的 ACL 损伤风险[35]。Winkelman 发现踝关节跖屈增加和髋关节外旋增加在某种程度上预示着参加体育锻炼的个体容易出现胫骨内侧应力综合征[37]。

当达到关节活动度的终末点时，应施加温和的压力，并特别注意终末感。

关节活动的终末感可分为正常感受和异常感受[9]。终末感的评估有助于确定病变组织的类型（表 3-1）。运动防护师应明确关节的主动活动度和被动活动度是否存在差异。与被动活动度减小相比，关节的主动活动度减小表明可能存在可收缩性组织的收缩功能不足，其原因包括：肌肉痉挛或挛缩、肌无力、神经缺陷或肌肉疼痛[32]。这些可收缩性组织的收缩

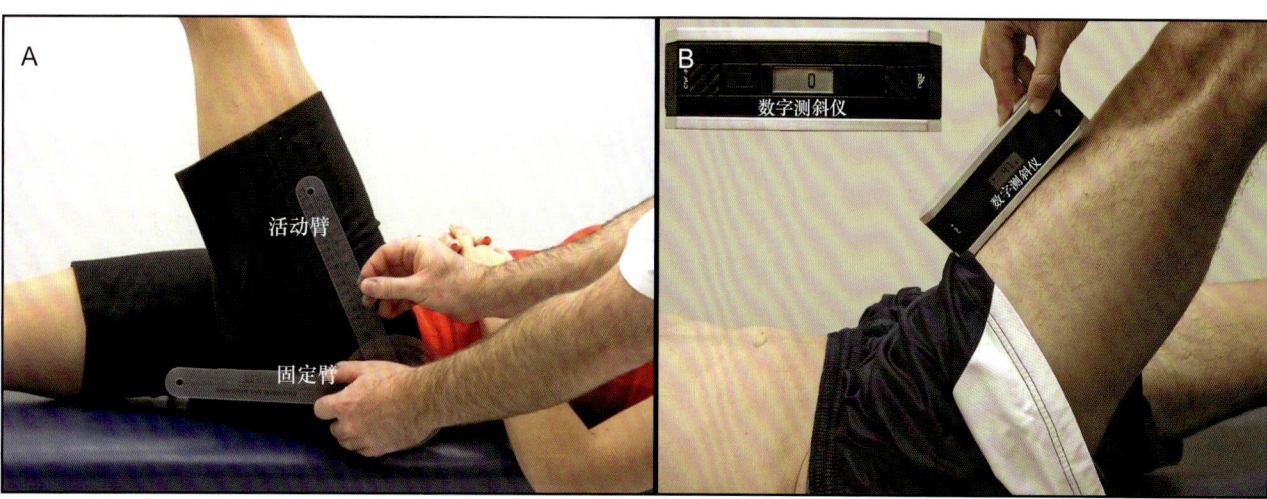

**图 3-5** 量角器。（A）量角器可以用来测量特定关节的主动和被动的关节活动度。（B）数字测斜仪可以更客观、准确地测量关节活动度

表3-1 终末感分类

| 正常终末感 | |
|---|---|
| 软组织类 | 柔软、海绵状和逐渐停止的无痛终末点（如：屈肘） |
| 关节囊 | 一个突然、坚硬和稳定的终末点，仅有一点弹性（如：肩关节旋转） |
| 骨对骨 | 一个明显而突然的终末点，两个坚硬的表面互相接触（如：伸肘） |
| 异常终末感 | |
| 空 | 关节活动明确超过解剖极限，或因疼痛使部分关节活动无法达到正常的活动范围（如：韧带断裂） |
| 痉挛 | 由于疼痛，不自主的肌肉收缩使关节活动无法达到正常的活动范围（如：肌肉痉挛） |
| 松弛 | 活动过度（如：慢性踝关节扭伤、慢性肩关节脱位/半脱位） |
| 弹性阻挡 | 在运动的终末点出现弹回（如：半月板撕裂、游离体形成） |

功能不足应在康复计划中进行纠正，从而恢复正常的关节活动度。在进行关节的被动活动度检查期间，捻发音或咔哒声的存在具有重要的意义[21]。沿着关节线或在两骨之间发出的捻发音或咔哒声可能表明关节软骨受损或关节内存在游离体；沿着肌肉或肌腱发出的捻发音或咔哒声可能表明肌肉/肌腱粘连或肌腱半脱位。

**临床决策练习3-4**

你发现患者关节的主动和被动活动度都受限。基于该结果信息，你评估患者的关节面运动，发现其活动度降低。为解决上述的问题，你会考虑将哪一类型的锻炼列入患者的康复计划中？

### 关节囊运动模式

关节囊受到刺激，将会引起关节在不同的基本运动平面进展性运动的丧失。鉴别关节囊运动模式时，要将各个平面运动受限的情况按顺序列出，列第一位的是最受影响的运动模式[27]。每个关节在不同运动平面都有各自进展性运动丧失的固定模式。例如，盂肱关节的关节囊受限运动模式以外旋受限最为显著，其次是外展和内旋。关节囊受限运动模式的存在表明整个关节存在生理反应，可能与肌肉痉挛、关节囊紧缩（最常见）以及可能的骨赘形成有关[21]。运动防护师应该明确关节囊受限运动模式中哪种关节结构可能受累，从而为患者制订适当的康复计划。这将通过评估关节终末感、肌肉力量和各种特殊测试来完成。

### 非关节囊运动模式

非关节囊运动模式是由关节囊外的结构受到刺激引起的，并不像关节囊运动模式所观察到的那样，伴随着进展性运动丧失。Cyriax将引起非关节囊性受限模式的病变进行如下分类[12]。

- 受伤后韧带发生粘连，可能会引起关节在某个平面活动受限，而在其他平面活动度正常且没有疼痛。
- 关节内紊乱突然出现局限性疼痛，是由于关节内游离体在关节内游走。这种机械性阻挡限制了某一方向的运动，然而相反方向的运动保持正常且没有疼痛。随着游离体的游走，关节活动受限的方向也相应发生改变。
- 由关节外组织粘连引起的关节外病变。伸展粘连组织方向的运动可引起机体疼痛，然而相反方向的运动并不会出现疼痛和活动受限。

### 附属运动和关节内动作（关节面运动）

当关节进行主动和被动活动时，关节附属运动或关节内动作可发生在两个关节表面之间[21]。两个关节表面之间的运动也称作关节面运动。关节面运动不是由患者主动活动产生的，然而要完全达到关节主动和被动的关节活动度，关节面运动是必要的。正因为如此，在综合评估关节活动度时，需要评估关节的附属运动/关节内动作。

关节面运动包括3种类型：滚动、滑动和旋转，将在第13章详细介绍。总之，正常的关节面运动产生正常的关节活动。关节面运动一个简单的例子就是膝关节从屈曲到完全伸直的开链运动（股骨保持静止，胫骨运动）。在这个运动过程中，胫骨相对股骨向前滚动和滑动以及向外旋转。因为关节面运动是非自主运动，评估过程需要特殊的操作技巧。附属运动的操作技巧和关节松动治疗一样，详见第13章。

在评估关节面运动时，检查者应注意关节面活动是否发生改变，如关节活动度过小（限制性关节面运动）或关节活动度过大（过度关节面运动）。除了评估关节面活动的运动范围外，检查者还应注意关节僵硬、运动质量、终末感和疼痛的迹象[27]。

尤其重要的是，要对主动或被动关节活动度减小的患者进行关节面评估，因为患者主动活动和被动活动受限可能是关节面活动发生改变引起的。关节面运动减少可能是由于关节囊或韧带粘连和紧密造成的。关节面运动减少的患者，为了恢复正常的主动活动和被动活动，在康复过程中需要施以关节松动术。

### 抗阻力强度测试

抗阻力强度测试是通过徒手肌力测试（manual muscle tests，MMT）的方法来评估可收缩性组织（肌肉、肌腱和神经）的状态（图3-6）[17-18]。通常，抗阻力测试是在患者进行等长收缩时，运动防护师进行"中断测试（break test）"。中断测试是评估患者关节开始运动前等长收缩的力量（如："中断"等长收缩）。一般来说，在损伤评估过程中使用的抗阻力测试包括中段活动范围的肌肉测试和特定的肌肉测试。

#### 中段活动范围的肌肉测试

运动防护师在进行特定肌肉测试前需要先进行关节中段活动范围的肌肉测试，因为中段范围的运动可将各个可收缩性组织分隔开。在关节活动度的末端进行肌肉测试时，可能涉及不可收缩性组织结构。在关节活动度的末端观察到疼痛或肌肉无力，这将很难确定疼痛或肌肉无力来源于可收缩性组织还是不可收缩性组织[1]。运动防护师要注意患者为了弥补肌肉无力或活动受限而进行的任何代偿性运动。

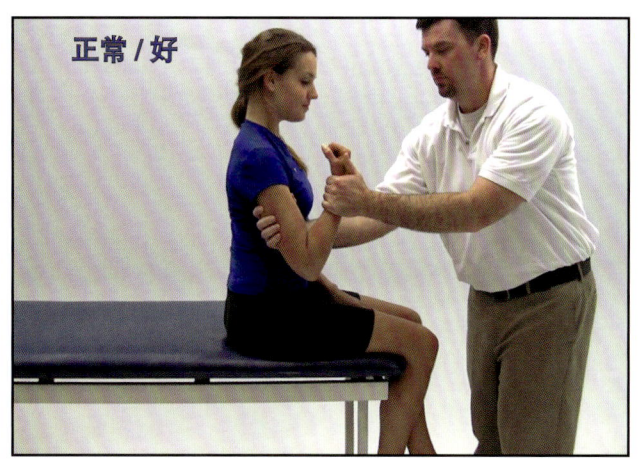

图3-6　徒手肌力测试可以用来评估不同活动节点（在关节活动度内）的肌肉强度

中段活动范围的肌肉测试是在特定运动模式下，将患者的关节置于接近运动范围中段的位置。这时运动防护师要告知患者，"不要让我移动你"，然后徒手开始中断测试。要在各个运动平面进行中段活动范围的肌肉测试，并且和健侧的肢体对比。中段活动范围的肌肉测试主要测试的是肌肉群，而不是特定的肌肉。因此，在各个运动平面进行主动肌和协同肌的特定肌肉测试应包括对中段活动范围的肌肉测试时出现的肌肉无力或疼痛的肌肉群的随访[1]。基本上，中段活动范围的肌肉测试结果将为特定的肌肉测试提供指导。

进行中段活动范围的肌肉测试时，运动防护师不需要对肌肉强度进行分级，只需要记录运动的强、弱、疼痛或无痛[18]。Cyriax指出[12]，运动防护师可以通过肌肉测试明确肌肉病变的类型（表3-2）。

表3-2　中段活动范围的肌肉测试

| Cyriax系统来鉴别肌肉组织的病变 |
| --- |
| 强壮和无痛＝正常肌肉 |
| 强壮和疼痛＝部分肌肉或肌腱轻微损伤（一级或二级拉伤） |
| 无力和无痛＝肌肉或肌腱完全断裂或神经系统紊乱 |
| 无力和疼痛＝可收缩性组织的病变（肌肉或肌腱断裂，周围神经或神经根受累，如果运动无力且无疼痛，应首先怀疑神经受累或肌腱断裂。） |

> **临床决策练习3-5**
>
> 在进行中段活动范围的肌肉测试时，你发现患者在髋关节伸直时出现疼痛和肌肉无力，因此在进行特定的肌肉测试时需要检查哪些肌肉？

#### 特定的肌肉测试

特定的肌肉测试是用来检查特定肌肉的强度和完整性，而不仅仅是肌肉群。特定的肌肉测试应基于中段活动范围的肌肉测试结果、关节活动度的评估结果和病史。与中段活动范围的肌肉测试相似，运动防护师将用中断测试来评估肌肉功能，但是应将关节置于不同的位置，将所关注的肌肉分隔开来。Aers[1]和Kendall[18]详细描述了将特定肌肉隔开时关节所处的位置。

在特定的肌肉测试中，运动防护师将会记录患者出现的任何疼痛并对肌肉强度进行分级。这些结果将与健侧肢体对比，并用于康复期间的随访。目

表 3-3 特殊肌肉测试分级方案

| 5级 | 正常 | 完全的主动关节活动度,抗重力和抗最大阻力 |
|---|---|---|
| 4级 | 好 | 完全的主动关节活动度,抗重力和抗中等阻力 |
| 3级 | 一般 | 完全的主动关节活动度,不对抗重力 |
| 1级 | 微量 | 肌肉轻微收缩,无关节运动 |
| 0级 | 无 | 肌肉无收缩 |

前有很多的分级量表,最常见的是数字分级系统[1](表3-3)。在抗阻力测试中出现肌肉无力或疼痛可能由几个方面的因素引起,包括肌肉拉伤、疼痛/反射抑制、周围神经损伤、神经根病变(肌节)、肌腱拉伤、撕脱或心理负担过重[21]。运动防护师应考虑肌肉功能不足的根源,而不仅仅是关注肌肉强度的分级。通过适当的神经学检测和各种特殊的检测,运动防护师应能够准确识别肌肉功能不足的根源。在整个康复过程中,这对有效处理创伤至关重要。

## 肌肉失衡

评估完关节活动度和抗阻力强度后,运动防护师应回顾这些检测结果,以明确是否存在肌肉失衡。肌肉失衡是指主动肌和它的功能性拮抗肌之间的正常力偶关系被破坏[7,8,29]。肌肉或肌肉群的紧绷或过度运动通常是肌肉失衡的最初原因,并导致可预见的运动障碍模式[7,8,29]。主动肌紧绷或过度运动可抑制它的拮抗肌,这可用Sherrington交互抑制定律来解释。交互抑制引起拮抗肌的神经作用减弱,导致拮抗肌的功能减弱。主动肌紧绷和过度运动与拮抗肌的抑制和功能减弱破坏了这些肌肉之间的正常力偶关系,最终产生肌肉失衡[7,8]。

最初,主动肌和拮抗肌之间的正常力偶关系被破坏,随后引起机体一系列的改变来进一步维持它们间的异常力偶关系。由于主动肌和拮抗肌之间的力量不平衡,关节倾向于位于主动肌紧绷的位置,正常的姿势对线可能会受到不利的影响[7,8]。姿势改变使主动肌从正常位置变短,相反,拮抗肌从正常位置处被拉长。增加拮抗肌的静息长度会改变肌肉正常的长度-张力关系,从而进一步降低拮抗肌的肌力。肌肉拉长产生的拮抗肌肌力降低可用肌肉长度-张力关系来解释。随着拮抗肌的延长,可以对齐的肌肉横桥更少了,因此肌肉承载力减弱。拮抗肌的输出力减少进一步破坏了正常的力偶关系,并可能导致附加的姿势对线发生改变[7,8]。

为了弥补拮抗肌群的无力,患者可能更多依赖协同肌来代偿,这被称为协同效应[7,8]。现在协同肌不得不做更多的工作来加速和减速关节运动。这就对协同肌提出更高的要求,也增加了这些肌肉受伤的风险。这一系列的改变如图3-7所示。

Janda[17]已经总结了运动防护师所遇到的常见的肌肉失衡情况。他的基本理念是将肌肉根据其功能分成2组:运动组的和稳定组。

运动组肌肉的特征如下:
- 肌肉容易紧绷(过度运动)
- 在功能性活动时更活跃(过度运动)
- 当机体疲劳时或进行新的运动模式时更活跃(过度运动)

稳定组肌肉的特征如下:
- 肌肉容易被抑制或无力(承载力减弱)
- 在功能性活动时活动减弱(承载力减弱)
- 在动态运动中容易疲劳(承载力减弱)

根据Janda的观点,运动组和稳定组的一些特

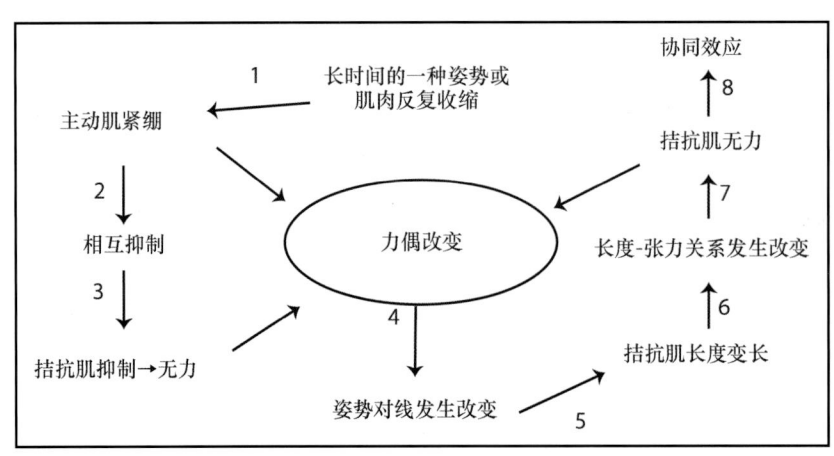

图 3-7 肌肉不平衡损伤范式

表 3-4　Janda 功能性肌肉分类

| 容易紧绷的肌肉（运动组） |
| --- |
| 比目鱼肌 |
| 髋内收短肌 |
| 腘绳肌 |
| 股直肌 |
| 髂腰肌 |
| 阔筋膜张肌 |
| 梨状肌 |
| 竖脊肌（尤其是腰椎、胸腰段和颈椎部分） |
| 腰方肌 |
| 胸大肌 |
| 斜方肌上部 |
| 肩胛提肌 |
| 胸锁乳突肌 |
| 斜角肌 |
| 上肢屈肌 |
| **容易无力的肌肉（稳定组）** |
| 腓骨肌 |
| 胫前肌 |
| 胫后肌 |
| 臀大肌 |
| 臀中肌 |
| 腹肌 |
| 前锯肌 |
| 菱形肌 |
| 斜方肌下部 |
| 颈屈短肌 |

定肌肉分别容易发展为肌肉紧绷或肌肉无力[17]，这些肌肉如表 3-4 所示。

在康复过程中处理肌肉失衡对恢复正常的姿势对线和力偶关系至关重要。运动防护师应特别注意患者一块肌肉活动度受限是否伴随其功能性拮抗肌的无力。如果发现肌肉失衡，运动防护师必须在康复过程中恢复正常的力偶关系，重新建立姿势对线。一般来说，恢复肌肉间的平衡是通过先拉伸紧绷的肌肉来恢复正常的关节活动度，然后再试图增强无力的拮抗肌来完成的。若检查者不断治疗症状，但从不寻找病因，这样的康复方案将会导致肌肉失衡无法得以纠正。

## 其他的特殊测试

到了这个阶段的评估，运动防护师已经大大缩小可能受累病变组织的范围，并明智地选择相对应的特殊测试进行检查。怀疑骨折或关节脱位需禁忌进行可能加剧当前损伤的特殊测试。此外，如果患者感到剧痛，此时进行特殊测试，那么检测结果可能会遭受质疑。在这种情况下，运动防护师最好等患者疼痛缓解后再进行特殊测试。

在这一阶段进行特殊测试是为了进一步区分病变组织和正常组织[22]。运动防护师应该只对先前评估阶段所怀疑的病变组织进行特殊测试。有经验的运动防护师进行的特殊测试，只是用来明确先前的评估结果以及排除可能受累的其他组织。为了鉴定出病变的组织，需要设计出特殊的测试来评估特定组织的完整性，比如肌肉、韧带、肌腱、关节面和神经。

目前已经设计出一些特殊的测试。关节稳定性测试是用来评估关节不可收缩性组织的完整性，特别是关节囊和韧带等。关节稳定性测试是徒手将力作用于特定的关节囊或韧带结构上，直至达到关节运动的终末。然后运动防护师对关节的松紧程度（移位程度）和终末感进行分级，并记录是否存在疼痛。比如，膝关节的前抽屉试验是用来评估前交叉韧带的完整性。根据这些结果，运动防护师可以评估所检测的特定关节囊或韧带结构的损伤程度。表3-3 提供了常用于评估关节稳定性的分级系统。

关节挤压试验是用来评估关节表面不可收缩性组织的完整性，比如关节软骨和半月板。关节挤压试验是运动防护师徒手将压应力作用于关节，通常联合一些旋转的力。这种联合运动在关节面施加了显著的压力，可能引起关节线位置的疼痛或捻发音/咔哒感，比如膝关节的 McMurray 测试。

肌腱被动拉伸测试是用来明确是否存在肌腱炎或腱鞘炎，是运动防护师沿着肌腱施加一个被动拉伸的力，它的阳性表现是沿着肌腱出现疼痛或捻发音。

另一种实用的特殊测试形式是对患者的受伤区域进行人体测量学评估[22]。人体测量学评估的范围从简单地定性评估患者的体型（如一般身体结构）到详细地评估患者的身体成分（如水下称重，也称作水密度法）。当患者被要求长时间不能进行大量的体力活动时，这些测试结果将会很有用。运动防护师可以将康复过程中或重返体力活动前的身体成分与受伤前或受伤即刻的身体成分进行对比。

人体测量学评估也可用于肢体的评估，包括肢体的周径和体积的测量。肢体测量在康复随访过程中对评估肢体肿胀或肌肉肥大/萎缩很有用处[22,32]。

## 神经系统测试

关于多久进行一次神经系统测试目前还存在争议。有些人认为无论何时，只要症状影响到患者远端肢体功能时，比如肩峰下部或臀纹的远端[11,27]，就可以进行神经系统检测，特别是没有在现场见证患者受伤机制的情况下。然而，其他专业人士认为神经系统测试不适合骨科的评估，除非之前的评估结果表明神经系统受累[4,16]。如果患者出现无法解释的肌力消失、感觉异常或麻木和可能累及脊髓的椎体受伤，则可根据病史进行神经系统测试[32]。

神经系统检测包括3个部分：感觉（皮节）、运动（肌节）和神经反射（深反射、浅反射和病理反射）[4]。对这3部分进行检测，可评估脊神经根和周围神经的完整性。评估者面临的挑战是明确神经根或周围神经受损是否是症状的来源。神经根损伤通常累及广泛区域的运动和感觉功能异常。相反，周围神经损伤将更局限于该神经所支配的区域[4]。

其他可能的神经系统检测包括脑神经评估、神经心理评估（认知能力）和小脑功能评估（协调动作：指鼻测试）[16]。

### 皮节测试

皮节是皮肤感觉分布受特定神经根支配的区域。皮节评估包括轻触双侧皮肤进行对比。在皮节检测时，检查人员应改变或移除施加于一侧的压力，以确定患者是否能区分压力的变化。感觉检测还包括尖锐感和迟钝感的鉴别，冷热的鉴别和两点分辨觉，通过它们来评估周围神经是否受损[4]。人体的皮节如图3-8所示。

### 肌节测试

肌节是受特定神经根支配的一组肌肉。从本质上讲，肌节相当于皮节区域的运动部分[23]。上下肢的各种肌肉群都可通过肌节来评估。肌节测试是通过特定肌肉维持等长收缩的能力来评估的。表3-5列出了肌节评估时常见的肌肉检测。

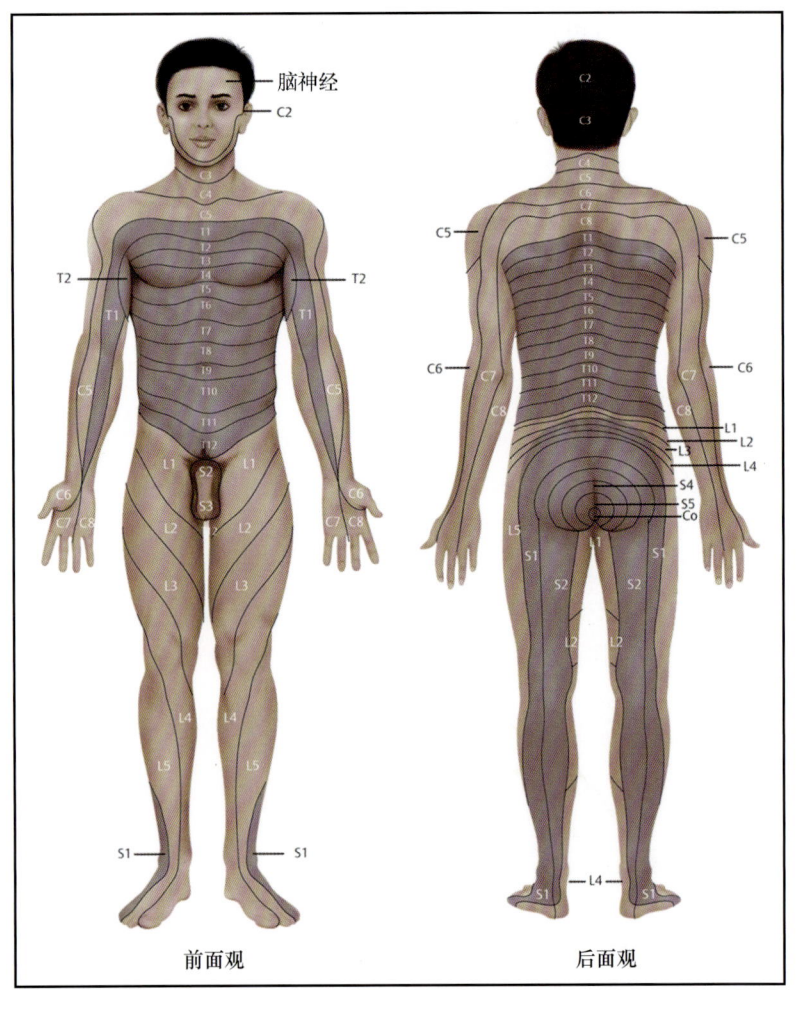

图 3-8 皮节评估（Reprinted with permission from McKinley M, O'Loughlin V. Human Anatomy, 1st ed. NY: McGraw-Hill; 2006: 498.）

表 3-5 肌节评估

| C5 = 三角肌中部 |
| C6 = 肱二头肌 |
| C7 = 肱三头肌 |
| C8 = 手指屈肌 |
| T1 = 手部骨间肌（掌侧和背侧） |
| T12～L3 = 髋部屈肌 |
| L2～L4 = 股四头肌 |
| L5～S1 = 腘绳肌 |
| L4～L5 = 踝部背屈肌 |
| S1～S2 = 踝部跖屈肌 |

表 3-6 深反射评估

| C6 = 肱二头肌 |
| C7 = 肱三头肌 |
| C8 = 肱桡肌 |
| L4 = 髌腱 |
| S1 = 跟腱 |

表 3-7 深反射分级表

| 0 级 | 消失：没有引出反射 |
| --- | --- |
| 1 级 | 减弱：加强测试才引出反射（肌肉收缩前） |
| 2 级 | 正常 |
| 3 级 | 增强：过度反射 |
| 4 级 | 阵挛：痉挛样反应，随后放松 |

### 神经反射测试

神经反射测试包括深反射、浅反射和病理反射。深反射检测是用来检测特定神经根牵张反射弧的完整性，并为进一步评估神经根的完整性提供信息[16]。深反射检测通常使用反射锤来进行检测（图 3-9）。运动防护师可敲击肌腱使肌腱产生轻微的快速拉伸，如果操作得当，轻微的肌腱拉伸会引起反射反应（如肌肉痉挛反应），以及快速拉伸任何肌腱几乎都能诱导反射反应。上肢和下肢深反射检测如表 3-6 所示。然而，不是所有的神经根都有特定的深反射。上肢和下肢常见的深反射检测包括肱二头肌、肱桡肌、肱三头肌、髌腱、腘绳肌内侧部、腘绳肌外侧部、胫后肌和跟腱的反射。深反射采用 5 分制分级法来表示牵张反应的情况，并将其与健侧进行对比（表 3-7）。

浅反射是运动防护师用锐利的物体轻触患者的皮肤[16,21]。在此期间，检查者记录患者皮肤或远端肢体的运动情况。几种常见的浅反射[16,21]包括：上腹壁反射、下腹壁反射、提睾反射、跖反射、臀反射和肛门反射。

病理反射通常情况下不存在。病理反射的出现可能是上、下运动神经元损伤的迹象[16,21]。单侧病理反射的存在表明下运动神经元的病变[21]。通过对各种解剖结构的刺激、挤压、轻拍或捏可引出病理反射，最常见的是巴宾斯基反射。

运动防护师必须考虑引起神经系统检测结果异常的原因。神经系统检测结果可能因神经根受压、神经根牵拉或运动神经元损伤而发生改变。检查者应通过神经系统测试结果进一步区分患者症状的来源。此外，从神经系统评估中获得的结果可能决定下一步的医学评估或诊断性检测。

### 功能表现测试

功能表现测试是评估过程的一个重要组成部分，可用于随访患者康复情况以及评估能否恢复受伤前活动水平，详见第 16 章。在运动医学中，功能表现测试主要是观察患者执行各种功能性运动的情况[28]。重要的是，功能评估应反映患者在正常活动期间将经历的压力类型（比如评估应针对特定运动）。在设计功能表现测试方案时，运动防护师应考虑的特定运动因素需包含爆发式运动、多关节协调、神经肌肉控制、疲劳和重复运动[28]。例如，对膝关节受伤的进攻内线进行功能表现测试需要观察患者患肢在

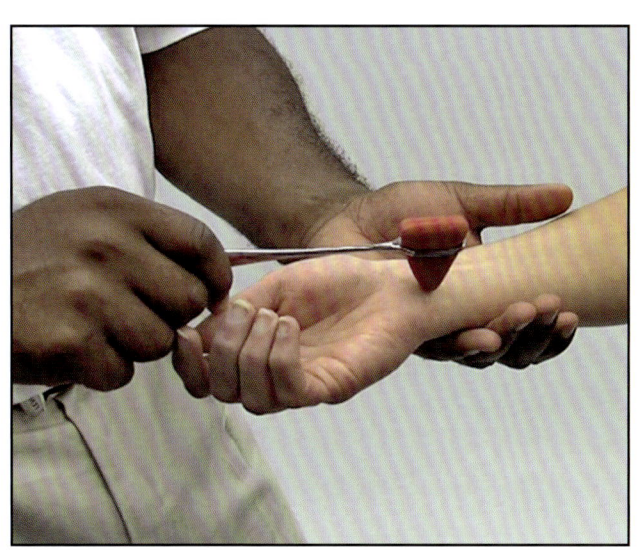

图 3-9 反射锤可以用来引起肌肉反射性收缩

快速进出3分线时的防守站位、进行防守练习和侧方移动时的动作以及急停和变向时的动作。

运动防护师要记录患者所经历的任何不适或疼痛。功能表现测试不应该只在损伤发生后进行。在准备检查前，运动防护师可能会对未受伤的运动员进行一系列的功能测试，以制订基线，如果发生损伤，就可以在康复的时候与基线进行对比。受伤后评分和伤前的基线相比，可以帮助运动防护师明确患者是否准备重返运动。例如，可以设定一个客观标准，即在允许患者进行功能性活动或重返赛场之前，患者能够恢复到其伤前水平的90%~95%。

## 功能筛查测试

准备体格检查前进行功能筛查测试，可以明确容易受伤的个体。关于运动防护师在进行受伤风险筛查时应该关注什么，目前还没有相关的科学研究。但是，基本的生物力学知识和解剖学知识可以帮助运动防护师识别出组织在遭受什么样的压力和张力时会增加受伤的风险。

传统上，临床医师使用基于解剖学的评估模型识别出引起疼痛的解剖结构，其体征和症状与对应的诊断一致。目前的评估趋向于新的模型，更侧重于运动学评估，而不是解剖评估。这种新的模式可识别人类运动系统的特征性运动损伤，并提出如何治疗这些与运动相关的损伤，而不是仅仅治疗解剖结构的异常[6]。

当运动员存在较大受伤风险时，他（她）可以设计出一个预防受伤的训练方案，有针对性地解决运动员的运动效率低下的原因。运动防护师将预防受伤列入训练方案，可以减少运动员损伤的发生率。这个结论已经在先前的一些研究中得到证实，这些研究观察了下肢损伤的发生率，尤其是前交叉韧带损伤的发生率[5,14,31]。

一些临床医师[8-9,10,23,25]已经研制出功能筛查的评估方案，这些方案更加注重功能性运动的缺失，这些功能缺失可能限制个体活动并使其易受到损伤[9]。过顶深蹲和单腿下蹲测试[8]、功能性动作筛查[5-6,11]、落地错误评分系统[25]和团身跳跃测试[23]是目前有循证依据的4种功能筛查测试。所有这些功能筛选测试的预测能力都有限，但是它们在评分者间和评分者内具有较高的可靠性，因此在临床上它们可以帮助识别那些可矫正的运动代偿和神经肌肉支配受限[13,36]。

一般来说，这些方案涉及个体在受控条件下所进行的运动模式，然后运动防护师观察此种运动模式下所涉及的每个关节的运动情况。通过关注到低效的运动模式，运动防护师能够事先识别存在的肌肉失衡，这些肌肉失衡将改变力偶关系、姿势对线、关节运动和神经肌肉控制[6]。

### 过顶深蹲和单腿下蹲测试

Clark[8]设计的过顶深蹲和单腿下蹲测试是为了识别运动障碍，明确潜在的原因，然后利用所得到的这些信息指导治疗。在过顶深蹲时，患者做一个下蹲的动作，同时将手臂伸展到头部上方（图3-10）。在单腿下蹲时，患者双手放在髋部，单腿下蹲至舒适水平，然后回到站立位置（图3-11）。

本质上，运动防护师观察的是受试者在动态运动时能否保持肢体各个部分的中立对齐，从中寻找足、膝关节、髋关节、腰椎和肩关节的代偿模式。

如果患者的肢体移动偏离了中立位置，这可能是肌肉无力或肌肉紧绷。在肢体运动的方向上，肌肉可能出现紧绷，而且过度紧绷的肌肉会将肢体拉向紧绷的方向，使其偏离中立位置。在肢体运动的相反方向上，会出现肌肉功能抑制或肌肉无力，且无力和受抑制的肌肉无法产生足够的力来维持肢体的中立位置。这两种情况都会导致关节运动的改变，从而给周围的组织施加更大的压力，并在重复运动时使这些组织的功能接近失效。表3-8和表3-9明确患者在进行过顶深蹲和单腿下蹲时可能出现的代偿模式，以及运动防护师对所出现这些情况给出的解释。

### 落地错误评分系统

落地错误评分系统是由Padua[25]设计的，目的是识别有前交叉韧带损伤风险的人群。该评分系统是测试一个包含垂直和水平方向的跳-落地运动。受试者站在一个30 cm高的盒子上，距离该盒子一半身高的地面位置标出着陆线，然后受试者瞄准着陆线向前跳跃，刚好越过着陆线落地，落地后立即垂直跳跃，尽量跳到最大高度（图3-12）。该评分可以简单计算落地技术错误的分数。运动防护师从侧面和正面两个方向对落地技术进行分析。落地错误评分系统量表中有17个得分项目（表3-10），分数越高，说明起跳后落地技术越差；反之，说明落地技术越好。

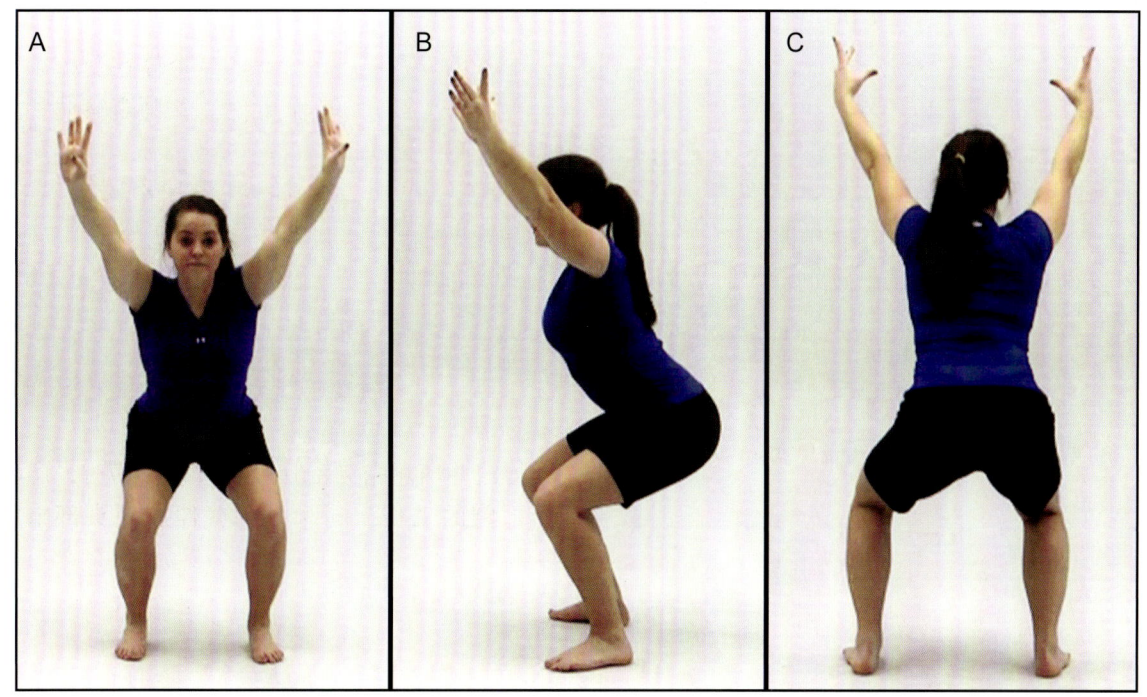

图 3-10 过顶深蹲。(A)前面观,(B)侧面观,(C)后面观

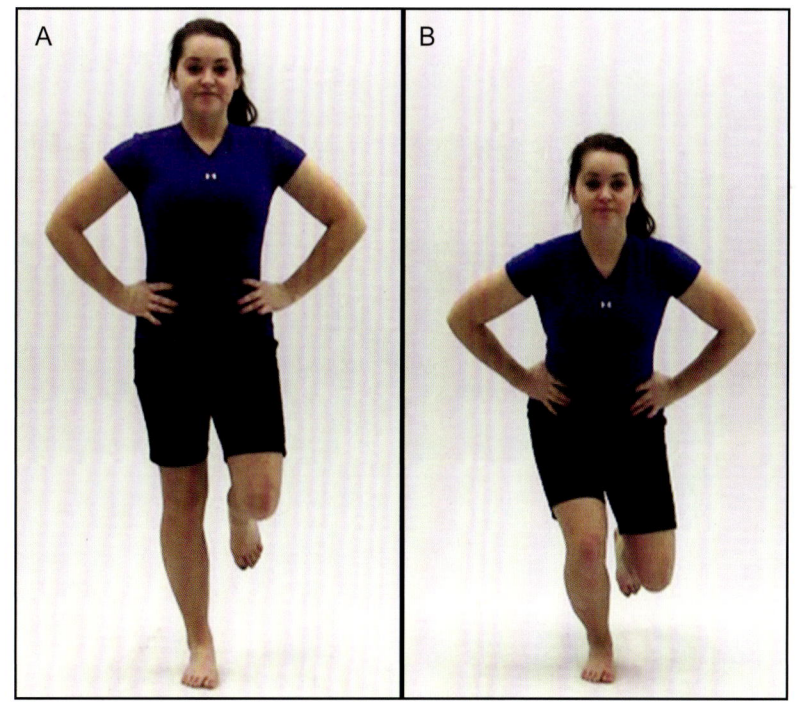

图 3-11 单腿下蹲。(A)开始位置,(B)结束位置

最新证据表明落地错误评分系统可作为预测的工具。Padua 和 DiStefano 已经指出,在用于识别前交叉韧带损伤风险的青年足球运动员时,落地错误评分系统具有高敏感性(86%)和特异性(64%)[26]。Cameron 也指出落地错误评分系统的得分越高,下肢发生应力性骨折的可能性就越高[3]。

表 3-8　过顶深蹲代偿模式

| 代偿在 |
|---|
| 足和踝<br>• 足内翻：是 / 否<br>• 外旋：是 / 否 |
| 膝关节<br>• 外翻：是 / 否<br>• 内翻：是 / 否 |
| 腰椎-骨盆-髋复合体<br>• 非对称性重心偏移：是 / 否<br>• 腰椎前凸：是 / 否<br>• 髋内收：是 / 否<br>• 髋内旋：是 / 否 |
| 发现这些情况可能是由于 |
| 足内翻和外旋<br>• 肌肉紧绷：比目鱼肌、腓肠肌外侧部、股二头肌、腓骨肌、梨状肌 |
| 膝外翻和内翻<br>• 肌肉紧绷：腓肠肌 / 比目鱼肌、内收肌、髂胫束<br>• 肌肉无力：臀中肌 |
| 腰椎前凸<br>• 肌肉紧绷：竖脊肌和腰肌<br>• 肌肉无力：腹横肌和腹内斜肌 |
| 髋内收<br>• 肌肉紧绷：髋内收肌<br>• 肌肉无力：臀中肌 |
| 髋外旋<br>• 肌肉无力：臀大肌、髋外旋肌群 |

表 3-9　单腿下蹲代偿模式

| 代偿在 |
|---|
| 足和踝<br>• 足内翻：是 / 否<br>• 外旋：是 / 否 |
| 膝关节<br>• 外翻：是 / 否<br>• 内翻：是 / 否 |
| 腰椎-骨盆-髋复合体<br>• 腰椎前凸：是 / 否<br>• 躯干侧方弯曲：是 / 否<br>• 躯干旋转：是 / 否<br>• 髋内收：是 / 否<br>• 髋内旋：是 / 否 |
| 发现这些情况可能是由于 |
| 足内翻和外旋<br>• 肌肉紧绷：比目鱼肌、腓肠肌外侧部、股二头肌、腓骨肌、梨状肌 |
| 膝外翻和内翻<br>• 肌肉紧绷：腓肠肌 / 比目鱼肌、内收肌、髂胫束<br>• 肌肉无力：臀中肌、内收肌和髂胫束 |
| 腰椎前凸<br>• 肌肉紧绷：竖脊肌和腰肌<br>• 肌肉无力：腹横肌和腹内斜肌 |
| 躯干侧方弯曲<br>• 肌肉无力：核心肌群 |
| 躯干旋转<br>• 肌肉无力：核心肌群 |
| 髋内收<br>• 肌肉紧绷：髋内收肌<br>• 肌肉无力：臀中肌 |
| 髋外旋<br>• 肌肉无力：臀大肌、髋外旋肌群 |

**团身跳跃测试**

和落地错误评分系统一样，Myer[23]设计的团身跳跃测试可帮助临床医师识别在增强式运动时下肢落地技术存在缺陷可能导致的前交叉韧带损伤。在这个测试中，受试者重复进行10秒的团身跳跃，临床医师对整体标准进行视觉评估（图3-13）。受试者的跳跃技术通过主观评估，要么有明显的缺陷，要么没有（表3-11）。最后记录受试者技术缺陷的种类，大于6种以上就需要进一步进行针对性的技术训练。

**功能性动作筛查**

功能性动作筛查是由Cook[9,10,15]设计的，用于找出个体执行功能性动作前和动作时的动作差别。它不是用来指导患者治疗的诊断工具。功能性动作筛查包括7种基本的运动模式，这些运动模式要求体现受试者的稳定性和灵活性，包括：①深蹲，②跨栏架步，③直线弓步蹲，④肩关节灵活性测试，⑤直腿主动上抬，⑥躯干稳定性俯卧撑，⑦旋转稳定性测试（图3-14）。功能性动作筛查评分包括0～3分4个等级（表3-12），最高分是21分。

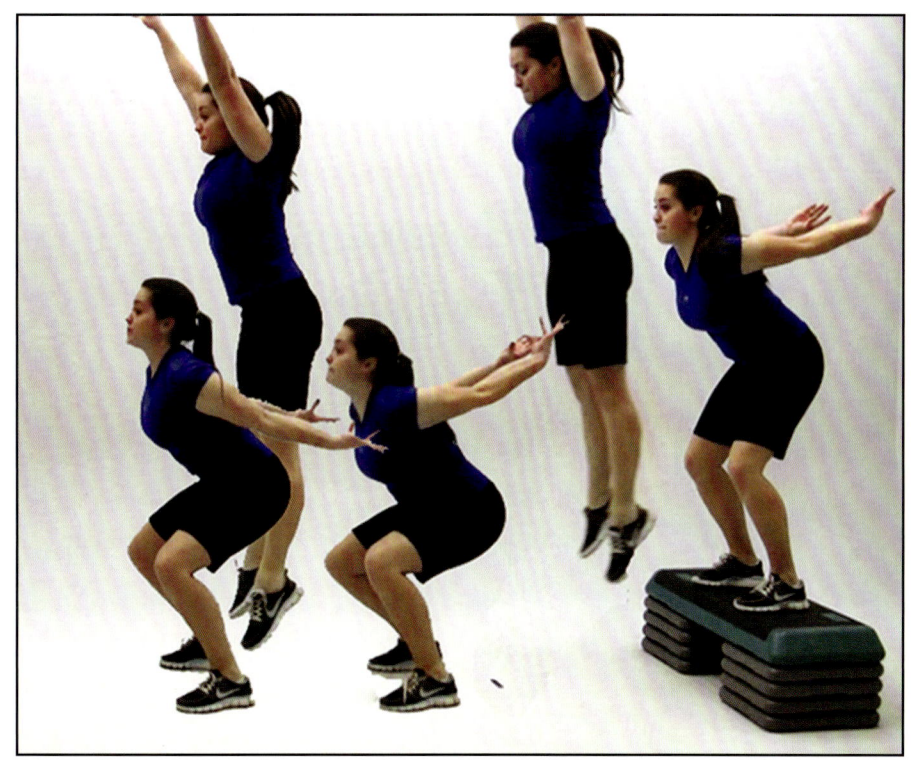

图 3-12 落地错误评分系统

表 3-10 落地技术"错误"

| 侧面观 |
|---|
| 接触地面时髋关节屈曲角度——髋关节屈曲　是＝0，否＝1 |
| 接触地面时躯干屈曲角度——躯干在髋关节前方　是＝0，否＝1 |
| 接触地面时膝关节屈曲角度——大于30°　是＝0，否＝1 |
| 接触地面时踝关节跖屈角度——足至踝　是＝0，否＝1 |
| 髋关节在膝关节最大屈曲角度时屈曲——屈曲角度大于接触地面时　是＝0，否＝1 |
| 躯干在膝关节最大屈曲角度时屈曲——躯干位于髋关节前方　是＝0，否＝1 |
| 膝关节屈曲移位——大于30°　是＝0，否＝1 |
| 矢状位关节移位幅度　大位移（软）＝0，平均位移＝1，小位移＝2 |
| **正面观** |
| 接触地面时躯干侧屈——躯干侧屈　是＝0，否＝1 |
| 接触地面时膝关节外翻角度——膝关节中线超出足中线　是＝0，否＝1 |
| 膝关节外翻移位——膝关节中线在踇趾以内　是＝1，否＝0 |
| 接触地面时足的位置——足趾向外伸出大于30°　是＝1，否＝0 |
| 接触地面时足的位置——足趾向外伸出小于30°　是＝1，否＝0 |
| 接触地面时站立的宽度——小于肩宽　是＝1，否＝0 |
| 接触地面时站立的宽度——大于肩宽　是＝1，否＝0 |
| 足落地时的初始位置——对称　是＝0，否＝1 |
| 整体印象　完美＝0，一般＝1，差＝2 |
| 总分 _____ |

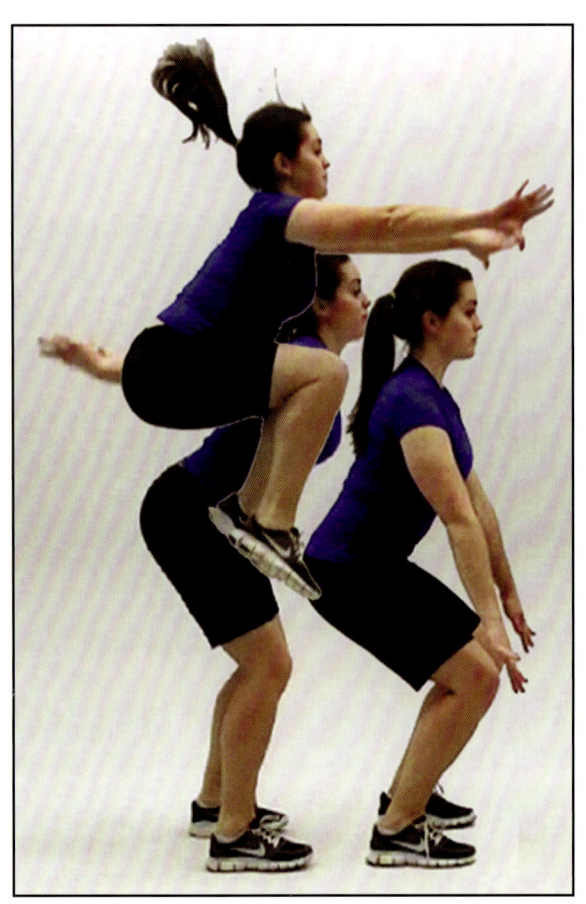

表 3-11 团身跳跃测试——技术缺陷

| 团身跳跃评估 | 前 | 中 | 后 |
|---|---|---|---|
| **膝关节和大腿运动** | | | |
| 落地时膝外翻 | ___ | ___ | ___ |
| 跳至最高点时大腿未与地面平行 | ___ | ___ | ___ |
| 跳起时两条大腿高度不相等 | ___ | ___ | ___ |
| **落地时足的位置** | | | |
| 落地时双脚距离与肩宽不等 | ___ | ___ | ___ |
| 落地时双脚不平行 | ___ | ___ | ___ |
| 双脚落地时间不相等 | ___ | ___ | ___ |
| 总计 | ___ | ___ | ___ |

图 3-13 团身跳跃测试

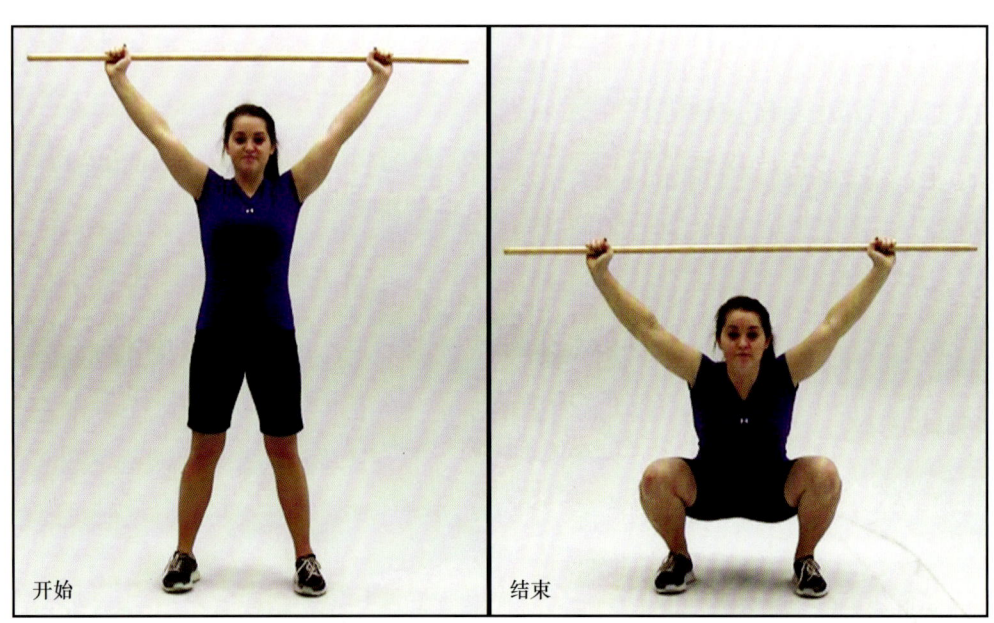

图 3-14 （A）功能性动作筛查：过顶深蹲

第 3 章 损伤康复的评估过程 61

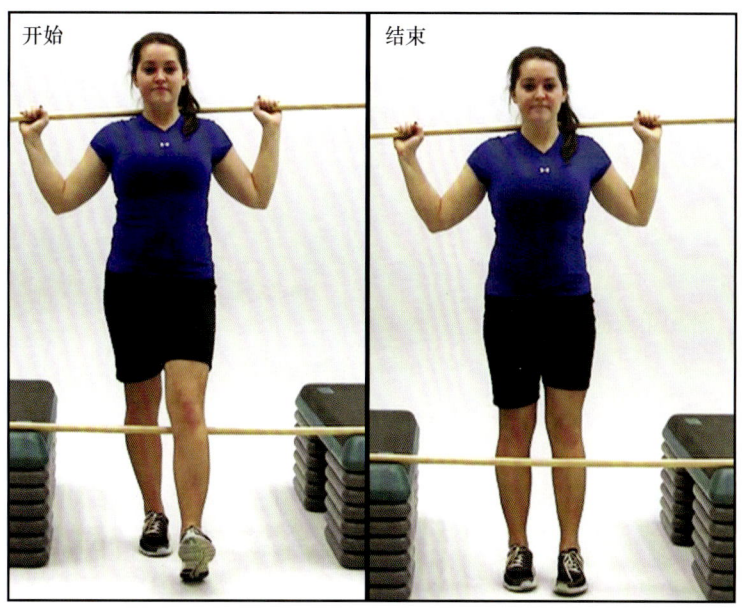

图 3-14 （B）功能性动作筛查：跨栏架步

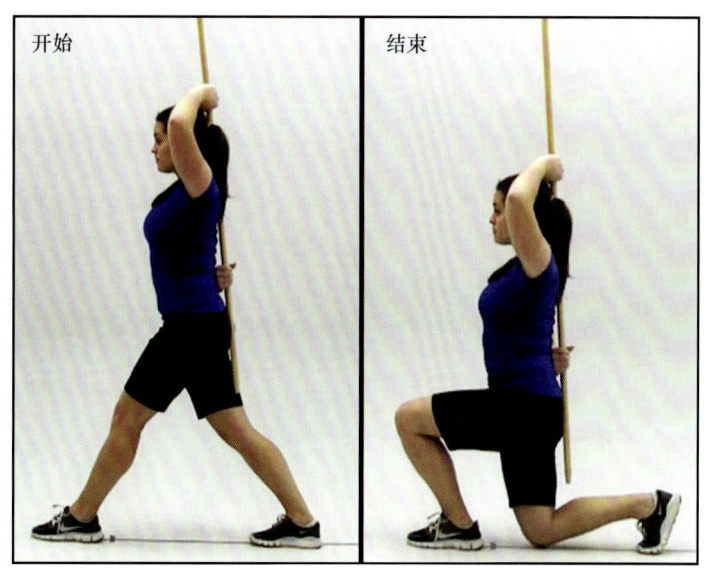

图 3-14 （C）功能性动作筛查：直线弓步蹲

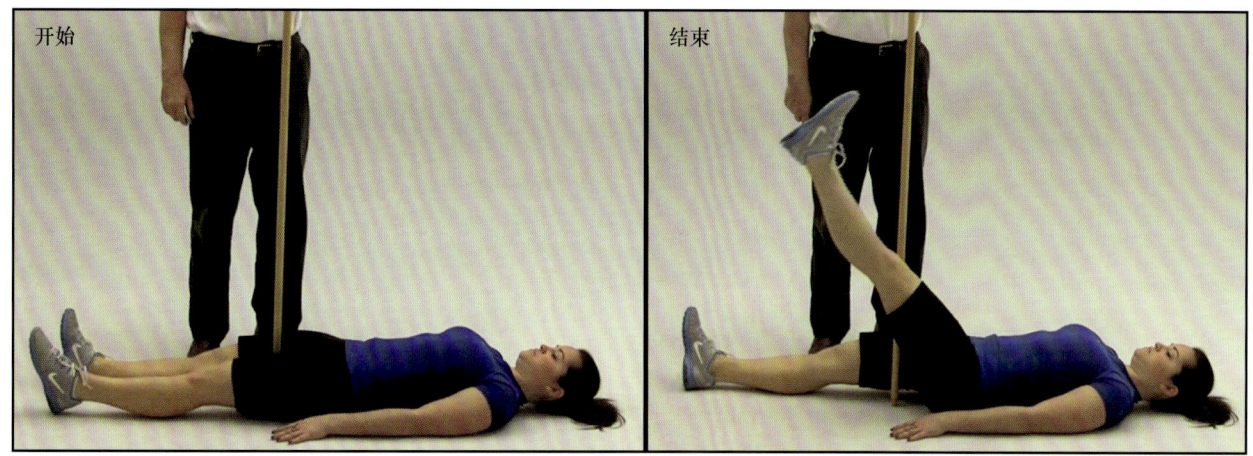

图 3-14 （D）功能性动作筛查：直腿主动上抬

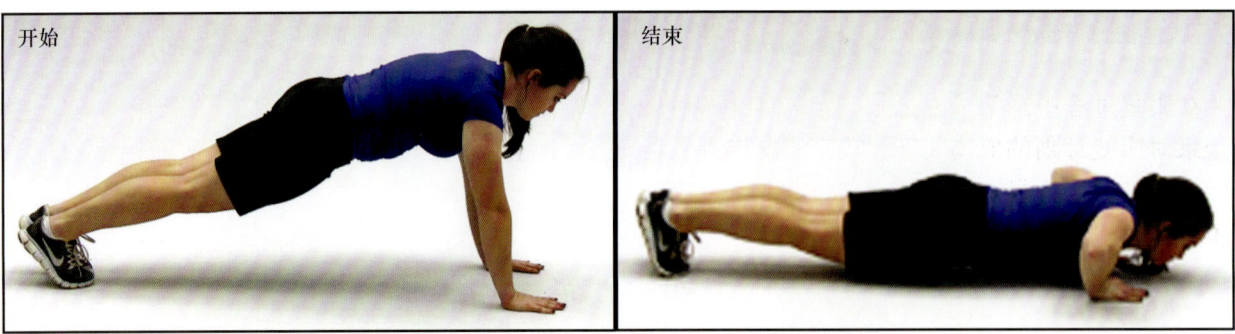

图 3-14 （E）功能性动作筛查：躯干稳定性俯卧撑

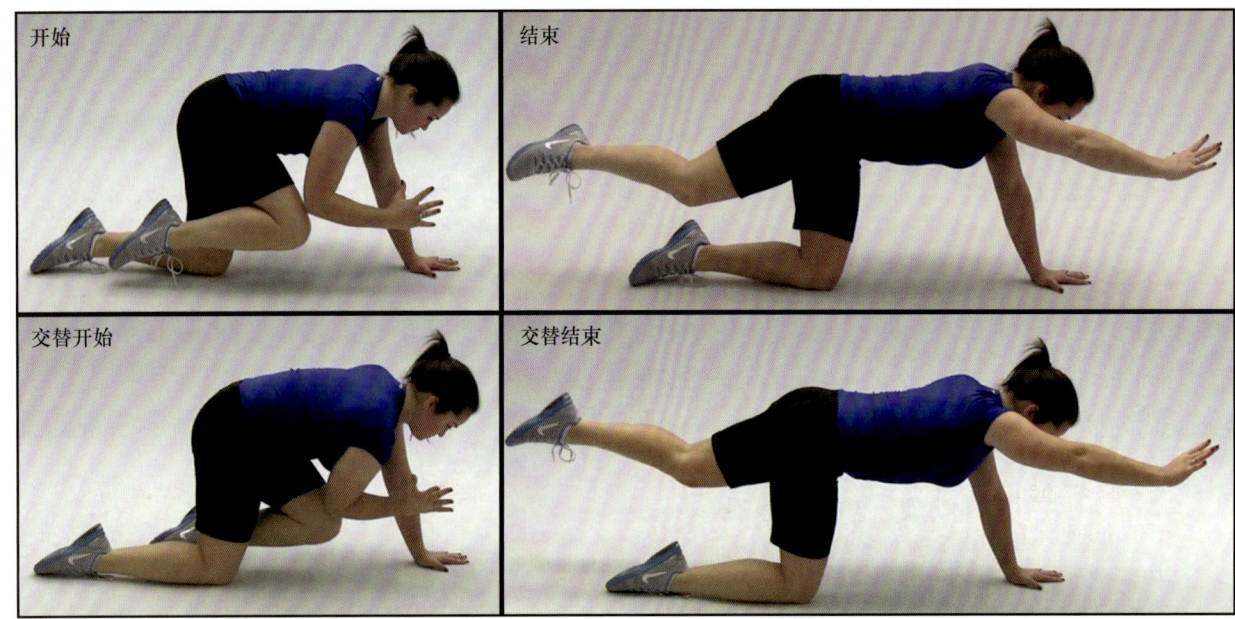

图 3-14 （F）功能性动作筛查：旋转稳定性测试和交替位置

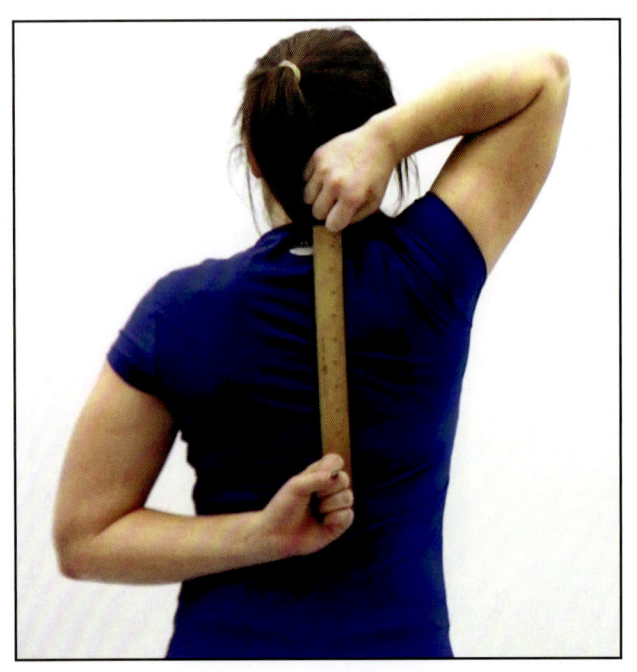

图 3-14 （G）功能性动作筛查：肩关节灵活性测试

表 3-12 功能性动作筛查评分

| 功能性动作筛查测试 | 右 | 左 | 得分* |
|---|---|---|---|
| 过顶深蹲 | —— | —— | —— |
| 躯干稳定性俯卧撑 | —— | —— | —— |
| 跨栏架步 | —— | —— | —— |
| 直线弓步蹲 | —— | —— | —— |
| 肩关节灵活性 | —— | —— | —— |
| 直腿主动上抬 | —— | —— | —— |
| 旋转稳定性 | —— | —— | —— |
| | | 总计 /21 | ____ |

\* 得分
正确执行动作没有通过其他代偿方式 = 3
执行动作并通过部分代偿方式 = 2
无法完成动作 = 1
执行动作的任何时刻都出现疼痛 = 0

## 记录检测结果

在康复过程中经常被忽视的一个事实是，良好的记录对康复计划的成功实施至关重要。检查者要查阅以前的评估记录，以明确患者的恢复情况，并对康复计划进行适当的调整。

### SOAP 记录

评估过程的记录应以 SOAP（主观、客观、评估和计划）注释格式进行记录（图 3-15）。

- S（subjective，主观的）：SOAP 的这个部分主要包括获取患者病史时的主观评估阶段所收集的相关信息。这些信息可能包含患者的一般情况、损伤部位、损伤机制、既往损伤和症状等[19]。
- O（objective，客观的）：SOAP 的这个部分主要包括在评估的客观阶段所收集的相关信息。特别重要的信息可加星号标示，有助于运动防护师在随后的重新评估中更容易找到这些信息，以评估患者的恢复情况[19]。
- A（assessment，评估）：损伤评估是运动防护师对损伤的印象评估以及损伤性质的专业判断。虽然运动防护师可能无法明确损伤的确切性质，但有关损伤的可疑部位和病变组织的信息是明确的。此外，还应包括对损伤严重程度的判断[27]。
- P（plan，计划）：治疗计划应包括初步的急救和运动防护师接下来的处理计划[16]。此时的处理可能包括进一步的评估，或简单地运用夹板、包扎物或拐杖，以及第二天需要重新评估的内容等。制订治疗计划是 SOAP 的最后一步。治疗计划应包括患者短期和长期的康复目标[19,27]。短期和长期的康复目标应该是客观的，并包含时间表。这将有助于运动防护师判断康复过程是否成功，以及明确患者是否能够达到目标之后再进行必要的调整。

运动防护师应该尽可能定量记录所有的信息，这将在康复过程中更好地监测患者的恢复情况，并通过重新评估并与以前的评估记录进行对比，再对治疗进行相应的调整和进阶。

### 制订康复目标

制订短期和长期目标是应予以高度重视的，因为这将是制订实际康复计划的关键因素，在康复过程中选择使用的训练模式应基于这些目标。康复目标是 SOAP 中治疗计划的一部分。康复目标应以评估期间收集到的信息为基础，并处理 SOAP 中记录的体征和症状[19]。对于 SOAP 中所列出的每一个显著的体征和症状，检查者都应该制订相应的目标。一般来说，短期目标的持续时间是 2 周[19,27]。在评估或重新评估之后，检查者应考虑在这个时间窗内可以合理地实现哪些目标。长期目标是患者恢复正常活动所应达到的最终目标[19]。

根据损伤评估的结果，为每个受伤者制订不同的短期和长期的康复目标。例如，膝关节损伤的足球运动员，可能存在膝关节屈伸范围受限，膝关节伸直力量下降和出现膝关节明显肿胀。这个病例的短期目标是增加一定的关节活动度（如：增加 10°），增加一定的膝关节伸直力量（如：增加 10 磅），以及每个检测周期（如果是短期目标，一般为 1~2 周）减轻膝关节一定的肿胀程度（如：周径减少 1 英寸）。因此，短期目标应该提供一个及时的和可实现的目标，运动防护师可以用它来评估康复计划是否成功。该患者的长期目标可能是在 8 周后自由、不受限制地踢足球。长期目标可以帮助患者了解康复过程所期望达到的程度。运动防护师应当鼓励患者实现每个短期目标，以及密切监测患者的恢复情况。要明白康复目标可能随着时间的推移而发生改变，这取决于患者康复过程中的恢复情况。

```
患者姓名_____        受伤日期_____
受伤部位  右  左_____        今天日期_____
主观信息（病史）：


客观信息（视诊，触诊，关节活动度，肌力和特殊测试）：


评估（临床印象）：


计划（实施的治疗，处理，康复目标和治疗计划）：
```

图 3-15　创建 SOAP 记录表格

以下是踝关节2级扭伤需要达到的短期和长期康复目标的例子。

**短期目标**
- 4天内消肿30%
- 1周内增加关节主动关节活动度50%
- 1周内完全负重行走的步态得到改善
- 4天内急性疼痛减轻50%
- 4天内踝关节外翻力量增加50%
- 4天内踝关节跖屈力量增加50%

**长期目标**
- 2周内在保护绷带支撑下恢复有限的踝关节练习
- 2.5周内在保护绷带支撑下恢复完全的踝关节练习
- 3周内在保护绷带保护下重返赛场

---

**临床决策练习3-6**

你给一个足球运动员做损伤评估。完成损伤评估后，获得以下客观评估的信息：
- 膝关节主动伸直范围受限10°
- 膝关节被动屈曲范围受限20°
- 大腿前方出现肿胀和变色
- 与健侧相比，股四头肌的肌力减弱

基于这些发现，你将如何为受伤的运动员制订治疗目标？

---

## 评估康复进展情况

在整个康复过程中，负责监督康复计划的运动防护师必须不断监测患者整个康复过程的恢复情况。在许多情况下，运动防护师能够每天处理受伤的患者。这种密切的监督方式使运动防护师能够根据患者每天的恢复情况不断调整治疗方案。

进展评估应该基于运动防护师对损伤愈合过程中任何时间段将会发生的确切情况的认知程度[19]。损伤愈合的时间线决定了运动防护师该如何进行康复计划。运动防护师应明白康复过程中加快愈合进程几乎是办不到的，因为加快愈合会受到损伤愈合的制约。

进展评估的范围将比前面所述的一系列详细评估更为有限[27]。场外评估应更彻底、全面，系统排除那些与目前损伤无关的信息。一旦排除了无关的信息，接下来的进展评估可以特别关注今天的损伤与昨天相比是如何出现的。对比前一天的治疗，评估患者的病情是好转还是恶化。

为了确保进展评估的完整性，还需要进行问病史、视诊、触诊和特殊测试。

### 病史
- 跟昨天相比，今天的疼痛怎样呢？
- 患者是否能够更好地活动且疼痛减轻？
- 患者感觉昨天的治疗对他有帮助还是加重疼痛呢？

### 视诊
- 今天肿胀怎样呢？比昨天多还是少？
- 患者今天活动有没有更好？
- 患者还在监测和保护受伤部位吗？
- 患者的态度如何：乐观向上还是抑郁消极？

### 触诊
- 患者今天的肿胀程度跟昨天有什么不同吗？肿胀方式有没有发生改变？
- 受伤部位摸起来还柔软吗？
- 今天有没有新发现昨天还没那么明显的畸形？

### 特殊测试
- 韧带受力测试是否引起同样多的疼痛，或者韧带不稳的评估等级是否发生改变？
- 徒手肌力测试和昨天相比怎样？
- 主动或被动关节活动度是否发生改变？
- 附属运动是否受到限制？
- 患者今天能否比昨天更好地进行特定的功能测试？

### 进展评估笔记

在康复的整个过程中应常规记录每次进展评估的结果[27]。进展评估笔记可以遵循如前所述的SOAP注释格式。它们可以是扩展的治疗记录，也可以是每周治疗的总结。进展评估笔记中应着重记录患者所接受治疗的类型和患者对此治疗的反应、SOAP短期目标的进展情况、先前治疗计划和治疗目标的更改以及接下来几天的治疗安排。

## 总 结

1. 系统性差异评估分为主观评价和客观评价。主观评价包括患者的详细病史，客观评价包括对患者的视诊、关节活动度检测、抗阻力强度测试、肌肉失衡评估、基于既往发现的特殊测试、神经学检测和功能性测试。
2. 损伤的系统评估过程为设计有效的康复方案奠定了基础。系统性差异评估过程中有意义的发现将用于鉴别病变组织以及周围组织的功能不足，然后康复计划和治疗目标将聚焦于恢复病变的或功能不足的组织的正常功能。
3. 通过运用解剖学知识和系统性差异评估，运动防护师应能明确哪些组织是病变组织。这是通过区分正常组织（无症状）和被激惹组织（有症状）来实现的。
4. 损伤风险筛查用来明确在功能性活动中个体的运动模式是否对周围组织施加更大的压力。通过在早期阶段识别这种运动模式，运动防护师能够将预防受伤的训练方式纳入康复过程，从而减少以后的受伤风险。

短期和长期的康复目标应基于系统性差异评估的重要结果，所有重要的发现都应该有相应的康复目标，而且所有目标都应是可量化的并能通过相应的时间来实现。一般来说，短期目标是那些可以在 2 周内实现的目标，长期目标是患者为恢复正常活动所应达到的最终目标。

## 临床决策练习解决方案

**练习 3-1** 运动防护师只应对先前评估阶段怀疑为病变组织的部分进行特殊测试。这种测试用来证实先前的发现，并排除其他相关的组织损伤。根据患者的病史，运动防护师怀疑可能为半月板或关节软骨损伤，并对这些结构实施特殊测试。

**练习 3-2** 理解肌肉力量失衡将使姿势对线发生改变，这点尤为重要。横跨关节的肌肉过于紧绷或无力，可能导致姿势对线改变。运动防护师应特别注意那些在关节活动度和抗阻力强度测试中由于紧绷或无力而改变姿势对线的肌肉。例如，这个患者可能表现为髋部屈肌和竖脊肌紧绷/过度活跃，或腹部和臀大肌无力/受抑制。

**练习 3-3** Cyriax 认为与主动活动方向一致时的活动出现疼痛以及与被动活动方向相反时的活动出现疼痛，与可收缩性组织损伤有关。基于这些发现，运动防护师可能怀疑腘绳肌群受伤。

**练习 3-4** 根据你的发现，考虑关节活动度降低的潜在因素。由于正常的关节面运动发生改变，运动防护师需要在康复期间解决这个问题。除了传统的拉伸运动外，还可以采用关节松动技术来恢复正常的关节活动度。若未能解决所有可能引起关节面运动发生改变的原因，将导致康复计划无效。长期目标可能包括：

- 2 周后恢复足球训练
- 2.5 周后完全恢复足球比赛

**练习 3-5** 中段活动范围肌肉测试的结果有助于明确在特定的肌肉测试中测试哪些肌肉。运动防护师应对所有的肌肉进行特定的肌肉测试，并辅以有症状运动模式的测试。考虑到患者在髋关节伸直过程中表现出的疼痛和无力，运动防护师应该对臀大肌和腘绳肌进行特定的肌肉测试。

**练习 3-6** 康复目标应以评估结果为基础。每一个重要的发现都对应一个康复目标，包括短期和长期的目标。短期目标可包括：

- 减少肿胀 25%
- 1 周内增加膝关节主动伸直范围 50%
- 1 周内增加膝关节被动屈曲范围 50%
- 1 周内增加股四头肌肌力 30%

（Darin A. Padua, PhD, ATC　Barnett Frank, PhD, ATC 著　陈　鹏　方善鸿 译　倪国新 审）

## 参考文献（扫描二维码获取）

# 第 4 章　损伤康复的心理社会评估与管理

> **完成本章学习后，读者应具备以下能力**
> - 解释损伤发生时、康复过程中及重返赛场后的心理社会过程。
> - 描述发生肌肉骨骼损伤和脑震荡时的心理社会反应。
> - 了解心理社会评估对于损伤康复的重要作用。
> - 了解如何将目标设定、患者教育、自我暗示和社会支持融入康复过程。
> - 了解心理社会健康与精神健康转诊的过程及重要性。
> - 建立并遵循适当的心理社会和精神健康转诊步骤。

现有的最佳循证实践认为帮助损伤康复的金标准应该是采用整体性的、以患者为中心的生物-心理-社会模式[7,37]。生物-心理-社会模式重视并主张处理与损伤和后续康复相关的生物因素（如营养、组织修复和免疫功能）、心理因素（如个性、认知、情感和行为）和社会因素（如生活压力、社会支持和康复环境）[34]。本章主要关注与受伤运动员康复相关的心理社会因素。我们通过构建相关理论框架，向读者解释运动损伤发生时、康复过程中及重返赛场后的心理社会过程，为本章打下基础。随后将介绍发生肌肉骨骼损伤及脑震荡时患者主要的心理社会反应以及评估这些反应的方法，同时特别关注患者康复的依从性。之后将介绍适合运动防护师在康复期间使用的具体的心理社会方法。最后，强调了心理社会健康与精神健康转诊的重要性，并概述了进行适当转诊的步骤。

## 损伤发生、康复过程和重返赛场的生物-心理-社会模式

与为受伤运动员选择身体康复技术和治疗手段类似，心理社会治疗策略的选择和实施应以理论和经验证据为基础。下面我们将针对运动损伤心理社会反应，用现有的理论系统进行简要概述，即压力与运动损伤模式（model of stress and athletic injury）[155]、运动损伤和康复的心理反应综合模式（integrated model of psychological response to sport injury and rehabilitation）[152]、运动损伤康复的生物-心理-社会模式（biopsychosocial model of sport injury rehabilitation）[34]，以及运动性脑震荡损伤和康复的心理反应综合模式（integrated model of psychological response to sport concussion injury and rehabilitation）。本章还将介绍康复三阶段及自决理论[56]。这些理论概念将帮助运动防护师更好地理解潜在的生物-心理-社会因素以及这些因素可能导致损伤发生、影响患者后续康复及重返运动的进程。

### 压力与运动损伤模式

压力与运动损伤模式于1988年提出[2]，并在此后10年不断进行修订[55]。现在普遍认为该模式是心理社会损伤理论及实验研究的基础[4]。该模式认为运动损伤的风险是由于放大了针对潜在压力不

必要的心理生理反应而导致的。这种应激反应由两个相互依赖的部分组成：①个体对潜在压力的外部环境、自己的需求、后果和可用资源的认知评估；②身体潜在的生理变化，如注意力不集中和肌张力的变化。该模式还认为一些先决条件，如性格、压力源、应对问题的能力既可以对压力反应产生积极影响，也可以产生消极影响（表4-1）。该模式也认为一系列的认知-情感-行为干预（如认知重组、思考中断法、放松训练以及自生训练）对缓解心理和生理压力反应都有好处。该模式的核心假设是，经常强化压力反应、有应激源历史、没有适当处理方法的人，与其他人相比会更易导致注意力涣散、产生更剧烈的生理反应，从而增加运动损伤的风险[155]。

尽管在某种程度上，支持压力与运动损伤模式的经验证据是有限的，但其核心仍然是无可争议的。最近的一项荟萃分析证实压力反应在压力源和实际发生损伤之间起着介导作用[87]。研究还发现，压力反应和有压力源史与伤害发生有最强的相关性[87]，意味着经历了一系列大大小小生活压力的运动员，更有可能认为他们的运动生涯是充满压力的，这反过来又会增加运动损伤的风险[46]。到目前为止，只有7项研究证实了认知-情感-行为干预在减少压力反应方面的有效性，这些研究均显示这种干预减少了损伤发生率[87]。

## 运动损伤和康复的心理反应综合模式

迄今为止，最著名的心理社会理论模式即运动损伤康复的心理反应综合模式（以下简称为综合模式）[152]，包含了压力反应和运动损伤模式。构成该

表4-1 可能产生不必要的压力反应的压力源举例

| 主要和次要的生活压力事件 |
| --- |
| 家庭成员去世 |
| 受伤 |
| 好朋友去世 |
| 为新教练效力 |
| 为新队伍效力 |
| 个人成就 |
| 生活环境的改变 |
| 社会再适应 |
| 学习环境的变化 |
| 社交活动的变化 |

综合模式的前提是，任何可能导致损伤发生的因素都将继续影响后续损伤后的反应。该模式认为，损伤发生后，伤病本身成为一个压力源，进而导致一系列思想、情感和行为反应的相互作用，最终影响到整体的心理社会和身体康复以及重返赛场的结果[152]。思想、情绪和行为等动态的核心内容也受到许多个人因素和情境性因素的影响，如损伤的特征以及一系列心理、生理、社会、环境和活动等具体因素。

综合模型被认为是最全面的理论模型，它解释了损伤发生时、康复过程中和重返赛场后的心理社会过程[149]。该模型有充分的实践支持支撑其组成部分（可阅读后续参考文献[37,151]），并被运动心理学研究者及其从业人员广泛使用。最近，它也纳入了脑震荡损伤的心理社会过程，拓展了其内涵[153]。不过也有人认为该模式应该纳入损伤的生物学因素，多年后损伤康复的生物-心理-社会模式解决了该问题。

### 临床决策练习 4-1

朱莉是一所NCCA Division I体育联盟学校的曲棍球运动员，大二时曾是首发阵容队员。她在整个高中时期的比赛中都没有受伤，本赛季末严重的踝关节扭伤对她是一个很大的打击。朱莉不习惯日常生活活动占用这么多时间，她觉得自己没有时间去运动训练室进行康复训练。运动防护师如何帮助朱莉调整日常活动安排以便进行康复训练？

## 运动损伤康复的生物-心理-社会模式

运动损伤康复的生物-心理-社会模式[34]的核心原则之一是证明生物、心理和社会/环境因素之间的双向交互作用。生物、心理和社会/环境因素会受到一系列损伤特征和社会人口因素的影响，同时该模式也会影响康复中期效果（如关节活动度和疼痛）及整体的康复结局（如功能表现和生活质量）。对这一概念新的补充是康复中期效果与心理因素之间存在双向作用，这种关系在其他运动损伤心理社会模式中并没有明确的认识。

尽管该模式不能像综合模式那样详细地解释思想、情绪和行为之间的交互关系[5]，但生物-心理-社会模式对于研究人员和康复实践者来说，是一个很有说服力的框架。此外，该模式对于评估运动损伤、设计干预方案有很大用处，因为它可以将生理、

心理和社会/环境因素结合起来，同时使人们理解三者在损伤过程中的相互作用。与综合模式类似，生物-心理-社会模式的不同组成部分也得到了充分的支持（详见参考文献[37]），然而，由于该模式十分复杂，对其整体研究还不充分。

## 运动性脑震荡损伤和康复的心理反应综合模式

运动性脑震荡损伤康复的心理反应综合模式（以下简称脑震荡模式）[153]以最初的综合模式[152]为基础，在原始概念的基础上增加了神经生物学、心理学、病理生理学因素。也就是说，这个模式强调现有的个人因素（例如：多动症、学习障碍）、应激压力史（例如：创伤后应激障碍）、处理问题的能力（例如：解决问题的方式、社会支持度）和干预措施（例如：脑震荡后的教育）。这些因素能够影响应对压力的反应，进而导致运动性脑震荡的发生。这些脑震荡发生前的因素与其他一些个人和情境性因素一起，会影响脑震荡的一系列神经生物学、心理和病理生理反应。这些因素反过来又会对认知、情感和行为的双向作用产生影响，进而影响个人对脑震荡的反应。该模式还提出，脑震荡后适当结合多专业的心理指导，可以影响认知-情感-行为症状和对脑震荡的反应，所有这些都可以影响脑震荡后的整体心理康复效果（图4-1）[153]。

脑震荡模式的概念是在大量实验证据的基础上得来的[153]，然而很多文献并没有明确指出这个模式。但是对于研究人员来说，这可能是一个非常有用的框架，可以明确脑震荡损伤的一系列心理症状和反应，确定应对这些症状和反应所需的心理干预措施，并确定哪些专业人员应该参与整体的、多专业综合的脑震荡后康复[78]。

> **临床决策练习 4-2**
>
> 乔是一名20岁的大三学生，在NCCA Division I体育联盟学校踢了3年的足球。他最近被诊断为脑震荡，有认知和情感方面的症状，如上课时无法集中注意力、易怒和情绪低落。乔对这些症状轻描淡写，经常告诉他的运动防护师："尽管它们影响了我的日常生活，但没有什么大不了的，我可以战胜它们。"作为运动防护师，你能做些什么来使乔明白他的症状的严重性；如果处理这些问题不恰当，结果会怎样？

## 康复三阶段

为了更好地理解、指导和优化损伤的心理社会康复，我们分阶段来考虑心理社会康复的问题。康复三阶段是一个框架，能帮助实践者理解损伤后不同康复阶段的心理社会反应[92]。这三个阶段是[92]：①对损伤的反应，②对康复的反应，③对重返运动或参与的反应。在每个阶段，对损伤运动员的需求、可用资源和可能的效果进行认知评估，根据评估结果来促进康复或恢复减弱的情绪行为反应。

目前，即使经验证据有限，但也很好地支持了心理社会康复的阶段性方法。最近的两项研究均使用定性归纳的方法，证明肌肉骨骼损伤的心理社会反应是根据损伤的不同阶段发生周期性变化的[45,127]。根据经验来看，当运动防护师希望运动员进行下一阶段的康复训练时，应该考虑到运动员可能的心理社会反应。每当对运动员产生新期待的行为改变时，就要重新进行损伤运动员需求、可用资源和可能效果的认知评估，因为这可能导致产生新的情绪和行为反应。

## 自决理论

虽然自决理论（self-determination theory, SDT）没有具体到某一种损伤，但它是运动防护师必须考虑到的重要理论[56]，尤其涉及到运动员重返赛场方

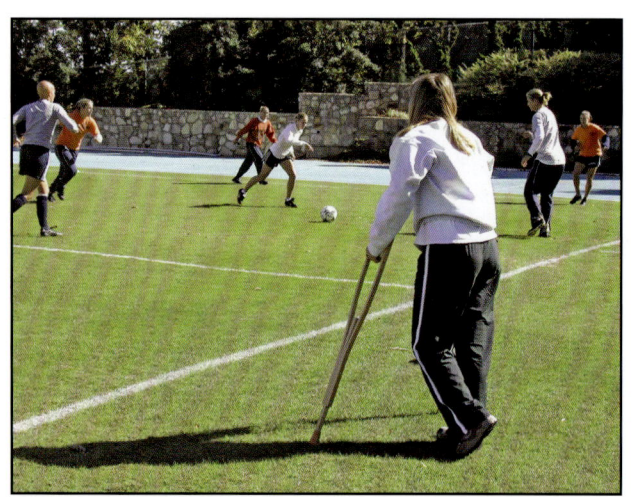

图4-1 综合模型认为，在受伤后情绪和行为反应相互作用，影响整体的心理社会、身体康复以及重返运动的结果

面。自决理论是一个关于人类动机和人格的宏观理论，它认为内在的自我动机的基础是三种先天的心理需求，它们分别是：对权利的需求，对自主权的需求，对亲人的需求（或称自主感、能力感和关联感）。该理论认为，通过满足这些需求，可以创造出"促进成长和整合的自然偏好，以及构建社会发展和个人幸福"的条件[129]。在运动损伤康复的背景下，增强运动损伤患者的自主感、能力感和关联感是非常有帮助的（表4-2）。例如，能力感和关联感对于青少年运动员重返赛场非常重要。同样，在澳大利亚、加拿大和英国的优秀运动员和亚精英运动员中，内在动机能帮助运动员积极重返赛场[40,117,118]。

## 损伤的心理社会反应

如上所述，许多因素影响着损伤的发生、康复和重返社会，从而使每个人的损伤经历都是独一无二的。该模型的核心是基于这样的概念：每个损伤个体的心理反应在性质上都是相互关联不断循环的，典型的循环是从损伤发生前开始，持续到康复、重返社会及之后的整个过程[5,151-152]。这些理论模式及支持它们的经验证据也强调，损伤确实有心理社会方面的前因后果，并与损伤本身的生理特征相互影响。因此，为了确保成功重返赛场，减少再损伤的风险，明确和评估损伤的心理社会反应成为运动防护师在应对损伤运动员康复时的重要组成部分。在接下来的部分中，我们将向读者介绍一系列肌肉骨骼损伤和脑震荡损伤患者的心理社会反应。

### 肌肉骨骼损伤的心理社会反应

到目前为止，已经有大量的研究探讨了肌肉骨骼损伤的心理社会反应[37]。以下是对最常见的心理社会反应的简要总结，它们与受伤运动员的思想、情感和行为有关。

### 认知评估

评估潜在压力事件对个人幸福的意义和重要性的过程称为认知评估[98]。认知评估是反映心理社会损伤程度的重要组成部分，在损伤的不同阶段发挥着重要作用。与前面介绍的理论模式一致[2,152,155]，在发生运动损伤时，通常会对损伤运动员损伤及其影响进行初级认知评估。根据Brewer和Redmond的研究[37]，初级评估通常分为三大类：无所谓的态度（例如：这没什么大不了的）、积极面对的态度（例如：无论如何我都需要休息）或有压力的负面面对态度（例如：它发生在了最糟糕的时间）。

如果运动损伤患者认为受伤对他们来说是一件很有压力的事，那么他们可能将损伤认为是一种打击（例如：我不相信这发生在我身上）、威胁（例如：这可能使我丢了工作）或挑战（例如：我曾经经历过更糟糕的情况，我能从这里爬起来）[37]。通常情况下，初级评估完要进行二次评估，此时运动损伤患者将会知道如何处理伤情。最后，二次评估之后进行再评估，这时可能得知新消息（例如，确诊情况），然后根据现有的信息进行重新评估[37,98]。

认知评价的内容因人而异，差别很大。常见的认知反应包括：追思受伤原因、对损伤本身及疼痛的认知、回忆损伤发生的瞬间、了解损伤带来的益处、自我认同感、自信心、自我效能感、一系列认知处理决策等[37]。同样，这些认知评估可能受他人期待的影响，也可能和运动防护师的能力有关[8,10,48]。众所周知，受伤运动员的初次、二次和再评估贯穿康复全程[45,127]，通常每个新的康复状态（无论是否有压力）都会引起新的认知评估，继而影响到情绪和行为反应。

### 情感反应

情感（情绪）反应被定义为"对一种或多种特定的心理感觉的反应，通常伴有明显或不明显的生理变化，但这些生理变化会造成一些行动或行为反

表4-2 促进损伤运动员自决感的策略实例

| 自主感 | 能力感 | 关联感 |
| --- | --- | --- |
| 患者教育<br>与患者一起设定目标<br>注重康复活动的多样性 | 患者教育<br>与患者一起设定目标<br>自我暗示 | 社会支持<br>沟通交流<br>让运动员与队友保持联系 |

应"[109]。迄今为止,情感(情绪)反应是肌肉-骨骼损伤的心理社会反应中研究最多的一个领域[37]。从受伤运动员和运动医学专业人员角度进行广泛的深入研究发现[14,47,68-71,81,83,85,96,1,3,31,39,55,63-66,88,99,102,104,114,122,126,136,144,148],受伤运动员在康复的不同阶段都会对其损伤产生情绪反应,但可能会因个人和环境因素有很大的差别(表4-3)。

## 行为反应

在肌肉骨骼运动损伤康复的背景下,行为反应指受伤运动员在损伤、康复和重返赛场阶段,所表现出的促进或阻碍康复的行为。与上述理论模式一致,包括但不限于以下行为:坚持康复、使用心理社会策略、有或没有社会支持、行为危险程度、装病、努力程度,以及处理方式[152]。此外其他行为反应,比如使用符合人体工程学的辅助工具[33]、作息规律[59]、补充营养等[21,60,143],都是可以影响整体康复结局的行为。

## 康复依从性

在所有损伤的行为反应中,与运动防护师特别相关的一个是康复依从性。康复依从性被定义为"个人遵照治疗方案以促进伤病康复的行为合作程度"[72],康复依从性被认为是全面和及时康复的必要条件(见Brewer的综述)。例如,全世界的运动医学专家都认为坚持治疗是一个关键的心理社会特征,它决定了最终能否成功康复[14,47,81,83,96]。虽然坚持康复训练和康复结果之间的量效关系还需要进一步研究[73],但普遍的共识是坚持训练是确保成功康复的必要条件[25,30,35,38,54,58,61,67,72,97,107,115-116,132]。

坚持康复治疗可以促进损伤康复,获得良好的训练效果,而不坚持康复治疗可能带来风险,甚至不利于损伤的恢复[72]。一般来说,康复的依从性差包括依从不足(under-adherence)和过度依从(over-adherence)。依从不足是指康复坚持性不足(即,做的比制订的康复计划少),过度依从是指过度康复(即,做的比制订的康复计划多;表4-4)[73]。

**表4-3 不同康复阶段典型情绪反应实例**

| 对损伤和对早期康复的反应* | 对康复的反应 | 对重返社会的反应 |
| --- | --- | --- |
| 愤怒<br>焦虑<br>忧虑<br>苦涩<br>困惑<br>沮丧<br>失望<br>灰心丧气<br>毁灭感<br>恐惧<br>挫折感<br>无助<br>安慰<br>怨恨<br>震惊 | 转向更积极的情绪,比如:<br>热情<br>兴奋<br>还有证据表明,会定期发作:<br>抑郁<br>沮丧<br>悲伤 | 无数积极和消极情绪交织在一起,如:<br>忧虑<br>期待<br>焦虑<br>自信<br>抑郁<br>鼓舞<br>害怕再次受伤<br>沮丧 |

典型的原始反应主要是消极的,但也有例外,这取决于受伤的运动员最初是如何评估他们的损伤的(无关紧要的、积极的或消极的)(See Brewer and Redmond, 2017 for more details.)。

**表4-4 和依从性相关的实例**

| 依从不足 | 坚持康复 | 过度依从 |
| --- | --- | --- |
| 康复训练出勤率低/不高<br>运动重复次数太少<br>冰敷的时间太短了 | 准时参加康复训练<br>参与康复课程<br>按照运动防护师对运动量的要求完成运动<br>努力完成各项活动 | 随意活动(例如,建议使用拐杖走路却不使用拐杖)<br>运动重复次数过多<br>频繁运动 |

现阶段大量的研究都集中在依从不足上[30],而康复治疗过程中的过度依从在文献中是一个较新的概念[73,1119],受到的关注较少。然而,对于运动防护师来说,重要的是要认识到依从不足和过度依从可能都会影响整体的康复效果,并且可能受到不同因素的单独影响。

## 脑震荡损伤的心理社会反应

到目前为止,许多研究认为运动员发生脑震荡损伤与肌肉骨骼损伤有些相似的心理社会反应[124]。虽然大多数与脑震荡相关的研究都集中在脑震荡的神经学表现和症状上,但大量研究也强调了认知评估、情绪和行为反应在脑震荡损伤后的重要作用(表4-5)。

### 认知评估

与肌肉骨骼损伤相似,通常对运动损伤患者的撞击损伤及其影响进行初步的认知评估。初步评估之后是二次评估和再评估,一旦确诊脑震荡或出现新的症状,就要进行重新评估[37,98]。

然而,当运动员罹患脑震荡时,初次评估往往对伤害的严重性及随后的症状估计不足。脑震荡通常被称为"看不见的伤害"[95],并且在媒体和各种体育文化中经常被随意称为"撞到头了"[94],因此,对脑震荡的"淡化"也就不足为奇了。众所周知,许多发生脑震荡的运动员由于不想让队友和教练失望,或是不想离开赛场而选择隐瞒症状[93,105]。其他典型的评估还包括脑震荡原因(即评估脑震荡伤害是不可避免的,还是在他或她自己的控制范围内发生的)、损伤的性质以及一系列有关如何处理损伤及其症状的评估。

脑震荡通常是由于外力对头、颈或脸部的直接撞击,或反弹作用于头部的外力引起[37],脑震荡的许多原因和症状都是神经生物学、心理学和病理生理学性质的。脑震荡的认知反应和症状通常超出了思维范围,因为受伤的运动员总说他们的认知功能下降[37]。现有的研究已经发现,脑震荡损害注意力、记忆力、认知反应速度和反应时间[37]。同样,最近的文献系统综述也发现脑震荡和注意力缺失之间存在关联,属于脑震荡的症状之一[124]。

### 情感反应

脑震荡损伤的典型情绪反应也与肌肉骨骼损伤的反应相似。最近一项全面的系统综述探讨了精英运动员脑震荡与心理健康之间的关系,发现大多数纳入综述的研究报告了抑郁是脑震荡最常见的情绪反应/症状[124]。他们还发现脑震荡和焦虑有关,但不像抑郁症那样普遍[124]。其他需要注意的情绪反应包括受伤运动员的一般情绪状态变化(如愤怒、困惑、抑郁、疲劳、紧张和精力旺盛)[103,104]。对运动防护师来说,在脑震荡康复的不同阶段监测任何可能的非典型、消极的情绪,及时采取应对措施也很重要,在必要时能够进行适当的转诊,确保对患者的全面治疗。

### 行为反应

在行为上,罹患脑震荡的运动员可能会表现出一系列的反应。与迄今为止的理论模式和经验证据相一致,这些反应包括但不限于:睡眠-觉醒障碍、社交困难、与社会脱离、交流困难、行为抑制、回避性应对、攻击性强、病态行为、药物滥用和自杀[77,106,124,134,153]。

**表4-5 脑震荡管理的政策、法规与网站**

| |
|---|
| **美国疾病控制和预防中心:运动性脑震荡政策和法律** |
| https://www.cdc.gov/headsup/policy |
| **关于运动中脑震荡的共识声明——2016年10月在柏林举行的第五届运动性脑震荡国际会议** |
| https://bjsm.bmj.com/content/51/11/838 |
| **全国大学体育协会运动科学研究所:脑震荡** |
| http://www.ncaa.org/sport-science-institute/concussion |
| **全国运动防护师协会立场声明:运动性脑震荡的管理** |
| https://www.nata.org/sites/default/files/concussion_management_position_statement.pdf |

## 损伤康复过程中的心理社会评价

为了确保以患者为中心的整体治疗，必须评估受伤运动员对损伤和康复的心理社会反应[12]。根据 Arvinen-Barrow 等的理论[12]，在计划对受伤运动员进行心理社会评估时，应考虑以下几点：

1. 受伤运动员的整体健康和幸福是评估的核心。
2. 专业人员进行评估管理与解释。运动防护师必须注意到大多数与人格和心理健康有关的心理评估需要经过严格的临床培训，获得专业执照。换句话说，大多数与认知和情绪反应有关的评估，都超出了运动防护师的工作范围，这就显示出了跨专业治疗的必要性。
3. 如果运动员显示出任何心理病理学的迹象，一定要进行适当的转诊。
4. 为了确保运动员在受伤康复期间不被过度评估，在进行心理社会评估的同时要进行身体功能评估。

### 评估康复依从性

考虑到上述情况，运动防护师应该重点评估的心理社会反应是对康复的依从性。如上所述，全世界的运动医学专业人员都认为坚持是一个关键的心理社会特征，它决定了康复能否成功[14,47,83,96]。运动防护师希望通过评估患者的坚持情况，给患者提供具体事例，告诉他们在康复期间应该和不应该做的康复行为。

最广泛使用的依从性评估方法是运动损伤康复依从性量表（Sport Injury Rehabilitation Adherence Scale，SIRAS），这是一个简便易行的量表，包含3个项目，由运动防护师对受伤运动员进行行为评价，内容如下：①完成康复的强度；②遵循康复指导和建议的频率；③对康复计划中变化的接受程度。SIRAS 也可以用于受伤运动员的自我评估，它也是一个培养患者积极康复意识、提高患者的康复依从性的工具。

运动训练的康复依从性测量也是运动防护师的一个有用工具[74]。运动训练康复依从性测量（Rehabilitation Adherence Measure for Athletic Training，RAdMAT）包括16个项目，分为3个子量表：出勤/参与、沟通和态度/努力情况。尽管 RAdMAT 比 SIRAS 更长，但它有助于运动防护师指导受伤运动员，因为它区分了某些依从性相关行为（如参与、沟通和努力），从而对依从性的潜在问题提供了具体的解决方法。

除上面介绍的康复治疗依从性措施外，康复过度依从问卷（Rehabilitation Over-Adherence Questionnaire，ROAQ）[119]有助于解决那些不按要求进行康复治疗的受伤运动员问题。康复过度依从问卷（ROAQ）包含两个子量表总共10个项目：忽视治疗建议和试图加速康复。

关于肌肉骨骼损伤[12]和脑震荡[50]的心理社会评估的细节，以及有效可靠的评估工具，请参考 Taylor[138]最近撰写的关于应用运动心理学评估的文章。

## 心理社会策略

根据现有的理论概念[34,152,153,155]，为了确保身体和心理社会损伤的成功康复，应该将心理社会策略作为治疗计划的一部分。现有的证据表明，一些心理社会策略在损伤康复期间是有益的，包括但不限于：目标设定、想象、患者教育、放松策略、自我交谈、社会支持和压力管理（更多细节见以下内容）[19,20,37,75]。当正确地处理某些心理社会问题时，上述心理社会策略可以有效地控制、减轻对受伤、康复和重返社会的不良认知评价、情绪和行为反应。

为了确保安全、道德和专业人员的护理，选择适当的心理社会策略对运动防护师是一个挑战[52]。大多数运动防护师没有接受过广泛的康复心理学培训，也没有在与损伤运动员的工作中使用过心理社会策略，因此，在工作中实施这些策略时感到吃力[43,47,156-157]。下面将介绍4种心理社会策略，运动防护师在对损伤运动员康复中可以使用这些策略，以确保以患者为中心的整体治疗，它们分别是：设定目标、患者教育、自我对话和社会支持。

### 设定目标

设定目标被定义为"在规定的时间内追求某项任务达到特定标准的动态过程"[100]。设定目标是一种心理社会策略，可以为受伤运动员的康复提供一个方向和行动计划。设定目标也许是康复治疗中最常用的[9]、最常被研究的心理社会策略，而且已经发现它对受伤运动员的康复相关行为、认知评估和情绪反应有直接影响。这也是运动防护师对患者使用的重要心理社会策略，运动员培训教育认证委员会（Commission on accreditation of athletic training education，CAATE）[111] 2020 年的核心能力要求运动防护师在制订康复计划时要考虑患者的目标（CAATE 标准）[69]。

在康复过程中设定目标可以促进受伤运动员的身心康复[27,86]，加速康复进程[57]。也可以作为一种激励策略来帮助运动损伤患者控制自己状况（即保持自主感[56]）[73]，设定目标也可以预测[132]和改善[61]受伤运动员的康复依从性。目前已经有文献建议如何为运动损伤患者设定目标，虽然这些建议存在差异，但它们都要求目标的设定要具有多专业合作（图 4-2）。Heil[82] 提出了设定有效目标的 9 个关键点：

1. 目标应该具体，有可衡量的方法。
2. 设定目标时使用积极而非消极的语言。
3. 制订有挑战性但又切合实际的目标。
4. 有完成这一目标的时间。
5. 短期、中期和长期目标相结合。
6. 将最终目标与阶段目标联系起来。
7. 将目标内在化。
8. 对目标进行监测和评估。
9. 将运动目标与生活目标联系起来。

同样，Arvinen-Barrow 和 Hemmings[13] 提出，目标设定过程应该由 4 个相互联系的步骤组成：

1. 评估确定受伤运动员的个人和身体需求，这与成功康复有关。
2. 确定并设定适当的身体、心理、行为和生活方式目标。
3. 考虑可能影响目标设定有效性的因素。
4. 遵循循序渐进的方案[139]，将设定的目标与康复结合起来。

## 患者教育

患者教育通常被定义为一种结构化的学习经历，它可以影响患者的认知和健康行为[24]，包括运动防护师提供正确信息和纠正有关运动员受伤、康复和重返赛场的错误观点（图 4-3）。有效的患者教育是成功康复的关键因素之一[130]，也是受伤运动员希望运动防护师能够解决的首要问题之一[128]。

通过提供有效的患者教育，运动防护师能以多种方式改善受伤运动员的心理社会反应。首先，患者教育能够提供相关运动知识，这本身就是影响一个人的认知评估、情绪和行为反应的有效途径[44]。其次，患者教育也是有效的沟通，可以帮助患者和运动防护师建立信任和融洽的关系，这两者都是成功康复环境中的关键组成部分[20]。有效的患者教育可以增加康复依从性（行为反应）、减少焦虑（情绪反应）[128]、增强动机和决心（认知评估导致行为反应）[154]、增加受伤运动员自我效能感（认知评价）[133]以及提高整体的康复效果[101]。

鉴于患者教育和有效沟通也是运动防护师应掌握的内容（美国运动员培训教育认证委员会 CAATE 标准 58 和 59）[111]，患者教育应该是一个持续的过程，从受伤开始，一直持续到康复和重返赛场。为了顺利

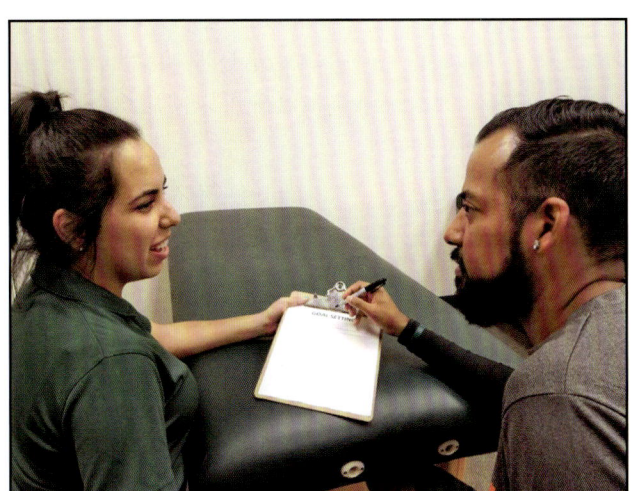

**图 4-2** 运动防护师指导损伤运动员一起完成目标的设定

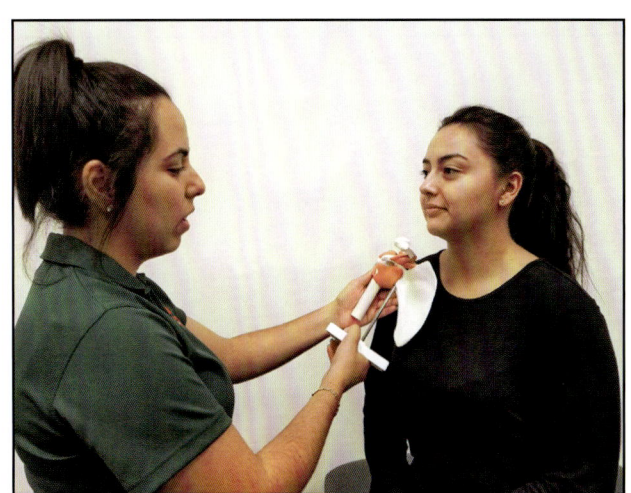

**图 4-3** 运动防护师运用解剖模型进行患者教育

进行患者教育，运动防护师应考虑以下几点[75]：

1. 患者教育可以涉及多种感觉教育。包括但不限于：视觉、听觉、触觉、压力、温度、疼痛、本体感觉和平衡觉。
2. 患者教育应该是双向沟通的。运动防护师应积极倾听患者意见，在整个康复过程中，也应该为患者提供机会，鼓励他们提出问题。
3. 在患者教育过程中可以使用解剖模型和图表，增强患者的理解。
4. 利用有效可靠的智能手机应用软件和其他技术，也可以促进患者的恢复。
5. 运动防护师应使用简单易懂的语言进行患者教育。
6. 应解释清楚所有的书面材料。
7. 在治疗脑震荡患者时，要特别强调教育的重要性[78,153]。

## 自我暗示

自我暗示本质上是一种认知评估，自我暗示通常被定义为"人们大声对自己说的话，或在脑海中发出的小的声音"[141]。鉴于认知评估在影响受伤后的情绪和行为反应以及整个身体和心理社会康复结果方面的重要作用[34,152-153]，鼓励积极的自我暗示，是运动防护师对运动损伤患者使用的关键的心理社会策略之一。当受伤时，运动损伤患者与自己进行消极谈话也是很正常的现象[45,79]。如果不解决这种情况，这些自我贬低的消极谈话会对患者处理运动损伤的方式产生重大影响[14,47,81]。消极的自我暗示不利于患者坚持康复[41]，积极的自我暗示却可以鼓励患者坚持康复[132]，同时在康复过程中体会到自我能力的改善[56]。

运动防护师可以通过多种方式鼓励运动损伤患者进行恰当的自我暗示[110]。第一，他们可以告诉运动损伤患者自我贬低的言论对康复过程和结果的消极影响。第二，他们可以提高运动损伤患者对在康复过程中可能产生的消极自我暗示的认识。第三，运动防护师可以通过关注康复活动的某一特定方面，帮助运动损伤患者将他或她的消极自我暗示转变为更有意义的对话（表4-6）。最后，运动防护师还可以对运动损伤患者进行适当的赞美，鼓励患者进行积极的自我暗示。康复大厅周围也可张贴简单的海报和名言，提醒患者进行积极的自我对话，如"要乐观地考虑问题""顺其自然""控制可控因素"，等等。

> **临床决策练习4-3**
>
> 克莉丝汀是一名15岁的初级跳水运动员，从9岁起就开始参加比赛。最近她有长达3个月的慢性背痛和肌肉痉挛。几个星期以来，她一直在说消极的话语，如"我认识的所有跳水运动员一旦开始背痛就不能继续跳水了""康复训练对背痛从来没有作用"。运动防护师应如何帮助克莉丝汀重新表述她的自我暗示？

## 社会支持

社会支持被定义为"人际关系的一种形式，它鼓励人们表达内心情感，在被怀疑时鼎力支持，可以促进人与人之间的理解和沟通"[82]，社会支持是被研究得最彻底的心理社会策略之一[142]。众所周知，发生肌肉骨骼损伤或脑震荡的受伤运动员，非常依赖他们的家人、朋友、队友、教练、运动防护师和医生给予的社会支持[53]。

文献研究表明，社会支持可以通过调节压力与健康的关系来帮助受伤运动员，也就是说那些觉得自己获得社会支持的人能更好地应对压力事件，如受伤[131]。事实上，研究发现社会支持在康复三阶段[28,45,62,69,80,89-91,123,140,145-147]，以及面对失业时对人都是有帮助的[11,15,22,137]。当运动损伤患者认为他或她从正确的来源获得了适量的、恰当的社会支持，并在康复过程中运用到了这种支持（比如正确的行为反

表4-6　积极和消极的自我暗示例子

| 消极的自我暗示 | 积极的自我暗示 |
| --- | --- |
| "我再也不会好起来了"<br>"我担心我的膝关节会再次受伤"<br>"不管我怎么努力，我都无法集中精力" | "我的活动度已经增加了10°"<br>"深蹲的时候膝关节要位于脚趾之上"<br>"专注于每一次重复" |

应），这将使运动损伤患者感受到关爱[56]（即认知评价）、减少受伤后的焦虑（即情绪反应）[53]。

因为社会支持最好来源于受伤运动员身边的亲朋好友，同时为了确保他们在康复期间感受到社会支持，社会支持应该在损伤之前就存在，而不仅仅当有压力或危机的时候才出现。然而，运动防护师在受伤期间的社会支持中有着双重角色。首先，运动防护师本身可以成为受伤运动员的社会支持的一个重要来源。现有的研究已经发现，在为受伤运动员提供情感、技术和信息等具体支持上，运动防护师是理想人选[18]。其次，运动防护师可以在受伤运动员的现有社会支持人际关系网络中发现潜在的问题，并帮助确定可能的社会支持来源。现有的研究表明，家人和朋友[17,45]、队友和教练[23,29,51]，以及其他受伤的运动损伤患者组成的支持小组[49]是社会支持的重要来源。这种支持小组可以是线下的，也可以是线上的。虽然支持小组可能是由运动防护师发起，但我们鼓励运动防护师从多专业团队或咨询中心寻求帮助来提高社会支持的作用。关于组建支持小组的详细解释，请参考 Clement、Shannon 和 Connole 的"能力加强小组"工作[49]。

到目前为止，现有的研究已经证实，与运动有关的损伤，无论是肌肉骨骼损伤还是脑震荡，都具有典型的生物-心理-社会特征[121]。众所周知，运动损伤的发生可能有生物和心理社会方面的原因[2,155]，而且对损伤的典型反应也具有生物-心理-社会特征[34]。以上强调了运动防护师在日常治疗中可能用到的关键心理社会策略。如果有效地使用这些心理社会策略，会产生积极的康复效果，促进患者的心理社会健康和幸福。然而，若情况相反，通常表明受伤运动员需要心理社会和（或）精神健康的转诊。

## 心理社会和精神健康转诊

为了配合协调患者的康复计划，运动防护师需要定期与其他专业医疗人士合作。因此，作为患者日常治疗的一部分，运动防护师经常会将患者转介给其他专业人员，如由医生或骨科医生处理身体损伤问题，这并不少见。所以转诊不是一个新概念。事实上，在这个过程中许多运动防护师已经成为多学科团队工作的组成部分[42]，并起着核心作用[6]。

当涉及到心理社会和精神健康问题时，运动防护师通常会将患者转介给适当的专业人士[37]。现有的运动训练和运动心理学研究认为，这是由于运动防护师和受伤运动员之间存在信任和融洽的关系。此外，运动防护师在运动康复中[110]应当有能力识别、支持并在必要时将有心理社会和精神健康问题的受伤运动员转介给适当的专业人士。这些心理健康问题包括但不限于：有自杀倾向、抑郁症、焦虑症、精神病、狂躁症、饮食不规律和注意力不集中等[110]。

然而，尽管运动防护师在转介患者时有理想的地位和期望的能力，但他们在讨论、处理和转介运动员给适当的专业人员方面，能力和信心仍显不足[43,52]。这确实是个问题，因为无论受伤运动员情况如何，心理健康问题都是存在的。例如，精英运动员患抑郁症和焦虑症的风险与普通人相当。众所周知，有压力时，患精神健康问题的风险可能会增加，比如在受伤期间。而且也有人指出，严重的运动损伤可能会增加自杀的风险[135]。

为了确保全面的、合格的和以患者为中心的治疗，运动防护师应该熟悉美国运动损伤防护师协会工作组对有心理问题的学生运动员的识别和转诊的跨协会建议。特别是那些在高中[113]和大学[112]工作的运动防护师，应该确保他们有适当的转诊网络，并且可以在工作场所有所体现。

### 转诊网络

为了确保受伤运动员获得最佳的康复效果，作为跨专业治疗团队的成员，运动防护师应该以多学科、跨学科的方式来工作[7,84]。无论医疗保健团队的背景和组成如何，为了确保适当的心理社会和精神健康治疗，第一步便是建立转诊网络并与精神健康专家建立融洽的关系（表4-7）。

同样重要的是，作为更广泛的转诊网络的一部分，运动防护师要了解在上述心理精神健康专业人员工作的所有专业人员的正确职称。Brewer 和 Redmond[37]也主张，运动防护师应熟悉他们所在地区的心理健康专业人员，并且熟悉他们的业务范围、服务对象、地点和服务时间、汇率和支付方法等相关细节。对运动防护师来说，通过上述信息建立自己的转诊网络表是一个很明智的做法（表4-8）。

表 4-7　基于现有康复环境的潜在转诊资源和（或）精神卫生专业人员

| 环境 | 所在环境中的精神卫生专业人员 |
| --- | --- |
| 高中 | 学校护士、学校辅导员 / 心理学家 |
| 大学 | 有执照的顾问、社会工作者、有执照的临床心理学家、精神病学家，通常在大学的咨询或保健中心工作，以及体育部聘请的经过认证的心理顾问。 |
| 半职业和职业体育机构 | 持有双重证书的执业临床心理学家，作为认证精神表现顾问（Certified Mental Performance Consultant，CMPC）、精神病学家 |
| 诊所 | 转诊网络中的医生和（或）其他精神卫生专业人员 |
| 医院 | 执业顾问、社会工作者、执业临床心理学家、精神病学家 |
| 工厂 | 健康 / 医疗中心和（或）咨询服务的执业顾问、社会工作者、执业临床心理学家、精神病学家 |

表 4-8　转诊网络指南示例

| 诊所名称 | 校园心理服务 | Cornerstone 诊所 | Bayview 中心 |
| --- | --- | --- | --- |
| 联系方式和时间 | 校园中心，3 楼，周一至周五，上午 9 点至下午 5 点，下班后提供随叫随到的电话号码 | 123 W. Main Street Anytown, CA 星期一至星期五，晚上 9 时至 7 时（中午休息） | 321 South Street Metro, CA 星期一至星期五，上午 8 时至下午 6 时 |
| 专业知识 | 压力，一般的心理问题 | 临床精神健康状况，包括抑郁、焦虑、身份认同担忧 | 精神病学，临床精神健康状况，包括饮食失调、滥用药物 |
| 所服务的人群 | 学生 / 青少年 | 儿童、青少年、成人 | 成人 |
| 转诊程序 | 按要求入院预约，然后分配给心理健康专业人员 | 要求入院预约 | 需要通过心理服务人员或医务人员进行转介 |
| 费率、付款方式、保险政策 | 对在校学生免费 | 保险有差异 价目表 | 保险有差异 免费咨询 |
| 治疗方法 / 理论依据 | 接受承诺疗法、认知行为疗法、心理动力疗法、以解决方案为中心的咨询 | 认知行为疗法、心理动力疗法、以人为中心的心理咨询 | 认知行为疗法，心理动力学疗法 |

> **需要心理社会和精神健康转诊**
>
> 根据经验，如果运动防护师以适当的方式进行了患者教育、设定了目标、进行了自由沟通和获得了社会支持，而受伤的运动员似乎没有如预期的那样在心理社会方面有所改善时，建议他们将运动员转诊给执业精神健康专业人士。

## 转诊过程

运动防护师应把转诊看作一个过程，而不是单一事件。有效的转诊对患者来说应该是一段积极的经历，可以实现理想的结果。确保拥有一段积极的经历是很重要的，因为众所周知，过往的积极经历会增加对未来心理健康服务的渴求[108]，而不愉快的经历可能会妨碍患者在未来寻求心理健康服务。如果损伤运动员在最初的康复中完成这些，再加上下面讨论的预防性转诊，也可以减少损伤运动员对心理社会和心理健康问题的负面印象。

当进行心理社会或精神健康转诊时，运动防护师应与他们的跨专业健康护理团队的更多成员合作。转诊过程中应使用预先确定的、双方同意的心理健康筛查工具，例如由全国大学生田径协会通过的心理健康评估方法（http://www.ncaa.org/sites/default/files/HS_Mental-Health-Best-Practices_20160317.pdf）、协会间达成共识的文件[112]或者运动医学损伤检查量表[82]。

根据Brewer及其同事的研究[36]，有效的转诊包括5个相互关联的阶段：评估、咨询、试验干预、转诊和随访。以下是对这些阶段的简要分步描述，其中包括在转诊时需要考虑的一些关键问题[76]。

## 评估

初步评估应该包括患者正式和非正式自我评估、其他人的观察和报告以及运动防护师自己对受伤运动员的直接观察和评估。

## 咨询

运动防护师经常会觉得由他们单独决定受伤运动员的心理健康转诊问题。然而，情况不应该是这样的。运动防护师在需要转诊之前就可利用心理健康网络，与心理健康专家就某一特定的受伤运动员具体情况进行私下咨询。在正常的跨专业实践中，如果可以有效地使用这种咨询，就可以为运动防护师提供他们不擅长的心理健康和转诊方面的支持。然后，根据心理健康专家的建议，此类咨询可以促进持续评估、试验干预或立即转诊。

## 试验干预

在与心理健康专家进行初步咨询后，可以进行试验干预。在初步评估的基础上，确定是否需要立即进行心理健康转诊。在这种情况下，运动防护师会实施双方同意的心理社会策略（如本章前面所讨论的），这些策略是在他或她的专业能力范围内的，并且符合受伤运动员的心理社会和心理健康需求。根据所实施的干预措施的结果，决定进行正式的心理健康转诊。

## 转诊

一般来说，转诊主要有两个原因[37]。在没有严重的心理健康问题的情况下，当运动员想要学习并建立现有的和新的心理技能（例如：唤醒调节、压力管理和想象）时，就会进行**有计划的主动转诊**。当出现严重的心理社会和（或）心理健康问题，并且运动防护师正打算解决这个问题，就会进行**有计划的被动转诊**。我们建议运动防护师针对这两种转诊原因都设定相应的转诊程序。通过建立一个积极的转诊程序，运动防护师可以定期将他们的受伤或未受伤的运动员转诊，进行心理社会咨询（如心理技能训练）和（或）心理健康咨询（如处理生活压

力）。适当转诊有助于心理社会和心理健康服务成为体育运动的一部分，帮助那些本来可能会拒绝接受治疗的受伤运动员。此外，采取积极主动的方法也可以防止或减少康复过程中可能出现的心理社会和精神健康问题。

除了上面讨论的两种有计划性的转诊外，心理社会和（或）心理健康的转诊也可以是自发的，即在运动防护师和患者的交谈中，可以很自然地讨论到转诊。例如，患者可能会与运动防护师说学业压力影响了他们的睡眠，导致了他或她情绪的改变。运动防护师可能会提出与心理健康专家交谈的想法，来帮助运动员缓解压力。确定恰当的自发性转诊时间比较困难。值得注意的是，运动防护师在评估转诊需求的同时，还要考虑到症状的严重性（即：症状越严重，转诊应越快）和受伤运动员现有的资源（例如：患者的个人和环境特征以及可用的社会支持）。此外，运动防护师在进行自发性转诊时需要评估自己的能力，因为这涉及到心理社会和精神健康问题，运动防护师-患者、运动防护师-精神健康专业人员之间的关系，以及在进行自发转诊时环境和状况的影响（例如：康复环境的私密度、患者的舒适度）[36]。

在实际转诊时，无论是有计划的主动转诊、有计划的被动转诊，还是自发性转诊，Brewer和Redmond[37]都建议运动防护师要"诚实且直接"，对受伤运动员表达关切之情，同时也要记录他们的异常行为。

同样重要的是，在治疗脑震荡患者时，运动相关的脑震荡症状、脑震荡后综合征和临床心理健康问题（如焦虑、抑郁）症状交互重叠[78]。正因为如此，运动防护师必须注意到脑震荡患者患抑郁症和其他情绪障碍的可能性更大。鉴于神经系统的复杂性，运动防护师必须确保他们拥有适当的心理生理学转诊网络，以确保整体的、以患者为中心的治疗。

## 随访

最后，无论在转诊过程中采取什么措施，在保密的前提下运动防护师都应适时对患者和心理健康专家进行随访调查。

# 结论

为了使患者达到最佳的治疗效果，运动防护师应采用以患者为中心的生物-心理-社会模式来促进

损伤的康复和恢复[7,37]。在本章中，我们讨论了生物-心理-社会模式，以及一系列与损伤及其后续康复有关的心理社会因素[34]。向读者介绍了损伤发生时、康复过程中、重返赛场后的生物-心理-社会模式理论框架。随后，介绍了肌肉骨骼和脑震荡损伤的心理社会反应，以及如何评估这些反应，并特别关注了康复的依从性问题。本文还介绍了运动防护师在康复期间可以对受伤的运动员实施4项关键的心理社会干预措施：设定目标、患者教育、自我暗示和社会支持。最后，本章讨论了心理社会和精神健康转诊的必要性，并告诉运动防护师在进行转诊时可采取的适当措施。

## 总 结

1. 心理社会过程影响着损伤的发生（见压力和运动损伤模式）、康复（见运动损伤康复的生物心理社会模式）和重返赛场（见自决理论）。
2. 受伤运动员在康复不同阶段对肌肉骨骼损伤（见运动损伤和康复的心理反应综合模式）和脑震荡损伤（见运动性脑震荡损伤和康复过程的心理反应综合模式）存在心理社会反应。
3. 运动防护师应该了解心理社会评估在损伤康复中的作用。
4. 设定目标、患者教育、自我暗示和社会支持在损伤康复过程中都是有益的。
5. 运动防护师应确保他们有一个适当的心理社会和精神健康转诊的计划。
6. 运动防护师应能为运动员的心理社会和精神健康问题进行转诊。

## 临床决策练习解决方案

**练习 4-1** 尽管朱莉的直接行为看起来是不依从的，但重要的是要了解其潜在的思想、情绪和任何影响朱莉受伤前后的相关因素。运动防护师可以使用综合模型来"描绘"朱莉的情况，并通过这个过程来确定对朱莉的关键干预措施。现在看来，缺乏受伤经验和不知道发生了什么，影响了朱莉重返赛场，并使她很焦虑。运动防护师可以通过让朱莉了解她的伤势，明白在康复的不同阶段会发生的事情，制订适当的短期目标，有效地解决朱莉的问题。

**练习 4-2** 乔和运动防护师需要讨论乔未来的目标是什么。这可以作为患者教育的基础，向乔强调不要轻视自己的症状。运动防护师可以强调如何恰当地处理他的脑震荡症状，以帮助他实现自己的目标，确保成功完成比赛。如果乔仍然在淡化他的症状，不遵守脑震荡治疗方案，那么把乔介绍给专门处理脑震荡运动员的心理健康专家可能是一个好主意。

**练习 4-3** 尽管认知重塑并不是所有运动防护师都培训过的社会心理干预措施，但运动防护师可以通过不同的方式影响克莉丝汀的思维。由于克莉丝汀的消极自我暗示是基于对她的伤势的不准确的认识，运动防护师可以通过患者教育来帮助克莉丝汀改变对自己伤势的认识。

（Monna Arvinen-Barrow, PhD, CPsychol, AFBPsS,
UPV Sert, Megan Granquist, PhD, ATC 著
黄力平 王超群 译 倪国新 审）

## 参考文献（扫描二维码获取）

# 第二篇

# 康复目标的实现

第 5 章　核心稳定性的建立

第 6 章　神经肌肉控制的重塑

第 7 章　恢复姿势稳定和平衡

第 8 章　关节活动度的恢复以及柔韧性的改善

第 9 章　恢复肌肉力量、耐力和爆发力

第 10 章　康复训练中心肺适能的维持

# 第 5 章 核心稳定性的建立

**完成本章学习后，读者应具备以下能力**

- 描述运动链康复的功能方法。
- 定义核心的概念。
- 讨论核心部位肌肉组成的解剖关系。
- 解释核心功能在功能活动期间如何保持姿势对线和动态姿势平衡。
- 描述核心的评估流程。
- 讨论核心稳定训练的基本原理，以及和高效的功能活动表现之间的关系。
- 确定核心稳定训练的适当运动方式及进阶。
- 讨论核心稳定训练的临床指南。

动态的核心稳定训练计划是所有综合功能康复计划的常规组成部分[11,23,24,31,34,59]。对于不同水平的运动员，核心力量训练和稳定性训练已成为训练和体能锻炼的关键部分[14]。核心稳定训练可改善动态姿势控制，确保肌肉平衡，并影响腰-骨盆-髋复合体周围的关节运动学。精心设计的核心稳定训练可以发挥出动态功能性力量，并提高全部运动链的神经肌肉效率[1,12,17,31,32,34,55,65,68-70,94,95]。核心稳定训练可以增强功能性运动模式和动态姿势控制[6]。

## 核心是什么

核心是指腰-骨盆-髋复合体[1,31]。核心是我们身体重心所在的位置，也是所有运动开始的地方[36,37,83,84]。人体共有29块肌肉与腰-骨盆-髋复合体相连[8,9,31,85]。有效的核心可以维持功能性主动肌和拮抗肌的正常长度-张力关系，从而维持腰-骨盆-髋复合体的正常力偶关系。维持正常的长度-张力关系和力偶关系能让腰-骨盆-髋复合体在功能性运动链活动中保持最佳的关节动力学[94,95,103]。这在整个运动链中提供了最佳的神经肌肉效率，在功能性运动的全部运动链中保证最佳的加速、减速以及动态稳定。它还为高效率的下肢和上肢运动提供近端稳定性[1,31,36,37,46,59,83,84,94,95]。

核心是一个完整的功能单元，在整个运动链协同中起到产生力、缓冲力，并在对抗异常外力时保持动态稳定的作用[1]。在高效率的状态下，每一个结构组成能够分散重量、吸收力和转移地面反作用力[1]。这个整体的、相互依赖的系统需要经过适当的训练，才能在动态的运动链活动中发挥出高效的功能。

核心稳定训练被贴上了许多不同形式的标签，包括动态腰椎稳定，中立位脊柱控制，肌肉融合和腰-骨盆-髋稳定。我们用"肚子"和"臀部"这个词语来教我们的患者、同事以及医疗健康专业的学生。这个生动的词语阐释了整个腹部和骨盆区域协同合作以提供功能稳定性和高效运动的重要性。

## 核心稳定性运动的概念

许多人在特定的肌肉中增强功能性力量、爆发力、神经肌肉控制和肌耐力，使他们能够进行功能性活动[1,31,49,59]。然而，很少有人强化脊柱稳定所需的肌肉[46,49,50]。身体的稳定系统必须保持最佳的功能状态，才能有效地使用在基本动作中发展起来的力量、爆发力、神经肌肉控制和肌耐力。如果四肢的肌肉强壮而核心力量薄弱，那么躯干稳定不足以产生有效的上肢和下肢运动。有人认为，薄弱的核心肌肉力量是导致许多受伤的低效运动的根本原因之一[46,49,50,59]。核心稳定性的各方面不足已被确定为下肢受伤的潜在危险因素[30]，锻炼躯干肌肉被认为是通过保护脊柱来预防损伤的[105]。然而，当大家都认为拥有良好的核心力量可以提高运动表现时，躯干肌肉力量与运动能力之间的关系在文献研究中尚未明确[53,80,86,97]。

核心肌肉是保护机制的一个组成部分，可减轻脊柱在功能活动中自身固有的伤害作用力[15,105]。核心稳定训练计划旨在帮助个体获得腰-骨盆-髋复合体的肌肉耐力、神经肌肉控制、爆发力和力量。然而，核心稳定训练的重点不应该主要放在力量上，而应放在稳定性、平衡和本体感觉方面[25]。这种方法有助于整个运动链的肌肉功能协调[1]。越强的神经肌肉控制和稳定性力量将为整个运动链提供更有效的生物力学姿势，从而在整个运动链中实现最佳的神经肌肉效率。有研究表明，在腰痛患者中，核心稳定性训练比一般训练更有效地减轻疼痛，提高背部的功能状态[26]。

神经肌肉效率是通过姿势对线（静态/动态）联合稳定性力量来建立的，可以使身体在正确的关节、正确的平面和正确的时间来缓冲重力、地面反作用力和动量[13,34,58]。如果神经肌肉系统的效率不足，它将无法对功能性活动中的需求作出反应[1]。当神经肌肉系统的效率降低时，运动链维持适当的力和动态稳定的能力显著降低。这种神经肌肉效率的降低导致了代偿和替代模式，以及功能性活动时的不良姿势[32,94,95]。这种不良姿势使收缩性和非收缩性组织的机械应力增加，从而导致重复性微小创伤、生物力学异常和损伤[17,32,66,67]。

> **临床决策练习 5-1**
>
> 一名体操运动员非常健康，但她出现了腰痛。运动防护师怀疑她的疼痛与椎间盘有关。薄弱的核心肌肉力量是如何导致她的问题的？核心强化训练如何使她受益？

## 功能解剖

为了充分理解功能性核心稳定训练和康复，运动防护师必须充分了解功能解剖学，腰-骨盆-髋复合体稳定机制和正常力偶关系[4,8,9,85]。

回顾腰-骨盆-髋复合体的关键肌肉组织可使运动防护师了解功能解剖学，从而制订一个全面的运动链康复计划。关键的腰椎肌肉包括横突棘肌肌群、竖脊肌、腰方肌和背阔肌（图5-1B）。关键的腹部肌肉包括腹直肌、腹外斜肌、腹内斜肌和腹横肌

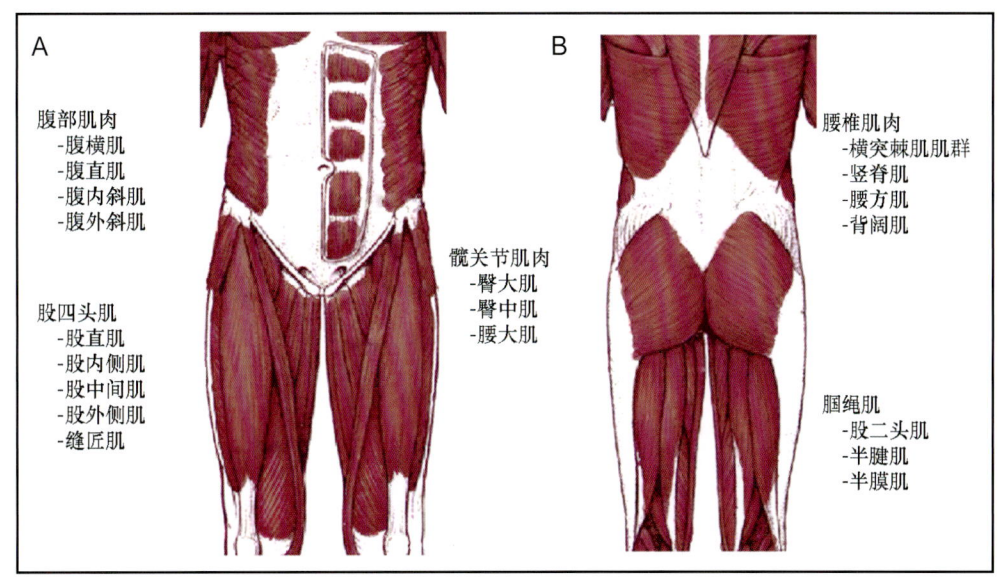

图5-1 关键核心肌群。（A）前面观，（B）后面观

（图5-1A）。关键的髋部肌肉包括臀大肌、臀中肌和腰大肌（图5-1B）。

## 横突棘肌肌群

横突棘肌肌群包括回旋肌、棘突间肌、横突间肌、半棘肌和多裂肌。这些肌肉较小，在促进运动方面的生物力学优势较差[29,85]。它们主要含有Ⅰ型肌纤维，因此主要起稳定作用[29,85]。研究人员[85]发现，横突棘肌肌群中的肌梭数量是大肌肉中肌梭数量的2～6倍。因此，该肌群主要负责向中枢神经系统提供本体感觉信息[85]。此外，它还负责在功能性运动期间维持节段间或节段内的稳定，以及脊柱单元屈曲和旋转的离心减速[4,85]。在功能性运动中，横突棘肌肌群持续受到各种压力和张力的作用；因此，需要对其进行充分的训练，以实现整个运动链中的动态姿势稳定和最佳神经肌肉效率[85]。多裂肌是最重要的横突棘肌，它能够为所有姿势下的腰椎提供节段内稳定[29,104]。Wilke 和 Wolf[104]发现，激活多裂肌时，L4～L5节段的硬度增加。其他关键背部肌肉包括竖脊肌、腰方肌和背阔肌。竖脊肌的功能是在运动链活动中提供动态节段间稳定，以及躯干屈曲和旋转的离心减速[85]。腰方肌主要功能是与臀中肌和阔筋膜张肌协同收缩来维持冠状面的稳定。在所有背部肌肉中，背阔肌的力臂最大，因此对腰-骨盆-髋复合体的影响最大。背阔肌是连接上肢和腰盆复合体的桥梁。任何功能性上肢运动链康复必须特别注意背阔肌对腰-骨盆-髋复合体的功能影响[85]。

## 腹部肌肉

腹部肌肉由4块肌肉组成：腹直肌、腹外斜肌、腹内斜肌，以及最重要的腹横肌[85]。腹部作为一个完整的功能单元，有助于维持最佳的脊柱运动学[4,8,9,85]。当高效收缩时，腹部通过控制腰-骨盆-髋复合体的力提供了矢状面、冠状面及水平面的稳定[85]。腹直肌在躯干伸展和侧屈时离心减速，也在功能性运动期间提供了动态稳定。腹外斜肌的向心收缩产生对侧旋转和同侧侧屈，离心收缩减慢了功能性运动期间躯干伸展、旋转和侧屈[85]。腹内斜肌向心收缩产生同侧旋转和同侧侧屈，离心收缩减慢了伸展、旋转和侧屈。腹内斜肌附着于胸腰筋膜的后层，它的收缩在胸腰筋膜上产生了侧向张力，从而使脊柱单元产生内在的平移和旋转稳定[37,46]。腹横肌可能是最重要的腹部肌肉，其作用是增加腹内压（intraabdominal pressure，IAP），提供动态稳定来对抗腰椎旋转和平移，并为整个腰-骨盆-髋复合体提供最佳的神经肌肉效率[46,49-51,62]。有证据表明，腹横肌在前馈机制中发挥作用[46]。研究人员发现，不管反应力的方向如何，腹横肌的收缩先于肢体运动和其他腹部的肌肉收缩[28,46]。Cresswell 等[27,28]发现，腹横肌与多裂肌一样，在所有躯干运动中都是活跃的，这表明该肌肉在动态稳定中起着重要作用[49]。

## 髋部肌肉

关键的髋部肌肉包括腰大肌、臀中肌、臀大肌和腘绳肌[8,9,85]。腰大肌在开链运动时产生髋关节屈曲和外旋，在闭链运动时产生髋关节屈曲、腰椎伸展、侧屈和旋转。腰大肌能离心减慢髋关节伸展和内旋，以及躯干伸展、侧屈和旋转。腰大肌与浅层的竖脊肌协同收缩，在L4～L5处产生前向的剪切力[85]。深层的竖脊肌、多裂肌和深层腹壁（腹横肌、腹内斜肌和腹外斜肌）[80]抵消该力。患者出现腰大肌紧张是非常常见的，腰大肌紧张会增加L4～L5交界处的前向剪切力和压缩力[85]。腰大肌紧张还会引起臀大肌、多裂肌、深层竖脊肌、腹内斜肌和腹横肌的交互抑制。在功能性运动模式中，这导致了伸肌机制功能障碍[55,65,67,69,70,85,95]。腰-骨盆-髋复合体稳定性的缺失，阻碍了正确的运动激活，并导致在髋关节伸展过程中，腘绳肌和浅表竖脊肌的协同优势。这种复杂的运动功能障碍还降低了臀大肌在足跟触地期间减缓股骨内旋的能力，从而使膝关节韧带损伤的患者容易受到异常力和重复性微损伤的影响[15,20,55,69,70]。

臀中肌是功能性运动中骨盆和下肢在冠状面的主要稳定肌[85]。在闭链运动中，臀中肌减缓股骨内收和内旋[85]。薄弱的臀中肌增加了髌股关节和胫股关节的冠状面和水平面应力[85]，还会导致阔筋膜张肌和腰方肌的协同优势[20,55,57]，这会导致髂胫束和腰方肌紧张，影响腰-骨盆-髋复合体、胫股关节以及髌股关节的正常生物力学。Beckman 和 Buchanan[10]的研究表明，踝关节扭伤后，臀中肌的肌电活动减少。治疗师必须解决髋关节肌肉募集模式的异常，或接受这种募集模式作为一种损伤适应的策略，从而接受由于肌肉过早激活和协同优势导致的未知长期后果[10,32]。

臀大肌在开链运动中的向心收缩，加速髋关节伸展和外旋，离心收缩可减缓髋关节屈曲和股骨内旋[85]。它还可通过髂胫束减慢胫骨内旋[85]。臀大肌是骶髂（sacroiliac，SI）关节的主要动态稳定肌。它在骶髂关节的骶结节韧带附着处提供压缩力的能力最强[85]。Bullock-Saxton[16-17]已经证实，踝关节扭伤后，臀大肌的肌电活动减少。在功能活动期间缺乏适当的臀大肌活动会导致骨盆不稳定和神经肌肉控制能力下降。这最终会导致肌肉失衡、不良的运动模式和损伤。

### 腘绳肌

腘绳肌的向心收缩可屈曲膝关节，伸展髋关节，并旋转胫骨，离心收缩可减缓膝关节伸展、髋关节屈曲和胫骨旋转。腘绳肌与前交叉韧带有协同作用[85]。前面提到的所有肌肉通过提供整个腰-骨盆-髋复合体的动态稳定和最佳神经肌肉控制，在运动链中起着不可或缺的作用。对这些肌肉进行回顾使运动防护师认识到，肌肉不仅在一个运动平面上产生力（向心收缩），也可以减缓力（离心收缩），并在功能性活动中的所有运动平面上提供动态稳定。单独收缩时，这些肌肉不能有效地控制腰-骨盆-髋复合体的稳定。正是整个复合体的协同、相互依存的功能增强了整个运动链的稳定性和神经肌肉控制。

## 腹横肌和多裂肌在核心稳定中的作用

### 腹横肌

腹横肌是腹部最深的肌肉，对躯干的稳定性起重要作用。尽管已被证实是一个活跃的躯干旋转肌，但纤维水平走向使得它对产生脊柱屈曲或伸展运动所需扭矩的能力有限[87]。通过调节 IAP、胸腰筋膜的张力和骶髂关节的压缩力，腹横肌起到主要躯干稳定肌的作用[27,98]。几十年来，IAP 被认为是脊柱控制的一个重要因素，通过腹腔内的压力向上挤压膈肌、向下挤压盆底来伸展躯干[7,38,77]。有假设认为，IAP

提供伸肌力矩，因而减少了躯干伸肌所需的肌力，降低腰椎的压缩负荷[102]。Hodges 等[45]对人类膈神经进行电刺激研究，发现在没有腹部或伸肌活动的情况下产生 IAP 的非自主增加。收缩膈肌、盆底肌和腹横肌可增加 IAP，但未发现屈肌力矩。研究表明，IAP 可直接增加脊柱刚度[48]。Hodges 等[45]利用膈肌强直收缩产生 IAP，导致脊柱刚度增加。腹横肌的双侧收缩有助于增加 IAP，从而增强脊柱刚度。

文献中也讨论了胸腰筋膜在躯干稳定性中的作用，理论上认为，腹横肌的收缩可以通过广泛的胸腰筋膜附着点上的水平拉力产生伸肌力矩[37]。Tesh 和 Shaw-Dunn[100]通过在尸体上胸腰筋膜上施加张力来验证这一理论。尽管在脊柱上发现了微小的压缩力，但几乎没有发现棘突或躯干产生伸展运动。这种微小的压缩力可能在控制椎体间剪切力方面发挥作用。Hodges 等[45]电刺激猪的腹横肌收缩，发现当胸腰筋膜产生张力时，IAP 无相关增加，对椎体间刚度也无显著影响。在同一研究的下一步中，切断胸腰筋膜附着点，发现 IAP 增加而脊柱刚度降低。这表明胸腰筋膜和 IAP 协同作用以增强躯干稳定性[45]。

躯干的稳定性也取决于腰椎尾部的关节。骶髂关节是连接腰椎和骨盆的关节，它从根本上连接了躯干和下肢。骶髂关节依赖于骶骨和髂骨之间的压力。腹横肌在髂骨上水平方向和前方附着点产生脊柱稳定所需的压力。Richardson 和 Snijders[90]让受试者自主收缩腹横肌时，使用超声检测骶骨和髂骨的运动。他们发现腹横肌的自主收缩减少了骶髂关节的松弛。这项研究还指出，这种骶髂关节松弛的减少程度大于使用支具辅助收缩。研究人员确实注意到，他们无法排除骨盆底等其他肌肉活动的变化，这可能是通过骶骨的反旋减少了松弛度[90]。上述研究结果表明，腹横肌与 IAP、胸腰筋膜张力以及通过肌肉附着压缩骶髂关节之间的相互作用在维持躯干稳定性方面发挥了重要作用。

### 多裂肌

多裂肌位于躯干后方肌肉的最内侧，多裂肌覆盖了除腹侧外的腰椎关节突关节[87]。当躯干从屈曲向伸展运动时，多裂肌是主要的稳定肌。多裂肌仅占整个腰椎伸肌力矩的20%，而腰椎竖脊肌占30%，胸椎竖脊肌是产生扭矩的主要肌肉，占50%的伸展力臂[60]。多裂肌，腰椎、胸椎竖脊肌具有高占比的Ⅰ型纤维，是类似于腹横肌的姿势控制肌肉[60]。多裂肌在所有抗重力活动中都是活跃的，包括站立等静态任务和步行等动态任务[104]。

临床观察和试验证据表明，当腹横肌收缩时，多裂肌也被激活[87]。由于腹横肌、多裂肌和胸腰筋膜系统的共同激活，产生了一个腰带状的肌肉支撑圆柱体。肌电图的证据表明，腹横肌和腹内斜肌在准备上下肢运动时收缩，通常被称为前馈机制。这种前馈机制使腹横肌和多裂肌具有一种独特的能力，无论肢体运动方向如何，都能稳定脊柱[47,48]。如前所述，盆底肌在IAP的发展中起着重要作用，可增强躯干的稳定性。研究还表明，在不限运动方向的重复性手臂活动任务中，盆底肌是活跃的[52]。

Sapsford和Hodges[96]发现盆底肌的最大收缩与所有腹肌的活动有关，盆底肌的次最大收缩与腹横肌的单独收缩有关。在同一研究中，还发现当腰椎和骨盆处于中立位时，反应的特异性更好[96]。临床上，该信息有助于指导患者在腹横肌收缩过程中进行盆底肌的次最大等长收缩。另一个值得注意的有趣事实是，有尿失禁的男性和女性腰痛的发生率几乎是无尿失禁人群的2倍[33]。总之，腰-骨盆区域可视为一个圆柱体，下壁为盆底肌，上壁为膈肌，后壁为多裂肌，腹横肌构成前壁和侧壁。圆柱体的所有壁必须被激活并收紧，以便在所有静态和动态活动中保持最佳的躯干稳定性。

> **临床决策练习5-2**
>
> 一名网球运动员去年膝关节受伤，撕裂了前交叉韧带、内侧副韧带和半月板。她正在参加比赛，但受背痛复发困扰。她的姿势控制能力很差，而且有明显的姿势不稳。她能从核心训练中获益吗？你将如何为她选择训练方式？

## 姿势考虑

核心功能是在功能活动中保持姿势对线和动态姿势平衡。身体各部分的最佳对线是功能训练和康复计划的基础。最佳的姿势和对线将产生最大的神经肌肉效率，因为在功能性运动模式期间，会保持正常的长度-张力关系、力偶关系和关节运动学[15,31,32,54,55,57,62,66,69,94,95]。如果运动链中的一个节段对线不良，将在整个运动链中产生可预测到的功能障碍模式。这些可预测到的功能障碍模式被称为序列扭曲模式[31]。序列扭曲模式代表身体结构完整性受损的状态，是因为运动链中的节段对线不齐。这会导致异常扭曲力施加在运动链中功能障碍节段的上方和下方节段[15,31,32,59]。为避免对线不良节段产生的序列扭曲模式和连锁反应，我们必须重视保持整个运动链结构完整性的稳定姿势[17,31,59,69,70,93]。一个全面的核心稳定计划可防止序列扭曲模式的发展，并在功能性运动期间保持最佳的动态姿势控制。

## 肌肉失衡

最佳功能的核心有助于预防肌肉失衡和协同优势的发展。人体运动系统是一个由多个相互关联和相互依赖的部分组成的协调系统[17,66]。人体运动系统中每个组成部分的相互功能协同可实现最佳的神经肌肉效率。关节运动学、肌肉平衡和神经肌肉控制的改变会影响整个运动链的最佳功能[17,94,95]。运动链的功能障碍很少是一个单独事件。通常情况下，运动链的病理变化是连锁反应的一部分，包括运动链中的一些关键环节以及许多代偿和调整[66]。一个关节的许多肌肉之间相互作用负责运动的协调控制。如果核心力量薄弱，正常的关节运动学会发生改变。正常长度-张力和力偶关系的变化，反过来会影响神经肌肉的控制。如果一个肌肉变得薄弱，变得紧张或激活程度改变，那么协同肌、稳定肌及中和肌必会进行代偿[17,32,66,68,70,94,95]。

肌肉紧张对运动链有显著影响。肌肉紧张会影响正常的长度-张力关系[95]，继而影响正常的力偶关系。当力偶关系中的一块肌肉变得紧张时，它改变了两个关节面的正常关节运动学[14,61,89]。改变了的关节运动学会影响运动链的协同功能[17,32,66,95]。这导致关节表面和软组织的压力分布异常。肌肉紧张也会导致交互抑制[17,32,54,57,66,99,103]。因此，如果一个人在整个腰-骨盆-髋复合体中出现肌肉失衡，就会影响整个运动链。例如，腰大肌紧张会引起臀大肌、腹横肌、腹内斜肌和多裂肌的交互抑制[50,55,57,81,85]。这种肌肉失衡模式可能会降低正常腰-骨盆-髋复合体的稳定性。特定的替代模式将代偿稳定性的不足，包括髂胫束的紧张[32]。这种肌肉不平衡模式导致膝关节冠状面和水平面的应力增加。Vladamir Janda 博士提出了一种综合征，称为骨盆交叉综合征（crossed pelvis syndrome），在这种综合征中，薄弱的腹肌和臀肌与紧张的腘绳肌和髋屈肌相抗衡。

有着最佳神经肌肉效率的强壮核心可以防止肌肉失衡的发展。因此，全面的核心稳定性训练应该是所有康复计划的一个组成部分。一个强大、有效的核心为四肢精准和高效的功能输出提供了稳定的基础。要记住，在任何核心加强训练中，脊柱、骨盆和髋部必须在正确的对线上，所有肌肉需得到适当的激活。因为没有一块肌肉是单独起作用的，所以在开链和闭链运动中要注意所有肌肉的位置和活动。

## 神经肌肉因素

一个强大稳定的核心可以通过改善动态姿势控制来优化整个运动链的神经肌肉效率[40,46,50,61,89,94,95]。许多研究人员已经发现，运动链不平衡的个体存在着神经肌肉控制的改变[10,15-17,46,49-51,54-58,65-70,81,82,89,94]。研究表明，腰痛患者存在伴随肢体运动的躯干稳定肌的神经运动反应异常，姿势摇晃明显增大，稳定极限降低[49,50,75,82]。研究还表明，约70%的患者的腰痛会复发。此外，已经证实，在下肢韧带损伤后，腰-骨盆-髋复合体近端稳定肌的动态姿势控制下降[10,15-17]，关节和韧带损伤可导致肌肉活动降低[32,99,103]。关节和韧带损伤可导致关节积液，反过来会引起肌肉抑制。继发于本体感觉和运动觉的改变，这导致了运动链其他部分的神经肌肉控制发生改变[10,17]。因此，当膝关节韧带损伤的个体出现关节积液时，所有经过膝关节的肌肉都会受到抑制。经过膝关节的几块肌肉与腰-骨盆-髋复合体相连[85]。因此，全面的康复方法应侧重于重建最佳核心功能，以便对周围关节产生积极影响。

研究还表明，肌肉会受到关节运动反射的抑制[15,66,99,103]。这被称为关节源性肌肉抑制。关节运动反射是由关节感受器活动来介导的。如果一个人的关节运动异常，运动关节的肌肉就会受到抑制。例如，如果一个人有骶骨扭转，多裂肌和臀中肌会受到抑制[44]。这会导致运动链中的异常活动。阔筋膜张肌在协同作用中占优势，成为主要的冠状面稳定肌[85]。继而导致髂胫束的紧张。它还会降低膝关节在冠状面和水平面的控制。此外，如果多裂肌受到抑制[44]，竖脊肌和腰大肌将会被促进。这进一步抑制了下腹部肌肉（腹内斜肌和腹横肌）和臀大肌[46,49]，也降低了膝关节在冠状面和水平面的稳定性。如前所述，有效的核心通过提供腰-骨盆-髋复合体的动态稳定和改善骨盆-股骨生物力学，来提高整个运动链的神经肌肉效率。这也是为什么所有康复计划都应该包括一个全面的核心稳定训练计划。

> **临床决策练习 5-3**
>
> 作为运动前筛查的一部分，你要寻找那些容易腰痛的运动员。可以选用哪些评估测试？

## 核心稳定训练的科学依据

与其他肌群相比，大多数人的核心稳定肌训练不足[1,91-92]。尽管足够的力量、爆发力、肌耐力和神经肌肉控制对腰-骨盆-髋复合体的稳定很重要，但不正确或过度的训练是有害的[64,91,92]。一些研究人员发现，慢性腰痛患者的腹横肌、腹内斜肌、多裂肌和深层竖脊肌的放电减少[46,49,51,82,88]。在抑制这些关键稳定肌的情况下进行核心训练，会导致肌肉失衡和运动链中神经肌肉控制效率低下。已经证实，没有正确固定骨盆的腹部训练会增加椎间盘内和腰椎间的压力[3,5,11,46,49,51,78,79]。此外，没有正确固定骨盆的过度伸展训练会增加椎间盘内的压力至危险水平，引起黄韧带变形，从而导致椎间孔狭窄[3,5,11,79]。

研究还表明，慢性腰痛患者的稳定耐力下降[11,19,36,37,74]。核心稳定肌主要是Ⅰ型慢收缩肌纤维[36,37,83,84]。这些肌肉对肌肉激活时间的反应最好。肌肉激活时间（time under tension）是一种持续 6~20 秒的收缩方法，强调在关节活动度的末端过度收缩。这种方法提高了肌肉内的协调性，从而提高了静态和动态稳定。为了获得适当的训练刺激，必须为训练的各个方面规定适当的运动速度[23,24]。核心力量耐力必须得到正确的训练，才能够在长时间内保持动态姿势控制[3]。

进一步的研究表明，腰痛患者的多裂肌横截面积减小，症状消失后多裂肌不会自发恢复[44]。传统的卷腹训练会增加椎间盘内压力，增加 L2~L3 处的压力[3,5,11,78,79]。

其他研究表明,在开始核心训练前进行腹部内收动作,肌电图活动和骨盆稳定性会增加[3,11,23,39,40,51,76,81,89]。此外,在核心训练期间保持颈椎处于中立位可改善姿势、肌肉平衡和稳定性。如果头部在运动过程中前伸,胸锁乳突肌则会优先募集。这增加了C0~C1椎体交界处的压力,也可能导致骨盆不稳定和肌肉失衡。这个反射对保持眼睛平视很重要[66,67]。如果胸锁乳突肌过度活跃并伸展上颈椎,则骨盆将向前旋转以重新校准眼睛的平视角度。这会导致肌肉失衡和骨盆稳定性下降[66,67]。

> **临床决策练习 5-4**
>
> 一名田径运动员已经参加了数周的核心稳定训练,她进展顺利,但需要不同的挑战。你将如何改变她的训练计划?

## 核心的评估

在实施全面的核心稳定训练计划之前,个体必须接受全面的评估以确定肌肉失衡、关节活动受限、核心力量、核心肌耐力、核心神经肌肉控制、核心爆发力和下肢运动链的整体功能。评估工具包括在临床中进行的基于活动的测试、使用表面电极或留置电极的肌电图,以及采用实时超声等先进的测试和训练技术。康复超声成像(rehabilitative ultrasound imaging,RUSI)已广泛应用于研究领域中,并已被证实是评估各种腹部肌肉激活模式的可靠工具[41,101]。RUSI尽管目前在临床环境中不易提供,但在实验室环境中有很大的价值。也许将来在临床实践中会更多地使用RUSI。

先前有人指出,肌肉失衡和关节活动受限会导致整个运动链出现异常运动模式。因此,详细地评估每一个人的肌肉失衡和关节活动受限等运动链功能障碍是非常重要的。所有评估内容都不在本章的范围内,感兴趣的读者可以参考其他资料,以了解可用于确定肌肉失衡的其他评估内容。建议感兴趣的读者使用参考资料来详细了解全面的肌肉失衡评估程序[1,15,20,23,24,31,51,56,58,59,68,94,95,103]。

核心力量可以通过直腿下降测试(straight-leg lowering test)来评估[3,51,62,81,94,95]。患者处于仰卧位。一种称为Stabilizer的生物压力反馈装置(Chattanooga

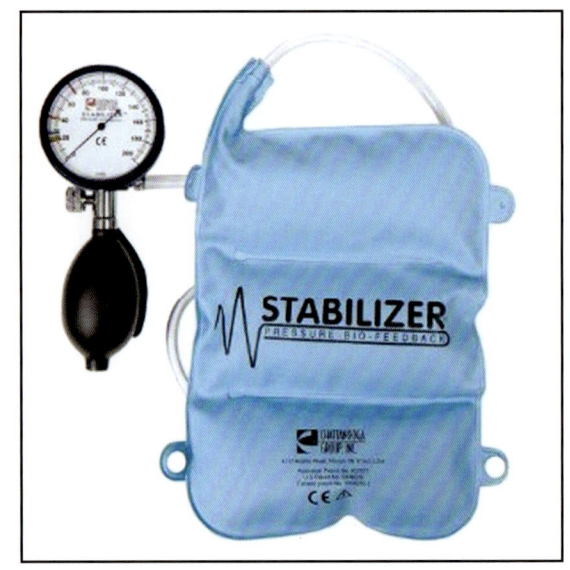

图5-2 生物压力反馈装置 Stabilizer(Reprinted with permission from the Chattanooga Group.)

group;图5-2)置于L4~L5腰椎下方。袖带压力提高到40 mmHg。在将髋关节屈曲至90°的同时,保持腿部完全伸直(图5-3)。指导患者进行腹部内收动作(将肚脐拉向脊柱),然后将背部最大程度地平放在床面上并按压袖带。指导患者将腿朝着床面放低,同时保持背部平直。当袖带中的压力降低时,测试结束。然后用量角器测量髋关节角度,用Kendall开发的分级量表进行评估(图5-4)[63]。该测试提供了下腹部肌群(腹直肌和腹外斜肌)强度的基本概念。使用压力反馈装置,确保没有腰伸肌或髋屈肌的代偿以稳定腿的长杠杆臂。

深层核心肌肉、腹横肌和多裂肌的神经肌肉控制的评估侧重于运动的质量,而不是量化的肌力和耐力时间。遗憾的是,这些重要的肌肉/肌群都没有客观的徒手肌肉测试;然而,Hides和Richardson[43]已经开发了俯卧位和仰卧位测试来评估腹横肌和多裂肌的肌肉协调性。腹横肌的测试可以是在俯卧位进行的,将生物压力反馈装置 Stabilizer 置于腹部下方,肚脐中心,压力垫的远端边缘与左右髂前上棘对齐(图5-5)。压力垫充气至 70 mmHg。在开始测试之前,指导患者充分放松腹部是很重要的。指导患者放松地吸气和呼气,然后憋气并将腹部向脊柱方向收缩。患者被要求保持这种收缩至少10秒,然后缓慢、可控地放松。最佳表现即良好的腹横肌神经肌肉控制,是4~10 mmHg的压力下降,且不产生骨盆或脊柱运动。监测骨盆和下肢的位置很重要,因

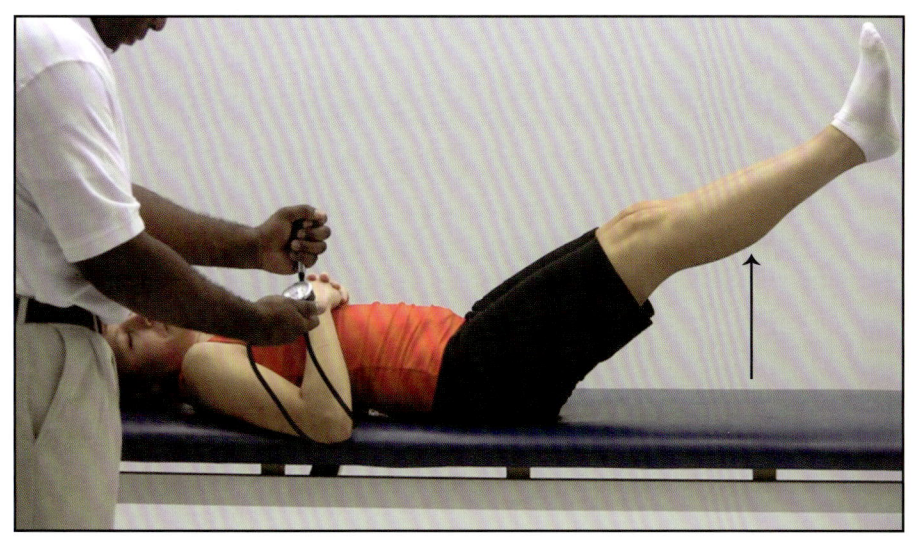

图 5-3 核心力量可使用直腿下降测试进行评估

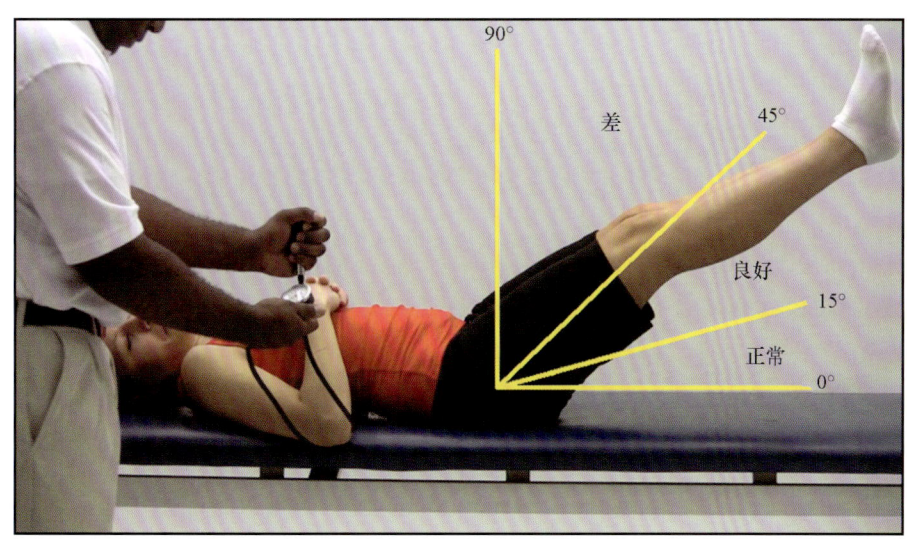

图 5-4 直腿下降测试中肌肉分级的要点

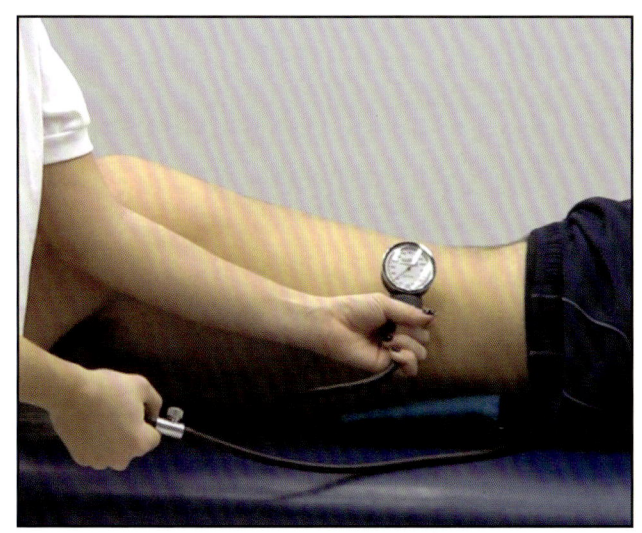

图 5-5 俯卧位腹横肌测试

为患者可能会通过对腿部施加压力或倾斜骨盆来抬高下腹部进行代偿，而不是单独的腹横肌收缩。

腹横肌的测试也可以在仰卧位进行，并依赖于下腹部的触诊和观察。对患者的指令与俯卧位测试相同，运动防护师会触诊髂前上棘内侧下方、腹直肌外侧来感受双侧腹横肌的收缩（图 5-6A）。

Stabilizer 气垫也可置于下腰部，以监测骨盆是否发生代偿（图 5-6B）。在整个试验过程中，压力读数应保持不变。压力读数的变化表明患者向前倾骨盆（压力降低）或后倾骨盆（压力升高），试图压平其下腹部。患者被要求保持这种收缩至少 10 秒，缓慢、可控地放松。随着腹横肌的正确收缩，运动防护师感觉到下腹壁逐渐变得紧张。当腹内斜肌占主导作用时，将会明显发现腹横肌的不正确激活，当触诊到张力快速形成或腹壁鼓起而不是内收时，

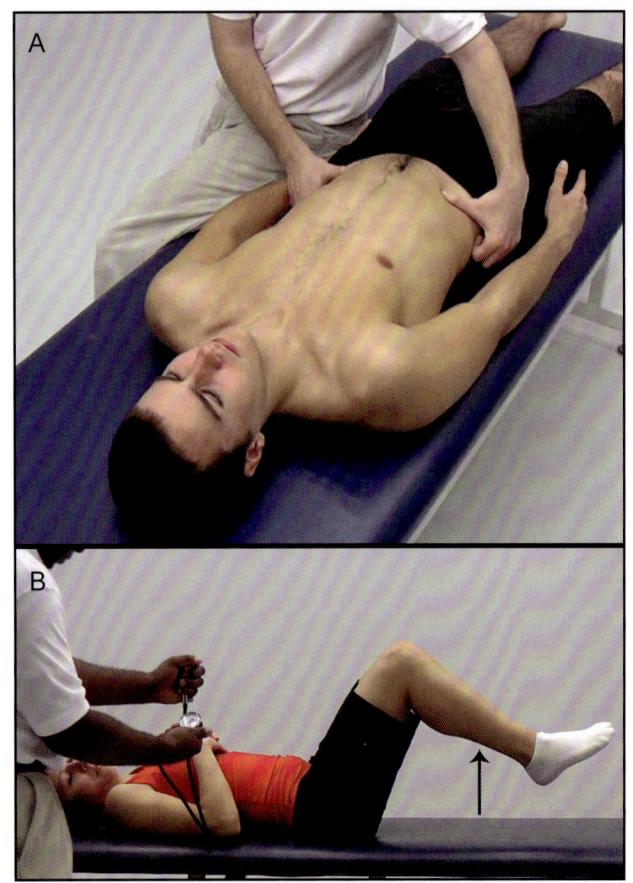

图 5-6 仰卧位腹横肌测试

就会发现这种情况。

患者处于俯卧位，治疗师通过触诊多裂肌的肌肉激活水平来检查多裂肌的神经肌肉控制（图 5-7）。指导患者吸气和呼气，医生手指下的肌肉鼓起时屏住呼吸。然后要求患者保持肌肉收缩，同时恢复正常呼吸模式至少 10 秒钟。运动防护师触诊多裂肌的对称激活和肌肉的缓慢激活过程。这个顺序在腰椎的多个节段重复。代偿模式包括骨盆前后倾斜或胸廓抬高，以试图使多裂肌鼓起来。

对核心肌肉全面正确的评估将帮助运动防护师制订合适的核心稳定训练计划。在进行其他稳定训练之前，必须先对腹横肌和多裂肌进行神经肌肉控制训练。这些肌肉为所有其他核心肌肉收缩提供了基础。

## 核心稳定训练计划

如前所述，训练计划必须以科学、系统的模式进行，训练的最终目标是躯干稳定肌在功能性任务的所有阶段都是活跃的。这些任务包括简单的静态姿势，如站立或坐姿，以及进阶至非常复杂的任务，如高强度的竞技技能[71]。患者宣教是锻炼计划成功的一个关键。所需的肌肉激活模式必须可视化，而且患者还要具有高水平的身体意识，使他或她能够通过正确的姿势、神经肌肉控制和每个单独任务所需的力量来激活他或她的核心肌肉。

## 执行吸入动作

与正常呼吸模式相协调的深层核心稳定肌（腹横肌和多裂肌）的激活是所有核心运动的基础[64]。所有的核心稳定训练必须首先从"吸入"动作开始（图 5-8）。运动科学界对活动中腹部肌肉的激活有不同的看法[73,87]。

McGill[73] 是腹部支撑技术的支持者，建议患者最大程度地加强或激活躯干屈肌和伸肌，以防止脊柱的活动。他运用肘关节支撑模式的训练技术，要

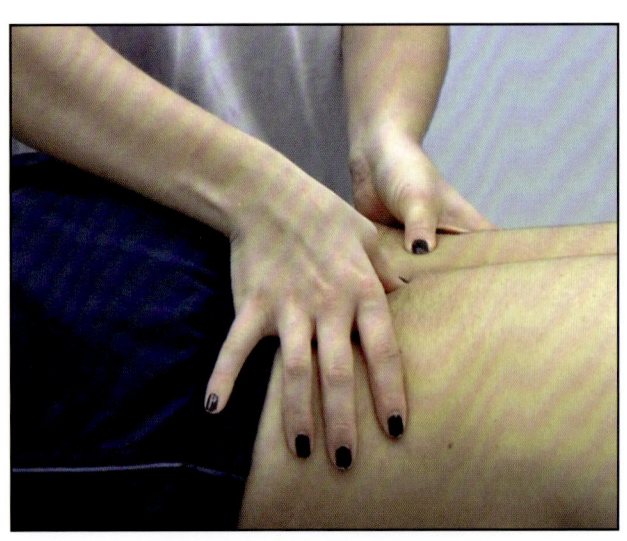

图 5-7 触诊多裂肌肌肉激活

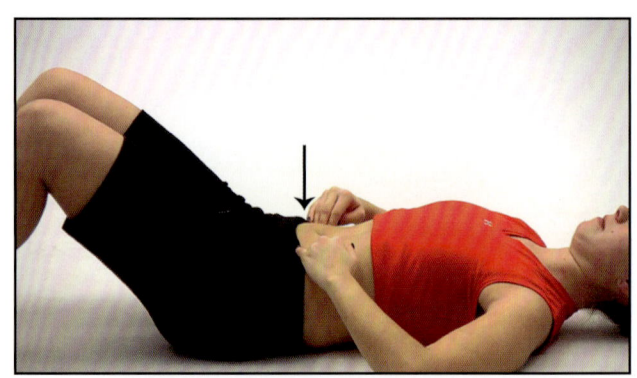

图 5-8 内收动作需要腹横肌的收缩

求患者同时激活肘部屈肌和伸肌，并抵抗试图屈曲其肘部的外力，从而固化肘关节。一旦患者掌握了这个理念，同样的原则也适用于躯干。

Richardson 和 Hodges[87]介绍了凹腹技术，即肚脐向后拉向脊柱而不发生脊柱运动。这个技术不要求患者做最大程度的收缩，而是做一个次最大程度但稳定形成的肌肉激活。

我们采用了一种教学技术，结合了次最大程度凹腹和适度躯干支撑。当患者站在镜子前时，要求他们把手放在髂嵴上，这样他们的手指就可以放在他们的腹横肌和腹内斜肌上，一个向患者陈述的好方法是，"把你的手放在你的腰上，就像你生气的时候。"然后指导患者在继续正常呼吸的同时，不要移动躯干或身体，将肚脐向后拉向脊柱。一个很好的口头提示是，"让你的腰变细，就像你正在穿一条紧身牛仔裤，不要吸气。"在这个姿势下，指导患者不要让任何人"推动他们"，或使他们失去平衡。这有助于结合全身支撑技术和上下肢的使用，以促进全身的稳定性。这可以被称为优势发力体位或基础体位，在教所有核心训练的过程中，可以使用这些关键词（核心肌肉正确激活的其他教学提示见表5-1）[75,91]。应该强调的是，如果患者有憋气，就不能达到有效的肌肉激活。

**表 5-1　核心肌肉激活的教学提示**

| 口头提示 |
|---|
| 1. 将肚脐往后拉向脊柱，不要移动脊柱或倾斜骨盆 |
| 2. 把你的腰收细 |
| 3. 把你的腹部拉离裤子上的腰带 |
| 4. 收紧你的下腹，模拟拉上一条紧身裤 |
| 5. 继续正常呼吸，同时收缩下腹部 |
| 6. 收紧盆底 |
| 　a. 女性：收缩盆底以免漏尿 |
| 　b. 男性：将阴囊上拉，就像在齐腰深的冷水中行走 |
| 身体提示 |
| 1. 使用镜子给予视觉反馈 |
| 2. 把你的手放在腰上，就像你生气一样，然后保持正常呼吸的同时，把你的腹部拉离指尖 |
| 3. 触觉促进 |
| 　a. 用贴带贴在皮肤上给予反馈 |
| 　b. 把绳子系紧在腰上 |
| 4. 肌电生物反馈装置 |
| 5. 肌肉电刺激 |
| 6. 盆底和髋内收肌等长收缩和保持 |

还应注意的是，当患者进行其他练习（如举重、步行）或有氧运动（如有氧踏板运动、水中有氧运动或跑步）时，应当继续练习这个内收动作。

## 针对性核心稳定训练

一旦吸入动作做完后，腹横肌和多裂肌在俯卧位和仰卧位的神经肌肉控制也就完成，如前面"核心的评估"所述。然后，可以进阶到其他姿势的训练。四点位是患者学习和提高其优势发力体位的良好起始姿势（图 5-9）。这有助于患者保持身体稳定，减少躯干活动。指导患者保持躯干像桌面一样笔直，然后将肚脐往上拉向脊柱（激活腹横肌和多裂肌），同时保持正常的呼吸模式。保持此姿势至少 10 秒，并逐渐进阶至持续 30~60 秒，以提高这些躯干肌肉的耐力[71,74]。建议患者以离心收缩的方式缓慢放松肌肉，在此放松阶段不应出现脊柱运动。当患者掌握了这个姿势，并且运动防护师认为患者已经准备好后，运动的难度就可以提高至患者的最大忍受力。

图 5-10 至图 5-12 说明了核心稳定综合训练计划中使用的运动。练习在渐进式核心稳定训练计划中分为 3 个级别：1 级-稳定（图 5-10）；2 级-强化（图 5-11）；3 级-爆发力（图 5-12）。患者从最低级别的运动开始，在这个级别，患者可以保持稳定和最佳的神经肌肉控制。当患者掌握了这一级别的运动时，就可以进行进阶运动[1,2,4,11,13,15,18,19,23,27,32,38,42,45,51,59,60,66,68,71,72,77,83,84,96,98]。

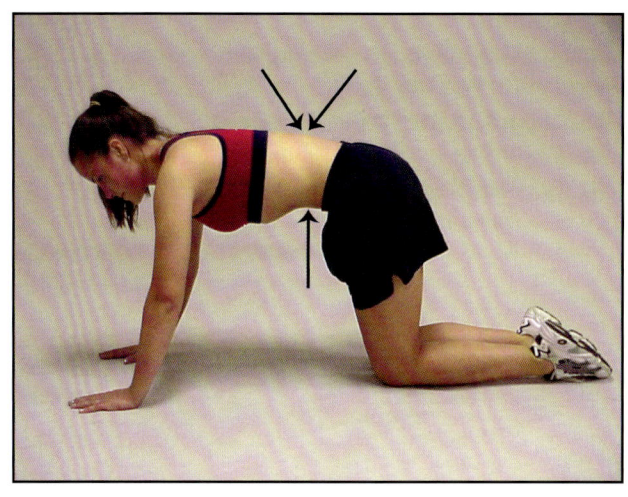

图 5-9　四点位，掌握内收动作或优势发力体位

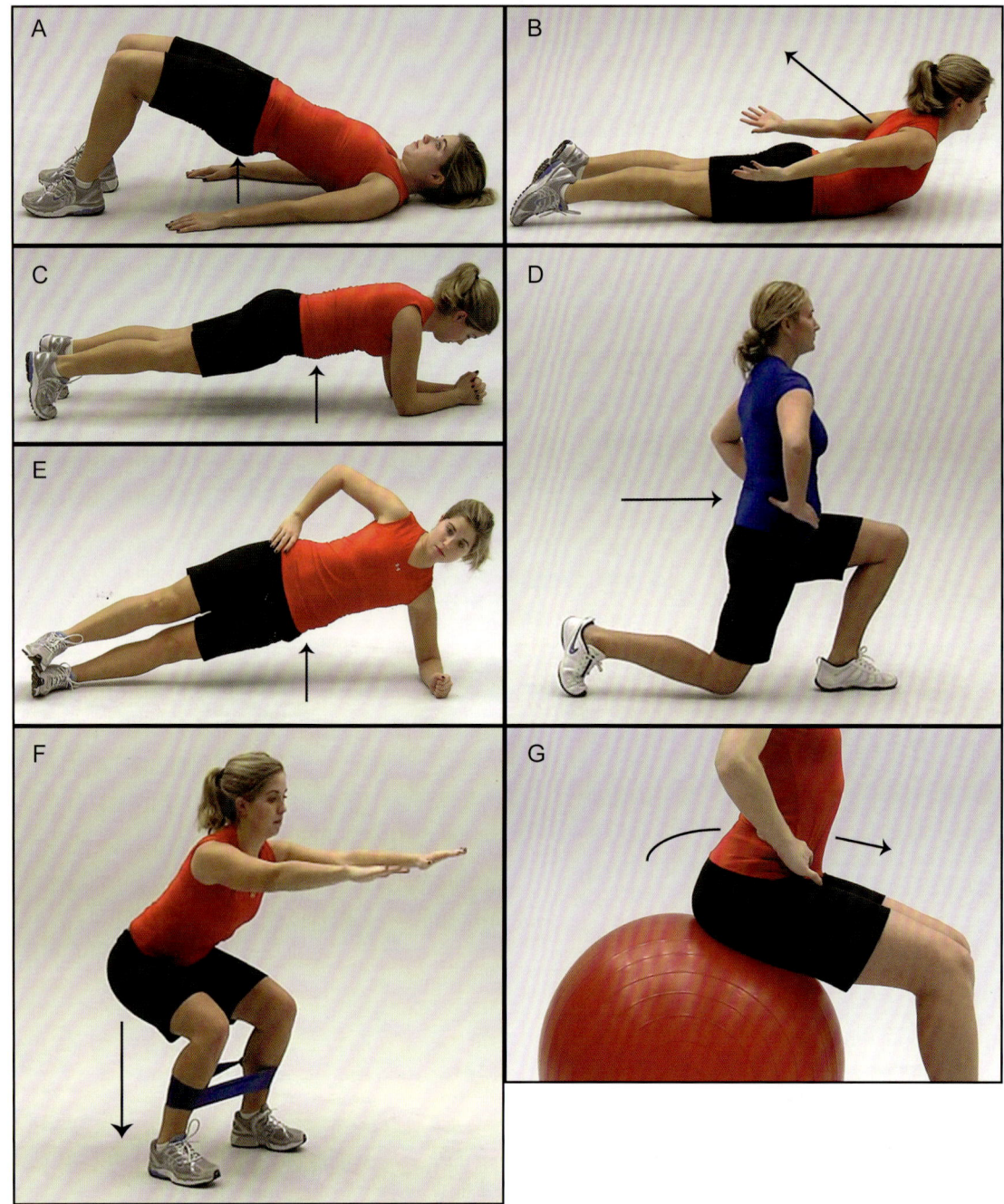

图 5-10　1 级（稳定）核心稳定运动。（A）双脚桥式；（B）俯卧眼镜蛇式；（C）正面平板；（D）弓箭步；（E）侧方平板；（F）弹力带深蹲；（G）稳定球上骨盆倾斜（待续）

> **临床决策练习 5-5**
>
> 你已经对一名垒球运动员进行了 1 周的核心强化训练。她有了一定的改善，你认为是时候让她进阶了。你的目标是什么？当你让她进阶时，应该考虑哪些参数？

> **临床决策练习 5-6**
>
> 一名高尔夫球运动员由于背阔肌拉伤导致好几个星期没有活动。作为康复计划的一部分，你一直通过核心强化训练让他进步。描述一个适合他的 3 级运动计划。

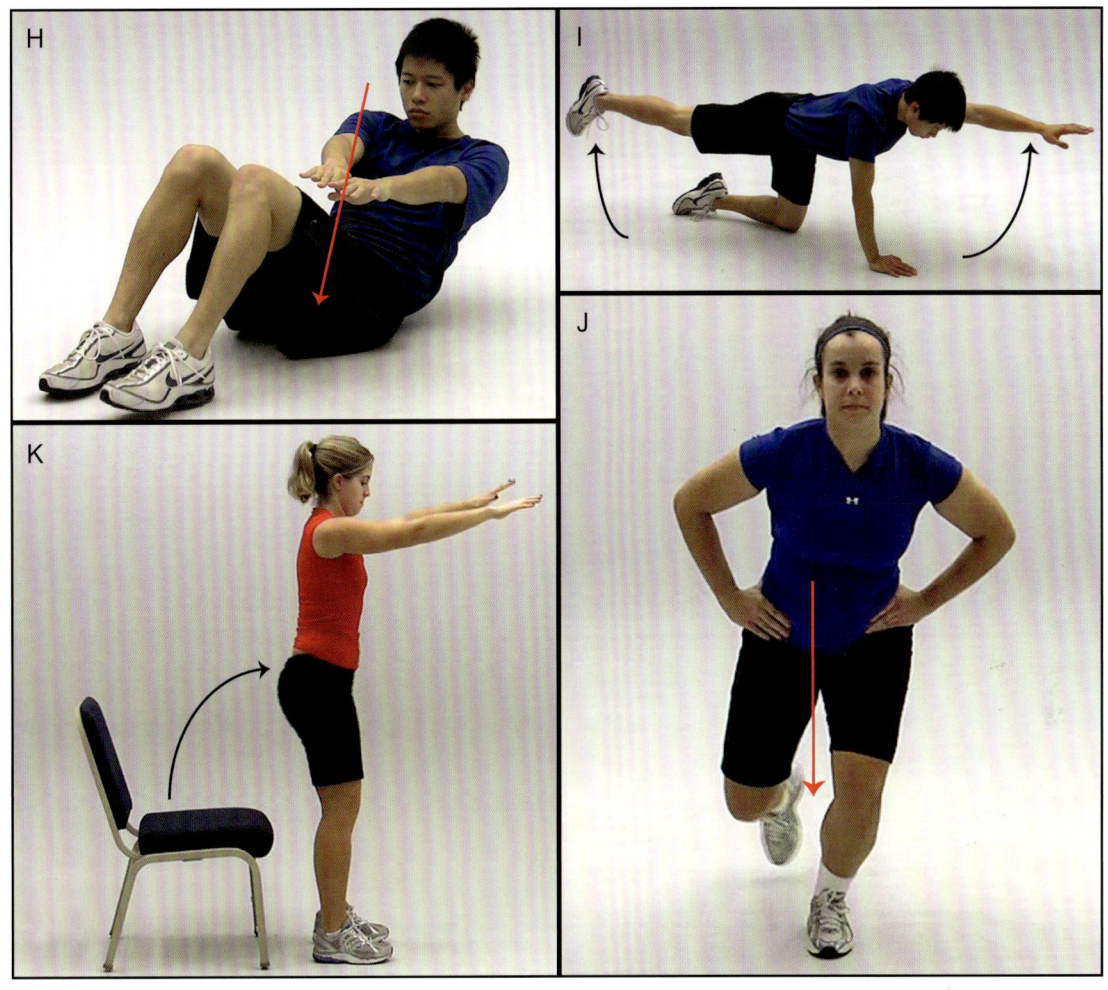

图 5-10（续）（H）对角线仰卧起坐；（I）对侧手-脚交替；（J）腹部收缩，单腿弓步；（K）腹部收缩，坐-站转换

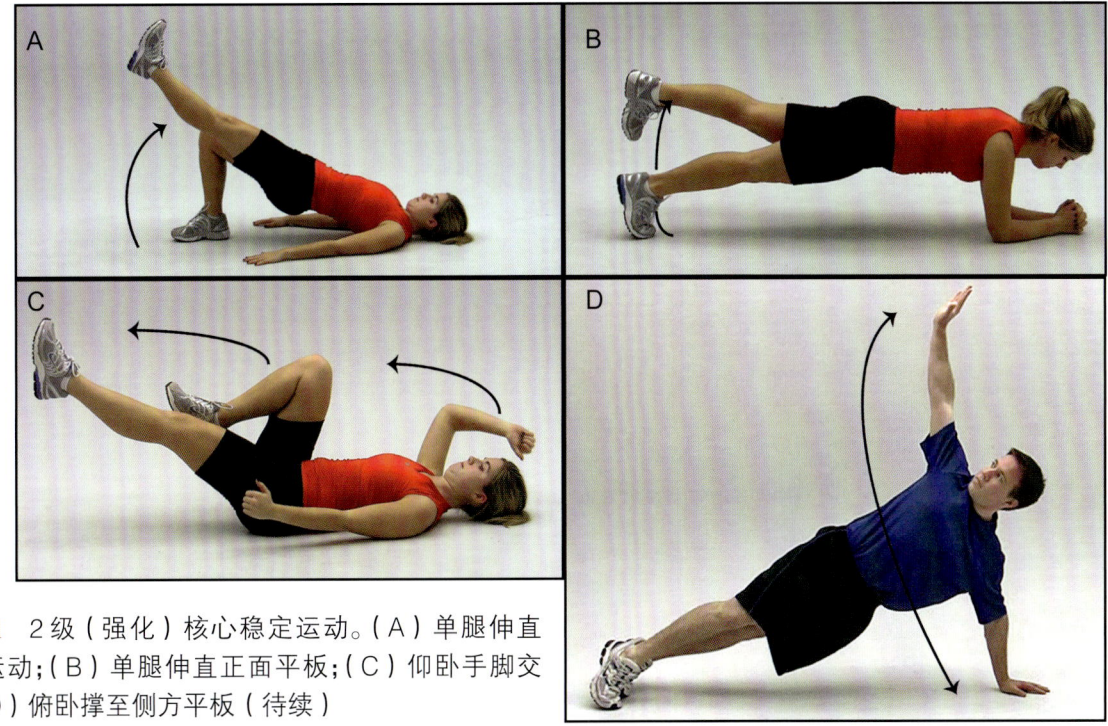

图 5-11 2级（强化）核心稳定运动。（A）单腿伸直桥式运动；（B）单腿伸直正面平板；（C）仰卧手脚交替；（D）俯卧撑至侧方平板（待续）

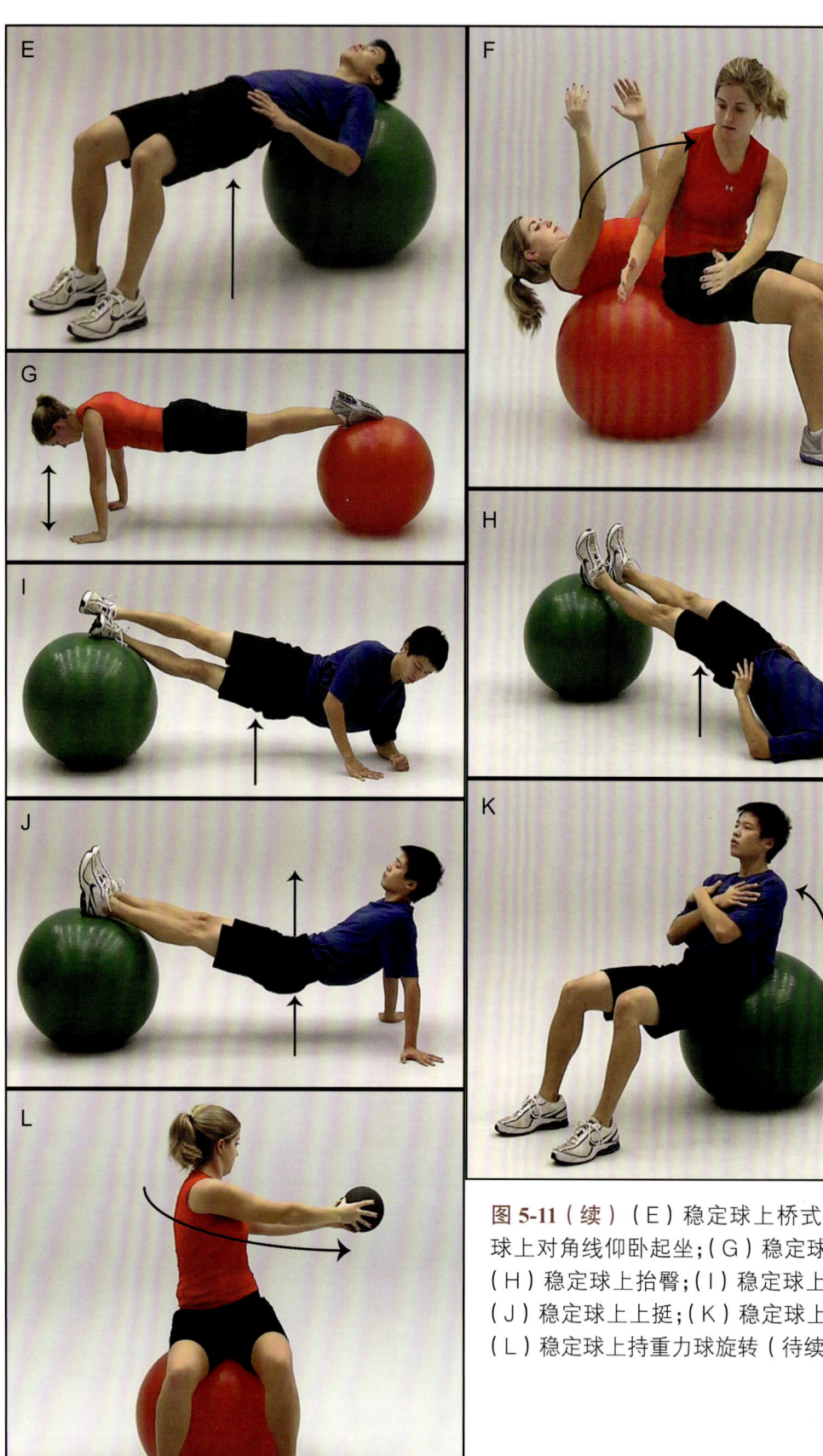

图 5-11（续）（E）稳定球上桥式；（F）稳定球上对角线仰卧起坐；（G）稳定球上俯卧撑；（H）稳定球上抬臀；（I）稳定球上侧方平板；（J）稳定球上上挺；（K）稳定球上仰卧起坐；（L）稳定球上持重力球旋转（待续）

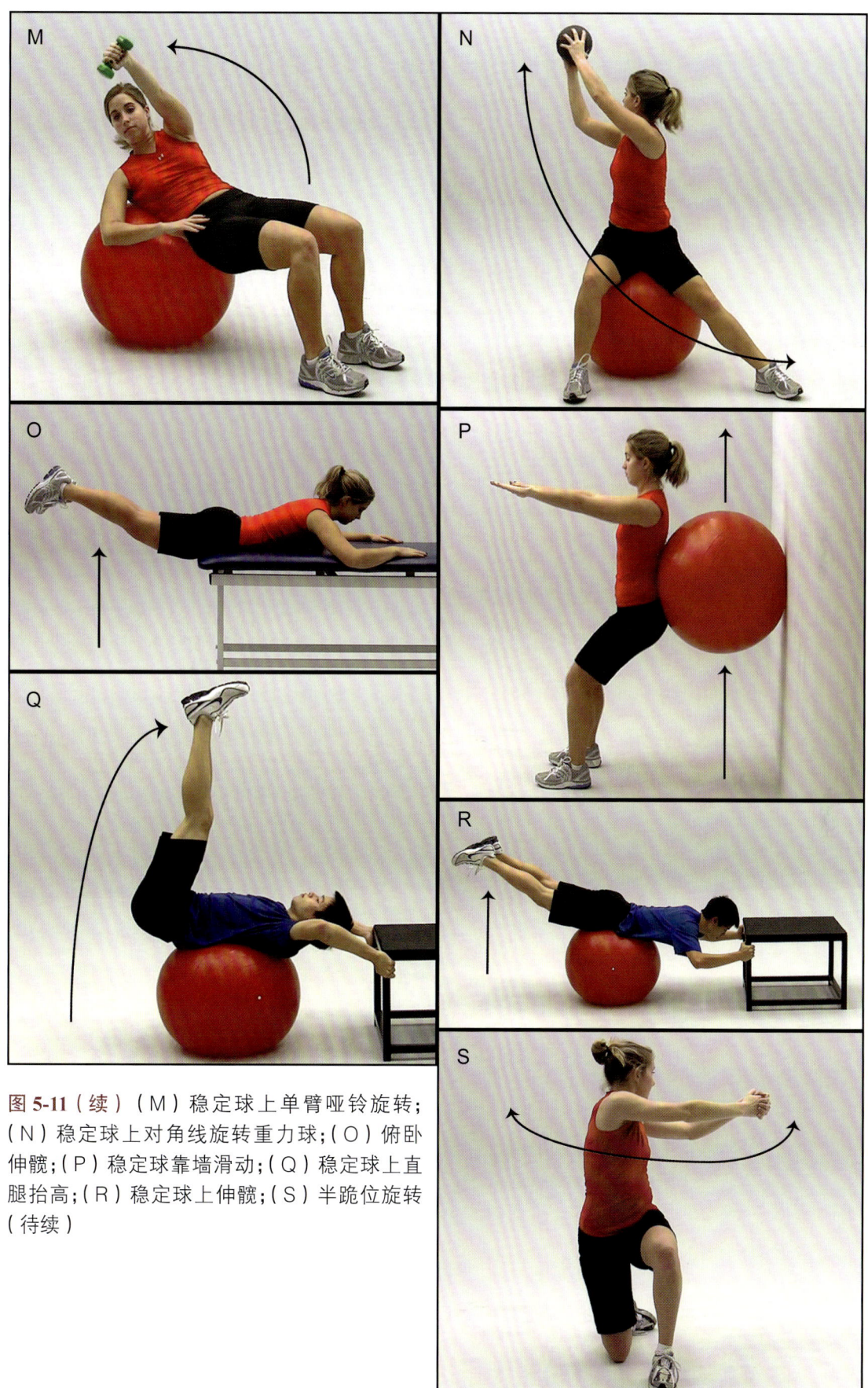

图 5-11（续）（M）稳定球上单臂哑铃旋转；(N）稳定球上对角线旋转重力球；(O）俯卧伸髋；(P）稳定球靠墙滑动；(Q）稳定球上直腿抬高；(R）稳定球上伸髋；(S）半跪位旋转（待续）

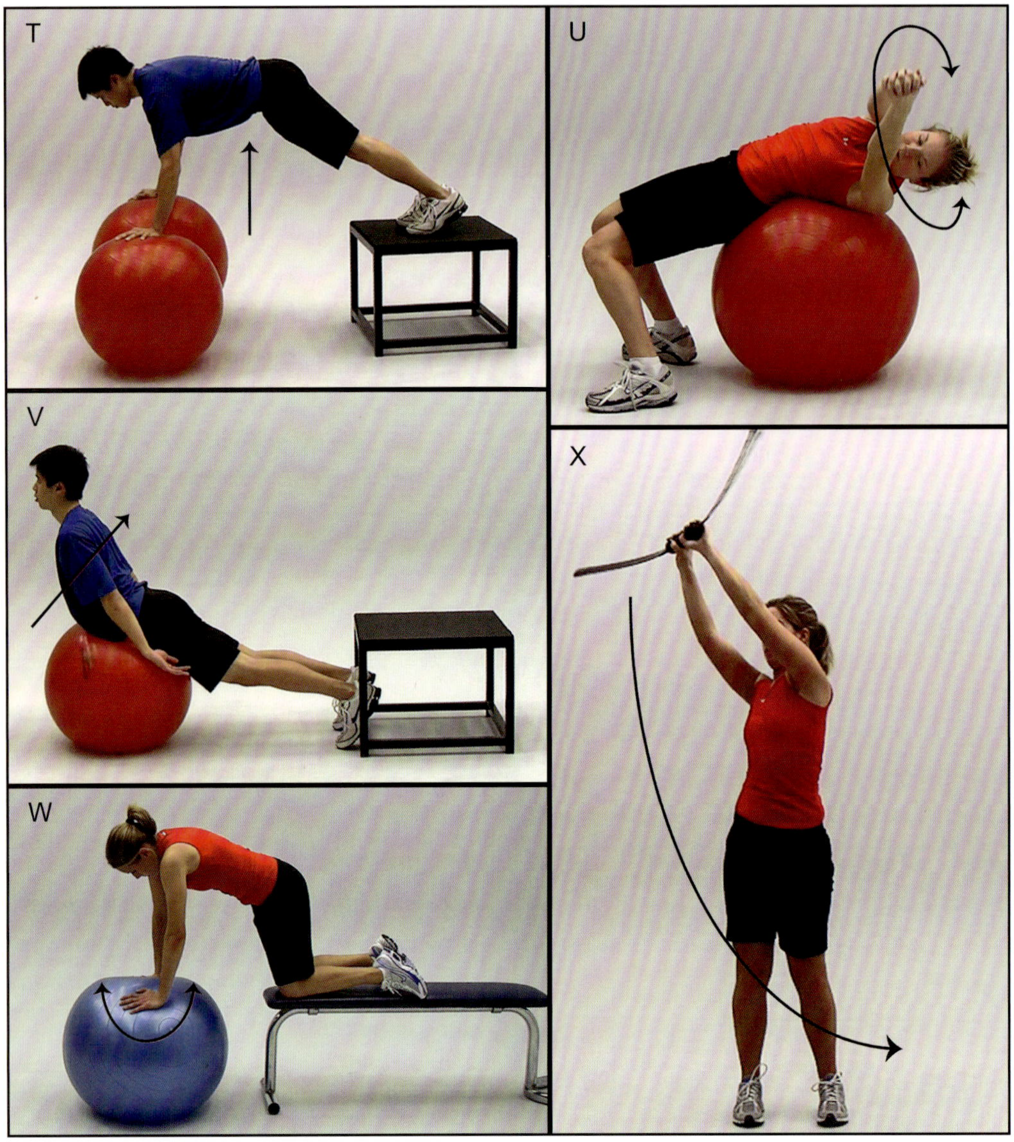

图 5-11（续）（T）稳定球上两臂支撑；（U）稳定球上俄罗斯旋转；（V）稳定球上俯卧位眼镜蛇式；（W）稳定球上重心移动；（X）本体感觉神经肌肉促进技术（PNF）振动棒

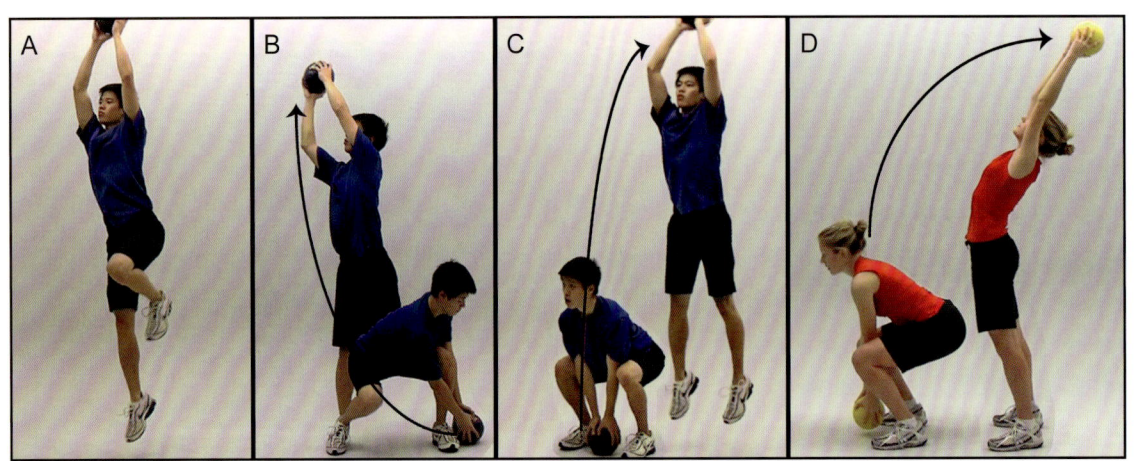

图 5-12　3 级（爆发力）核心稳定运动。（A）单腿负重跳跃；（B）重力球 PNF 对角线模式；（C）重力球双脚跳；（D）过头伸展（待续）

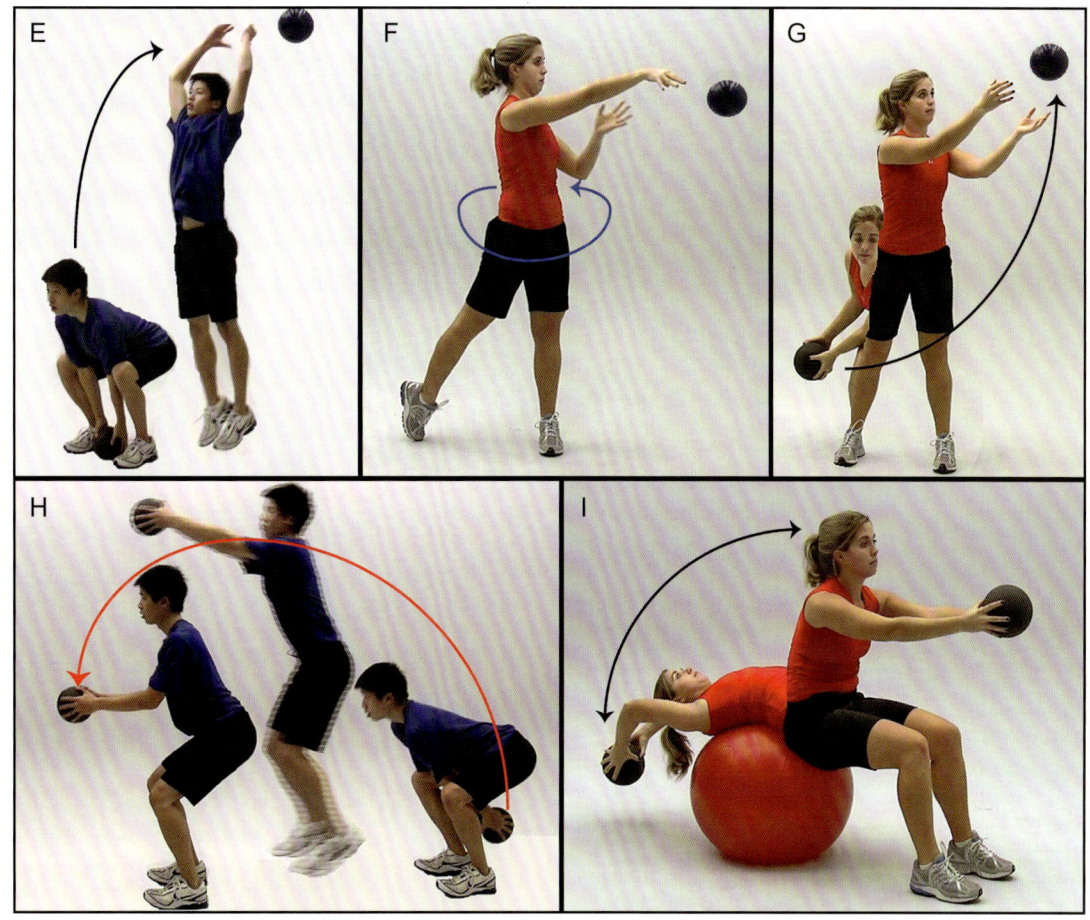

图 5-12（续）（E）过头抛重力球；（F）旋转单臂胸前传球；（G）双臂持重力球下蹲旋转抛掷；（H）持重力球下蹲前跳；（I）稳定球上持重力球坐起

## 核心稳定训练指南

一个全面的核心稳定训练计划应该是系统、渐进和功能性的。康复计划应强调整体肌肉收缩，注重力量产生（向心收缩）、力量缓冲（离心收缩）和动态稳定（等长收缩）。核心稳定计划应在个人能够控制的最具挑战性的环境中开始。应遵循循序渐进的原则，对患者进行系统的进阶。

应通过改变以下变量来定期调整计划：运动平面、关节活动度（ROM）、负荷参数［物理球、健身球、振动棒（Hymanson，Inc.）、爆发力训练、负重背心、哑铃、导管、壶铃］、身体姿势、控制的量、执行速度、反馈量以及持续时间（组数、重复次数、节奏、张力下的时间）和频率（表 5-2）。

### 针对性核心稳定指南

在设计功能性核心稳定训练方案时，运动防护师应构建一个丰富的本体感觉环境，并选择适当的训练，以获得最大的训练反应。这些练习必须是安全、有挑战性的、涉及多个平面、结合多感官环境、衍生于基本运动技能，并且是针对性的活动（表 5-3）。

运动训练者应遵循渐进的功能连续性，以得到最佳的适应[31,35,38,59]。以下是正确进阶运动的关键理念：从慢到快，从简单到复杂，从已知到未知，从小力量到大力量，从睁眼到闭眼，从静态到

表 5-2 计划变化小结

- 运动平面
- 关节活动度
- 负荷参数
- 身体姿势
- 运动速度
- 控制的量
- 持续时间
- 频率

动态，正确执行并增加重复次数/组数/强度（表5-4）[21-23,31,34,35,39,59]。

**表 5-3　运动选择小结**
- 安全性
- 挑战性
- 多平面
- 丰富的本体感觉
- 针对性活动

**表 5-4　运动进阶小结**
- 从慢到快
- 从简单到复杂
- 从稳定到不稳定
- 从小力量到大力量
- 从普适性到针对性
- 正确执行以增加强度

核心稳定的目标应该是发挥功能力量和动态稳定的最佳水平[1,11]。神经适应性成为训练计划的重点，而不是追求绝对力量的增加[15,31,56,81]。通过使用多感官、多模态（弹力绳、振动棒、物理球、健身球、爆发力训练、负重背心、眼镜蛇腰带、哑铃、壶铃）的环境比增加外部阻力更重要[21,35]。强调先质量后数量的理念。核心稳定训练是专门设计用来提高核心稳定和神经肌肉效率的。你必须关注刺激患者中枢神经系统的感觉信息。如果患者的训练技术和神经肌肉控制能力较差，那么患者的运动模式和稳定性也较差[31,59]。训练计划的重点必须放在功能上。要确定训练计划是否是功能性的，请回答以下问题：

- 是动态的吗？
- 是多平面的吗？
- 是多维的吗？
- 在本体感觉方面是否具有挑战性？
- 是否系统化？
- 是否循序渐进？
- 是否基于功能解剖学和科学？
- 是否针对具体活动？[31,34,59]

总之，核心强化训练必须始终从产生腹横肌和多裂肌神经肌肉控制的吸入动作开始。腹部力量不是关键；相反，稳定躯干的腹部肌群耐力可增强功能，并可防止或减少伤害。躯干必须是动态的，能够以不同的速度向多个方向运动，同时具有内部稳定性，为支持功能性活动和肢体功能提供强大的支撑面。在核心稳定训练的进展过程中，运动防护师仅受到自身想象力的限制。如果在整个训练过程中保持优势发力体位，并且根据患者需要提供个性化训练，那么这是一个合适的训练！关键要把个体训练融合到功能模式中，模拟简单任务的需求，并进阶到每个患者所需的最高技能水平。

## 总　结

1. 功能性运动链康复必须解决运动链中的每个环节，努力改善功能性力量和神经肌肉效率。
2. 核心稳定计划应是所有参与康复计划的患者不可或缺的组成部分。
3. 核心稳定训练计划将使患者获得最佳的腰-骨盆-髋复合体的神经肌肉控制，并使具有运动链功能障碍的患者更快、更安全地恢复活动。
4. 重要的核心肌肉功能不是起运动作用，而是起稳定作用。
5. 临床上有一些评估腹横肌和多裂肌功能的方法。
6. 实时超声是评价核心稳定肌群的有效研究工具。
7. Stabilizer 是一个评估和训练核心功能的有用工具。
8. 核心训练的进阶有很多可能性。通过改变姿势、力臂、阻力和支撑面的稳定性来实现进阶。
9. 躯干屈曲活动，如卷腹和仰卧起坐，不仅是非必要的，而且可能会造成伤害。

## 临床决策练习解决方案

**练习 5-1**　下腰痛患者的稳定耐力下降，腹横肌、腹内斜肌、多裂肌和深层竖脊肌的放电减少。训练中如果没有对这些肌肉进行适当的控制，可能会导致肌肉失衡和不良力量传递。核心稳定性差可导致椎间盘内压力增高。核心训练将改善运动员的姿势、肌肉平衡以及静态和动态稳定性。

**练习 5-2**　可能是因为她的核心肌力较弱引起姿势控制能力差。膝关节受伤后，她可能没有重新恢复核心肌群的神经肌肉控制。网球需要大量的上半身运动，所以她可能会从核心力量的加强中受益，这将使她能够在比赛中控制腰-骨盆-髋复合体。在选择她的练习时,你应该确保这些练习是安全和有挑战性的,并且涉及多个平面,因为这适用于网球运动。练习也应该具有丰富的本体感觉刺激,并针对具体的运动。

练习 5-3 由于肌肉稳定性不足,核心力量差的人很可能出现腰痛。直腿下降测试是评估核心力量的好方法。运动员应仰卧在检查台上,髋关节屈曲 90°,下背部完全平放在检查台上。为了减少腰椎前凸曲线,指导患者进行吸入动作。然后,患者慢慢地将腿放低到检查台上。当背部开始拱起离开检查台时结束测试。血压袖带可置于下背部下方,观察其前凸曲线的增加。一个核心力量较弱的人在放低双腿的过程中不能长时间保持平直的姿势。

练习 5-4 为了让患者进阶并保持对康复计划的兴趣,需要定期改变她的训练计划。在训练计划更改时需考虑这些因素:运动平面、ROM、负荷参数(物理球、弹力绳、药球、振动棒等)、身体姿势(从仰卧到站立)、运动速度、控制量、持续时间(组数和重复次数)和频率。

练习 5-5 核心强化的最终目标是功能性力量和动态稳定性。随着运动员的进步,重点应该根据以下原则变化:从慢到快,从简单到复杂,从稳定到不稳定,从小力量到大力量,从普适性到针对性,从正确的执行到更高的强度。一旦患者意识到正确的肌肉放电,鼓励她以更具功能性的方式进行训练。因为大多数运动中的动作需要多平面运动,所以给她设计符合这些要求的训练。

练习 5-6 带重力球的动态 PNF 是他的理想选择。球将提供一个负荷参数,他的 ROM 将满足他的运动需求。增加一个扭转的部分是很重要的,这样他在挥动球杆时就不只是在单运动平面上训练了。

(Barbara J. Hoogenboom, EdD, PT, SCS; ATC, Jolene L. Bennett, MA, PT, OCS, ATC, CertMDT; Michael Clark, DPT, MS, PT, PES, CES 著
秦佳维 译 谢思源 倪国新 审)

**参考文献**(扫描二维码获取)

# 第6章　神经肌肉控制的重塑

**完成本章学习后，读者应具备以下能力**

- 解释为什么神经肌肉控制在康复进程中如此重要。
- 了解本体感觉、运动觉、神经肌肉控制和硬度的定义。
- 解释关节和肌肉肌腱机械性感受器的生理学机制。
- 描述传入和传出神经通路。
- 认识神经肌肉控制中前馈和反馈的重要性。
- 掌握上、下肢神经肌肉控制重塑的各项技术。

## 什么是神经肌肉控制

神经肌肉控制是指感觉信息的传出（动作）反应[81]。包括本体感觉、运动觉和力觉在内的感觉信息源对于产生足够的肌肉活动和动态关节稳定性具有重要的作用。本体感觉是指对关节位置有意识和无意识的感知，而运动觉是指对关节运动和加速度的感知[120]。力学感知（力觉）是评估关节和肌肉肌腱负荷的能力[82]。这些信号通过传入（感觉）通路传输至脊髓。关节运动、位置和力量的自觉意识对于动作学习和动作预判是至关重要的，而无意识的本体感觉可以调节肌肉功能并且启动反射性关节稳定。同样，神经肌肉控制还包括负责运动的动作输出，提供动态关节稳定性和姿势稳定性。

前馈和反馈这两种动作控制机制参与分析传入信息并且调节传出反应[41,82]。前馈神经肌肉控制是指基于"实时"感觉信息来制订动作计划，并且要结合过去经历所习得的躯体感觉模式[41,98]，而反馈过程是通过反射通路持续调节肌肉活动。前馈机制负责预备性肌肉活动，而反馈过程则与反应性/反射性肌肉活动相关。由于骨骼肌的肌纤维走向和激活特性，不同的运动能力可以通过向心、离心和等长收缩活动进行协调，过度的关节活动则会受到限制。因此动态限制可以通过预备性和反射性的神经肌肉控制得以实现[40,41,58,62,73]。

肌肉活动通过增加关节面的一致性、提供身体外力的离心吸收以及增加肌肉的硬度（stiffness）提升动态关节稳定性。很多关节（如盂肱关节和胫股关节）关节面的一致性有限，因此需要依赖肌肉活动限制被动关节囊韧带结构的负荷。关节稳定性的提升可以通过肌肉活动增加关节压力和关节接触面积得以实现，比如肩袖肌群将肱骨头拉向关节盂。肌肉活动同样也会通过对施加于身体的外力提供离心吸收以限制被动组织的负荷（例如"震荡吸收"）。Norcross等[122]的研究表明，下肢能量吸收的特性会影响前交叉韧带负荷和损伤的生物力学因素。

不管是预备性还是反应性的肌肉激活水平，都会大大影响肌肉的硬度特性[75,121,129]。从力学的角度来说，肌肉硬度是指力量改变相对于长度改变的比率[5,40,42]。事实上，肌肉硬度更高能够更为有效地抵抗长度变化，并且为关节扰动提供更为有效的动态限制[5,113]。因此在关节承受负荷之前，前馈神经肌肉活动产生的肌肉硬度是关节动态限制最重要的机制之一[75,135,142,145]。然而肌肉硬度程度较高也会限制体力活动所需的快速关节运动，因此肌肉硬度的调节会持续存在来达到运动中的关节稳定性最优化[155-156]。一些临床研究最近提出了肌肉硬度在动态限制系统中的重要性[59,67,75,144]。例如在膝关节，腘绳肌活动的增加也会增加腘绳肌硬度，并且在 ACL 损伤的患者中，肌肉硬度和功能能力中度相关[108,138]。此外，腘绳肌硬度较高的个体在关节扰动时胫骨前移的程度较少，并且膝关节落地时在额状面和矢状面承受较少的负荷[16,18]。因此，有效的肌肉硬度调节对于重塑功能稳定性至关重要。

## 为什么神经肌肉控制对康复进程如此重要

重塑神经肌肉控制是病理性关节康复过程中的关键组成部分。神经肌肉控制训练的目的是重新关注患者对于周围感觉信息的自觉意识，并且把这些信息进行加工以形成更为协调的运动策略。这些肌肉活动用于保护关节结构免于承受过度的应力，并且为再次损伤提供预防性的机制。神经肌肉控制训练旨在补充完善传统的康复方法，包括疼痛和炎症的控制，柔韧性、力量和耐力的重建，以及心理的调节。

关节和肌肉肌腱结构中的外周机械性感受器通过将关节运动觉和位置觉传导至中枢神经系统来调节神经肌肉控制。关节囊、韧带、半月板和盂唇等关节结构的主要功能是稳定和引导骨骼节段，同时机械性限制异常的关节活动[1]。另外，关节囊韧带组织也对感知关节运动觉和位置觉起到了必要的感觉作用[51,83,133]。

关节结构损伤不仅导致表现为关节松弛的机械障碍，而且使关节感觉丧失。关节结构内，源自于外周机械感受器的微小神经也可能受损，即传入神经阻滞[80,129,137]。这种部分传入神经阻滞会损害有效的神经肌肉控制和关节稳定性维持所需的感觉反馈。大量的证据表明，关节损伤后肌肉活动异常是神经通路受损的结果[12,20,80,107,126,151,157]。因此，关节病理性改变降低机械稳定性，并且使动态限制系统的能力下降，从而导致关节功能性失稳（图 6-1）。

机械稳定性和功能稳定性的定义可以通过比较 ACL 损伤和 ACL 重建的患者加以说明。虽然 ACL 损伤会导致机械性不稳，一些 ACL 损伤的患者被 Chmielewski 等[28-29]定义为 "copers"，他们依然保持着高水平的功能和动态关节稳定性。这些个体通过康复增强了动态限制能力，可能是增加了腘绳肌的硬度[114]。相反，虽然 ACL 重建术可以通过降低前侧膝关节松弛度来维持膝关节机械稳定性[2]，但是很多 ACL 重建术后的患者经历着关节"打软"的感觉，这种失稳的感觉是功能性不稳的指征[117]。

重建术的目的在于恢复关节的机械稳定性，但是有证据表明移植组织可能通过外周感受器再次获得神经支配[123]。因此，手术结合康复能够改善一些和动态限制系统相关的神经肌肉特性[102,103]。临床研究表明一些活动能够提升这些特性，并且有利于发展神经肌肉控制[27,70,146]。为了完成这一目标，临床医生需要明确能够代偿机械性不足的外周和中枢神经肌肉特性，并且鼓励运用这些代偿模式重塑功能稳定性。

病理性关节的康复应当强调关节稳定所需要的预备性（前馈）和反应性（反馈）神经肌肉控制机

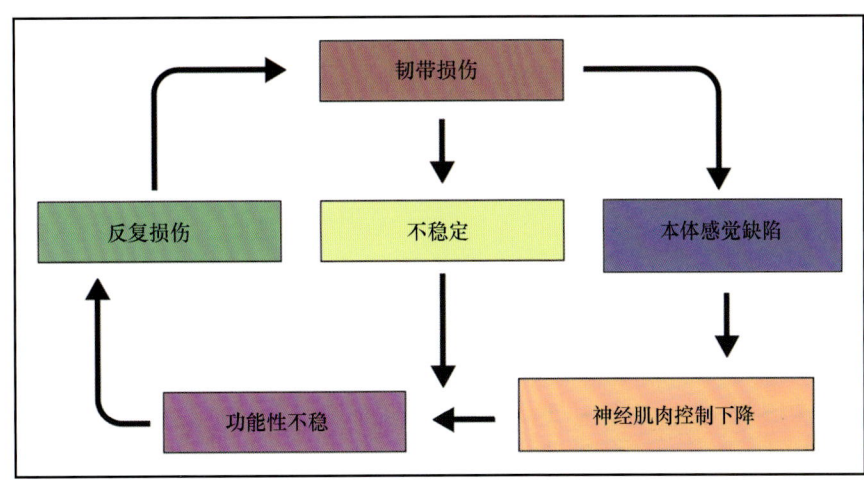

**图 6-1** 功能稳定性模型描述了机械性不稳和本体感觉缺陷对神经肌肉控制和功能稳定性的影响，这使膝关节容易发生反复损伤

制。重塑神经肌肉控制和功能稳定性的四个关键要素包括关节感觉（位置觉、运动觉和力觉）、动态稳定性、预备性和反应性肌肉特性以及有意识和无意识的功能动作模式[101,142]。下面的内容将会明确维持关节稳定性有关的感受器和神经通路，也将会介绍重塑神经肌肉控制的理论架构，以及为改善功能稳定性，促进周围神经、脊髓和皮质适应性改变的特定活动。

## 机械感受器的生理学机制

### 关节机械感受器

　　动态限制系统通过特殊的神经末梢-机械感受器提供感觉信息[61]。机械感受器的功能是将组织力学形变（例如：拉，压）转为频率可调节的神经信号[61]。组织形变增加由传入放电频率的（动作电位/秒）增加或者受刺激的机械感受器数量的增加来编码[61,64]。例如，皮肤承受的压力增加会使皮肤感受器激活数量增加，也会使激活频率增加。这些信号提供关节内在和外在的力觉信息。在关节中，有三种不同形态的机械感受器：环层小体、触觉小体和自由神经末梢[51,61,85]。这些机械感受器可分为快速适应型和慢速适应型。快速适应型是指刺激出现后能在短时间内停止放电，而慢速适应型是指只要刺激存在感受器会持续放电[31,51,61,83,132]。在健康的关节中，快速适应型机械感受器被认为可以在关节活动或者加速时提供有意识和无意识的运动觉信息，而慢速适应型机械感受器可以提供持续的反馈，即关节位置觉相关的本体感觉信息[29,49,57,130]。

### 肌腱肌肉机械感受器

　　任何关节位置的改变都会同时改变肌肉的长度和张力。肌梭位于骨骼肌内，可以感知肌肉长度、长度变化以及长度变化率，并且将这些信号通过最快的传入神经传输至中枢神经系统[6,30,45]。肌梭中与肌肉长度变化和变化率相关的感觉信息（Ⅰa型传入神经）为运动觉，而肌肉长度相关的感觉信息（Ⅱ型传入神经）为本体感觉。肌梭也受微小的运动神经纤维（γ传出神经纤维）支配[6,64,95]。这些运动神经纤维使肌梭在必要时变得更为敏感，并且会在持续传输传入信息的同时调节肌肉长度[6,64,79,81]。肌梭通过单突触反射直接将传入信息投射至骨骼肌运动神经元[159]。当肌梭受到刺激时，会使主动肌产生反射性的收缩（例如，脊髓牵伸反射或者膝反射）[79,116,159]。

　　高尔基腱器（Golgi tendon organs，GTOs）也能够调节肌肉活动，并且负责监测肌肉张力和负荷[44,74]。高尔基腱器是力觉感受器，位于肌腱和肌肉肌腱结合部。因此高尔基腱器可以在张力过高可能导致损伤时，通过反射性地抑制肌肉活动保护肌肉肌腱单元。事实上，在进行体力活动时，中等肌张力水平可能会逆转这种反射，使得肌张力成为肌肉募集的刺激源。通常来说，肌张力水平较高时，高尔基腱器通过承载负荷肌肉的反射性抑制（放松）产生相反的作用[61,74]。

### 皮肤感受器

　　皮肤内的压力和拉力感受器被认为可以感知本体感觉、运动觉和力觉。正如皮肤的压力觉一样，皮肤感受器对于力觉的感知是凭直觉获知的。例如当手握一物体时，手指和手的皮肤感受器可以感知力在物体上的分布。同样，关节活动会导致关节皮肤被牵拉或被压迫，从而刺激皮肤感受器并且产生关节位置觉和运动觉。有研究支持以上的观点，研究表明运用压力设备（例如：绷带和氯丁橡胶套）和运动贴布可以改善本体感觉和神经肌肉控制[32,33,77,134]。

## 外周传入神经通路

　　想要了解关节、肌肉肌腱和皮肤感觉信息的使用程度，需要分析外周传入神经反射和皮层通路。关节运动、位置和力量信号从外周感受器经由传入通路传输至脊髓[43,51]。在脊髓内，中间神经元将上行传导通路（神经束）与大脑皮质相连，使其能够有意识地感知本体感觉、运动觉和力觉。在脊柱中，两种反射性传导通路将关节感受器与运动神经和肌肉肌腱感受器相连。第三种单突触反射通路将肌梭与运动神经直接相连。

　　大脑皮质运用外周感觉信息进行躯体感觉感知和前馈神经肌肉控制，而平衡和姿势控制信息则在脑干中进行加工[31,53,64,82]。平衡受到与关节本体感觉调节相同的外周传入机制的影响，部分依赖于内在整合躯体感觉输入（关节位置觉和运动觉）、视觉和前庭觉的能力。任何以上 3 种感觉系统分离都会导致姿势摇摆的增加。因此，平衡常被用于评估感觉运动整合能力和功能性关节稳定性，因为平衡能力低下可能源自于下肢传入反馈环路受损。

脊髓中的突触将源自于关节和肌肉肌腱感受器的传入纤维与传出运动神经相连，组成感觉信息和运动反应之间的反射环路。反射性神经运动通路通过反射性肌肉激活反馈过程维持动态稳定性[20,126,139]。脊柱的中间神经元将关节感受器和高尔基腱器与大的支配肌肉的运动神经和小的支配肌梭的 γ 运动神经相连。Johansson 等[78] 主张关节传入通路不像之前报道的会对骨骼运动神经元产生诸多直接的影响，而是会对肌梭产生更高频率、更强有力的影响。肌梭反过来又会通过单突触牵张反射调节肌肉活动。因此，关节传入纤维可以通过 γ 运动神经对大的骨骼运动神经和肌梭感受器产生影响[78,80]。

这一复杂的关节-肌腱肌肉连接被称之为"最后共路"[3,80]。最后共路是指肌梭将外周传入信息进行整合，并且将最终的改良信号传输至中枢神经系统[3,80]。这一反馈环路负责在运动中通过肌梭牵张反射持续调节肌肉活动[71,121]。通过协调反射和下行运动指令，肌肉僵硬得以调节并且动态稳定性得以维持[80,90]。

源于外周机械感受器的反射有助于维持动态关节稳定性。关节扰动所致肌肉长度的增加（例如：踝关节快速内翻时的腓骨肌）会使肌梭传入纤维兴奋。传入纤维兴奋会产生脊髓（短潜伏期）、中潜伏期和长潜伏期牵张反射反应。这些反射性反应反过来又会为肌肉进一步拉长提供更多阻力，从而抵抗关节扰动[13]。

同样，韧带中机械感受器已经被证实能够引发拮抗肌对施加的负荷产生反射性反应。例如 ACL 张力负荷能够引发腘绳肌反射性反应以限制韧带负荷（例如：韧带压力反射）[52,130]。

## 前馈和反馈神经肌肉控制

神经肌肉控制是指肌肉将神经信息转换为身体能量的传出反应[81]。传统的观点认为，将传入信号进行加工转换为传出反应以维持动态稳定性，以上过程依赖反应性或反馈性神经肌肉控制通路[99]。更多当代理论强调预激活肌肉张力在预测运动和关节负荷方面的重要性。预激活是指与任务相关的先前感觉反馈（经验）被用于预编码肌肉激活模式。例如，将视觉输入与先前经验相关的"感觉记忆"相结合，当落地高度增加，预期会有更大的冲击力时，增加下肢肌肉准备活动[49,54]。这一过程被称为是前馈神经肌肉控制[42,49,60,96]。

前馈神经肌肉控制运用与任务相关的预先信息，通常来源于经验，以决定执行即将进行的功能任务所需的最协调的策略[37,91]。这些中枢产生的动作指令负责预备性肌肉活动和高速动作[82]。例如，de Britto 等[39] 证实，增加跳跃落地动作的高度会增加股四头肌预备性活动（例如：触地之前）以适应更大的冲击力。预备性肌肉活动有多种有助于动态限制系统的功能。通过增加肌肉激活水平，肌腱肌肉单元的硬度会增加[118]。肌肉激活和硬度增加会改善肌梭系统的牵张敏感性并且会缩短产生肌肉张力所需的电机械延迟（electromechanical delay, EMD）[32,40,62,73,80,113,118,129]。电机械延迟是指神经冲动（电的）触发肌肉收缩至力量产生（机械的）之间的时间间隔。临床研究表明牵张反射可以使肌肉硬度增加 1 ~ 3 倍[65,108]。牵张敏感性和硬度增加可以通过提供额外的感觉反馈并且在下行运动指令的基础上叠加牵张反射以改善肌肉的反应能力[40,79,115]。肌肉硬度是否能够增加牵张敏感性或者缩短电机械延迟（或者两者皆有）似乎对动态限制和功能稳定性十分关键（图 6-2）。预激活的肌肉为外加负荷提供了快速代

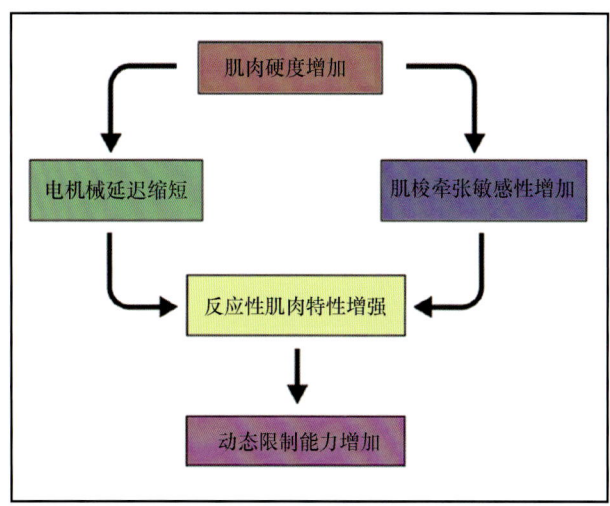

图 6-2 本图描述了肌肉硬度对电机械延迟和肌梭敏感性的影响，增强了肌肉对动态关节限制的反应性特性

偿并且对动态关节稳定性具有重要作用[40,62]。表现相关的感觉信息用于根据大脑对任务的预期来评估结果，并且帮助计划未来的肌肉协调策略。

运动控制的反馈机制是指有许多反射通路持续调节进行性肌肉活动[21,41,99,116]。关节和肌肉感受器信息可以反射性地启动和调节动作任务中的肌肉活动。然而，这一反馈过程会导致较长的传导延迟，并且最适合维持姿势和调节较慢的模式化动作，例如行走[82]。Konradsen等[91]证实在踝关节突然内翻时，传导延迟结合电机械延迟延长了腓骨肌的反射反应，使其无法预防韧带关节囊的负荷。反射调节的动态稳定性效力与关节扰动的速度和大小相关。在活体关节施加负荷时反馈调节反射的相对贡献仍是不确定的。

在关节囊韧带损伤后，尤其是在康复的早期，部分分化伴随炎症、关节渗出、关节松弛和疼痛经常会导致主动肌肉激活失败[131]。这种现象被称为关节源性肌肉抑制（arthrogenic muscle inhibition，AMI），通常发生于膝关节损伤后[68]。关节源性肌肉抑制也会发生在一侧损伤后的两侧肢体[14,149]。不同的康复手段例如电刺激、超声和振动疗法可能是使关节源性肌肉抑制最小化的有效方法[19,140]。

如若经常刺激感觉和运动通路，前馈和反馈神经肌肉控制均能够增强动态稳定性。每一次，当一个信号通过一系列突触时，突触会变得更能够传导同样的信号[65,71]。当这些通路被定期"易化"，便会产生对这一信号的记忆，并且会在计划未来动作中被回忆[65]。因此，频繁的易化可以增强预计划动作控制任务记忆和反应性神经肌肉控制的反射通路。因此，为了产生生理性适应并且增强神经肌肉控制，康复训练必须要技术准确、重复并且有控制地进阶。

## 重塑神经肌肉控制

上、下肢关节结构损伤的患者会表现出独特的本体感觉、运动觉和神经肌肉缺失[7-8,12,20,98,103,106,110,135-136,138,158]。在临床上，可能比较难以识别这些异常，因此有关这些情况病因学的全面了解对于指导临床医生重塑神经肌肉控制和功能稳定性十分必要。关节结构损坏会导致韧带、也可能是关节囊机械感受器传入神经阻滞[44,46,98,103,104,136,138]。在组织愈合的急性期，关节炎症和疼痛可以使感觉缺失进步一恶化，然而这并不能解释损伤关节本体感觉和运动觉的长期缺失[10,85]。研究表明，患有先天性或者病理性关节松弛的患者感知关节运动和位置的能力下降[50,56,138]。这些本体感觉和运动觉的特性加上机械性不稳会导致功能性不稳[99,141]。

发展或者重塑损伤患者本体感觉、运动觉和神经肌肉控制将会使再次损伤的风险最小化。尽管与未受累侧不能等同，关节囊韧带再次拉紧或者重建加上传统的康复似乎是重塑运动自觉意识的方法之一[38,103,123]。神经肌肉康复的目标是发展或重塑能够增强体内负荷相关动态限制能力的传入或传出特性。想要重塑神经肌肉控制和功能稳定性，四个基本的要素非常关键：

1. 本体感觉和运动觉
2. 动态关节稳定性
3. 反应性神经肌肉控制
4. 功能性运动模式[99]

在病理性关节中，这些动态机制可能会因为传入神经阻滞而受损，并且会导致功能不稳定性关节。一些传入和传出特性有助于高效地调节这些要素并且保持神经肌肉控制。这些特性包括外周感受器的敏感性和传入通路的易化程度、肌肉硬度、肌肉活动的激活速度和程度、主动肌/拮抗肌共同收缩、反射性肌肉激活和辨别性肌肉激活。特定的康复技术可以调节这些特性，显著改善动态稳定性和功能[12,27,70,76,98,146]。

尽管仍需要更多前瞻性临床研究确立"最优方案"以支持循证医学模型，一些运动技术有望对这些特性产生有益的适应性改变。神经肌肉系统对变化的可塑性使得康复进程中能够进行快速调整，并且最终增强预备性和反应性的肌肉活动[12,71,76,142-144]。这些技术包括开链和闭链运动、平衡训练、离心和高重复次数/低负荷训练、提升反射易化程度的反应性或干扰训练、拉长-缩短训练和生物反馈训练。传统康复方法结合这些特定技术有益于动态限制相关的神经肌肉特性发生适应性改变，以增强关节功能性稳定的效率。

为了恢复维持功能稳定性所需的动态肌肉激活能力，需要模拟易损伤体位，使肌肉反应性稳定成为必要能力。虽然将关节置于易损伤体位具有一定的内在风险，但是如果有控制渐进性地进行，将会产生神经肌肉适应性并且最终使患者带着动态机制能够保护关节免于半脱位和再次损伤的自信回归赛场。

> **临床决策练习 6-1**
>
> 一名足球运动员经历了 2 级踝关节扭伤，他完成了小腿外侧肌肉力量恢复的康复训练。在变向动作中，他持续承受着反复踝关节内翻损伤。这名患者的哪些神经肌肉控制部分可能有缺陷？你应该做什么样的康复训练来加强神经肌肉控制呢？

## 神经肌肉特性

### 外周传入感受器

反馈和前馈神经肌肉控制的基础是可靠的动作、位置和力量信息。外周传入信息的改变会破坏运动控制和功能稳定性。闭链训练会产生轴向负荷，从而最大化刺激到关节感受器，尤其是在关节活动度（ROM）的末端，同时肌腱肌肉感受器会因长度和张力的变化而兴奋[30,61,80,153,154,161]。由于肢体远端无限制并且可以自由移动，开链运动可能需要更多对肢体位置的自觉意识。在负重情况下进行开链、闭链运动增加了难度和共同激活程度，可以被用作为训练刺激[97]。长期参与运动能够通过反复易化外周感受器传入通路来增强本体感觉和运动觉的敏锐度。体能水平较高的患者相较于静坐少动的患者，能够更好地感知关节运动觉，并且更精确地重置肢体位置[9,104,108]。不管这是天赋还是训练产生的适应性改变，对于关节运动和位置更好的意识可以改善神经肌肉控制的反馈和前馈机制[104]。

### 肌肉硬度

肌肉硬度可以抵抗和吸收关节负荷，对于预备性和反应性动态限制具有重要作用[75,111,113-114,145]。因此在康复过程中应当鼓励优化肌肉硬度的运动模式。Bulbulian、Bowles[23]与Pousson等[128]研究发现离心负荷能够增加肌肉张力和硬度，而一些作者证实等长负荷也能增加肌肉硬度[17,24,93,94]。高尔基腱器感受器通常与肌肉抑制相关，因此可以保护肌腱肌肉单元免于承受过度张力。然而，肌肉肌腱单元承受长期负荷时可能会导致结缔组织在高尔基腱器周围增生，从而使机械感受器对肌张力的敏感性降低。如果这种抑制作用可以被降低，反应性肌肉硬度可以通过增加肌梭活动得以易化[74]。在功能性活动中，高尔基腱器抑制逆转，事实上可能会增强肌肉募集[82]。这一变化会影响肌肉硬度的神经肌肉和肌腱成分[23,58,118,128]。

强调低负荷和高重复次数的训练技术会像离心训练一样，使结缔组织产生适应性变化。然而，这一康复技术所致的肌肉硬度增加源于肌肉类型的转变[58,74,92,95]。慢肌纤维横桥循环时间延长，并且可以维持姿势控制所需的长时间、低强度收缩[95]。在动物模型中，Goubel 和 Marini[58]发现低负荷/高重复次数训练与力量训练相比会使肌肉硬度更高。然而，Kyröläinen 和 Komi[95]对力量和耐力性训练的患者分析后发现肌肉硬度在力量训练的患者中更高，因为肌肉预激活的启动（肌电活动）在关节负荷产生之前更快、更高。似乎耐力训练可以通过增加基线动作张力和横桥形成的时间来增加硬度，而力量训练则通过改变预激活阶段肌肉张力产生的速度和幅度。这两种适应性的改变都遵循着康复训练的渐进性原则，即早期力量训练注重低强度高重复次数，逐渐进阶至短时、但更具爆发力、更具专项特点的训练。研究评估了低负荷/高重复次数训练和高负荷/低重复次数训练的效果，发现均有益于损伤患者肌肉硬度的最优化和功能进阶。

### 反射性肌肉激活

各种各样的训练方式也可以促进神经肌肉适应性改变，以解释力量和耐力训练患者反射延迟时间的差异。冲刺和（或）力量训练个体与静坐少动及耐力训练的个体相比，表现出更为活跃的反射反应（腱反射）[88,89,150]。McComas[112]提出力量训练会增加对骨骼肌较大的运动神经和肌梭较小的传出纤维的下行（皮质）驱动，即 α-γ 共同激活。肌张力和肌梭传出驱动增加会使牵拉敏感性增加，最终缩短反射时间延搁[74]。Melvill-Jones[115]提出牵张反射会叠加在源自于更高中枢的预程序化的肌肉活动，表明调节预备性和反应性肌肉硬度会同时运用前馈和反馈神经肌肉控制。因此，在一个机械性不足或者重建的关节中，如果肌肉硬度增加，预备性和反应性肌肉激活可能会改善动态稳定性和功能。

有限数量的临床研究针对于改善反应时间[12,76,157]。Ihara 和 Nakayama[76]在不稳定平面上对患者进行 3

周干扰训练，显著降低了肌肉反应的时间延搁。一些其他的研究人员随后又通过改善反射性肌肉激活的康复方案进一步确认了这一发现[12,157]。Beard 等[12]和 Wojtys 等[157]的研究发现下肢灵敏性训练与力量训练相比，能产生更优的肌肉反应时。这一研究对于重塑动态限制系统反应能力具有重要意义。缩短保护性肌肉激活和关节负荷间的电机械延迟（EMD）能够提升动态稳定性和功能。Fitzgerald 等[47,48]描述了一种依赖力觉反馈的干扰训练计划。患者进行旋转和平移动作，从可预知的干扰进阶至随机干扰，从小的/慢的动作进阶至大的/快的动作。训练成功的关键指令是与干扰相匹配而不是过度反应或者反应不足。这是肌肉硬度调节最优化的关键。肌肉/关节复合体硬度过高可能能够提供稳定性但是却不具功能性，而肌肉硬度过低则会产生"打软"或者"失稳"。

手术重建为康复进程提出了挑战。康复中对移植物进行有控制的负荷刺激有助于"韧带化"进程，在这一进程中，肌腱自体移植物（例如，ACL 重建术后的髌腱）的形态学特性逐渐表现出韧带特性[45,141]，并且关节的机械稳定性得以恢复[15,57]。然而由于原本韧带机械感受器的缺失，关节获得感觉信息的能力受损，导致感觉和运动功能缺失[26,36,100]。康复进程也似乎可以通过外周感受器促进移植组织的神经再支配，并且促进韧带压力反射的重建[8,123,148]。这些改变强调了重塑神经肌肉控制康复的重要性。

### 辨别性肌肉激活

除了反应性肌肉激活，非意识性肌肉活动控制对协调和平衡关节力量至关重要。最明显的是肩关节复合体中的力偶。在重获非意识控制之前，重塑主动肌拮抗肌的力偶可能最初需要有意识的、有辨别的肌肉激活。生物反馈训练为特定肌肉收缩提供及时的感觉反馈，并且帮助患者通过有意识地改变或者重新分配肌肉活动以纠正错误[11,55]。生物反馈训练的目的是重新获得主动肌肉控制并且改善特定的动作功能模式，最终将这些模式从有意识控制转换为无意识控制[11]（图 6-3）。运用生物反馈进行辨别性肌肉控制可以帮助消除肌肉不平衡，并且重塑动态关节稳定性所需的预备性和反应性肌肉活动[41,55]。

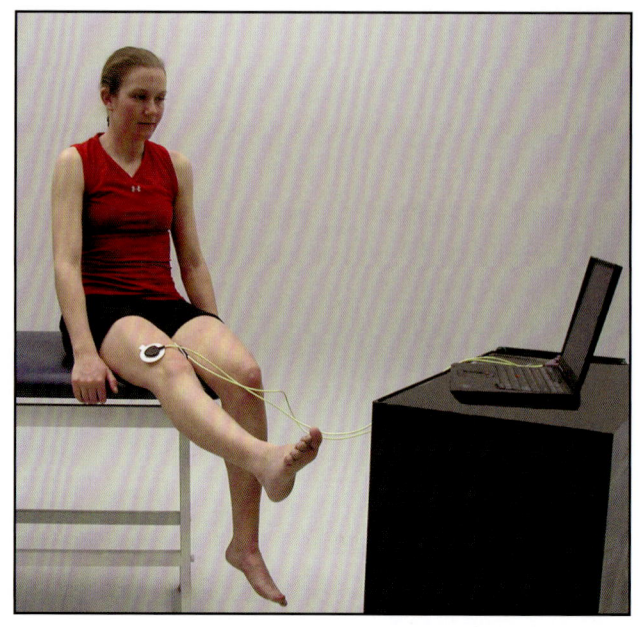

图 6-3　生物反馈训练重建了辨别性肌肉控制，消除了肌肉失衡，促进了功能特定的肌肉激活模式

## 神经肌肉控制要素

### 本体感觉和运动觉

运动觉和本体感觉训练的目标是重塑受损关节囊韧带结构的神经感觉性能，并且增加未受累的外周传入神经的敏感性[107]。接受保守治疗的患者恢复程度尚不知晓，但是韧带再次拉紧和重建配合全面的康复似乎可以使关节活动和位置觉恢复正常[10,103,123]。

关节挤压被认为是可以最大化刺激关节感受器，并且可以通过关节活动度内的闭链运动实现[30,61,80,153,154]。早期关节重置任务可以增强有意识的本体感觉和运动觉意识，最终可以无意识地感知关节运动和位置。运用氯丁橡胶套和弹力带可以通过刺激皮肤感受器提供额外的本体感觉和运动觉信息[10,125]（图 6-4）。通过刺激皮肤感受器增强躯体感觉功能能够改善运动任务中的神经肌肉功能，例如步态[33-35]。同时包含未受累侧肢体的训练可以帮助重建损伤侧肢体关节位置、运动和负荷的自觉意识。为了增加难度级别，这些训练可以在中等负荷下完成[97]。

### 动态稳定性

动态关节稳定性训练的目的是鼓励预备性主动肌/拮抗肌共同激活。高效的共同激活能够恢复平衡关节受力和增加关节面一致性所需的力偶，因此

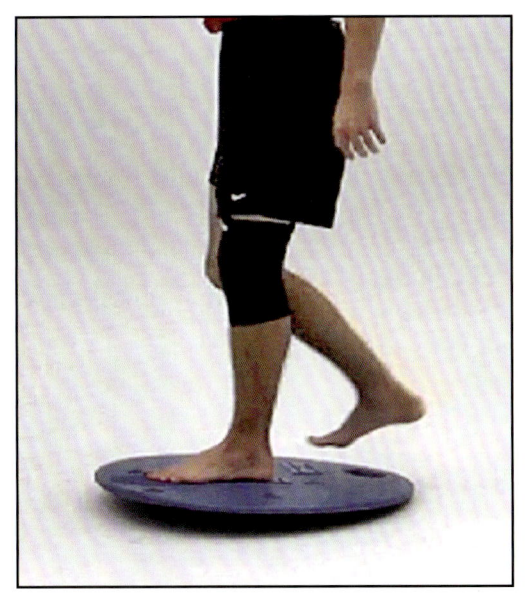

图 6-4 氯丁橡胶套刺激皮肤感受器，提供额外的关节运动和位置意识的感觉反馈

减小了施加于静态结构上的负荷。肌肉动态稳定性需要对关节负荷进行预测并且做出反应。这包括将关节置于易损伤体位，这样动态支持会在可控的情况下建立。平衡和拉长-缩短训练（例如：快速伸缩负荷训练）需要通过前馈和反馈动作控制系统的预备性和反应性肌肉活动，而闭链训练则可以很好地产生共同激活和挤压。Chimura 等[27] 和 Hewett 等[69] 明确拉长-缩短训练能够增加肌肉共同激活并且提升协调性。

### 反应性神经肌肉控制

反应性神经肌肉训练注重刺激从关节、肌腱肌肉感受器到骨骼肌的反射通路。尽管预程序化的肌肉硬度能通过缩短反射延搁时间来增强肌肉的反应能力，但其目的是产生不可预测的关节干扰从而刺激反射稳定性。持续运用这些反射通路可以缩短反应时并且发展意料之外的关节负荷的反应性策略[64]。此外，Caraffa 等[25] 运用反应性训练显著降低了足球运动员膝关节损伤的发生率。

Fitzgerald 等[47,48] 发现在膝关节损伤后进行扰动训练的患者中，肌肉活动和步态生物力学指标恢复正常。想要促进反射性肌肉激活，所有反应性训练均需产生不可预期的关节干扰。反射调节的肌肉活动是动态限制机制的关键要素，应当连同预程序化肌肉活动以形成关节功能性稳定。

### 功能活动

功能性康复的目的是帮助患者恢复至损伤前的活动水平，同时使再次损伤的风险最小化[141]。这可能需要视频分析并且咨询教练来明确及纠正错误的力学或者动作技术。目标包括恢复功能稳定性和专项动作模式或技巧，随后运用功能测试评估患者是否准备好可以完全重返运动。

功能活动与所有可以利用的资源相结合以刺激外周传入神经、肌肉共同激活以及反射性和预程序化动作控制。重点应当放在专项技术，包括关节易损伤的体位和动作。通过重复训练和有控制的强度，肌肉活动（预备性和反应性）逐渐从有意识进阶至无意识的动作控制[82]。执行这些活动将会在有控制的条件下帮助患者发展特定功能的动作模式，在完成康复后降低损伤的风险。

了解有助于关节感觉、动态稳定性、反射活动和功能运动模式的传入和传出特性对于重建神经肌肉控制和功能稳定性非常关键（表 6-1）。

> **临床决策练习 6-2**
>
> 女子足球队 ACL 损伤人数去年有所增加。你决定制订一个预防计划，在即将到来的赛季努力减少损伤发生。这份神经肌肉控制预防训练计划的主要目标是什么？你认为实现目标最有效的训练方法是什么？

### 下肢技术

在传统康复方案中有很多活动可以改善下肢神经肌肉控制。早期运动觉训练和关节位置重置任务可以重建从关节传入神经到骨骼运动神经、肌梭系统和皮质运动控制中枢的反射通路，同时增加肌肉硬度，提升肌腱肌肉感受器的牵张敏感性。肌肉硬度和张力的增加使肌腱肌肉感受器牵张敏感性增加，为关节运动和位置提供额外的感觉信息。

这些技术应当着重强调需要关注的单一肌肉群，并且从无负重过渡到辅助负重。鼓励运用闭链运动是因为它们重现了特定的下肢功能环境。在水中或者运用非负重器材进行部分负重训练可以在不给踝、膝、髋关节施加过度关节负荷的情况下模拟开链和闭链环境[84]。这些训练的闭链特性产生了关节挤压，因而可以增加关节面的一致性和神经感觉反馈，同时使关节的剪切力最小化[124]。早期动态关节稳

表 6-1  恢复本体感觉和神经肌肉控制所需的要素、康复技术和传入/传出特性

| 要素 | 康复技术 | 传入/传出特性 |
| --- | --- | --- |
| 本体感觉和运动觉 | 关节位置重置<br>功能性关节活动度<br>易化传入通路<br>轴向负荷<br>闭链训练 | 外周感受器敏感性 |
| 动态稳定性 | 闭链训练和平移力 | 主动肌/拮抗肌共同激活 |
|  | 高重复次数/低阻力 | 肌肉激活速率和幅度 |
|  | 离心负荷 | 外周感受器敏感性 |
|  | 拉长-缩短训练<br>平衡训练 | 肌肉硬度 |
| 反应性神经肌肉控制 | 对关节干扰的反应 | 反射易化 |
|  | 拉长-缩短、快速伸缩负荷训练<br>重新获得平衡 | 肌肉激活速率和幅度 |
| 功能性动作模式 | 生物反馈 | 辨别性肌肉激活 |
|  | 专项训练 | 关节运动学 |
|  | 控制-渐进性训练 | 协调运动 |

定训练是从稳定平面上的平衡训练和部分负重训练开始，逐渐进阶至不稳定平面上的部分负重训练。一旦可以完全负重，便可以开始在不稳定平面上进行平衡训练。像"踢腿"这样的训练也需要平衡能力，可以从稳定平面上开始进行，逐渐进阶至不稳定平面（图 6-5）。

滑动板训练和基础力量训练旨在增加肌肉力量和耐力的同时促进肌肉的共同激活。力量训练注重在闭链方向上进行离心和耐力型训练，通过进一步增加预备性肌肉硬度和反应性特性可以增加动态稳定性。离心负荷通过类似于向前、向后爬楼梯或者向后下坡步行来完成。可以将力量和平衡训练结合起来，并且施加较轻的外力，以增加训练的难度（图 6-6）。

生物反馈训练同样可以帮助患者在力量训练中发展主动肌/拮抗肌的共同激活。生物反馈为肌肉激活提供额外的信息，并且通过易化传出通路鼓励主动肌激活。通过选择性肌肉激活对损伤患者进行再教育

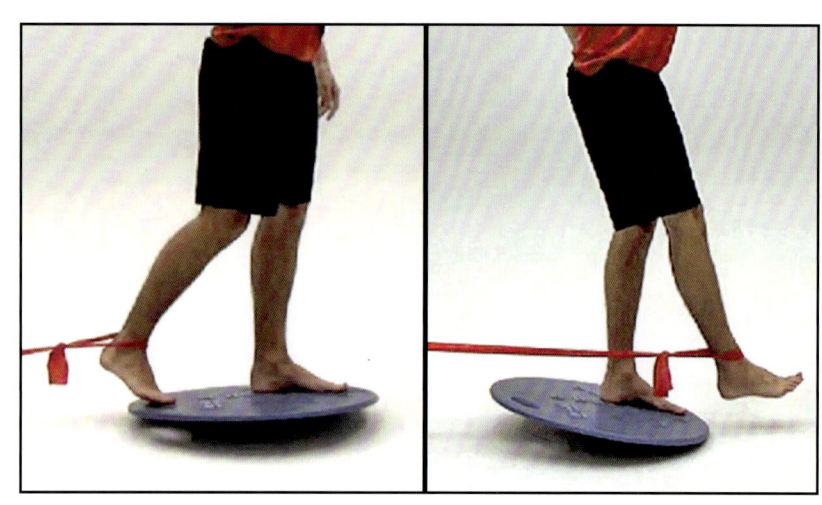

图 6-5  "踢腿"动作是使用一根弹力带固定在受累或非受累肢体的远端。患者在做短踢腿时试图保持平衡，同时伸膝或屈髋。这种练习在不稳定的平面上最难进行

对于动态稳定性和神经肌肉控制至关重要[160]。

拉长-缩短训练是使神经肌肉更快、更有力做出反应的必要组成部分，表现为在爆发性向心收缩后即刻进行离心减速[1]。直至康复进程的后期阶段才可以进行拉长-缩短训练。快速伸缩负荷训练的方法有很多，并且可以通过调节负荷、关节活动度或者重复次数控制训练强度。拉长-缩短训练需要预备性和反应性肌肉活动，伴随着肌肉硬度的相关变化。离心负荷前的预备性肌肉激活被认为是预程序化和反应性运动指令的结合。一旦可以负重，便可以进行快速伸缩负荷训练，例如水中非负重行走或者低冲击力跳跃（图 6-7）。双腿跳跃是一个有效的中阶训练方法，因为可以运用未受累肢体进行辅助。拉长-缩短训练可以通过交替腿跳跃然后单腿跳跃增加难度。随着耐受程度的逐渐增加，后续还可以进行旋转跳跃、侧向跳跃以及跳向各种平面等活动。快速伸缩负荷训练需要预备性肌肉激活，并且促进反应性神经肌肉控制的反射通路。

> **临床决策练习 6-3**
>
> 一名女子越野跑运动员主诉慢性膝前痛。你的评估显示她有髌股疼痛和僵硬并伴有股外侧肌肥大和股内斜肌萎缩。你会运用什么方法来纠正这种肌肉不平衡？讨论每种方法的原理及其与神经肌肉控制的关系[66]。

早期康复应该包括节律性稳定训练以增强下肢神经肌肉协调性和对非预见性关节干扰的反应。可以通过施加更大关节负荷和移位来增加节律稳定性训练强度。脚下传球训练对于发展协调的预备性和

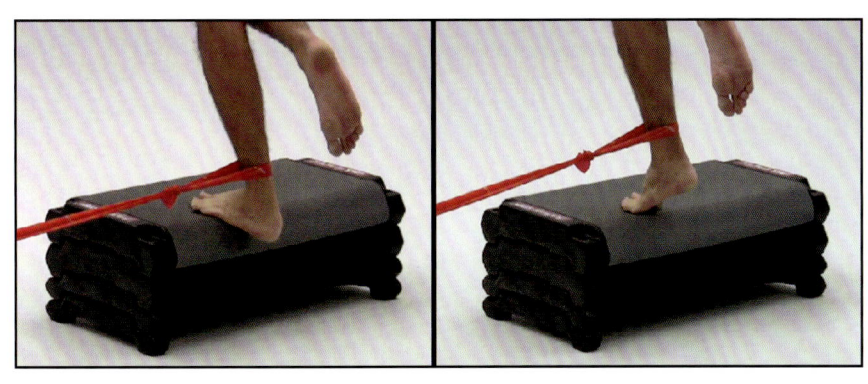

图 6-6　平衡和力量练习通过施加较轻外力相结合，增加平衡难度，同时强化动态稳定所需的肌肉力量

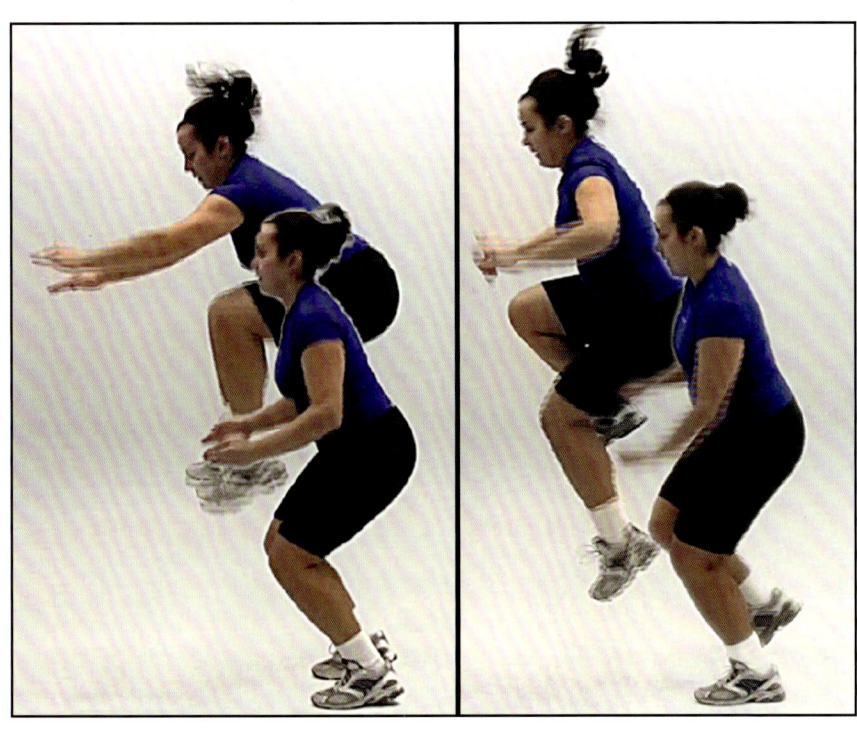

图 6-7　增强式训练从双腿跳跃开始，逐步进阶到单腿跳跃

反应性肌肉活动比较有效，从大球开始进阶至小球。在图 6-6 中，将平衡和力量训练相结合，通过施加较轻的外力和增加平衡难度，同时强化动态稳定性所需的肌肉力量。

可以运用不稳定平面手动产生线性和成角的关节干扰，改变患者重心，同时患者试图维持平衡（图 6-8）。这些训练可以通过调节外周传入通路以促进反射性通路的适应性改变，导致反应性肌肉激活。抛接球训练可以结合到平衡训练中。这些双重任务可以创造认知负荷，可能会干扰注意力、帮助提升反应适应性，并且通过上肢动作促进重心位置发生更大的变化，因而为感觉运动系统带来更大的挑战。在沙地上行走和跑步均需同样的反应性肌肉活动并且可以提升反射性关节稳定性。

在康复的后期可进行反应性神经肌肉活动，包括蹦床跳。患者从跳跃双脚落地开始，逐步进阶至跳跃单脚落地和旋转跳跃。难度最大的反应性训练包括跳跃的同时接球，或者跳离蹦床至不同的落地平面比如人造草皮、草地或泥土地上。

功能训练可以从恢复正常的步态开始。临床医生可以给予言语指令或者运用一面镜子帮助患者将支撑相和摆动相的正常动力学内化。这包括后退走，已被证实它可以进一步促进腘绳肌激活和平衡。如果有水池或者非负重设备，可以开始进行交叉行走和 8 字行走，在可以耐受的情况下逐渐进阶至慢跑和跳跃训练。部分负重下的功能活动在不损害静态限制结构的同时帮助恢复运动模式。继续在陆上进行负重训练，结合加速、减速和旋转训练。首先进行慢跑、变向和交叉步等训练，逐步增加训练速度。

最难的功能性训练是用于模拟个体专项和位置的需求，需要教练员参与。一些训练，例如折返跑、交叉步、后退跑和向前冲刺，与具有专项特点的训练相结合，例如投球、接传球和运球（见第 16 章）。

> **临床决策练习 6-4**
>
> 一名排球运动员正在从跟腱/腓肠肌拉伤中恢复。请你设计可以在康复每个阶段实施的增强式训练，并将这些训练整合到患者的康复中。你的理由是什么？描述你期望发生的神经肌肉适应。

## 上肢技术

与下肢相反，盂肱关节缺乏源自于关节囊韧带结构的内在稳定性，因此动态机制对于维持功能稳定性更为关键[63,152]。肩关节在不同位置和速度下工作的难度会因上肢在开链运动环境中所产生的剪切力进一步加重[152]。关节面一致性和功能稳定性的维持需要在执行复杂动作模式时维持动态限制所需的协调的肌肉激活[103]。

肩部有两种不同的肌肉类型，主要负责维持稳定或者产生动作。稳定肌群的肌纤维走向和大小，

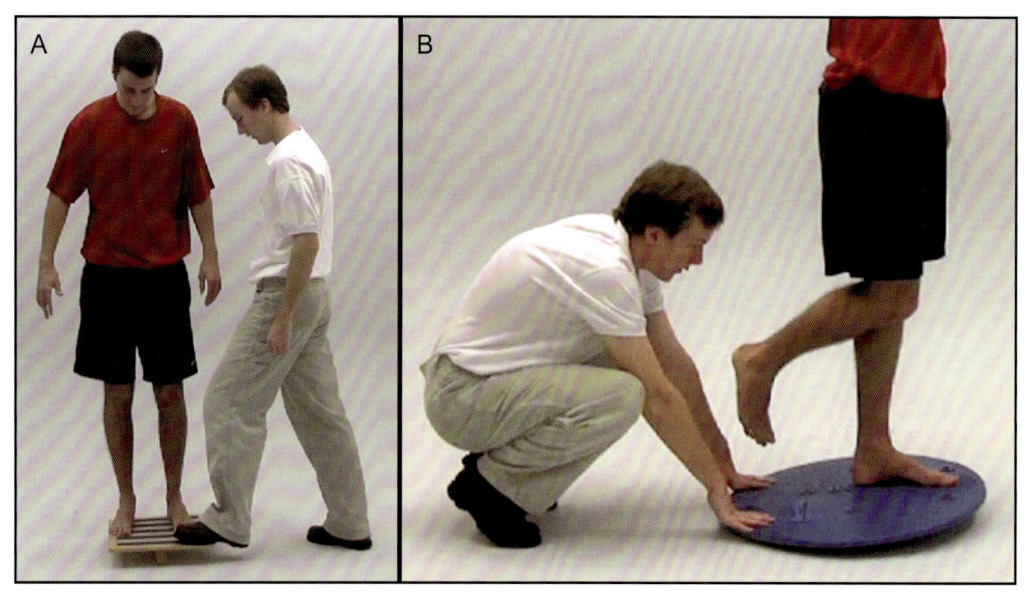

图 6-8　在一个不稳定平面上，当患者试图保持平衡时，治疗师通过手动干扰平面以促进反应性肌肉活动。（A）平衡板，（B）生物力学踝关节平台系统（Biomechanical Ankle Platform System，BAPS 板）（Spectrum Therapy Products）

即肩袖肌群，不适宜产生关节活动，但是可以控制肱骨头保持在关节窝中[103]。大的肌肉群（主动肌）止点距离盂肱关节较远，因而对于启动关节活动具有更大的力学优势[98,103]。维持正确的关节力学模式需要平衡外力和内在力矩，同时限制肱骨头在关节窝过度移位，并且重建肩袖肌群和主动肌正确的力偶关系。

静态结构的损伤可以导致感觉反馈减弱，并且可以改变肩胛胸壁关节和盂肱关节的动力学特性。此外，动态限制系统受损会使静态结构暴露于过度和重复的负荷中，危害关节的完整性，使得患者容易发生再次损伤。手术是长期恢复感觉运动功能最有效的手段[4,105,127]。然而，这种方法并不总是唯一选择。通过康复训练发展和恢复上肢神经肌肉控制是最终重返功能活动的重要组成部分。支持特定康复技术的证据尚不足，但是相关文献综述建议使用这些康复技术以期达到更好的效果。

普遍认同的观点是有必要在康复的早期获得肩胛控制[86,119,147]。应当加入以肩胛骨回缩作为初始体位的训练以恢复最佳的肩关节复合体功能，并且减少继发性损伤的风险。想要获得这样的体位，增加下斜方肌和前锯肌的激活同时使上斜方肌激活最小化的训练是比较合适的。最近的研究推荐了以下的运动：侧卧外旋、侧卧前屈、俯卧伸展、俯卧水平外展合并外旋[37]。在俯卧撑中前锯肌也被激活，可以通过抬高患者的脚进行进阶[109]。

增加上肢本体感觉和运动觉意识的活动类似于在下肢部分讨论的技术。研究支持在上肢康复早期运用闭链运动以提升传入反馈和共同激活，包括重心转移、桌面滑动和墙面滑动[22,87]。闭链环境可以产生轴向应力和肌肉共同激活，同下肢一样，由此所致的关节面靠近会刺激关节囊韧带机械感受器[103,153]。进行过顶动作的患者运用拉长－缩短训练（快速伸缩负荷训练）已经被证实可以改善本体感觉。运用主动和被动的多平面关节位置重置任务，可以使肩关节关节活动度的增加最大化。应该加入一些功能体位比如过顶投掷，并且更具专项特点（图6-9）。

肌肉硬度可以通过在倾斜的蹦床上运用弹力阻力管或药球进行训练得以增强，着重于离心阶段，并且要高重复次数、低阻力[146]。这些训练在功能模式下强化肩袖肌群并且促进其恢复。为了完成弹

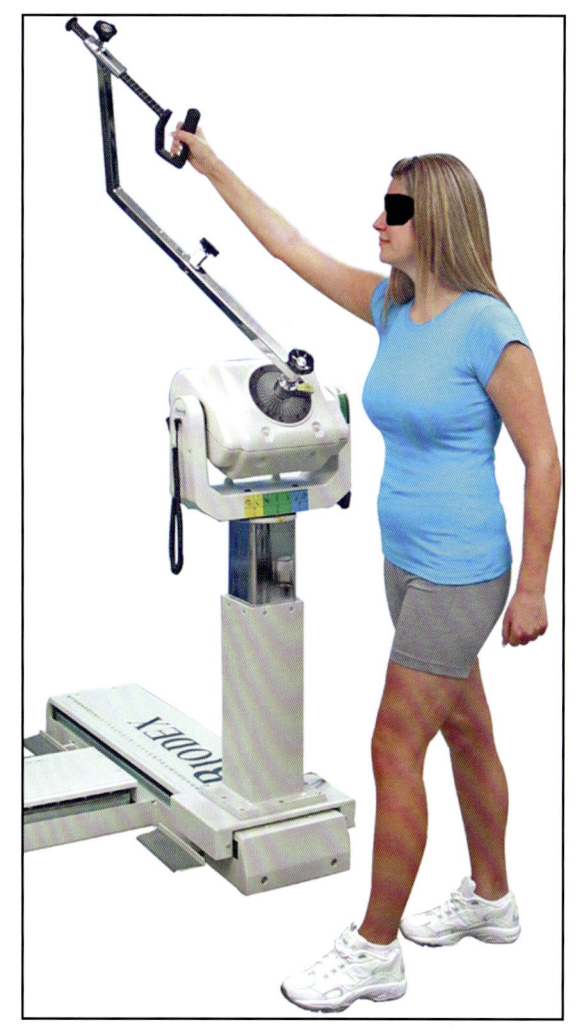

图6-9 主动和被动位置重置训练应在个体专项特定的功能位置下进行

力管训练，临床医生可以运用产品化的上肢测力计进行耐力训练。

类似于下肢的训练，肩关节动态稳定训练可以运用不稳定平面产生线性和成角关节移位，最大化促进共同激活。可以通过调节关节移位的角度以及负荷控制强度。三种闭链训练已经被建议可以用于促进肩关节共同激活：俯卧撑、滑板上水平位外展以及优势手和非优势手在滑板上画圈[103]（图6-10）。这些训练从四点位进阶至俯卧撑体位，使个体逐步适应对关节负荷的耐受程度。多方向滑板训练也需要动态稳定性，同时运用前馈和反馈神经肌肉控制。运用不同重力球和距离进行进阶的快速伸缩负荷训练对于训练预备性和反应性肌肉共同激活效果极佳，可以通过增加球的重量、改变距离、运用不同运动平面动作来进行进阶（图6-11）[146]。

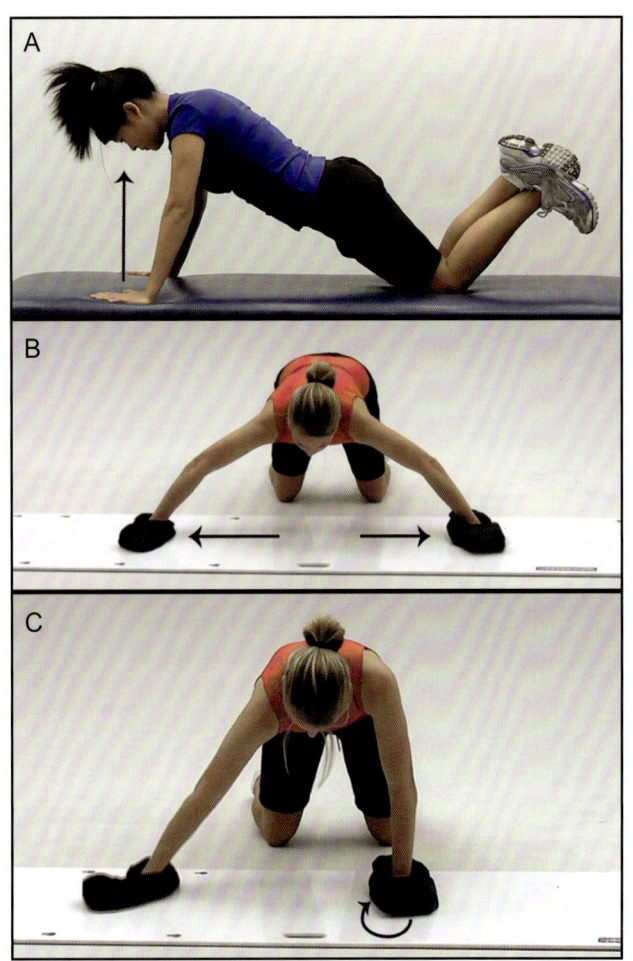

图 6-10 上肢动态稳定练习。（A）俯卧撑。（B）滑板上水平外展。（C）在滑板上上蜡/脱蜡

当患者在试图保持固定体位时，可以通过手动干扰上肢来促进反应性神经肌肉特性。在康复的早期阶段，可以进行低负荷节律稳定性训练。随着患者能力不断增强，施加阻力使肌肉激活最大化（图 6-12）。必须要包含关节内在不稳定体位下的训练，但是要在可控的强度下完成（图 6-13）。在节律性稳定训练中，关节负荷增加模拟了闭链环境，并且使患者在稳定和不稳定平面上负重情况下进行难度更大的反应性训练（图 6-14）。

> **临床决策练习 6-5**
>
> 在赛前体检中，你注意到其中一名网球运动员有盂肱关节下脱位的病史，而且此关节存在过度松弛。周围的肌肉组织看起来很强壮，但患者仍然有不稳定的感觉。这个患者问题的本质是什么？你会用什么练习来改善肩袖肌群的动态稳定性？请说明你加入这些练习的理由。

上肢功能训练经常是在过顶体位下发展运动模式，例如投篮球、投掷或排球和网球的击球动作。然而，需要特殊考虑其他的一些对上肢依赖非常大的运动，例如划船、摔跤和游泳等。

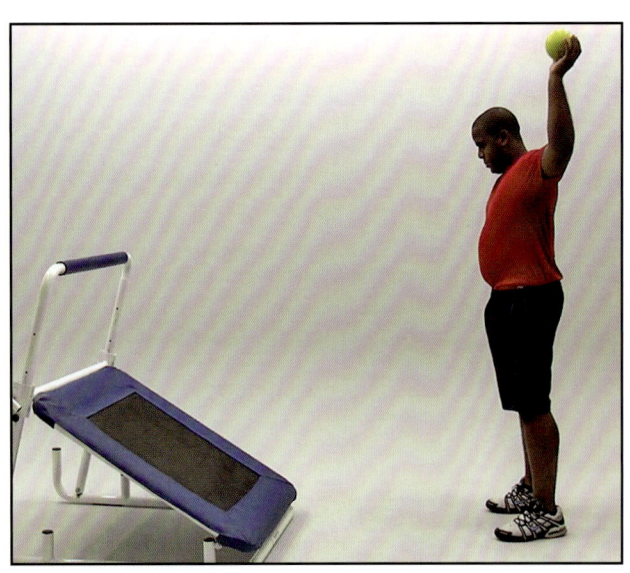

图 6-11 运用一个较重的球进行上肢快速伸缩负荷训练，需要预备和反应性肌肉激活

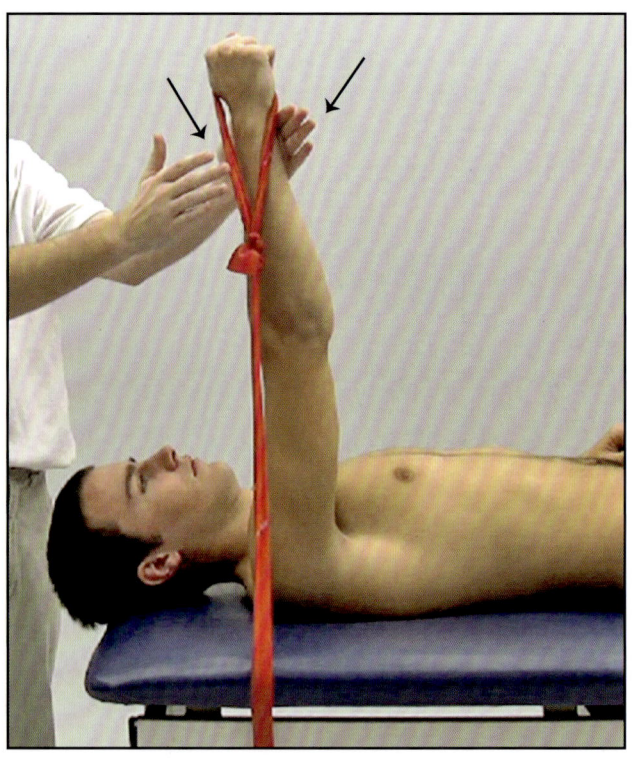

图 6-12 节律稳定性训练中运用弹力带产生关节负荷，促进肌肉激活

功能运动模式的再教育包括所有与动态限制和神经肌肉控制相关的要素，并且使完全重返运动参与时的再损伤风险最小化。图 6-15 提供了提升神经肌肉控制的训练例子。

> **临床决策练习 6-6**
>
> 一名摔跤运动员因 2 级内侧副韧带扭伤正在进行康复治疗。他的康复过程已经到了最后阶段，你想在康复方案中加入功能训练。考虑到与专项相关的特定需求，请为患者全面重返运动制订进阶性功能训练方法。

运动比赛中的动作速度和复杂程度要求前馈和反馈神经肌肉控制系统能够快速整合感觉信息。尽管许多外周、脊髓和皮质要素能够帮助神经肌肉控制系统，但动态关节稳定性取决于皮质预程序化激活和反射调节肌肉激活。关节动力学、肌肉激活模式以及体能受损会导致动态限制系统的缺失，必须要重新建立以维持功能稳定性。

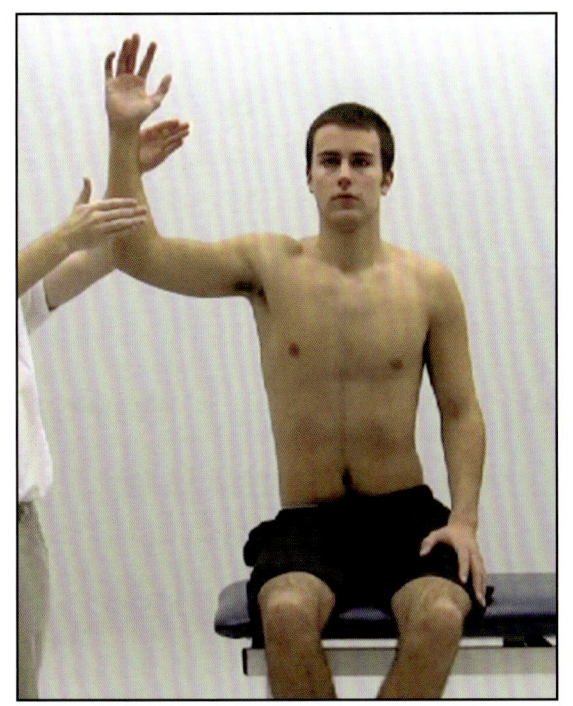

图 6-13　节律稳定性训练应当包括模拟易损伤体位，促进动态稳定神经肌肉适应性改变

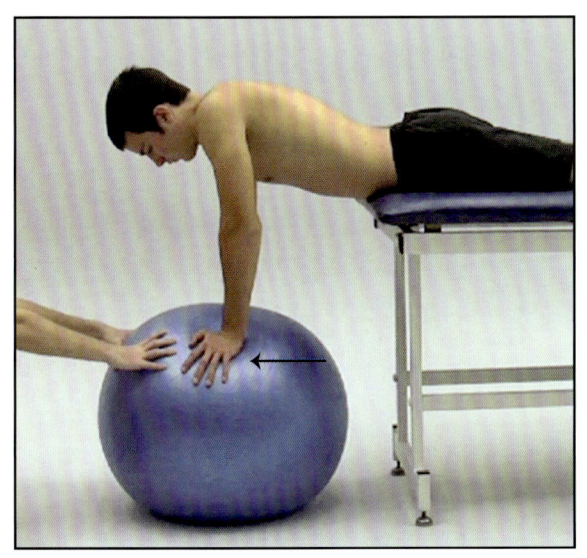

图 6-14　线性位移促进了上肢动态稳定的反射通路

## 功能活动

　　力量训练、平衡和在多平面内核心稳定性训练相结合的功能活动应当包含整个动力链，因为它们需要重现特定运动的需求。这些功能活动从较慢速度和有意识的控制开始，最终进阶至功能速度和无意识控制。应当注重技术而并非速度，以提升动力链中正确的肌肉激活模式，并且避免错误的力学。

## 总　结

1. 外周传入信息的传出反应被称之为神经肌肉控制。
2. 关节囊韧带结构受损会损害关节静态和动态限制机制。
3. 关节结构的主要任务是引导骨骼提供静态限制，但是它们也包含机械感受器可以调节动态限制机制。
4. 关节感觉与肌腱肌肉和皮肤机械感受器的信息相结合，通过皮质和反射通路，提供对关节运动和位置有意识和无意识的感知。
5. 肌梭具有整合外周传入信息并且可以反射性调节肌肉活动的能力。
6. 前馈和反馈神经肌肉控制运用感觉信息进行预备性和反应性肌肉活动。
7. 肌肉激活程度很大程度上决定了肌肉对拉长的抵抗力或硬度大小。硬度较大的肌肉可以通过抵抗关节干扰来辅助动态限制机制。
8. 为了重建神经肌肉控制和功能稳定性，医生可以使用特定的康复技术——包括闭链运动、平衡训练、离心和高重复/低负荷练习、通

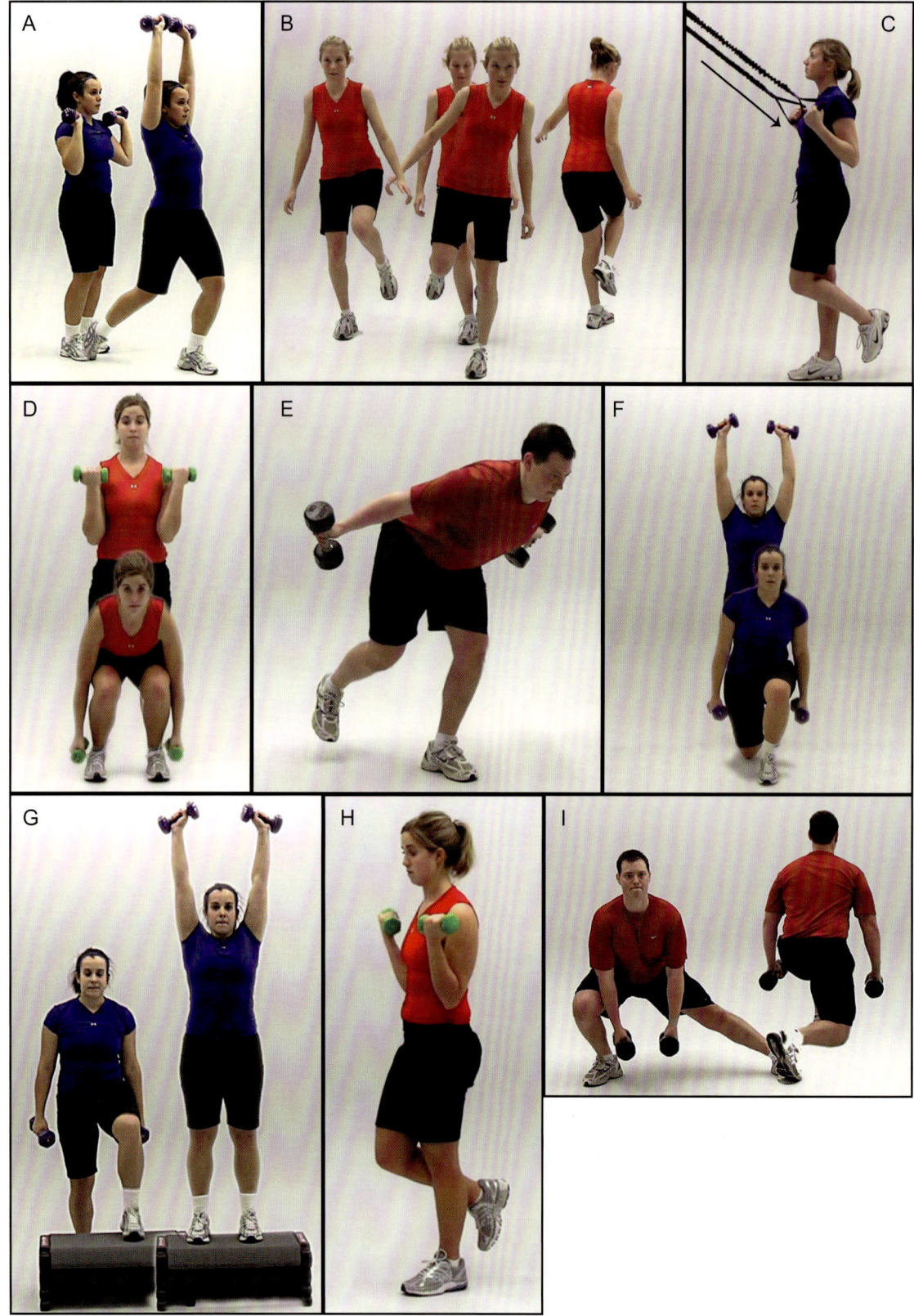

图 6-15　加强神经肌肉控制的训练。(A) 双臂推举。(B) 多平面跳跃以维持稳定。(C) 使用绳索或弹力管的单腿下拉。(D) 站立位哑铃下蹲卷腹。(E) 单腿、双臂哑铃眼镜蛇式。(F) 哑铃下蹲至过顶上举。(G) 双腿上台阶保持平衡至过顶上举。(H) 单腿站立哑铃二头肌训练。(I) 多平面哑铃弓箭步训练（待续）

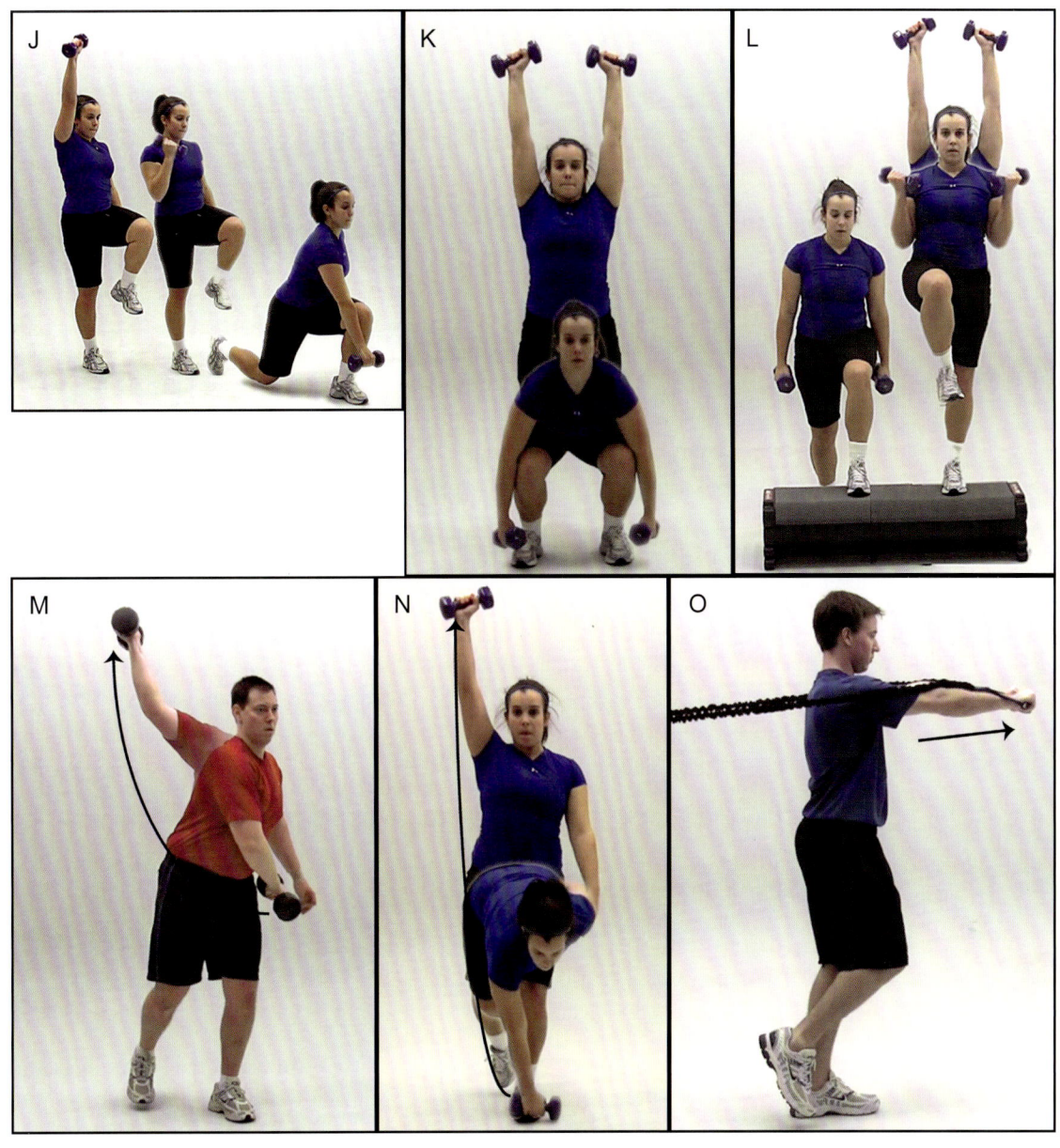

图 6-15（续）（J）前弓箭步保持平衡至单臂上举。（K）下蹲过顶上举。（L）单腿上台阶保持平衡至过顶上举。（M）单腿单臂哑铃本体感觉神经肌肉易化训练。（N）单腿硬拉至过顶上举。（O）单腿双臂运用绳索胸推

过反应性训练促进反射、拉长-缩短训练和生物反馈训练。

9. 康复技术在以下方面产生适应性改变：外周感受器敏感性变化和传入通路的易化、主动肌/拮抗肌共同激活、肌肉硬度、肌肉活动启动速度和幅度、反射性肌肉激活和辨别性肌肉激活。

10. 传入和传出特性调节四个对神经肌肉控制和功能稳定性至关重要的因素：本体感觉和运动觉、动态稳定性、反射性肌肉激活和功能运动模式。

11. 传统康复的每个阶段都可以结合适当的活动，强调这四个要素中的每一个要素，根据个人的耐受程度和功能能力进阶。通过将这些因素整合到受伤患者的康复中，可以最大限度地发挥动态限制机制对功能稳定性的贡献程度。

## 临床决策练习解决方案

**练习6-1** 除了力量恢复外,康复还应侧重于重建受损韧带的神经感觉特性。平衡、干扰和灵敏性训练应该用于恢复本体感觉和运动觉要素,以及增强反射通路。闭链训练增加关节面的一致性和神经感觉反馈,这对重建动态稳定性是必要的。运用踝关节贴扎或护具将在康复和训练中提供稳定性,但也将促进皮肤感受器的额外传出反馈。

**练习6-2** 预防方案应着重于预备性和反应性肌肉收缩,以增强下肢的运动协调性和肌肉硬度。为了达到这些目标,平衡、灵敏性和专项训练应该被纳入到预防方案中。平衡和灵敏性训练的好处是增强本体感觉、运动觉和反应性肌肉激活。功能性活动整合了这些神经肌肉元素,应该从有控制、独立的运动开始,进阶至多方向复杂的活动(例如:从围绕标志杆运球到在运球的同时在防守球员处变向)。

**练习6-3** 运动防护师应该认识到,必须重新建立股内斜肌的力量和随意肌肉控制,以实现股外侧肌和股内斜肌之间平衡的共同激活。生物反馈训练提供感觉反馈以及视觉和(或)听觉鼓励,以选择性随意控制股内斜肌。

**练习6-4** 研究支持运用快速伸缩负荷训练来增强力量和表现。有关神经肌肉益处的理论包括恢复功能性运动程序、提高反射和增加本体感觉意识。在康复的早期阶段,当患者无法负重时,应该在坐位、仰卧位和俯卧位采用弹力管作为阻力进行快速伸缩负荷训练。随着患者能够承受更多的负重,应该由双腿训练进阶至单腿训练。应当考虑训练的范围,并根据患者的力量和疼痛缓解程度逐渐增加训练范围。可以运用这种方式轻松地改良活动,包括向前向后、侧向跳跃和跳跃动作。运动不应该进行得太快,过快的活动会伤害正在愈合的组织。

**练习6-5** 肩袖肌群功能不佳,无法使其在盂肱关节处实现稳定作用。应该评估肩袖肌群的力量,通过力量训练和闭链练习来纠正失衡。闭链训练的好处是增加了关节的一致性并且增强了力偶的共同激活。拉长-缩短训练或快速伸缩负荷训练促进预备性和反应性肌肉活动,促进肌肉共同激活,并且改善本体感觉。在康复训练和运动中,正确技术的重要性必须得到重视。运动防护师的言语反馈和使用镜子给予的视觉反馈可以用于发展正确的运动模式。在康复的这一阶段,教练的评价和从运动分析中获得的信息是有利的,并允许运动防护师根据患者的具体需求制订治疗方案。

**练习6-6** 功能活动包含各种刺激,因此身体必须同时整合并且有效地运用神经肌肉控制的多种元素来维持功能和稳定性。对于摔跤运动员来说,应当调节这些元素,使动作从容易到困难,从独立到整合,动作包括:①改变水平(例如:身体位置高和低);②侧向移动(例如:侧滑步);③转体动作(例如:交叉步,旋转运动)。可以调节表面和轴向负荷,以递增训练的难度水平。一个坚硬、平坦的表面可变为一个更柔软、不稳定的表面(例如:泡沫和垫子)。重量背心或腰带可用于增加轴向负荷,从而增强关节和肌肉肌腱感受器的刺激。在这个阶段从教练员那里获得关于技术和风格的反馈也是有益的。

(Scott Lephar,C. Buz Swanik,Troy Blackburn 著
王立娟 译 秦佳维 倪国新 审)

## 参考文献(扫描二维码获取)

# 第 7 章 恢复姿势稳定和平衡

> **完成本章学习后,读者应具备以下能力**
> - 定义并解释负责维持平衡的三种感觉通路的作用。
> - 解释闭链运动策略如何帮助重心维持在安全稳定的支撑面上。
> - 区分主观和客观平衡评估。
> - 区分静态和动态平衡评估。
> - 评估踝关节、膝关节、颈椎和头部损伤对平衡能力和姿势平衡的影响。
> - 明确平衡训练每个阶段的目标,以及各个阶段如何进阶。
> - 说明静态、半动态、动态和功能性/运动专项平衡训练之间的差异。

对于一个健壮的运动员来说,在站立位时保持平衡似乎是一项简单的运动技能,但我们不能想当然地认为这是所有运动员均具备的能力,因为平衡的维持是一个复杂的过程,涉及多个系统和感觉输入。肌肉无力、本体感觉缺陷和关节活动度(range of motion,ROM)不足可能会挑战一个人在身体支撑面内维持重心(center of gravity,COG)的能力,换句话说,这些问题会导致他失去平衡。在闭链运动中,平衡是决定运动策略的最重要的元素。掌握维持平衡的有效策略对运动表现至关重要。

平衡通常被认为是一个静态的过程,然而实际上它是一个高度整合的动态过程,涉及多个中枢和外周神经通路。尽管平衡(balance)是较常用的术语,但姿势平衡(*postural equilibrium*)是一个更广泛的术语,它涉及关节节段的力线对位,以努力维持重心在最大稳定极限(limits of stability,LOS)的最佳范围内。

维持平衡常常被列为运动疗法最后的目标[50],然而这一目标却是脑和关节损伤康复的一个重要组成部分,不应该被忽视。传统的骨科康复注重于单一关节的力学,例如改善关节活动度和柔韧性,并且增加肌肉力量和耐力,而并非注重于姿势控制系统对于关节传入信息的处理。此外,创伤性脑损伤/脑震荡后的康复只是最近才成为治疗选择的重心[77]。

本体感觉和运动觉领域的研究强调了训练关节神经系统的必要性[51-55]。关节位置觉、本体感觉和运动觉对所有需要平衡的运动表现都是至关重要的。因此,目前的康复治疗方案应当注重开链和闭链训练的结合。开链和闭链训练相结合的必要性可以在步态(步行或跑步)中看到,因为足和踝关节需要在准备足跟着地(开链)和准备在站立位中期和足趾离地的过程中(闭链)控制身体的重心。近期针对脑震荡的研究表明,平衡训练和前庭功能特异性训练可以改善有这类缺陷个体的预后[77]。因此,应该考虑将这些训练应用于脑震荡的管理中。

本章重点介绍姿势控制系统、各种平衡训练技术的进展,以便运动防护师能够评估和治疗运动人群的平衡缺陷。

## 姿势控制系统

为了设计有效的康复计划,运动防护师必须首先了解姿势控制系统及其各个组成部分。姿势控制系统涉及复杂的程序,包括感觉和运动组成。维持姿势平衡包括对身体运动的感觉检测、中枢神经系统（central nervous system，CNS）内感觉运动信息的整合，以及恰当的肌肉骨骼反应的执行。大多数日常活动，例如步行、爬楼梯、伸手或扔球，均需要维持足的静态位置并控制平衡转移，特别是如果想要获得一个更好的结果。因此，平衡应该被认为是动态和静态的过程。动静平衡的成功实现建立在身体与环境相互作用的基础上[49]。图 7-1 展示了该动态过程的复杂程度。

从临床的角度，将平衡的感觉和运动过程区分开意味着一个人平衡受损可能是由于其中一个或两个原因同时导致：重心相对于支撑面的位置未被准确地感知是由于外周或中枢的原因，和（或）使重心达到平衡位置所需的自发运动没有及时或有效地协调[67]。身体与重力和周围环境的相对位置是通过结合视觉、前庭和躯体感觉输入来感知的。平衡运动还包括踝关节、膝关节和髋关节的运动，这些运动是由动力链上的协调动作所控制的（图 7-2）。这些过程对于产生如步态这类正常的日常活动，以及流畅的体育相关动作都至关重要。

## 平衡控制

人体是一个非常高的结构，要在一个相对较小的支撑面上保持平衡。其重心也相当高，刚好在骨盆上方。在支撑面上控制平衡涉及到许多因素。平衡控制涉及到一个复杂的神经连接和中枢网络，与外周和中枢反馈机制有关[38]。

姿势控制系统是大脑和肌肉骨骼系统之间的反馈控制回路。视觉、前庭和躯体感觉输入共同为姿势控制系统提供了传入信息来源。中枢神经系统参与直立姿势的维持可分为两个部分。第一个组成部分是感觉统合（sensory organization），涉及到那些基于前庭觉、视觉和躯体感觉（本体感觉）输入所获得的信息来确定矫正姿势动作的时间、方向和幅度[63]。尽管有多种感觉输入，中枢神经系统通常一次只依赖一种感觉来获取方向信息。对于健康成年人来说，平衡控制的首选感觉来自于躯体感觉信息（例如，足与支撑面接触和关节运动的监测）[42,63]。具体到肌肉骨骼系统损伤，躯体感觉系统是最重要的，也是本章讨论的重点。

第二个组成部分是肌肉协调（muscle coordination），它是一系列过程的集合，这些过程决定了腿部和躯干肌肉收缩活动的时间顺序和分布，产生了维持平衡的支持性反应。研究表明，有神经问题的人出现平衡缺陷可能是由于向姿势控制系统提供方向信息的三种感觉输入之间不适当的交互作用造成的。在这些感觉之间出现冲突的情况下，患者可能会不适当地依赖其中一种感觉[63,80]。

从临床角度来看，直立姿势的稳定性需要整合来自三种感官的传入信息，这些信息相互结合，对协调的姿势矫正至关重要。一个部分的缺失通常由其余的两个部分进行代偿。其中一个系统经常会提供错误或不充分的信息，如不同的表面和（或）视觉敏锐度和（或）周围视觉的变化。在这种情况下，其他任一感官提供准确和足够的信息对于维持平衡

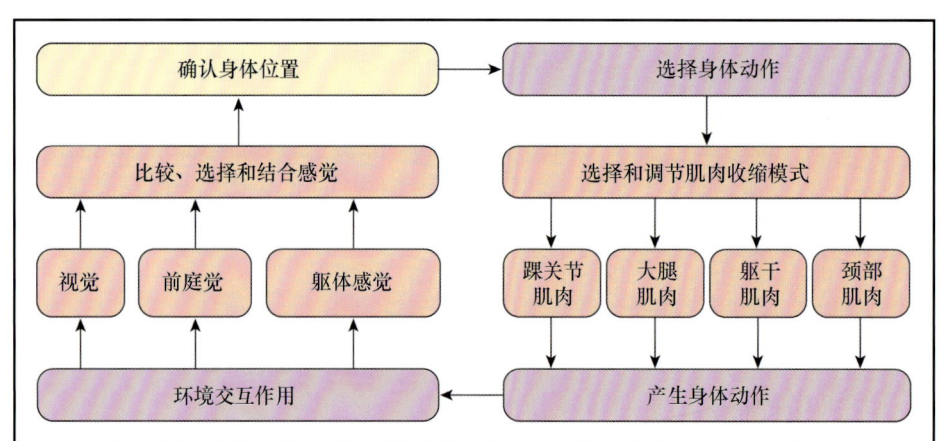

图 7-1　动态平衡（Adapted from Allison L, Fuller K, Hedenberg R, et al. Contemporary Management of Balance Deficits. Clackamas, OR：NeuroCom International；1994. Reprinted with permission from Natus Medical Incorporated.）

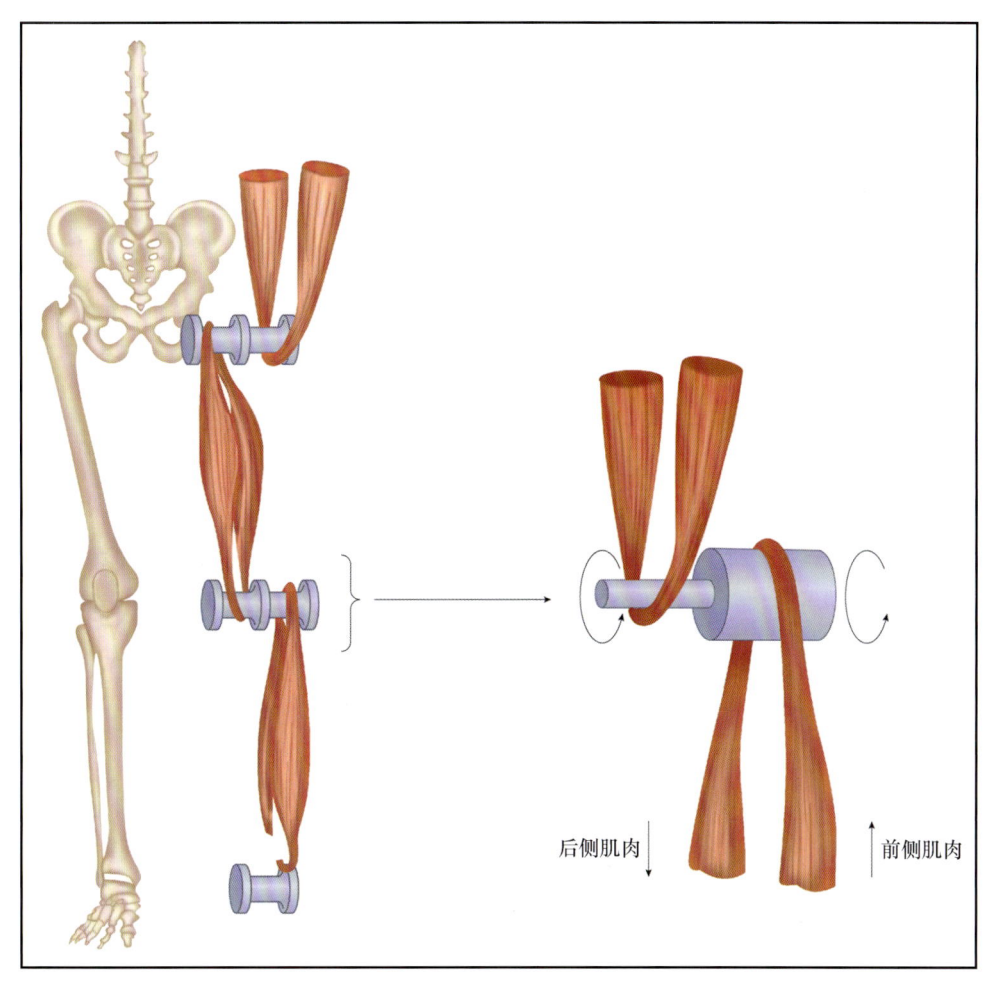

图 7-2　维持姿势主要肌肉之间的成对关系，沿着动力链进行协调的活动以控制重心

都是至关重要的。例如当出现躯体感觉冲突时（比如位于一个移动的平台或一个柔软的泡沫板表面），与睁眼相比，闭眼时的平衡能力会显著下降。

躯体感觉输入提供了身体各部位相对于其他部位和支撑面的方向信息[25,68]。视觉会测量眼和头部相对于周围物体的方向，这对维持平衡起着重要作用。对于健康患者，在一个稳定的表面上闭上眼睛只会使其姿势摆动略有增加。然而，如果他的躯体感觉输入因为韧带损伤而被破坏，闭眼则会显著地增加姿势摆动[15,20,42,43,67]。前庭器官提供了头部相对于惯性空间的重力加速度、线性加速度和角加速度方面的信息。然而，前庭器官并不提供头部相对于外部物体间的方位信息。因此，当视觉和躯体感觉系统提供准确信息的时候，前庭器官在维持平衡方面只起很小的作用[67]。

## 躯体感觉与平衡的相关性

躯体感觉、本体感觉、运动觉和平衡这些术语经常被用于描述相似的现象。躯体感觉是一个更为全面的术语，用来描述姿势控制相关的本体感觉机制。因此，最好将躯体感觉定义为触觉的一种特异性变化，它包括关节运动觉和关节位置觉[51,55]。如前所述，平衡是指将身体的重心保持在双脚支撑面上的能力。躯体感觉和平衡密切相关，因为姿势控制系统运用外周感受器（如肌梭、高尔基腱器、关节传入感受器、皮肤感受器）所感知的与运动和姿势相关的感觉信息。那么问题来了：本体感觉是如何影响姿势稳定性和平衡的呢？

躯体感觉输入来源于机械感受器，然而哪一种感受器（触觉、肌梭或高尔基腱器）对于平衡的控制起着最主要的作用目前还不清楚。Nashner[62]研究了平台扰动试验后肌电图测试反应，认为记录到的反应中一定涉及其他通路，因为该潜伏期比通常典型肌张力反射的潜伏期更长。牵张反射（stretch-related reflex）是在关节外部施加旋转力矩后增加关节周围肌肉激活水平的最早机制。踝关节旋转是肌张力反射中最可能的刺激，发生在许多人身上。这似乎是直立姿势改变后腿部肌肉活动的第一个有价值的阶段[62]。当步态或姿势干扰自动引发腿部肌肉的功能定向反应以代偿不平衡或姿势摇摆增加时，可以看到肌张力反射（myotatic reflex）[17,62]。肌梭感知主动肌的拉长，因此可以沿着传入纤维将信息传送至脊髓。在那里，信息被传送至α和γ运动神经元，它们分别将信息传送回肌肉纤维和肌梭，并且收缩肌肉以防止或控制额外的姿势摆动[17]。

有研究在一个可以移动至"足趾向上"和"足趾向下"位置的平台上评估姿势摆动，当斜坡突然移位至"足趾向上"的位置后发现小腿三头肌有牵张反射[16]。先在被拉长的肌肉中观察到中度延迟反应（103～118 ms），接着是拮抗肌胫骨前肌的延迟反应（108～124 ms）。研究人员还阻断了传入本体感觉信息，以试图研究源自腿部的本体感觉信息对保持直立姿势的作用。研究结果表明，足部压力和（或）关节感受器（踝关节局部缺血）的本体感觉信息对低频率运动时的姿势稳定起着重要作用，但对快速移位时的代偿作用不大。该实验还包括一个"视觉"部分，即患者在测试时先闭眼后睁眼。结果表明，当患者睁眼检查时，视觉信息代偿了本体感觉输入的缺失。

另一项研究[17]是在跑步机上站立，运用肢体脉冲干扰时的代偿性肌电图反应来描述肌张力反射。结果显示，在跑步机台面向后运动时，踝关节背屈导致重心前移，从而引起腓肠肌的牵张反射，随后出现胫骨前肌微弱的激活。在另一项试验中，这种运动被逆转（足跖屈），从而使重心后移，引起胫骨前肌的牵张反射。这两项研究都表明，牵张反射反应有助于控制身体重心，前庭系统不太可能直接参与产生必要的反应。

还有研究将足部和踝关节所有的感觉信息除去，发现腿部肌肉（腓肠肌和胫骨前肌）的本体感受器能够提供稳定站立所需的足够的感觉信息[24]。研究人员推测，Ⅰ型肌梭或Ⅱ型肌梭以及高尔基腱器的Ⅰb型传入纤维可能是本体感觉信息的来源。研究表明，当腿部肌肉的感受器是姿势摆动唯一的信息来源时，正常患者能够以稳定的方式站立。

此外，其他文献通过运用身体摆动参照平台（platform sway referencing）或泡沫平台来改变或限制躯体感觉信息的输入，以检验躯体感觉信息的作用[6,43]。这些研究发现，患者仍然可以运用良好协调的动作进行反应，但这些动作往往对他们使用的环境情景是无效或低效的。

## 振动训练对平衡的影响

在维持平衡的努力中识别姿势摆动和唤起矫正肌肉激活策略的能力与躯体感觉功能有着内在的联系。关节位置和运动觉（例如，踝关节跖屈/背屈）结合视觉和前庭觉输入，被用于识别姿势摆动。关节结构（例如，韧带）的损伤阻碍了姿势控制[18]，因此运用振动来靶向性地训练姿势摆动的躯体感觉因素可能会提升平衡能力。

全身振动训练是通过一个固定的平台进行训练，周期性地加速使身体向上（图7-3）。干扰训练对平衡的改善效果在前交叉韧带（ACL）重建[10]、功能性踝关节不稳[11]、多发性硬化[78]、帕金森病[86]

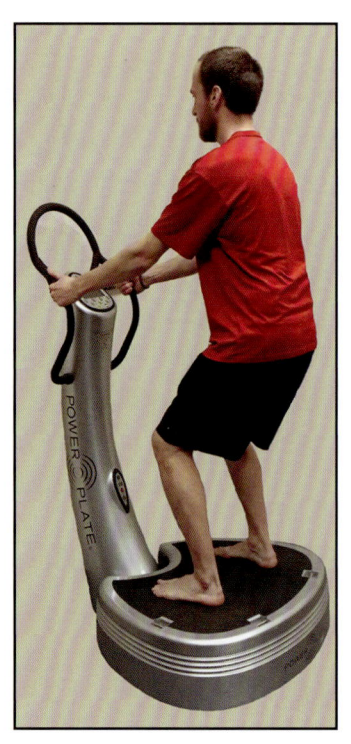

图7-3　全身振动训练已被证明可以改善很多类型患者的平衡功能

等一系列临床人群中均已经有报道。此外，老年人反复进行振动训练可改善平衡能力并减少跌倒的风险[89]。然而值得注意的是，这些研究都评估了静态（例如，在固定支撑面上的站立平衡）或半动态（例如，在可移动支撑面上的站立平衡，如 wobble board）平衡。Adelman 等[1]发现，对于患有慢性踝关节不稳的个体来说，一次振动训练并不能改善动态姿势控制（例如，起跳落地后的稳定性）。这些结果中还不清楚的是，反复振动训练作为康复方案的一部分是否能观察到动态平衡的改善，或者振动提供的刺激是否不足以改善动态平衡。虽然振动训练似乎可以改善静态和半动态平衡，未来的研究有必要确认振动训练是否能影响更动态的功能任务。

## 闭链与平衡的相关性

平衡是将重心维持在身体支撑面的过程。再次强调一遍，人体是一个非常高的结构，要在一个相对较小的支撑面上保持平衡，其重心也相当高，刚好在骨盆上方。在这一特定区域内控制平衡涉及许多因素。一个经常被忽视的因素是平衡在动力链中所起的作用。现在许多的讨论都是关于如何定义动力链以及开链或闭链训练是否最优，这使得许多治疗师忽略了什么才是最重要的。对姿势控制系统以及下肢动力（节段）链理论的理解有助于促使动力链在保持平衡方面的作用概念化。在动力链中，每一个运动节段沿动力链将力向其他节段传递，并且该节段的活动会受到来自其他节段传递的力的影响（见第 12 章）[13]。保持姿势平衡或平衡能力与闭链相关，因为远端节段（足）固定在支撑面上。

在平衡维持的过程中，自发姿势运动的协调不仅仅是由直接作用于关节的肌肉决定的。腿和躯干的肌肉通过身体节段之间的惯性相互作用力对邻近关节施加间接的力[64-65]。当一个人的平衡受到外部干扰时，一种或多种策略（踝关节、膝关节、髋关节）的结合被用来协调重心使其回到稳定或平衡的位置。任何一个关节或动力链上相应的肌肉受伤都会导致维持平衡的正常反馈受损。

## 平衡受损

举一个例子，一名篮球运动员去抢篮板，并且与另一名运动员发生碰撞，导致她落在一个意想不到的位置上，从而损害了她正常的平衡。为了防止摔倒的发生，身体必须自我纠正，将重心回归到稳定极限内一个不那么容易受伤的位置上。来自于髋关节、膝关节和踝关节机械感受器的传入感觉信息，负责通过三种可能的运动策略中的其中一种来诱发自发姿势反应。

## 运动策略的选择

三个主要的关节系统（踝关节、膝关节和髋关节）位于支撑面和重心之间。当重心仍位于支撑面上方的时候，各式各样的姿势都成为可能。正如 Nashner[67]所描述的，一个关节的活动至少由一对相互拮抗的肌肉联合控制。当一个关节周围相互拮抗的成对肌肉（如胫骨前肌和腓肠肌/比目鱼肌）所施加的力量结合在一起时，其效果是抵抗关节相对于静止位置的旋转。关节抵抗旋转的程度称为关节硬度（joint stiffness）。通过改变一组或两组肌肉群的激活水平，关节的静息位置和关节的硬度都会单独发生改变[44,67]。关节静息位置和关节硬度本身并不足以控制姿势运动，理论上认为肌张力反射是在外部施加关节旋转力矩后增加关节肌肉激活程度最早的机制[67]。

当一个人的平衡受到外部干扰时，涉及下肢关节的运动策略将调整重心的移动，使得人体重回一个平衡的位置。三种策略（踝关节、髋关节和跨步策略）已被确定是一个连续的策略[42]。通常来说，踝关节、髋关节和跨步策略在将重心重新归位于支撑面上时的相对有效性取决于支撑面的形状、重心相对于稳定极限的对线以及姿势运动的速度[42-43]。

踝关节策略（ankle strategy）是在保持足部位置的同时改变重心的位置，通过身体转动，使其成为一个围绕踝关节的刚性体。这是通过收缩腓肠肌或胫骨前肌在踝关节处产生扭矩得以实现的。身体向前的摆动被腓肠肌的活动抵消，将身体向后拉。相反，身体向后摆动被胫骨前肌的收缩抵消。因此，在设计康复计划时，不应低估这些肌肉的重要性。当支撑面稳固且重心在稳定极限内时，进行相对缓慢重心活动的最有效策略是踝关节策略。当重心偏离中心时，踝关节策略也被认为是有效的保持静态姿势的策略。因此，由于踝关节肌肉对近端关节的间接影响，大腿和下躯干肌肉收缩抵抗了这些近端关节的不稳定性。

在正常的感觉条件下，踝关节肌肉的激活通常被选择用于保持平衡。然而，在姿势控制策略方面，躯体感觉丧失和前庭功能障碍存在细微差异。躯体感觉丧失的患者在经历向前或向后干扰时或不同的支撑面长度时，似乎依赖于髋关节肌肉来保持重心[25]。

如果踝关节策略不能控制过度的摆动，那么髋关节策略（hip strategy）可以在踝关节反向转动的情况下，通过启动大范围而快速的髋关节活动来帮助控制重心的活动。当重心位于稳定极限边界附近，并且稳定极限的边界由于较小的支撑面而缩小时，这种策略是最有效的。最后，当重心超出稳定极限时，跨一步或踉跄而行（跨步策略，stepping strategy）是唯一可以用于防止跌倒的策略[65,67]。

有人提出，在肌肉骨骼异常的个体中，例如踝关节和膝关节扭伤，稳定极限和重心的对线会发生改变。例如，这些关节急性或慢性扭伤后，韧带变弱，可能会使关节活动度减小，从而缩小稳定极限，使患者在相对较小的摆动下增加摔倒的风险[65]。Pintsaar 等[74]提出功能性踝关节不稳患者在姿势调整过程中，功能受损与踝关节协同作用向髋关节协同作用的转换有关。最近一项系统性综述表明，慢性踝关节不稳的个体并不像未受伤的人那样利用躯体感觉信息，他们更多地依赖视觉信息[82]。这些发现与 Tropp 等[85]之前报道的结果一致，说明损伤患者的本体感觉功能受到了影响。重要的是，这些综合的结果提示，损伤后不仅策略发生了变化，而且各种感觉输入的权重也发生了变化。

## 平衡的评估

很多平衡评估方法已经在临床中应用，然而从历史的角度看，一些技术由于只提供关于平衡的主观（"定性"）测量信息而并非客观（"定量"）信息，因而受到批评[70]。

### 主观评估

在 20 世纪 80 年代中叶之前，对平衡进行系统和有控制的评估的方法很少。传统上，对运动员静态平衡的评估是通过站立位 Romberg 测试来进行的。这个测试是双脚并拢，双臂放在身体两侧，闭上眼睛。正常情况下，一个人可以站在这个位置不动，但是当倾向于摆动或倒向一边时被认为是 Romberg 测试阳性指征，表示本体感觉缺失[9]。然而，Romberg 测试因缺乏敏感性和客观性而受到批评。准确地说，Romberg 测试被认为是对静态平衡的一个定性评估，因为需要相当大的压力使患者摆动到足以让观察者进行描述的程度[47]。

更推荐使用可量化的临床测试方法，如平衡错误评分系统（Balance Error Scoring System，BESS），而不是标准的 Romberg 测试[36]。完成两组在三种不同的站立姿势（双脚、单脚、前后脚）下的测试：一组在坚硬的表面上，另一组是在一中等密度的泡沫板上（建议使用 Airex 平衡垫），共计 6 次测试（图 7-4）。患者被要求采取规定的站立位姿势，双手放在髂嵴上，闭眼后开始进行 20 秒测试。在单脚站立时，要求患者保持对侧肢体髋关节屈曲 20°~30° 和膝关节屈曲 40°~50°。另外，要求患者安静站立，在站立姿势下尽可能保持不动，双手放在髂嵴上，闭上眼睛。单脚站立测试在非优势脚上进行。在前后脚站立姿势下非优势脚放在后方。患者被告知，一旦失去平衡，他们可以做任何必要的调整，并尽快回到测试体位。每出现一个表 7-1 中列出的错误加 1 分，以对表现进行评分。如果患者在整个 20 秒测试期间内不能保持站立姿势超过 5 秒，则认为测试不完全。这些测试的标准最大错误得分为 10 分。任何测试的得分都不能超过 10 分。损伤恢复期间的平衡测试结果最好与基线测试相比较，经常与运动员或患者一起工作的临床医生应尽可能获得基线测量结果。然而在一些人群中有标准数据[39]。

**表 7-1 平衡错误评分系统**

| 错误 |
|---|
| 双手抬离髂嵴 |
| 睁开眼睛 |
| 跨步、踉跄或跌倒 |
| 髋关节屈曲或外展超过 30° |
| 抬起前脚掌或足跟 |
| 偏离测试体位超过 5 秒 |
| BESS 评分是通过为每个错误或在一个动作中发生的任何错误组合即增加 1 个错误分来计算的。6 次试验中每个试验的错误分数被添加到总 BESS 分数中，分数越高代表平衡越差。|

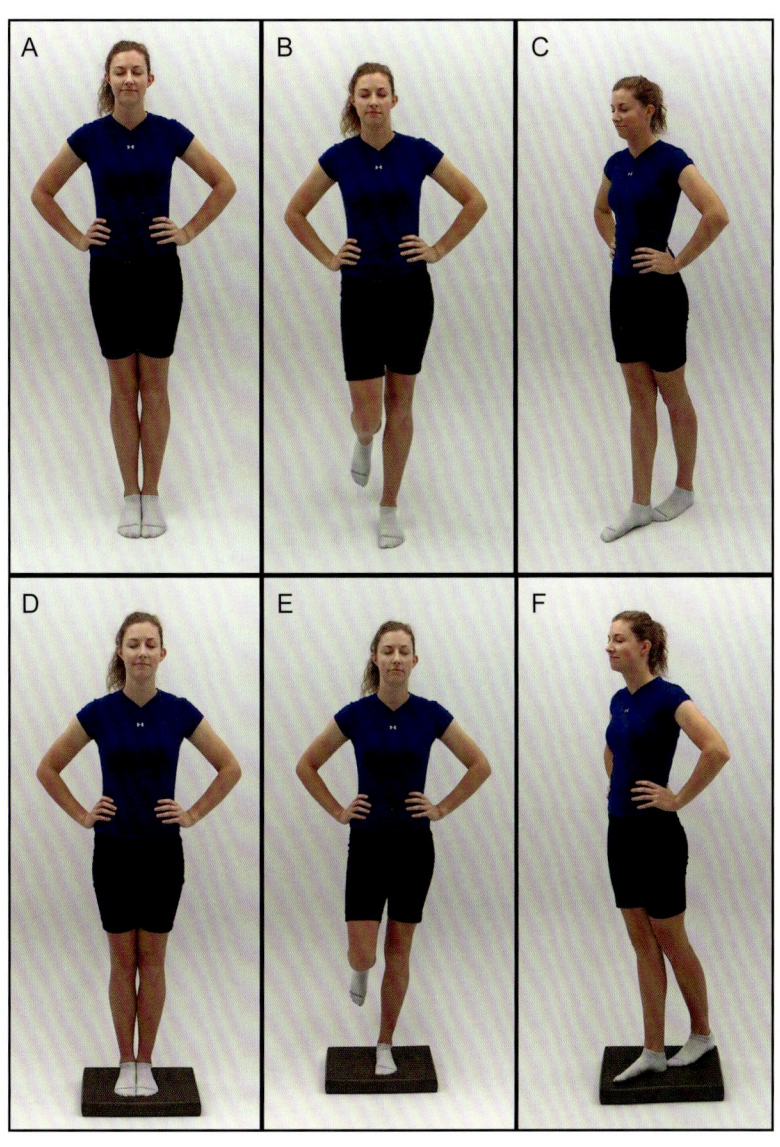

图 7-4 BESS 测试时的站位。（A）双脚，坚固表面。（B）单脚，坚固表面。（C）前后脚，坚固表面。（D）双脚，泡沫表面。（E）单脚，泡沫表面。（F）前后脚，泡沫表面

> **临床决策练习 7-1**
>
> 如何有效地应用 BESS 或任何其他可量化的平衡评估方法来制订一个全面的康复计划？

半动态和动态评估可以运用功能性伸展测试；计时敏捷性测试，如 8 字测试[19,23]、卡里奥卡试验（carioca test）或跳跃测试[45]；动态平衡测试 Bass Test；计时 "T-Band Kick" 测试；以及睁眼或闭眼时的平衡木行走计时测试。大多数这些测试的目的是减少支撑面的大小，以试图确定患者在移动时控制直立姿势的能力。许多测试因未能充分对平衡进行量化而受到批评，因为它们仅仅报告了保持特定姿势的时间、角位移或行走的距离[7,25,51,67]。尽管如此，这些测试还是可以为运动防护师提供关于患者功能和（或）重返赛场能力的有价值的信息。

## 客观评估

技术的进步为医学界提供了产品化的平衡系统，用于定量评估和训练静态和动态平衡（表 7-2）。这些系统提供了一种简单、实用、经济的方法，通过分析姿势稳定性来定量评估和训练功能性平衡。因此，评估受伤患者的可能性是存在的：①识别与损伤相关的可能的异常；②将受影响的各个系统独立开来；③基于定量测试制订恢复曲线以确定重返运动的能力；④训练受损伤的患者。

大多数制造商使用计算机接口测力台技术，包含一个由独立的测力设备支撑在 3 个或更多点上的刚性平面。当患者站在测力台表面时，计算垂直力

表 7-2　高科技平衡评估系统

| 静态系统 | 动态系统 |
| --- | --- |
| Chattecx Balance System | Biodex Stability System |
| EquiTest | Chattecx Balance System |
| Force plate | EquiTest |
| Pro BalanceMaster | EquiTest with electromyography |
| Smart Balance Master | Force plate |
|  | Kinesthetic Ability Trainer |
|  | Pro Balance Master |
|  | Smart Balance Master |
|  | Teckscan Strideway Mat |
|  | GAITRite Mat（CIR Systems） |

线中心位置在测力台上随时间变化的情况（图 7-5）。垂直力线中心位置的运动情况为姿势摆动提供了间接的测量方法[66]。Kistler 以及更新的 Bertec 测力台被广泛应用于姿势稳定和平衡领域[7,21,31,58,61]。NeuroCom 国际公司还开发了具有诊断和训练功能的系统，使运动防护师更容易解释测试结果。运动防护师必须意识到，制造商经常使用不一致的术语来描述各种平衡参数，应经常咨询制造商，以清晰理解所采取的测试方法。这些不一致在文献中造成了混淆，因为一些制造商归类为动态平衡的测试，而另一些则声称是真正的静态平衡测试。我们的分类系统（见下面"平衡训练"节）将有望消除一些混淆，并可以对众多与平衡相关的练习进行更一致的分类。

测力台可以理想地评估姿势控制的 3 个方面：稳定性、对称性和动态稳定性。稳定性是指身体尽可能保持不动的能力，这是一个测量姿势摆动的方法。对称性是指在直立姿势下，将重力均匀分布在两脚之间的能力。对称性是测试压力中心（center of pressure，COP）、平衡中心（center of balance，COB）或受力中心（center of force，COF），取决于所使用的测试系统。虽然与我们的分类系统不一致，动态稳定性经常被定义为是重心的垂直投影在固定支撑面上转移的能力[31]。这通常是指一个人对自身"安全"稳定极限的感知，因为这个人的目标是在不失去平衡的情况下尽可能远地倾斜或延伸。一些制造商通过评估一个人对来自移动平台外部干扰的姿势反应来测量动态稳定性，这些干扰有 4 个方向：脚趾向上倾斜、脚趾向下倾斜、内外侧移动和前后移动。某些系统上的平台干扰是不可预测的，由患者的位置和摆动决定。在这种情况下，可以确定一个人的反应。其他系统具有更可预测的正弦波形，无论患者的体位如何，都保持不变。

许多测力台系统都是测量垂直于地面的反作用力，并提供计算压力中心的方法。压力中心表示施加在支撑面上合力分布的中心。压力中心是由三轴测力台产生的水平力矩和垂直力数据计算得出的。在美国 NeuroCom 公司生产的 EquiTest 动态平衡测试仪上，垂直力的中心是双脚相对于支撑面施加的垂直力的中心。在任何情况下（压力重心、平衡中心、受力中心），施加在测力台上的合力都是波动的，因为它既包括体重，也包括当一个人试图站着不动时身体发生最轻微活动的惯性效应。理论上，这些基于力的参考点的运动会随着身体重心运动和姿势控制所需的肌肉力量分布而变化。理想情况下，健康运动员应将其重心保持在非常靠近前后和内外侧中线的位置上。

一旦计算出压力中心或受力中心，就可以得到其他几个平衡参数。在任何方向上偏离这一点都代表一个人的姿势摆动。姿势摆动可以通过不同的方法来测量，这取决于使用的是哪个系统。在大多数系统上，相对于压力中心的平均位移、摆动路径长度、摆动面积、振幅、频率和方向都可以计算出来。EquiTest 动态平衡测试仪特有的平衡评分是将计算出的最大前后重心位移与理论上最大位移之间的角

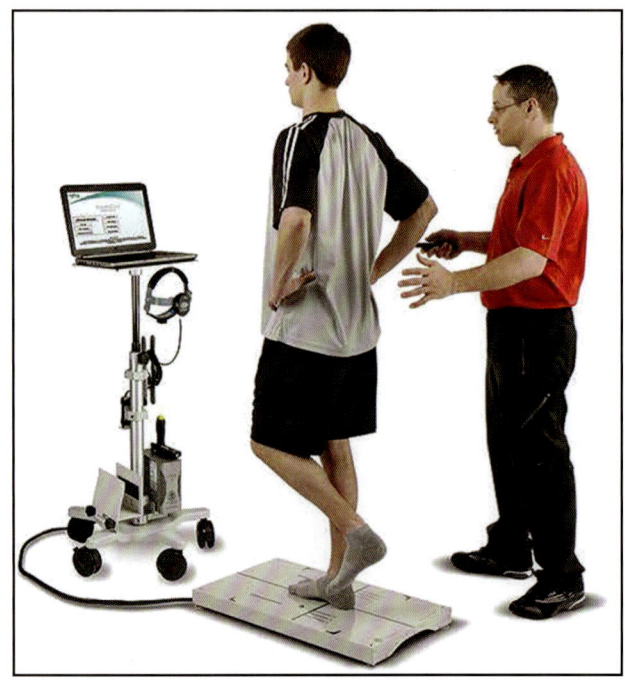

图 7-5　患者在 Balance Master 设备上训练（Reprinted with permission from NeuroCom.）

度差进行比较。

测力台技术定量分析和了解患者的姿势不稳定性。这些系统与硬件或软件系统完全集成，用于快速和定量地评估和恢复平衡障碍。大多数制造商允许在双脚或单脚站立、睁眼或闭眼情况进行静态和动态平衡评估。EquiTest 动态平衡测试系统配备了一个可移动的视觉环境（墙），允许使用最先进的技术来分离和评估感觉交互作用（图 7-6）。

一些制造商开发了长测力台，试图反驳平衡评估不具功能性的批判。长测力台的使用增加了大量动态平衡训练的练习，如步行、上台阶后跨过台阶、侧向和交叉步、单脚跳、跳跃和弓箭步（图 7-7）。这些重要的重返赛场的活动可以通过运用计算机视觉反馈进行练习和完善。此外，步态垫（gait mats）是一种更新的功能平衡评估设备[87]。这些垫子允许在行走和更多功能性动作时测量压力中心。它们也比传统的长测力台更便携（图 7-8）。其他的技术进步包括在智能手机技术中使用加速计，使其可以在步态中进行总体平衡评估[57]。

Biodex Medical Systems 生产了一种动态多轴倾斜平台，提供类似于测力台系统的计算机生成数据。Biodex Stability System（图 7-9）使用了一个动态多轴平台，允许在任何方向上产生最大 20° 的偏转。理论

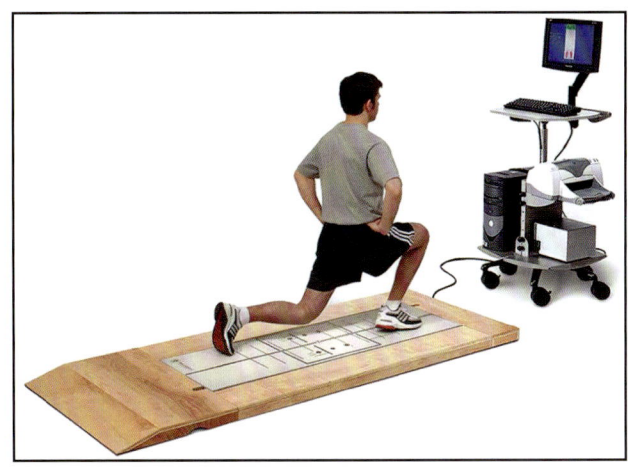

图 7-7　NeuroCom Balance Master Paragon Care 系统（Reprinted with permission from NeuroCom.）

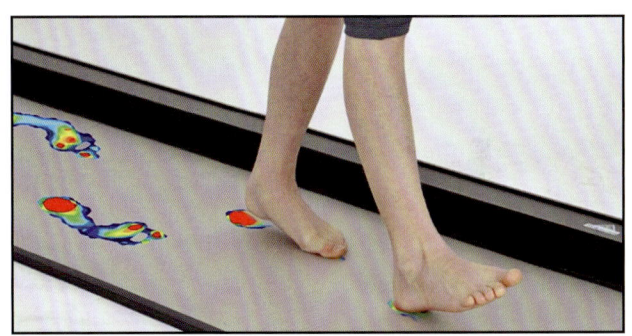

图 7-8　步态垫允许在行走过程中对压力中心的测量进行评估（Reprinted with permission from Tekscan, Inc.）

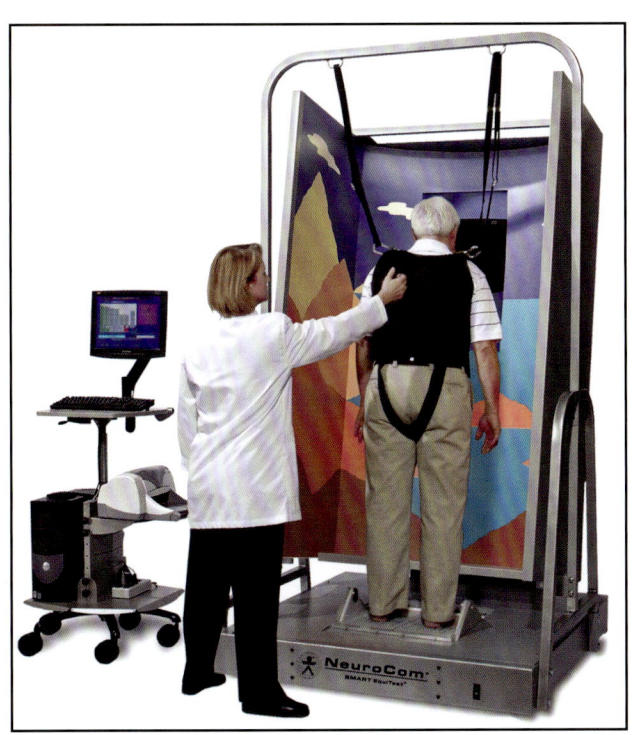

图 7-6　NeuroCom EquiTest 系统（Reprinted with permission from NeuroCom.）

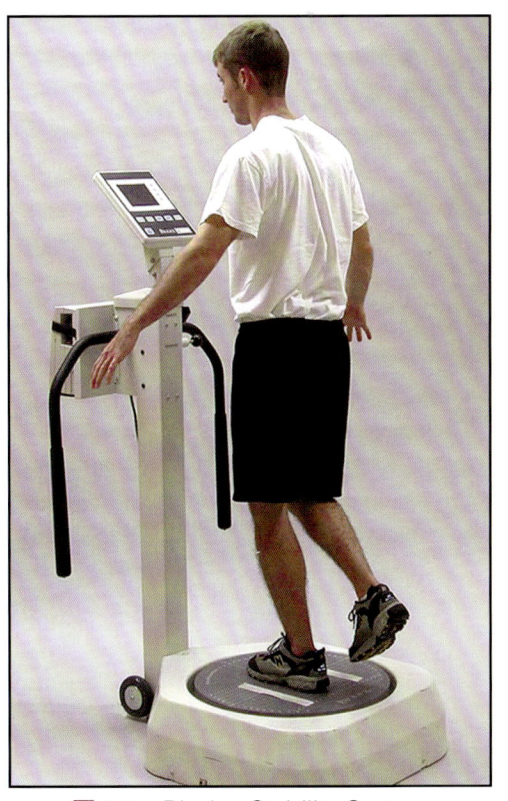

图 7-9　Biodex Stability System

上，这样的偏转角度足以对关节的机械感受器产生压力，为平衡控制提供必要的本体感觉反馈（在关节活动末端范围）。治疗师可以评估关节病理有关的姿势动态肌肉控制的缺陷。患者控制平台倾斜角度的能力被量化为在不同稳定水平下与中心的偏差以及随时间变化的偏转角度。偏差大表明肌肉反应差。在多轴不稳定系统（如Biodex）上进行的练习与在生物力学踝关节平台系统（BAPS board；Spectrum Therapy Products）上的类似，能够在踝关节损伤后特别有效地恢复本体感觉和平衡。PROPRIO Reactive Balance System 是一个较新的系统，在一个计算机化、可编程的、多向、多速度的平台上测量患者质心（center of mass）的运动，用于反应性和预期训练，以评估、康复并训练平衡和本体感觉（图7-10）。该系统通过在腰骶关节 L5-S1 节段上放置传感器来测量躯干运动，而不是在测力台上评估下肢姿势反应。PROPRIO Reactive Balance System 利用超声技术，量化了6个自由度的躯干运动——侧向、上/下、前/后、旋转、屈/伸和侧屈——并在训练过程中显示实时反馈。该平台可以产生干扰，以提供可变的表面运动，要求患者在运动和改变感觉环境时保持质心在身体支撑面上。

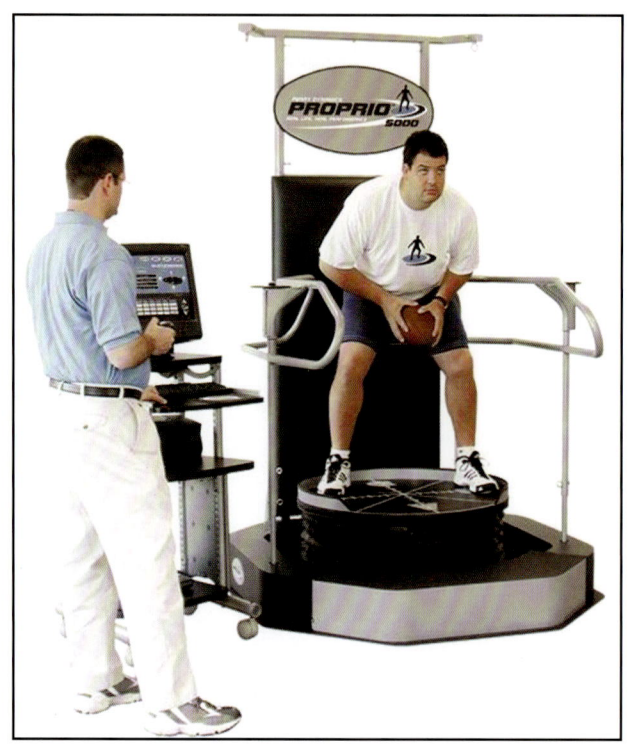

图 7-10　PROPRIO Reactive Balance System（Reprinted with permission from Perry Dynamics.）

## 损伤和平衡

基于现有理论，人们长期认为如果损伤肢体韧带被拉伸或受损，不能提供足够的神经反馈，可能会导致维持适当平衡所需的本体感觉机制减少。研究表明，这些缺失会发生在踝关节损伤[27,35,75]和前交叉韧带（ACL）损伤[5,72]的个体中。这些损伤所致的本体感觉反馈的缺失可能会导致关节承受过多或不适当的负荷。此外，虽然关节囊病变的存在可能会干扰关节传入冲动的传输，但更重要的影响可能是传递到中枢神经系统的传入神经编码的改变。运动神经元反射兴奋性降低可能是由于以下两种情况中的一种或两种引起的：中枢神经系统本体感觉输入减少和（或）脊髓内抑制性中间神经元激活增加。所有这些因素都可能导致关节的进行性退行性变，以及关节的动力学、平衡和协调能力持续下降。

## 踝关节损伤

踝关节外侧韧带损伤时，关节本体感受器被认为是受损的，因为关节感受器纤维的抗张强度要小于韧带纤维。关节感受器受损会导致关节传入神经阻滞，从而减少受损关节向传入通路传递信息的能力，破坏本体感觉功能[28]。Freeman 等[28]首次报道，将协调运动作为康复治疗的一部分可以降低踝关节扭伤后功能不稳定的频率，因此引入关节传入神经阻滞（articular deafferentation）这一术语来表明他们所认为的导致踝关节功能不稳定的机制。正是这一发现使得踝关节康复计划中纳入了平衡训练。

自1955年以来，Freeman[27]提出了一个理论，如果踝关节受伤导致部分传入神经阻滞和功能不稳定，一个人的姿势摆动会因本体感觉缺失而发生改变。虽然有些研究[85]并不支持Freeman的理论，但其他的一些最新的研究运用高科技设备（测力台、肌动觉测量仪等）表明急性扭伤[29,35,73]和（或）慢性不稳定[12,26,30,74]的踝关节确实存在平衡缺陷。

一项包括14名踝关节损伤患者的研究使用计算机应变测力台识别损伤和未损伤的踝关节之间的差异[29]，在单脚站立位下额状面上测得的5个可能的姿势摆动参数中的4个（压力中心平均离差的标准差、平均摆动振幅、平均速度与超过5 mm 和10 mm 摆动振幅的数量）用于区分损伤和未损伤的踝关节。作者报道，踝关节护具的应用消除了测试各参数时不同损伤状态间的差异，因而改善了平衡表现。更重要的是，该研究表明，运用稳定性测定仪技术选择性地分析额状面姿势摆动，由于在该平面内支撑面直径最小，因此具有更高的敏感性。考虑到韧带损伤后难以保持平衡而累及距下关节轴，因此有人提出不同身体节段摆动增加主要是发生在额状面上。作者推测，这可以解释为什么早期关于踝关节损伤稳定测试仪的研究结果不显著[85]。

另有研究对13例急性踝关节内翻扭伤患者和12例未损伤患者在2种治疗条件（矫形器、无矫形器）和4种平台运动（稳定、内翻/外翻、跖屈/背屈、内侧/外侧扰动）下的矫形器干预和姿势摆动进行了探讨[35]。结果显示，在单脚测试中，踝关节损伤的患者比未损伤的患者更容易摆动。分析还显示定制矫形器可能会限制足部和踝关节的不良运动，增强关节机械感受器检测干扰的能力，并为检测和控制踝关节损伤患者的姿势摆动提供结构支持。一项类似的研究报告[73]称，损伤患者穿戴定制矫形器后，静态平衡得到改善。

对慢性踝关节不稳患者的研究[12,26,30,74]表明，有踝关节内翻扭伤史的个体在受累侧单脚站立时，与未受累侧和（或）未受伤的患者相比稳定性较差。在使用标准测力台测试时发现，受伤和未受伤的患者摆动振幅有显著差异，但摆动频率没有显著差异[12]。在3组患者中测试站立位扰动对额状面姿势控制的影响：对照组（既往无踝关节损伤）、功能性踝关节不稳和8周训练计划，以及无功能性不稳的机械性不稳患者（不穿鞋、穿鞋、穿戴护具和鞋）[74]。作者在NeuroCom EquiTest上报告了在支持面内侧向平移时，发生了由踝关节到髋关节协同策略的相对变化。经过8周的踝关节训练，损伤得以恢复。鞋子和护具的共同作用并未超过鞋子单独的作用。踝关节功能受损与协调相关，因为患者的姿势调整发生了从踝关节策略向髋关节策略的转变。

同样，有研究人员[41]报道，在静态和动态测试中，侧踝麻醉没有改变姿势摆动或被动关节位置觉，但确实影响了平衡中心位置（类似于压力中心）。这表明存在一种适应性机制来代偿外侧踝关节韧带区域传入刺激的缺失[36]。在动态平衡测试中，患者倾向于将他们的平衡中心向内侧移动，而在静态平衡测试中，患者倾向于将平衡中心向外侧轻微移动。作者推测平衡中心移位可能为足底皮肤感受器或腓骨肌肌腱牵张感受器提供额外的本体感觉输入，从而防止姿势摆动的增加。最近的研究表明，包括关节松动术、足底按摩和小腿三头肌拉伸在内的感官靶向治疗可短期改善单脚姿势控制[59]。

姿势摆动频率增加和潜伏期延长被认为是踝关节本体感觉受损的指标参数[16,79]。然而，Cornwall、Murrell[12]和Pintsaar等[74]发现慢性损伤的患者和对照组患者在这些测试指标上并没有差异。这就提出了一个问题，即姿势摆动是否实际上是由本体感觉缺陷引起的。在摆动频率没有差异的情况下，姿势摆动振幅的增加可能意味着长期受损的患者可以随着时间的推移恢复他们的踝关节本体感觉。因此，需要更多的研究来调查关节本体感觉丧失和姿势摆动频率[12]。

总之，涉及慢性和急性踝关节扭伤的研究结果表明，姿势摆动的增加和（或）平衡不稳定可能不是由单一因素引起的，而是由踝关节神经和生物力学因素的破坏引起。身体的生物力学对线异常或改变可能导致平衡丧失，从而影响来自踝关节的躯体感觉信息的传输。损伤后观察到的姿势摆动振幅可能是动力链上关节不稳定的结果，而并非传入神经阻滞。因此，矫形器干预[35,68-69]可能提供更理想的关节对线。

## 膝关节损伤

膝关节韧带损伤已被证实会影响患者准确探测体位的能力[3-5,51,54-55]。进行本体感觉测试的众多研究者的普遍共识是，大多数ACL损伤后伴有功能不稳定的患者会出现临床本体感觉缺陷，而且这种缺陷在ACL重建后似乎会在一定程度上持续存在[3]。由于本体感觉（躯体感觉）和平衡之间的关系，有研究表明患者在ACL损伤侧肢体保持平衡的能力可能也会降低[5,74]。

研究人员运用测力台技术评估了ACL损伤对站立平衡的影响，一些研究显示ACL损伤存在平衡缺陷[29,60]，但其他研究没有[22,40]。由于测量参数的不同，这些研究的结果似乎并不一致。Mizuta等[60]对11名功能稳定和15名功能不稳定的单侧膝关节ACL损伤患者进行压力中心和摆动距离测试，发现两组姿势摆动具有显著差异。然而，Fitjak等[22]在EquiTest系统上测量平均潜伏期和反应强度时，发现8名ACL损伤患者和10名正常患者的姿势稳定性没有差异。

几个潜在的原因导致了这种差异的存在。第一，有人认为静态平衡与踝关节和膝关节肌肉等长肌力之间可能存在联系。因此，在闭链静态平衡试验中，等长肌力可以代偿受累膝关节的躯体感觉缺陷。第二，许多研究未能区分功能性不稳 ACL 损伤的膝关节和不存在功能不稳定的膝关节。这是一个设计缺陷，特别是考虑到尽管存在韧带病理学改变，功能性稳定的膝关节很可能提供足够的平衡。在静态平衡测试中，损伤的膝关节和未损伤的膝关节之间没有差异的另一个原因可以用关节机械感受器发挥的作用来解释。神经生理学研究[32,33,48,51]表明，在关节活动度近末端或末端，关节机械感受器提供了加强的运动觉意识。因此可以推测，如果在静态平衡测试中，从未达到稳定极限的最大范围，机械感受器（肌肉或关节）受损甚至可能不会成为一个因素。动态平衡测试或涉及动态平衡的功能性跳跃测试可能会挑战姿势控制系统［踝关节策略被髋关节和（或）跨步策略取代］，需要更多的机械感受器输入。这些测试最有可能区分功能不稳定性 ACL 损伤的膝关节和正常的膝关节。

### 临床决策练习 7-2

一名体操运动员从右膝 1 级内侧副韧带扭伤中恢复，准备开始她的康复训练。在设计康复计划之前必须首先考虑哪些因素？

## 头部损伤

以平衡为标准变量，评估轻度头部损伤后的神经状态。运动防护师、治疗师和队医长期以来一直用 Romberg 感觉通路功能测试来评估头部损伤，以测试"平衡"。这是一个简单有效的边线测试（sideline test）；然而文献资料表明，这不仅仅是平衡和感觉通路，更是姿势控制[62,63,68,71,83]，尤其是在评估头部受伤时[34,37]。姿势控制系统负责大脑和身体之间的交流，它经常受到轻微头部损伤的影响。一些研究已经通过使用产品化的平衡系统，确定了患者损伤直至 3 天后依然存在姿势稳定缺陷[34,37]。在大多数情况下，这种缺陷似乎与感觉交互问题有关，受伤的患者不能有效地运用感觉输入。然而，最近的数据也表明，在一小部分个体中可能存在视觉前庭功能障碍，需要特别处理以改善平衡、协调和症状[88]。颈椎周围肌肉组织的损伤也可能导致脑震荡，也可能影响姿势控制[76]。该研究提示，客观平衡评估可用于建立恢复曲线，以便在脑震荡患者中作出重返赛场的决定。最近的数据表明，平衡的康复，尤其在前庭功能障碍的患者中，可以有助于改善恢复和预后[77]。

## 平衡训练

制订一个包括改善平衡和姿势平衡训练的康复方案，对于下肢和头部损伤后成功重返赛场是至关重要的。无论患者是否遭受了股四头肌拉伤或脚踝扭伤，这种损伤都会在身体重心和支撑面之间的某个点上造成破坏。这很可能导致了动力链上代偿性的重心转移和步态改变，从而导致平衡缺陷。这些缺陷可以通过使用功能评估测试和（或）之前讨论的计算机化仪器来进行检测。拥有先进的技术来量化平衡缺陷是一种便利的方式，但并不是必需的。想象力和创造力通常是资源有限的运动防护师们试图去设计平衡训练方案的最佳工具。

由于几乎所有的运动都涉及到下肢闭链功能，功能康复应在闭链下进行。然而，关节活动度、运动速度和额外的阻力可能更容易在最初的开链运动中得到控制。因此，在开链运动中充分、安全的功能训练可能是康复过程的第一步，但不应该是康复计划的重点。运动防护师应该努力使患者快速、安全地进行功能性闭链训练。根据损伤的严重程度，这可能在受伤后的第一天即开始进行。

如前所述，躯体感觉、运动觉和平衡之间有着密切的关系。因此，许多为运动觉训练而提出的练习都可以间接提升平衡能力。在文献中提出了几种恢复平衡的方法，并被包括在最新的踝关节[46,84]和膝关节[14,45,56,83]损伤的康复方案中。

多种活动可以用来改善平衡，但治疗师在开始之前应该首先考虑 5 条一般规则，即练习必须：

1. 既要安全，又要具有挑战性。
2. 强调多个运动平面。
3. 包括多感官方法。
4. 从静态、双侧和稳定平面开始，进阶至动态、单侧和不稳定平面。
5. 进阶至具有运动专项特点的训练。

有几种方法可以让运动防护师达到这些目标。平衡练习应在开放的场地进行，这样跌倒时患者就不会受伤。特别是在康复初期，最好在一个手臂可及范围内使用辅助设备（如椅子、栏杆、桌子、墙壁）进行训练。当考虑到平衡练习的训练时间时，运动防护师可以使用组别和重复次数或基于时间的方案。患者可以做 2～3 组，每组重复 15 次，在可耐受的情况下进阶至重复 30 次，或者在该计划中进行 10 次、每次 15 秒的练习，随后进阶至每次 30 秒。

> **临床决策练习 7-3**
>
> 运动防护师如何确定患者是否已经准备好进阶至更有挑战性的平衡任务和（或）平衡表面？

## 平衡训练的分类

静态平衡是指在一个稳定平面上站立时，重心维持在一个固定支撑面上（单侧或双侧）。静态平衡训练的例子是单脚、双脚或前后脚站立 Romberg 任务。半动态平衡涉及两种可能活动中的一种：一个人在一个移动的表面（Chattecx Balance System 或 EquiTest）或不稳定表面（Biodex Stability System，BAPS，中等密度泡沫或迷你蹦床）上维持重心在固定支撑面上；或站在一个稳定的表面上（Balance Master's LOS，功能性伸展测试，迷你深蹲，或 T-Band kicks），将重心在一个固定支撑面上转移至稳定极限内选定的范围和（或）方向上。动态平衡通常是指在一个稳定的表面上，在一个移动的支撑面（足）上维持重心在稳定极限内。这些任务需要使用跨步策略。支撑面总是在改变它的位置，使得重心随着每一个运动进行调整。

动态训练的例子有在平衡木上行走、上台阶后跨过台阶或跳跃。功能平衡任务与动态任务相同，都包含了与运动专项相关的任务，例如抛接球。此外，认知任务也可以添加到这些类型的任务中，以进一步增加多感官方法，更接近现实生活和运动。

## 阶段 I

这一阶段训练的进阶应包括非爆发力训练（nonballistic types of drills）。一旦患者肢体能够负重，就可以开始进行静态平衡训练。首先应该要求患者在各种表面上进行双侧 20 秒 Romberg 测试，从坚硬表面开始（图 7-11）。一旦建立了舒适区，患者应进阶至在稳定的表面上完成受累和非受累侧肢体的单侧平衡任务。

运动防护师应该从这些测试中进行比较，以确定患者的双侧和单侧平衡的能力。需要注意的是，即使这被称为静态平衡，患者也不会完全保持静止。为了保持静态平衡，患者必须像之前讨论的那样，在踝关节、髋关节、躯干、手臂或头部做许多小的矫正（见之前的"运动策略的选择"部分）。如果患者在执行这些训练方面有困难，则不应该进阶至下一个平面。改良 Romberg 测试的重复测试可以通过首先使用手臂以维持平衡，然后尝试不使用手臂维持平衡来完成测试。静态平衡训练应该作为更为动态训练的前奏。这些训练的进阶一般应该从双侧到

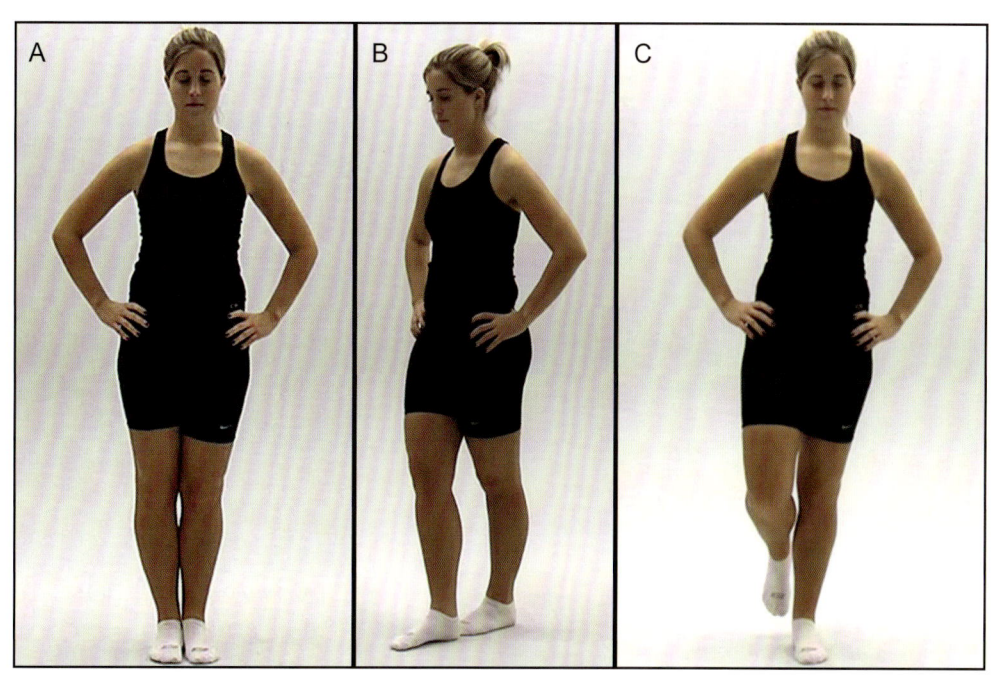

图 7-11　在一个稳定平面上的双脚和单脚平衡。（A）双脚站立。（B）前后脚站立。（C）单脚站立

单侧,从睁眼到闭眼。这些训练应该试图去除或改变各种感觉信息(视觉、前庭觉和躯体感觉),以挑战其他系统。在大多骨科康复情况下,这将涉及闭眼和支撑面变化,因此躯体感觉系统可能会承受超负荷或压力。这一理论与运动疗法中的超负荷原则是同义的。研究表明,平衡训练无论是否有视觉输入,都会增强脑干水平上的运动功能[8,84]。然而,随着患者能够更有效地进行静态平衡训练,建议闭眼状态下进行,这样就只剩下躯体感觉系统来控制平衡了。

当在坚固表面上的平衡训练得以改善时,双侧静态平衡训练应该进阶至不稳定表面上,例如Tremor box、坚硬表面上的DynaDisc rocker board、BOSU Balance Trainer(先平面朝上然后凸面朝上)、BAPS板或泡沫表面(图7-12)[2]。运用不同表面

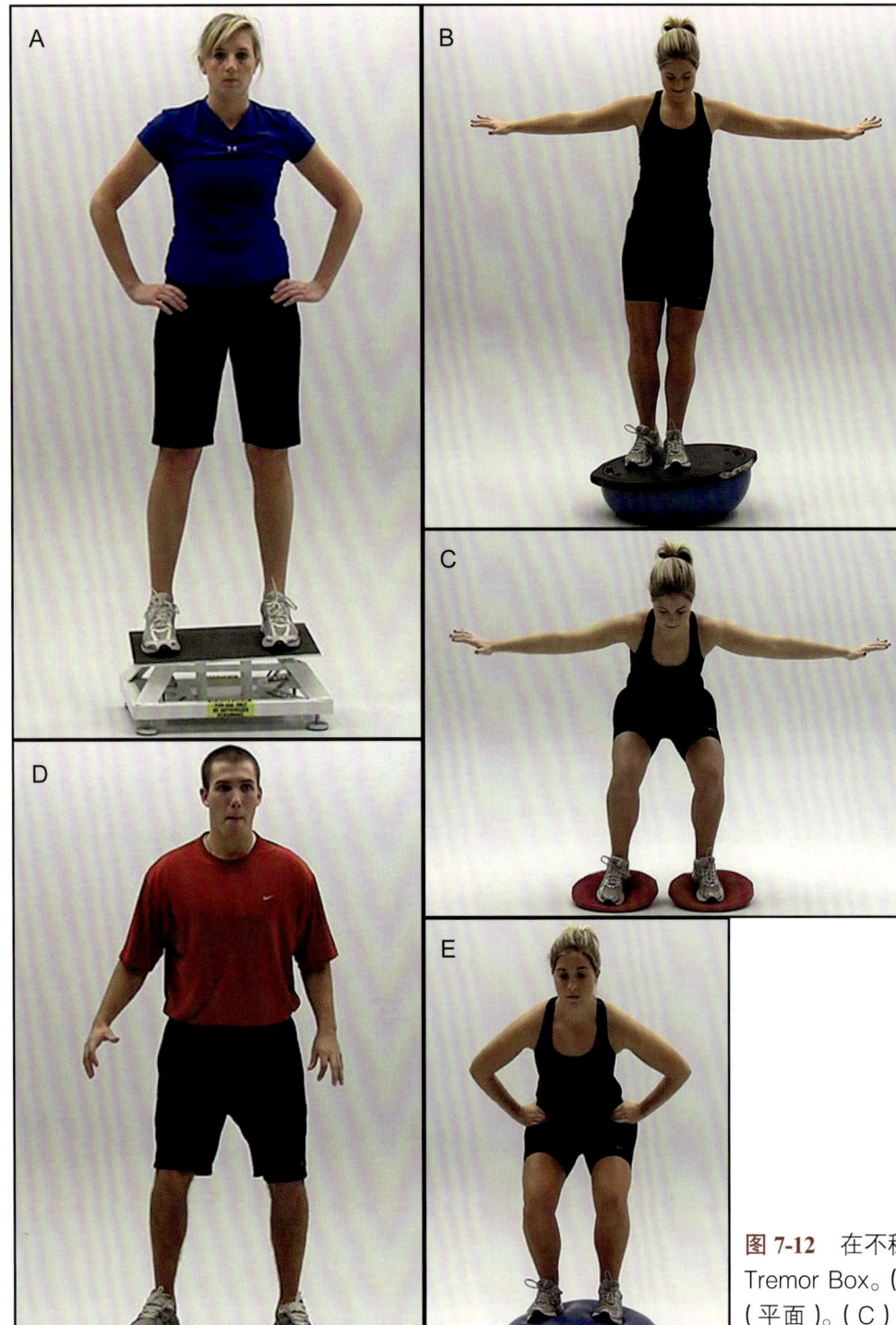

图7-12 在不稳定平面上的双脚平衡。(A) Tremor Box。(B) BOSU Balance Trainer (平面)。(C) DynaDiscs。(D) Extreme Balance Board。(E) BOSU Balance Trainer(凸面)

的目的是安全地挑战损伤患者，使患者保持康复损伤肢体的动力。此外，运动防护师可以轻拍患者肩部、背部或胸部，以挑战患者保持平衡的能力（图7-13）。

一旦双脚站立可以控制，患者可以进阶至单脚站立下进行类似的活动（图7-14）。所有这些训练都提升了在有挑战的情况下对重心位置的意识，从而有助于增加闭链运动中的踝关节力量。这种训练也可能增加肌梭的敏感性，从而增加对脊髓的本体感觉输入，这可能为关节传入信息的改变提供代偿[51]。

虽然静态和半动态平衡训练可能对大多数体育运动来说并不具有功能性，但它们是恢复本体感觉意识、反射稳定性和姿势定位的第一步。在进行静态平衡训练时，患者应尝试采取功能性站立位。在不同姿势下训练对踝关节、膝关节和髋关节的肌肉肌腱结构有不同的要求。例如，一位体操运动员应该在髋关节中立位和外旋位以及在前后脚站立位模仿平衡木上的表现以练习静态平衡。篮球运动员应该髋关节和膝关节轻微屈曲、足掌"准备姿势"位下进行这些训练。包括体操运动员、啦啦操队员和足球边线队员在内的患者需要大量的静态平衡训练来进行其专项运动[46]。

### 阶段 II

这个阶段应该被认为是从静态平衡活动到动态平衡活动的过渡阶段。动态平衡对于那些进行跑步、跳跃和变向等活动的患者尤为重要，这些活动约占所有运动员的95%。这类活动要求患者反复失去并重获平衡，使其能够进行体育运动而不跌倒或受伤[46]。

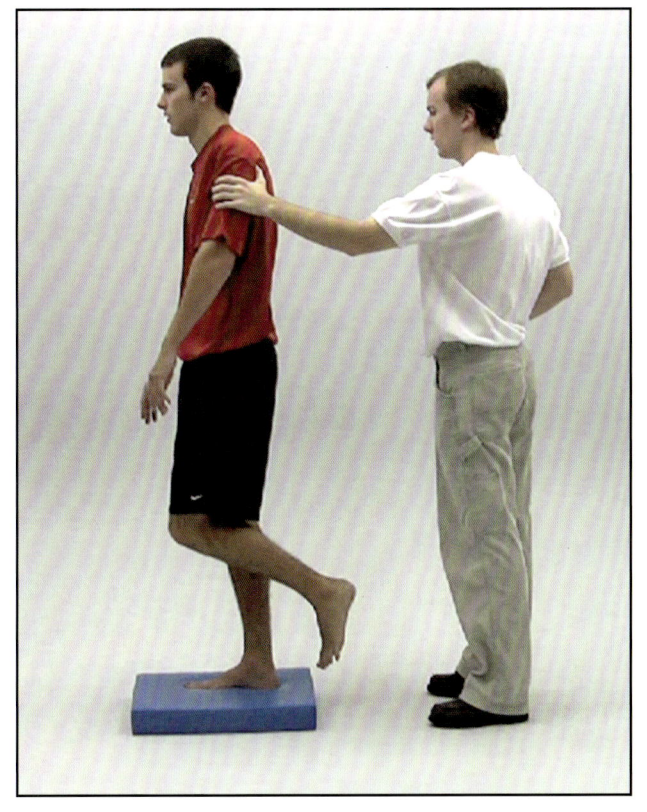

图 7-13　运动防护师通过拍患者的肩部来引起干扰，有利于从不稳定表面上的双脚平衡进阶至不稳定表面上的单脚平衡

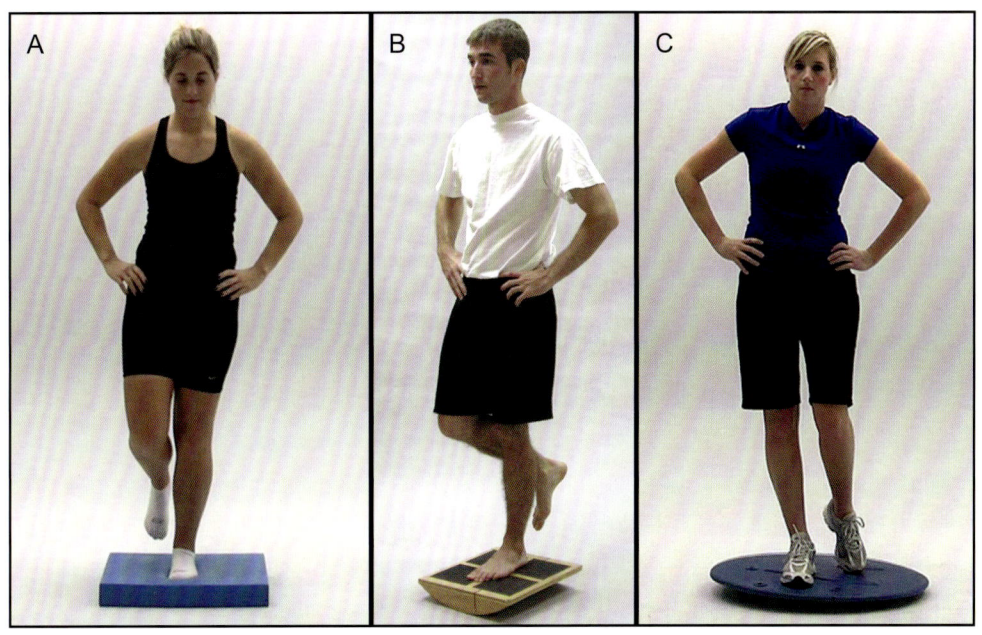

图 7-14　在不稳定平面上的单脚平衡。（A）Foam pad。（B）Rocker Board。（C）BAPS Board（待续）

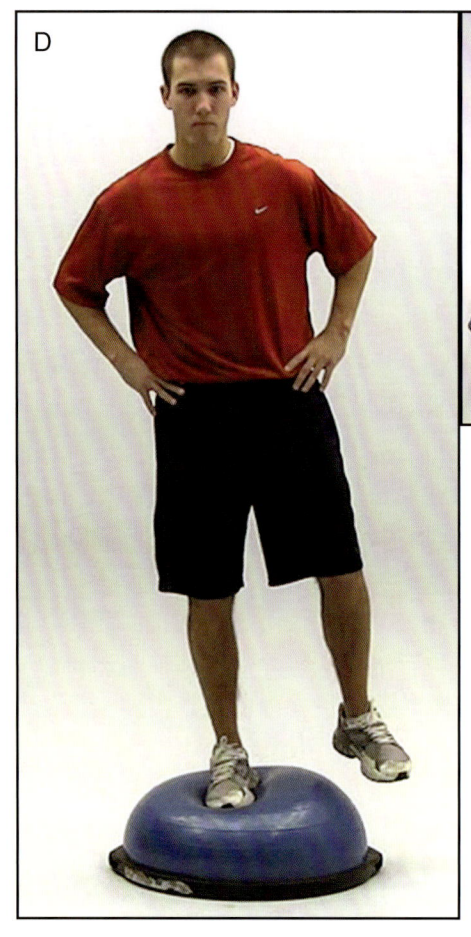
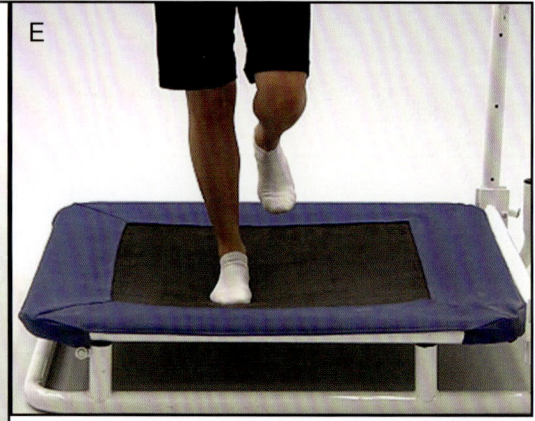

图 7-14（续）（D）BOSU Balance Trainer，凸面。（E）Plyoback

只有在充分愈合并且患者有足够的关节活动度、肌力和耐力时，才应将动态平衡训练纳入康复方案中。这可以早到 1 级踝关节扭伤后的几天，也可以晚到 ACL 重建手术后的 5 周。在运动防护师引导患者挑战动态和运动专项相关的平衡训练之前，应该介绍几个半动态（中阶）练习。

这些半动态平衡训练涉及支撑面上重心的转移或干扰。在多次重复的练习中，要求患者将重心复位和（或）稳定在支撑面之上。这些练习有些是双脚支撑，有些是单脚支撑，而其他的练习则涉及到把重心从一侧肢体转移到另一侧肢体上。

双脚站立平衡训练包括迷你蹲，双脚分开与肩同宽，重心在一个稳定的支撑面上（图 7-15A）。当患者缓慢屈髋和屈膝至部分下蹲时（大约膝关节屈曲 50°），躯干应该直立于腿部上方。随后患者回归至初始位置并重复几次这个任务。一旦关节活动度、力量和稳定性得到改善，患者可以进阶至全蹲，膝关节屈曲接近 90°。这些训练应该在镜子前进行，这样患者就可以观察到恢复至伸展位时的稳定性。一个大的稳定球也可以被用于训练由坐至站的活动（图 7-15B）。一旦患者到达舒适区，便可以训练更有挑战性的练习变式，从一个稳定的表面开始（图 7-16），进阶至重量、绳索或阻力管训练（图 7-17）。在不稳定的表面（如 BOSU、DynaDisc 或泡沫垫）上进行旋转动作和重心转移训练，可以帮助患者在半动态动作中控制重心（图 7-18）。这些训练对踝关节、膝关节和髋关节损伤康复非常重要，因为它们有助于改善重心转移、重心摆动速度和左右重量对称。它们可以用于试图挑战前后向稳定或内外侧稳定。

运动防护师对单脚半动态平衡训练有多种选择。在进阶至更动态的运动过程中，患者应强调可控制的髋关节和膝关节屈曲，随后平稳地恢复到稳定的体位。上台阶训练既可以在矢状面（向前上台阶）也可以在水平面（侧向上台阶；图 7-19A 和 B）。这些练习应该从未受累侧肢体的足跟在地板上开始。数 2，患者应当将身体重心移向受累侧，用

第 7 章 恢复姿势稳定和平衡 131

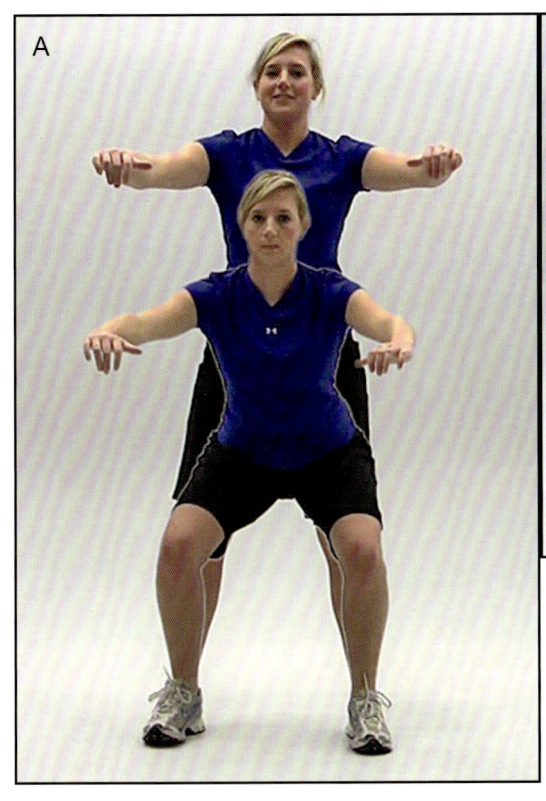
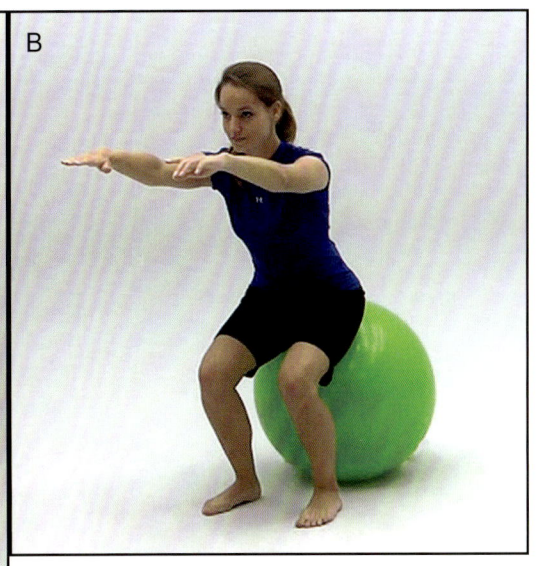

图 7-15 稳定平面上的双脚动态活动。（A）迷你蹲。（B）从一个稳定球上由坐至站

受累侧肢体缓慢上台阶[84]。受累侧膝关节不应该"锁定"到完全伸展状态。相反，膝关节应该屈曲 5°左右，在台阶上保持平衡 3 秒。之后，身体重心应移向未受累侧，并降低至未受累侧的足跟处。上台阶后跨过台阶活动类似于上台阶，但涉及更动态的重心转移。这应该使患者同时运用受累侧肢体上升和下降（图 7-19C）或使用受累肢体上升和非受累肢体下降，迫使受累侧肢体在下降时支撑身体。在这个阶段，运动防护师也可以向患者介绍更具挑战性的静态任务。例如，非常流行的 TheraBand 踢腿（T-Band kicks 或环形弹力带多方向踢腿）能够很好地改善平衡。T-Band kicks 是用一种弹性材料（系于非受累侧的踝关节上），用来为相对快速的踢腿运动提供阻力（图 7-19D）。患者受累侧肢体的平衡应该通过未受累侧腿的踢腿动作所致的干扰进行挑战。进行 4 组这样的训练，分别针对 4 种可能的踢腿动作：髋屈曲、髋伸展、髋外展和髋内收。如果需要额外的躯体感觉挑战，T-Band kicks 也可以在泡沫或迷你蹦床上进行[83]。单平面和多平面弓箭步也可以用于过渡到动态活动（图 7-19E 和 F）。

Balance Shoes（Orthopedic Physical Therapy Products）是另外一个很好的可以提高下肢肌肉力量，并最终改善平衡的工具。这种鞋允许下肢平衡和力量训练，以一种功能性的、闭链的方式进行。该鞋由一个橡胶鞋底的软木凉鞋和一个橡胶半球组成，橡胶半球类似于在鞋底夹层下放置一曲棍球（见图 22-28 至图 22-35）。这款鞋的设计本质上为每只脚创造了一个个性化的干扰装置，可以用于许多功能活动，从静态单脚站立到多个方向的动态步态活动（向前行走、侧向上台阶、交叉步行走等）。

从主观角度来看，Balance Shoes 的临床应用取得了许多成功的结果，包括治疗踝关节扭伤和慢性不稳、胫骨前腔室综合征、小腿骨折和其他一些骨科问题，以及增强核心稳定性。研究表明，使用 Balance Shoes 进行训练可以减少后足运动，改善过度旋前时的姿势稳定性，并且使用 Balance Shoes 进行功能性活动可以增加臀肌活动（见第 20 章）。

**临床决策练习 7-4**

什么样的平衡练习最适合一名网球运动员从 2 级前距腓韧带扭伤中恢复？

图 7-16 稳定平面上的单脚平衡动态（多平面）运动。（A）风车动作。（B）单腿延伸。（C）双臂延伸。（D）罗马尼亚硬拉

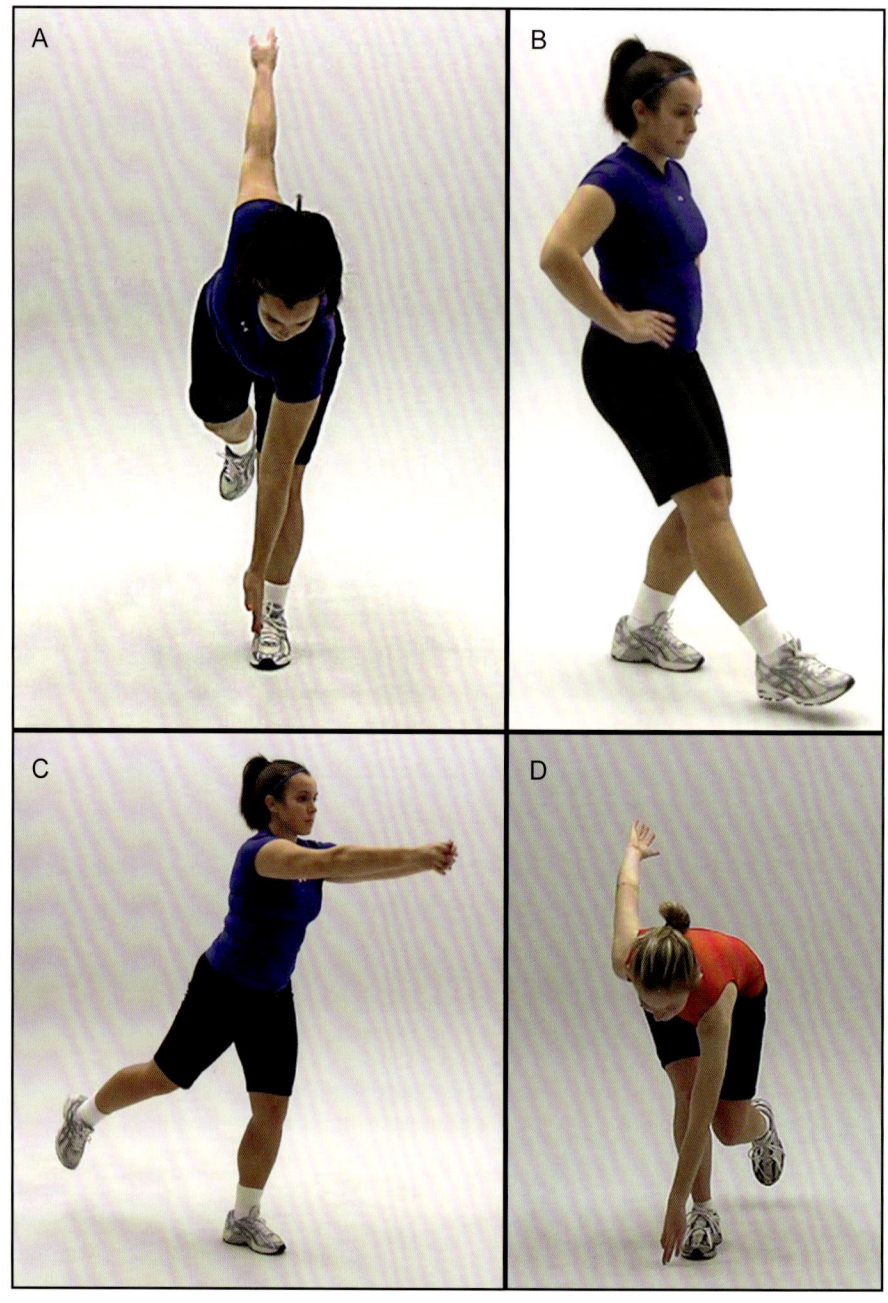

## 阶段 Ⅲ

一旦患者能够成功完成阶段 Ⅱ 的半动态训练，患者应该准备进行更动态和功能性类型的训练。发展动态平衡和控制活动的一般进程是由慢速活动到快速活动，由低速活动到高速活动，由可控活动到不可控活动[46]。换句话说，患者应该致力于运动专项相关的训练，这将允许其安全地重返各自的体育运动或活动。这些训练可能会根据个人从事的运动项目而有所不同。例如，改善侧向重心转移和侧向跨步的训练应该纳入网球运动员的训练计划中，而改善跳跃和落地的训练对跳远运动员更重要。如前所述，运动防护师经常需要运用想象力来为患者制订最佳方案。

当患者到达阶段 Ⅲ 时，双侧跳跃训练是一个很好的开始。患者应从双脚或单脚跳跃上台阶开始，或进行踢臀跳或团身跳，并迅速建立稳定体位（图 7-20A~C）。更动态的练习包括双侧跳跃，跳过一条线或某个物体，从前到后或从一侧到另一侧。患者应集中精力尽快落在线的每一侧（图 7-20D）[83-84]。在

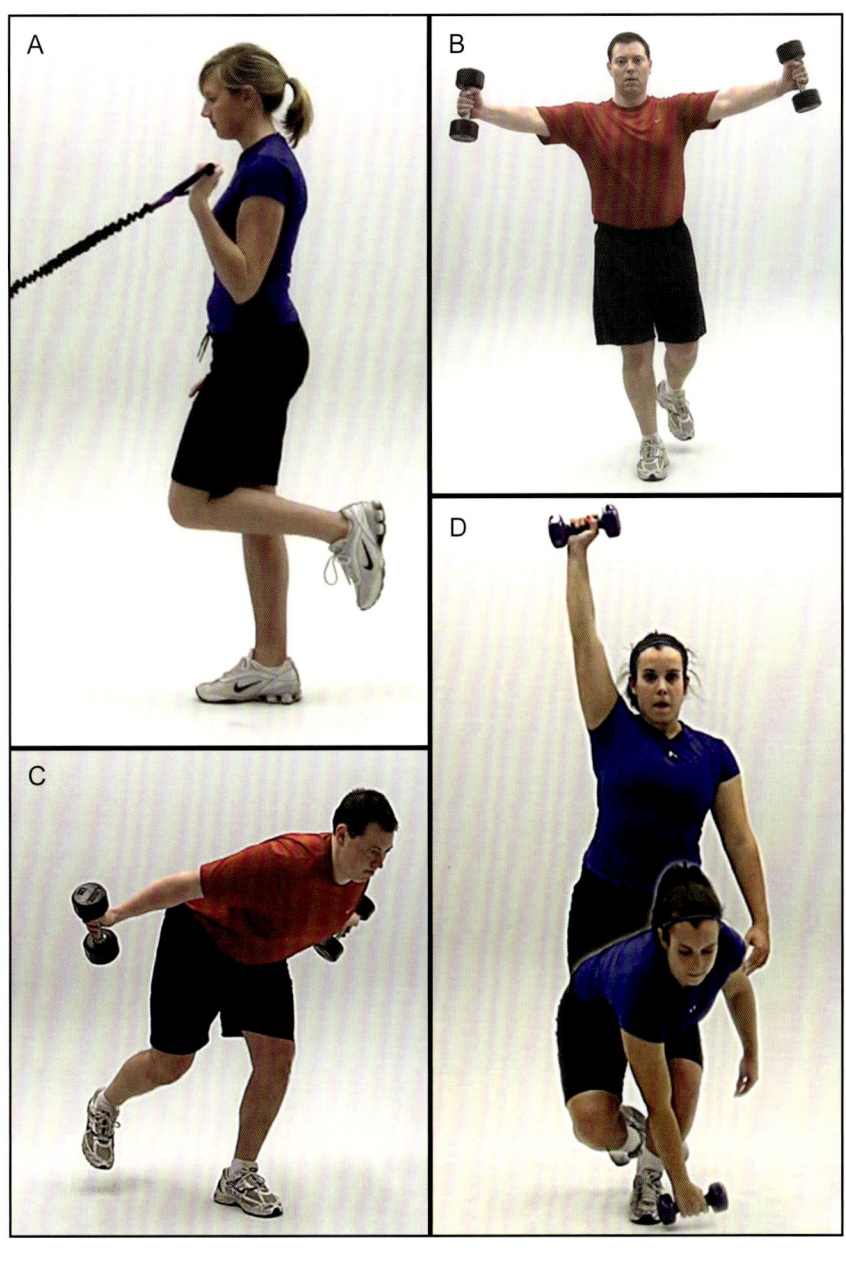

图 7-17 稳定平面上的单脚平衡抗阻（多平面）运动。（A）使用绳索或阻力管来做肱二头肌弯举。（B）哑铃肩胛平面上举。（C）哑铃眼镜蛇训练。（D）下蹲触地至过顶推举

阶段Ⅲ，双侧动态平衡训练应尽快进阶至单侧动态平衡训练。在康复的这个阶段，疼痛和疲劳不应该是一个很大的因素。所有双侧跳跃的练习都应该先在未受累侧肢体上进行单侧的练习。如果需要额外的挑战，可以增加垂直的成分，让患者跳过一个盒子或其他合适的物体（图 7-20E）。随着患者能够完成这些练习，可以进行闭眼训练进一步挑战患者的躯体感觉。

在掌握这些直线平面跳跃模式后，患者可以通过使用贴布在地板上形成一网格开始对角跳跃模式（图 7-20F）。相交的线创建了 4 个象限，这些象限可以被编号并用于执行不同的跳跃序列，如第一组 1、3、2、4，第二组 1、4、2、3 [72,73]。可以设计更大的网格进行更长的序列和更长的跳跃，这两者都需要额外的力量、耐力和平衡控制。

在进入阶段Ⅲ之前，另一个很好的练习是平衡木行走，可以在抗阻的情况下进行训练以进一步挑战患者（图 7-21A）。阻力管可以添加到动态单侧训练中。患者可以抵抗阻力管的阻力进行跑台跑步，然后进行侧向和对角线跳跃练习。侧向跳跃，包括从一只脚跳到另一只脚，更强调侧向运动。建议患者先学习无阻力管的跳跃运动，然后尝试有阻力管

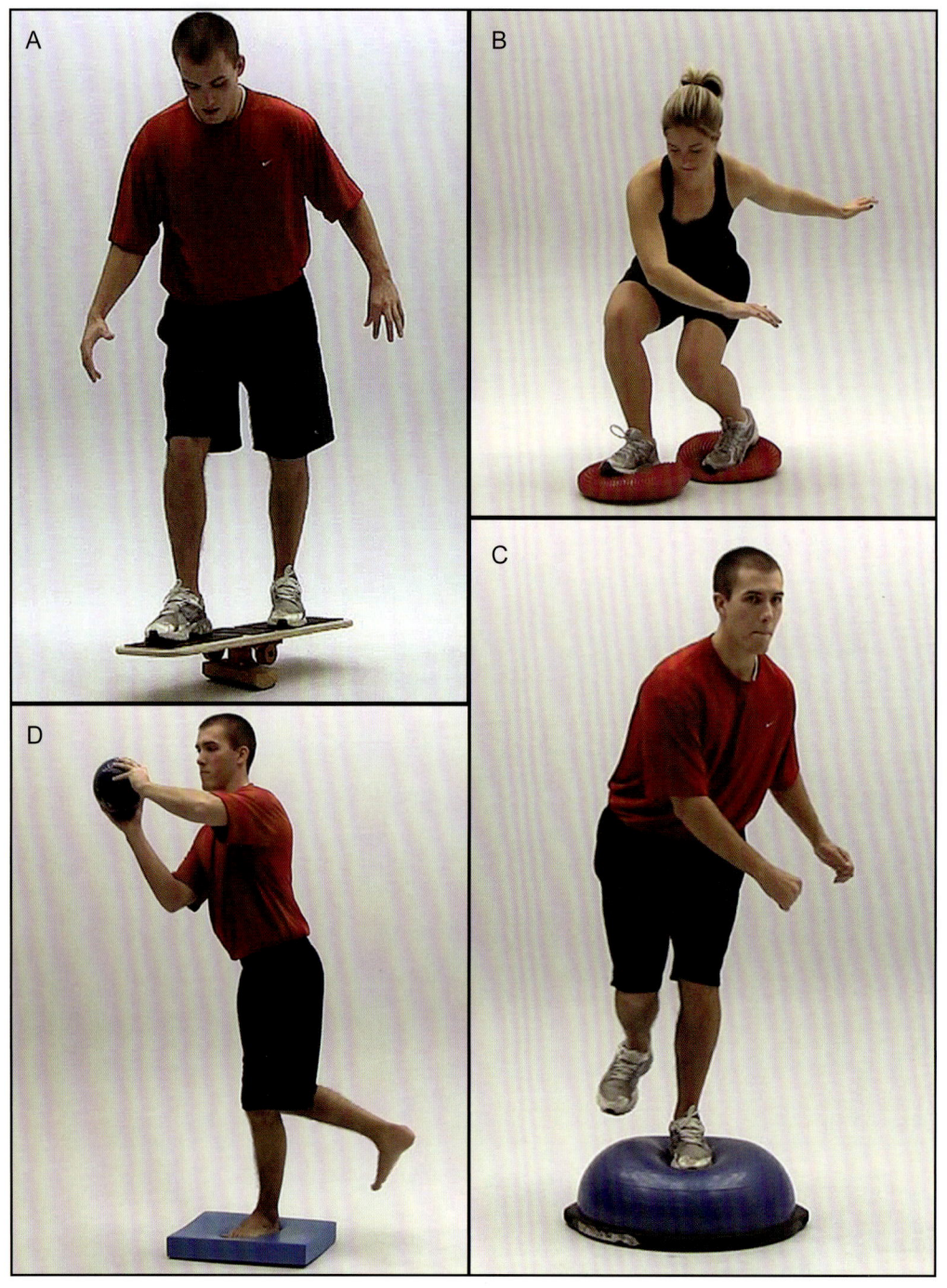

图 7-18 不稳定平面上的双脚和单脚平衡动态（多平面）运动。（A）在 Extreme Balance Board 上前后脚站立。（B）在 DynaDisc 上站立旋转。（C）在 BOSU Balance Trainer 上站立旋转（凸面）。（D）在 foam pad 上保持平衡的同时，搭档用一个重量球进行抛接球训练

的运动。可以使用泡沫轴、毛巾或其他障碍物增加跳跃高度和（或）距离（图 7-21B）。试图改善动态平衡的最后一步应该包括与运动专项相关的活动，如抛球和接球。在康复计划的这个阶段，患者应该能够安全地集中精力于功能活动（接球和抛球），同时下意识地控制动态平衡（图 7-21C）。同样重要的是，在这一阶段，患者应结合他们的运动器材，以便在更真实的生活环境中评估和挑战运动表现。

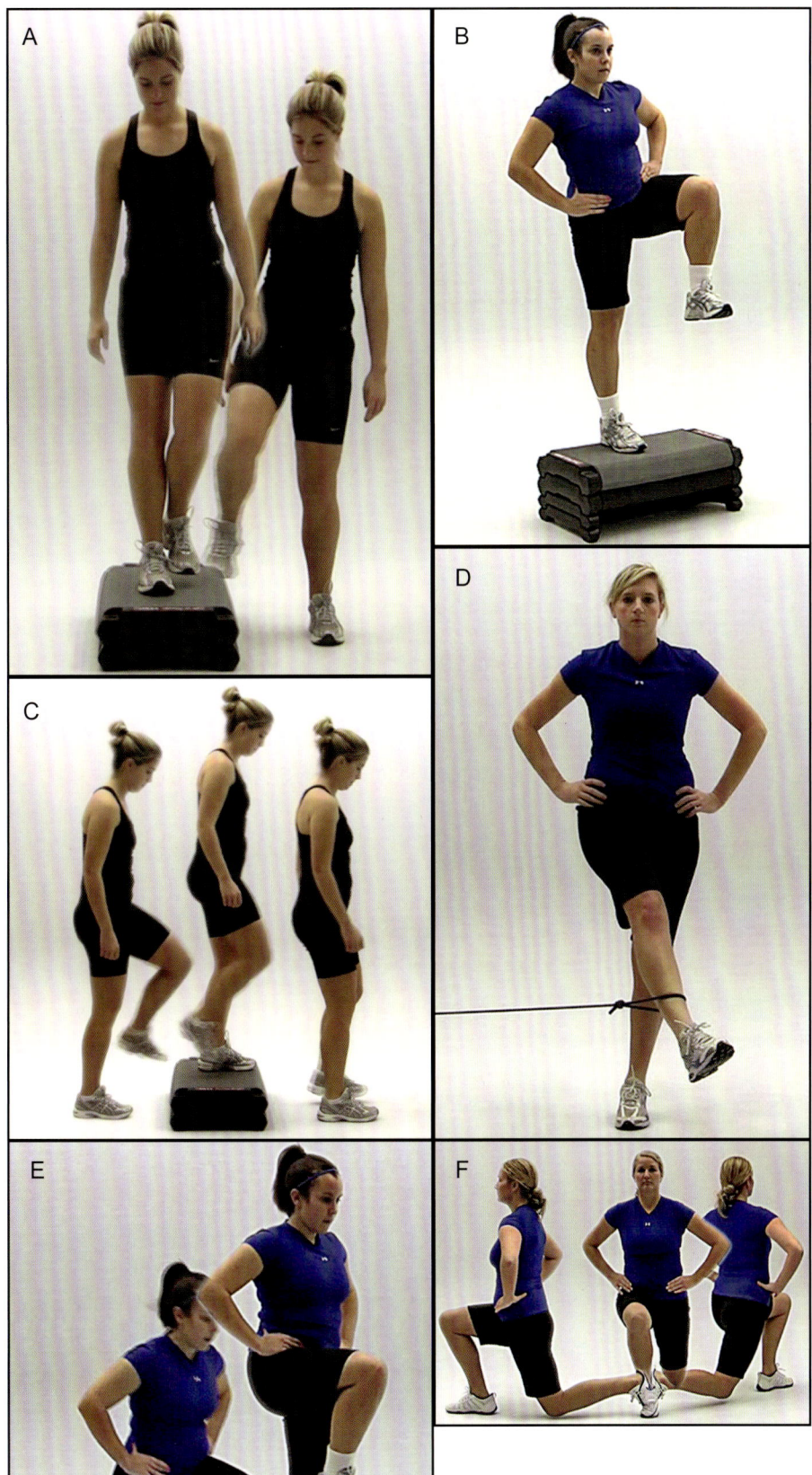

图 7-19 上台阶运动以保持稳定。(A) 侧向上台阶。(B) 向前上台阶至单脚平衡。(C) 上台阶后跨过台阶 (前腿交替进行)。(D) TheraBand kicks。(E) 前弓箭步至单脚平衡。(F) 多平面弓箭步 (矢状面、额状面、水平面)

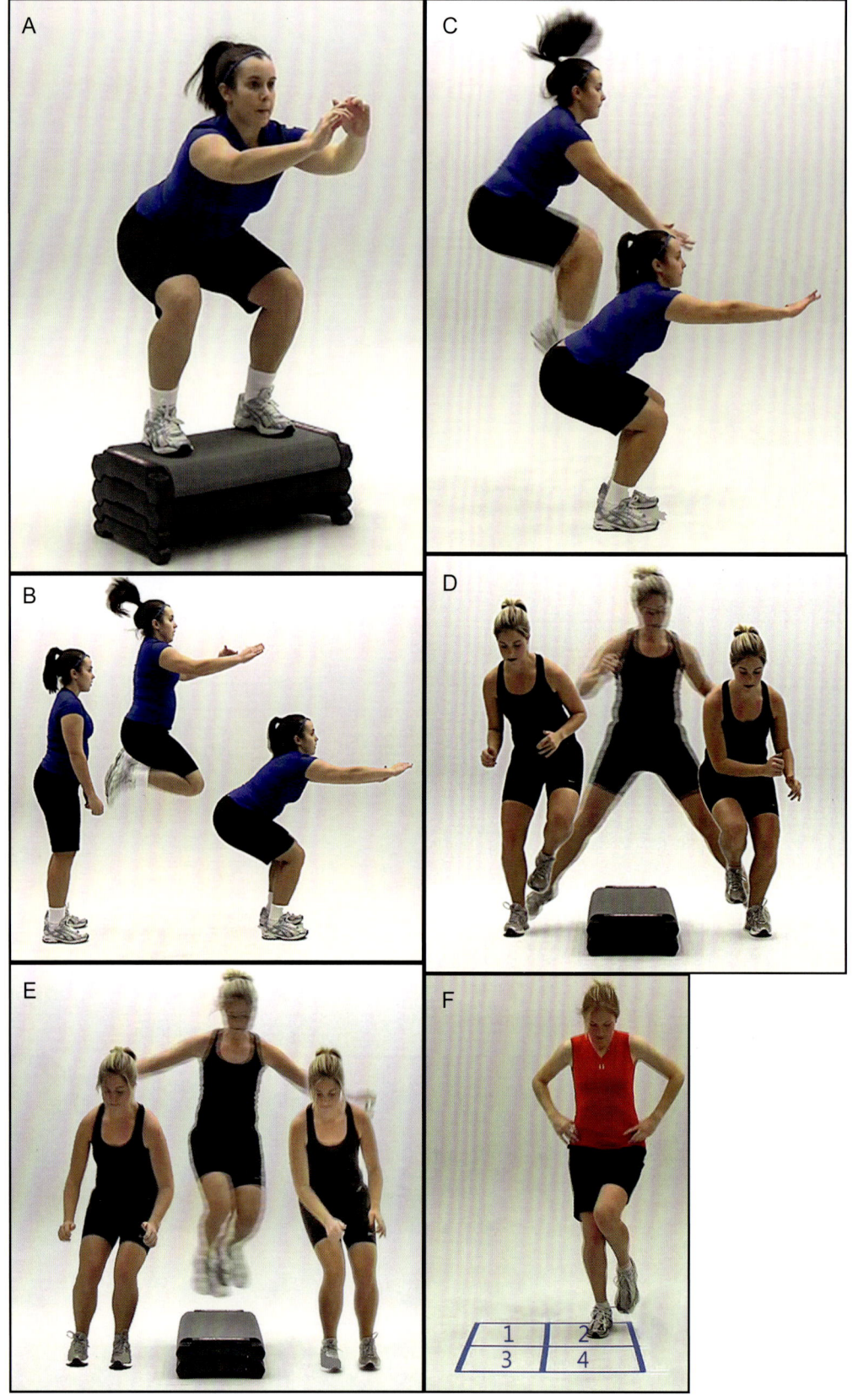

图 7-20 双脚和单脚跳跃后保持稳定。(A) 双脚向前跳至稳定状态。(B) 踢臀跳至稳定状态。(C) 团身跳至稳定状态。(D) 双向单脚跳至稳定状态。(E) 双向双脚跳跃至稳定状态。(F) 多平面跳跃至稳定状态

第 7 章 恢复姿势稳定和平衡　137

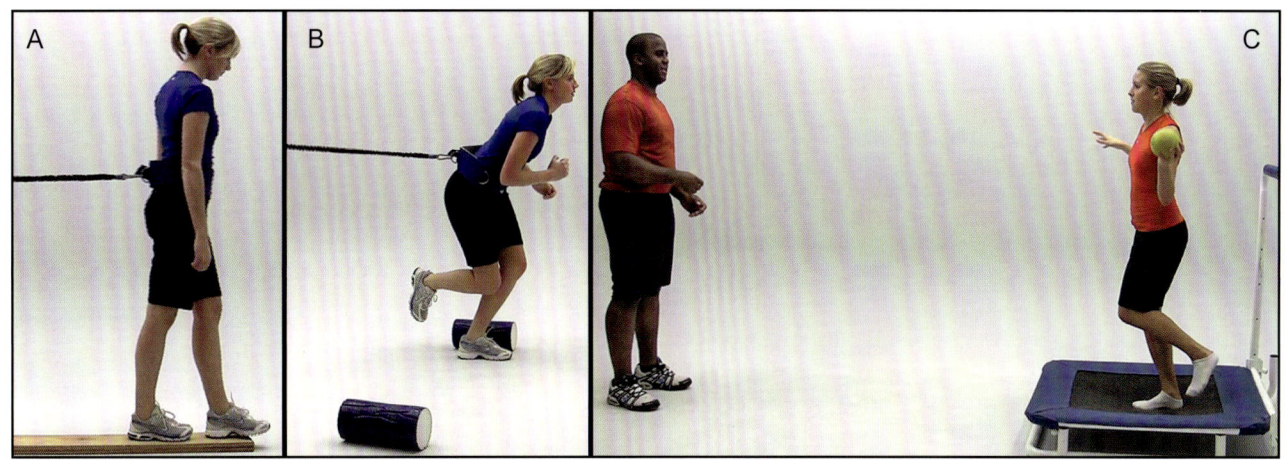

图 7-21　运用绳索或阻力管阻力控制动态平衡。（A）在平衡板上前后行走。（B）在额状面做侧向跳跃动作。（C）在不稳定表面上做抛接球训练

## 双任务平衡训练和评估

虽然上述的平衡训练和评估技术在临床中得到了验证，并证明有效，但患者通常是在一个更动态的环境中，同时面临多种需求。参加运动通常需要患者将注意力分散在认知和动态平衡任务上。因此，对于从肌肉骨骼损伤或神经损伤（如脑震荡）中恢复的患者来说，最后的进阶可能是增加竞争性的动作/协调和认知任务，以评估患者在这些挑战中的表现。虽然认知和平衡需求是独特的，但两者是联系在一起的，因为它们依赖于个人的注意力系统。注意力系统应该被视为独立于大脑的信息处理中心，并且像其他系统一样，能够同时与多个系统进行交流[68]。有证据表明，人们有能力在认知任务和平衡任务之间选择性地进行注意力分配，但随着这些任务难度的增加，平衡是优先的[81]。

一旦运动员通过平衡训练的最初阶段，他们可能会达到这样一个点，即可以受益于这些双任务平衡练习。让患者参与到康复方案中是很重要的，这些额外的挑战可以帮助重现在更多的体力活动或比赛中对患者的要求。为了更好地重新创造这些要求，应该联合挑战这些系统，充分评估患者的功能限制，并且训练或恢复这些与损伤相关的限制。此外，这些类型的综合任务可以更贴近于模拟真实生活和运动场景，并帮助临床医生更好地理解运动员的能力，不仅是进行身体上的表现，而且是在更紧张的环境和场景中进行认知上的表现。

> **临床决策练习 7-5**
>
> 一名男性足球运动员脑震荡后已经康复 3 周。他主诉症状已经消失了。运动防护师觉得运动员已经进阶到可以将双任务训练纳入康复计划中。请提供一个可以挑战运动员的双任务训练的例子。

必须向患者清楚地解释双任务练习，以便患者理解手头的任务。这项任务可以是运动专项相关的，并且应该遵循先前在本章中列出的有关使用更有挑战性的姿势和平面推进练习的指导方针。

将认知任务与运动专项相关的平衡任务结合起来，可以通过使用不同颜色的球很容易地实现，并向患者提供特定的规则或指令。运动防护师站在大约 15 英尺远的地方，将不同颜色的球抛给患者，患者双脚或单脚站立在稳固表面、泡沫表面或平衡板（图 7-22）。患者被告知用右手接蓝球，用左手接红球，用双手接黄球，同时要保持平衡。一开始，这种双任务可能很困难，但患者应该尝试通过增加注意力需求来完成，同时允许躯体感觉系统下意识地帮助维持平衡。训练的复杂程度可以通过增加额外的规则来提升。例如，可以指导患者在头的高度将黄色球抛回，在腰的高度将蓝色球抛回，并将黄色球滚回。

接下来，这些训练可以更与专项相关。例如，治疗师距离患者约 25 英尺，并将不同颜色的球滚动给患者，患者双脚或单脚站立在稳固的表面、泡沫表面或平衡板上（图 7-23）。要求一名曲棍球运动

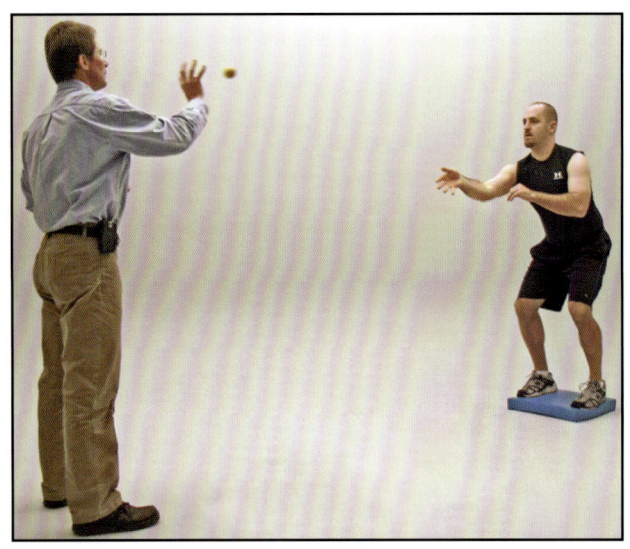

图 7-22　将认知任务与运动专项平衡结合起来

员手持球棍将蓝色的球打回（瞄准）目标的右侧，黄色的球打回（瞄准）目标的中心，红色的球打回（瞄准）目标的左侧。然后可以改变规则以进一步挑战认知任务中的执行功能（例如，现在改为蓝色球向左边，黄色球向右边，红色球向中间）。

> **临床决策练习 7-6**
>
> 一名篮球运动员主诉在抢篮板球落地时踝关节感到疼痛和松弛。他没有肿胀或其他急性损伤的指征。应该运用哪些训练来帮助他提高稳定性？

## 高科技训练与评估的临床价值

使用产品化平衡系统的好处是，不仅可以发现平衡缺陷，而且可以通过计算机结果量化追踪进阶情况。例如，NeuroCom Balance Master（带有长测力台）能够评估患者进行协调运动的能力，这对运动表现至关重要。该系统配备了一个 5 英尺长的测力台，能够识别几个功能任务的特定成分。也可以在该系统上进行训练，以帮助患者改善平衡缺陷[69]。

上台阶后跨过台阶的测试结果如图 7-24 所示。在这项特殊任务中可以分析的成分有：（a）升举指数——量化由前腿施加的最大举（向心）力，并以人体重量的百分比表示；（b）运动时间——量化完成任务所需的秒数，从最初的重心转移到非上台阶侧腿，至后腿冲击到地面结束；（c）冲击指数——量化后腿落地时的最大垂直冲击力（体重的百分比）。

有关这些测试方法临床适用性的研究显示了有趣的结果。2 项进行中的研究初步观察表明，冲击力控制缺陷是 ACL 损伤患者的共同特征，甚至即使受累侧膝关节的力量和关节活动度在正常范围内。该系统还提供了其他一些表现评估，包括由坐至站、行走测试、上台阶和快速转身、前弓箭步、负重/下蹲和有节奏的重心转移。

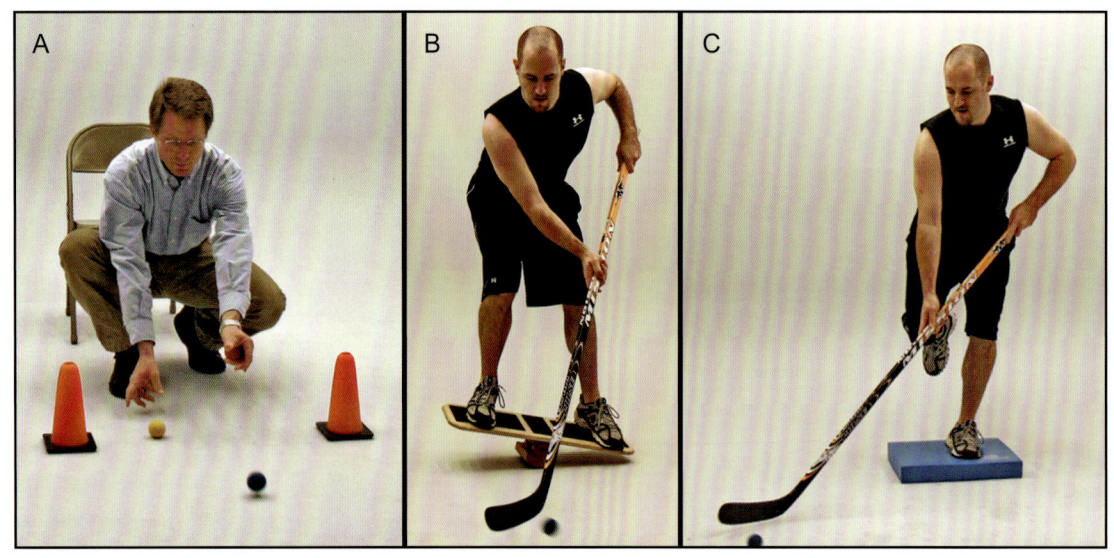

图 7-23　运动专项相关的认知任务。（A）运动防护师将不同颜色的球滚向患者；（B、C）站在不稳定的表面上，患者必须在保持平衡的同时决定打回球的位置

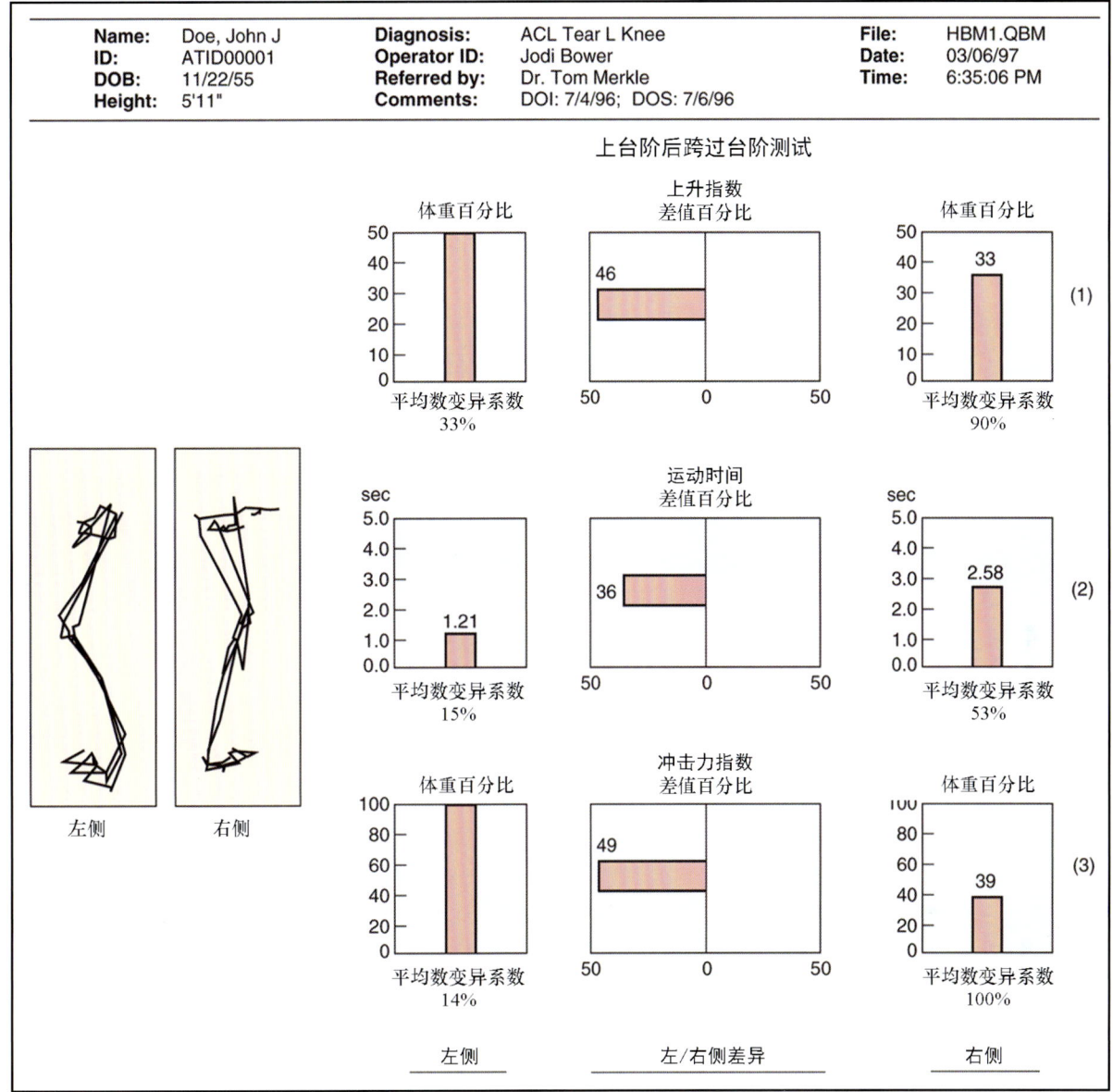

**图 7-24** 在 NeuroCom New Balance Master 长测力台上进行上台阶后跨过台阶测试的结果（Balance Master Version 5.0 and NeuroCom are registered trademarks of NeuroCom International Inc. All Rights Reserved.）

## 总 结

1. 平衡是一个高度整合的动态过程，涉及多个神经通路，是闭链运动中决定运动策略的最重要因素。姿势控制系统是大脑和肌肉骨骼系统之间的反馈控制回路。

2. 中枢神经系统参与维持直立姿势可分为两个部分。第一部分是感觉统合，它涉及到那些根据前庭觉、视觉和躯体感觉（本体感受）输入所获得的信息，来决定纠正姿势动作的时间、方向和幅度的过程。第二部分，肌肉协调，是决定腿部和躯干肌肉收缩活动时间顺序和分布的过程集合，产生维持平衡的支持性反应。

3. 分离平衡的感觉和运动过程意味着一个人平衡受损的原因可能是由一个或两个原因组合

而成：不能正确感知重心相对于支撑面的位置，和（或）不能及时或有效地协调将重心带回平衡位置的自发运动。

4. 主观和客观（可量化的）平衡评估是可用的。有些需要更多的技术和培训才能使用。了解评估工具的目标和特点（信度、效度等）以及在临床环境中的实际应用很重要。

5. 当一个人的平衡被外部干扰破坏时，一种或多种策略（踝关节、膝关节、髋关节）的组合被用于协调重心的运动，使其回到稳定或平衡的位置。任何一个关节或动力链上相应肌肉的损伤都会导致维持平衡正常的反馈丧失。

6. 踝关节反相位旋转的同时髋关节开始大范围而快速地运动，如果踝关节策略不能控制过度的摆动，可以通过髋关节策略来帮助控制重心的运动。如果移动范围太大而无法克服时，可以使用跨步策略。

7. 制订一个平衡训练计划，特别是损伤后，是康复进程中必要的一部分。一般而言，平衡康复进阶应：（1）既要安全，又要具有挑战性；（2）强调多个运动平面；（3）包括多感官方法；（4）从静态、双侧和稳定平面开始，进阶至动态、单侧和不稳定平面；（5）进阶至具有运动专项特点的训练。

8. 双任务或分散注意力的活动可以纳入到平衡训练方案中，使该方案更吸引人，在进行体力任务的同时运用认知资源，模拟体育运动和现实生活活动。

9. 从步态垫到智能手机应用，基于高科技的平衡评估有了进步，可为临床医生提供更客观的数据。然而，临床医生应该确保这些评估工具有充足证据支持其信度、效度和可行性。

## 临床决策练习解决方案

**练习 7-1**　可以运用 BESS 等方法对所有运动员进行测量，以获得赛季前的基线得分，然后用于伤后比较。因为在许多平衡测量中都存在多变性，所以很重要的是只与运动员的个人基线测量数据进行比较，而不是正常分数。最好是运用远离基线的标准差来测定恢复程度。例如，BESS 评分超过 2 个标准差或 6 分将被认为是不正常的。在康复过程中反复评估可以用来确定平衡训练的有效性。

**练习 7-2**　运动防护师应首先确保患者有必要的无痛关节活动度和肌肉力量，以完成计划中的任务。此外，对于超过阶段 I 静态训练的练习，患者必须已经度过组织对损伤反应的急性炎症期。一旦考虑了这些因素，运动防护师就应该专注于制订一种既安全又具有挑战性的方案，强调多个运动平面，并结合多感官方法。

**练习 7-3**　一开始就应该向患者解释，目标是挑战他的运动控制系统，使每组练习的最后 2 次重复都难以完成。当最后 2 次重复对运动员不再具有挑战性时，就应该进阶至下一个练习。这可以通过运动员报告的主观信息以及运动防护师的客观评估来确定。重要的是提供各种各样的训练方法和水平，以便患者保持高动力。

**练习 7-4**　对于运动防护师来说，慢慢地从阶段 I 和阶段 II 的平衡训练开始是很重要的，以确定患者是否准备好进行阶段 III 中更动态的任务。应该遵循练习 7-2 中列出的解决方案。然而，这是一个运动防护师如何开始制订个性化训练方案的例子。在高水平比赛中，网球运动员需要沿着底线进行大量的侧向移动，因此需要进行动态平衡练习和额状面的重心转移。本章中描述的几个练习将为运动防护师提供一个很好的起点，以实现这一目标。

**练习 7-5**　举个例子，让运动员在迷你蹦床上单腿站立。运动防护师将球随机抛给运动员，运动员必须交替用手接住球，然后将球抛回给运动防护师，同时保持身体平衡。

**练习 7-6**　这个患者很可能有踝关节功能性不稳。研究表明，平衡训练可以帮助改善功能性踝关节不稳。在这种情况下，运动防护师可能会跳过阶段 I 的练习，直接进行阶段 II 和阶段 III 的练习。运动防护师应该设计一个方案，包含具有挑战性的单侧多方向练习，包括多感官方法（睁眼和闭眼）。这个过程应该包括本章建议的进阶方法，包括泡沫、BOSU Balance Trainer、Dynadisc、BAPS board、Extreme Balance Board、平衡木和

Balance Shoes。侧向和对角线跳跃练习也将是训练方案中一个重要的部分。目标应该是帮助加强踝关节周围的动态和静态稳定结构。这将重建一些传入通路，并最终提升踝关节的稳定性。

（Johna K. Register-Mihalik，PhD，LAT，ATC，Kevin M. Guskiewicz，PhD，ATC，FNATA，FACSM 著　王立娟 译　罗 佩　倪国新 审）

**参考文献**（扫描二维码获取）

# 第 8 章 关节活动度的恢复以及柔韧性的改善

**完成本章学习后，读者应具备以下能力**

- 定义柔韧性并描述其在损伤康复中的重要性。
- 明确限制柔韧性的因素。
- 区分主动和被动关节活动度。
- 解释弹震拉伸、动态拉伸、静态拉伸和本体感觉神经肌肉促进技术之间的区别。
- 讨论拉伸的神经生理学原理。
- 描述可用于提高全身特定关节柔韧性的拉伸运动。
- 比较各种手法治疗技术，包括肌筋膜释放、摆位放松术、位置释放、主动释放技术、按摩、结构整合和姿势恢复，这些都可用于改善活动能力和关节活动度。

当损伤发生时，几乎总是伴随着一些正常运动能力的丧失。运动能力丧失可能是由于以下原因导致的：疼痛、肿胀、肌肉保护或痉挛；制动导致结缔组织和肌肉萎缩；失去神经肌肉控制；或这些因素的某种组合。受伤后恢复正常关节活动度（range of motion，ROM）是任何康复计划的主要目标之一[66]。因此，为了能通过恢复正常关节活动度来恢复正常功能，运动防护师必须定期进行干预。

柔韧性被定义为通过完整的、不受限制的、无痛的关节活动度来移动一个关节或一系列关节的能力[3,33,37,40,53]。柔韧性取决于关节活动度和肌肉柔韧性或肌腱单元延长的能力的共同作用，关节活动度可能受关节面的形状以及关节周围的关节囊和韧带结构的限制[69]。

柔韧性包括神经肌肉系统允许关节通过关节活动度进行有效运动的能力[3,8,50]。柔韧性可以与仅涉及一个关节的运动进行关联讨论，例如膝关节，或涉及一系列关节的运动相关联进行讨论，例如脊椎关节，它们必须一起运动才能使躯干顺畅地屈曲、伸展、侧屈或旋转[71]。一个关节或运动缺乏柔韧性将会影响整个动力链。一个人的踝关节、膝关节、髋关节、背部和单侧肩关节可能有良好的关节活动度，但另一个肩关节却缺乏正常运动；在恢复其正常功能前，这就是一个需要纠正的问题[11]。

本章主要关注用于增加肌腱单元及其相关筋膜以及受限神经组织长度的康复技术。此外，还将讨论各种手法治疗技术，包括肌筋膜释放、张力/反张力、位置释放治疗、软组织松动、按摩、结构整合和姿势恢复技术（postural restoration institute，PRI），因为这些技术都与改善活动能力有关。第 13 章中将会讨论用于解决关节囊和周围韧带紧绷的关节松动术和牵引技术。第 6 章中则讨论了由于神经肌肉控制受损而导致的运动控制能力丧失。

## 柔韧性对于患者的重要性

长期以来，人们一直认为保持完整、不受限制的关节活动度对正常日常生活至关重要。由于失去神经肌肉控制引起的柔韧性缺乏还可能导致不协调或笨拙的运动模式。在大多数患者中，功能性活动需要相对"正常"的柔韧性[64]。然而，一些体育活动，如体操、芭蕾、潜水、空手道，尤其是舞蹈，需要进一步提升柔韧性才能获得出色的表现（图8-1）[70]。

多年来，拉伸一直被认为是业余运动员和精英运动员的训练方案中的重要组成部分，并用于所有运动项目的热身、运动表现促进和损伤预防中[6]。

人们普遍认为，在训练开始之前应该进行一段时间的热身运动，但一篇系统性文献综述表明没有足够的证据支持或否认运动前的热身运动可防止损伤，尽管证据更倾向于降低损伤风险[30]。然而，大多数运动防护师凭经验都同意，热身阶段是针对不必要的肌肉骨骼损伤和可能的肌肉酸痛的预防措施。一些证据表明，良好的动态热身也可以提高某些方面的运动表现[31]。

公认的技术是先进行轻量的慢跑，然后进行一些静态拉伸。一种更现代的热身方法是使用主动的或动态的拉伸来为身体活动做准备。

最近的一项研究发现，无论是短时长还是中等时长的静态或动态拉伸，都不会影响常规训练前热身后的柔韧性，以及短跑、跳跃或敏捷性的表现[13]。此外，研究表明，在运动前热身中进行静态拉伸可以适当地降低跑步运动中肌肉损伤的风险。同时，参与包含有静态或动态拉伸的热身运动会产生积极的心理影响，让参与者在随后参与体育活动时感到更加自信。

对文献中关于柔韧性和运动表现提升之间关系的循证信息的综述是相互矛盾和不确定的[8,28,46,74,79,86]。尽管多年来进行的许多研究表明拉伸可以提高运动表现[8,11,22,46,63]，一些研究发现拉伸会导致运动表现参数的下降，例如力量、耐力、爆发力、关节位置觉和反应时间[8-9,17,28,49,52,62,69,73,80,87]。

在考察柔韧性和减少受伤发生率之间的关系时，也会出现同样的情况。尽管人们普遍认为良好的柔韧性可以降低受伤的可能性，但真正的因果关系尚未在文献中明确建立[5,21,49,56,63]。

> **临床决策练习 8-1**
>
> 一名体操运动员因胫骨应力性骨折而停训2周。为什么必须将柔韧性训练纳入这种损伤的康复计划中？

## 限制柔韧性的解剖学因素

许多解剖因素都会限制关节在完整、不受限制的关节活动度中移动的能力[66]。肌肉、肌腱及其周围的筋膜鞘通常是限制关节活动度的主要原因。在通过拉伸训练来提高特定关节的柔韧性时，主要是在利用肌肉具有高弹性的特性。随着时间的推移，就有可能增加弹性，或使特定肌肉的长度被拉长。在特定关节有大量运动的人往往拥有高弹性和柔韧的肌肉。

关节周围的结缔组织，例如关节囊上的韧带，可能是发生挛缩的主要部分。韧带和关节囊有一定的弹性；然而，如果关节固定一段时间，这些结构往往会失去一些弹性，实际上会萎缩。这种情况最常见于不稳定关节的手术修复后，但也可能是长期不活动造成的。

一个人也可能有相对松弛的韧带和关节囊。这些人通常被称为关节松弛人群。较为典型的例子就是肘关节或膝关节过度伸展超过180°（图8-2）。通常，关节松弛会导致关节不稳定，这可能会在运动中导致与韧带或关节囊挛缩同样严重的问题。

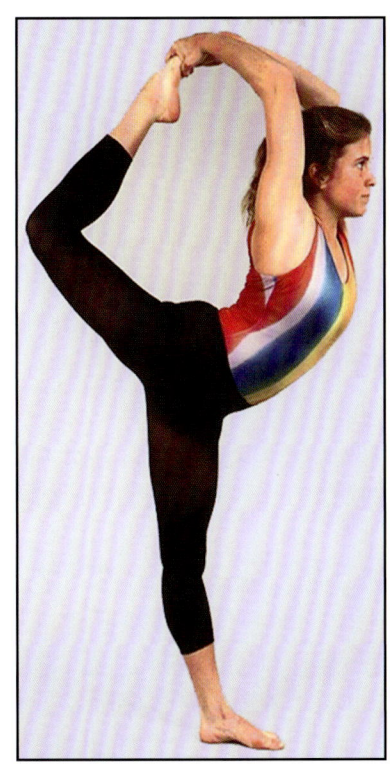

图 8-1 极高的柔韧性。某些舞蹈和体育活动需要极高的柔韧性才能获得成功

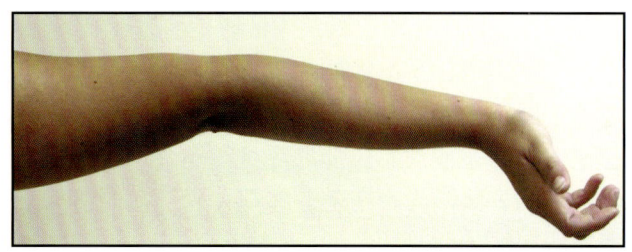

图 8-2 过度的关节运动，例如肘关节超伸，会使关节容易出现损伤

骨性结构可以限制关节活动度的终点。肘关节骨折后可能会在关节空间内中沉积过多的钙化结构，导致关节失去完全伸展的能力。然而，在许多情况下，我们依靠骨性突起在正常的关节活动度内限制运动。

脂肪也可以限制在完整关节活动度中移动的能力。腹部有大量脂肪的人在身体前屈并触摸脚趾时，可能会被严重限制躯干屈曲能力。脂肪可以充当两个力臂之间的楔子，限制任何部位的运动。

皮肤也可能限制关节运动。例如，当患者曾有过包括因损伤或手术导致的皮肤撕裂或切口时，尤其是在关节处，会在该部位形成缺乏弹性的瘢痕组织。这种瘢痕组织不能随着关节运动而伸展。

随着时间的推移，由于韧带、关节囊和肌腱的瘢痕引起的皮肤挛缩能够通过拉伸在不同程度上提高弹性。除了骨骼结构、年龄和性别之外，所有其他限制柔韧性的因素都可以改变以增加关节活动度。

由急性压迫、慢性重复性微损伤、肌肉失衡、关节功能障碍或不良姿势引起的神经组织紧张会导致神经组织的形态变化。这些变化可能包括神经内水肿、组织缺氧、化学刺激或微血管淤滞——所有这些都会刺激伤痛觉感受器，并产生疼痛。疼痛会导致肌肉保护和痉挛以保护发炎的神经结构，这会改变正常的运动模式。最终会导致神经纤维化，这会降低神经组织的弹性并阻止周围组织的正常运动[24]。

> **临床决策练习 8-2**
>
> 在高强度举重锻炼 2 天后，一名橄榄球运动员主诉股四头肌疼痛。运动防护师判定运动员有延迟性肌肉酸痛。酸痛阻碍了运动员进行足够的伸展。可以通过哪些方式来优化他的拉伸？

## 主动和被动关节活动度

主动关节活动度，也称为动态柔韧性，是指通过主动收缩产生的在关节活动度区间内的运动。动态柔韧性不一定是判断关节僵硬或松弛的良好指标，因为它适用于有效运动关节的能力，运动阻力很小[50]。被动关节活动度，有时也称为静态柔韧性，指的是关节可以被动地移动到当前活动度末端的程度。当进行关节被动活动时不涉及肌肉收缩。当肌肉主动收缩时，它会在特定的关节活动度内产生关节运动[65]。然而，如果对四肢施加被动压力，它能够在关节活动度中移动得更远。在体育活动中，四肢能够不受限地在关节活动度内运动是必不可少的[65]。被动关节活动度对于预防损伤很重要。在体育活动中，在很多情况下，肌肉会被迫拉伸超出其正常活动极限。如果肌肉没有足够的弹性来代偿这种额外的拉伸，肌腱则很可能会受伤。

### 主动关节活动度和被动关节活动度的评估

准确测量主动和被动关节活动度十分困难[71]。已经有各种关节活动度测量设备被设计出来，它们可以适应关节尺寸的变化以及涉及多个关节的复杂关节运动[71]。在这些设备中，最简单且最被广泛使用的是关节角度尺（图 8-3A）。

关节角度尺是一个以度为单位的大型量角器。通过将关节角度尺的两个测量臂平行于特定关节运动的两个运动部分的长轴，从而可以获得合理准确的关节活动度测量[65]。为了提高可靠性，测量记录主动和被动关节活动度的技术和方法的标准化在各个诊所中都非常严格，因为不同的治疗师可能会进行交替的测量以评估治疗进展[35]。表 8-1 列出了各种关节活动的正常活动范围。

关节角度尺在康复领域中占有重要地位，因为评估关节柔韧性的改善对于调整损伤的康复计划至关重要。

在一些诊所中，电子倾角仪被用来代替关节角度尺（图 8-3B）。倾角仪是一种更精确、可靠性高的测量仪器，最常用于科学研究中。数字测斜仪价格实惠，并可用于准确测量身体所有关节的关节活动度，包括从脊柱的复杂运动和四肢的大关节到手指和脚趾的小关节。

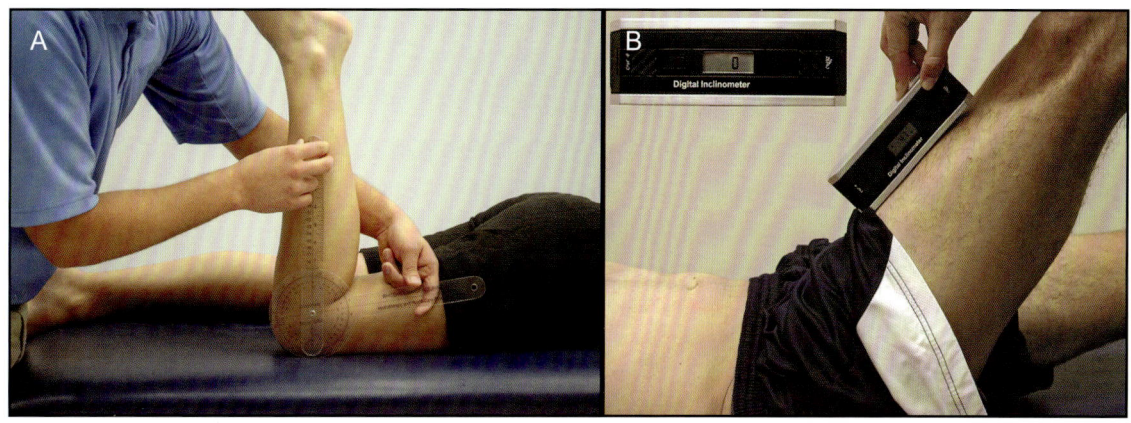

图 8-3　使用（A）通用关节角度尺或（B）数字关节角度尺测量主动膝关节屈曲。关节角度尺可用于测量股骨和腓骨之间的夹角，给出屈曲和伸展的度数。为了最大限度地保持测量的一致性，应由同一个人进行一系列的关节角度尺测量

表 8-1　各个关节的主动关节活动度

| 关节 | 运动 | 关节活动度 |
|---|---|---|
| 肩关节 | 屈曲 | 0°~180° |
|  | 伸展 | 0°~50° |
|  | 外展 | 0°~180° |
|  | 内旋 | 0°~90° |
|  | 外旋 | 0°~90° |
|  | 内收 | 0°~90° |
| 肘关节 | 屈曲 | 0°~160° |
| 前臂 | 旋前 | 0°~90° |
|  | 旋后 | 0°~90° |
| 腕关节 | 屈曲 | 0°~90° |
|  | 伸展 | 0°~70° |
|  | 外展（桡偏） | 0°~25° |
|  | 内收（尺偏） | 0°~65° |
| 髋关节 | 屈曲 | 0°~125° |
|  | 伸展 | 0°~15° |
|  | 外展 | 0°~45° |
|  | 内收 | 0°~15° |
|  | 内旋 | 0°~45° |
|  | 外旋 | 0°~45° |
| 膝关节 | 屈曲 | 0°~140° |
| 踝关节 | 跖屈 | 0°~45° |
|  | 背屈 | 0°~20° |
| 足 | 内翻 | 0°~30° |
|  | 外翻 | 0°~10° |

## 通过拉伸来改善机动性

任何有效拉伸计划的目标都应该是通过改变目标关节处产生运动的神经肌肉-肌腱单元的延展性来改其善其关节活动度。有充分证据表明，随着时间的推移，拉伸这些神经肌肉-肌腱单元及其筋膜将增加目标关节的活动度[8]。

多年来，拉伸改善关节活动度方面的功效在理论上被归因于牵张反射的神经生理现象。然而，对现有文献的广泛综述表明，由拉伸引起的关节活动度的改善必须用牵张反射以外的机制来解释[21]。研究表明，耐受拉伸的能力和（或）被拉伸肌肉的黏弹性特性的变化是可能的机制。绝大多数关于拉伸引起肌肉长度增加的理论也将关节活动度的增加归因于机械变化。最新的一个理论将肌肉长度增加归因于感觉的改变，这会改变患者对拉伸引起疼痛的感知，从而使肌肉能够拉伸到更大的长度[91]。

## 拉伸的神经生理学基础

人体的每一块肌肉都包含各种类型的机械感受器，当受到刺激时，它们会通知中枢神经系统该肌肉发生的事情[38]。其中两个机械感受器在牵张反射中很重要：肌梭和高尔基体。两种类型的感受器都对肌肉长度的变化敏感。高尔基体也受到肌肉张力变化的影响[38]。

当肌肉被拉伸时，肌梭和高尔基体腱器官都会立即开始向脊髓发送一连串的感觉冲动信号。最

初，来自肌梭的冲动信号通知中枢神经系统肌肉正在被拉伸。冲动从脊髓返回肌肉，导致肌肉反射性收缩，从而抵抗拉伸[38]。高尔基体腱器官通过向脊髓发射自己的感觉冲动来响应肌肉长度的变化和张力的增加。如果肌肉拉伸持续较长时间（至少6秒），则来自高尔基体的冲动开始超越肌梭冲动。与来自肌梭的信号不同，来自高尔基体的冲动会引起拮抗肌的反射性松弛[21]。这种反射性松弛作为一种保护机制，允许肌肉在不超过可能会损伤肌纤维伸展极限的情况下通过放松来达到拉伸效果[21]。收缩期间这种拮抗肌的放松被称为自生抑制（autogenic inhibition）。

在任何协同肌群中，主动肌的收缩会引起拮抗肌的反射性放松，使其被拉伸并保护其免受伤害。这种现象被称为交互抑制（reciprocal inhibition）[94]。

## 拉伸对肌肉物理和机械性能的影响

自生抑制和交互抑制的神经生理机制导致反射性放松，随后使肌肉拉长。因此，在物理上允许发生肌肉长度改变的机械特性是通过神经输入来支配的。

肌肉和肌腱主要都由非收缩性胶原蛋白和弹性蛋白纤维构成的。胶原蛋白使组织能够抵抗机械力和形变，而弹性蛋白则构成高弹性组织并有助于肌肉从形变中恢复[48]。

胶原蛋白具有多种机械和物理特性，使其能够对负荷和形变做出反应，并使其能够承受较高的拉伸应力[29]。胶原蛋白的机械特性包括弹性，即被拉长后恢复正常长度的能力；黏弹性，允许在形变后缓慢恢复到正常长度和形状；可塑性，允许其永久变化或形变[29]，其物理特性包括发力-松弛，这表明随着时间的推移，将组织维持在设定的位移或形变量所需的力减少；蠕变响应，即在施加恒定负荷时组织随时间形变的能力；滞后，这是组织在形变和位移过程中所承受的松弛量。如果超过结缔组织的机械和物理限制，则会导致损伤[29]。

与肌腱不同，肌肉还含有具备活跃的收缩能力的部分，即肌动蛋白和肌球蛋白肌丝。总的来说，收缩和非收缩的组成部分决定了肌肉形变和从形变中恢复的能力[29]。

当肌肉被拉伸或拉长时，收缩性和非收缩性组成部分似乎都能抵抗形变。它们各自对抵抗形变的贡献的百分比取决于肌肉拉伸或形变的程度以及形变的速度。非收缩部分主要抵抗拉长的程度，而收缩部分则限制高速形变。拉伸程度越大，非收缩部分的贡献就越大[29]。

通过拉伸来拉长肌肉可以使肌肉内胶原蛋白和弹性蛋白纤维发生黏弹性和可塑性变化。黏弹性的改变可以允许缓慢形变伴随不完全恢复发生，但这种改变不是永久性的。然而，尽管难以实现可塑性变化，但由于长时间拉伸产生的形变，依然会导致长度的一段时间或永久性变化[29]。

形变的速度越大，就有更大的机会超过该组织黏弹性和可塑性的变化承受能力范围[29]。

## 拉伸对于运动链的影响

治疗疼痛时，关节活动不足是最常见的原因之一。然而，病因通常可以追溯到错误的姿势、肌肉失衡和神经肌肉控制异常[24]。一旦某个特定关节失去其正常的附属运动，该关节周围的肌肉就会尝试将相关部位的压力降至最低，从而导致某些肌肉变得紧绷和肌张力升高以防止额外的关节移动。如果一块肌肉变得紧绷或激活程度出现变化，则协同肌、稳定肌和中和肌必须进行代偿，导致复杂的神经肌肉骨骼功能障碍的形成。

肌肉紧张和肌张力增加对神经肌肉控制有显著影响。肌肉紧张会影响正常的肌肉长度-张力关系。当力偶中的一块肌肉变得紧张或张力升高时，它会改变相关关节的正常附属运动。这会影响整个运动链的协同功能，导致关节压力异常、软组织功能障碍、神经损伤和血管/淋巴淤滞。而这些会导致募集策略和稳定强度的改变。这种代偿和适应影响整个运动链中的神经肌肉效率。神经肌肉控制的减少会改变所涉及的不同肌肉的激活顺序或发力顺序，并且会干扰到特定的运动。原动肌可能会缓慢激活，而协同肌、稳定肌和中和肌会替代其作用并变得过度活跃。在这种情况下，会出现新的关节压力[24]。例如，如果腰肌紧张或过度活跃，那么臀大肌的神经驱动力就会下降。如果臀大肌（髋关节伸展时的原动肌）神经驱动减少，那么协同肌（腘绳肌）、稳定肌（竖脊肌）和中和肌（梨状肌）会替代其功能并变得过度活跃（协同优势）。这会在功能性运动过程中产生异常的关节压力并降低神经肌肉控制。

肌肉紧张也会引起交互抑制。特定肌肉中肌梭活动的增加会导致其功能性拮抗肌的神经驱动减少。这会改变正常的力偶活动，进而影响相关节段的正常附属运动。例如，如果患者腰肌紧张或张力过高，则其功能性拮抗肌（臀大肌）会受到抑制（神经驱动降低），从而导致神经肌肉控制能力下降。这也因此会导致协同优势——当协同肌代偿薄弱和（或）受抑制的肌肉以维持力量产生能力时发生的神经肌肉现象[24]。这个过程改变了正常的力偶关系，进而产生了连锁反应。

## 拉伸前提升肌肉温度的重要性

为了在康复计划中最有效地拉伸肌肉，应在拉伸前升高肌肉内的温度[55]。升高温度对肌腱单元内的胶原蛋白和弹性蛋白成分的形变能力有积极影响。此外，当肌肉受热时，高尔基体腱器官通过自生抑制反射性放松肌肉的能力会增强。达到这些有益效果的最佳肌肉温度差不多是39℃（103 ℉）。肌肉内温度的升高可以通过低强度的热身运动或使用各种治疗方式来实现[15]。建议将运动作为提高肌肉内温度的主要手段。

还建议在拉伸之前使用冷疗[15]。当肌肉保护伴随延迟性肌肉酸痛出现时，冷疗就成为了最有效的方式[14]。然而，已经证明冷疗会导致肌肉僵硬增加，并因此导致肌肉的机械特性低于肌肉组织在不出现后续损伤的情况下能够承受的拉伸量[67]。

> **临床决策练习 8–3**
> 
> 前交叉韧带手术后，康复的首要目标之一是重新获得完整的关节活动度。如何日常量化记录膝关节伸展的改善情况？

## 拉伸技术

多年来，用于提高柔韧性的拉伸技术在不断发展[4]。最古老的拉伸技术是弹震拉伸，它利用重复的震动运动。第二种技术被称为静态拉伸，主要是通过将肌肉拉伸到产生不适的程度，然后在该点长时间保持来起到拉伸效果。这种技术已经使用了很多年。另一类拉伸技术，统称为本体感觉神经肌肉促进（proprioceptive neuromuscular facilitation，PNF）技术，通过交替收缩和拉伸来产生效果[45,89]。虽然动态拉伸是4种拉伸技术中最新的一种，但在运动人群中，它已成为首选的拉伸技术。动态拉伸使用可控的功能性运动来拉伸肌肉。最近，研究的重点放在拉伸肌筋膜组织以及紧张的神经组织对于增强神经肌肉系统在完整关节活动度内有效控制运动的能力的作用。研究人员对这些技术中哪一种对改善关节活动度最为有效进行了大量讨论，但目前还没有明确的共识[8,11,56,89]。

### 主动肌和拮抗肌

在讨论不同的拉伸技术之前，必须先定义主动肌和拮抗肌这两个术语。身体中的大多数关节都能够进行不止一种运动。例如，膝关节能够屈曲和伸展。大腿前部的股四头肌收缩导致膝关节伸展，而大腿后侧的腘绳肌收缩则导致膝关节屈曲。

为了实现膝关节伸展，股四头肌收缩的同时腘绳肌放松并被拉伸。以这种彼此协同的方式进行工作的肌肉称为协同肌群[37]。收缩从而产生运动的肌肉（这里以股四头肌为例）被称为主动肌。相应的伴随主动肌收缩而被拉伸的肌肉称为拮抗肌[37]。以膝关节伸展为例，拮抗肌是腘绳肌。主动肌群和拮抗肌群之间必须存在一定程度的力量平衡。这种平衡对于正常、平稳、协调的运动以及降低因肌肉失衡引起的肌肉拉伤的可能性是必要的。理解这种协同肌肉动作对于理解各种拉伸技术至关重要。

### 弹震拉伸

多年来，许多健身专家都在质疑弹震拉伸技术的安全性。他们的担忧主要基于一种观点，即弹震拉伸会在肌肉内产生一些不受控制的力，这些力可能会超过肌肉纤维的伸展极限，从而在肌腱单元内产生小的微撕裂[35,74,112]。当然，这种担忧在久坐不动的人群或可能存在持续性肌肉损伤的人群中是正确的[48]。

### 动态拉伸

主动肌的连续有力收缩会导致拮抗肌拉伸，并可能会导致肌肉酸痛。例如，用力踢足球50次可能会导致腘绳肌（拮抗肌）肌肉酸痛，这是由于腘绳肌需要通过离心收缩来控制股四头肌（主动肌）的动

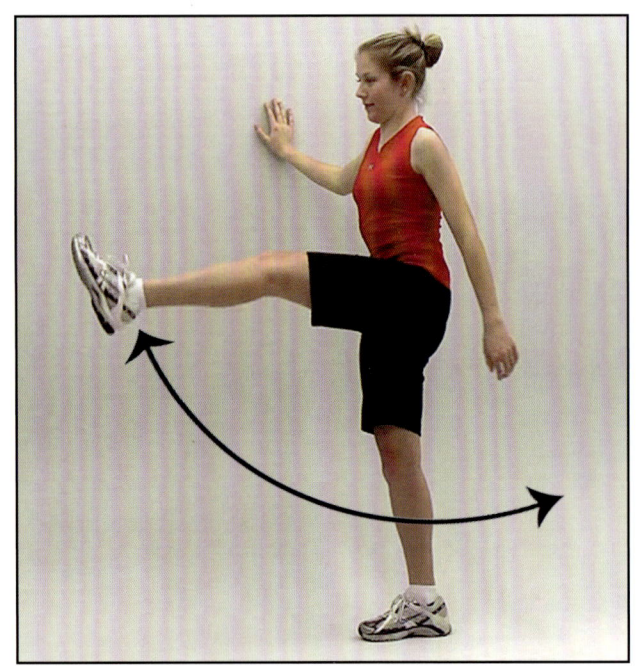

图 8-4 动态拉伸运动与运动员从事的专项运动类型练习更密切，并被认为更具功能性

态运动。受控制的拉伸通常不会引起肌肉酸痛[9]。这就是弹震拉伸和动态拉伸之间的区别。有观点认为，动态拉伸运动与运动员从事的专项运动类型联系更密切，并被认为更具功能性[9,17,50]。因此，通常建议运动员在开始专项运动之前进行动态拉伸运动（图 8-4）。

有人提出了一种渐进式的速度柔韧性训练计划，让患者进行一系列拉伸运动，在这些运动中，拉伸速度和拉长范围被逐步控制[8]。拉伸运动从慢速的静态拉伸进阶到慢速、短程的末端范围拉伸，到慢速、全范围拉伸，到快速、短程的末端范围拉伸，最终到快速、全范围拉伸[8]。该计划允许患者在没有运动防护师帮助的情况下控制拉伸的范围和速度。

### 临床决策练习 8-4

在季前赛筛查期间，你观察到一名赛艇运动员的膝关节屈曲度仅为 120°。有哪些因素可能会限制其屈膝活动？

## 静态拉伸

静态拉伸技术是另一种极其有效且被广泛使用的拉伸技术[8]。该技术包括被动地拉伸特定拮抗肌，将其置于最大拉伸位置并长时间保持在该位置。关于保持这种拉伸姿势的最佳时间的建议各不相同，从短至 3 秒到长至 60 秒不等[50]。多项研究表明，保持拉伸姿势 15～30 秒对增加肌肉柔韧性最有效[8,46,58,62]。持续时间超过 30 秒的拉伸可能会导致不适。每块肌肉的静态拉伸都应重复 3～4 次。静态拉伸可以通过主动肌的收缩将拮抗肌置于拉伸位置来完成。被动静态拉伸则需要使用体重、依靠运动防护师或训练搭档的帮助或使用 T 形杆，尤其是进行上肢的拉伸时。

## 本体感觉神经肌肉促进技术拉伸

PNF 技术首先被物理治疗师用于治疗患有各种神经肌肉疾病的患者[32,45]。最近，PNF 拉伸运动越来越多地被用作提高柔韧性的拉伸技术[36,45,47,48,52,59,81,89]。

一共有 3 种不同的 PNF 技术用于拉伸：收缩-放松、保持-放松和缓慢反转-保持-放松[45]。所有 3 种技术都涉及等长或等张收缩的交替以及主动肌和拮抗肌放松的组合中的某一种（例如，先进行 10 秒的收缩对抗阶段，然后是 10 秒的放松阶段）。

收缩-放松是一种将需要拉伸的身体部位被动地移动到主动肌收缩状态的拉伸技术。指示患者通过等张收缩拮抗肌（需要被拉伸的肌肉）对抗运动防护师提供的阻力。然后患者放松拮抗肌，同时运动防护被动地将需要拉伸的身体部位移动到尽可能大的活动度，直到再次感受到运动限制。当关节活动度受限于肌肉紧张时，可以通过这种方式达到放松效果。

缓慢反转-保持-放松，有时也被称为收缩-放松-主动肌收缩技术，首先进行主动肌的等张收缩，通常主动肌收缩的关节活动度都会受限，然后是拮抗肌（将要被拉伸肌肉）的等长收缩的对抗阶段。在放松阶段，拮抗肌放松而主动肌收缩，导致产生主动肌收缩的运动并从而拉伸拮抗剂。当主要限制关节活动度的因素是拮抗肌群时，这种技术与收缩-放松和保持-放松一样，可用于增加关节活动度。PNF 拉伸技术可用于拉伸身体的任何部位的肌肉[11,25,36]。

PNF 拉伸技术最好与训练搭档一起使用，不过它们也可以通过使用墙壁作为阻力来完成。

## 各类拉伸技术的比较

尽管到目前为止讨论的所有4种拉伸技术都被证明可以有效提高柔韧性,但对于哪种技术能最大程度地增加关节活动度仍存在相当大的争议[8,17,48,50,72]。震荡技术经常被参与动态运动的人群使用,尽管它有可能导致久坐人群出现肌肉酸痛。在运动量较大的人群中,弹震拉伸不太可能导致肌肉酸痛。

静态拉伸也许是被使用最广泛的拉伸技术[8]。这是一种简单且不需要他人帮助的技术。随着静态拉伸的时间的累计,最终可以获得完全不受限制的关节活动度。

许多研究比较了震荡和静态拉伸技术对柔韧性的改善效果[12,48]。静态和弹震拉伸在增加柔韧性方面似乎同样有效,两者之间并没有显著的差异[48]。然而,大部分文献指出,使用静态拉伸时,超出目标关节的延展性极限的风险较小,因为拉伸得到更好的控制。大多数文献表明,弹震拉伸容易引起肌肉酸痛,尤其是久坐人群,而静态拉伸一般不会引起酸痛,并通常用于肌肉酸痛或肌肉拉伤的损伤康复中[48,56,96]。静态拉伸很可能是一种更安全的拉伸技术,特别是对于久坐人群。然而,由于许多种体力活动都涉及动态运动,因此热身中的拉伸应该从静态拉伸开始,然后是动态拉伸,这也更类似于动态活动的过程[55]。一些研究表明,动态拉伸可以有效提高关节活动度[9,42],但静态和动态拉伸在预防损伤方面似乎没有任何区别[95]。建议在整理阶段进行动态拉伸以增加关节活动度,并在对随后的运动表现没有显著影响的情况下降低肌肉损伤的可能性[8]。PNF拉伸技术能够在一次拉伸训练中显著增加关节活动度[92]。比较静态拉伸和PNF拉伸的研究表明,PNF拉伸能够在更长的训练期间更大程度地提高柔韧性[33,59]。PNF的主要缺点是拉伸常常需要训练搭档的协助,尽管在运动防护师或训练搭档的协助下拉伸可以得到一些激励。

停止拉伸后,肌肉柔韧性的增加可以持续多长时间是有争议的[8,60,82]。一项研究表明,停止拉伸仅2周后,柔韧性就会明显下降[8]。另一项研究表明,静态拉伸后出现的力量不足仅持续了10分钟,然后就恢复正常[60]。因此,建议每周至少进行一次拉伸以保持柔韧性。然而,为了改善柔韧性,每周必须进行3~5次拉伸[8]。

> **临床决策练习 8-5**
> 
> 一名高中越野跑新人运动员需要知道如何最有效地进行自我拉伸。他应该如何知道进行拉伸运动的极限和拉伸运动持续的时间?

## 神经结构的拉伸

运动防护师应该能够区分肌肉肌腱单元的紧张和异常的神经紧张。进行检查时,患者应进行多平面的主动和被动运动,从而增加神经结构内的张力,张力增加可导致疼痛加剧、关节活动度受限并增加包括麻木和刺痛在内的神经症状(图8-5)[24]。例如,直腿抬高测试不仅对骶髂关节间隙施加压力,还可能提示坐骨神经存在问题(图8-5C)。髋关节内旋和内收会增加坐骨大切迹和椎间孔中神经结构的张力。直腿抬高从30°到60°的疼痛加剧表明有坐骨神经受累。如果在最大直腿抬高同时进行踝关节背屈会导致疼痛增加,那么疼痛很可能是由某些神经根(L3-L4、S1-S3)或坐骨神经受到刺激引起的。图8-5显示了正中神经、桡神经和坐骨神经以及脊柱中的椎神经根紧张的评估和拉伸体位。

> **临床决策练习 8-6**
> 
> 教练向运动防护师询问帮助提高球员柔韧性的拉伸建议。可以推荐哪4种类型的拉伸运动?每种拉伸运动的优缺点是什么?

## 具体的拉伸练习

第17~24章包含了各种可用于提高全身特定关节或特定肌肉群柔韧性的拉伸训练。图8-6所示的拉伸训练是可以在静态进行的示例;他们也可以在训练搭档的协助下通过使用PNF技术完成。这些练习中的每一个动作都有许多可能的变化[54]。患者也可以使用瑞士球进行静态拉伸训练(图8-7)。这里所选择的练习似乎对拉伸各种肌肉群都非常有效。表8-2列出了拉伸的指南和注意事项。

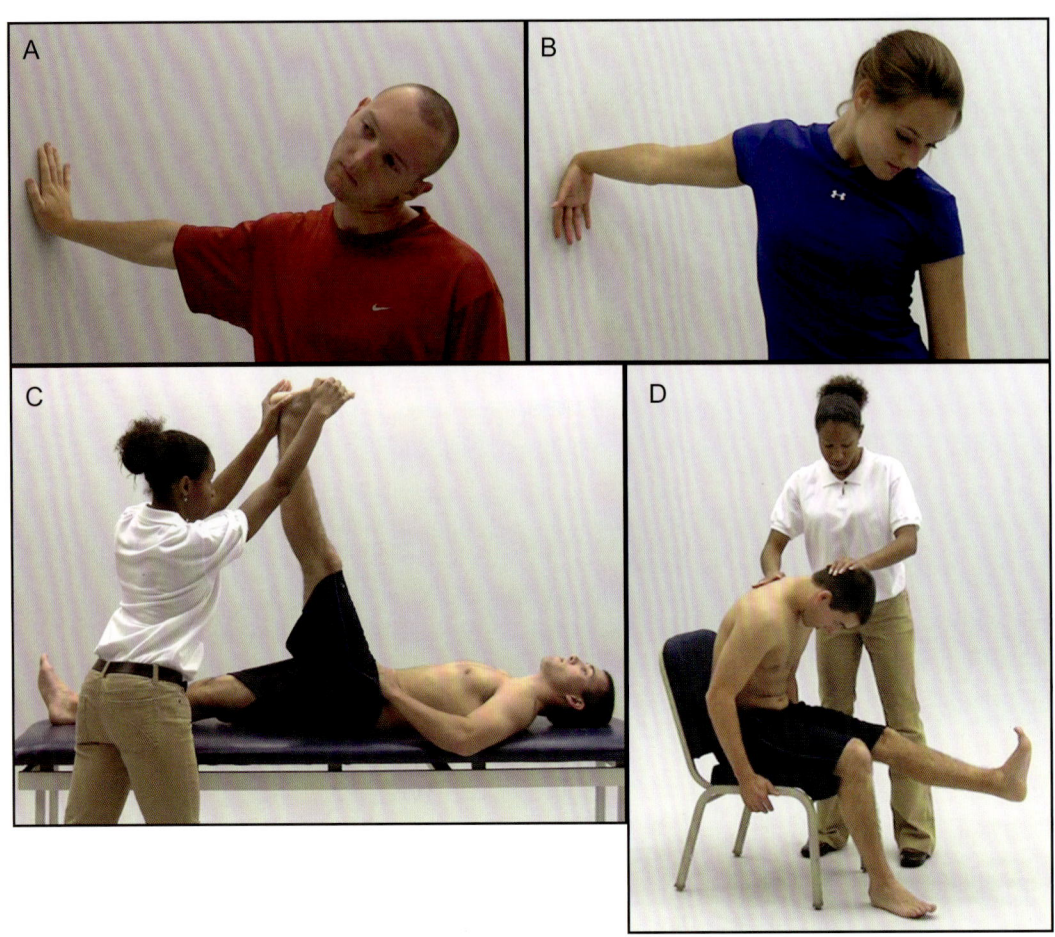

图 8-5 神经紧张拉伸。(A) 正中神经。(B) 桡神经。(C) 坐骨神经。(D) Slump 试验体位

表 8-2 合理拉伸计划的指南和注意事项[3-4,11,64]

| |
|---|
| 在高强度之前，先通过慢跑或快走来热身。|
| 为了增加柔韧性，肌肉必须在疼痛耐受范围和组织愈合限制范围内进行拉伸，以获得功能性或正常的关节活动度。|
| 拉伸直到感觉紧绷或拉伸阻力，或者可能有些不适的程度。拉伸不应该产生疼痛。|
| 不论肌肉或关节被拉伸都会增加特定的关节活动度。|
| 拉伸疼痛关节周围的肌肉时要小心。疼痛表明可能存在一些问题，因此不应被忽视。|
| 避免过度拉伸关节周围的韧带和关节囊。|
| 拉伸腰部和颈部时要小心。压缩椎骨及其椎间盘的运动可能会造成损伤。|
| 从坐姿而非站姿进行可以减轻下背部的压力并减少背部受伤的可能性。|
| 确保在伸展期间继续正常呼吸。不要屏住呼吸。|
| 静态拉伸和 PNF 拉伸最常推荐给想要改善其关节活动度的人群。|
| 动态拉伸只能由已经有一定柔韧性或已经习惯拉伸的人群进行，并且只能在静态拉伸之后进行。|

## 替代拉伸技术

### 普拉提拉伸方法

普拉提是一种稍微不同的提高柔韧性的拉伸方法。这种方法在私人健身教练、物理治疗师和运动防护师中变得非常流行并被广泛使用。普拉提是德国出生的 Joseph Pilates 设计的一种锻炼技术，他在第二次世界大战前在美国建立了第一家普拉提工作室。普拉提是一种可以改善肌肉控制、柔韧性、协调性、力量和肌张力的健身计划[10]。普拉提运动的

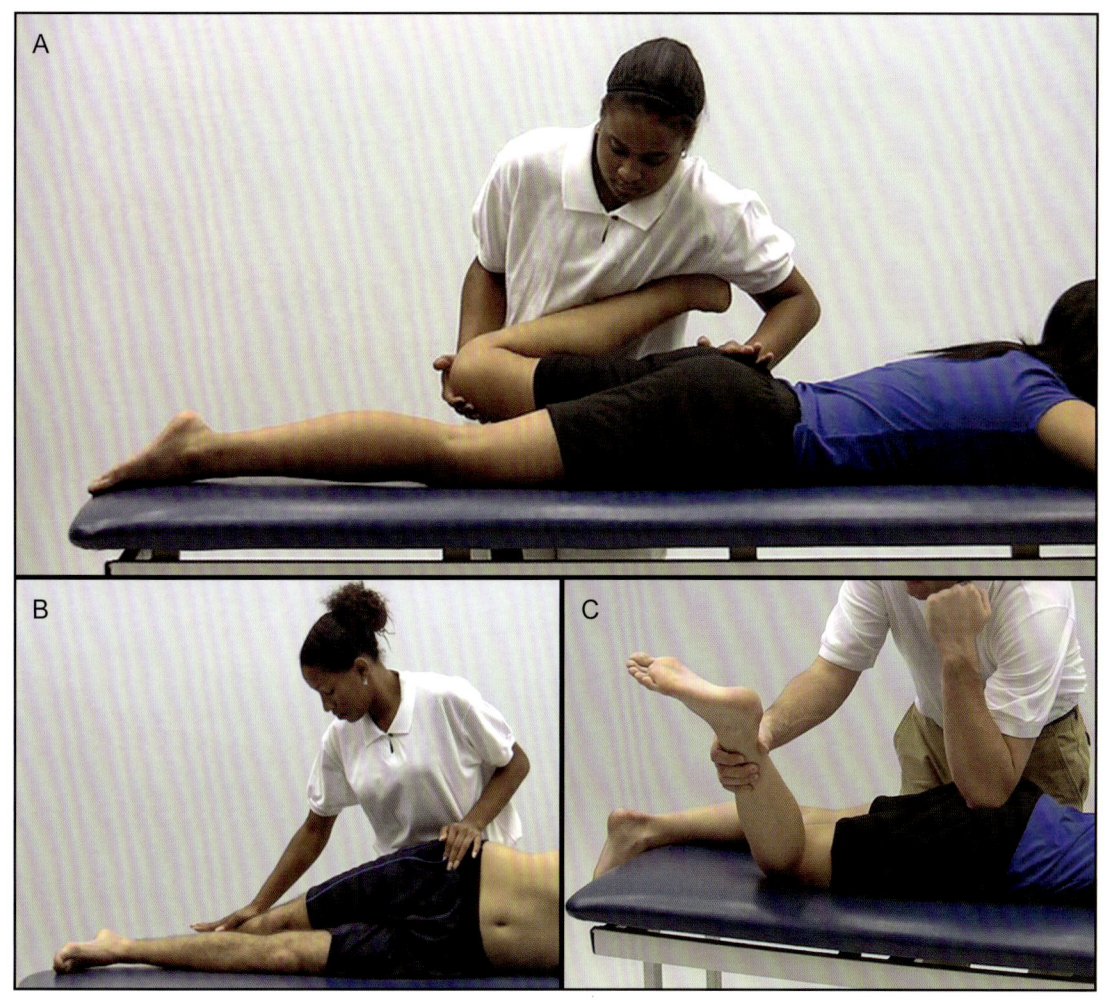

图 8-6　可以使用静态或 PNF 技术进行拉伸的练习示例。（A）股四头肌。（B）髋外展肌。（C）梨状肌

基本原则是让患者更加意识到自己的身体是一个整体，改善体态和呼吸并提高运动效率[18]。与其他训练计划不同，普拉提对训练的重复次数不做要求，取而代之的是一系列需要认真完成的动作，其中一些动作是在专门设计的设备上进行的（图 8-8）。但是，大多数普拉提练习都是在没有器械的情况下在垫子或地板上进行的（图 8-9）。每一个动作都旨在拉伸和强化参与的肌肉[90]。每一个动作都有特定的呼吸模式，从而将能量引导至参与运动的部位，同时放松身体的其他部位。普拉提练习同样会锻炼到许多深层肌肉，从而改善协调和平衡，以实现高效和优美的运动[44]。患者的目标是通过获得更好的姿势、适当的协调和更高的柔韧性来发展健康的自我形象。这种方法专注于身体体态，将身体的所有肌肉拉长成一个平衡的整体，而且可以在不增加心肺压力的情况下增强耐力和力量。普拉提教练认为软组织损伤等问题会导致不良姿势，从而导致疼痛和不适[90]。而普拉提练习则旨在纠正这一点。

## 瑜伽

瑜伽起源于大约 6000 年前的印度。它的基本理念认为大多数疾病与不良的心理态度、姿势和饮食有关。瑜伽练习者坚持认为可以通过精神和身体相结合的方法来减轻压力。瑜伽可以帮助个人克服压力引起的不良行为，如暴饮暴食、高血压和吸烟。瑜伽的冥想方面被认为有助于缓解身体和心理疾病。瑜伽旨在使人身心合一从而减轻压力[43]。例如，瑜伽专家 Chandra Patel 博士发现，练习瑜伽的人只要坚持练习瑜伽，就可以持续地降低血压。瑜伽涉及各种身体姿势和呼吸练习[27]。哈他瑜伽（Hatha

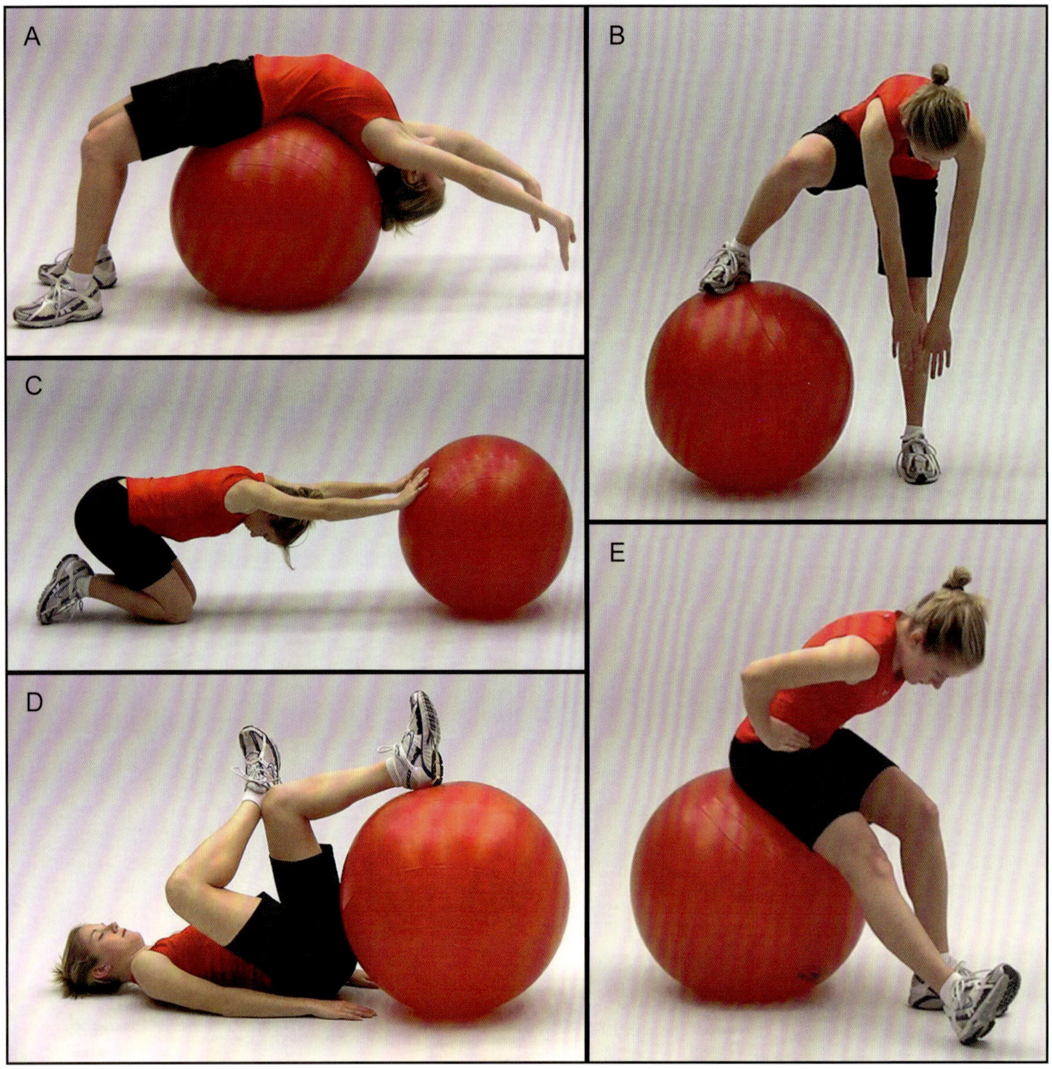

图 8-7 使用瑞士球进行静态拉伸。（A）背部拉伸。（B）站姿髋外展肌拉伸。（C）背阔肌拉伸。（D）梨状肌拉伸。（E）坐姿腘绳肌拉伸

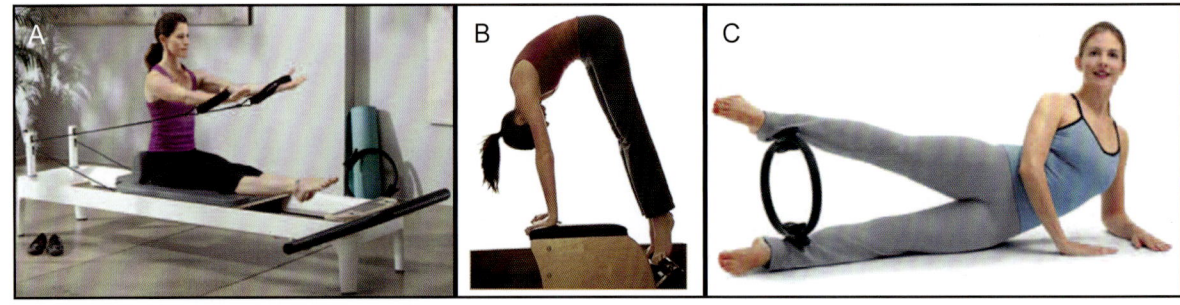

图 8-8 普拉提技术使用设备。（A）普拉提床（Reprinted with permission from Balanced Body, Inc.）。（B）Wunda 凳。（C）普拉提魔术圈

yoga）使用了许多练习者可以不断进阶的姿势，从最简单的开始，然后逐渐过渡到更复杂的姿势（图 8-10）[68]。瑜伽各种姿势旨在增加活动能力和柔韧性。但是，练习者在练习瑜伽时必须谨慎。有些姿势可能很危险，特别是对于没有瑜伽练习经验的人来说[27]。

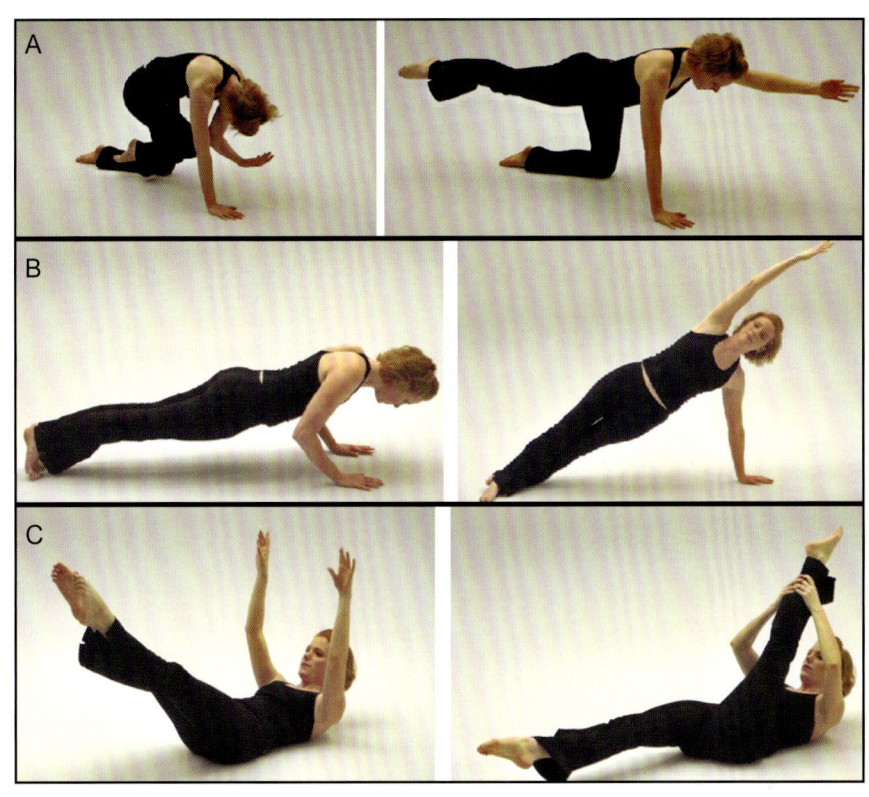

图 8-9 普拉提地板练习。(A) 交替伸展对侧手脚。(B) 俯卧撑到侧桥。(C) 交替剪刀腿

缓慢、深沉的腹式呼吸是瑜伽的重要组成部分[88]。许多人采取浅呼吸；然而，深呼吸并在吸气时充分扩张胸部有助于降低血压和心率。同时，深呼吸对身体有镇静作用，它还增加了内啡肽的产生[43]。

## 增加活动能力的手法治疗技术

受到损伤后，软组织会丧失一部分承受功能性负荷需求的能力。解决软组织功能障碍的主要工作在于促进软组织适应能力，以恢复组织应对功能性负荷的能力[53]。特定软组织松动技术通过使用特定的、分级的和渐进的生理运动、辅助运动或二者组合的方式，在组织愈合过程的早期阶段促进胶原蛋白合成、排序和融合，或者在组织愈合的后期促进组织黏弹性反应的变化。软组织松动应与康复方案结合使用，以恢复组织的动力学控制[57]。

很多种手法治疗技术都可用于损伤康复，以提高活动能力和关节活动度[57]。

### 肌筋膜松解拉伸

肌筋膜松解术是一个术语，指的是一系列用于从紧张筋膜的异常牵扯中松解软组织的技术[2]。它本质上是一种拉伸形式，据称对治疗多种疾病具有较好效果[7,54]。运动防护师需要进行一些专项训练来了解肌筋膜松解术的具体技术[78]。深入了解筋膜系统也很重要。

筋膜是一种围绕着肌肉、肌腱、神经、骨骼和器官的结缔组织。它从头到脚基本上是连续的，并在各种鞘或平面中相互连接。筋膜主要由胶原蛋白和一些弹性纤维组成。在运动过程中，筋膜必须伸展并活动自如。如果筋膜因受伤、疾病或炎症而受损，不仅会影响局部邻近结构，还可能影响远离受伤部位的区域[51]。因此，可能有必要同时松解受伤区域和远处区域的筋膜紧张。通过一段时间柔和的按压，它会趋于软化并松解。

肌筋膜松解也被称为软组织松动。软组织松动不应与关节松动混为一谈，但必须强调的是，两者密切相关[2]。关节松动用于恢复正常的关节附属运动，并且由关节面的形状决定着关节位置和运动方式，因此存在特定操作规则（见第 13 章）。肌筋膜限制则更不可预测，可能发生在许多不同的平面和方向[26]。肌筋膜治疗基于活动受限的位置并朝着受限的方向移动，无论这是否遵循邻近关节的附属运动特点。因此，肌筋膜手法治疗要主观得多，而且

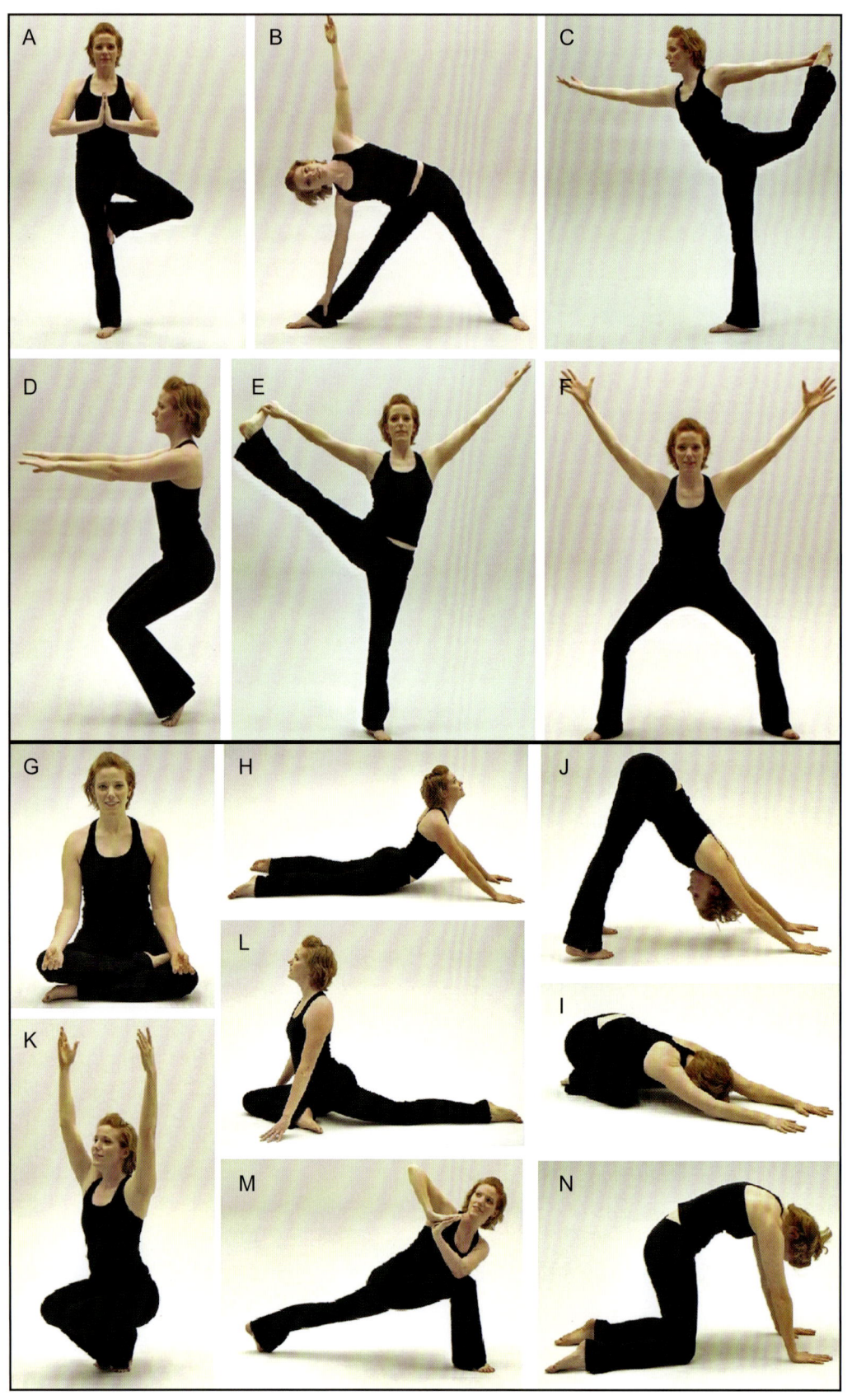

**图 8-10** 瑜伽姿势。(A) 树式。(B) 三角式。(C) 舞者式。(D) 座椅式。(E) 手脚伸展。(F) 大山式。(G) 莲花式。(H) 眼镜蛇式。(I) 婴儿式放松。(J) 下犬式。(K) 静蹲。(L) 鸽子式。(M) 弓步转体。(N) 猫式

在很大程度上依赖于治疗师的经验[51]。肌筋膜手法治疗侧重于大的治疗区域，而关节松动术则侧重于特定的关节。松解大面积治疗区域的肌筋膜紧张会对关节活动度产生重大影响[54]。该技术的进展是从解决浅层筋膜限制到更深层次的限制。一旦浅层的筋膜限制得到了很好的松解，就可以定位并松解深层限制，而不会对浅层组织造成任何损害。关节松动应在肌筋膜松解之后进行，一旦软组织限制被消除，关节松动的效果可能会更好。

随着肌筋膜的延展性得到改善，也应该将肌腱单元的拉伸结合进治疗中。此外，建议使用肌力训练来加强神经肌肉再教育，这也有助于促进形成新的、更有效的运动模式。随着运动自由度的提高，姿势再教育可能有助于确保维持几乎无限制的运动模式。

一般来说，急性病例往往只需几次治疗即可解决问题。问题出现的时间越长，解决所需的时间就越长。有时，治疗后会立即出现出乎意料的结果。通常建议每周至少进行3次筋膜松解治疗。

肌筋膜松解可以由运动防护师手动完成，也可以由患者使用泡沫轴进行拉伸来完成[41,78,85]。泡沫轴放松已被证明比静态和动态拉伸更有效，可以在不妨碍肌肉力量的情况下快速地改善股四头肌和腘绳肌柔韧性，并已被推荐作为健康年轻人热身的一部分[85]。图8-11展示了使用泡沫轴进行拉伸的示例。

## 摆位放松术

摆位放松术（strain-counterstrain technique）是一种减少肌肉张力和保护的方法，可用于使肌肉功能正常化。这是一种被动技术，操作时可将患者身体置于最舒适的位置从而减轻疼痛[93]。

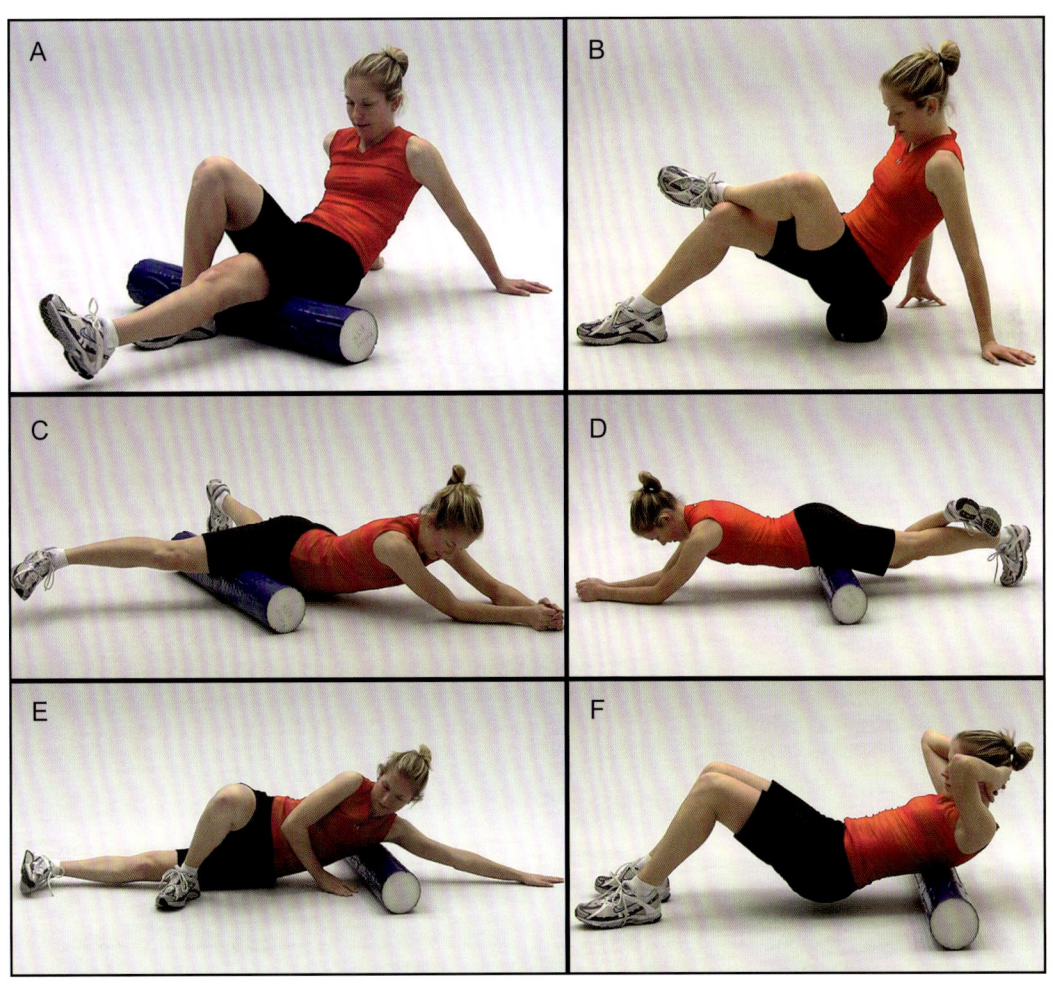

**图8-11** 使用泡沫轴或硬球进行肌筋膜松解拉伸。（A）腘绳肌。（B）梨状肌。（C）内收肌。（D）股四头肌。（E）背阔肌。（F）菱形肌

在这项技术中，运动防护师需要在患者身体上定位"压痛点"，这些"压痛点"与需要治疗区域的特定关节或肌肉的功能障碍息息相关[93]。这些压痛点并不像许多穴位一样位于皮肤内或皮肤正下方，而是位于更深的肌肉、肌腱、韧带或筋膜内。它们的特点是身体上存在紧张、压痛和水肿的点。它们的直径为 1 cm 或更小，最尖锐的点的直径为 3 mm，尽管它们在肌肉内可能有几厘米长。当一个关节出现功能障碍时，可能存在多个压痛点。压痛点可能呈链状排列，并且它们通常位于疼痛和（或）虚弱部位相反的无痛区域[93]。

运动防护师监测压痛点引起的张力和疼痛程度，同时将患者移动到轻松或舒适的体位。这是通过显著地将肌肉缩短来实现的[93]。当找到这个放松的位置时，压痛点将不再紧张或存在压痛。当保持这个姿势至少 90 秒时，压痛点和相应关节或肌肉的张力异常就会减轻或消除。随后，通过缓慢恢复到中立位置，就可以使压痛点和相应的关节或肌肉在正常张力下保持无痛。例如，对于颈部疼痛和（或）紧张性头痛，压痛点可能位于患者颈部和肩部的前部或后部。运动防护师会让患者仰卧，轻轻缓慢弯曲患者的颈部，直到压痛点不再出现压痛。在保持该姿势 90 秒后，运动防护师轻柔缓慢地将患者颈部恢复到静止位置。当再次按压那个压痛点时，患者应该会发现那里的疼痛有明显减轻（图 8-12）[93]。

摆位放松术的生理学有效性可以用牵张反射来解释[21]。当肌肉处于被拉伸位置时，肌梭会反射性地发射冲动信号来引起肌肉的反射性收缩。对于摆位放松术，关节或肌肉不是处于被拉伸位置，而是处于应该松弛的位置。因此，肌梭传入信号减少并使肌肉放松，从而减少紧张和疼痛[38]。

## 位置释放疗法

位置释放疗法（positional release therapy）是基于摆位放松术的一种治疗方式。两者的主要区别在于是否使用推进力（产生压迫）来增强体位摆放的效果[20,77,83-84]。

与摆位放松术一样，位置释放疗法是一种整骨松动技术，这种技术中会将身体部位移动到最放松的位置[84]。治疗师在运动测试和压痛点诊断的帮助下找到每个关节最舒适且肌肉放松的位置。一旦完成定位，治疗师用手指用压痛阈下的压力按压压痛点。然后，在维持按压的情况下，被动地将患者置于减少张力的位置，使患者主观报告的压痛减轻。这个特定的位置要在 90 秒的治疗期间进行调整。有人建议在治疗期间保持对压痛点的按压会产生治疗效果[20,83]。该技术是治疗急性和慢性肌肉骨骼功能障碍最有效和最温和的方法之一（图 8-13）[76]。

## 主动释放技术

主动释放技术（active release technique，ART）是一种相对较新的手法疗法，由 P. Michael Leahy, DC, CCSP 开发，用于纠正由急性损伤、重复性或过度使用性损伤、持续高压或张力性损伤导致的纤维化粘连形成引起的肌肉、肌腱和筋膜中的软组织问题[75]。

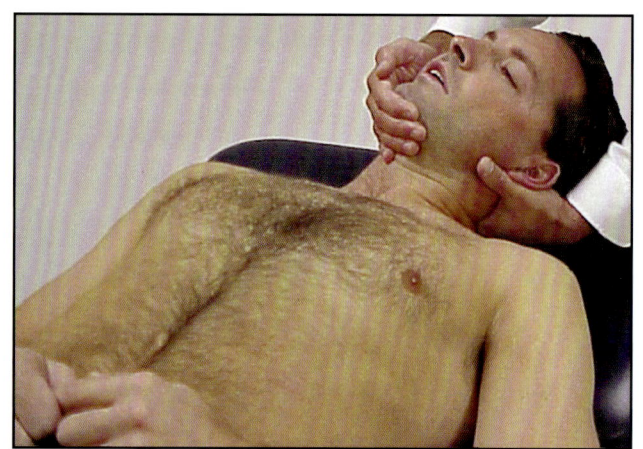

图 8-12 摆位放松术。将身体某一部位置于舒适的位置 90 秒，然后缓慢移回中立位置

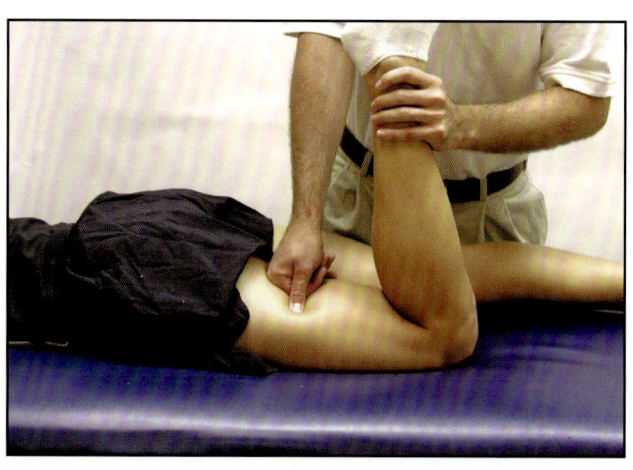

图 8-13 位置释放疗法将肌肉置于舒适的位置，手指或拇指对肌筋膜压痛点施加压痛阈下压力

当肌肉、肌腱、筋膜或韧带撕裂（拉伤或扭伤）或神经受损时，组织愈合时会出现粘连或形成瘢痕组织，而不是形成全新的组织。与健康组织相比，瘢痕组织更脆弱、弹性更小、柔韧度更低且对疼痛更敏感。

这些纤维化粘连破坏了正常的肌肉功能，进而影响关节复合体的生物力学结构，并可能导致疼痛和功能障碍。ART 提供了一种诊断和治疗累积性创伤障碍的潜在原因的方法，如果这些因素不加以纠正，可能会导致炎症、粘连、纤维化和肌肉失衡。所有这些都会导致组织薄弱和紧张；局部循环减少；缺氧；以及周围神经卡压的症状，包括麻木、刺痛、灼烧感和疼痛[75]。ART 是一种作用于深层组织的技术，用于分解瘢痕组织/粘连并恢复功能和运动[75]。在 ART 中，运动防护师首先通过触诊来找出导致问题的肌肉、肌腱或筋膜中的粘连。一旦找到这些位置，运动防护师就会通过用拇指或手指在这些损伤部位沿纤维方向施加压力或张力来分离受影响的肌肉。然后，要求患者主动移动身体部位，例如将肌肉组织从短缩的位置拉长，同时运动防护师继续对病变位置施加压力（图 8-14）。每次治疗应重复 3～5 次。通过分离粘连，该技术利用软化和拉伸瘢痕组织来改善患者的状况，从而增加关节活动度、增加力量和改善循环，促进愈合。由于瘢痕组织或粘连被分离，治疗在运动阶段往往会产生不适[75]。但这只是暂时的，治疗后几乎立即消退。ART 的一个重要部分是需要患者听从运动防护师关于活动调整、拉伸和锻炼的建议。

## 筋膜刀技术

筋膜刀技术是一种器械辅助的软组织松动技术，使治疗师能够有效地分离瘢痕组织和筋膜限制，同时拉伸结缔组织和肌肉纤维（图 8-15）[23,77]。该技术使用 6 个专门设计的手持的不锈钢器械，其被设计成适合身体轮廓的形状，并用于在治疗区域扫描、定位并治疗导致疼痛和运动受限的受伤组织[51]。治疗师通常会触诊疼痛区域以寻找异常结节、限制性障碍或张力异常组织。筋膜刀有助于放大现有的异常点，并帮助治疗师感受到这些异常[36]。然后，治疗师可以使用筋膜刀提供精确的压力来分离瘢痕组织，缓解不适，并帮助恢复正常功能。筋膜刀的边缘十分狭窄锐利，具有分离纤维的能力。

在使用筋膜刀之前，会在皮肤上涂抹专用的润滑剂，使其可以在皮肤上滑动而不会引起刺激。当治疗师使用筋膜刀在多个方向进行交叉摩擦按摩来挤压或摩擦瘢痕组织的颗粒时，也会对受影响的区域造成少量创伤[23]。这会暂时引起该区域的炎症反应，增加该区域内和周围的血流速度和血流量。理论上，这个过程有助于启动和促进受影响软组织的愈合过程。这导致患者在治疗过程中通常会感到一些不适，并且可能会出现一些淤青。

## 按摩

按摩是通过有节奏地施加压力和拉伸对组织进行机械刺激（图 8-16）[70]。多年来，关于按摩的治疗益处有很多说法，但很少有基于良好控制、精心

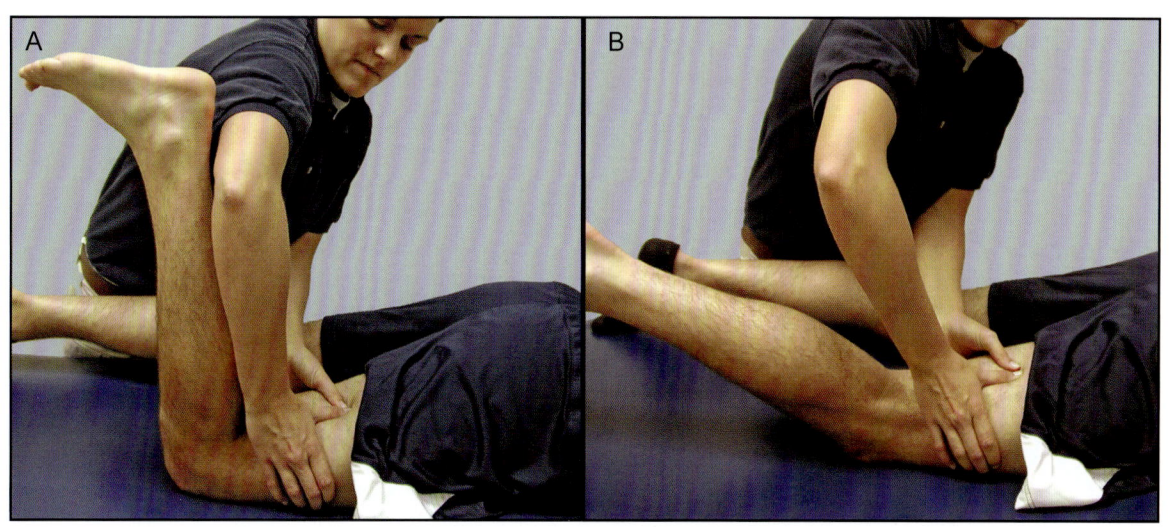

**图 8-14** 主动释放技术。肌肉从缩短的位置逐渐拉长，同时对压痛点施加静力按压

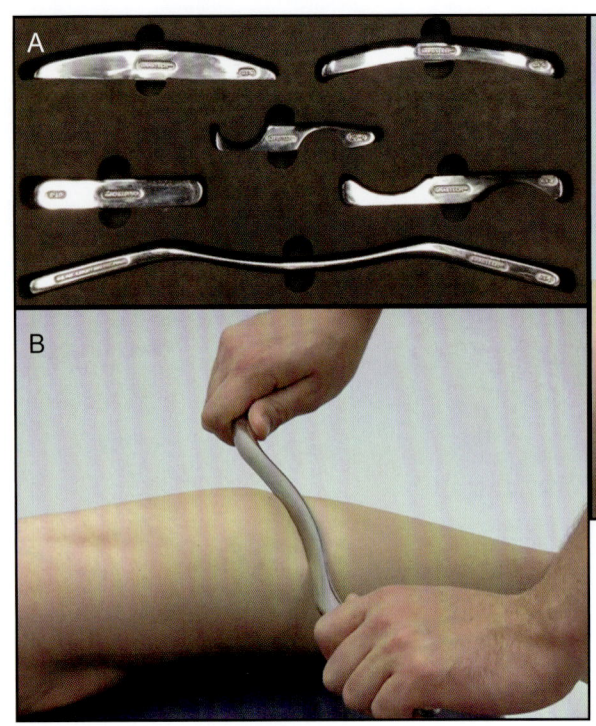
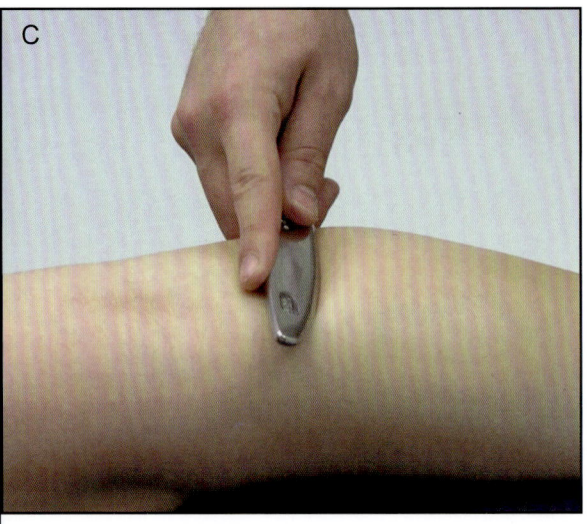

图 8-15 筋膜刀技术。（A）使用各种弯曲的筋膜刀来进行操作。（B）提供精确的压力。（C）分离瘢痕组织和筋膜粘连

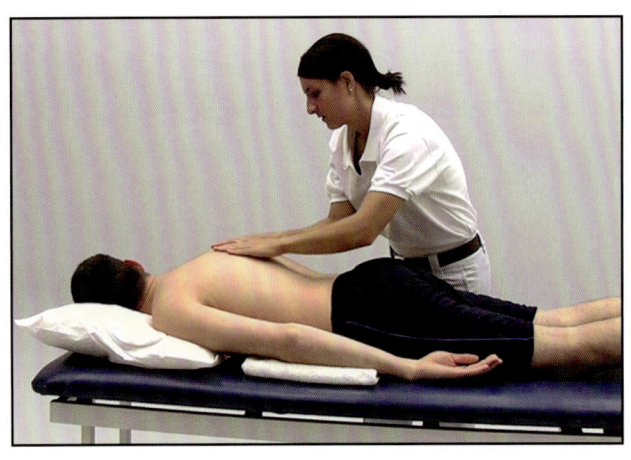

图 8-16 按摩是一种非常有效的改善活动能力和关节活动度的技术。治疗后冰敷可以缓解不适。建议将锻炼、拉伸和力量训练计划与这项技术结合使用，从而帮助受伤的组织愈合

设计的研究。治疗师使用按摩来增加柔韧性和协调性同时提高痛阈；降低被按摩肌肉的神经肌肉兴奋性；刺激循环，从而改善向肌肉的能量输送；促进愈合并恢复关节活动能力；去除乳酸，从而缓解肌肉痉挛[70]。

如何实现这些效果取决于与按摩技术一起使用的特定方法以及它们的应用方式。一般来说，按摩的效果要么是反射性的，要么是机械性的。根据所使用的方法、施加的压力和操作的持续时间，按摩对神经系统的影响有很大差异性。可以通过反射机制来产生神经镇静效果。缓慢、轻柔、有节律且表浅的轻柔按摩可以缓解紧张并减轻痛苦，使肌肉更加放松。这表明对局部感觉和运动神经的影响会产生一些中枢神经系统反应。按摩中的机械方法旨在通过对皮肤表面施加的直接力使肌筋膜结构发生机械性或组织学变化[70]。运动防护师使用的按摩技术包括[70]：

- Hoffa（瑞典）按摩——经典的按摩形式，按摩手法包括轻抚、揉捏、敲击或轻叩以及振动。
- 摩擦按摩——用于增加炎症反应，特别是在慢性肌腱炎或腱鞘炎的情况下。
- 指压——按摩穴位和激痛点，用于减轻与穴位或激痛点相关的解剖区域的疼痛和刺激。
- 结缔组织按摩——一种在结缔组织层上使用的按抚技术，在这个领域是一种相对较新的治疗形式，主要用于循环系统疾病。
- 肌筋膜松解技术——用于解除紧绷筋膜异常牵扯的软组织。
- 罗尔芬（Rolfing）健身法——一种通过手法技术在重力情况下平衡身体从而纠正低效结构而设计的体系，操作技术包括手动软组织操作技术。

- Trager 手法治疗——尝试建立神经肌肉控制，以便可以常规进行更正常的运动模式。

## 结构整合

结构整合（structural integration）是一种使用手法疗法和感觉运动教育的系统，它基于 50 多年前开发的一种称为罗尔芬健身法的按摩方式。与主要侧重于肌肉的按摩不同，结构整合侧重于围绕肌肉、肌群、骨骼、神经、血管和器官周围的结缔组织或筋膜。理想情况下，筋膜具有弹性并可将不同的组织结合在一起，在提供形状和结构的同时允许自由运动。然而，诸如重复运动、日常活动的压力、伤病乃至正常的衰老过程等因素，都会导致筋膜变得更致密、弹性更小，从而变得更紧张和短缩。这些因素最终会导致肌肉骨骼结构的姿势错位，从而影响正常的生物力学功能[39]。

结构整合中，主要通过拉长、拉伸、软化和释放筋膜粘连，以减少机械应力和伤害性刺激，从而恢复姿势平衡并提高运动效率[30]。该技术包括一系列完善组织的 10 小时课程，旨在使用筋膜松动技术逐步恢复身体各部分的姿势平衡，以实现身体最佳的垂直力线。在治疗期间，治疗师要先明确患者习惯的运动模式和身体现有的不平衡，并帮助教育患者在他或她的日常生活中对这些模式做出正确的改变[61]。

根据国际结构整合师协会制订的标准，结构整合治疗师需在学校和机构接受全面的培训。

## 姿势恢复技术

姿势恢复技术（postural restoration institute）是一种治疗技术，用于识别和纠正对正常坐姿、站姿、步态和呼吸产生负面影响的不对称姿势模式[34]。这些不对称会在软组织和骨骼结构中产生适应性和代偿性变化，并导致限制功能范围的运动模式，对结构对称产生负面影响，最终影响姿势的控制。膈肌和腹横肌等几块肌肉对于姿势控制/稳定和呼吸都很重要。保持两者之间的平衡具有一定的挑战性[34]。姿势恢复的目标是保持所谓的对位区，即横膈膜与胸腔直接相对的区域。

姿势恢复技术已被用于治疗腰背和骶髂关节疼痛、髋臼盂唇撕裂、膝前部疼痛、胸廓出口综合征、坐骨神经痛、哮喘和慢性阻塞性肺疾病[34]。治疗侧重于将腹式呼吸与不对称模式和多关节肌肉相结合。姿势恢复建议使用一种称为结合健身球和气球的 90°/90° 桥式技术的练习，旨在帮助将对位区和脊柱恢复到最佳位置，从而使横膈膜能够最佳地发挥其辅助呼吸和控制姿势的作用（图 8-17）[16]。训练时，患者仰卧，双脚平放在墙上，膝关节屈曲 90°。腘绳肌收缩，试图将脚跟压入墙壁。患者通过向后旋转骨盆来将其抬起。一个 4~6 英寸的健身球被挤压在膝关节之间。患者右臂置于头部上方，左手拿着气球。患者用鼻子慢慢吸气（4 秒），然后用嘴慢慢呼气给气球充气，然后停顿（4 秒），重复 3 次。

必须补充的是，关于这项练习的有效性的已发表证据很少[16]。

## 总 结

1. 柔韧性是神经肌肉系统允许一个关节或一系列关节在整个关节活动度中有效运动的能力。
2. 柔韧性是特定指某一关节的，术语"良好的柔韧性"意味着关节活动中没有限制运动的关节异常。
3. 柔韧性可能受到肌肉和肌腱及其筋膜、关节囊或韧带、脂肪、骨骼结构、皮肤或神经组织的限制。
4. 被动关节活动度是指关节可以被动地移动到关节活动度末端的程度。主动关节活动度是

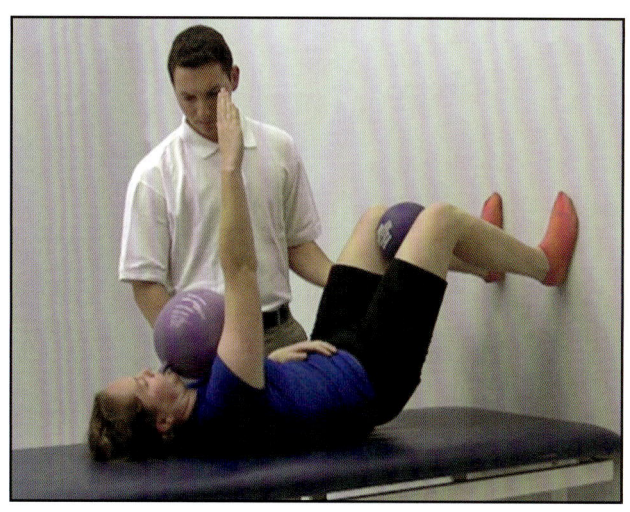

图 8-17 结合健身球和气球的 90°/90° 桥式运动技术是姿势恢复技术的一个例子

指通过主动收缩产生的在关节活动度区间内的运动。

5. 关节柔韧性的测量是通过使用关节角度尺或倾角仪来完成的。
6. 主动肌是收缩时产生关节运动的肌肉,拮抗肌随着主动肌收缩而被拉伸。
7. 柔韧性的增加可归因于包括牵张反射和相关肌梭和高尔基体在内的神经生理性适应、肌肉黏弹性和可塑性特性的变化、动力链的适应和变化以及肌内温度的变化。
8. 弹震拉伸、动态拉伸、静态拉伸和 PNF 拉伸技术都是被用作提高柔韧性的拉伸技术。
9. 紧张的神经结构的拉伸和肌筋膜松解拉伸也被用于重塑完整的关节活动度。
10. 摆位放松术是一种被动技术,治疗师将患者身体需要放松的部位置于最舒适的位置,以减少肌肉紧张和保护并缓解疼痛。
11. 体位释放疗法类似于摆位放松术。治疗师需要保持压力在压痛点上,并将患者身体部位处于舒适的位置 90 秒。
12. 主动释放技术是一种深层组织技术,用于分离瘢痕组织和粘连,恢复功能和运动。
13. 按摩是通过有节奏地施加压力和拉伸对组织进行机械刺激。它允许运动防护师作为医疗保健提供者,通过应用治疗性按摩技术帮助患者克服疼痛并放松。
14. 结构整合是一个系统,它使用手法疗法和感觉运动来解决结缔组织或筋膜存在的问题。
15. 姿势恢复技术用于识别和纠正对正常坐姿、站姿、步态和呼吸产生负面影响的不对称姿势模式。

## 临床决策练习解决方案

**练习 8-1** 柔韧性对体操运动员的运动表现至关重要。虽然她不能训练,但她必须保持所有关节的运动,以免失去柔韧性。制动会导致弹性成分萎缩。当她恢复正常训练时,这会使她面临肌肉受伤的风险。

**练习 8-2** 应当使用某些物理因子治疗方式,例如冰敷和(或)电刺激,这可以减轻疼痛并阻止肌肉保护从而增加关节活动度。延迟性肌肉酸痛通常会在锻炼后 48 小时左右开始消退。

**练习 8-3** 关节角度尺可用于测量股骨和腓骨之间的角度,并获得膝关节屈曲和伸展度数。为了最大限度地保持测量的一致性,应当让同一个人进行连续的角度测量。

**练习 8-4** 运动可能受限于股四头肌(拮抗性)的肌肉紧张、膝关节关节囊挛缩、异常的胫骨和股骨之间或髌骨和股骨之间的附属运动(由病理性改变或受损的骨结构导致)、脂肪/肌肉的限制或关节前侧的瘢痕组织。

**练习 8-5** 静态拉伸应保持约 30 秒。这允许高尔基体有时间覆盖肌梭产生的冲动并产生反射性肌肉松弛。患者应该拉伸至感觉到紧绷或拉伸阻力的程度,但不应感到疼痛。拉伸应重复 3~5 次。

**练习 8-6** 弹震拉伸是一种在活动前很有用的动态拉伸,主要原因是它是一种功能性拉伸。它的动作类似于将在比赛期间进行的活动。然而,有推测认为,因为这是一个不受控制的拉伸运动,因此可能会导致受伤,尤其是久坐人群。静态拉伸很方便,因为它可以在任何肌肉上进行,而且不需要他人协助。但它不是很功能化。PNF 拉伸很可能会最大程度地增加关节活动度,但它需要更多时间并且需要他人协助。

(William E. Prentice, PhD, PT, ATC, FNATA 著
张　阳 译　汪皓男　倪国新 审)

## 参考文献(扫描二维码获取)

# 第9章　恢复肌肉力量、耐力和爆发力

**完成本章学习后，读者应具备以下能力**

- 定义肌肉力量、耐力和爆发力，并讨论它们在损伤后的康复计划中的重要性。
- 了解骨骼肌的解剖学和生理学。
- 了解肌肉力量发展的生理机制和决定力量的因素。
- 描述改善肌肉力量的具体方法。
- 区分肌肉力量和肌肉耐力。
- 了解男性和女性在力量发展方面的差异。

肌肉骨骼损伤发生之后，患者肌肉力量和耐力都会受到一定程度的损害。对于监督整个康复计划的运动防护师来说，能够使患者恢复甚至提高力量和耐力的水平，对于其顺利出院并恢复到一定的功能水平至关重要。

根据定义，肌肉力量是指肌肉产生力量抵抗某种阻力的能力。对于正常健康的生活，每个肌肉或肌肉群保持正常的力量水平很重要。肌肉无力或不平衡会导致异常运动或步态，并可能损害正常的功能性运动。抗阻训练在损伤康复中起着至关重要的作用。

肌肉力量与肌肉耐力密切相关。肌肉耐力是指肌肉在一段较长的时间内重复性对抗某些阻力进行收缩的能力。稍后我们将看到，随着肌肉力量的增强，耐力也将相应增加。对于人群中的普通人而言，发展肌肉耐力可能比发展肌肉力量更重要，因为在日常生活中，肌肉耐力可能更为关键。随着年龄的增长，更加能印证这句话的正确性。

**临床决策练习 9-1**

一名垒球投手肩关节手术后整个赛季都在康复中。为什么对她来说恢复肌肉所有三个方面的能力都很重要？

## 骨骼肌收缩的类型

骨骼肌能够进行三种不同类型的收缩：等长收缩、向心收缩和离心收缩[21]。当肌肉收缩产生张力但肌肉长度没有变化时，就会发生等长收缩。即使没有动作发生，也可以对抗阻力产生很大的力。在向心收缩时，肌肉长度会缩短，张力增加克服一定的阻力。在离心收缩时，肌肉在产生张力的同时被拉长。向心收缩和离心收缩被认为是动态的运动[47]。

离-向心收缩是指同一块肌肉同时在2个关节上进行的受控制的向心收缩和离心收缩。这种收缩只可能存在于跨越至少2个关节的肌肉中[16]。俯卧位的开链腘绳肌弯举就是一个离-向心收缩的例子。腘绳肌向心收缩来使膝关节屈曲，而此时髋关节有屈曲的趋势，从而离心地拉长了腘绳肌。尽管同一肌肉常常同时在两个关节做功，但是传统的康复训练却更加注重于训练孤立的单关节运动。而目前新的康复训练计划中都建议包括以功能性的收缩方式来增强肌肉的运动。传统的力量训练计划都被设计为在单个运动平面内增强单个肌肉力量的运动。但是，由于所有肌肉的运动都是存在于三个运动平面上，并且都是向心、离心和等长共存的，因此力量训练也应该是多平面并且包含三种收缩类型的[12]。

# 决定肌肉力量、耐力和爆发力水平的因素

## 肌肉大小

肌肉力量与肌纤维的横截面直径成正比。肌纤维横截面直径越大或者说肌肉越大,它就越强壮,产生的力就越大。肌肉可以通过抗阻训练来增加肌纤维横截面直径。这种肌肉体积的增加被称为肌肥大[50]。肌肉体积的减小则被称为肌萎缩。

## 肌纤维数量

肌力是组成某个肌肉的肌纤维的数量和直径的函数。肌纤维的数量是一种遗传特征。因此,具有大量肌纤维的人比具有相对较少肌纤维的人具有更大程度的肌肥大的潜力[50]。

## 神经肌肉效率

力量还与神经肌肉系统的效率以及运动单位产生肌肉力量的功能直接相关[17]。在抗阻训练的前8～10周,力量的最初增加主要归因于神经肌肉效率的提高[24]。抗阻训练将通过三种方式提高神经肌肉效率:募集的运动单位数量、每个运动单位的激活率以及运动单位激活的同步性都有所增加[35]。

## 生物力学考虑

既定肌肉的力量不仅取决于肌肉的物理特性,还取决于生物力学因素,这些因素决定了肌肉通过杠杆系统对外部物体产生的力的大小[30,58]。

## 肌腱附着的位置

如果将肘关节视为这些杠杆系统之一,肱二头肌收缩产生使该关节屈曲的力(图9-1)。肱二头肌在前臂上的附着位置将在很大程度上决定该肌肉能够产生多大的力量。如果有两个人,A和B,A的肱二头肌附着点更靠近支点(肘关节),则A必须让肱二头肌进行更大程度的收缩,才能将重物保持在位置上,因为A的力臂的长度大于B。

## 长度-张力关系

肌肉的长度决定了可以产生的张力。通过改变肌肉的长度,可以产生不同的张力[58]。图9-2说明了这种长度-张力关系。在曲线的位置B,肌节内肌动蛋白和肌球蛋白肌丝之间的横桥相互作用最大。将肌肉固定在此特定长度将产生最大的张力。在位置A,肌肉缩短;而在位置C,肌肉延长;无论哪种情况,肌动蛋白和肌球蛋白肌丝之间通过横桥的相互作用都会大大减少,因此肌肉无法产生明显的张力[46]。

## 年龄

产生肌肉力量的能力也与年龄有关[63]。男性和女性似乎都能在整个青春发育期增加力量,在20～25岁达到峰值,然后这种能力开始趋于稳定,在某些情况下,也可能出现衰退。通常在大约25岁后,每个人每年平均会损失其最大剩余力量的1%。因此,在65岁时,一个人仅会拥有其25岁时所拥

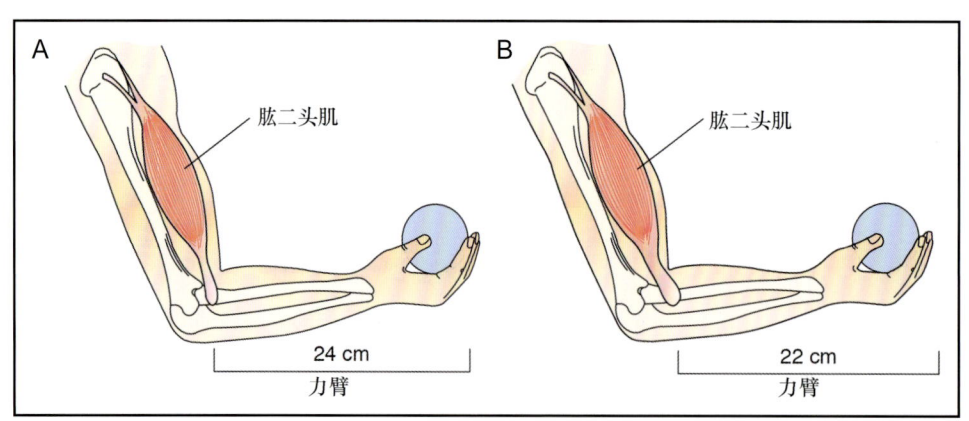

图9-1 肌腱在杠杆力臂上的附着位置会影响该肌肉产生的力。图B比图A能够产生更大的力,因为杠杆力臂上的肌腱附着点更靠近阻力(Reprinted with permission from Prentice WE. Principles of Athletic Training. 17th ed. New York:McGraw-Hill;2020.)

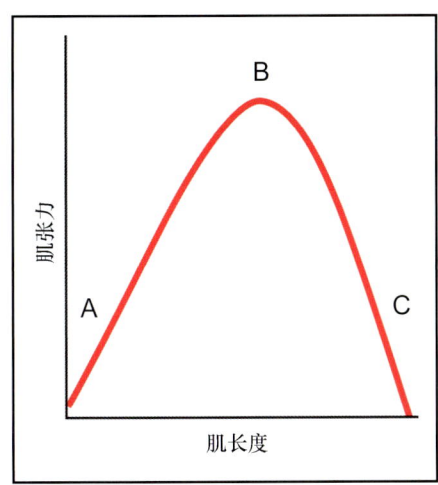

图 9-2　肌肉的长度-张力关系。B 点产生最大的张力，而 A 点和 C 点产生的张力较小（Reprinted with permission from Prentice. Principles of Athletic Training. 17th ed. New York：McGraw-Hill；2020.）

有的力量的 60%[36]。肌肉力量的下降肯定与个体的体育活动水平有关。更加活跃或者能持续进行力量训练的人会大大降低这种肌肉力量下降的趋势[63]。除了阻止这种肌肉力量下降外，运动还可以减缓心肺耐力和柔韧性的下降，并减缓体脂的增长。因此，无论年龄大小，保持肌肉力量对于每一个想要实现全面健康以及受伤后快速康复的人都很重要[19]。

## 过度训练

在体力活动活跃的患者中，过度训练可能会对肌肉力量的发展产生负面影响。过度训练是运动与恢复之间的不平衡，训练计划超出了人体的生理和心理极限。过度训练可能会导致心理崩溃或生理崩溃，可能涉及肌肉骨骼损伤、疲劳或疾病。进行适当有效的抗阻训练、适当饮食和适当的休息都可以最大程度地减少过度训练的潜在负面影响。

## 快肌纤维 vs 慢肌纤维

特定运动单元中的所有肌纤维要么是慢肌纤维要么是快肌纤维。每种肌纤维都有独特的代谢和收缩能力[36]。

### 慢肌纤维

慢肌纤维也称为 I 型或慢速-氧化纤维。它们比快肌纤维更耐疲劳。但是，慢肌纤维产生力量所需的时间要长得多[50]。由于慢肌纤维相对耐疲劳，因此它们主要与长时间的有氧运动有关。

### 快肌纤维

快肌纤维能够产生快速、有力的收缩，但比慢肌纤维具有更快的疲劳倾向。快肌纤维可用于短期、高强度的活动，主要涉及无氧代谢系统。快肌纤维能够产生强力的收缩，而慢肌纤维则产生更长时间的耐力性力量。此外，快肌纤维中还有 2 个细分纤维。尽管两种类型的快肌纤维都具有快速收缩的能力，但 II a 型纤维或者称快速-氧化糖酵解纤维对疲劳具有中等程度的抵抗，而 II b 型纤维或者称快速-糖酵解纤维则更会迅速地产生疲劳，被认为是"真正的"快肌纤维。最近，在动物模型中发现了第三种快肌纤维，即 II x 型。II x 型纤维具有抗疲劳性，其最大功率小于 II b 型纤维，但要大于 II a 型纤维[50]。

### 肌肉比例

在一块肌肉内，两种类型的纤维都同时存在，但是两种类型肌纤维的比例因人而异[50]。对于主要功能是对抗重力保持姿势的肌肉来说，它们需要更多的耐力，所以慢肌纤维的百分比更高。而能够产生强大、快速、爆发力运动的肌肉往往具有更高比例的快肌纤维。

由于该比例是由基因决定的，因此能在很大程度上决定一些特定的运动能力。例如，短跑运动员和举重运动员的快肌纤维的比例比慢肌纤维比例高[38]。相反，马拉松运动员通常具有更高比例的慢肌纤维。迄今为止，关于肌纤维类型是否可以因训练而改变的问题尚未得到最终解决[60]。然而，两种肌纤维都可以通过特定的力量和耐力训练来改善其代谢能力[7]。

## 力量发展的生理学

### 肌肥大

毫无疑问，通过抗阻训练来提高肌肉力量会导致肌肉增大或肥大。什么原因导致肌肉肥大？目前研究已经有许多理论被提出来解释这种肌肉大小的增加[51]。

首先，存在一些证据表明，由于对训练的响应而使肌纤维分裂，导致肌纤维数目增加（hyperplasia,

肌增生）[50]。然而，虽然这项研究已在动物中进行，但是并不一定对人类普遍适用。人们普遍认为，肌纤维的数量似乎不会随着训练而增加[50]。

其次，据推测，由于肌肉在抗阻训练时做功更多，从而需要更多的血液来为肌肉提供氧气和其他营养，因此导致毛细血管的数量增加。但是这个假设只是部分正确：在抗阻训练过程中没有形成新的毛细血管。但是为了满足对血液供应不断增长的需求，许多休眠的毛细血管可能会被充满[50]。

解释这种肌肉大小增加的第三种理论似乎是最可信的。肌纤维主要由被称为肌丝的小蛋白丝组成，肌丝是肌肉中的收缩单元，它是肌小节中的可收缩蛋白质单位。肌丝有2种不同的类型：肌动蛋白细丝和肌球蛋白粗丝。指状突起（即横桥）连接肌动蛋白和肌球蛋白的肌丝。当刺激肌肉收缩时，横桥将肌丝拉近，从而缩短了肌肉，并在肌肉跨过的关节处产生运动（图9-3）。

> **临床决策练习 9-2**
>
> 一名新的高中田径教练想训练他最好的长跑运动员参加跨栏比赛。根据你对肌肉生理学的了解，为什么这可能是一项艰巨的任务？

如本书第2章所述，卫星细胞在肌细胞肥大中起着至关重要的作用[45]。这些能够自我更新的细胞可以产生成肌细胞群，这些成肌细胞能够与现有的肌纤维融合，从而促进肌肉生长[59]。

进行抗阻训练后，这些肌丝的大小和数量增加，从而导致单个肌纤维的横截面直径增加[58]。这种增加特别存在于男性当中，尽管女性也会看到一些肌肉大小的增加。需要更多的研究来进一步阐明和确定肌肥大的具体原因。

## 可逆性

如果抗阻训练中断，肌肉将会萎缩，力量和质量均会下降。为响应抗阻训练而发生的骨骼肌适应可能会在短短48小时内开始逆转。确实，持续进行肌肉锻炼对于防止已经产生的肌肥大再次发生逆转是必不可少的。

## 抗阻训练的其他生理适应

除肌肥大外，抗阻训练还会产生一些其他的生理适应[20,31]。包括肌腱和韧带在内的非收缩结构的强度也得到了提高。骨骼中的矿物质含量增加，从而使骨骼更坚固，更抗骨折。当抗阻训练的强度足以引起心率达到或超过训练水平时，最大摄氧量就会得到改善。但是，必须强调的是，这些增加是很小的，并且如果目标是增加最大摄氧量，则建议进行有氧运动而不是抗阻训练。在有氧代谢和无氧代谢中重要的几种酶也有所增加[21,31]。所有这些适应作用都有助于力量和耐力增加。

> **临床决策练习 9-3**
>
> 两名年龄相同的足球运动员一直遵循完全相同的训练计划。在做腘绳肌弯腿时，其中一人总是能比另一人抵抗更大的阻力。是什么可能的原因让他在这方面更强壮？

## 抗阻训练的技术

抗阻训练已被证明是增加肌肉力量、局部肌肉耐力、爆发力、肥大和运动表现的一种最优的锻炼方式[30]。许多不同的抗阻训练技术都可以提高力量，包括功能性力量训练、等长训练、进行性抗阻

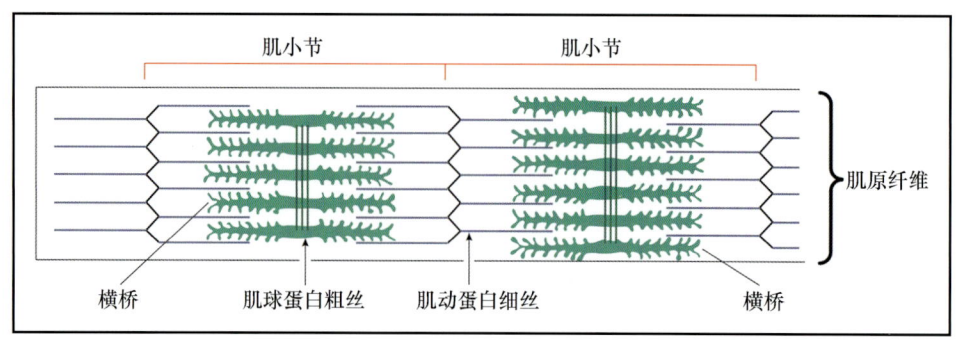

图9-3　当来自中枢神经系统的电信号使肌纤维中的肌丝靠近时肌肉就会收缩

训练、等速训练、循环训练、增强式训练和自重力量训练。无论使用哪种特定的力量训练技术，运动防护师都应整合涉及多平面、离心、向心和等长收缩的功能性力量训练活动[12]。

## 超负荷原则

无论使用哪种技术，恢复作为一项基本原理是极为重要的。为了提高肌肉的力量，必须迫使它以比通常更高的水平工作。换句话说，肌肉必须超负荷。在没有超负荷的情况下，以抵抗肌肉习惯的阻力继续训练，肌肉只能够保持力量，但不会实现额外的力量增加。在强调肌肉耐力而不是力量增长的抗阻训练计划中，维持现有的肌肉力量水平可能是更重要。通过专注于改善肌肉耐力，许多人可以从整体健康方面受益更多。但是，为了最有效地增强肌肉力量，抗阻训练需要持续不断的努力来抵抗逐渐增加的阻力[20,46]。

抗阻运动主要基于超负荷和进阶的原则。如果应用这些原则，则以下所有抗阻训练技术都将随着时间的推移改善肌肉力量。

在康复环境中，进行性超负荷在一定程度上受到愈合过程的限制。如果运动防护师采取积极的康复方法，则进展速度最好由受伤患者对特定运动的反应来决定。疼痛加重或肿胀加剧应提醒运动防护师进展速度过快了。

## 功能性力量训练

多年来，体能或康复计划中的力量训练技术一直集中在用于引起特定肌肉肥大的单独的单平面运动上。这些锻炼的神经肌肉需求通常都很低，因为它们主要是通过将身体其余的部分人为稳定在设备上来进行的[12]。中枢神经系统具有控制整合许多个肌肉的本体感觉功能的能力，使这些肌肉在3个平面中共同行动从而产生特定的运动模式。如果我们的身体是被设计为在3个运动平面内进行运动，那么单独的一个平面的训练对提高功能能力几乎没有作用。当使用单独的、单平面的、人为稳定的锻炼进行力量训练时，整个身体都不具备应付正常的日常活动的能力（步行或下楼梯，从后备箱里拿杂物等）[49]。功能性力量训练提供了一种独特的方法并彻底改变了运动医学界关于力量训练的思维方式。

要了解功能性力量训练的方法，运动防护师必须了解动力链的概念，并且必须认识到整个动力链是一个集合的功能单元。动力链不仅包括肌肉、肌腱、筋膜和韧带，还包括关节和神经系统。

所有这些系统同时作为一个集合单元运行，以提高结构和功能的效率。如果动力链中的任何系统无法有效运行，则其他系统将被迫适应和补偿；这可能导致组织过度负荷、运动表现下降和可预测的损伤。系统的功能集合可在功能活动期间实现最佳的神经肌肉效率[12]。在功能性运动中，一些肌肉向心收缩（缩短）以产生运动，另一些肌肉离心收缩（延长）以允许运动发生，而另一些肌肉按等长收缩来为功能性运动提供稳定的基础。这些功能性运动在3个平面内同时发生。功能性力量训练使用综合的训练方法，旨在改善功能性运动模式。不仅增强力量和改善神经肌肉控制，而且还提高稳定性力量和动态柔韧性水平[6]。

与传统的力量训练技术日复一日使用杠铃、哑铃或运动器械和单平面运动不同，功能性力量训练的主要原理是利用训练变化来强迫进行持续的神经适应，而不是仅仅专注于形态的变化。可以更改的运动变量包括运动平面、身体位置、支撑平面、上肢或下肢对称性、平衡方式的类型以及外部阻力的类型[49]。表9-1列出了这些运动训练变量。图9-4提供了功能性力量训练的示例。

## 等长训练

等长训练是指肌肉收缩时肌肉的长度保持恒定，肌张力克服不可移动的阻力形成最大力量[61]（图9-5）。等长收缩可提供稳定力量，有助于维持正常的长度-张力和力偶关系，这对于正常的关节运动学至关重要。等长训练可以增加肌肉力量。但是力量的增长是相对特定的，在进行锻炼的关节角度上有多达20%的溢出。在其他角度，由于该角度缺乏运动激活，力量曲线急剧下降。因此，等长收缩在特定的运动角度力量增加，但是在运动范围内的其他位置力量几乎没有相应增加。

等长训练在创伤康复或恢复中得到了广泛应用，由于创伤或过度使用而导致的许多状况或疾病必须通过加强锻炼来解决，但遗憾的是，在全范围活动度进行抗阻训练可能会使这些问题加剧。因此，在

表 9-1　运动训练变量

| 运动平面 | 身体位置 | 支撑平面 | 上肢对称性 | 下肢对称性 | 平衡方式 | 外部阻力 |
|---|---|---|---|---|---|---|
| 矢状面 | 仰卧位 | 健身凳 | 双臂 | 双腿 | 地面 | 杠铃 |
| 冠状面 | 俯卧位 | 平衡球 | 交替 | 交替站姿（staggered stance） | 平衡木 | 哑铃 |
| 水平面 | 侧卧位 | 平衡状态 | 单臂 | 单腿 | 泡沫半轴 | 绳索训练器 |
| 组合 | 坐位 | 其他 | 单臂/旋转 | 双腿不平衡 | 平衡垫 | 药球 |
|  | 跪位 |  |  | 前后脚串联不平衡 | 平衡气垫 | 动力球 |
|  | 半跪位 |  |  | 单腿不平衡 | Bosu 球 | 共振运动棒 |
|  | 站立位 |  |  |  | Proprio 鞋 | 其他 |
|  |  |  |  |  | 沙子 |  |

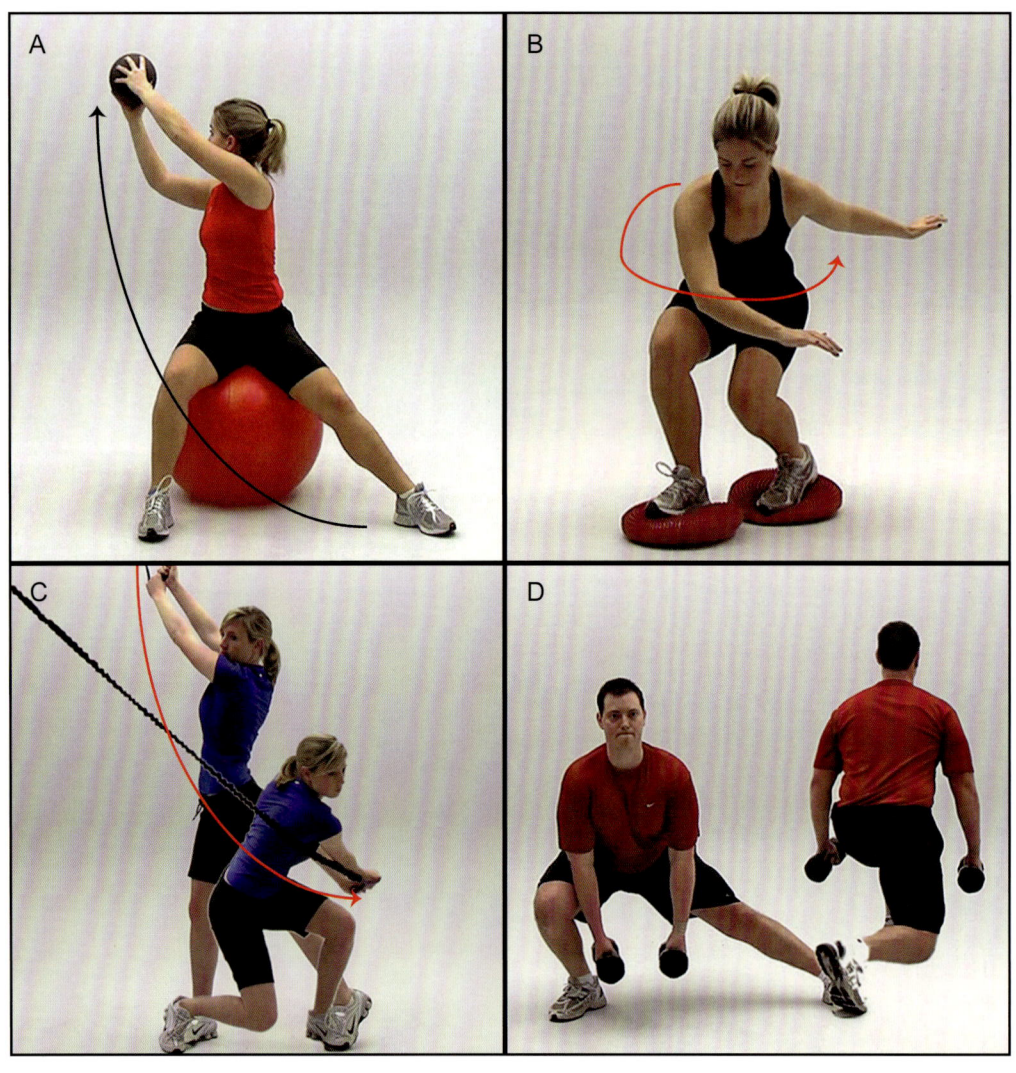

图 9-4　在稳定或不稳定表面，3 个运动平面上同时进行运动（向心、离心和等长收缩）的功能性力量训练。(A) 在平衡球上进行配重球的对角线旋转。(B) 在平衡气垫上采用躯干旋转的交替站姿。（待续）

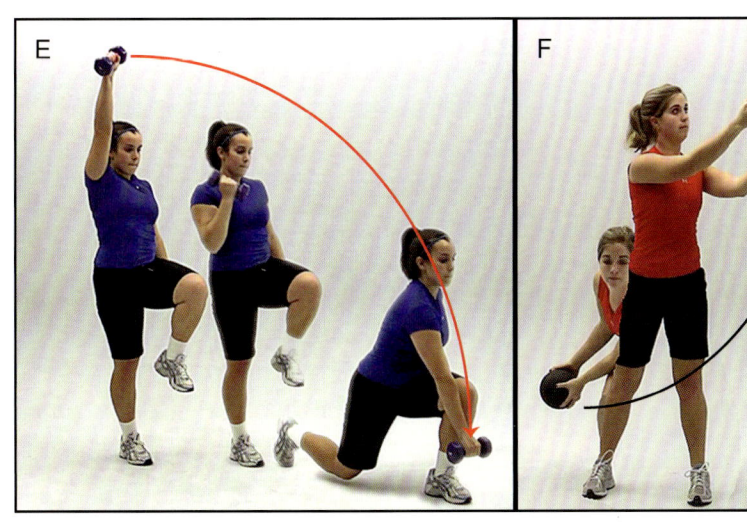

图 9-4（续）（C）绳索或橡胶管阻力的站立位对角线旋转。（D）抗阻的多平面弓步。（E）前弓步平衡到单臂下压。（F）下蹲位持重球双臂旋转抛掷

动。例如，举重中的一种练习是深蹲。深蹲是指将重物以站立姿势支撑在肩膀上，然后屈曲膝关节，然后将重物降低到四分之三程下蹲姿势，再从该姿势再次回到站立位。

关节活动度内通常存在一个特定的角度，在该角度上由于力量不足而难以连续、平稳地运动。该角度被称为"障碍点（sticking point）"。举重者通常会选择在该点进行等长收缩来抵抗一些不可移动的阻力，以增加此障碍点处的力量。如果可以在该关节角度处提高力量，则可以在整个运动范围内进行平稳、协调的力量举。

> **临床决策练习 9-4**
>
> 一名举重运动员一直在努力提高自己的推举最大重量。但是，他仍然需要克服一个困难才能使他完成全关节活动度活动。他总是在肘关节伸展约 90° 时"卡住"。他可以做些什么来克服这个限制？

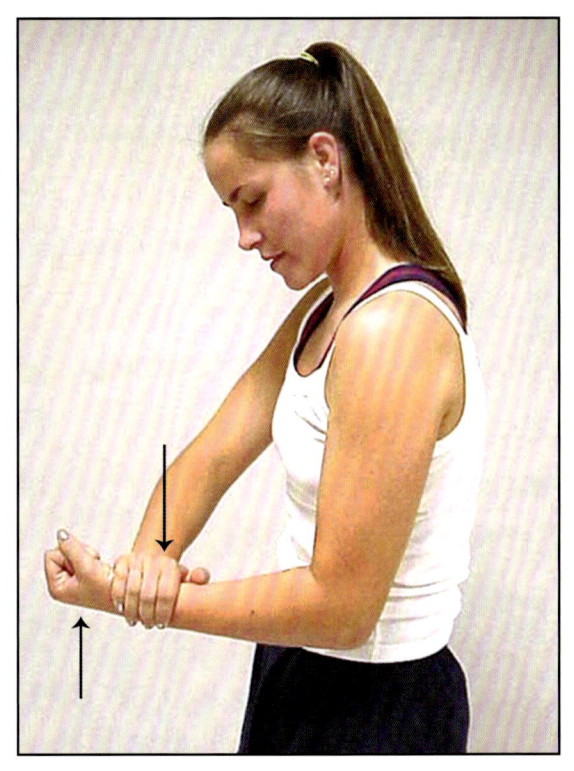

图 9-5 等长运动涉及到肌肉收缩以抵抗一些不可移动的阻力

多个关节角度进行特定位置或功能性的等长训练可能更加可取。这种功能性等长训练应该一直使用到治疗进展到可以进行全范围活动的程度为止。

在康复过程中，通常建议肌肉等长收缩按照每次 10 秒、频率为每小时 10 次或以上来进行。等长训练也可以在力量训练计划中带来重大好处[5]。

在某些情况下，等长收缩可以大大增强特定运

### 渐进性抗阻训练

第二种抗阻训练技术可能是在康复计划中提高肌肉力量的最常用和最流行的技术。渐进性抗阻训练使用的运动是通过收缩来增强肌肉，这种收缩克服了某些固定阻力，例如哑铃、杠铃、各种运动器械或阻力弹力管。渐进性抗阻训练采用等张收缩或等速收缩，在发力时肌肉长度发生变化。

### 向心收缩 vs 离心收缩

等张收缩可以是向心的或离心的。在进行二头

肌弯举时，要使重物从起始位置升高抬起，二头肌必须收缩并缩短长度，这种长度缩短的收缩被称为**向心收缩**或**正收缩**。如果重物的位置下降而二头肌没有保持收缩时，则重力将使该重物回落到起始位置。因此，为了控制重物的下降，二头肌必须持续收缩，同时逐渐被拉长。在施加力的同时肌肉被拉长的收缩称为**离心收缩**或**负收缩**。

与向心收缩相比，离心收缩可能会产生更大的力，因为与向心收缩相比，在获得相同的力时离心收缩需要募集的运动单位更少。因此，离心收缩时其他的运动单位则可以用来募集产生更大的力。此外，离心收缩训练过程中的氧气使用量远低于向心收缩训练过程中的氧气使用量。因此，离心收缩比向心收缩对疲劳的抵抗力更小。离心收缩训练的机械效率可以比向心收缩训练高出好几倍[47]。

传统上，渐进性抗阻训练主要集中在向心收缩上，而没有过多关注离心收缩的重要性[18]。近几年来，特别是在各种运动相关损伤的康复中，离心收缩的使用受到了极大的重视。离心收缩对于肢体运动的减速至关重要，特别是在高速动态活动期间[58]。例如，当棒球投手的肱骨内旋速度可能高达每秒8000°时，依靠盂肱关节外旋肌的离心收缩来使肱骨减速。当力量不足或肌肉无法忍受这些离心力时，就会导致受伤。因此，在康复计划中，运动防护师应结合以离心收缩为主导的运动模式进行抗阻训练，这些训练已被证明可以有效地增加最大力量和爆发力[39]。

离心收缩可以在所有的自由重量训练、大多数等张运动设备和大多数等速运动设备上进行。在第11章中会讨论离心收缩与增强式训练一起使用，也可以与第14章中讨论的功能性本体感觉神经肌肉促进（proprioceptive neuromuscular facilitation，PNF）增强模式结合使用。

在渐进性抗阻训练中，要获得最大的肌肥大，必须同时进行向心收缩和离心收缩[52]。研究清楚地表明，向心、离心收缩都可以使肌肉产生超负荷和疲劳，以最大程度地改善力量[22]。当专门针对肌肉力量的发展进行训练时，向心收缩部分应该需要1~2秒，而离心收缩部分应该需要2~4秒。向心与离心收缩之比应约为1:2。事实证明，较长的离心收缩可能会对动态爆发性运动（例如垂直跳跃）产生负面影响，而较短的离心收缩则可能引起更大的酸痛[39]。在生理上，肌肉向心收缩比离心收缩更快速地产生疲劳。

> **临床决策练习 9-5**
>
> 一名体操运动员从平衡木上跌落导致Colles骨折。她将连续数周佩戴支具。应该如何将等长训练和等张训练纳入到她的康复计划中？

### 自由重量 *vs* 训练器械

渐进性抗阻训练可以使用各种类型的训练器械，包括自由重量（杠铃和哑铃）和训练器械（图9-6）。哑铃和杠铃需要使用重量不同的铁片，可以通过在杠铃的两侧增加或减去相等的重量轻松更改杠铃的重量。大部分情况下，健身器械具有一堆配重块，这些重物通过一系列的杠杆或滑轮被提起。配重块在一对杆上上下滑动，这些杆将运动限制在一个平面内。可以通过改变配重卡扣的位置来增加或减少重量[41]。

自由重量和器械各有利弊。与自由重量相比，训练器械使用起来相对安全。例如，如果用自由重量来完成推举，当练习者没有足够的力量完成一次推举时，则需要伙伴帮助举起重物放回到支撑架上。否则，重量可能会落到胸部上。而使用训练器械时，则可以轻松安全地放下配重，而不必担心受伤[10]（图9-7）。

尽管每次重量只能以10磅或15磅进行调整，但是通过移动训练器械上的单个配重卡扣就可以简单地增加或减少重量。而在自由重量训练时则必须在杠铃的每一侧添加或卸下铁片。

使用训练器械的最大缺点是，除极少数例外，训练器械的设计局限仅允许进行单平面运动，从而限制了同时在多个平面中发生的更多功能性运动[41]。

任何使用自由重量和训练器械进行力量训练的人都可以意识到两者可以举起的重量有所不同。与训练器械不同的是，自由重量没有运动轨迹限制，因此重物可以根据所施加的力向许多不同的方向移动。对于自由举重运动员，需要通过神经肌肉控制来稳定重量并防止其在垂直方向以外的任何其他方向运动，这通常会减少运动员能够举起的重量[10]。

### 弹力管或弹力带

弹力管或弹力带作为提供阻力的一种手段，已广泛用于康复治疗（图9-8）。使用弹力管或弹力带进行运动的优势在于，运动可以同时在多个平面上进行。因此，可以针对更多功能性运动平面中的阻

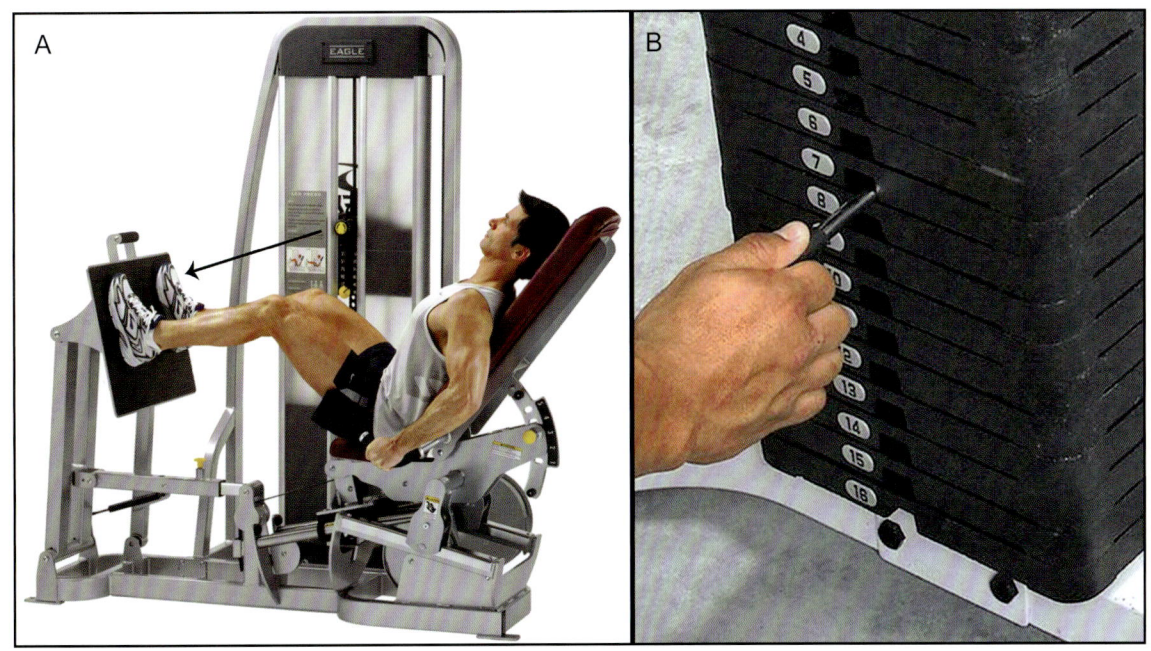

图 9-6 等张训练设备。（A）绝大多数运动器械是等张的。（B）通过变动一堆配重块的卡扣位置可以轻易调节阻力（Reprinted with permission from Cybex International.）

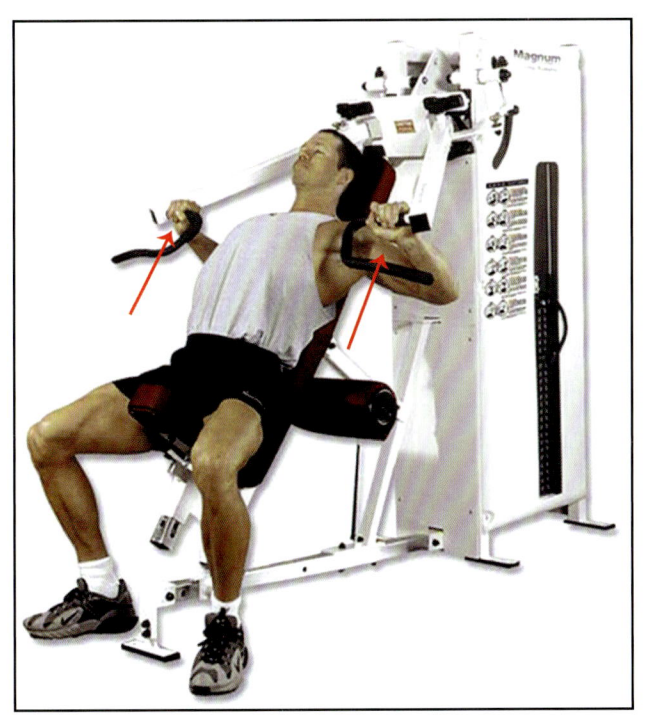

图 9-7 卧推器械与一堆配重块（Reprinted with permission from Johnson Health Tech Co. Ltd.）

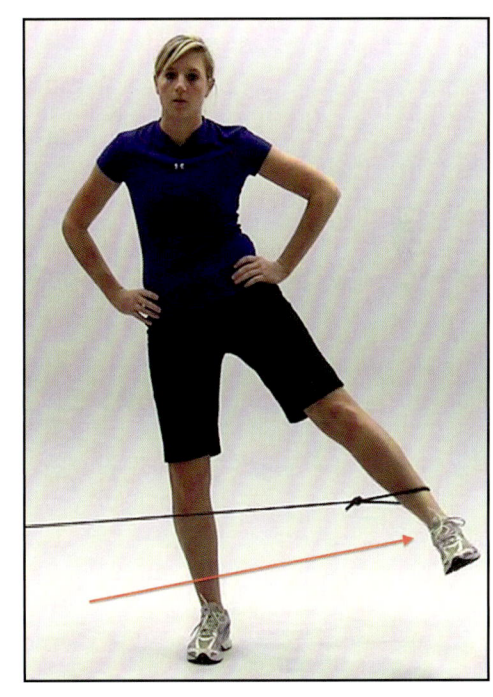

图 9-8 在康复中广泛地使用弹力管进行力量训练

力进行锻炼。第 11 章和第 14 章讨论了弹力管运动在增强式训练和 PNF 增强技术中的使用。弹力管可以用来进行本书第 17 章至第 24 章中所示的大部分力量练习。

无论使用哪种类型的设备，都可以采用相同的渐进性抗阻训练原理。

> **临床决策练习 9-6**
>
> 首席运动防护师想为举重室购买新设备，添加训练器械而不是自由重量训练的优点和缺点分别是什么？

## 可变阻力

针对进行性抗阻训练和体能再生经常提及的一个问题是：在整个关节活动度内，移动一个重物所需要的力随着肌肉收缩的关节角度的变化而变化。关节产生最大拉力的角度约为 90°。此外，一旦克服了重量的惯性并建立了动量，则移动阻力所需的力会根据活动度的变化而变化。因此，争论点在于任何类型的等张运动的缺点在于，在整个运动范围内，移动阻力所需的力是不断变化的。在关节活动度内不同点的阻力变化被称为**适应性阻力**或**可变阻力**。

许多训练器械制造商已经尝试通过在训练器械的皮带轮系统中使用凸轮来缓解这种阻力改变的问题。凸轮是为每台设备单独设计的，因此在整个运动过程中阻力是可变的。凸轮旨在改变运动过程中的阻力，使肌肉可以承受更大的负荷，而当关节角度或肌肉长度在机械上不利的位置，它也会相应减小对肌肉的阻力。这种设计是否能达到其声称的效果仍然是有争议的。

## 渐进性抗阻训练技术

渐进性抗阻训练最令人困惑的一个方面可能是用于描述特定程序的术语[57]。下列术语及其操作定义可能有助于澄清混淆之处：

- 重复次数（repetitions）：单个动作重复的次数
- 最大重复次数（repetition maximum，RM）：对于某个既定重量的最大重复次数
- 组数（set）：动作重复的组数
- 强度（intensity）：举起的重量或阻力
- 恢复期（recovery period）：每组之间的休息间隔
- 频率（frequency）：在 1 周的时间内进行训练的次数

## 抗阻训练的推荐技术

改善肌肉力量的技术的具体建议在临床中仍有争议。在抗阻训练领域，大量的研究探讨了训练要使用的重量、重复次数、组数和训练频率[57]。各种各样具体的训练方案都推荐了最佳的重量、组数、重复次数和频率，以产生最大的肌肉力量增加。但是，无论使用哪种技术，愈合过程都是力量训练计划的细节中最重要的部分。当然，要提高力量，必须使肌肉逐渐超负荷。所用的重量和重复次数必须足以使肌肉以比通常更高的强度工作。在任何抗阻训练计划中，该因素都是最关键的。抗阻训练计划的设计还必须考虑到最终满足患者特定的竞赛需求。

抗阻训练计划最初是由举重运动员和健美运动员设计的。体能训练中常用的计划或流程包括：

- 单组训练：一组以慢速进行的 8~12 次重复的特定运动。
- 三组训练：同一肌肉的 3 个不同练习动作，每个练习动作 2~4 组，各组之间不休息。
- 多组训练：两组或三组热身，阻力逐渐增加，随后几组以相同的阻力进行训练。
- 超级组训练：同一肌肉的多个练习，每个练习进行一组，每组 8~10 次重复，一个接一个地进行；或者同一肌肉的两个练习，进行几组，每组 8~10 次重复，组间不休息。
- 金字塔式：一组 8~12 次重复小阻力训练，然后在 4~6 组中增加阻力，直到只能完成 1~2 次重复。金字塔式也可以反过来从大阻力转为小阻力。
- 常规训练：连续几天训练不同的肌肉群。例如，星期一、星期三和星期五进行上半身肌肉训练，星期二、星期四和星期六进行下半身肌肉训练。
- 循环训练：这种技术对临床医生可能有用，可以在患者受伤的部位正在愈合时，维持或改善身体其他部位的肌肉力量或耐力水平。循环训练使用一系列的训练站，每个训练站都涉及重量训练、柔韧性、健美操或简短的有氧运动。循环训练可以实现许多不同的训练目标。通过循环训练，患者可以快速地从一个站移动到下一个站，并在指定的时间段内在该站进行任何运动。一个典型的循环将由 8~12 个站组成，整个循环重复 3 次。

循环训练绝对是提高力量和柔韧性的有效技术。当然，如果各站之间的节奏或时间间隔较快，并且如果心率达到或超过目标训练水平，负荷保持在较

高的强度，心肺系统也可能会由此受益。与传统的抗阻训练和有氧运动相结合的训练相比，全身循环训练可以在不增加时间投入的情况下，引起更大的心肺反应和肌肉力量的增加[40]。当然，它最常被用的地方还是在发展和改善肌肉力量和耐力。

## 康复中的抗阻训练技术

DeLorme 是最早将力量训练方案用于康复的人之一，该方案的 RM 为 10[15]，也就是说使用的重量恰好为患者最大可以举起 10 次的重量（表 9-2）。

Zinovieff 提出了牛津方案，该技术与 DeLorme 方案一样，被设计用于康复的初期、中期和高阶[64]。唯一的不同是，三组中的重量反过来了（表 9-3）。McQueen 方案[37]区分了从初期、中期和高阶，如表 9-4 所示。

Sanders 方案（表 9-5）被设计用于康复的高阶阶段，其基础是使用一定百分比的体重来确定起始重量的公式[47]。以下百分数代表不同运动起始点的中位数：

- 杠铃深蹲：体重的 45%
- 杠铃卧推：体重的 30%
- 下肢伸展：体重的 20%
- 卧推：体重的 30%
- 下肢伸展：体重的 20%
- 下肢弯曲：体重的 10%~15%
- 卧蹲：体重的 50%
- 直立划船：体重的 20%

Knight 在康复中应用了渐进式抗阻训练的概念。他的每日调整渐进式抗阻训练（Daily Adjusted Progressive Resistance Exercise，DAPRE）方案（表 9-6 和表 9-7）允许患者在其康复过程中进展的速度存在个体差异[29]。

Berger 提出了一种可以在个人能力范围内调整重量的方案（表 9-8）。不论选择何种运动，选择的重量

表 9-2　DeLorme 方案

| 组次 | 重量 | 重复次数 |
| --- | --- | --- |
| 1 | 10 RM 的 50% | 10 |
| 2 | 10 RM 的 75% | 10 |
| 3 | 10 RM 的 100% | 10 |

表 9-3　牛津方案

| 组次 | 重量 | 重复次数 |
| --- | --- | --- |
| 1 | 10 RM 的 100% | 10 |
| 2 | 10 RM 的 75% | 10 |
| 3 | 10 RM 的 50% | 10 |

表 9-4　McQueen 方案

| 组数 | 重量 | 重复次数 |
| --- | --- | --- |
| 3（初期、中期） | 10 RM 的 100% | 10 |
| 4~5（高阶阶段） | 2~3 RM 的 100% | 2~3 |

表 9-5　Sanders 方案

| 组数 | 重量 | 重复次数 |
| --- | --- | --- |
| 总共 4 组（一周 3 次） | 5 RM 的 100% | 5 |
| 第 1 天，4 | 5 RM 的 100% | 5 |
| 第 2 天，4 | 3 RM 的 100% | 5 |
| 第 3 天，1 | 5 RM 的 100% | 5 |
| 2 | 3 RM 的 100% | 5 |
| 2 | 2 RM 的 100% | 5 |

表 9-6　Knight DAPRE 方案

| 组次 | 重量 | 重复次数 |
| --- | --- | --- |
| 1 | 50% RM | 10 |
| 2 | 75% RM | 6 |
| 3 | 100% RM | 最大 |
| 4 | 可调整的重量 a | 最大 |

a 见表 9-7

表 9-7　DAPRE 的重量调整

| 在第 3 组中重复的次数 | 在第 4 组中调整的重量 | 下一次训练 |
| --- | --- | --- |
| 0~2 | −5~10 lb | −5~10 lb |
| 3~4 | −0~5 lb | 同样的重量 |
| 5~6 | 同样的重量 | ±0~10 lb |
| 7~10 | ±5~10 lb | ±5~15 lb |
| 11 | ±10~15 lb | ±10~20 lb |

表 9-8　Berger 调整方案

| 组数 | 重量 | 重复次数 |
| --- | --- | --- |
| 3 | 10 RM 的 100% | 6~8 |

都应满足至少完成3组,每组都能完成6~8 RM的动作,组间间歇60~90秒。研究表明,两组之间较长的休息时间可促进肌肉力量的增加和肌肥大[54]。最开始选择初始重量时可能需要一定的尝试和错误,才能达到6~8 RM的范围。如果3组6 RM都无法完成,则代表重量太重,应减少重量。如果可以做多于3组的8 RM,则重量过轻,应增加重量。在能够完成3组、每组至少8 RM的基础上,再根据能力来确定重量的增加。在增加重量时,增加当前重量的约10%后,仍应在3组6 RM的范围内[4]。

为了实现康复的目的,应该每天都进行力量训练,训练的重量、组数和重复次数取决于受伤患者对训练的反应。随着治疗过程的发展,疼痛或肿胀不再是一个问题,应该隔天坚持训练特定的肌肉或肌肉群。那时,重量训练的频率应至少每周3次,但每周不超过4次。专业的举重运动员每天举重是很常见的。但是,他们连续几天锻炼的是不同的肌肉群。

有人建议,如果使用向心和离心收缩方法正确地进行训练,则每周仅需进行两次抗阻训练。但是,该训练计划并没有得到充分的证明。

## 等速训练

等速训练指肌肉收缩时长度发生变化,同时收缩的速度保持恒定[44]。理论上,机器在整个ROM中都能提供最大阻力。不管个人施加的力矩如何,机器提供的阻力只会以某个预设速度移动。因此,等速运动的关键不是阻力,而是阻力运动的速度。

目前只有少数的等速运动设备仍然能在市场上买到(图9-9)。通常,它们依靠液压系统、气阻系统和机械压力系统来产生这种恒定的运动速度。大多数等速运动设备都能够以固定的速度进行向心肌力和离心肌力的训练。

### 等速运动设备用于体能训练

等速运动设备的设计使得无论施加多大的力,它都只能以一定的速度运动。无论施加最大力还是仅施加最大力的一半,该速度都恒定的。因此,在等速运动训练中,患者(主观上)要使最大力抗阻(最大努力),才能实现最大的力量增长[44]。训练者是否进行最大的努力是等速运动力量训练的主要问题之一。

任何设计过抗阻训练计划的人都知道,有时候,

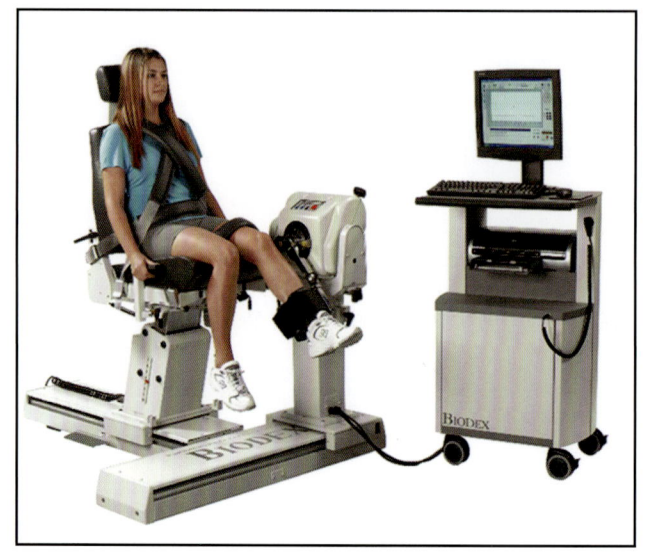

图9-9 Biodex是一款等速设备,提供恒定角速度的阻力(Reprinted with permission from Biodex.)

很难激发训练的积极性。由于等速运动训练需要最大的努力,因此很容易"作弊",不能进行高强度的锻炼。在渐进性抗阻训练计划中,患者通常会知道要对抗多大的阻力,进行多少次重复。因此,如果将这两种训练搭配使用,则等速运动训练通常会更有效,渐进性抗阻训练是为了产生最大的积极性。从理论上讲,在最大努力下进行正确的等速运动训练,通过等速运动训练方法(在整个关节活动度中阻力的速度和力均相等)可以最大程度地获得最大力量增加。但是,这一理论尚无结论性的研究支持。

这种变化的阻力是否有助于提高对抗某些阻力的能力尚待商榷。在现实生活中,阻力是否正在变化都无关紧要。重要的是,一个人要发展出足够的力量将物体从一个地方移动到另一个地方。

使用等速运动设备作为体能训练工具的另一个主要缺点是其成本高。由于初始购买成本在50 000美元到80 000美元之间,并且需要定期维护和软件升级,因此使用等速运动设备进行一般的体能或抗阻训练在很大程度上是不现实的。因此,等速运动主要用作诊断、研究和康复工具。

### 康复中的等速训练

等速肌力测试在整个20世纪80年代的临床康复中受到了极大的欢迎。这种趋势源于它提供了一种量化现有肌肉力量水平的客观方法,因此可作为诊断工具[9]。

由于以不同速度训练的能力不同，因此我们对康复计划中以快速或慢速训练的相对优势进行比较。研究文献似乎表明，低速训练所增加的力量与训练中使用的速度有关。相反，以较快速度进行的训练似乎会在所有速度下产生普遍的力矩增加。仅在快速训练时才观察到很小的肌肥大，仅影响Ⅱ型（快肌）纤维[42]。已经证明慢速训练能更有效地激活运动单元，从而引起神经肌肉效率的提高[42]。

在20世纪90年代初期，曾有人质疑等速运动设备在功能速度下进行力矩定量测试的价值。

## 增强式训练

在文献中也将增强式训练（plyometric exercise）称为**反应性神经肌肉训练**。通常它是一项由运动防护师纳入到康复计划后期的技术。增强式训练包括一些特殊的运动，包括先迅速离心拉伸肌肉，然后立即在短时间内快速向心收缩该肌肉，以促进并形成有力的爆发性运动[11,43]。在快速向心收缩之前，从静止起肌肉的拉伸越大，肌肉最终可以克服的阻力就越大[1]。增强式训练强调离心收缩的速度[48]。拉伸速度比拉伸的幅度更为关键。使用增强式训练的一个优点是，它可以帮助身体在动态运动中发展离心控制[27]。

增强式训练包括下肢的单腿跳跃、交替腿跳跃和深跳、上肢的药球和其他类型的重量设备训练[14,56]。深跳是增强式训练的一个例子，个人从指定的高度跳到地面，与地面接触后再次迅速起跳[27]（图9-10）。

增强式训练倾向于对肌肉骨骼系统施加很大的压力。学习和完善特定的跳跃技巧和其他增强式训练必须重视正确的技术，并且要与个人的年龄、活动、身体和技能发展相符合。第11章将详细讨论增强式训练。

## 自重训练

自重训练或自由重量训练是一种更容易进行的发展力量的方法。等张运动可以根据对抗重力的强度进行分级。排除重力、克服重力或通过使用身体部位来抵抗重力。大多数自重训练都需要个人支撑身体或移动身体[8]。俯卧撑是剧烈的反重力运动的一个很好的例子（图9-11A）。自重用于功能性力量训练，之前已对此进行了讨论。要想达到最大效果，必须以精确的方式并以完整的关节活动度进行等张自重运动，就像所有类型的运动一样。在大多数情况下，每次练习将进行10次或更多重复，进行2~3组[8]。一些自由重量训练使用等长或静态维持某一位置的方法，而不是完整的关节活动度。如背部伸展和仰卧起坐（图9-11B）。当运动到产生最大的肌肉张力时，保持6~10秒，然后重复1~3次。

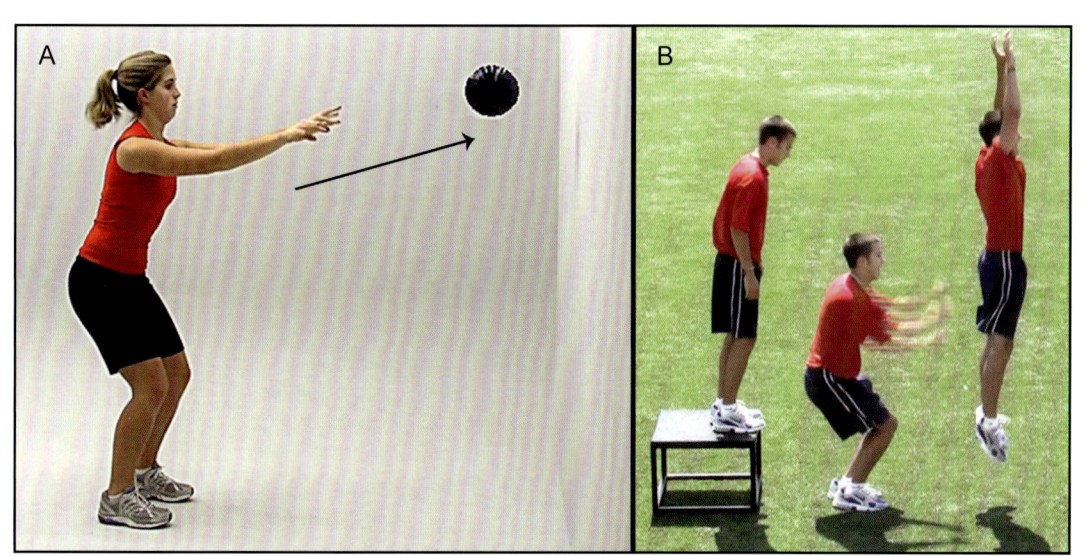

图 9-10 增强式训练。（A）上肢使用药球进行增强式训练；（B）下肢深跳进行增强式训练

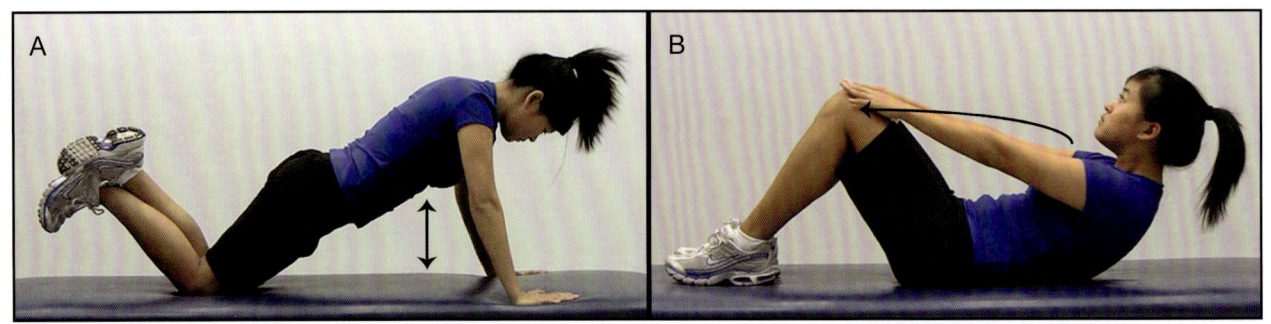

图 9-11　使用身体重力进行抗阻训练。(A) 俯卧撑；(B) 仰卧起坐

## 核心稳定训练

动态的核心稳定训练计划应该是所有综合力量训练以及损伤康复计划的基本组成部分[7,28,62]。"核心"的定义是指腰-骨盆-髋关节复合体。核心是重心所在的位置以及所有的运动启动的地方。有 29 块肌肉都附着在腰-骨盆-髋关节复合体上。

核心稳定力量训练可以帮助改善动态姿势控制，确保适当的肌肉平衡和腰-骨盆-髋关节复合体周围的关节运动。核心的稳定保障了动态功能力量，并提高了整个身体的神经肌肉效率[12]。这些因素共同促进了在功能运动过程中整个动力链最佳的加速、减速和动态稳定。核心稳定还有效地为下肢运动提供了近端的稳定性[13]。更高的神经肌肉控制和稳定力量将为整个动力链提供更高的生物力学效率，从而在整个动力链中提供最佳的神经肌肉效率[13]。这样更加促进了整个动力链平衡的肌肉功能[12]。

许多患者常常发展特定肌肉的功能性力量、爆发力、神经肌肉控制和肌肉耐力，以进行功能性活动。然而，很少有患者发展肌肉的稳定性。人体的稳定系统必须处于最佳功能，才能有效地发挥原动肌的力量、爆发力、神经肌肉控制能力和肌肉耐力[12]。如果四肢肌肉强壮但核心功能薄弱，则不能产生足够的力量来产生有效的运动。核心薄弱是运动效率低下的根本问题，甚至会导致损伤[7]。第 5 章详细讨论了核心稳定技术。

## 开链运动 vs 闭链运动

动力链的概念用于解释上肢和下肢运动的解剖功能关系[26]。在负重位置，下肢动力链涉及到足、踝、小腿、膝关节、大腿和髋关节之间的力的传递。在上肢中，当手部与负重的表面接触时，力会传递到腕部、前臂、肘关节、上臂和肩带。

当足和手不与地面或其他某些表面接触时，则是开放的动力链[26]。在闭合的动力链中，则足或手负重。这些开放的与闭合的动力链位置会影响到近端的解剖节段的运动。例如，当从开链运动变为闭链运动时，踝关节、膝关节和髋关节的旋转肌群会向相反方向反转。在闭链运动中，力从地面开始，通过各个关节向上传递。同时，在闭链运动中，力必须被各种组织和解剖结构吸收，而不是像在开链运动中那样简单地消散掉[26]。

在康复中，使用闭链训练技术已成为许多运动防护师的一种选择[26]。大多数功能性活动，尤其是下肢的那些活动，都涉及到足与地面接触负重，或手部处于负重位。因此，闭链运动力量训练比开链运动力量训练更加具有功能性。

因此，在康复训练中，应该强调整个动力链训练而不是某个孤立的身体部位[26]。本书第 12 章将会详细讨论闭链训练活动。

## 肌肉力量训练 vs 肌肉耐力训练

肌肉耐力定义为在较长的时间内抵抗阻力进行重复肌肉收缩的能力。大多数抗阻训练专家认为，肌肉力量和肌肉耐力是密切相关的[23,53]。随着一种能力的提高，另一种能力也有提高的趋势。

通常认为，在进行抗阻训练提高力量时，应使用重量较大、重复次数较少的训练。相反，耐力训练使用的重量相对较轻，重复次数较多。

有人建议，耐力训练应包括 3 组，每组 10 ~ 15

次重复，并使用与渐进性抗阻训练相同的重量选择和频率标准。因此，就重复次数和组数而言，肌肉力量和耐力训练方案是相似的[17]。具有较高力量水平的人往往也会表现出更大的肌肉耐力[25]。

## 抗阻训练的男女差异

女性与男性的力量训练方法没有什么不同。但是，两性之间存在一些明显的生理差异。

普通女性不会通过抗阻训练来建立明显的肌肉体积。明显的肌肥大取决于甾体激素——睾酮的存在。睾酮被认为是男性激素，尽管所有女性在其系统中都具有一定水平的睾酮。睾酮水平较高的女性往往具有更多的男性特征，例如面部和身体毛发增加，声音低沉，并有可能发展出更多的肌肉体积[18,23]。对于普通女性而言，尽管通过肌力训练，不太可能发展出大块的肌肉。但是肌肉张力是可以得到改善的。肌肉张力是指在静止状态下肌肉的紧张度。

抗阻训练计划的初始阶段很可能会迅速提高力量水平[55]。为了使肌肉收缩，身体必须将冲动从神经系统传递到肌肉。每条肌纤维由特定的运动单位支配。当进行抗阻训练时，特定的肌肉将会出现超负荷，肌肉被迫提高工作效率。通过激活更多的运动单位，使更多的肌纤维参与收缩，从而产生更强的肌肉收缩，最终实现效率的提升。因此，在抗阻训练计划的初始阶段，男女双方经常会看到力量的飞跃提升[18]。

在女性中，这些最初的力量增加可归因于神经肌肉效率的提高，这样的提高随着抗阻训练计划的持续会趋于平稳，只有少量的肌肉力量的增加。而在男性中，早期同样也可以看到这些初始的神经肌肉力量增强，但是在适当的训练下，它们的力量会持续增加[55]。同样，睾酮水平较高的女性也有潜力进一步增强其力量，因为她们能够发展出更大的肌肉。

用力量与去脂体重（体重减去脂肪的重量）的比值，可以更好地说明男性和女性之间力量水平的差异。女性的力量-体重比降低是其体内脂肪占比的结果。可以通过抗阻训练降低脂肪含量，增加瘦体重来显著提高力量-体重比[34]。

如果将身材大小和体成分纳入考虑范围，男女间绝对强度的差异会大大减少。尽管男性的上肢力量要大得多，但女性的腿部力量实际上可能比男性强[34]。

## 青少年的抗阻训练

之前讨论过的抗阻训练原理也适用于青少年。当然，对于青少年，尤其是青春期前的个体，进行严格的力量训练计划，其优缺点有很多社会学问题[33]。从生理角度来看，专家们多年来一直在争论力量训练的价值。最近，许多研究表明，如果受到适当的监护，青少年可以提高力量、爆发力、耐力、平衡和本体感受；发展积极的身体形象；改善运动表现；并预防损伤[32]。青春期前的个体可以在没有肌肥大的情况下获得肌肉力量水平的提高[33]。

对损伤后的青少年执行康复计划时，运动防护师应该将抗阻训练纳入计划。但是，应该根据个人的身体成熟程度，进行密切的监控、正确的指导以及对进度和强度的适当调整，这对于抗阻的有效性至关重要[32]。

## 康复中使用的特定抗阻训练

由于肌肉收缩会导致关节运动，因此在康复计划中进行抗阻训练的目标应该是重新获得并可能增加受伤的特定肌肉的力量，或者提高关节运动的效率[2]。

在第17章至第24章中演示了针对特定关节而非每个特定肌肉的动作练习。这些练习主要是使用自由重量（哑铃或举重）和一些健身器材来进行。在随后的章节中将更详细地讨论其他广泛用于损伤康复的力量训练技术，包括等速运动、增强式训练、核心稳定性训练、闭链运动和PNF强化技术。

### 总　结

1. 肌肉力量可以定义为在单次最大收缩过程中，肌肉对抗阻力产生的最大力量。
2. 肌肉耐力是指肌肉进行反复等张或等速收缩或维持等长收缩而无过度疲劳产生的能力。
3. 肌肉耐力会随着肌肉力量的增强而提高，因此这两个部分的训练方法是相似的。

4. 肌肉力量和耐力是任何康复计划的重要组成部分。
5. 肌肉爆发力指肌肉进行强力收缩的速度。
6. 产生力量的能力取决于肌肉的物理特性、神经肌肉效率以及影响杠杆系统对外部物体产生力量大小的力学因素。
7. 肌肥大主要是依靠肌动蛋白和肌球蛋白的蛋白肌丝的大小或者数量增加，从而导致肌肉横截面直径增加。
8. 通过抗阻训练来提高力量的关键是在过程中使用超负荷原理。
9. 可以提高肌肉力量的 7 种抗阻训练技术是功能性力量训练、等长训练、渐进性抗阻训练、等速训练、循环训练、增强式训练和自重训练。
10. 在特定的关节角度，通过等长运动可以提高力量。
11. 渐进性抗阻训练是运动防护师在受伤患者康复中使用的最常见的力量训练技术。
12. 循环训练包括一系列的运动站，包括抗阻训练、柔韧性和健美操，可以用于在受伤的身体部位恢复时保持整体的健康。
13. 等速训练是以固定的速度提供对肌肉的阻力。
14. 增强式训练使用快速的离心拉伸来促进向心收缩。
15. 在增强运动人群受伤的肌肉和关节时，闭链运动可能是一种更加功能性的训练技术。
16. 女性可以显著提高自己的力量水平，但由于她们相对缺乏睾酮，因此进行力量训练时，通常不会增加肌肉体积。

## 临床决策练习解决方案

**练习 9-1**　她必须恢复肌肉力量，最大限度地增加全身技巧并预防损伤。她必须重新获得肌肉耐力，这样才能确保在整个比赛中都不会造成疲劳和再次受伤的危险。她还必须恢复肌肉爆发力，以便能够提高自己的投掷速度。

**练习 9-2**　每个人都具有不同的快肌与慢肌的比例，慢肌与快肌比例较高的人具有更好的耐力。因为这种比例是由遗传决定的，如果耐力好的人也擅长于冲刺性的运动，则是一件令人惊讶的事。

**练习 9-3**　能够移动更大重量的运动员具有力学方面的优势。例如，如果肌腱止点偏向远端时，会产生较长的杠杆臂，因此，移动相同阻力所需的力较小。

**练习 9-4**　在该点进行等长训练将帮助他获得在该张力点的力量。

**练习 9-5**　等长训练可以立即进行。穿戴支具时，运动员也可以进行等长肌肉收缩，从而刺激血液流动并保持一定的力量。摘掉支具后，她应该进行主动的向心和离心的等张肌肉收缩，直到她能够用重物或外科橡皮管进行抗阻性的向心和离心运动。在计划等张训练时，应始终鼓励运动员缓慢执行离心运动，因为离心运动是更强的运动，并且不会比向心运动先产生疲劳。在体育运动中，重要的是要具有强大的离心力量，以确保动作保持平衡和控制，从而达到良好的技术水平和预防受伤的目的。

**练习 9-6**　训练设备训练通常比自由重量训练更安全、更舒适，阻力变化更容易，重量增加较小，更加易于进行训练。许多训练设备都使用某种类型的凸轮来适应阻力。但是，它们通常很昂贵，并且只能针对一个特定的关节进行训练。哑铃或自由重量训练灵活性更强，价格更便宜。它们还可对其他方面进行训练，因为它需要神经肌肉控制来平衡整个关节活动度内的力量。

（William E. Prentice, PhD, PT, ATC, FNATA 著　罗　佩 译　王立娟　倪国新 审）

## 参考文献（扫描二维码获取）

# 第 10 章　康复训练中心肺适能的维持

**完成本章学习后，读者应具备以下能力**

- 解释心率、每搏输出量、心输出量和氧利用率之间的关系。
- 阐述在氧气运输中心脏、血管和肺的功能。
- 了解氧气运输系统和最大氧利用率的概念。
- 理解耐力和高强度间歇训练的原则，以及各自在提升有氧运动中的潜在作用。
- 清楚有氧运动和无氧运动的区别。
- 了解可逆性原则和停止训练原则。
- 阐述运动方案的不同阶段及其相关联的热量阈值目标。

在损伤康复计划中，通常将力量和灵活性作为重要的组成部分，但维持有氧能力和心肺耐力的考量却相对较少。当骨骼肌肉损伤发生时，患者身体活动被迫减少，从而可能导致心肺耐力的水平迅速降低。对此，运动防护师应该有针对性地设计或采用可替代的活动，以便在康复过程中维持个体现有的有氧能力水平。另一方面，无论肌肉骨骼是否受损，保持和提升功能能力的重要性日益突出[15]。最近的研究显示，增加体力活动水平会降低心血管疾病的风险[1]。Sandvik 等报道了基于 16 年随访健康四分位数分析的死亡率数据，结果表明最不健康组别中心血管原因导致的死亡数（61 例）远超过最健康组别（11 例）[37]。Myers 等对 6213 名接受跑步机测试的患者进行了研究，发现运动能力比其他已知的心血管疾病风险因素更能作为男性死亡率的预测指征[28]。

根据定义，心肺耐力指的是在一段时间内未达到过度力竭时完成全身性活动的能力[9]。心肺系统提供了一种将氧气供给身体不同组织的途径。没有氧气，人体细胞不能正常工作并且最终会引发细胞死亡。因此，心肺系统是身体最基本的生命保障体系[9,23]。

## 训练对心肺系统的影响

> **临床决策练习 10-1**
>
> 一名新手足球队守门员体能不太好。教练要她开始进行一个提升心肺耐力的训练计划。在设计她的训练计划时哪些原则应该被考虑呢？

一般来说，身体氧气运输涉及 4 个方面功能的协调：心脏、血管、血液和肺。通过训练，这 4 个方面对产能组织提供必需氧气的能力会提升，从而使心肺耐力得以提高[36,40]。针对心脏、血管、血液和肺在运动训练中的反应和运动效果的讨论会使我们更容易理解为何训练技术会有效提升机体的心肺耐力。

### 心脏的运动适应

心脏是主要的泵送装置，它将含氧血液通过血管系统循环到工作组织。心脏从静脉系统接收脱氧血液，然后通过肺血管将血液泵入肺，在肺中血液中的二氧化碳被交换为氧气。含氧血液返回心脏的左心房，进入左心室，从那里通过主动脉流出到动脉系统，并在全身循环，为组织提供氧气。

## 心率

随着身体开始运动，工作组织需要增加氧气供应（通过红细胞运输）以满足增加的代谢需求（心输出量）。工作组织将氧气浓度降低作为信号来扩张组织中的血管。这降低了血管阻力和血流速度，从而增加了氧气的摄取量[38]。心率增加是满足代谢需求的一种反应。心脏能够通过多种机制适应这种增加的需求。心率能通过与运动强度成比例地增加来逐渐适应运动量的提高，并且会在 2～3 分钟后稳定在给定水平[36]（图 10-1）。运动引起的心率增加会导致舒张期充盈时间的缩短。心率参数会随着年龄、体位、运动类型、心血管疾病、高温和湿度、药物及血容量而改变。在开具提高有氧耐力的运动处方时应考虑每个患者的情况。预测最大心率（maximal heart rate，MHR）的常用公式是 211 −（0.64× 年龄），没有证据表明它受性别、身体活动水平、$VO_{2max}$（最大摄氧量水平）或 BMI 等的影响[29]。监测心率是一种间接的估算耗氧量的方法[33]。此外，在评价或评估心率反应之前，应考虑所应用的任何药物。例如，服用 β 受体阻滞剂的患者对运动时的心率反应会减弱。一般来说，心率和耗氧量与运动强度呈线性关系。运动强度越大，心率越大。这种线性关系在非常低和非常高的运动强度时最不一致（图 10-2）。在更高强度的活动中，最大心率可能会在最大耗氧量值前达到，并且即便在达到年龄预测的心率值后仍能继续上升[25]。基于这些现有的关系，显然可以通过检测心率来估计耗氧率。

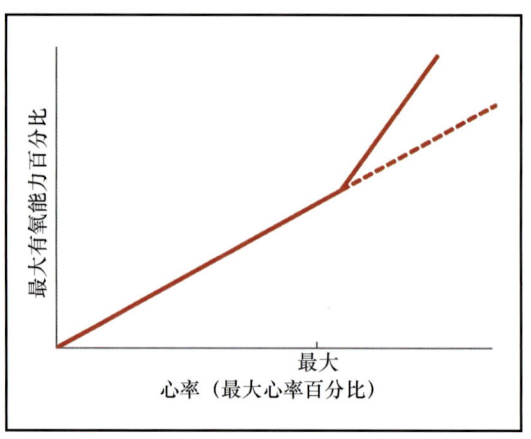

图 10-2　最大心率在有氧能力达到最大时出现

## 每搏输出量

心血管系统能够适应运动期间增加的心输出量需求的第二种机制是增加每搏输出量（每搏被泵出的血液量）[36]。每搏输出量等于舒张末容积和收缩末容积之间的差值。每搏输出量的正常值范围为静息时 60～100 ml，最大时为 100～120 ml[13]。每搏输出量只会持续增加到当舒张期充血时间不足以满足充分充盈这一刻，这发生在 40%～50% 最大心率，或心率为 110～120 次 / 分时。高于这个水平，心输出量的增加则由心率的增加引起（图 10-3）[13]。

## 心输出量

每搏输出量和心率共同决定了在给定单位时间内通过心脏泵出的血液量。在静息状态下，每分钟约有 5 L 的血液通过心脏泵出。这被称为心输出量，

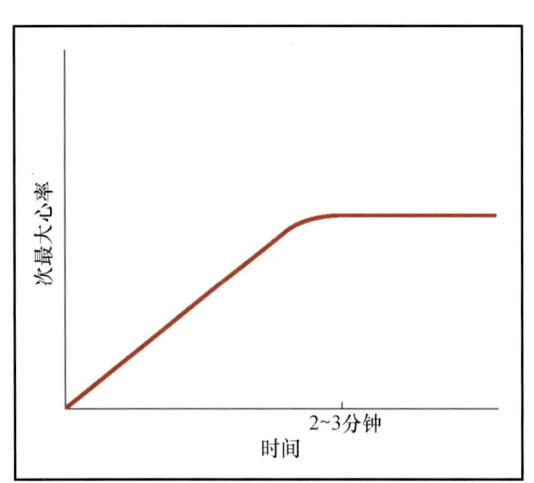

图 10-1　心率达到平台期。要使心率稳定在给定水平需要花 2~3 分钟

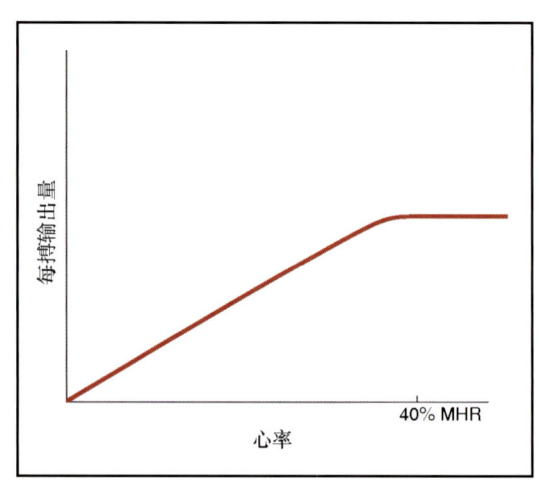

图 10-3　每搏输出量稳定在 40% 的最大心率（MHR）左右

它表示心脏在 1 分钟内能够泵出多少血液。因此，心输出量是最大可能耗氧率的主要决定因素（图 10-4）。在运动期间，正常人的心输出量可增加到静息时的约 4 倍（约 20 L），而优秀耐力运动员的心输出量可能增加到 6 倍（约 31 L）。

$$心输出量 = 每搏输出量 \times 心率$$

这个公式说明任何会影响心率或每搏输出量的因素都能提高或降低心输出量。例如，增加工作肌肉的静脉血液回流将增加舒张末期容积。这一增加的容积将通过 Frank Starling 机制[39]增加每搏输出量，从而增加心输出量[45]。心率受自主神经系统以及肾上腺髓质分泌的肾上腺素循环水平的调节。相反，阻碍心室血液流出的情况（高血压或后负荷增加）将导致心输出量减少。而降低静脉回流的疾病（外周动脉疾病）会降低每搏输出量而降低心输出量。图 10-5 概述了调控每搏输出量和心率的因素。

常被报道的有氧调节的一个好处是降低静息心率和标准运动负荷下的心率。这种心率降低的原因是由于静脉回流增加，心肌收缩状态增加从而引起每搏输出量增加。由于在每次搏动中能泵出更多的血液，心脏变得更有效率。因为心脏是一块肌肉，它可以在一定程度上因有氧运动而肥大或增加体积和力量，但这绝不是训练的负面影响[40]。

### 训练效果

$$增加后的每搏输出量 \times 减少后的心率 = 心输出量$$

在运动期间，女性在所有强度下的心输出量往往比男性高 5%～10%。这可能是由于女性体内血红蛋白浓度较低，而运动期间心输出量通过增长达到代偿的结果[47]。

### 血流适应

运动时流向各个器官的血液量会增加。然而，心输出量的总体分布发生了变化：非必要器官的百

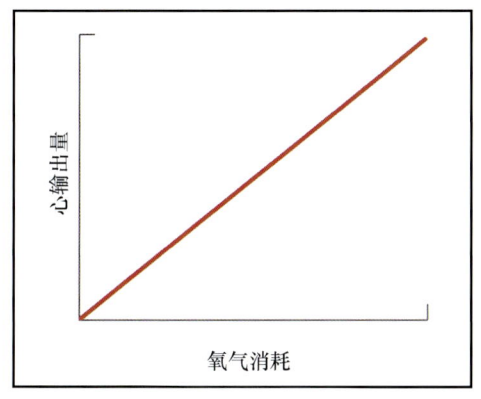

图 10-4　心输出量限制最大有氧能力

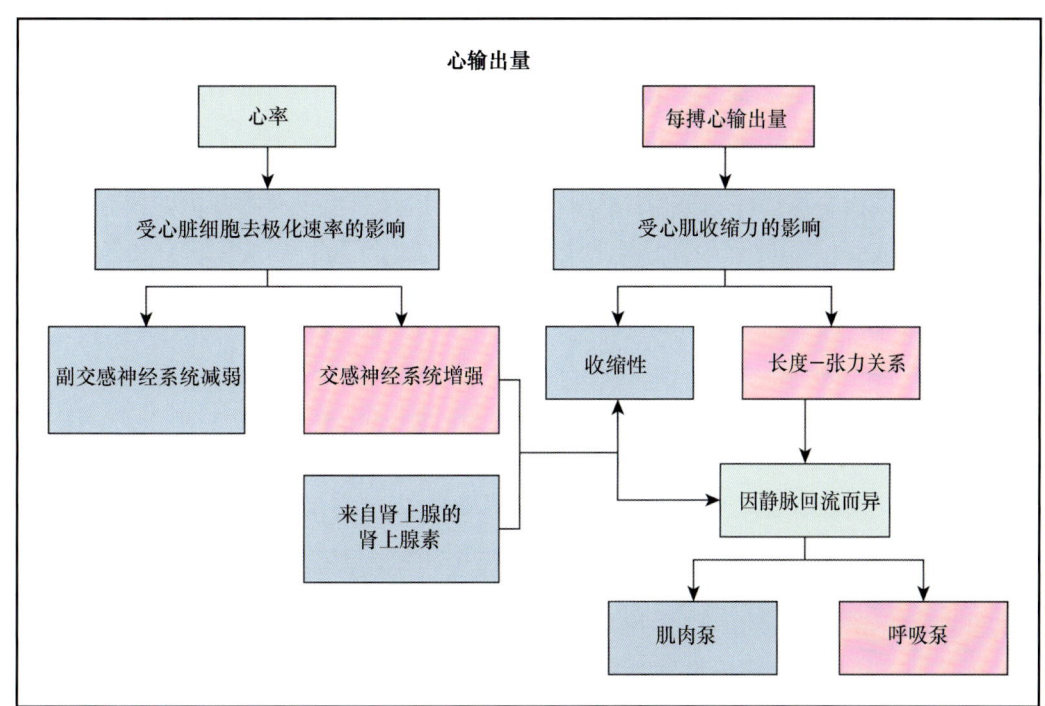

图 10-5　影响心输出量的因素

分比下降,而活跃骨骼肌中的百分比增加。

尽管供应心肌的总心输出量的百分比保持不变,运动期间流向心肌或心肌层的血流量显著增加。流向骨骼肌的血流量增加是由于交感神经对小动脉的刺激减弱引起的,而血管舒张是通过内在代谢控制来维持的[39]。受过训练的人比未受过训练的人具有更高的毛细血管密度,以更好地适应增加的供需。在骨骼肌中,有更多的血管或毛细血管形成,尽管尚不清楚是新形成还是休眠的血管打开而引发血液灌注[39]。

总外周阻力(total peripheral resistance,TPR)是抵抗血管系统内血液流动的所有力量的总和。运动期间TPR降低主要是因为活动骨骼肌中的血管舒张。

### 血压适应

动脉系统的血压是由心输出量和对血液的总外周阻力(TPR)决定的,它们之间的关系如以下公式所示:

$$BP = CO \times TPR$$

其中BP为血压,CO为心输出量,TPR为总外周阻力。

血压是由心肌收缩产生的。心脏的心室收缩产生收缩压,心脏的松弛产生舒张压。血压主要由外周小动脉上的神经活动调节,局部由运动过程中产生的代谢物调节。在运动期间,TPR降低(通过减弱的血管收缩)而心输出量增加。收缩压与耗氧量和心输出量成正比增加,而舒张压很少或几乎没有增加[33]。收缩压未能随着运动强度的增加而增加被认为是对运动的异常反应,并且是作为停止运动测试或练习的指征[1]。运动后血压降至运动前水平以下并且可能会持续数小时在低水平。人们普遍认为,进行持续的有氧运动会适度降低静息和次最大运动强度时的收缩压和舒张压[10,30]。

### 血液的适应

氧气在整个系统中运输时与血红蛋白结合。血红蛋白存在于红细胞中,是一种含铁蛋白质并能够根据需要轻松接受或释放氧分子。提高心肺耐力的训练会增加总血容量,且相应地增加血红蛋白量。循环血液中的血红蛋白浓度不会随着训练而改变;实际上它可能会略有下降。

### 肺的适应

与未受训练的个体相比,受训个体的肺功能得到改善,通过单次最大通气可吸入的空气量增加。肺的弥散能力也增加了,这会促进氧气和二氧化碳的交换。此外,肺对气流的阻力也降低了。耐力训练和高强度间歇训练对增加吸气肌力量均有效,而高强度间歇训练在提高有氧能力和表现方面时效性更高[12]。

> **临床决策练习 10-2**
>
> 一名曲棍球运动员在上个赛季末遭受了膝伤。在休赛期,他开始为重返曲棍球赛场进行训练。几个月的训练后,会发生哪些生理变化?

## 最大有氧能力

运动时可使用的最大氧气量被称为最大有氧能力(运动生理学家将其称为$VO_{2max}$)。它被认为是心肺耐力水平的最佳指标[44]。最大有氧能力最常依照相对于体重/单位时间使用的氧气量[ml/(kg·min)]来表示[4]。最近研究出的预测$VO_{2max}$的方程如下[27]:

$VO_{2max}$[ml/(kg·min)] = 79.9 − (0.39 × 年龄) − [13.7 × 性别(0 = 男性;1 = 女性)] − [0.127 × 体重(磅)]

以代谢当量(metabolic equivalents,METs)来表示有氧能力是很常见的。静息耗氧量通常被认为是3.5 ml/(kg·min)或1MET。因此,10 METs的运动强度相当于35 ml/(kg·min)的$VO_2$。正常情况下,大多数男女大学生的最大有氧能力会在35~50 ml/(kg·min)之间[18]。

### 耗氧率

任何活动的进行都需要一定的耗氧率,这对所有人来说大致相同且取决于他们目前的健康水平。通常,活动进行的速度或强度越大,耗氧量就越大,每个人都有自己的最大耗氧量。人们进行一项活动的能力与该活动所需的氧气量密切相关。这种能力受到输送到肺部的最大氧气量的限制。当肌肉供氧不足时,就会出现疲劳。显然,活动期间所需的最大有氧能力的百分比越大,进行活动的时间就越短

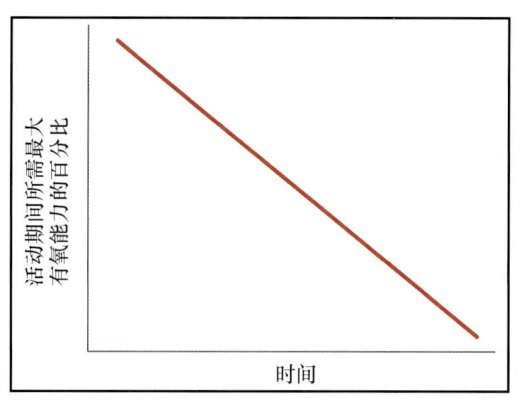

图 10-6 活动期间所需的最大有氧能力：活动期间所需的最大有氧能力的百分比越大，该活动持续的时间越短

（图 10-6）。

三个因素决定了最大氧气使用速率：①外呼吸，涉及通气过程或肺功能；②气体运输，由心血管系统（即心脏、血管和血液）完成；③内（细胞）呼吸，包括细胞利用氧气产生能量。运动生理学家通常以健康受试者为研究对象，在受控环境下讨论最大有氧能力的限制因素。在这些条件下，研究表明通过心脏、肺和血液输送氧气的能力是总耗氧率的限制因素，并非是线粒体消耗氧气的能力限制了最大摄氧量。在一个人的有氧能力范围内，若最大有氧能力很高，这表明所有三个系统都运行良好。

## 最大有氧能力：一个遗传特征

有学者认为氧气利用的最大速率是由基因决定的特征[4]。我们继承了一定范围的最大有氧能力，并且我们越活动则现有的最大有氧能力就会越高[38,46]。因此，训练计划能够将最大有氧能力提高到遗传范围内的最高极限[32,40,46]。

## 快肌纤维与慢肌纤维

最大有氧代谢能力的范围在很大程度上取决于骨骼肌纤维的代谢和功能特性。正如第 9 章中详细讨论的，有 3 种不同类型的肌肉纤维：慢肌纤维和 2 种快肌纤维，每种都具有独特的代谢和收缩能力。由于慢肌纤维相对抗疲劳，它们主要与长时间的有氧运动有关。慢肌纤维依靠氧化磷酸化反应产生腺苷三磷酸（ATP）来提供肌肉收缩所需的能量。快肌纤维可用于短期、高强度的活动，这主要涉及厌

氧系统，在产生 ATP 时介导快肌纤维表现出对糖酵解的依赖。这些介导纤维还具有根据特定训练方案进行适应的能力[23]。一般来说，如果患者的慢肌纤维于快肌纤维比例较高，患者将能够更高效地使用氧气，从而使其具有更高的最大有氧能力。

> **临床决策练习 10-3**
>
> 一名自行车运动员想知道您是否可以测试他的最大有氧能力。他说他已经在训练中停滞不前，大约 1 年他的最大有氧能力没有增加。您对为什么会发生这种情况的解释是什么？

## 心肺耐力和工作能力

心肺耐力对我们正常日常活动的能力起着至关重要的作用[17,31]。力竭与特定工作负荷下所需的最大有氧能力的百分比密切相关[31]。例如，图 10-7 显示了 2 个人（A 和 B）的最大有氧能力百分比和最大有氧能力的关系。A 的最大有氧能力为 50 ml/（kg·min），而 B 的最大有氧能力仅为 40 ml/（kg·min）。如果 A 和 B 都以相同的强度锻炼，那么 A 将以比 B 低得多的最大有氧能力百分比工作。因此，A 应该能够维持更长时间的活动。如果有效利用氧气的能力受损，日常活动可能会受到不利影响。因此，提高心肺耐力应该是所有体能训练计划的重要组成部分，并且必须作为受伤患者康复计划的一部分[15]。

不管用于提高心肺耐力的训练技术是什么，一

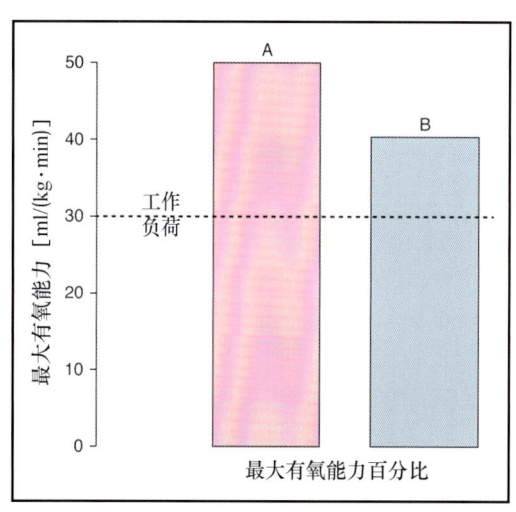

图 10-7 由于最大有氧能力的使用百分比较低，因此患者 A 应该能够比患者 B 工作更长时间

个主要目标是保持不变的：增加心肺系统向工作肌肉供应足够氧气的能力。没有氧气，身体就无法在长时间内产生能量。

## 为运动产生能量

所有生命系统都需要进行各种活动，例如生长、产生能量、修复受损组织和清除废物。所有这些活动都被称为代谢或细胞代谢。

肌肉代谢活跃而且必须产生能量才能运动。能量来自于食物中某些营养素的分解。这种能量储存在一种叫做 ATP 的化合物中，它是肌肉活动的最终可用能量形式。ATP 在肌肉组织中由血糖或糖原产生。脂肪和蛋白质也可以代谢产生 ATP。不需要被立即使用的葡萄糖可以作为糖原储存在静止的肌肉和肝脏中。肝脏储存糖原之后可以转化回葡萄糖并被转移到血液中以满足身体的能量需求[41]。

有一点很重要：作为干预措施的运动强度和持续时间会对参与活动的"燃料"的来源产生影响。"燃料"就是肌肉收缩所需的 ATP。运动强度和持续时间影响用于供应 ATP 的来源或途径；也就是说，ATP 是来自循环血糖的分解（糖酵解），还是来自 Krebs 循环和电子传递链（氧化磷酸化）？

如果运动持续时间短、强度较低（40%~50%的 $VO_{2max}$），身体会更加依赖储存在脂肪组织中的脂肪来满足其能量需求。运动持续时间越长，消耗的脂肪量就越大，尤其是在耐力项目的后期阶段。在休息和次极量运动时，脂肪和碳水化合物以大约 60% 对 40% 的比例用于提供能量。必须有可用的碳水化合物才能使用脂肪。如果糖原完全耗尽，脂肪就不能被完全代谢。不管产生 ATP 的营养来源是什么，它总是可以作为直接能量来源存在于细胞中。当所有 ATP 的来源被用尽时，必须有更多的能量来源产生才能使肌肉收缩得以继续[21,34]。

不同体育活动涉及对能量的特定需求。例如，短跑和跳跃是高能量输出活动，需要在短时间内产生相对较多的能量。而另一方面，长跑和游泳则多是单位时间内低能量输出的活动，需要长时间的能量产生。其他体育活动是高能量和低能量输出的混合。这些不同的能量需求可以通过向骨骼肌提供能量的不同过程来满足[34]。

## 厌氧与有氧代谢

肌肉组织中有两个主要的能量生成系统：无氧代谢和有氧代谢。这些系统中的每一个都会产生 ATP[21]。高强度、短期运动需要迅速获得 ATP 来满足能量需求。在高强度、短期运动中产生 ATP 的主要来源是磷酸肌酸系统。组织只储存足量的磷酸肌酸来产生 ATP 以持续约 10 秒或更短的运动。然而，经过几秒钟的高强度运动，少量储存的 ATP 就会耗尽。此时身体会利用储存的糖原作为能量来源。糖原可以被分解以提供葡萄糖，然后在肌肉细胞内被代谢以产生用于肌肉收缩的 ATP[25]。

葡萄糖可以在不需要氧气的情况下被代谢以产生少量的 ATP。这种能量系统被称为无氧代谢（在缺氧的情况下发生）。随着运动的继续，身体必须依靠更复杂的碳水化合物和脂肪代谢形式来产生 ATP。这个第二能量系统需要氧气，因此被称为有氧代谢（在有氧的情况下发生）。产生能量的有氧系统比无氧系统能产生更多的 ATP。

在大多数运动中，有氧和无氧系统同时发挥作用。两个主要能量系统的参与程度由运动的强度和持续时间决定[33]。如果在一定运动强度下氧气供应充足且能满足工作组织的需求，则该运动被认为是做有氧运动。相反，如果运动强度足够高，或者持续时间太长，没有足够的氧气来满足能量需求，运动则变成无氧运动[7]。

### 运动后过量的氧气消耗

随着运动强度的增加并且对组织而言可用的氧气量不足，缺氧就产生了。当需氧量大于供氧量时，在运动开始时（最初的 2~3 分钟内）会出现缺氧。据推测，这种氧债是由无氧运动期间产生的乳酸引起的，并且氧债必须在运动后阶段被"补偿"。然而，对于这种缺氧原因有不同的解说，目前将其称为运动后额外耗氧（excess postexercise oxygen consumption）。理论上，它是由温度升高引起的线粒体功能紊乱引起的[25]。其他解释包括"快"和"慢"部分的论据。快速的部分包括在运动开始几秒内耗尽的磷酸肌酸水平的恢复，来取代肌肉和血液含氧量的恢复。缓慢的部分是通过提供能量即呼吸频率和心率加快、儿茶酚胺和糖原异生水平升高以及乳酸转化为葡萄糖来解释的[33]。

## 维护心肺耐力的技术

几种不同的训练技术可以结合到康复计划中，通过这些技术以保持心肺耐力。当然，对于运动防护师来说，首要考虑的是损伤累及上肢还是下肢。对于上肢损伤的人，可以进行负重活动，例如步行、跑步、爬楼梯和改良的有氧运动。然而，如果损伤的是下肢，则可能需要其他非负重活动，如游泳或骑固定自行车。运动防护师的目标是在整个康复过程中尽量保持患者的心肺耐力。

下面讨论的训练技巧原则可以应用于跑步、骑自行车、游泳、爬楼梯或任何其他旨在保持心肺健康水平的活动。

### 耐力训练

耐力训练涉及以下注意事项：
- 运动频率
- 运动强度
- 运动类型
- 运动时间（持续时间）

### 运动频率

美国运动医学会（American College of Sports Medicine，ACSM）建议大多数成年人每周进行≥5天、每天≥30分钟的中等强度心肺运动训练，总计每周≥150分钟；高强度心肺运动训练每天≥20分钟、每周≥3天（每周≥75分钟）；或结合中等强度和剧烈强度的运动，以达到每周500~1000 MET/min的总能量消耗[2]。竞技运动员应每周训练6次。每个人都应该每周至少休息1天，从而让受损组织有机会自我修复。

### 运动强度

尽管关于运动强度的建议各不相同，它也是一个关键因素[18]。这在训练的早期阶段尤为重要，因为此时身体要被迫对增加的运动量需求进行大幅度调整。关于运动强度，ACSM的指南建议如下：MHR的55%/65%~90%，或最大摄氧量储备（$VO_2R$）即MHR储备[心率储备（heart rate reserve，HRR）]的40%/50%~85%[2,45]。HRR和$VO_2R$分别根据静息心率和最大心率以及静息$VO_2$和最大$VO_2$之间的差异计算得出[45]。为了估算运强度，将此值的百分比添加到静息心率和（或）静息$VO_2$，并表示为HRR或$VO_2R$的百分比。较低的强度值，即$VO_2R$或HRR的40%~49%和MHR的55%~64%，最适用于相当不健康的个体。这些强度要求运动防护师要么知道此人的最大值，要么使用预测方程来估算得到[42]。

一个重要的经验法则是在可行条件下，始终使用实际数据而不是预测数据，因为预测方程有很多局限性[42]。由于心率、耗氧量和运动强度之间存在线性关系，因此确定将心率稳定在所需水平的特定工作负荷（节奏）将成为一个相对简单的过程[43]。通过监测心率，我们知道是否因为节奏太快或太慢而无法达到所需的强度范围[15]。在选择运动强度之前，运动防护师应该考虑几个因素，包括当前的健康水平、服用药物、心血管风险状况、个人的好恶以及患者的目标和目的[19]。

#### 监测心率

有几种方法可以测量运动期间的心率反应。这些包括但不限于：桡动脉或颈动脉触诊、脉搏血氧饱和度仪器、遥测（心率监测器）和心电图。最简单的方法之一是触诊桡动脉。这种评估可以由患者或运动防护师完成。颈动脉很容易找到，尤其是在运动期间。但是，颈动脉中存在压力（气压）感受器，如果受到来自2个手指的强烈压力，心率会减慢从而给出错误的心率值。因此，桡动脉触诊被证明是最准确的心率测量方法。无论在哪里测量心率，都应在运动前、运动中（以确保达到目标强度）和运动后进行监测（以确保心率恢复）。患者试图将心率提高到特定的目标速率并在整个运动过程中保持在该水平[43]，而心率提升或降低可以通过加快或减慢步伐来达到。基于心率将在2~3分钟内达到稳定状态或稳定到规定的工作速率这一事实，运动防护师应在评估心率之前留出足够的时间，由此，在运动期间测量脉搏之前必须考虑另一个因素：患者应积极参与锻炼2~3分钟[48]。

运动防护师可以使用几个公式来确定训练目标心率[31]。要计算特定的目标心率，首先需要确定MHR。MHR的准确确定包括最大限度地运动并使用心电图监测心率。这个过程在实验室之外难以进行。MHR与年龄有关，随着年龄的增长，MHR会下降[29]。对两性个体的MHR的近似估计为：

最大心率 = 211 −（0.64× 年龄）

比如对于一个 20 岁的人，MHR 约为 198 次 / 分（211 −［0.64×20］）[29]。

HRR 用于确定目标心率范围的上下限。HRR 是最大心率（$HR_{max}$）和静息心率（$HR_{rest}$）之间的差值。

$$HRR = HR_{max} - HR_{rest}$$

差异越大，HRR 越大，潜在的运动心率强度范围越大。

Karvonen 方程用于计算一个给定运动强度百分比下的目标心率。要使用 Karvonen 方程，需要知道患者的 HRR[22]。

目标心率 = $HR_{rest}$ + 目标强度的百分比 ×HRR

当使用估算的 $HR_{max}$ 和（或）$HR_{rest}$ 时，得到的值总是预测值。因此，在计算 $HR_{max}$ 为 198 次 / 分且 $HR_{rest}$ 为 70 次 / 分的 20 岁患者中，HRR 为 128（198 − 70）次 / 分。对于中等强度的活动，心脏应在下限和上限之间的范围内工作[19]。下限是通过取 70% 的 HRR 然后加上静息心率计算得出的，即（128×0.7）+ 70 = 160 次 / 分。上限的计算方法是取 HRR 的 79% 并加上静息心率［(128×0.79) + 70 = 171 次 / 分］。

### 主观疲劳程度

除了监测心率外，还可以使用主观疲劳程度来指导运动强度[6]。在运动过程中，受试者被要求在 6～20 的数字内主观评价他们感觉到的相对努力程度（表 10-1）。

需要更高水平耗氧量和能量消耗的剧烈运动与主观疲劳程度直接相关。使用主观疲劳程度量表评级是监测正在服用药物（例如：β 受体阻滞剂）个体的运动强度的首选方法，这些药物会减弱正常心率对运动的反应。随着时间的推移，可以指导患者按照与更客观的运动强度测量直接相关的主观劳累评级强度进行运动[16,35]。

### 运动类型

耐力训练中使用的运动类型必须是有氧运动[8]。有氧运动通常涉及重复性、全身性和大肌肉动作，这些运动本质上是有节奏的并且需要消耗大量氧气、提高心率并使心率长期处于该水平。有氧运动的例子有步行、跑步、慢跑、骑自行车、游泳、跳绳、踏步、有氧舞蹈运动、轮滑和越野滑雪。

与壁球、篮球或网球运动等间歇性运动相比，这些有氧运动的优势在于：有氧运动的强度很容易通过加快或减慢节奏来调节[2]。我们知道，给定的工作强度对应一个给定的心率，而这些有氧运动使我们能够将心率保持在指定或目标水平。间歇性运动涉及不同的速度和强度，从而使得心率大幅波动。虽然这些间歇性运动会提高心肺耐力，但在强度监测方面要困难得多。需要指出的是，从园艺到有氧运动的任何类型的活动都可以提高健康水平[31]。

### 运动时间（持续时间）

为了获得最小改善的情况，患者必须参加至少 20 分钟的连续运动并将心率提高到相应运动水平。ACSM 建议的训练持续时间为 20～60 分钟的连续或间歇（全天累计最少 10 分钟）有氧运动[2]。持续时间随活动强度而变化。较低强度的运动应进行较长时间（30 分钟或更长时间）。以更高强度训练的患

表 10-1 主观疲劳程度量表

| 得分 | 口头评价 |
| --- | --- |
| 6 | |
| 7 | 非常轻松 |
| 8 | |
| 9 | 很轻松 |
| 10 | |
| 11 | 相当轻松 |
| 12 | |
| 13 | 有点难 |
| 14 | |
| 15 | 难 |
| 16 | |
| 17 | 非常难 |
| 18 | |
| 19 | 特别难 |
| 20 | |

Reprinted with permission from Borg GA. Psychophysical basis of perceived exertion. Med Sci Sports Exerc. 1982; 14: 377.

者应至少训练 20 分钟或更长时间，"因为'全面健康'很重要，并且它可以通过增加锻炼的持续时间更容易达到。由于高强度运动存在潜在危害和依从性问题，建议不参加体育比赛的成年人进行持续时间较长的中等强度运动"[2]。

一般来说，运动的持续时间越长，心肺耐力的改善就越大。

### 临床决策练习 10-4

你的冰球运动员们总是在比赛开始后不久就感到力竭。什么类型的训练最能帮助他们提高身体素质，特别是针对他们的运动项目？

## 高强度间歇训练

与耐力训练不同，高强度间歇训练（high-intensity interval training，HIIT）涉及的运动更加有间歇性[24]。高强度间歇训练由相对高强度的活动和主动性恢复的交替阶段组成。与持续运动相比，它使在更长时间段内以更密集的运动负荷执行更多的运动成为可能。在耐力训练中，最理想的运动强度为 MHR 的 60%～80%。显然，在 20 分钟内以相对较高的强度持续运动是极其困难的。高强度间歇训练的优势在于它允许在短时间内以 MHR 的 80% 或更高的强度水平运动，紧接着是主动的恢复期，在此期间可能仅以 MHR 的 30%～45% 运动[26]。因此，它的锻炼强度和持续时间可能比耐力训练更大。

高强度间歇训练有几个重要的考虑因素。训练期是指实际进行持续运动的时间，恢复期是训练期之间的时间间隔。一组指的是多个训练期与恢复期的结合，重复次数是指每组里训练期/恢复期的数量。训练时间或间隔是指训练的频率或间隔。训练/恢复比表示训练期与恢复期的时间比。

高强度间歇训练的一个例子是患者在固定自行车上锻炼。间歇训练包括 10 次重复以最大速度蹬踏 20 秒，然后以最大速度的 40% 蹬踏 90 秒。在这个高强度间歇训练期，心率可能会在以最大速度蹬车时增加到最大水平的 85%～95%，而在恢复期间可能会下降到最大水平的 35%～45%。

老年人在使用高强度间歇训练作为提高心肺耐力的方法时应谨慎。在运动期间达到的强度水平可能太高，从而给老年人带来过高的风险。

### 临床决策练习 10-5

在高强度间歇训练中，运动员在训练期和主动恢复期应该以什么强度进行训练？

## 热量阈值和目标

运动的持续时间、强度和频率之间的相互作用会产生运动过程中的热量消耗。热量消耗的总量对各种各样的患者都很重要，包括那些对减肥感兴趣以及那些接受非常艰苦的训练方案的患者。被普遍接受的观点是，与锻炼计划相关的健康益处和训练变化与训练期间完成的总做功（以热量消耗表示）相关[2]。能引起 $VO_{2max}$ 的提升，体重减轻，或降低过早患慢性病风险的这些热量阈值可能不同。ACSM 建议每天在运动或身体活动中消耗 150～400 kcal 的能量[2]。每周 1000 kcal 的消耗应该作为那些以前没有从事过规律运动的人的初始目标。我们应该助力患者向推荐上限努力（每天 300～400 kcal）以获得最佳健康水平。使用与给定运动相关的 MET 和以下公式[2]可以轻松完成热量消耗的估算：

$$热量消耗（kcal/min）= [MET \times 3.5 \times 体重（kg）] \div 200$$

有许多图表可以来估算以用 METs 表示的强度的运动。如果以 6 METs 的强度为一个 70 kg 体重的人设定消耗 1000 kcal 的每周目标，则热量消耗将计算如下：

$$（6 \times 3.5 \times 70 \text{ kg}）\div 200 = 7.35 \text{ kcal/min}$$

在 6 METs 的运动强度下，患者需要每周运动 136 分钟才能达到 1000 kcal 的目标。如果患者想每周锻炼 4 天，则需要每天锻炼 34 分钟。

减肥的主要目标是消耗或燃烧比摄入（吃下）更多的热量。运动期间消耗的热量与饮食中的热量的差值能计算出减轻体重所需的总热量赤字[34]。上述患者可以每天减少 400 kcal 的摄入量。通过限制饮食这将总计达 2800 kcal。然后将这些热量加上用于锻炼的 1000 kcal 中。1 磅脂肪相当于 3500 kcal。在示例中，减少的热量摄入加上用于运动的热量消耗总共为 3800 kcal，相当于在 1 周内减重略多于 1 磅。

## 耐力训练和高强度间歇训练相结合

如上所述，大多数身体活动涉及某种有氧代谢和无氧代谢的组合[32]。耐力训练通常在主要使用有氧系统的强度水平下进行。在高强度间歇训练中，强度大到足以引发更大比例的无氧代谢[26]。因此，对于经常运动的患者，运动防护师应将这两种训练技术结合到康复计划中以最大限度地提高患者的心肺功能[14]。

## 停止训练

体能锻炼促进了一系列的生理功能改变，其中包括线粒体大小和数量的增加、毛细血管床密度的增加、静息和运动心率、血压、心肌耗氧量的变化以及 $VO_{2max}$ 的改善，等等。所以，逻辑上讲，如果去除刺激因子（运动），这些变化就会消失[20]。长期不运动与上述变化的逆转有关。功能的改善可能会在短短12天到长达几个月的时间内消失甚至发生上述变化的完全逆转[20]。

## 总　结

1. 运动防护师应定期将有助于维持心肺耐力水平的运动纳入康复计划。
2. 心肺耐力涉及心脏、肺、血液和血管的协调功能，它们为工作组织提供足够的氧气。
3. 心肺功能的最佳指标是组织使用氧气的最大速率。
4. 心率与耗氧率直接相关。因此，可以通过监测心率预测某一氧气使用率下的运动强度。
5. 有氧运动是一种强度低、持续时间短，有足量氧气以满足组织活动需求的运动。
6. 在无氧运动中，运动强度太大以至氧的消耗速度超过了供给；因此，在工作组织恢复其正常静息状态之前必须要填补这个氧气缺口。
7. 维持心肺耐力的耐力训练包括选择一项本质上的有氧运动，每周至少训练3次，持续时间不少于20分钟且心率至少上升到最大心率的60%。
8. 高强度间歇训练包含交替进行的相对高强度运动以及主动的恢复期。与耐力训练相比，它还允许在相对较高的运动负荷下进行更多的运动。
9. 当考量降低与功能能力改善相关的死亡率和发病率时，有氧运动是一个非常强大的工具。具有运动处方和测试原理知识经验的治疗师最有能力确保干预措施的安全性和有效性。

## 临床决策练习解决方案

**练习 10-1**　频率、强度、类型和时间。所有这些都应该针对她运动项目的需求。例如，当她在比赛中进行短时爆发的运动时，高强度间歇训练比耐力训练更能为她带来好处。她的训练计划还应包括灵活度和敏捷度训练，从而提高她的功能表现。

**练习 10-2**　他的静息心率和血压应该明显下降。这是由于每搏输出量和心输出量的增加。随着静息代谢率的增加，能量消耗提升，他的体脂百分比应该会降低。

**练习 10-3**　他可能达到了最大有氧能力。每个人遗传的有氧能力范围都是有限的。一旦运动员达到该范围的上限，就不太可能出现进一步的显著改善。

**练习 10-4**　在这种情况下，高强度间歇训练是最好的，因为这项运动需要被短恢复期间隔开的快速冲刺。

**练习 10-5**　运动员在训练期应以他MHR的85%～90%运动，并在主动恢复期以他MHR的35%～45%运动。

（Patrick Sells，DA，CES　William E. Prentice，
PhD，PT，ATC，FNATA　著
杨　越　译　徐晓天　赵明明　审）

## 参考文献（扫描二维码获取）

# 第三篇

# 康复工具

第 11 章　康复治疗中的增强式运动

第 12 章　康复治疗中的开链与闭链运动

第 13 章　康复治疗中的关节松动及牵引技术

第 14 章　康复治疗中的本体感觉神经肌肉促进技术

第 15 章　康复治疗中的水疗

第 16 章　康复中的功能性进阶和功能性测试

# 第 11 章　康复治疗中的增强式运动

**完成本章学习后，读者应具备以下能力**

- 定义增强式运动并确定其在康复计划中的功能。
- 描述增强式训练中涉及的机械、神经生理和神经肌肉控制机制。
- 清楚在开始增强式训练计划之前应如何进行生物力学评估，以及稳定性、动态运动和灵活性的测量。
- 了解如何通过改变强度、运动量、频率和恢复来修改增强式训练计划。
- 讨论如何将增强式训练整合到康复计划中。
- 认识到康复训练中不同增强式运动的价值。

## 什么是增强式运动

在运动训练和运动损伤康复中，特定的概念已成为确定训练计划中恰当项目选择和锻炼顺序的重要参数。跳跃是篮球、排球、体操和有氧舞蹈等众多体育活动中固有的动作。甚至跑步也是一系列重复的跳跃与着陆动作的循环。因此，应该在整体训练计划的设计和实施中使用跳跃训练。

高水准的运动表现需要技巧和力量。大多数运动中的技巧结合了天生的运动能力和后天学习到的某项运动中的专业能力。大多数运动的成功取决于肌肉力量产生的速度，或称为爆发力。多年来，体能训练计划一直试图通过增强力量产出系统来最大限度地提高爆发力。因为爆发力结合了力量和速度，所以可以通过增加肌肉的做功、力量或减少产生力量所需的时间来增强爆发力。虽然重量训练可以使力量增加，但运动速度会受到限制。产生肌肉力量所需的时间是增加爆发力输出的重要变量。增强式训练（plyometrics）是一种尝试将运动速度与力量结合起来的训练形式。有大量研究证据表明，增强式训练非常适合增强肌肉爆发力[24,55]。增强式训练应与其他类型的力量、体能和特定运动练习相结合，从而组成一个全面和完整的训练计划[32]。

在过去 30 年中对健康人群的大量研究表明，增强式训练是一种非常受欢迎的体能锻炼方式[59]。增强式训练的起源可以追溯到东欧，在那里它被简称为跳跃训练[26,27,66-68]。跳跃训练已被证明是一种有效的身体体能锻炼方式，它可以促进与运动相关的健康、预防损伤并提高运动表现[22]。增强式训练一词是由美国田径教练 Fred Wilt 创造的[73]。该术语的发明令人困惑。Plyo- 来自希腊语 plythein，意思是"增加"，"*metric*"的字面意思是"测量"。实际上，增强式训练被定义为一系列快速、带有爆发力的身体自重抗阻运动，它涉及预拉伸肌肉和激活肌肉纤维的拉伸–收缩周期，从而产生更强的向心收缩。它利用拉伸–收缩周期来增加肌肉动作速度、力量和爆发力[7,17]。高效利用拉伸–收缩周期是跳跃表现的关键因素，这个过程伴随着肌肉动作中弹性能量的积累，它能促进后续行动中更多的机械力学活动。

在 20 世纪 60 年代末和 70 年代初，当东方集团国家开始在以爆发力为主的运动中占主导地位后，他们的训练方法成为关注的焦点。1972 年奥运会之后，在一些教练杂志上开始出现一些文章，它们概述了苏联人用来提高速度的一种奇特的新跳跃系统。

100米金牌得主瓦列里·博尔佐夫（Valery Borzov）将他的成功归功于增强式训练。事实证明，东方集团国家不是增强式训练的发起者，而只是应用者。这种跳跃训练的系统多年来一直被美国教练用作一种体能训练方式。跳绳和跳台都被用来提高速度和反应时间。这种训练方法的归纳整理要归功于传奇的苏联跳跃教练 Yuri Verhoshanski，他在20世纪60年代后期开始将这种各式各样的跳跃练习结合到一个有条理的训练计划中[66-68]。增强式训练的主要目的是提高神经系统的兴奋性，以提高神经肌肉系统的反应能力[70]。因此，任何使用肌肉牵张反射来产生更强大收缩肌肉反应的运动本质上都是增强式训练。运动员和日常生活活动中的所有运动模式都涉及重复拉伸-收缩周期。

现在让我们想象一名跳跃运动员准备将水平能量转换为垂直能量的动作。由于在跳跃前迈出了最后一步，负重腿必须停止向前的动量并将其转变为向上的方向。发生这种情况时，肌肉会经历一次离心收缩以减慢运动速度并预拉伸肌肉。该预拉伸能量随即以相等的强度但相反的方向释放，由此产生动能。神经肌肉系统必须快速反应以产生向心缩短收缩来防止跌倒并产生向上的方位改变。大多数优秀运动员自然会很容易地表现出这种在最短的时间内最大限度地利用储存的动能来提高爆发力输出和速度的能力[44]。天赋较差的运动员可以训练这种能力并增强他们的爆发力产生。因此，必须使用特定的功能锻炼来强化这种快速的方位转变，让患者和运动员为恢复活动做好准备[23]。因为增强式锻炼通过生物力学方法准确地训练特定的动作，肌肉、肌腱和韧带都从功能上得到了加强。

早期许多关于增强式训练的文献都集中在下肢[1]。因为运动项目中所有动作都涉及一系列重复的拉伸-收缩周期，所以可以使用增强式训练原理来增强其他运动训练的特异性或需在最短时间内产生最大肌肉力量的活动。无论运动员做的是跳跃还是投掷动作，相关关节周围的肌肉组织必须先伸展然后收缩以产生爆发性的动作。考虑到过顶投掷过程中对肌肉的需求，增强式训练被提议作为过顶投掷运动员的一种体能训练方式[69,72]。虽然原理相似，但应该在上肢训练中应用不同形式的增强式训练来练习伸展-收缩周期。研究表明，结合使用上肢增强训练和力量训练不仅可以提高上肢表现，还可以降低常见的上肢损伤风险因素[61]。此外，因为上肢的肌肉质量和功能类型比下肢小，上肢增强训练计划的强度通常与下肢相比较低。

在提供稳定度和力量的重要联系方面，腹部和腰椎核心肌肉的作用不容忽视。这些肌肉的增强式训练可以结合在单独的训练和功能性活动中。

## 运动人群中的增强式训练

在运动人群中，力量的增加最终会转化成为运动表现的提升[7]。对于提升肌肉力量，结合抗阻训练和涉及离心、向心和等长收缩的增强式训练应该会提供最大程度的改变[6,32]。对于在许多体育活动中的增强式训练，运动员通过做爆发力动态动作已经展示了例如跳跃[60]、转身、冲刺[14,33]、急停、启动以及变速和变向[2,32,59]。垂直跳跃、冲刺表现和敏捷测试通常用于研究和应用环境中，以研究增强式训练对从事团队运动的运动员身体素质的影响[56,59]。研究表明，增强式训练可以提高速度[25,35,48]、敏捷性[3]、平衡以及肌肉力量和爆发力[45]。多项研究证实，增强式训练可有效提高包括足球[55,56]、篮球[3,47]、排球[46,49]和手球[34]在内的团队运动的弹跳能力。

## 增强式训练的生物力学和生理学原理

增强式训练的目标是减少产生离心肌肉收缩和开始克服向心收缩之间所需的时间[54]。正常的生理运动很少从静态的起始位置开始，而是先进行离心预拉伸使肌肉负载并为随后的向心收缩做好准备[16]。这种离心-向心肌肉收缩的耦合被称为拉伸-收缩周期。

在从快速离心肌肉收缩（减速阶段）到快速向心肌肉收缩（加速阶段）的过渡期间，拉伸-收缩周期启动[5,43,48]。拉伸-收缩周期利用肌肉纤维和结缔组织的弹性特性在减速阶段储存弹性能量并在稍后的加速阶段释放，从而增强了肌肉的爆发力输出[51]。这种拉伸-收缩周期的生理学可以分解为2个组成部分：本体感觉反射和肌肉纤维的弹性特性[70]。这些组成部分共同作用以产生反应，但分开讨论有助于理解。

## 机械特性

肌肉的力学特性最好用3组分模型表示（图11-1）。收缩组成部分（contractile component，CC）、系列弹力组成部分（series elastic component，SEC）和平行弹力组成部分（parallel elastic component，PEC）相互交织产生力的输出。虽然收缩组成部分通常是运动控制的焦点，但当肌肉伸长时，SEC和PEC在为单一肌纤维提供稳定性和完整性方面也发挥着重要作用[70]。在这个伸长过程中，能量以动能的形式被储存于肌肉组织中。

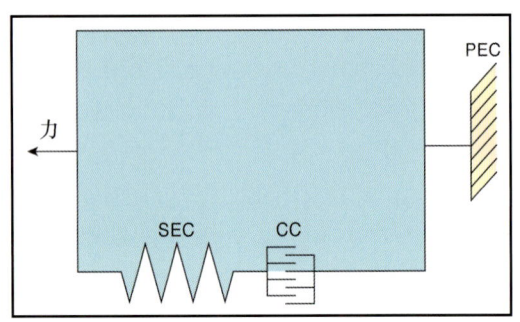

图11-1　三组分模型

当肌肉以向心方式收缩时，产生的大部分力来自于肌纤维细丝间的相互滑动作用。通过SEC的传导力量可以在外部读数中显示。当发生离心收缩时，肌肉会像弹簧一样伸长，通过这种伸长，SEC也被拉伸并参与力量的产生。因此，总体产生的力是收缩部分和SEC拉伸产生的力的总和。

举例说明，就像橡胶带的拉伸，当对它施加拉力，势能会被储存并在它回归原来长度时被释放。已有文献记载，在离心收缩之前向心肌肉力量会显著增加[4,8,13]。这种增加可能部分是储存弹性势能的结果，因为肌肉能够使用SEC产生的力量。当肌肉以向心方式收缩时，储存在SEC中的弹性势能可以被恢复并用于增强收缩[41]。这种使用储存的弹性势能的能力受到以下3个变量的影响：时间、拉伸幅度和拉伸速度[30]。

向心收缩只有在之前的离心收缩是小活动范围并且无延误地迅速产生的情况下才能被增强[4,8,13]。Bosco和Komi比较有阻尼和无阻尼跳跃，实验结果证明了这个概念[8]。无阻尼跳跃着陆时膝关节屈曲最小，然后立即反弹跳跃；对于阻尼跳跃，膝关节屈曲角度明显增加。然而，无阻尼跳跃的爆发力输出要高得多。这是因为在阻尼跳跃中看到的膝关节屈曲增加降低了肌肉的弹性行为，并且储存在SEC中的潜在弹性势能以热量的形式损失。类似的研究是与原地垂直跳跃相比，当跳跃之前有反向运动时会产生更大的垂直跳跃高度[4,9,10,40]。

参与收缩的肌纤维类型也会影响弹性势能的储存。Bosco等注意到慢肌纤维与快肌纤维的弹性势量回弹的差异[11]。该研究发现，快肌纤维对高速、小幅度的预拉伸有反应。被利用的弹性势能的总量与储存的量成正比。当对肌肉进行长时间、缓慢的拉伸时，慢肌和快肌纤维所储存弹性势能的量是几乎相同的，然而，慢肌纤维能更大程度地利用这种储存的能量。这种趋势表明慢肌纤维可以更有效地利用弹道（弹震式）运动中的弹性势能，其特征是在拉伸-收缩周期中的久而缓慢的预拉伸。

## 神经生理机制

本体感觉牵张反射是在牵拉-收缩周期中产生力的另一种机制[15]。位于肌肉内的机械感受器提供有关肌肉牵拉程度的信息。这些信息被传递到中枢神经系统，并能够影响肌肉张力、运动执行和运动注意[70]。主要负责牵张反射的机械感受器是高尔基腱器官和肌梭[42]。肌梭是一个复杂的拉伸感受器并平行位于肌纤维内。关于肌梭长度和拉伸速度的感觉信息会被传输到中枢神经系统。如果周围肌纤维的长度小于肌梭的长度，则来自肌梭的神经冲动的频率降低。当肌梭被拉伸时，会产生传入感觉反应并传递到中枢神经系统。

来自大脑皮质和皮质下水平的神经冲动反过来又被送回肌肉，引起运动反应[62]。随着肌肉收缩，肌梭上的拉伸得到缓解从而消除了原先的刺激。肌梭响应的强度是由拉伸速率决定的[42]。肌肉负荷越快，肌梭的受激惹频率越高并由此产生越大的肌肉收缩。

高尔基腱器官位于肌腱内，靠近肌纤维与肌腱的连接点。与肌梭的促进作用不同，高尔基腱器官通过促进张力抑制反射来抑制肌肉活动。因为高尔基肌腱器官与收缩的肌肉纤维串联排列，它们会因肌肉内的张力或拉伸而被激活。激活后，感觉冲动被传送到中枢神经系统。这些感觉冲动会抑制主动肌及其协同肌的α运动神经元，从而限制力量的产生。当发生向心性收缩时，由于周围的肌肉纤维正在缩短，肌梭的活动也就减少。当离心性收缩时，肌肉牵张反射会在伸长的肌肉中产生更大的张力。当肌肉内的张力达到潜在危害的水平时，高尔基体腱器官会激发从而减少肌肉的兴奋。肌梭和高尔基腱器官系统相互对抗，产生越来越大的力量。来自大脑的下行神经通路会帮助平衡这些力，并最终会控制决定哪种反射将占主导地位[57]。

肌纤维伸长的程度取决于3个生理因素。纤维长度与施加在肌肉上的拉伸力成正比。最终的伸长或形变也取决于单个肌纤维的绝对强度。抗拉能力越强，纤维延长的程度就越小。伸长的最后一个因素是肌梭产生神经生理反应的能力。敏感性水平低的肌梭难以适应快速伸长，因此对伸长刺激的反应较弱。增强式训练将有助于增强神经肌肉控制[15]。

在拉伸-收缩周期内观察到的力量增加是弹性势能的储存和肌肉牵张反射共同作用的结果[4,8-9,12-13,31,66]，但两者的贡献比例尚未可知[9]。产生的力量取决于离心收缩和向心收缩之间的时间范围[13]，这个时间窗被定义为摊还阶段（amortization phase）[20]。摊还阶段是离心收缩和向心收缩之间的肌电延迟，在此期间肌肉必须从现有运动转换为向相反方向的加速运动。Komi发现在拉伸-收缩周期中，肌肉产生最大张力的时间是在肌肉延长阶段向肌肉向心性收缩转换时[39]。本研究的结论是，摊还阶段时间的增加将导致力量产生的减少。

生理表现可以通过增强式训练的多种机制得以改善。有证据记录牵张反射速度增加时肌肉收缩强度相应地增加，这最可能归因于额外的运动单位在此过程中得到更好的募集[17,28]。力-速度关系表明肌肉受到负荷的速度越快或离心伸长速度越快，合力输出就越大。离心伸长也会对肌肉纤维的弹性成分施加负荷。牵张反射还可能通过募集额外的肌肉纤维来增加肌肉的硬度[17,28]。这种额外的硬度可以使得肌肉系统以弹性回缩的形式运用更多的外部应力[17]。

增强式训练可以增加力量或爆发力输出的另一种可能机制涉及高尔基腱器官对力量产生的抑制作用。由于高尔基腱器官作为张力抑制反射限制了可以产生的力的大小，它的激惹阈值就成为了一个限制因素。Bosco和Komi提出，增强式训练可以使高尔基腱器官脱敏，从而提高抑制水平[8]。如果抑制水平提高，肌肉骨骼系统就可以产生大量的力和负荷。

## 神经肌肉协调

增强式训练可能会提高肌肉表现的最后一个机制是关于神经肌肉协调，肌肉收缩的速度会受到神经肌肉协调的限制。换句话说，无论肌肉多么强壮，身体都只能在一定的速度范围内运动。肌肉的爆发性预拉伸训练可以提高神经效率，从而提高神经肌肉的表现。增强式训练可以促进神经肌肉系统的变化，使个体能够更好地控制收缩的肌肉及其协同肌，即使在没有肌肉适应的情况下也能产生更大的力量[22]。这种神经适应可以通过增强神经系统的自主性而提高表现。

总之，有效的增强式训练更多地依赖于拉伸的速度而不是拉伸的长度。重点应集中在减少摊还阶段的时间上。如果摊还阶段很慢，则弹性势能会以热量的形式损失并且牵张反射也无法激活。相反，如果个体可以越快地克服离心性运动转变为向心性运动，训练效果就越强。

> **临床决策练习 11-1**
>
> 一名高中女子篮球运动员正在参加一项涉及跳台和着地反弹跳跃的季外训练计划。将这些活动与增强心血管健康的跑步计划相结合后，她现在反映单侧腘旁疼痛，膝关节疼痛严重到她无法参加增强式训练计划。教练认为运动员需要同时进行体能训练和爆发力训练，并想知道可以做些什么来提高运动员的表现而不增加膝关节疼痛。你能怎么帮助她？

## 项目计划制订

特异性是任何训练计划的关键概念。应该研究并将运动相关的特定活动分解成基本动作模式。然后根据个人的耐受力以渐进的方式加强这些特定的运动模式。增强式训练计划的制订应首先建立在一个充足的力量基础上，这能使身体在之后可以承受住施加在其上的巨大压力。由于肌肉横截面积的增加，更好的力量基础将能产生更大的力量。此外，更大的横截面积可以有助于SEC从而存储更多的弹性势能。

增强式训练的特点是肌肉骨骼复合体的快速离心负荷[17]。这种类型的运动通过训练神经肌肉系统，使其更容易适应增加的力量负荷[17]。此外，通过利用牵张反射，神经系统对以最大速拉伸的肌肉更容易做出反应。由于增强式训练试图微调神经肌肉系统，因此所有训练计划的设计都应考虑到特异性[53]。该目标将有助于在功能恢复过程中，确保身体为接受施加在其上的压力做好准备。

## 增强式训练的先决条件

### 生物力学检查

在开始增强式训练计划之前，应进行粗略的生物力学检查和一系列功能测试，以确定潜在的禁忌证或预防措施。下肢的生物力学应该是健全的，以帮助确保稳定的支撑基础和正常的力传递。下肢的生物力学异常不是增强式训练的禁忌证，但如果不加以解决，可能会导致应力性过度使用损伤。在开始增强式训练之前，必须有足够的稳定肌肉组织的力量基础。

在开启增强式训练前，进行功能测试对检查足够的力量基础非常有效。下肢力量不足会导致落地时失去稳定性，还会因高冲击力而增加负重组织吸收的压力，它们会降低表现并增加受伤的风险。东方集团国家在开始下肢增强式训练之前会给下蹲练习设置一个一次最大完成重量，这个重量为个人体重的1.5~2倍[17]。也就是说，在开始增强式训练前，一个体重200磅的人必须在下蹲时承重300~400磅。然而实际情况下，满足这个最低标准的人并不多。于是，临床和实践经验发现，个体可以在没有上述腿部力量的情况下开始增强式训练[17]。Chu提倡使用一个简单的功能参数来确定一个人是否足够强壮以启动增强式训练计划[18,19]：用体重的60%重量进行爆发式下蹲测试，要求其在5秒内重复5次下蹲。如果他不能完成这项任务，训练计划的重点应该再次集中在力量训练上，以建立足够的基础。

> **临床决策练习 11-2**
>
> 一名大学田径短跑运动员在她的体能教练的指导下开始进行季外增强式训练计划，包括跳台和高抬腿训练。患者在田径赛季的后半段经历了上段腘绳肌Ⅱ度拉伤，所以对开始增强式训练计划很犹豫。我们可以做些什么来预防上述损伤再次发生？

由于离心肌肉力量是增强式训练的重要组成部分，因此确保拥有足够的离心力量基础尤为重要。在允许个人开始增强式训练方案之前，应该启动一个专注于下肢离心力量的闭链稳定性训练计划。除了以功能性方式加强力量外，闭链负重练习还能让个人使用功能性运动模式。这也适用于上肢训练，在开始增强训练计划之前也需要具备足够的上肢力量。闭链运动包含壁式俯卧撑、传统俯卧撑及它们的变式动作在内，结合功能性测试可用于确定上肢增强式训练的准备情况[31,64,65]。一旦通过测试，应在参加增强式训练计划时遵守训练安全指导。

### 稳定性测试

开始增强式训练前的稳定性测试可分为两个子类别：静态稳定性测试和动态动作测试。静态稳定性测试确定个人对身体稳定和控制的能力。为姿势提供支撑的肌肉必须足够强壮以承受爆发性训练的压力。

静态稳定性测试应该从复杂性低的简单运动开始，然后逐渐挑战更困难的复杂性高的技能。下肢稳定性的基础着重在于单腿力量，可以通过让受试者闭上眼睛来增加运动难度。基础的静态测试是保持30秒的单腿站立和单腿25%下蹲（表11-1）。在开始增强式训练之前，个人应该能够在睁眼和闭眼的情况下单腿站立30秒。在此过程中，应观察个体的四肢关节是否颤抖或摆动。如果负重关节在一个方向上的动作比另一个方向多，则需要评估产生反方向动作的肌肉组织是否存在肌力不足。如果确定肌力不足，则应限制个人的训练计划并把重心放在单独强化薄弱肌肉。在开始动态跳跃练习前，进行25%下蹲时支撑腿不应有摆动。在一个人满足了单腿静态站立和单腿25%下蹲的要求后，就可以开始更多的离心能力动态测试。

一旦个人拥有稳定的力量，关注点就需要转向发展和评估离心收缩的力量。在高强度、大训练量

表 11-1 增强式静态稳定性测试

| 单腿站立 | 单腿 25% 下蹲 | 单腿 50% 下蹲 |
| --- | --- | --- |
| 30秒 | 30秒 | 30秒 |
| ● 睁眼 | ● 睁眼 | ● 睁眼 |
| ● 闭眼 | ● 闭眼 | ● 闭眼 |

的增强式训练中，离心能力是限制因素。离心强度可以通过原地跳跃测试来评估。如果一个人的摊还阶段过长或从离心收缩到向心收缩的转换太缓慢，则表示离心强度水平不足。

### 动态动作测试

动态动作测试评估个人产生爆发性和协调性动作的能力。下肢可以使用垂直跳跃或单腿跳远距离测试（见图 16-21B 和图 16-22）。研究人员调查了单腿跳远距离的使用以及膝伤后重返比赛的决定因素。对于对称性，患者测试的及格线为 85%。受测腿需要被测试两次并记录两次测试的平均值。未受测腿以相同的方式进行测试，然后将未受测腿的分数除以受测腿的分数并乘以 100，这提供了对称指数分数。另一项可用于确定个人是否准备好进行增强式训练的功能测试是跳远距离，它应等于个人身高。

对于上肢，掷球可以用作功能评估。坐姿单臂掷球是一种用于测量上身力量的测试（见图 16-4）。为了进行这项测试，患者应坐直且背部靠在椅子靠背上，握住球（男性 4 公斤；女性和青少年 2 公斤）时，患者尽量胸前传球将球掷得越远越好，同时保持背部与椅子的接触。重复这一过程，直到测量到最长的掷球距离。使用抛球到患者胸部的距离作为测量距离。从表 11-2 中可以看出，男性小于 17 英尺，女性小于 15 英尺是力量薄弱的指征。

仰卧起坐投掷测试是评估腹部和背阔肌力量的绝佳测试。仰卧起坐评估核心力量，而头顶投掷评估背阔肌和躯干力量。进行此测试时，患者仰卧，膝关节屈曲，双脚平放在地上，同时双手握住一个球（男性 4 公斤；女性和青少年 2 公斤），球直接位于患者头上方如同足球掷界外球。接下来，让患者尝试坐起来并尽可能将球扔远。重复这一过程，直到测量到最长的掷球距离。使用抛球到患者胸部的距离作为测量距离。

### 柔韧性

由于肌肉骨骼系统承受了很大的压力，增强式训练的另一个重要先决条件是一般和特定的柔韧性。因此，所有增强式训练课都应该从综合热身和柔韧活动项目开始。热身应产生轻微的出汗[37]。柔韧性锻炼计划应针对增强式训练中涉及的肌肉群，并应包括静态和短时间动态拉伸技术[36]。

### 增强式训练先决条件总结

当个体可以通过单腿深蹲或足量的上肢和核心球投掷证明了其自身基本的静态和动态控制时，可以开始低强度原地增强式训练。增强式训练应包括低强度的训练，并以特定的方式缓慢递进。随着技能和力量基础的增加，可以引入中等强度的增强式训练[18]。拥有大重量训练背景的成年患者可以加入高强度的弹道（弹震）-反应型增强式锻炼。一旦完成初级、中级或高级训练者的分类，就可以针对个体设计并启动增强式训练计划了。

## 增强式训练设计

与任何体能训练计划一样，可以通过训练变量调控增强式训练计划：身体动作方向、个体体重、运动速度、负重、强度、总量、频率、训练年龄和恢复间隔（表 11-3）。

**表 11-2　坐姿单臂抛球测试**

| | 距离（英尺） | | | |
|---|---|---|---|---|
| | 优秀 | 良好 | 一般 | 需努力 |
| **女性** | | | | |
| 成人 | ＞21 | 17～21 | 15～17 | ＜15 |
| 少年（＜16岁） | ＞19 | 16～19 | 14～16 | ＜14 |
| **男性** | | | | |
| 成人 | ＞24 | 20～24 | 17～20 | ＜17 |
| 少年（＜16岁） | ＞20 | 18～20 | 15～18 | ＜15 |

### 表 11-3　Chu 的增强式训练分类

| |
|---|
| 原地跳跃 |
| 站立式跳跃（最大发力） |
| 多重反应跳跃（双脚离地）和单腿跳跃 |
| 着地反弹跳跃和跳台练习 |
| 跑步式跨步跳 |

## 身体运动方向

身体水平运动比垂直运动压力小，这依赖于患者的体重和跳跃过程中表现出的技术熟练程度。现有研究已证实，垂直、水平以及垂直和水平组合型跳跃可以显著提高爆发力、平衡力和间歇性耐力。此外，垂直和水平练习的组合似乎更能提高运动表现[56]。

### 临床决策练习 11–3

青少年足球联赛球队（10～11 岁组）的教练想要为球队制订一个增强式训练计划。在该训练的强度方面，教练遇到了一些来自家长的阻力。教练已安排与家长会面，并希望您与他们就增强式训练进行讨论。运动防护师应该在这次会议上解答哪些问题？

## 个体体重

体重越重，对个体的训练要求就显得越高。因为对于体重较轻的个体来说是低要求的原地跳跃，可能对重量级患者而言是高要求活动。

## 运动速度

在例如单腿跳跃或跑步式交替腿跨步跳跃的练习中，运动速度的加快会提高对个人的训练要求。

## 负重

负重可以显著提高训练要求。但不要将负重提升太高以至于显著减慢运动速度。

## 强度

强度可以定义为用力程度。对于传统的举重，可以通过改变举重的重量来改变强度。对于增强式训练而言，强度可以通过所进行的运动类型来控制。双腿跳跃比单腿跳跃压力小。与所有功能性锻炼一样，增强式锻炼计划应该从简单进展到复杂的活动。强度可以通过改变特定的练习得以进一步增加。负重或提高台阶或跳台的高度也会增加运动强度[29]。

## 总量

总量是在单次锻炼中完成的工作总量。通过重量训练，总量可以被记录为举起的总重量（重量 × 重复次数）。通过计算足部（触碰物体）的接触总数可以测量增强式训练的总量。任何一次训练中推荐的足部接触量将与运动强度成反比。初学者应该从低强度运动开始，接触量约为 75～100 下。随着能力的提高，总量可以增加到 200～250 下的中低强度足部接触。

## 频率

频率是在一个训练周期内进行锻炼的次数。对于重量训练，运动频率通常为每周 3 次。然而，目前还没有针对增强式训练的频率的研究。因此，提高运动表现的最佳训练频率是未知的。有人建议在下一次训练刺激之前必须休息 48～72 小时才能完全恢复[18]，训练强度在决定训练频率方面也会起重要作用。如果没有足够的恢复期，肌肉疲劳会导致神经肌肉反应时间的相应增加。初学者应该在两次训练之间留出至少 48 小时的时间。

## 训练年龄

训练年龄是个人参加正式锻炼计划的年龄。在年轻的受训者中，整体训练要求应保持在较低水平。青春期前和青春期的男女会参与更激烈的身体锻炼计划。已有研究证明，能最大化青年运动员对增强式训练的适应性反应的最佳年龄是在 10～13 岁和 16～18 岁。

在 13～16 岁，尽管接受了更多的锻炼，身体对增强式训练的适应程度仍较低[50]。这其中许多锻炼包含了增强式训练。由于青少年运动项目涉及增强式动作，因此这些运动的训练也应涉及增强式活动。文献中没有关于增强式活动对人体关节软骨和长骨生长影响的长期数据。研究表明，增强式训练确实可以提高青春期前个体的力量，并且增强式训练可能有助于增加年轻女性的骨矿物质含量[25,74]。

## 恢复间隔

恢复是运动组之间的休息时间。对这个变量的调控将取决于目标是增加爆发力还是肌肉耐力。因为增强式训练本质上是无氧运动，所以应该使用更长的恢复期来恢复代谢储备。对于爆发力训练，运动-休息比应为1:3或1:4。这个时间范围将获得训练组间的最大恢复。对于耐力训练，运动-休息比可以缩短到1:1或1:2。耐力训练通常使用循环训练，即个体从一个练习组移至另一个练习组且中间尽量少休息。

开始时增强式训练计划应该强调离心对比向心肌肉收缩的重要性。我们应强调拉伸-收缩周期与摊还时间减少的相关性。下肢增强式训练开始于低强度的原地跳跃和多重反应跳跃。个人应当接受正确锻炼技巧的指导。在所有着地时，脚应该几乎是平的，并且应该鼓励"一触即离"，就像是着地在热煤层上，而目标是尽快从着地反转，只在地面上接触极短的时间。

> **临床决策练习 11-4**
>
> 一名大学边锋球员在季外期设定了个人目标：将他的体重从目前的270磅增加到290磅，还想提高自己在边界的速度。他开始进行传统的力量训练和有氧训练计划，并想在项目中加入增强式训练。他的体重是否是增强式训练计划的禁忌证？

增强式训练计划的成功取决于训练变量的控制、修改和调控。一般来说，随着运动强度的增加，训练量会减少。其推论是，随着训练量的增加，强度会降低。成功控制这些变量的关键是保持变通并倾听关于个人身体情况的信息。身体对锻炼的反应将决定推进的速度。每当对运动强度或运动量有疑问时，最好保守估计以防止损伤。

在实施增强式训练计划之前，运动防护师应评估正在康复的患者的类型以及增强式训练是否适合该患者。在大多数情况下，一旦患者有适当的力量基础就从高级别强化阶段开始，而康复的后期阶段使用增强式训练[63,65]。在未受伤人群中使用增强式训练时，应该遵循周期性训练的概念[70]。周期性训练的概念是指按照全年顺序推进力量、体能和运动特定技能训练[72]。周期性训练模型有4个具体阶段：赛季、赛季后训练、准备阶段和过渡阶段[70]。增强式训练应在准备阶段的后期和过渡阶段进行，以获得最佳效果和安全性。为了获得增强式训练计划的益处，个人应该：①有足够的力量和耐力，②展现出运动员能力，③展现协调和本体感受能力，④没有任何身体受伤导致的疼痛。

需要注意的是，增强式训练计划并不是为个人设计的唯一训练计划。相反，它应该是一个设计良好的训练计划的一部分，这个计划包括力量训练、柔韧性训练、心血管健康以及针对技能增强和协调的运动专项训练。通过将增强式训练与其他训练技术相结合，训练效果将大大增强。表11-4和表11-5给出了上肢和下肢增强式训练的建议。

## 增强式训练项目指南

我们必须反复强调增强式训练计划的正确执行。应该先打下娴熟的技术基础，在此之上可以建立一个相对更高强度的锻炼计划。必须记住，跳跃是力量减少和力量产生之间的持续交换。这种交换发生在整个身体：踝关节、膝关节、臀部、躯干和手臂。这些身体部位的动作时机和协调会产生一个对地面的作用力，从而使肌肉更快地产生力量[21]。

> **临床决策练习 11-5**
>
> 一名青少年女子业余游泳运动员进行着远距离自由泳项目，身体存在普遍韧带松弛。在上个赛季期间，她反映有肩部疼痛。在所有活动中，她的疼痛随着活动次数增加而增加。她的医生诊断她患有多向不稳和继发性肩部撞击综合征，希望患者开始增强式训练。您将如何将增强式训练纳入训练计划？

随着增强式训练计划的启动，必须了解一些指导方针[70]。任何偏离这些指导方针的行为都将导致无法进步以及增加受伤风险。这些方针包括以下内容：

1. 增强式训练应该针对个人目标。训练应该采用特定于活动项目的动作模式。这些特定运动的技能应被分解成小单位并进行相应训练，然后重新建立更为协调的特定运动的运动模式。
2. 运动的质量比数量更重要。运动强度应保持在最大水平。
3. 运动强度越大，恢复时间越长。
4. 增强式训练可以在正常锻炼结束时发挥最大作用。对于特定的运动而言，这种模式将最好地复制部分力竭至完全力竭的环境。由于高压力训练会增加受伤的可能性，在锻炼结束时只应使用低到中等负荷的增强式训练。

表 11-4　上肢增强式训练

| Ⅰ．热身 | Plyoball 躯干旋转<br>Plyoball 侧弯<br>Plyoball 砍树动作（左右交替旋转）<br>弹力管抗阻外旋（ER）/内旋（IR）<br>弹力管抗阻本体感觉神经肌肉反馈 D2 模式训练 |
|---|---|
| Ⅱ．投掷动作——站姿 | 双手胸前传球<br>双手过头足球投掷<br>双手过头侧抛<br>弹力管抗阻外旋/内旋（分别在手臂自然位和 90° 外展位）<br>弹力管抗阻本体感觉神经肌肉反馈 D2 模式训练<br>单手棒球投掷<br>单手内旋侧抛<br>单手外旋侧抛<br>增强式墙式俯卧撑 |
| Ⅲ．投掷动作——坐姿 | 双手过顶足球投掷<br>双手左右互相投掷<br>双手胸前传球<br>单手棒球投掷 |
| Ⅳ．躯干练习 | Plyoball 仰卧起坐<br>Plyoball 仰卧起坐并投掷<br>Plyoball 背部伸展<br>Plyoball 坐姿（腿部伸展）投掷 |
| Ⅴ．伙伴间练习 | 过顶足球投掷<br>Plyoball 背靠背带球转身<br>头顶仰卧起坐传球<br>跪立侧抛<br>向后投掷<br>胸前传球 |
| Ⅵ．对墙练习 | 双手投掷<br>双手过顶足球投掷<br>双手深蹲起跳左右投掷<br>单手棒球投掷<br>单手墙上快速连续拍球 |
| Ⅶ．耐力训练 | 单手墙上快速连续拍球<br>手绕躯干画圈<br>手在腿间划"∞"符号<br>单臂球快速翻转 |

5. 当无法使用合适的运动方式时就代表达到了最大训练量，此时必须停止练习。训练不当或力竭会导致受伤。
6. 增强式训练计划本质上应该是渐进式的。可以通过多种方式修改训练量和强度：
   - 增加运动数量
   - 增加运动次数和组数
   - 减少运动组之间的休息时间
7. 在季前训练阶段，增强式训练不应超过每周 3 次。在这个阶段，训练量应该占主导。在赛季中，增强式训练的频率应该减少到每周 2 次，同时锻炼强度的控制变得更加重要。
8. 定期对个人进行动态测试将有助于推动运动的进阶和激励反馈。

表 11-5　下肢增强式训练

| Ⅰ.热身训练 | 双腿下蹲<br>双腿推蹬<br>双腿下蹲跳<br>开合跳 |
|---|---|
| Ⅱ.入门级练习——双腿 | 双腿练习<br>左右交替跳跃（地板/直线）<br>斜跳（地板/4个角）<br>斜跳（4点）<br>对角之字形跳（6点）<br>增强式推蹬<br>增强式腿部推举（4个角） |
| Ⅲ.中级练习 | 双腿跳箱<br>单箱侧跳<br>两箱侧跳<br>两箱与泡沫垫间侧跳<br>四箱斜跳<br>带旋转的两箱跳跃<br>一/两箱向前跳跃接球<br>一/两箱前跳、接球（着地在泡沫垫）<br>单腿动作<br>单腿增强式推蹬<br>单腿侧跳（地板）<br>单腿左右交替侧跳（地板/4个角）<br>单腿斜跳（地板/4个角） |
| Ⅳ.高级练习 | 单腿跳箱<br>一箱侧跳<br>两箱侧跳<br>单腿增强式腿部推（4个角）<br>带泡沫垫的两箱侧跳<br>四箱对角线跳跃<br>一箱旋转侧跳<br>两箱旋转侧跳<br>一箱侧跳接球<br>一箱旋转侧跳接球<br>两箱侧跳接球<br>两箱旋转侧跳接球 |
| Ⅴ.耐力/敏捷增强式测量 | 左右交替跑步式跨步跳（20英尺）<br>侧跳弓步蹲（训练圆锥）<br>侧跳弓步蹲（训练圆锥加泡沫垫）<br>双脚交替快速登阶（向前）<br>横向跨越<br>高抬腿（前进）<br>高抬腿（后退）<br>着地反向弹跳<br>着地反弹接球<br>跳跃与接球（Plyoball） |

9. 除了正确的运动技巧和运动量外，还需要适当的设备。设备应能提供活动的安全性，着地表面应平整并尽可能多地减震，同时鞋子应提供足够的减震和前足支撑。

执行正确技巧的关键是离心收缩或着陆阶段。跳跃落地时的冲击力不仅仅被足吸收，还包括踝关节、膝关节和髋关节，它们共同作用吸收落地冲击然后传导力量。

## 将增强式训练并入到康复计划中：临床要点

如果使用得当，增强式训练将是运动康复计划中的宝贵部分[58]。临床增强式训练应涉及对愈合组织的负荷。这些活动可能包括内侧/外侧负荷、旋转负荷和减震/减速负荷。此外，增强式训练将分为：①原地活动（可以在基本相同或较小的空间内进行的活动），②动态距离训练（发生在给定距离内的运动），③着地反弹跳跃（从预定高度跳下并在着陆时进行各种活动）。简单的跳跃训练（双侧活动）可以升级为跳跃（单侧活动）。

> **临床决策练习 11-6**
>
> 一名职业足球运动员在 10 周前跟腱断裂。跟腱通过手术修复。患者佩戴的支具逐渐被调整以允许完全负重和在支具中做背屈至中立位活动。他已经完全脱离了支具且能无跛行行走 2 周了。他想开启一个跳跃（双侧及单侧）训练来增加小腿的力量和爆发力。应该采用哪种指导来安全地开始这些活动？

## 内侧-外侧负荷

几乎所有的体育活动都涉及急停动作。急停活动素来就在向内和向外方向上发挥充分的作用。一个旨在强化个人患侧下肢承重能力使其之后能执行急停活动是增强式训练是必不可少的。踝关节和膝关节的内侧或外侧关节囊和韧带复合体有扭伤的患者，以及髋外展肌/内收肌和踝关节内翻肌/外翻肌拉伤的人适合进行内侧-外侧增强式负荷训练。在膝关节周围的内侧软组织受到外翻应力损伤后，应进行内侧-外侧负荷训练。通过逐步施加渐进式外翻负荷，组织抗拉强度将得到增强[75]。

在康复环境中，双腿支撑训练可以进阶为单侧外翻应力负荷训练。具体来说，横向双腿跳跃训练朝着横向单腿跳跃活动推进。然而，内侧结构也必须被训练以承受在急停活动中更大的外翻应力负荷。作为全速急停的先决条件，应进行横向跑步式跨步跳练习。完成这些努力后可以进行包含了加速、减速和动量的活动。这时，需要更大移动距离的横向滑动，此类运动可以在滑板上进行。如果没有滑板，可以使用增强式训练来强化相同的运动模式（图 11-2）。

- 原地活动
  - 横向跑步式跨步跳（带着外翻应力的快速蹬踏）
  - 跑步式滑动
- 动态距离训练
  - 左右来回跨跳

## 旋转负荷

因为膝关节的旋转是由交叉韧带、半月板和关

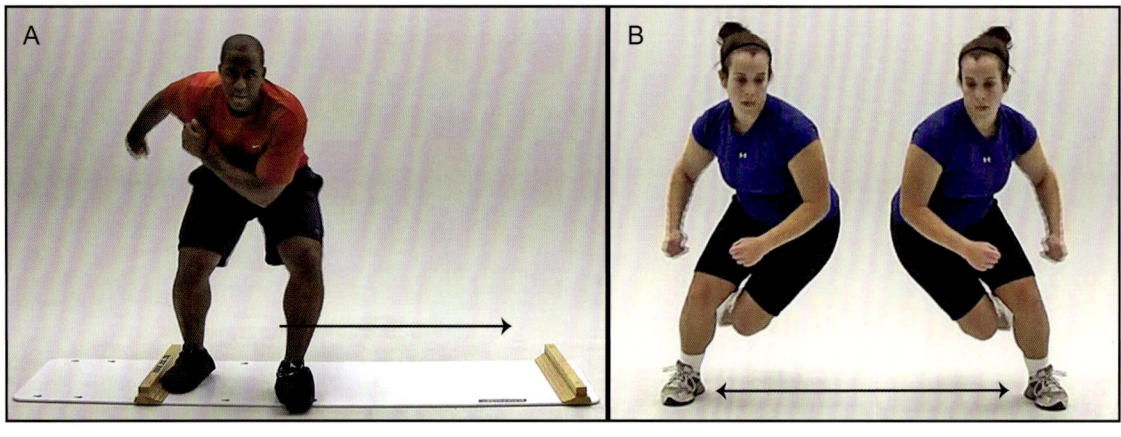

图 11-2 （A）滑板上滑冰运动员在滑行；（B）滑冰运动员

节囊控制的，所以在这些结构中的任何一个受伤后，带有旋转成分的增强式训练将有助于康复计划。如前所述，在使用增强式训练时注意不要超出愈合时间的限制。

- 原地活动
  - 旋转双脚跳跃（图 11-6G）
- 动态距离训练
  - 横向单脚跳跃（图 11-5G、H、I）

## 减震（减速负荷）

也许对体力要求最高的增强式活动是减震活动，它会给肌肉、肌腱和关节软骨带来巨大的压力。如上所述，大多数下肢运动功能发生在闭链动作中。下肢增强式训练是一种有效的功能性闭链运动且可以被纳入康复计划中。通过离心预拉伸，增强式训练对收缩单元的肌腱部分施加了额外的压力。离心承重训练有利于肌腱炎的治疗[71]。通过逐渐推进的离心承重计划，肌腱愈合组织受到压力并最终提升了拉伸强度。

这种离心负荷可以通过向下式跳跃练习来施加（图 11-6）。因此，在涉及重复跳跃（双脚与单脚）的运动的最后准备中，应将减震训练纳入康复计划[38]。

让个体为减震训练做好准备的一种方法是逐渐最大化重力的影响，例如从重力影响最小的位置开始，然后逐渐挑战对抗重力的运动。常用的最小化重力影响的活动包括：水上活动或当仰躺在推蹬机或类似器械时为跳跃（双脚与单脚）减负施加的辅助力。

- 原地活动
  - 循环跳跃
  - 五点练习
- 着地反弹跳跃准备
  - 向下式跳跃

## 特定的增强式训练

增强式训练可分为：①负重球抛掷运动（图 11-3）；②动态负重球增强式训练（图 11-4）；③原地跳跃增强式训练（图 11-5），这涉及了可以在基本相同或较小的空间内进行的活动；④着地反弹跳跃和跑步式跨步跳增强式训练（图 11-6），这可能涉及从预定高度跳下并在着地时进行各种活动或给定距离内的活动。原地跳跃训练（双腿活动）可以发展为单腿跳跃。第 17 章~24 章有常用于康复训练的额外的身体特定部位的增强式训练。

图 11-3 至图 11-6 中的练习是制订临床增强式训练计划的一个良好起点。对训练量、频率和强度的操控可以适当地进阶。在康复计划中使用增强式训练时，适当的进阶难度至关重要。如果运动进阶没能考量到充分的愈合或充足的力量基础，这些渐进式活动相当于再发的损伤[52]。促进沟通和敏锐观察间存在密切的关系，这对于确保计划不会过度激进至关重要。

## 总　结

1. 虽然增强式训练的效果尚未完全被了解，它仍然是一种被广泛使用的训练形式，它将力量与速度训练相结合从而提升了功能性爆发力。尽管研究存在矛盾之处，增强式训练的神经生理学概念却是建立在一个坚实的基础之上的。
2. 成功的增强式训练计划设计和实施应建立在拥有足够的力量基础之上。
3. 如果个人在一位有足够专业知识的人监督下进行训练，且能遵循规定的训练方案，那么可以安全获得此类高强度训练的效果。
4. 增强式训练计划应使用多种不同的练习，因为全年的训练通常会令人乏味并导致动力匮乏。
5. 可以通过使用不同类型的仪器或做不同动作的运动来调控训练的多样性。
6. 持续的动力和有组织的计划是训练成功的关键。
7. 增强式训练也是运动损伤后康复计划中的重要组成部分。
8. 由于增强式训练可有效促进关节意识，在愈合过程中强化组织，并增加针对运动的力量和爆发力，所以可以在受伤后的上肢和下肢中使用。
9. 增强式训练计划中最重要的考虑因素是常识和经验。

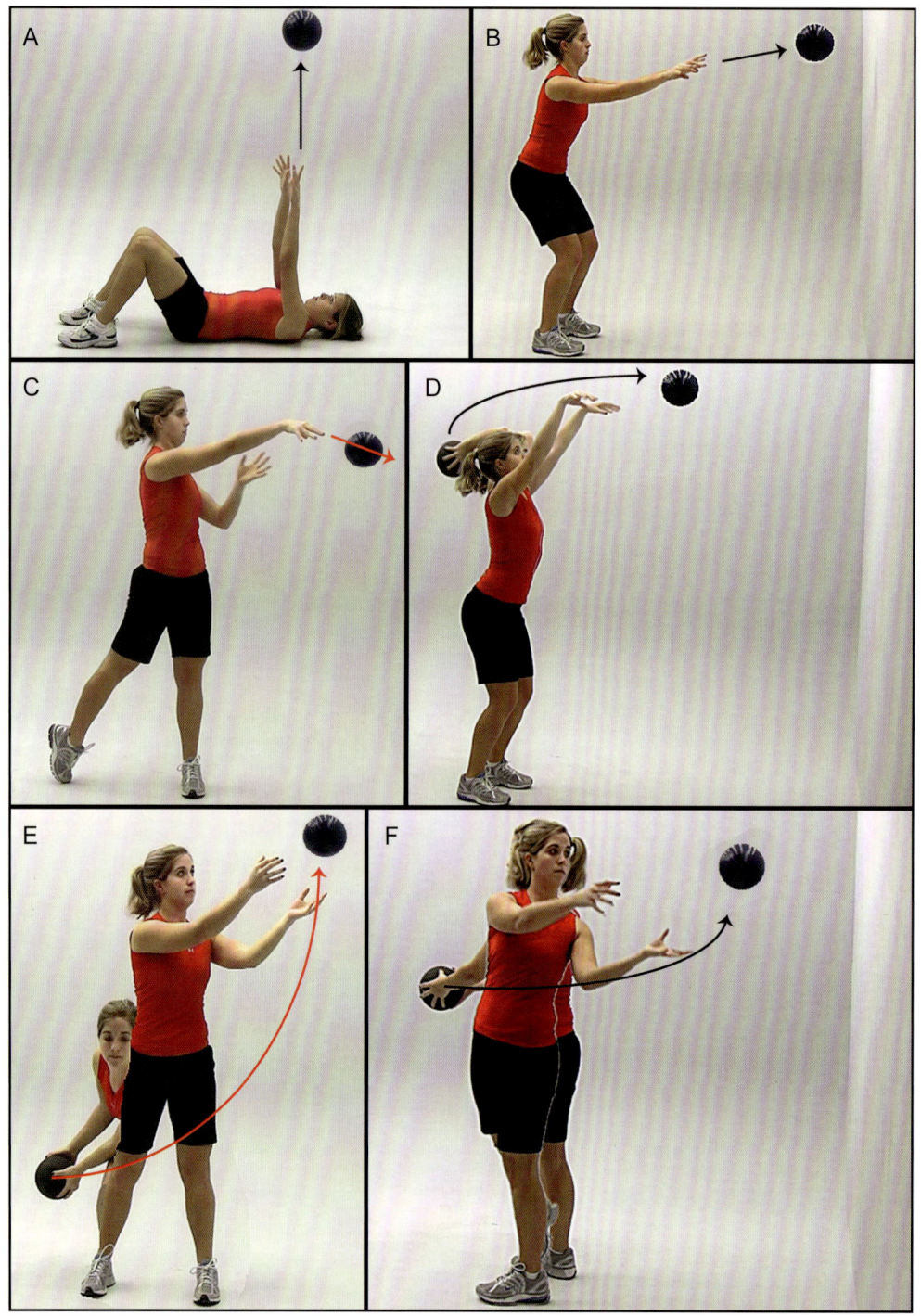

图 11-3 负重球抛掷增强式练习。(A)仰卧投掷;(B)双臂胸前传球;(C)单臂胸前旋转传球;(D)足球式投掷;(E)两臂从深蹲开始旋转投掷;(F)旋转反向投掷(待续)

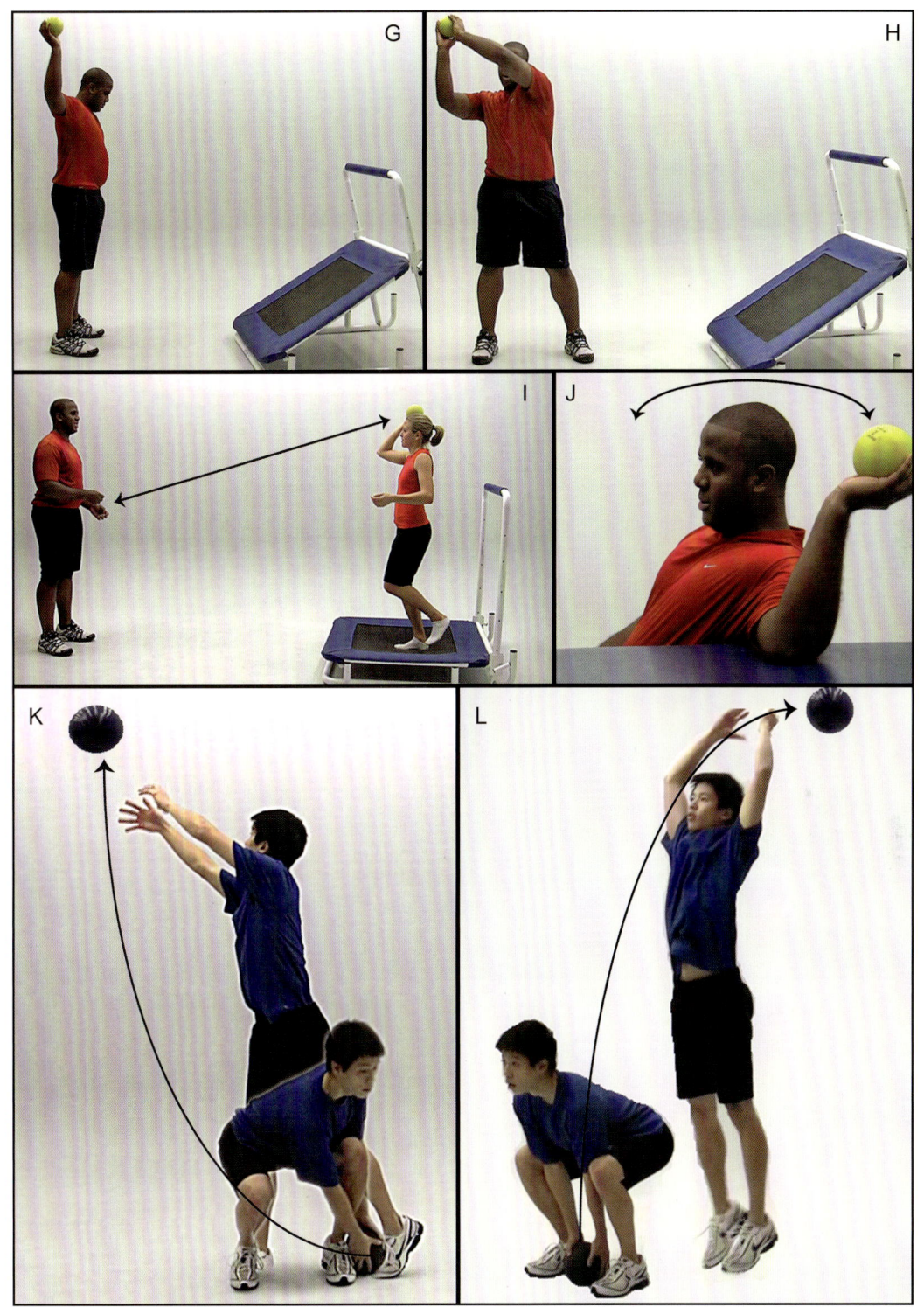

图11-3（续）（G）Plyoback 站立单臂投掷；（H）Plyoback 两臂旋转投掷；（I）Plyoback 单腿搭档间抛球；（J）单臂投球；（K）向后伸展旋转投掷；（L）过顶向后投掷

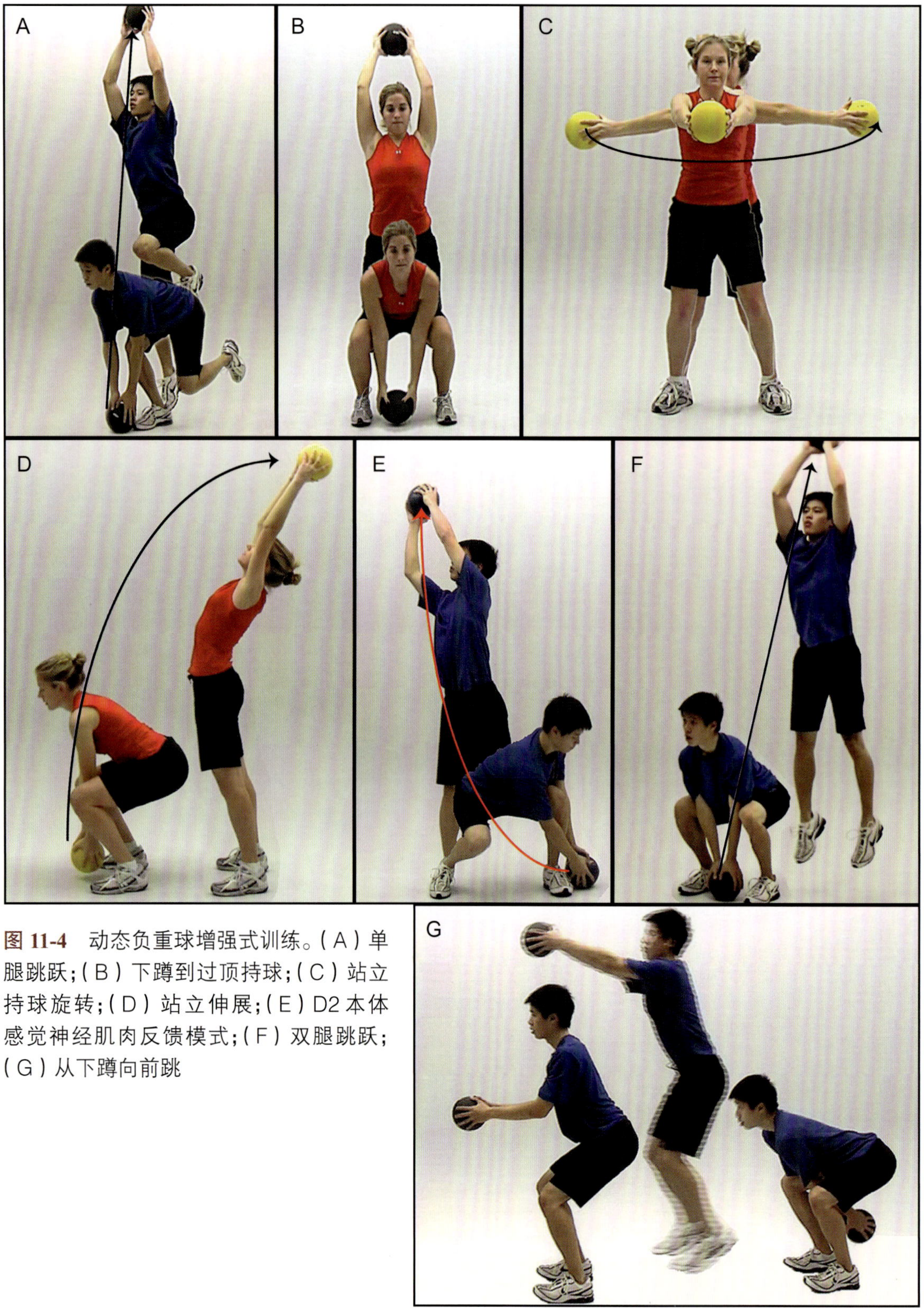

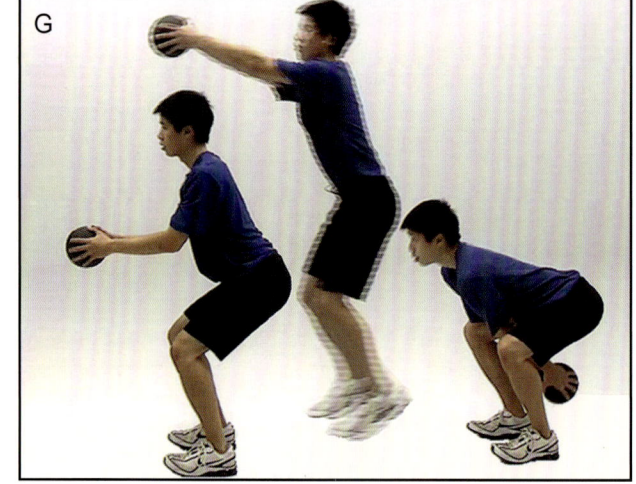

图11-4 动态负重球增强式训练。(A)单腿跳跃;(B)下蹲到过顶持球;(C)站立持球旋转;(D)站立伸展;(E)D2本体感觉神经肌肉反馈模式;(F)双腿跳跃;(G)从下蹲向前跳

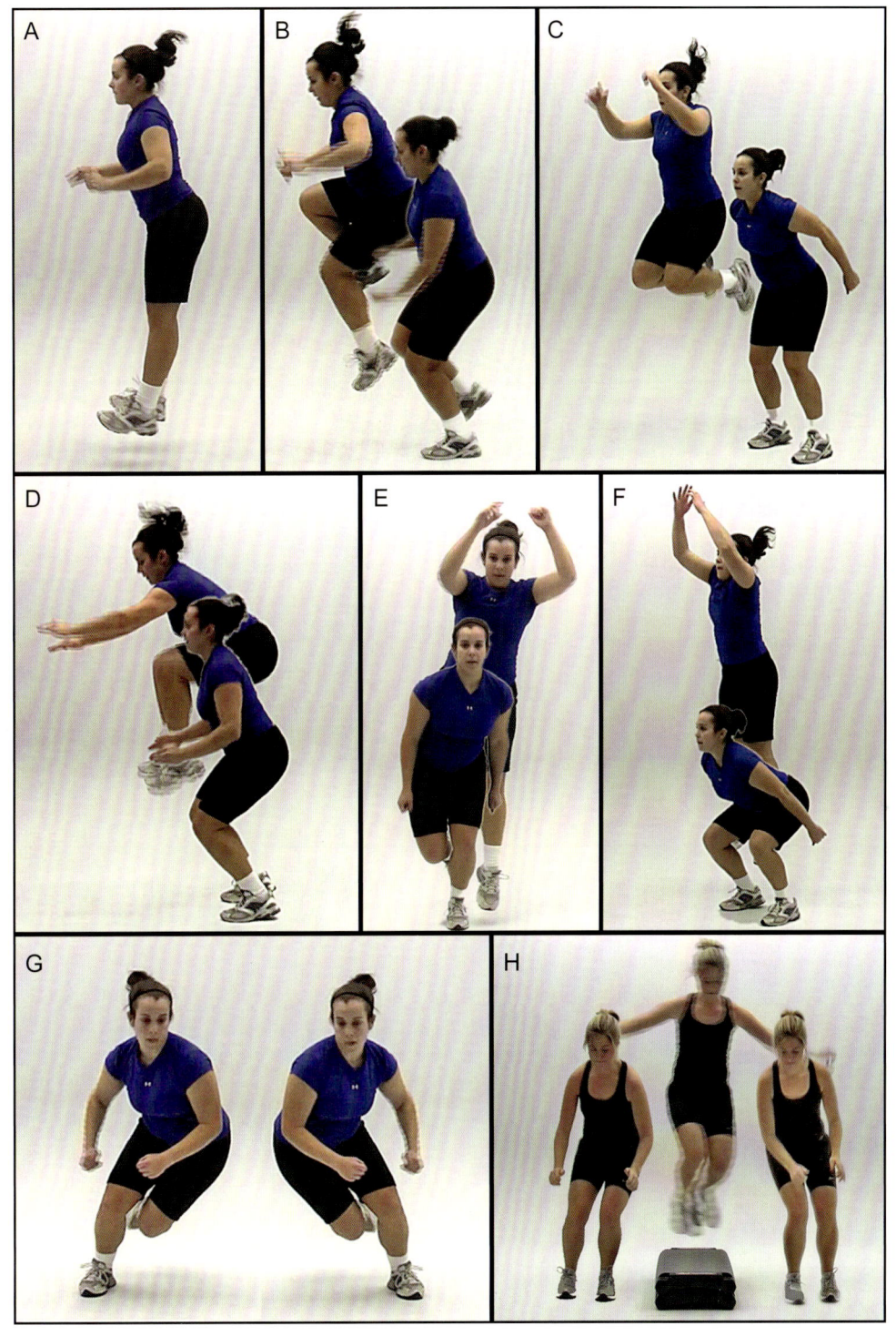

图 11-5 原地跳跃增强式训练。（A）脚踝（不屈曲）跳跃；（B）单腿抱膝跳；（C）两腿后踢腿跳；（D）双腿抱膝跳；（E）单腿跳跃；（F）下蹲双腿跳；（G）滑冰运动员跳；（H）双腿横向跨障碍跳跃（待续）

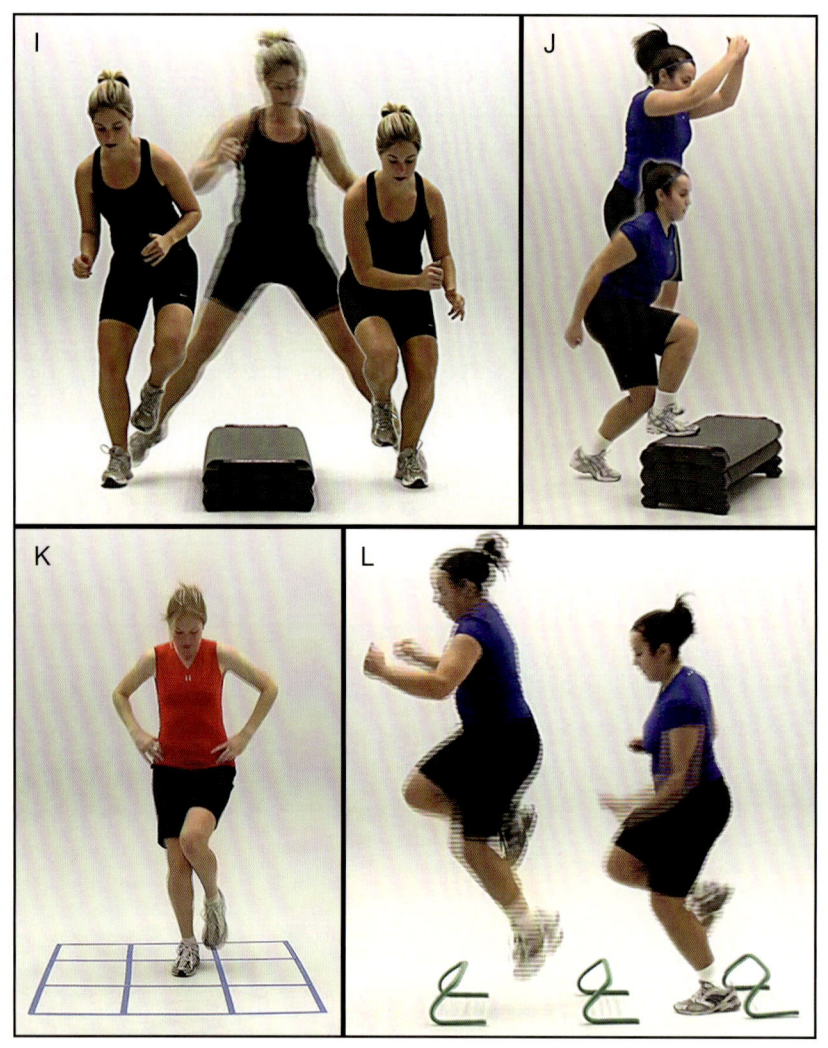

图 11-5（续）（I）单腿横向跨障碍跳跃；（J）交替腿爆发登阶跳；（K）单腿 Shark 测试；（L）单腿矮跨栏跳跃

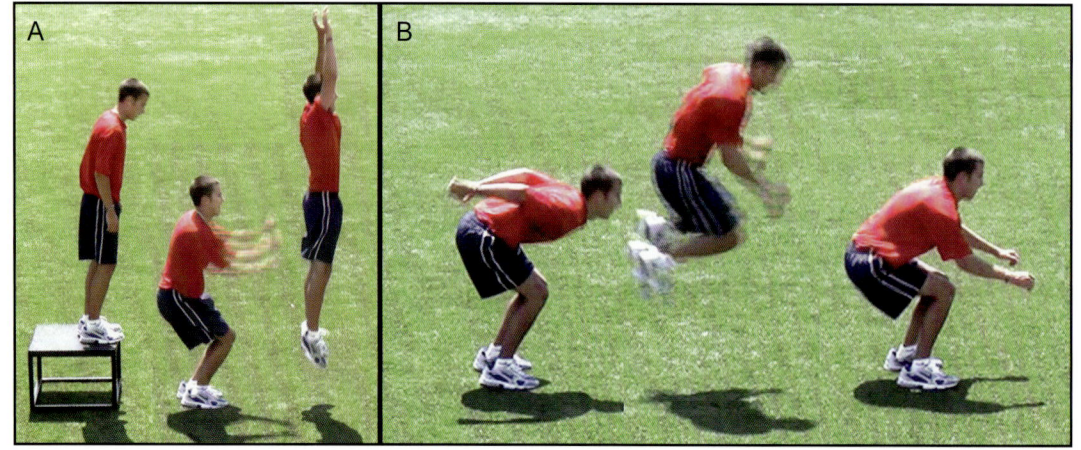

图 11-6　着地反弹跳跃和跑步式跨步跳增强式训练。（A）着地反弹到垂直跳跃；（B）重复双腿立定跳远（待续）

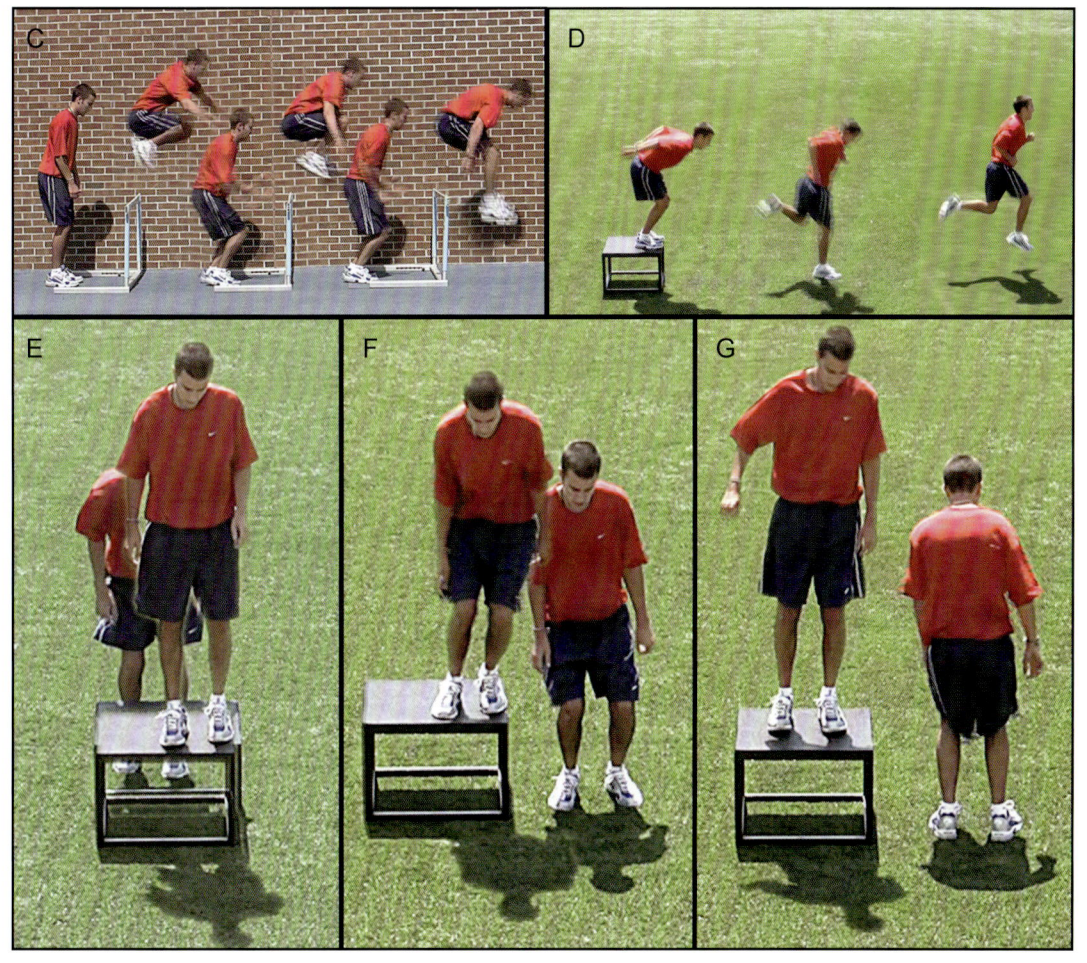

图11-6（续）（C）三栏双腿跳跃；（D）着地反弹跳跃到跑步式跨步跳；（E）矢状面上下跳台；（F）冠状面上下跳台；（G）横断面上下跳台

## 临床决策练习解决方案

**练习11-1** 尽管患者处于季外期并且实际表现没有受到损害，但为确保其体能训练中的无痛表现，她的整体活动水平必须被调整。增强式训练的强度必须被调整。患者应该回归到进行初学技巧如原地跳跃（双腿）而非做跳台与着地反弹跳跃，并在可耐受的情况下进行单腿活动。如果这些活动引起疼痛，应停止增强式训练直到症状改善。患者问题的核心可能是潜在的生物力学问题，这些问题使她易患膝关节疼痛。应该对她的下肢生物力学、柔韧性和力量进行彻底评估。必须评估下背部和臀部的核心力量和稳定性。还必须对髌股关节进行评估。在增强式训练计划进阶之前，必须将通过适当干预解决功能障碍作为重要的先决条件。

**练习11-2** 由于高抬腿练习涉及髋关节屈曲，因此在进行这些练习时必须小心。最初的损伤很可能发生在冲刺时髋关节屈曲和膝关节伸展情况下，因此在康复计划中将患者重新引导入这些位置是绝对必要的。逐渐回归这些活动对在预防二次损伤的情况下最大限度地提高力量至关重要。腘绳肌间有对称的柔韧性是很有必要的。单关节向心和离心强化应在无痛状态下开展，直到与另一侧对称为止。当她有足够的力量和柔韧性基础时，她可以在开始使用设备进行双侧和单侧的增强式腿部推蹬活动（阻力小于体重），然后是负重初学级别增强式训练（跳跃——单双脚）。着重强调涉及类似于短跑过程中的髋关节屈曲的活动。当这些活动能被很好地耐受，患者就可以开始高抬腿跑步训练、跳台和着地反弹跳跃。

练习 11-3　增强式训练已被证明有利于在这个年龄段的人中产生力量增长。增强式训练当然也可以增强无氧条件下的体能。然而，增强式训练只是整个体能计划的一个组成部分。还应适当关注安全的力量训练、柔韧性、有氧体能以及适当的足球技术训练和防护装备。没有长期数据表明增强式训练对青少年有害，并且许多足球固有的动作本质上都是增强式训练。在初学阶段保持增强式活动，并使用初学技能来建立足够的力量基础。强调正确的动作和技术。如果运动员展现出正确的初学技能表现，则注意动作替换并推进到中级活动。最后，由于运动员处于赛季，应减少增强式训练的频率。

练习 11-4　如果有足够的力量基础，所有体型的人都可以安全地参加增强式训练。很有可能这名球员已经熟悉增强式训练，所以技术和计划推进应该不是问题。然而，随着个体体重增加，其承重关节的相对负荷增加。他的运动量应该反映这种体重变化。在进行增强式训练之前，他必须增加足量的闭链肌肉强度以支撑额外的身体重量。当他在闭链强化（推蹬、下蹲）方面取得适当的进步后，就可以引入并推进增强式训练。同样重要的是个人的体重增加来自非脂肪组织，因此应该注意合理的营养指南。

练习 11-5　在所有体育活动中，游泳可能是离心肌肉活动最少的一项。这并不意味着用以增强爆发力的增强式训练不重要。游泳运动员的增强式训练应包括起始和转身时的下肢训练，以及躯干增强式训练以拥有在水中的爆发力。由于肩部不稳，该患者的上肢增强式训练可能存在问题。我们要确保她的肩胛骨稳定肌群有足够的力量以及有适当的姿势，以最小化关节盂前移。在涉及投掷运动时，增强式训练中常见的外展、水平外展和外旋组合可能会在前向施加过大的压力。涉及水平内收的活动以及俯卧姿势的负重活动可能会在向后方向施加过大的压力。尽量保证锻炼会涉及双侧并对称。我们应该强调肩胛骨后缩，并尽量让患者尝试并维持肩胛骨的稳定性。

练习 11-6　显然，增强式训练可用于促进整个下肢的力量增长。然而，对愈合过程中的肌腱的过度压力可能会导致肌腱炎、肌腱病，甚至可能会再次断裂。在患者能够表现出正常的力量（对称的单侧脚趾抬高）、对称的腓肠肌-比目鱼肌柔韧性以及无疼痛和无代偿性步态之前，不应考虑增强式训练。只有在实现这些目标之后，才应制订增强式训练计划。该计划应从双侧非支撑性活运开始，然后逐步发展为单侧非支撑运动。在运动设备上进行低于体重阻力的活动是负重活动的有效指征。

（Michael L. Voight, DHSc, PT, SCS, OCS, ATC, CSCS, FAPTA, Steven R. Tippett, PhD, PT, SCS, ATC 著　杨越 译　徐晓天　倪国新 审）

## 参考文献（扫描二维码获取）

# 第12章 康复治疗中的开链与闭链运动

> **完成本章学习后，读者应具备以下能力**
>
> - 区分开链运动和闭链运动这两个概念。
> - 比较开链运动和闭链运动的优缺点。
> - 了解如何利用闭链运动训练来恢复神经肌肉控制能力。
> - 分析下肢闭链运动的生物力学。
> - 比较开链运动和闭链运动在下肢康复中的应用。
> - 了解针对下肢的各种闭链运动。
> - 分析上肢闭链运动的生物力学。
> - 分析上肢闭链运动在康复过程中是如何运用的。
> - 了解针对上肢的各种闭链运动。

一直以来，闭链运动（closed kinetic chain exercise）这一概念就被多数人视为是一种有用且有效的康复手段，尤其是在下肢损伤康复中[98]。髋关节、膝关节和踝关节组成了下肢的运动链。当下肢远端处于稳定或者固定状态时称为闭链，例如足部负重站立于地面时。相反，当肢体远端处于自由活动或者不固定状态时则称为开链。通常，康复训练强化阶段常使用开链运动（open kinetic chain exercises），例如在膝关节训练器上进行膝关节的屈伸训练[86]。

闭链运动更多用于下肢损伤的康复训练中，但它在上肢损伤的康复训练中也是有效的。在大多数情况下，上肢进行手部自由活动的开链运动，但是在许多体育活动中上肢是进行闭链运动的[97]。

必须强调的是，开链运动和闭链运动在康复过程中都是非常重要的[22]。本章阐述了开链运动和闭链运动在康复过程中的作用。

## 运动链的概念

20世纪70年代，一些机械工程师参考"链接系统"首次提出了运动链的概念[84]。这个链接系统将一系列重叠的不可动的部分连接在一起（图12-1）。如果这个系统的两个端点都被固定在一个不可动的框架内，那么近端和远端端点都不可移动。在这个闭链系统里，每个运动部分接收力或者转化力到毗邻的部分，各个部分相互影响[31]。在一个闭合的链接系统里，如果一个连接处产生运动，则其他部分也会相应地产生可预测的运动[84]。在现实中，这种闭链系统在上肢和下肢中都不存在。然而，肢体最远端（手或足）在固定和自由移动的情况下，肌肉的募集模式以及关节的运动是不同的[84]。因此，两种系统被提出了——闭合系统和开放系统。

当足或手是固定的，就像在闭链系统中一样，近端肢体的运动以可预测的模式发生。如果足或手

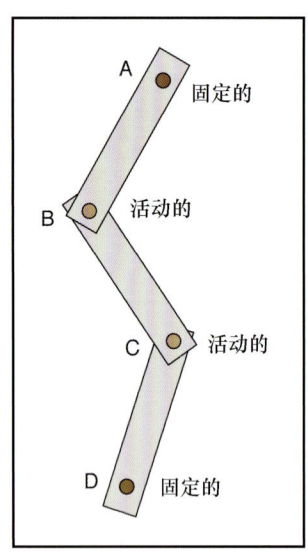

**图 12-1** 如果一个链接系统的两端都是固定的,那么一个关节产生运动,其他所有关节的运动都可以被预测

在空间中自由移动,如在开链系统中,发生在其他身体部分的运动不一定是可预测的[13]。

在很大程度上,"闭链运动"这一术语意味着"负重运动"。尽管所有的负重运动都包含一些闭链运动的成分在,但并非所有闭链运动都需要承重[82]。

因为我们已有一些与康复相关的生物力学知识,运动链的概念帮助我们更好地理解了人类运动的基础科学,从而促进了新的和更合理的康复策略的发展。运动链的概念在临床中已有广泛应用[47]。

### 运动链中的肌肉运动

开链运动中的肌肉活动通常与闭链运动相反。在开链运动中,肌肉的起点是固定的,并且肌肉收缩产生的运动是在肌肉止点处。在闭链运动中,肌肉止点是固定的,运动发生在起点处。虽然这在生物力学上可能是重要的,但在生理上,肌肉可以延长、缩短或保持相同的长度,因此肌肉的止点或起点的运动方式没有什么区别。

### 运动链中的同步活动

同步活动(concurrent shift)这一概念适用于那些在负重运动中起着特殊作用的双关节肌[42]。例如,闭链运动中,一个人从坐位到站立位髋关节和膝关节是同时伸展的。为了产生这一运动,股直肌要在膝关节处缩短并且在髋关节处拉长。相反地,腘绳肌在髋关节处缩短并且在膝关节处被拉长。因此肌肉的两端同时发生向心和离心收缩就会产生同步活动。在行走、爬楼梯和跳跃等功能性活动中,这种类型的肌肉收缩不能由膝关节单独的屈伸开链运动来产生[42]。

肌肉运动的可逆性以及同步活动都是闭链运动的标志[82]。

## 开、闭链运动的优缺点

开、闭链运动在康复过程中都有不同的优缺点,具体选择哪种运动方式取决于康复目标。闭链运动的特点包括增加关节间压力、关节稳定性和阻力,减少剪切力和加速力,提高对本体感受器的刺激,并且可以增强动态稳定性——这些都与承重有关。

开链运动的特点包括增加的加速力,减少的阻力,增加的分心力和旋转力,增加的牵引力和旋转力,增加的关节和肌肉机械性感受器的形变,向心加速力和离心减速力,促进功能活动。这些都是典型的非负重活动[53]。

从生物力学角度来看,闭链运动要比开链运动更安全些,因为它对愈合组织可能造成的损伤风险更小[76]。要想维持关节稳定,主动肌和拮抗肌必须同时激活或者同时收缩。在闭链运动中肌肉的同时收缩减小了对于关节的剪切力,可以保护正在愈合的软组织,而开链运动却可能会加重软组织损伤。除此之外,负重活动可以增加关节间的挤压力进而增加关节的稳定性。

闭链运动,尤其是包含下肢的闭链运动,因为需要承担重力,所以比开链运动更具有功能性[96]。日常生活中的大多数活动,如走路、爬楼、站起以及大多数的体育活动都包含闭链运动。由于足部大多数时间都与地面接触,所以利用这种封闭系统的活动被认为是更具有功能性的。毫无疑问,除了踢球运动外,闭链运动更具有活动性,涉及的运动更接近于所需的活动。例如,闭链运动中伸膝肌的发力方式比开链运动中的更接近起跳时的发力方式[8]。在临床中,必须有针对性地进行训练,才能最大程度提高功能活动能力[82]。

在开链运动中,动作通常发生在单关节。开链运动主要为了增加肌力或者关节活动度[36]。开链运动可以徒手作用于单关节,例如通过本体感觉神经肌肉促进（PNF）、关节松动术或一些训练仪器来增加外部阻力。单关节运动通常是利用单个肌肉或者一组肌肉收缩来产生单平面或者多平面的运动[34]。等速运动和测试通常利用的是开链运动，我们可以了解与单关节力矩相关的重要信息[4]。

当机体由于损伤而出现一些功能障碍时，闭链运动的动作模式可能会由于疼痛、肿胀、肌肉无力、活动度受限而出现偏差。因此就会出现代偿，阻碍正常的动作和肌肉活动。如果只使用闭链运动，损伤近端或远端的关节可能不会显示出存在的问题。如果不进行特定单关节的开链运动训练，那就不能纠正问题，这会阻碍整个康复的进程。临床医生应该根据具体情况选择合适的开链或者闭链运动。

闭链运动使用等长收缩、向心收缩和离心收缩的不同组合，它们会在不同的肌肉中同时出现，在运动链的每一个关节中产生多平面的运动。闭链运动需要进行主动肌和拮抗肌更复杂的同步收缩[29]。

### 临床决策练习 12-1

一位运动防护师试图在前交叉韧带术后患者的康复计划中加入闭链运动，他可以选择哪些闭链运动？每个闭链运动的优点有哪些？

## 使用闭链运动来重获神经肌肉控制能力

第6章强调本体感觉、关节位置觉和关节运动觉对运动链中各环节神经肌肉控制能力的重要性。为了完成一项运动技能，肌肉要相互配合适当发力，并且要以协调一致的方式来移动肢体的各个部位[69]。协调一致的运动方式是由中枢神经系统控制的，它将关节和肌肉机械感受器产生的信息整合起来。平滑、协调的运动需要不断地接收、反馈以及控制中枢的信息[69]。

在下肢中，下肢承重的功能性动作需要肌肉和关节协同工作。例如，走一步需要肌肉进行向心收缩、离心收缩以及等长收缩，来使足部旋前和旋后，踝关节跖屈和背屈，膝关节屈伸和旋转以及髋关节屈伸和旋转。关节损伤后会导致正常动作模式的缺失，继而影响其他关节运动[69]。

所有的关节和肌肉必须同时工作才能协调地完成动作。闭链运动与功能力学类似，它动员了髋、膝、踝、足部位的肌肉来产生正常的负荷和运动，这似乎是最有效的。因此，整合而不是孤立所有这些功能部件的练习似乎是最合适的。闭链运动以再现运动链内所有关节的正常负荷和运动力的方式，动员足部、踝部、膝部和髋部的肌肉，类似于功能力学，似乎是最有效的[69]。

开链运动常常用于发展肌肉力量，但是很少有人去关注开链运动对重塑本体感觉和关节位置觉运动的重要性。通过多关节和多平面活动的功能性应用，闭链运动促进了来自帕西尼（Pacinian）囊、鲁菲尼（Ruffini）末端、高尔基-马佐尼（Golgi-Mazzoni）囊、高尔基（Golgi）肌腱器官和高尔基（Golgi）韧带末端的本体感受反馈的整合[13]。

## 下肢开、闭链运动的生物力学

开链运动和闭链运动对下肢关节有不同的生物力学影响[18]。行走及变向能力需要关节的协同运动以及一系列适时的肌肉激活。从生物力学上讲，为实现正常功能，下肢的每个关节都必须具备能够吸收震荡、使足部具有稳定性及灵活性、可以加速和减速、实现多平面运动以及稳定关节的能力[35,69]。理解这些生物力学因素在开链运动和闭链运动中是如何发生的对于运动防护师来说是非常重要的。

### 足和踝

在步态周期中，足在承重支持阶段的功能有两个方面。在足跟着地时，足部必须吸收冲击或地面的反作用力来适应不平坦的地面。随后，在蹬离地面时，足部相当于一个杠杆将下肢的爆发力传输到地面[94]。

在足跟着地足开始负重时，会产生一个闭合链。此时距下关节旋前，距骨内收，足跖屈，跟骨外翻。足部旋前打开跗骨间关节，协助进一步吸收震荡。这对于减少地面反作用力并且将负荷平均地分担到整个下肢闭合运动链不同的解剖结构中是非常重要的。由于旋前发生在距下关节，胫骨有强制性的内旋和膝关节的轻微屈曲。足背屈肌离心收缩来使足部跖屈减速。在开链运动中，当足部旋前，距骨是静止的，而足外翻、外展、背屈。足部外翻的肌群在这时是最活跃的[94]。

当足开始蹬离地面时，足从一个减震器变成了一个刚性的杠杆系统。在一个承重的闭合链中，旋后动作包括距骨外展和在跟骨上背伸，而跟骨在距骨上内翻。同时胫骨外旋并产生膝关节伸展，在旋后时，足跖屈肌收缩稳定足部，使胫骨外旋减速同时膝关节屈曲。在开放链中，足旋后由跟骨内翻、距骨内收和踝跖屈构成。在稳定的距骨周围，足跖屈和内收[94]。足的位置变化（即旋前或旋后）似乎不会影响股内侧肌或股外侧肌的肌电图（electromyogram，EMG）[39]。

## 膝关节

运动防护师必须了解膝关节周围存在的力。Palmitier等提出了一种下肢生物力学模型，量化了膝关节的两个关键力（图12-2）[65]。当胫骨后部存在一个剪切力时，如果此时没有软组织的限制（主要是前交叉韧带，ACL），胫骨就会前移[14]。第二种力是一种沿着胫骨的纵轴方向施加的压缩力。负重练习增加了对关节的压缩力，从而增强了关节的稳定性。

在坐位下的膝关节开链运动中，当阻力施加于胫骨远端时，剪切力和压缩力将达到最大（图12-3A）。

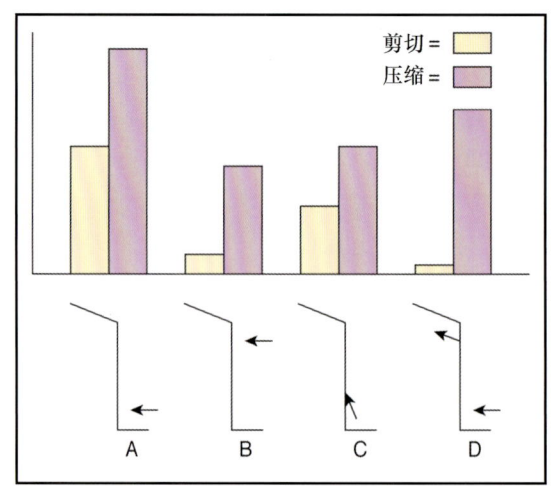

**图12-3** 施加在不同位置的阻力会改变剪切力和压缩力的大小。（A）在远处施加的阻力。（B）直接施加的阻力。（C）轴向施加的阻力。（D）通过腘绳肌共同收缩施加在远端的阻力

当施力部位靠近胫骨近端时，剪切力和压缩力明显降低（图12-3B）。如果在越靠近纵轴的方向上施加阻力，剪切力就越小（图12-3C）。如果腘绳肌发生共同收缩，则剪切力最小（图12-3D）。

闭链运动通过在髋关节和膝关节上产生一个屈曲力矩来诱导腘绳肌收缩，腘绳肌收缩稳定臀部，股四头肌稳定膝关节[89]。力矩是力和力与旋转轴的距离的乘积，也被称为扭矩，它描述了当一个力施加在围绕某个固定点旋转的物体上时产生的转向效应（图12-4）。腘绳肌收缩帮助抵消股四头肌导致胫骨前移的趋势[88]。当沿着胫骨长轴施加阻力时，腘绳肌的协同收缩能最大程度降低剪切力，例如举重运动[65]。一些研究表明，共同收缩有助于稳定膝关节和降低剪切力[38,46,67,83]。

腘绳肌的紧张可以随着躯干的轻微前屈而进一步增强[58]。躯干屈曲使重心向前移动，减少膝关节屈曲力矩，从而减少对膝关节的剪切力以及对髌股关节的压缩力[64]。闭链运动可以减少膝关节的屈曲力矩，同时增加髋关节的屈曲力矩。

当阻力施加在足底时，在踝关节处也会产生一个屈曲力矩。比目鱼肌稳定屈曲的踝关节，并产生一个膝关节伸展力矩，这再次中和了前剪切力（见图12-4）。因此，可以在肢体远端施加轴向力来动员整个下肢动力学链。

在包括坐位下膝关节伸展的开链运动中，阻力

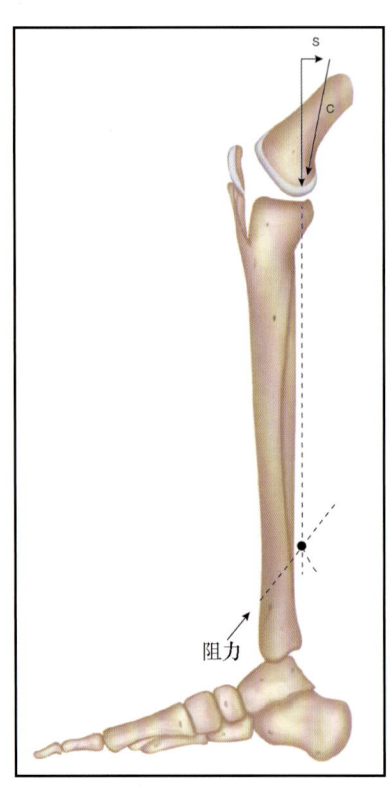

**图12-2** 显示剪切和压缩向量的数学模型。C，压缩；S，剪切

股关节的反作用力[62,75]。然而，髌骨与股骨的表面接触面积更大，接触应力最小[7,26,40]。闭链运动可能在髌股关节中的耐受力更好，因为接触应力最小[104]。

## 下肢损伤康复中的闭链运动

多年来，运动防护师一直使用开链运动训练来加强下肢力量。这种做法在一定程度上是由于现有的抗阻设备限制造成的。然而，闭链运动练习的流行主要是由于人们对运动学和生物力学以及神经肌肉控制因素有了更好的了解，这涉及到下肢损伤的康复。例如，近些年来，前交叉韧带损伤后的康复发生了巨大变化（具体的康复方案将在第 21 章中详细讨论）。

多种技术的进步也创造了外科技术的显著进步，这使得运动防护师改变了他们的康复理念。20 世纪 90 年代早期发表的一些研究建议广泛应用闭链运动，为加快康复进程提供了依据[9,15,20,26,56,76,90,99]。然而，最新文献中的系统综述发现，对于前交叉韧带损伤或重建后应该选择开链运动还是闭链运动，尚没有明确的共识[44]。虽然最近的几项研究认为前交叉韧带损伤后闭链运动能最有效地改善膝关节功能[21,41,51,93,105]，但其他人的研究表明[28,54,78]，开链运动和闭链运动相结合在前交叉韧带康复和治疗髌股疼痛综合征中都是最有效的[43,62]。此外，由于闭链运动似乎可以减少前交叉韧带的前剪切力，促进早期动态关节稳定性，刺激本体感受，因此认为闭链运动可以在术后早期安全使用，而开链运动应该在康复后期进行[28,57,59]，尽管开始进行开链运动最安全的时间点仍然不确定[72]。

由于前面描述的闭链运动的生物力学和功能优势，这些活动可能最适合前交叉韧带的康复[37,70]。

几种不同的闭链运动已经被广泛使用，并被纳入康复方案[49]。常用的运动包括浅蹲、靠墙滑移、弓箭步、腿部推举、楼梯攀登机、椭圆机、高台阶跨步、伸膝末端弹力管抗阻训练、固定自行车、滑行板、生物力学踝关节平台系统（BAPS；Spectrum Therapy Products）滑行板和装配器（Fitter International，Inc.）。

### 浅蹲、靠墙滑移和弓箭步

浅蹲（图 12-5）或靠墙滑移（图 12-6）涉及

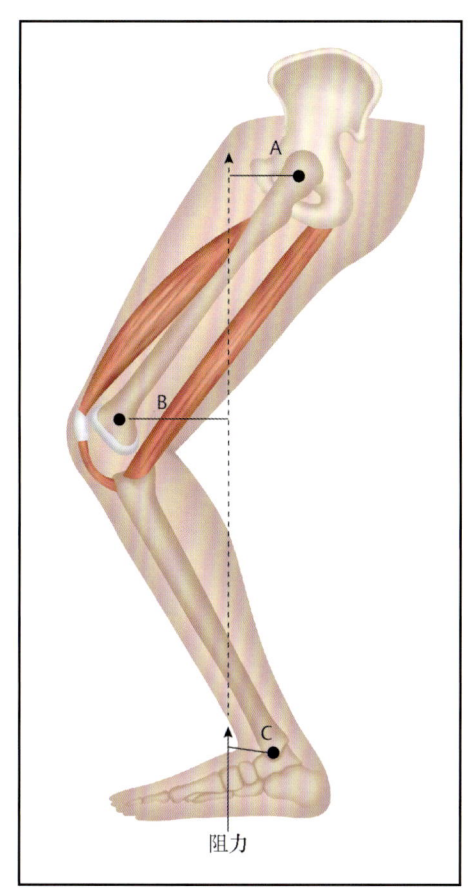

图 12-4　闭链运动通过在（A）髋关节、（B）膝关节和（C）踝关节创造一个屈曲力矩来诱导腘绳肌收缩

应用于胫骨远端，仅在膝关节处产生屈曲力矩[85]。这忽略了腘绳肌共同收缩的影响，并在膝关节处产生最大的剪切力。膝关节屈曲 30° 和 60° 时，等长开放运动链屈伸产生的剪切力大于闭合运动链产生的剪切力[55]。膝关节测量仪也证明，当膝关节屈曲 30° 时进行等长闭合链运动，胫骨前移减小[95]。

### 髌股关节

运动防护师还必须考虑开链运动和闭链运动对髌股关节的影响。在膝关节从屈曲 90° 到完全伸展的开链运动中，屈曲力矩不断增加，从而增加了股四头肌和髌腱的张力[6]。因此，髌股关节反作用力增加，峰值力出现在膝关节屈曲 36° 时[26]。随着膝关节的完全伸直，髌股接触面积减少，单位面积的接触应力增加[7,40]。

在闭链运动中，屈曲力矩随着膝关节屈曲而增加，再次导致股四头肌和髌腱张力增加，从而增加髌

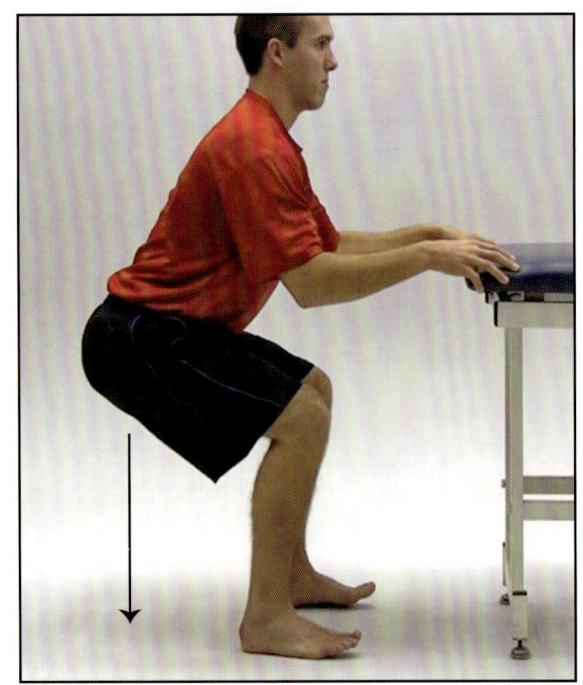

图 12-5　浅蹲动作在 0°~40° 的范围内进行

0°~40° 范围内的髋、膝关节同时伸展。随着髋关节的伸展，股直肌离心收缩，而腘绳肌向心收缩。同时，随着膝关节的伸展，腘绳肌离心收缩，而股直肌向心收缩。向心收缩和离心收缩同时发生在两个肌肉的两端。这种收缩在负重活动中是必要的[77]。所有闭链运动练习都会引起这种收缩，而无法单独对某一块肌肉进行收缩[84]。

这些肌肉的同步收缩最大程度减小了膝关节的屈曲力矩。腘绳肌的离心收缩可以减少由于股四头肌向心收缩导致的胫骨前移[23]。Henning 等发现，与完全伸膝的开链运动相比，半蹲产生的膝关节前剪切力要小得多[33]。全蹲显著增加了膝关节的屈曲力矩，从而增加了胫骨的前剪切力。如前所述，躯干轻微前屈也会增加髋关节的屈曲力矩，减少膝关节力矩。一般来看，在靠墙蹲中增加站立时两脚之间的宽度对股四头肌的肌电图活动没有明显影响[2]。但双脚向前移动似乎确实会增加股四头肌和足底屈肌的活动[11]。

虽然一些研究建议在康复后期加入弓箭步以促进股四头肌作为减速器的离心收缩[25,98]，最近另一项研究表明 VMO/VL（股内侧斜肌/股外侧肌）很重要，并建议如果恢复适宜的 VMO/VL 比值，可以在康复早期应用弓箭步（图 12-7）。就像浅蹲和靠墙滑移一样，它促进了腘绳肌的共同收缩[24]。

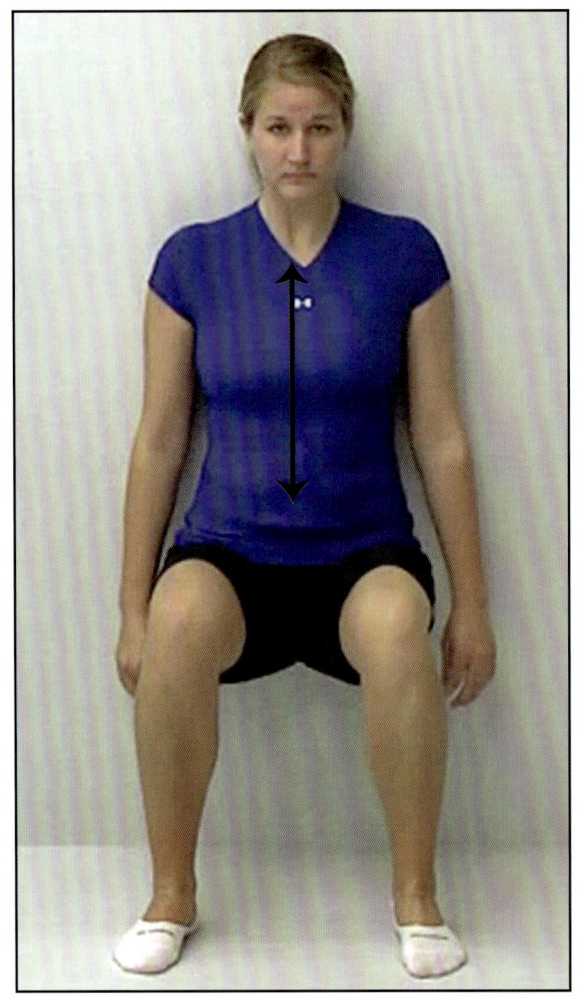

图 12-6　靠墙滑移

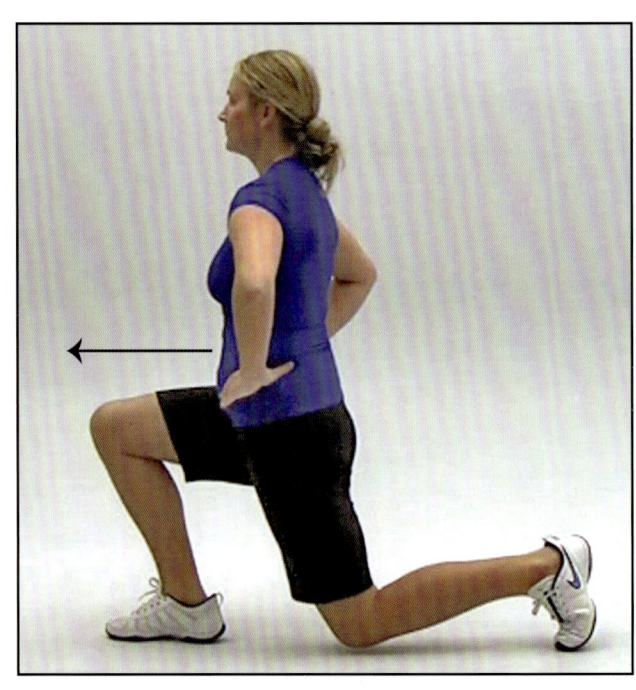

图 12-7　弓箭步为了增加股四头肌离心力量

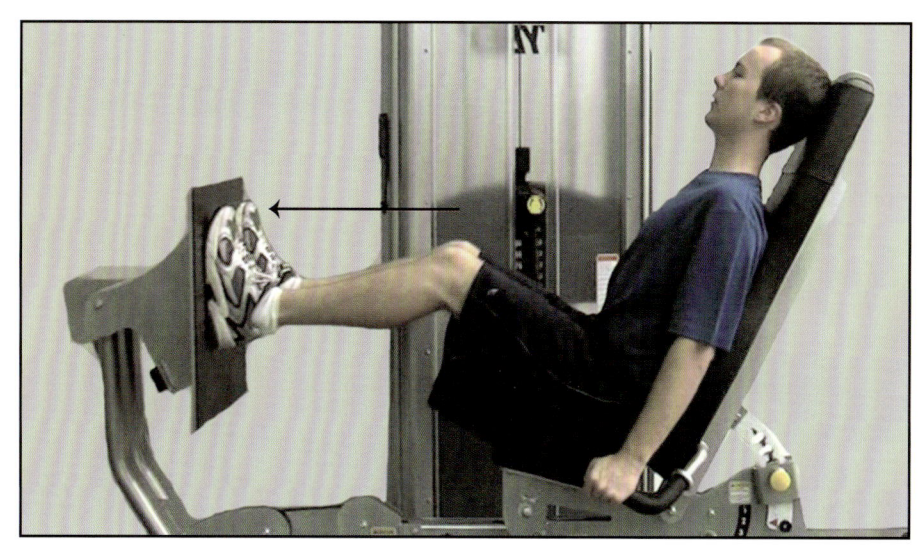

图 12-8　腿部推举

## 腿部推举

理论上，腿举机充分利用了动力学链，同时提供了稳定性，减少了腰部的压力[52]。用它可以进行阻力小于体重的抗阻运动，也可以单独锻炼某一条腿（图 12-8）[65]。建议在膝关节屈曲 0°~60° 的范围内进行腿举练习[99]。

也有人建议可以利用腿举机进行全髋关节伸展运动，以最大限度地利用动态链[5]。但只有仰卧位才能实现全髋关节伸展。在这个位置下，可以实现髋关节和膝关节的全范围伸展和屈曲，从而实现同步收缩，以确保适当动员腘绳肌[65]。

踏板还应设计成以运动弧形而不是直线。这种运动将通过增加髋关节屈曲力矩和减少膝关节力矩来促进腘绳肌的募集。踏板应垂直于髋关节的额状面，以最大限度增加比目鱼肌产生的伸膝力矩。

## 楼梯攀登机和椭圆训练机

楼梯攀登机（图 12-9）和椭圆机（图 12-10）不仅可以作为康复训练中闭链运动的训练设备，也可以用来提高心肺耐力。楼梯攀登机有两种基本的设计方式。一种是类似于百货商场自动扶梯的旋转台阶，另一种是通过两个踏板上下移动来模拟踏步运动。后一种楼梯攀登机，脚无须离开踏板，是真正的闭链运动装置。

楼梯攀登与举腿运动有很多相同的生物力学原理[63]。在楼梯攀登机上锻炼时，身体应保持直立，躯干仅有轻微的屈曲，通过肌肉的共同收缩最大限度地募集腘绳肌，同时增加髋关节的屈曲力矩，减少膝关节的屈曲力矩。

在踏步机上进行运动会增加腓肠肌的肌电图活

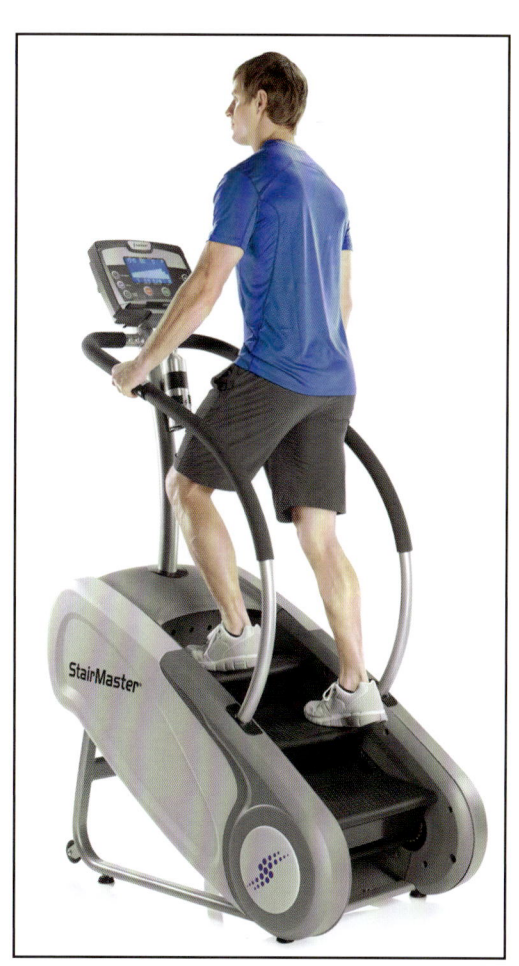

图 12-9　楼梯攀登机（StairMaster StepMill 3. Reprinted with permission from Core Health & Fitness, LLC.）

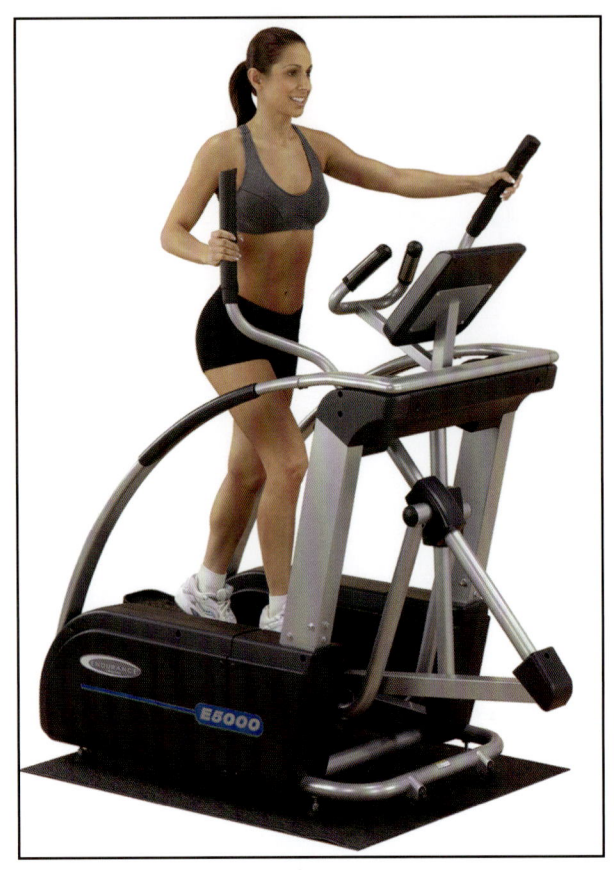

图 12-10 椭圆机（Reprinted with permission from Body Solid, Inc.）

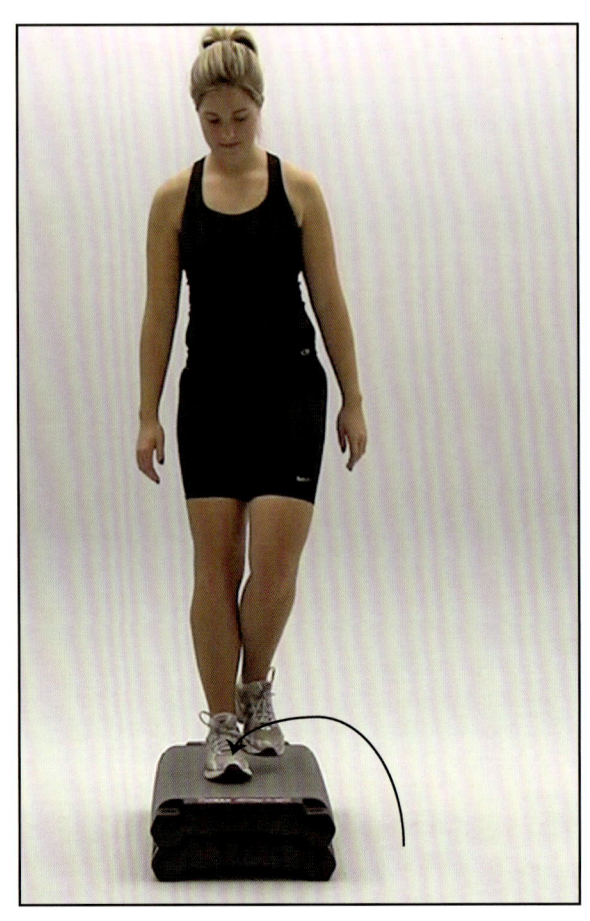

图 12-11 侧向上台阶

动。因为腓肠肌附着在股骨髁的后侧，腓肠肌收缩能使膝关节屈曲，这种运动会导致胫骨上股骨的向后平移，增加前交叉韧带的张力。股四头肌的最大收缩可能会减弱对腓肠肌表面肌电活动的影响[17]。

椭圆机是一种固定的运动机器，类似于楼梯攀登机。它模拟了攀爬和行走或跑步，同时最大限度地减少地面反作用力，从而传递力给运动链的所有关节。椭圆机提供了一种低冲击性的心血管锻炼模式，有不同的强度，可以同时锻炼上身和下身。从生理学和生物力学上讲，椭圆机的效果与前面描述的楼梯攀登机的效果相似[66]。

## 高台阶跨步

侧向、前向和后向高台阶跨步广泛使用了闭链运动（图 12-11）。在临床上，侧向高台阶跨步似乎比前向高台阶跨步更经常使用。台阶的高度可以根据患者的能力进行调整，一般来说，台阶的高度可以提高到 8 英寸左右。台阶高于 8 英寸的话会在膝关节处产生一个较大的屈曲力矩，增加前剪切力，使腘绳肌共同收缩更加困难[12,17]。

高台阶跨步时，腘绳肌的肌电活动比使用踏步机时更活跃，同时股四头肌的活动明显要比使用踏步机时大。在上下台阶时，必须不断提高或降低整个身体的重心，而在踏步机上，重心高度相对恒定[17]。与踏步运动相比，侧向高台阶跨步可以产生更多的肌肉收缩和更大的关节剪切力[12]。运动防护师在使用侧向上步时应谨慎，因为在这种情况下，尽量减少前部的剪切力是很重要的[103]。腘绳肌的收缩程度似乎不足以中和股四头肌产生的剪切力。为了加强股四头肌肌力，建议采用侧向踏步运动训练。然而，侧向踏步练习不能增加股四头肌等速肌力。此外，侧向运动时股四头肌向心收缩肌电活动要多于离心收缩[74]。

### 使用弹力管进行膝关节末端伸展练习

许多研究报告指出，在开链运动中，胫骨最大前移发生在膝关节屈曲 0°~30°时[27,30,45,63,67-68,99]。过去运动防护师通常避免在手术后进行开链膝关节末端伸展训练。然而遗憾的是，这种做法常导致股四头肌无力、屈曲挛缩和髌股关节疼痛[71]。

利用弹力管或其他有阻力的橡皮带可以进行一种安全的闭链膝关节末端伸展训练（图 12-12）[73]。在股骨前方施加阻力会产生股骨的前剪切力，这消除了胫骨前移的可能性。这种在 0°~30°范围内进行的练习也最大程度减少了膝关节的屈曲力矩，进一步减少胫骨的前剪切力。在使用弹力管或其他有阻力的橡皮带进行膝关节屈曲动作时会产生股四头肌的离心收缩。利用弹力管进行负重状态下的膝关节末端伸展训练可以增加股四头肌的肌电活动[102]。

## 固定自行车

固定自行车是一种闭链运动装置（图 12-13）。固定自行车的优势在于可根据患者受伤的下肢所能承受的重量调整阻力。使用固定自行车时，座椅的高度应仔细调整，以尽量减少向下运动时膝关节的屈曲力矩。然而，如果想利用固定自行车来改善屈曲活动度，应将座椅调到较低位置，使受伤肢体进

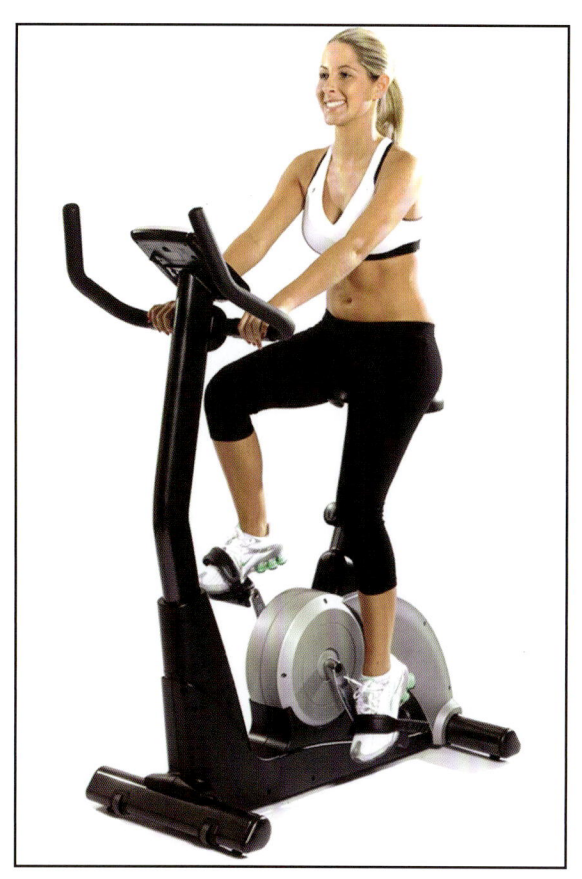

图 12-13　固定自行车

行被动运动。定距器可以促进向上运动时腘绳肌的收缩。

## 平衡板和迷你蹦床

BAPS 板（图 12-14）和迷你蹦床（图 12-15）都提供了一个不稳定支撑平面，有助于重新建立本体感觉和关节位置觉。在 BAPS 板上工作允许治疗师以渐进和可控的方式向下肢提供压力[13]。患者在努力恢复神经肌肉控制和平衡的同时，也可以强化功能、改善关节活动度。迷你蹦床也可以实现同样的目标，但它也可用于更高级的增强式训练。

> **临床决策练习 12-2**
> 
> 为什么 BAPS 板和迷你蹦床是舞者跟腱修复后康复训练的好工具？

## 滑行板和装配器

在滑行板（图 12-16）或装配器（Fitter）（图 12-17）

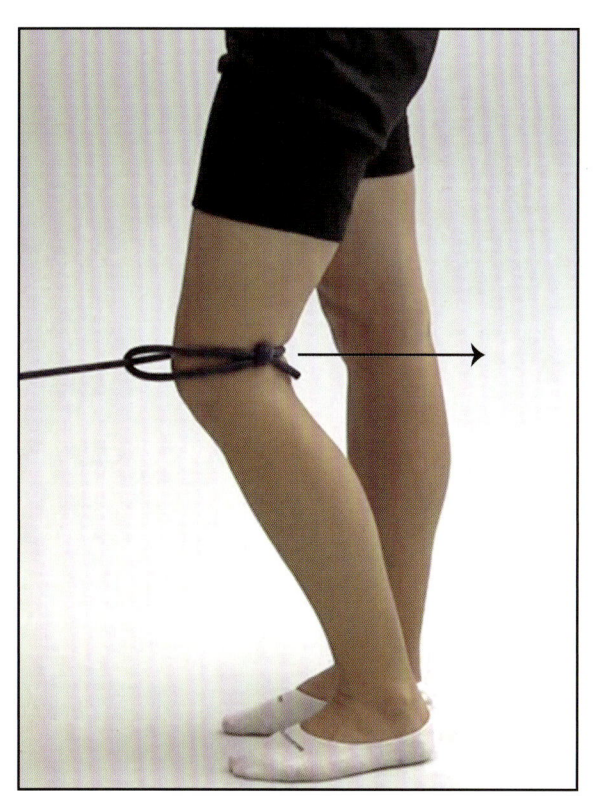

图 12-12　使用弹力管进行末端膝关节伸展练习

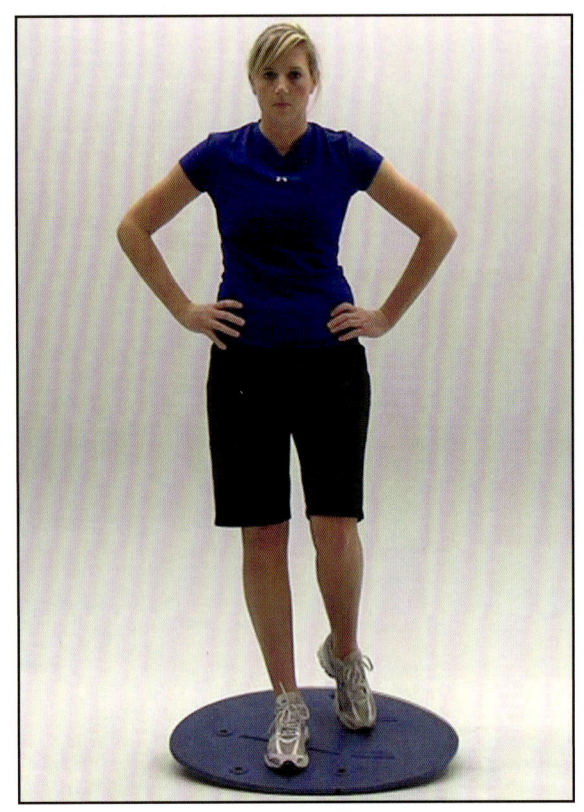

图 12-14 平衡板练习

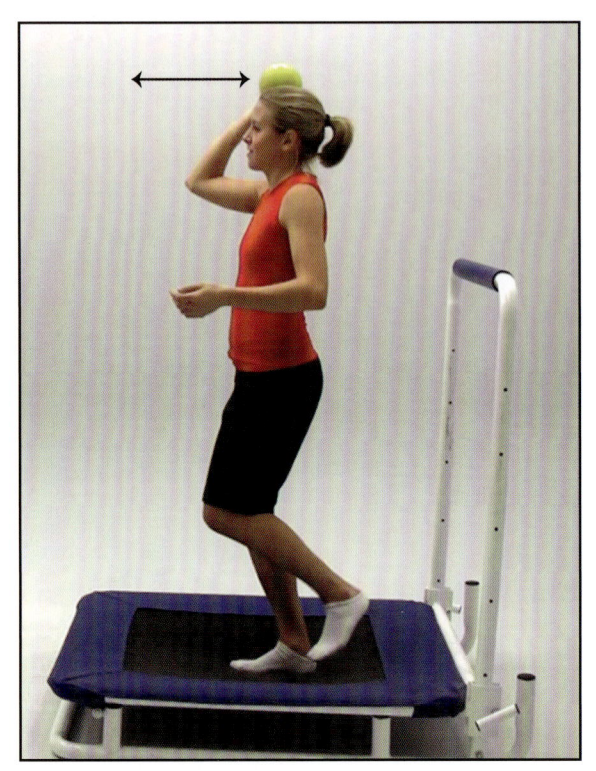

图 12-15 迷你蹦床提供了一个不稳定的支持基础,在此基础上可以增加其他功能性的负重活动

图 12-16 滑行板训练

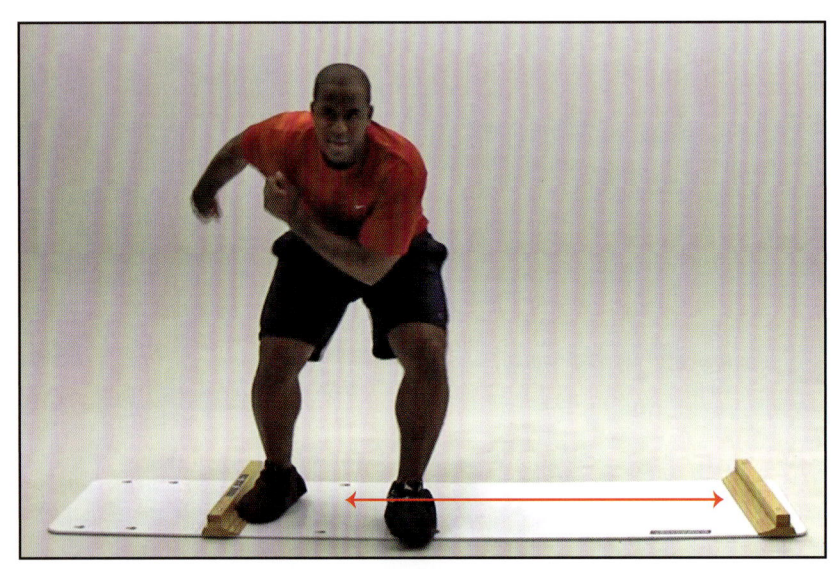

上进行更具有功能性的活动时,身体重心从一侧转移到另一侧,有助于重新建立动态控制,并改善心肺功能[13]。这两种设备的独特性在于这些运动产生内外翻和关节的应力和应变。已有研究证明侧向滑动运动可以提高前交叉韧带重建后膝关节的伸展力量[10]。

**临床决策练习 12-3**

为什么滑行板对于内侧副韧带拉伤来说不是一个合适的康复训练方法?

肌肉控制是非常重要的，从而使它们能够为远端关节，如肘、腕关节运动提供一个稳定的基础[92]。

还必须强调的是，尽管传统的上肢康复方案集中于确定和治疗受影响的结构，但身体每一部分并不是在孤立运作，而是作为一个动态单位工作[57]。近年来的康复训练已经将闭链运动训练与核心稳定训练和更多功能性运动项目结合起来[80]。临床医生应该认识到解决腿部和躯干问题对上肢功能的重要性，并定期纳入针对整个运动链的治疗性练习[57]。

> **临床决策练习 12-4**
>
> 一名橄榄球运动员患有慢性肩关节脱臼，什么类型的运动可以用来增加肩部的稳定性？

### 肩关节复合体

闭链运动下的负重活动可用于增强动态关节稳定性。大多数情况下，闭链运动是在手被固定的情况下进行的，因此不产生手部动作。然后轴向或旋转地施加阻力。这些练习既能产生关节压缩，又能产生近似效应，从而增强关节周围的肌肉协同收缩，增强动态稳定性[100]。

在盂肱关节周围必须建立两对基本的力偶：三角肌前部与冈下肌和小圆肌在额状面上平衡，肩胛下肌与冈下肌和小圆肌在水平面上平衡[61]。这些拮抗肌通过肌肉的相互牵引将肱骨头固定在关节盂内，从而起到稳定盂肱关节的作用。

在肱骨移动时，肩胛骨肌肉使关节盂处于合适位置，从而形成正常的盂肱节律[91]。然而，它们也必须提供一个稳定的基础，使肱骨能够大幅度运动[57]。如果肩胛骨活动过度，整个上肢的功能就会受到影响。因此，下斜方肌与上斜方肌和肩胛提肌的平衡，以及菱形肌和中斜方肌与前锯肌的平衡之间的力偶，对于维持肩胛骨的稳定性至关重要。同样，在固定手的情况下进行的闭链运动可以加强肩胛骨的稳定性[50]。

### 肘关节

肘部是一个铰链式的关节，能够从完全伸展的位置开始屈曲145°。在一些关节超弹性的情况下，关节可以过度伸展几度，超过了中立位。肘关节由肱桡关节、肱尺关节和桡尺近侧关节组成。凹陷的桡骨头与肱骨远端肱骨小头的凸面相关节，并通过

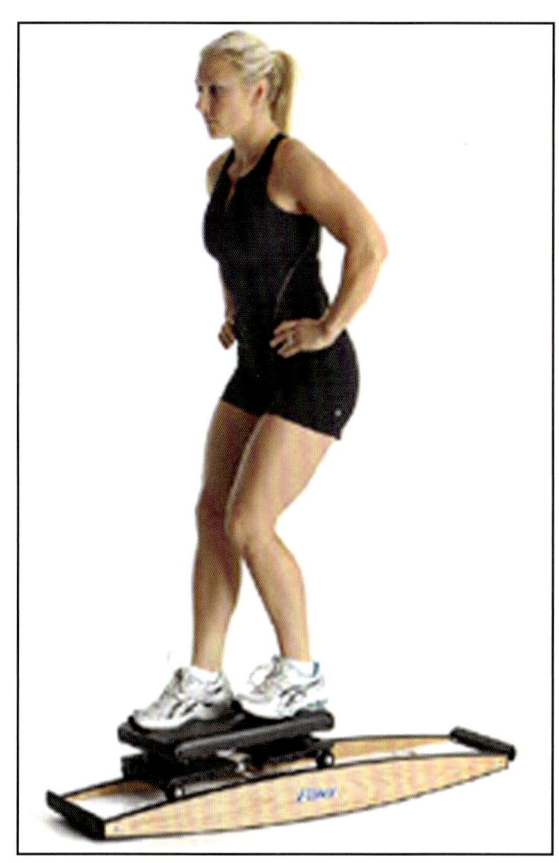

图12-17　装配器（Fitter）对体重转移很有用（Reprinted with permission from Fitter International, Inc.）

## 上肢开链和闭链活动的生物力学

虽然闭链运动确实最常用于下肢损伤的康复，但在多数损伤情况下，上肢康复也可以使用闭链运动[79]。与下肢不同，上肢进行开链运动时最具有功能性。在大多数涉及上肢的运动中，手都是可以自由移动的。这些活动通常是动态运动。在这些运动中，运动链的近端部分用于稳定，而远端部分具有高度的活动性[57]。体操中的俯卧撑、引体向上和倒立都是上肢闭链运动的例子。在这些运动中，手的位置是稳定的，更近端的肘部和肩部周围肌肉收缩，来抬高和降低身体。然而，其他活动如游泳和越野滑雪这类涉及快速连续的开链、闭链交替的运动，与下肢跑步的方式基本相同[100]。

大多数情况下，在康复训练中闭链运动主要用于加强和建立稳定肩部的肌肉的神经肌肉控制[92]。特别是肩胛骨稳定肌和肩袖肌肉在某一时刻发挥作用来控制肩部运动。发展这些肌肉群的力量和神经

环状韧带与尺骨近端相连。近端桡尺关节是前臂的一部分，可与肘关节一起完成前臂90°的旋前和80°的旋后。

肘关节可以在一些活动的开链运动中发挥作用。但在其他活动中，肘关节必须具备静态稳定性和足够的动态力量，才够将力量传递给相应的关节[48]。

## 上肢损伤康复的开、闭链运动

与下肢的情况一样，一般建议临床医生在对上肢损伤患者的康复计划中同时进行闭链和开链运动[100]。

最典型的是，在康复计划的早期阶段，特别是在肩关节不稳定的情况下，闭链运动可以更好地促进肌肉收缩和肌肉募集，除此之外还能防止肩袖损伤导致的继发性疼痛和（或）炎症[3,81]。同样，闭链运动应在康复后期使用，以增加盂肱关节和肩胛胸壁关节周围肌肉的耐力。它们也可以在康复后期与开链运动结合起来使用，以加强稳定性，在此期间，高动态和弹道运动也可以叠加使用。在康复中期，必须加入传统的开链强化练习，训练肩袖、三角肌以及其他盂肱肌和肩胛骨肌肉[36,100]。

在肘部，也应该进行加强肌肉平衡和肘关节周围主动肌和拮抗肌肌肉神经控制的练习。在一些肘关节周围近端肌肉必须保持动态稳定的活动中，可以采用闭链运动进行训练。加强屈曲、伸展、前臂旋前和旋后的开链运动练习对于恢复投掷类活动中所需的肘部高速运动至关重要。

**临床决策练习12-5**

一名女性篮球运动员一直有臀部疼痛和下肢疲劳的症状，你认为这是由于臀中肌无力造成的。你想提高她对这块肌肉的认识，并改善她的神经肌肉控制能力。闭链和开链运动如何能帮助你实现目标？

## 重心转移

通过使用轴向压缩，可以帮助进行各种重心转移运动来促进盂肱关节和肩胛胸壁的动态稳定性[16]。可在站立、四爬位、三点支撑位或手膝对位时移动重心，重量支撑在稳定的表面，如墙壁或按摩床（图12-18），或在可移动的不稳定表面上，如BAPS板、摆动板、稳定球或斜板（图12-19）。移动可以

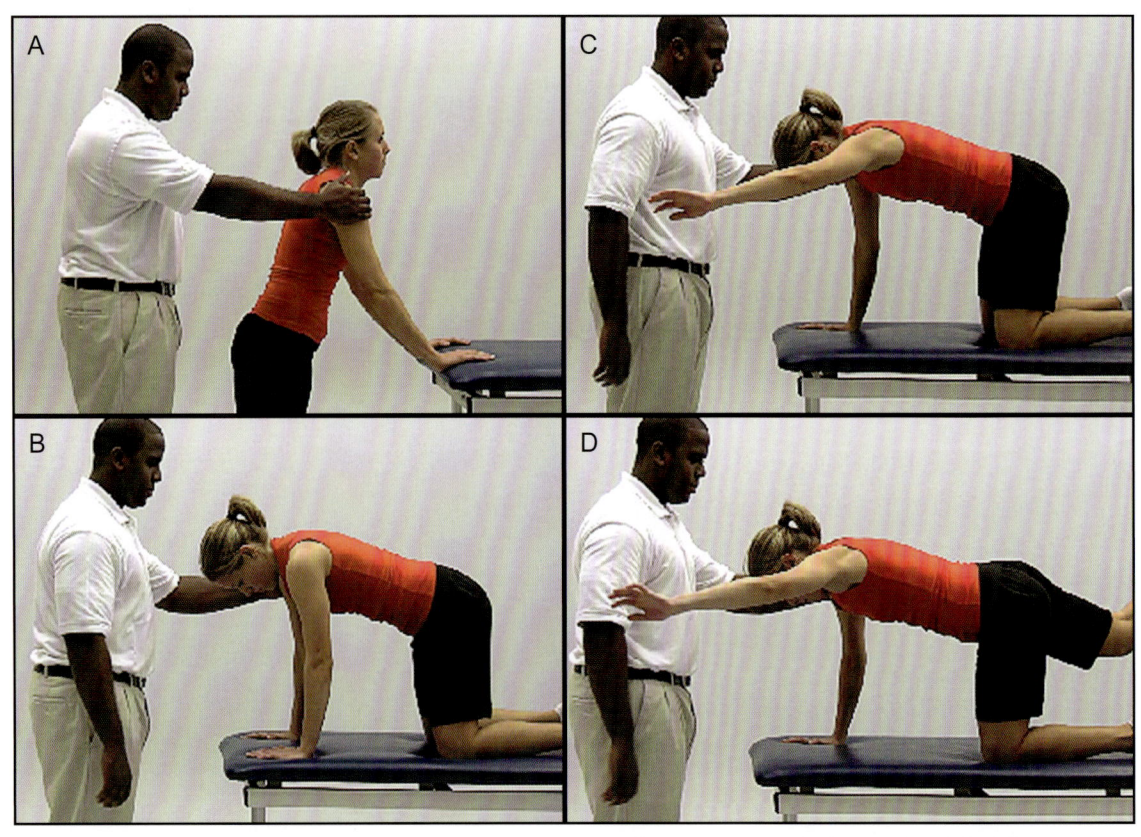

图12-18 重心转移。（A）站立位。（B）四爬位。（C）三点支撑。（D）手膝对位

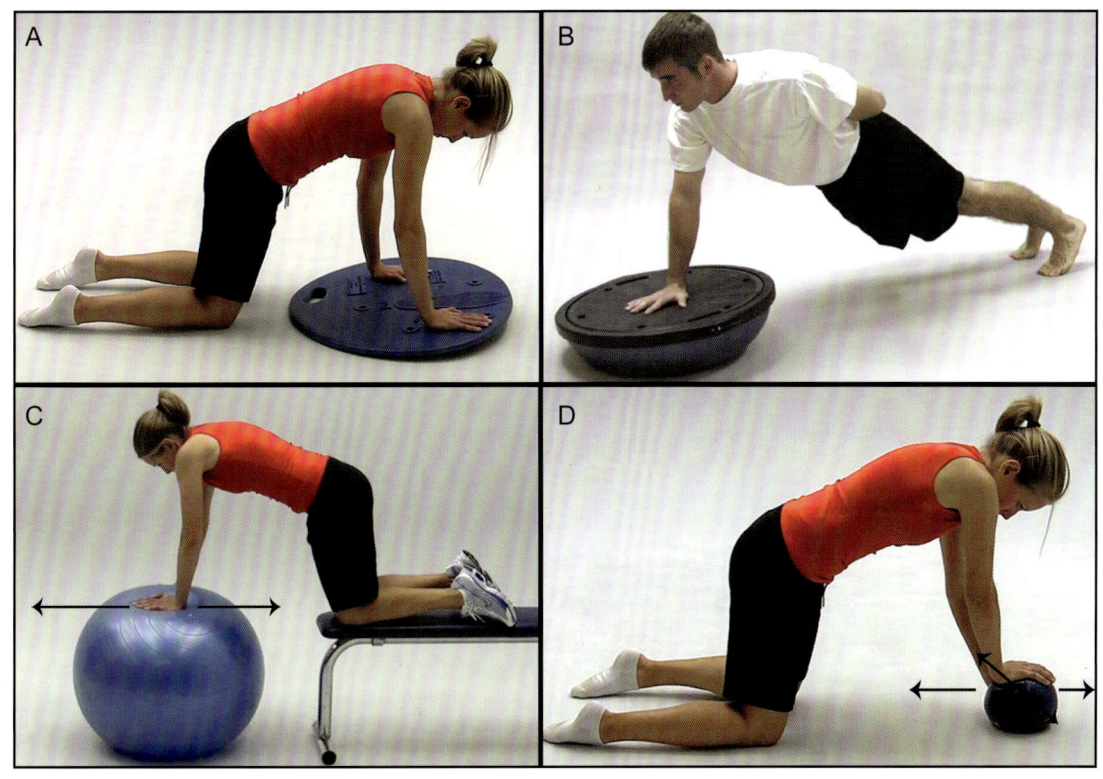

图 12-19 重心转移。(A) 在 BAPS 板上。(B) 在 BOSU 球上。(C) 在瑜伽球上。(D) 在健身药球上

并排移动、前后移动，或在对角线上进行。手的位置可以从一个宽的支撑面调整到一只手放在另一只手上面，以增加难度。患者可以根据耐受性调整所支撑的重量。临床医生可以以一种随机的方式提供干扰，患者必须有节奏地稳定和适应。在三点支撑中可使用对角线 2（D2）PNF 模式，迫使对侧支撑肢体产生共同收缩，从而达到稳定状态（图 12-20）[100]。节律性稳定也可用于恢复肩胛肌肉的神经肌肉控制，采用闭链运动并在肩胛骨边界随机施加任意大小的压力（图 12-21）。

## 俯卧撑、肩带俯卧撑、推起练习

俯卧撑也可以重建神经肌肉的控制。在不稳定的表面上做俯卧撑，除了费力外，还需要提供轴向载荷，需要盂肱和肩胛胸壁关节周围主动肌和拮抗肌的共同收缩，而肢体远端可以做小幅度的运动（图 12-22）。标准俯卧撑的一个变式是让患者使用瑜伽球（图 12-23）或在墙面、墙角做俯卧撑（图 12-24）。肩带俯卧撑可以加强前锯肌，这对过顶运动中肩胛骨的动态稳定性至关重要（图 12-25）。

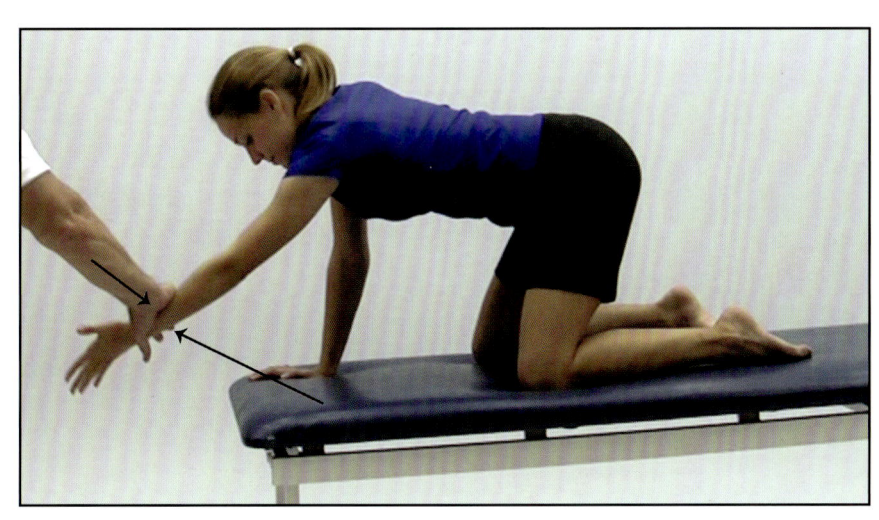

图 12-20 D2 PNF 模式在三点支撑中产生对侧支撑肢的稳定

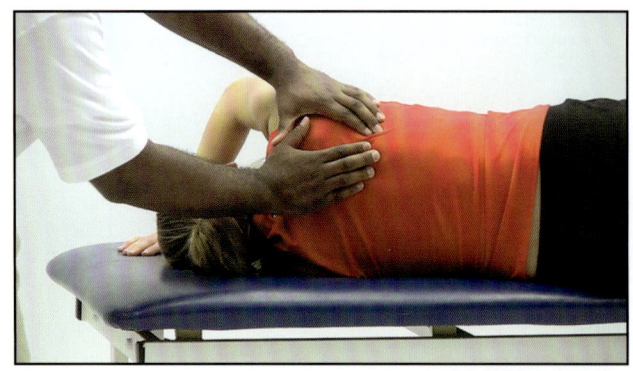

图 12-21  对肩胛骨肌肉的节律稳定

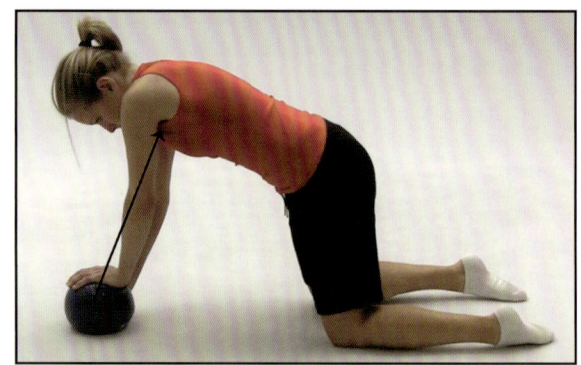

图 12-22  在药球上做俯卧撑

图 12-23  在瑜伽球上做俯卧撑

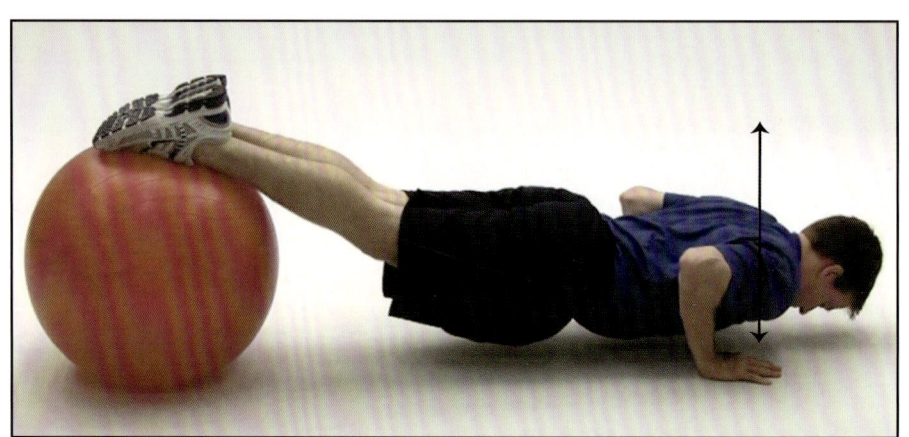

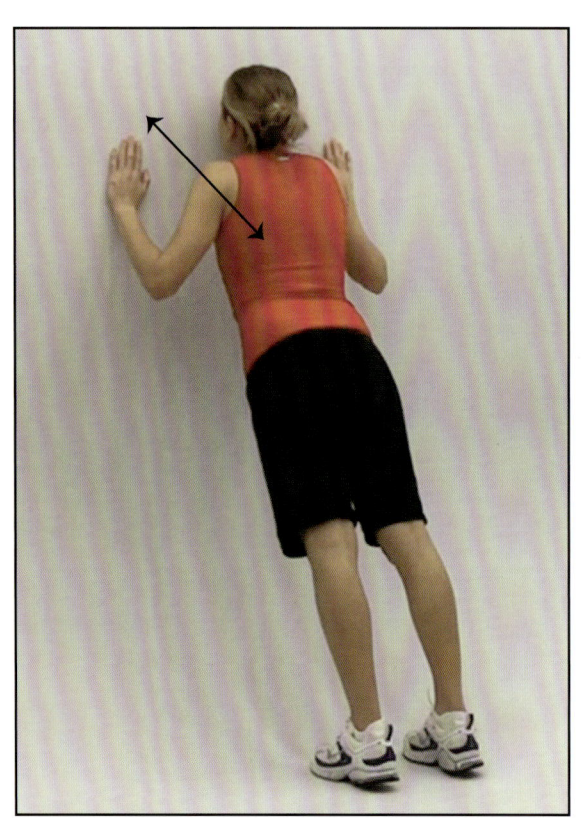

图 12-24  撑墙俯卧撑

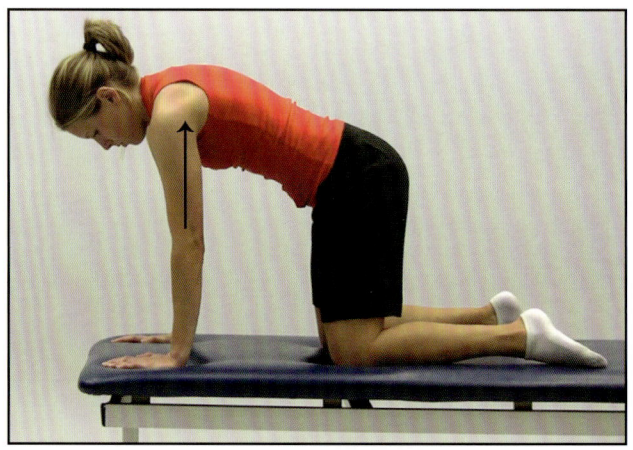

图 12-25  肩带俯卧撑

俯卧撑涉及到肱骨、肩胛骨稳定肌的等长收缩（图 12-26）。

**临床决策练习 12-6**

一名运动员的背肌普遍无力。你认为这可能是引起肩前部疼痛的原因。他似乎有翼状肩胛骨，而且症状与撞击症一致。你会用什么训练来帮助他解决这个问题？

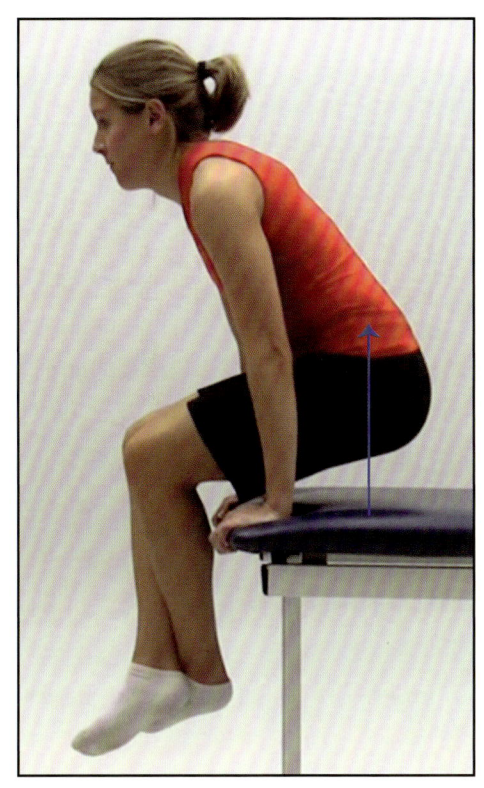

图 12-26 推起练习

## 滑板

在滑板上进行上肢闭链运动不仅有助于增强力量和稳定性，而且也有助于提高肌肉耐力[87,100]。患者取跪位，采用往复运动，双手前后或横向滑动（图 12-27）。也可以站立时靠墙滑动。

## 总　结

1. 闭链运动是指四肢远端固定或稳定的运动。开链运动四肢远端不固定，可移动。
2. 开链和闭链运动训练都在康复过程中占有一席之地。
3. 肌肉运动的可逆性和同步收缩是闭链运动的标志。
4. 康复过程中开链和闭链运动训练都各有优缺点，选择哪一种训练取决于治疗目标。
5. 有人认为，由于肌肉的共同收缩和对关节的压缩，闭链运动训练更安全；闭链运动训练往往更具功能性；它们比开链运动训练更能有效地促进本体感觉和关节位置感觉反馈的整合。
6. 开链运动训练与闭链运动训练对下肢关节有不同的生物力学影响。
7. 下肢闭链运动可以降低剪切力，减少胫骨前移，增加关节压力，提高膝关节的稳定性。
8. 浅蹲、靠墙滑移、腿举机、楼梯攀登机、椭圆机、侧向高台阶跨步、使用弹力管进行膝关节末端伸展练习、固定自行车和滑行板练习等都是进行下肢闭链运动训练的例子。
9. 虽然闭链运动训练确实最常用于下肢损伤的康复，但在许多损伤情况下，也可以被纳入上肢康复方案。
10. 上肢闭链运动可以建立并加强用于稳定肩部的肌肉的神经肌肉控制。
11. 俯卧撑、重心转移、滑板练习等闭链运动是主要用于改善肩部稳定性的强化练习。

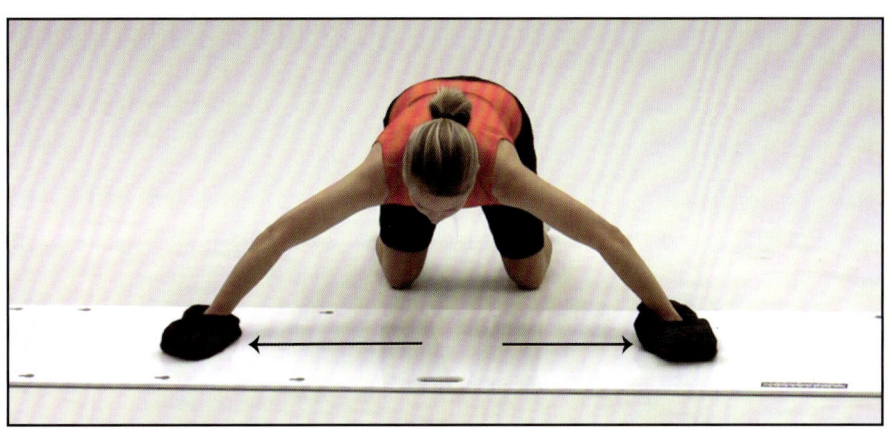

图 12-27 滑板加强练习

## 临床决策练习解决方案

**练习 12-1** 运动自行车是下肢损伤康复中很好的工具。患者可以在不负重的情况下进行全范围的关节活动。座椅高度可以针对特定的关节活动度进行调节，并且可以动员到腿部的大部分肌肉。大多数功率自行车也有一个活动上半身的选择。楼梯攀登机或者椭圆机提供无冲击的负重运动。随后，在闭链运动进展中，侧向台阶跨步可用于加强神经肌肉控制和增加四头肌放电。

**练习 12-2** 神经肌肉的控制和平衡对舞者的表现至关重要。BAPS 板和迷你蹦床提供了不稳定的表面，患者需要在上面站立。这种可控系统是理想的，因为它们比稳定的地面更挑战本体感觉。在迷你蹦床等设备上掌握了平衡的患者可以进阶到功能活动，如在不稳定平面进行抛接球练习。

**练习 12-3** 滑行板的独特特征是其运动产生的外翻和内翻力。当韧带和肌肉组织仍然较弱时，过多的外翻应力可能会加重损伤。

**练习 12-4** 上肢的闭链运动可以使肩胛骨稳定肌和肩袖收缩，可以增强肩关节的整体稳定性。

**练习 12-5** 开链运动可以对特定的肌肉施加特定的阻力。侧卧位练习可以很容易地教会患者区分不同的肌肉。一旦可以完成，就可以进行更加具有功能性的闭链运动练习，闭链运动能促进神经肌肉控制，因为患者除了锻炼特定的肌肉外还需要去保持平衡。

**练习 12-6** 他需要加强肩胛骨稳定肌，这样他的肩关节就不会在休息时前移了。任何扰乱肩关节复合体的运动都会导致肩胛骨稳定肌停止工作。肩带俯卧撑是为了加强前锯肌。在 BAPS 板或运动平台上进行的俯卧撑也能促进肩关节复合体的稳定性和神经肌肉控制。

（William E. Prentice，PhD，PT，ATC，FNATA 著
臧　钰 译　黄力平　倪国新 审）

## 参考文献（扫描二维码获取）

# 第 13 章 康复治疗中的关节松动及牵引技术

---

**完成本章学习后，读者应具备以下能力**

- 区分生理运动和附属运动
- 讨论关节运动学
- 讨论特定的关节位置如何提高治疗技术的有效性
- 讨论关节松动的基本技术
- 区分 Maitland 松动术的 5 个振动等级
- 讨论松动术的适应证和禁忌证
- 讨论不同牵引等级在治疗疼痛和关节活动受限中的应用
- 解释为什么应同时使用牵引和松动技术
- 示范针对不同关节的特定松动和牵引技术

---

关节受伤后，通常都会伴随着一些运动的丧失。这些运动的丧失可能是由一些病理因素导致，包括：惰性结缔组织（如韧带和关节囊）的挛缩、收缩组织或肌腱单元（如肌肉、筋腱和筋膜）的牵伸阻力，或两者兼备[2,4]。如果不及时治疗，关节活动将会受限，最终开始出现退化[26]。

关节松动和牵引技术属于手法治疗，是缓慢、被动的关节面活动[5]。它们可用于恢复正常的主动关节活动度（range of motion，ROM），恢复关节的正常被动活动，复位或恢复关节对线，恢复关节周围的应力和应力的正常分布或缓解疼痛以改善关节功能[18]。关节松动和牵引是运动损伤康复中两种非常有效且广泛使用的技术。

## 生理运动与附属运动之间的关系

对于监督康复计划的运动防护师来说，了解一些关节运动的生物力学是必要的。一个关节的活动基本上由两种类型的运动来控制，其中更广为人知的是生理运动，是由肌肉主动向心或离心收缩来移动骨或关节。这种类型的运动被称为骨运动。骨绕着旋转轴或关节运动，形成屈曲、伸展、外展、内收和旋转运动。第二种运动类型是附属运动。附属运动（accessory motion）是指一个关节面相对于另一个关节面的移动方式。生理运动是自发的，而附属运动通常伴随着生理运动[22]。这两个运动一般同时发生，附属运动无法单独产生，但在外力作用下可产生。只有发生了正常的附属运动，生理运动才能达到全范围[8]。若附属运动受限，则会影响正常生理水平面的运动[10-11]。如果关节不能自由活动，肌肉功能就无法完全恢复，反之亦然[26]。

在传统的康复治疗中，我们更倾向于关注被动的生理运动，往往忽视了附属运动。总是被问到的问题是，"这个患者的屈曲或伸展角度受限多少"，但很少有人会问，"滚动或滑动受到了多大的限制？"

对运动防护师来说，至关重要的一点是需要详细评估受伤关节，以确定运动受限是因为涉及肌腱单元的生理运动限制，还是涉及关节囊和韧带的附属运动限制[13]。如果是由于生理运动受限，患者应进行可以提高灵活性的牵伸训练。当抵抗牵伸活动的原因包含肌肉或肌腱成分时，应采用牵伸训练。牵伸技术在生理运动范围末端最有效，这些组织被限制在一个方向上，需要克服一些不适才能获得更多的关节活动范围。牵伸技术是利用长杠杆臂来拉长特定的肌肉[29]。牵伸技术在第 8 章有详细介绍。

如果因关节囊或韧带的问题导致活动受限，运动防护师应将关节松动纳入治疗计划。当紧张的惰性或非收缩性关节结构存在问题，在受限的关节活动的任何位置和任何方向都能有效使用[5]。

关节松动技术使用短杠杆臂来拉伸韧带和关节囊，对这些结构施加的应力更小。因此，关节松动比牵伸技术更安全一些[19]。

**临床决策练习 13-1**

一名跳高运动员在外侧副韧带 II 级扭伤后，膝关节无法完全伸直。请制订一个可以帮助她恢复正常关节活动度的康复方案。

## 关节运动学

附属运动也被称为关节运动学（joint arthrokinematics），包括旋转、滚动和滑动[8,25]（图 13-1）。

旋转（spin）发生在一些固定的纵向机械轴，可能是沿顺时针或逆时针方向。前臂旋前 / 旋后时，肱桡关节中桡骨头的运动就是旋转的一个例子（图 13-1A）。

当一个关节面上的一系列点与另一个关节面上的一系列点接触时，就会发生滚动（rolling）。就像是摇椅的摇杆在地板上滚动。有一个解剖学的例子是圆形的股骨髁在固定平坦的胫骨平台上发生滚动（图 13-1B）。

当一个关节面上的一个特定点与另一个关节面上的一系列点接触时，就会发生滑动（gliding）。还是以摇椅为例，与滚动不同，摇椅是在地板上滑行，没有任何摇晃。滑动有时也被称为平移。解剖学上，进行前抽屉试验时，胫骨平台相对于固定的圆形股骨髁向前滑动，膝关节会发生滑动或平移（图 13-1C）。

纯粹的滑动只有在两个关节面完全贴合时才会发生，即两个关节面都是平的或弯曲的。因为几乎所有的关节面都是不完全贴合的，也就是如果一个是平的，那另一个会更弯曲，滑动更有可能与滚动同时发生。滚动并不会单独发生，因为这会导致关节受到挤压或脱位。

虽然滚动和滑动通常一起发生，但它们的比例不一定相同，方向也不一定一致。如果两个关节面较贴合，就会发生更多的滑动，但如果它们不太相似，就会发生更多的滚动。滚动始终与生理运动的方向相同。例如，在膝关节中，当脚固定在地面上膝关节伸直时，股骨向前滚动；相反，当屈曲膝关节时，股骨向后滚动（图 13-2）。

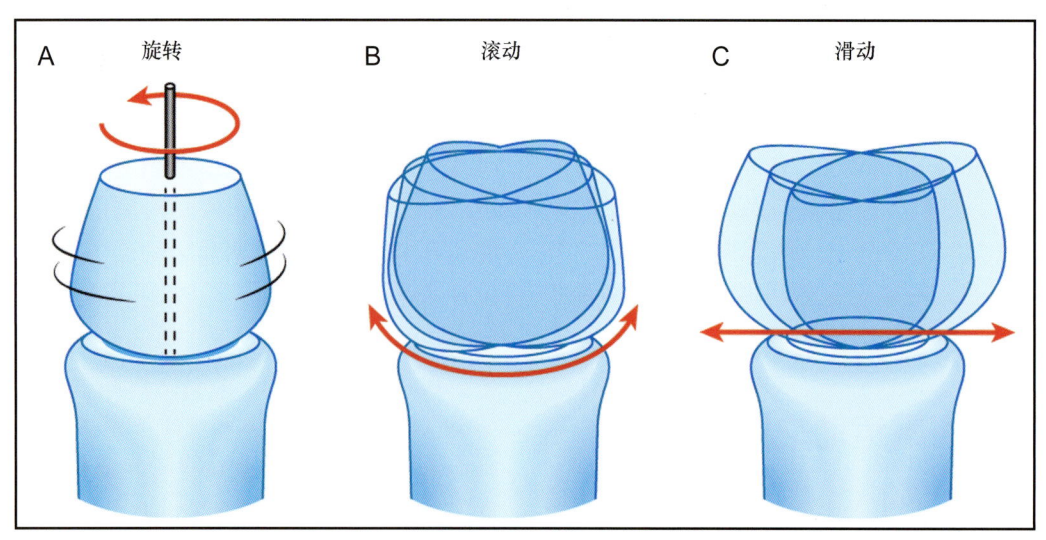

**图 13-1** 关节运动学。（A）旋转；（B）滚动；（C）滑动

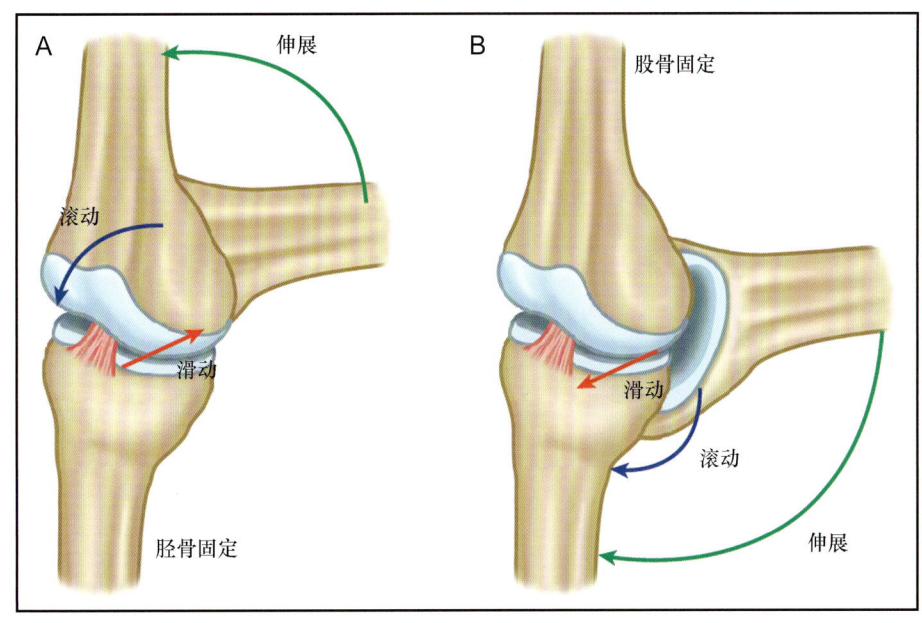

图 13-2 凹凸法则。(A) 凸面在凹面上移动;(B) 凹面在凸面上移动

滑动部分的运动方向是由运动的关节面形状决定的。如果考虑两个关节面相对于彼此的形状，一个关节表面可以被确定为凸的，而另一个可以被认为是凹的。在膝关节中，股骨髁被认为是凸关节面，而胫骨平台则是凹关节面。在盂肱关节中，肱骨头是凸面，而关节盂是凹面。

> **临床决策练习 13-2**
>
> 一名体操运动员由于脚踝反复扭伤导致踝关节不稳定，且有瘢痕组织限制了踝跖屈的角度。她的大部分日常训练都需要良好的平衡性和大量的关节活动，所以踝关节活动度的减少影响了她的表现。你能做些什么来帮助她呢？

关节面的形状与滑动方向之间的关系称为凸凹定律。如果凹面在静止的凸面上运动，滑动与滚动的方向相同。相反，如果凸面在静止的凹面上运动，滑动与滚动方向相反。关节活动受限采用滑动技术处理。因此，知道使用滑动技术的适当方向是至关重要的[5]。

## 关节位置

人体的每个关节都有一个关节囊和韧带最放松的位置，允许进行最大限度的关节活动[5,19]。这个位置被称为休息位。了解休息位在哪里非常必要，因为关节活动的评估和使用松动或牵引技术治疗活动受限的关节通常都在休息位进行。表 13-1 总结了许多主要关节合适的休息位。

关节囊处于休息位可使关节处于放松位置，关节面在该位置可被最大程度地分离。紧张位是指骨关节面接触面积最大且关节囊紧张、韧带拉紧的位置。在放松位，关节将表现出最大程度的关节活动，而在紧张位则不允许关节活动。因此，放松位最适合关节松动与牵引（图 13-3）。

松动和牵引技术都使用的是一个关节面相对于另一个关节面的平移运动。该平移可以垂直于或平行于治疗平面。治疗平面应垂直于从凸面的旋转轴到凹面中心的直线[5,15]或与之呈直角（图 13-4）。因此，治疗平面位于凹面内。如果凸面部分移动，则治疗平面保持不变。然而，治疗平面将会与凹面部分一起移动。松动技术使用滑动，将一个关节面沿着平行于治疗平面的直线平移。牵引技术则是将其中一个关节面沿着垂直于治疗平面的方向平移。这两种技术都使用放松位[15]。

## 关节松动技术

关节松动技术可以改善关节活动或通过恢复关节附属运动来减轻关节疼痛，从而实现全范围、无限制、无痛的关节活动[18,30]。

松动技术可实现各种机械或神经生理学的治疗

表 13-1 各关节的形状、休息位及治疗平面

| 关节 | 凸面 | 凹面 | 休息位（放松位） | 紧张位 | 治疗平面 |
|---|---|---|---|---|---|
| 胸锁关节 | 锁骨* | 胸骨* | 解剖位 | 水平 | 胸骨 |
| 肩锁关节 | 锁骨 | 肩峰 | 解剖位，在与矢状面呈60°的水平面上 | 内收 | 肩峰 |
| 盂肱关节 | 肱骨 | 关节盂 | 肩外展55°，水平内收30°，旋转至前臂位于水平面上 | 外展和外旋 | 肩胛平面关节盂 |
| 肱尺关节 | 肱骨 | 尺骨 | 肘伸展，前臂旋后 | 屈曲和前臂旋前 | 桡骨头，垂直于桡骨长轴 |
| 肱桡关节 | 肱骨 | 桡骨 | 肘屈曲70°，前臂旋后10° | 完全伸展且前臂旋前 | 鹰嘴窝，尺骨长轴，平行于桡骨长轴45° |
| 尺桡关节（近端） | 桡骨 | 尺骨 | 肘屈曲70°，前臂旋后35° | 完全伸展且前臂旋前 | 尺骨桡切迹，平行于桡骨长轴 |
| 尺桡关节（远端） | 尺骨 | 桡骨 | 旋后10° | 伸展 | 桡骨，平行于桡骨长轴 |
| 腕关节 | 近端腕骨 | 桡骨 | 穿过桡骨与第三掌骨之间 | 伸展 | 桡骨，垂直于桡骨长轴 |
| 掌指关节 | 掌骨 | 近端尺骨 | 轻度屈曲 | 完全屈曲 | 近端指骨 |
| 指间关节 | 近端指骨 | 远端指骨 | 轻度屈曲 | 伸展 | 远端指骨 |
| 髋 | 股骨 | 髋臼 | 髋屈曲30°，外展30°，轻度外旋 | 伸展和内旋 | 髋臼 |
| 胫股关节 | 股骨 | 胫骨 | 屈曲25° | 完全伸展 | 胫骨平台表面 |
| 髌股关节 | 髌骨 | 股骨 | 膝完全伸展 | 完全伸展 | 沿股骨沟 |
| 距小腿关节 | 距骨 | 胫、腓骨的下端关节窝（Mortise） | 踝跖屈10° | 踝背屈 | 滑槽（Mortise）前后方向 |
| 距下关节 | 跟骨 | 距骨 | 在内外翻之间的距下关节中立位 | 旋后 | 距骨，平行于足平面 |
| 跗间关节 | 近端关节面 | 远端关节面 | 足放松 | 旋后 | 远端节段 |
| 跖趾关节 | 跗骨 | 近端趾骨 | 轻度屈曲 | 完全屈曲 | 近端趾骨 |
| 趾间关节 | 近端趾骨 | 远端趾骨 | 轻度伸展 | 伸展 | 远端指骨 |

* 在胸锁关节中，锁骨表面上下方向凸出，前后方向凹入。

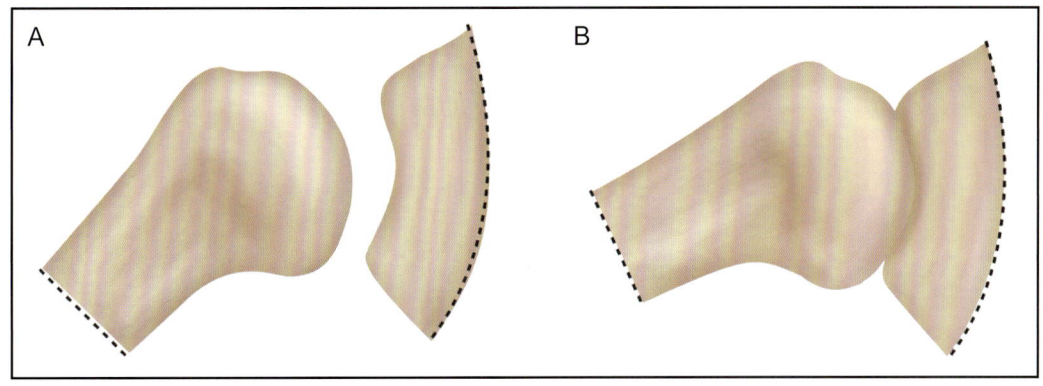

图 13-3 关节囊休息位。（A）放松位；（B）紧张位

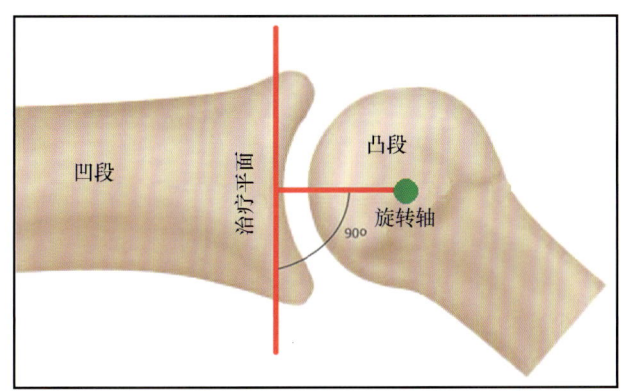

图 13-4 治疗平面垂直于从旋转轴到凹段关节面中心的连线

目标：减轻疼痛；减少肌肉抵抗；拉伸或延长关节周围的组织，尤其是关节囊和韧带组织；抑制或促进肌肉张力或牵伸反射的反射作用；以及促进本体觉提高姿势和运动觉意识[5,11,16,25,26]。

整个关节活动度的运动可以通过各种测量技术进行量化。生理运动用量角器测量，并构成活动范围的主要部分。附属运动被认为只有几毫米，但要精确测量较难。

附属运动可能有活动不足、正常或活动过多这几种情况[23]。每个关节都有一段连续的关节活动度范围，具有解剖运动极限，这由两骨的排列及周围软组织决定（图13-5）。在活动不足的关节中，运动在某个点即停止（称为病理限制点），无法到达由疼痛、痉挛或组织阻力引起的解剖学限制点。由于周围结构较松弛，活动过多的关节会超出它的解剖限制点。活动不足的关节对松动和牵引技术有很好的反应。活动过多的关节则应进行肌力训练、稳定性训练，如果需要，可使用贴布（taping）、夹板或支具[3,26]。

在活动不足的关节中，松动技术作用于关节活动度受限处可使软组织关节囊或韧带结构发生形变。如果一个组织只在其弹性范围内被拉伸，不会发生永久性的结构变化。

然而，如果该组织被拉伸到其塑性范围内，就会发生永久性的结构变化。因此，松动和牵引可以用来拉伸组织和松解粘连。如果使用不当，它们也会损伤组织，并导致关节扭伤[4]。

用于改善附属运动的治疗技术通常是缓慢的、小振幅的运动，该振幅是关节在其全范围内被动移动的距离。松动技术就是使用这些小振幅的振动，在特定范围内以适当的方向滑动其中一个关节面[27]。

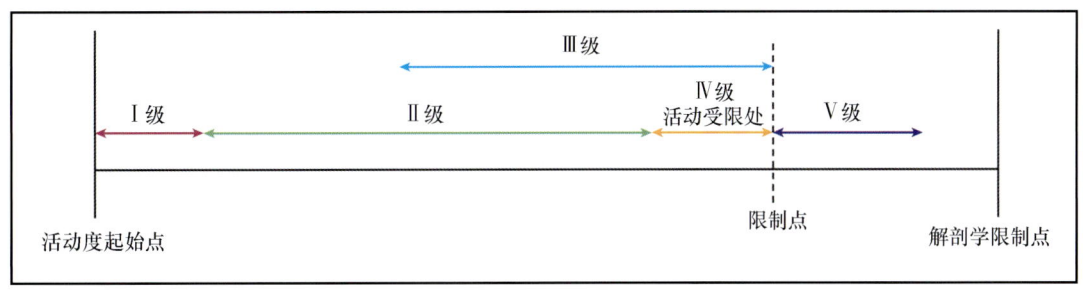

图 13-5 Maitland 的 5 个运动等级

### 临床决策练习 13-3

一名游泳者在肩部手术后无法恢复正常的关节活动度。如果他不能恢复完全伸展和外旋，他的划水动作将会受到影响。你会使用什么类型的关节松动方案来帮助他？

Maitland 描述了关节松动术各种等级的振动。每个振动等级的振幅都处于起始点和解剖限制点之间的连续关节活动度范围内[10-11]。图 13-5 显示了在活动受限的关节中使用不同等级的振动。随着活动受限越来越严重，限制点会向左移动，远离解剖限制点。然而，5 个等级在关节活动度中的位置之间的关系保持不变。5 级松动的定义如下：

Ⅰ级：在活动范围开始段做小振幅松动。在疼痛和痉挛限制早期运动时使用。

Ⅱ级：在活动范围中段做大振幅松动。当痉挛通过快速振动比缓慢松动更快地限制运动时使用，或缓慢增加的疼痛限制关节活动到全范围的一半时使用。

Ⅲ级：做大幅度松动至活动范围内的限制点。用于痉挛造成的疼痛和阻力、惰性组织紧张或因组织挤压限制活动范围末端附近的运动。

Ⅳ级：在活动范围末端做小幅度松动。在没有疼痛和痉挛但有阻力限制运动的情况下使用。

Ⅴ级：在活动范围末端时做小幅度的快速推动，通常伴随着爆裂的声音，称为整复手法[7]。爆裂声是由空穴作用引起的，这是由于关节囊内的压力下降，导致滑液中的气泡爆裂以平衡压力[7]。在活动范围末端有较小阻力时使用。整复手法是通过推动的速度而不是推力本身达到最有效的治疗[7]。大部分专家认为，为了治疗的安全和有效，只有受过专门训练、有成熟技能和判断力的人才能使用整复手法[24,28]。

### 临床决策练习 13-4

整脊师如何应用关节松动的概念？

关节松动是利用一个关节面在现有受限方向上的振动滑动运动。这些振动滑动的适当方向由前面描述的凹凸法则决定。当凹面静止且凸面活动时，凸段的滑动应与关节运动限制方向相反（图 13-6A）[17,19]。如果凸面固定，凹面活动，则凹段滑动应与关节运动的限制方向相同（图 13-6B）。例如，盂肱关节被认为是一个凸面关节，凸面的肱骨头在凹面的关节盂上移动。如果肩外展受限，肱骨应相对于关节盂向下滑动，以减轻活动受限。在活动膝关节时，如果伸膝受限，凹形胫骨应向前滑动。如果根据凹凸法实施相应方向的松动加重了疼痛或关节僵硬，则运动防护师应先向相反方向进行松动，再做相应方向的松动，直到患者可以忍受该方向的关节松动[15]。

典型的关节松动可能包括 3~6 组振动，每组持续 20~60 秒，每秒 1~3 次振动[10-11]。

### 临床决策练习 13-5

脚踝扭伤后，积累的瘢痕组织会影响完成全范围的踝跖屈。如何利用关节松动帮助恢复全范围的关节活动度？

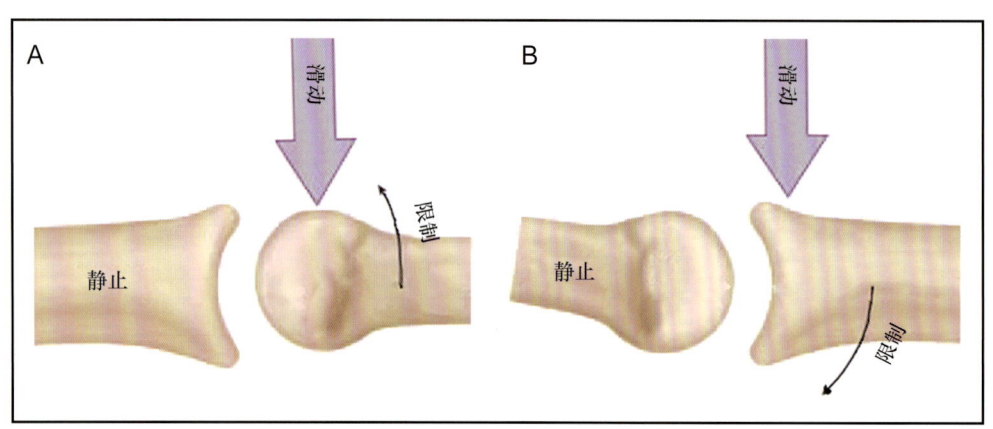

图 13-6　滑动运动。（A）凸段的滑动应与受限方向相反；（B）凹段的滑动应与受限方向相同

## 关节松动术适应证

在 Maitland 的系统中，Ⅰ级和Ⅱ级松动术主要用于治疗疼痛，Ⅲ级和Ⅳ级用于治疗僵硬。应首先治疗疼痛，再治疗僵硬[11]。如有疼痛应每天进行治疗。小幅度振动的目的是刺激关节内的机械感受器，从而限制脊髓或脑干水平上疼痛感受的传递。

僵硬或活动受限的关节应辅以主动运动训练，隔日治疗，每周治疗 3~4 次。运动防护师必须不断地重新评估关节，以确定从一个松动等级到另一个松动等级的适当进展。

使用特定松动等级的适应证相对简单。如果患者在运动防护师施加力之前就存在疼痛，则为时过早，应该避免使用松动技术。如果在施力时引起疼痛，那么使用Ⅰ、Ⅱ和Ⅲ级的松动都是合适的。如果施力都不会引起疼痛，则可以使用Ⅳ级松动。在进行关节松动术时患者和运动防护师都应处于舒适、放松的状态。运动防护师应一次只松动一个关节。关节应尽量在靠近关节面的地方固定，同时应牢固、自信地握住另一端进行松动。

## 关节松动术的禁忌证

松动术和整复手法不得随意使用。这些技术一般不应用于炎症性关节炎、恶性肿瘤、骨疾病、神经系统疾患、骨折、先天性骨畸形和椎动脉血管疾病。同样，整复手法只能由受过专门训练的运动防护师操作，因为有效的治疗需要一些特定的经验和判断能力[11]。

## 关节牵引技术

关节牵引是指拉动关节的一端使两个关节表面分离的技术。松动术的滑动应平行于治疗平面进行，但牵引应垂直于治疗平面进行（图 13-7）。与松动术一样，牵引也可以用来减轻疼痛或减少关节活动受限[14]。

Kaltenborn 提出了一种牵引结合松动的技术系统，可以减轻疼痛或增加活动受限关节的运动[15]。如前所述，所有关节都有一定的关节内活动或松动。Kaltenborn 把这种松动称为松弛。一定程度的松弛是正常关节运动的必要条件。Kaltenborn 的 3 个牵引等级定义如下[15]（图 13-8）：

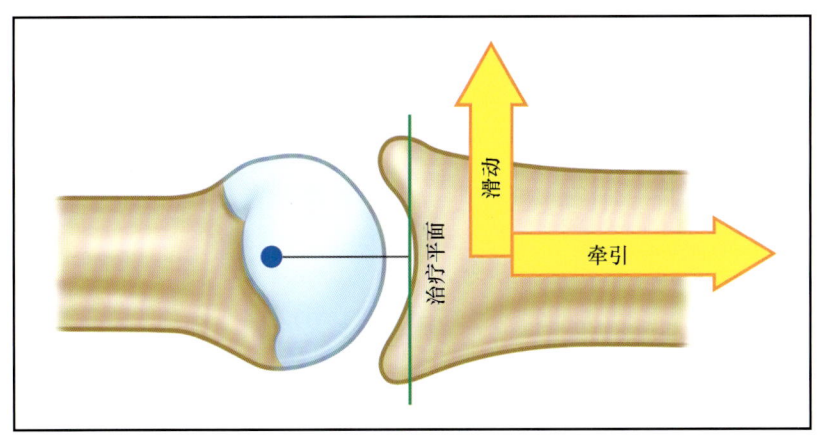

图 13-7　牵引 vs 滑动。牵引垂直于治疗平面，而滑动平行于治疗平面

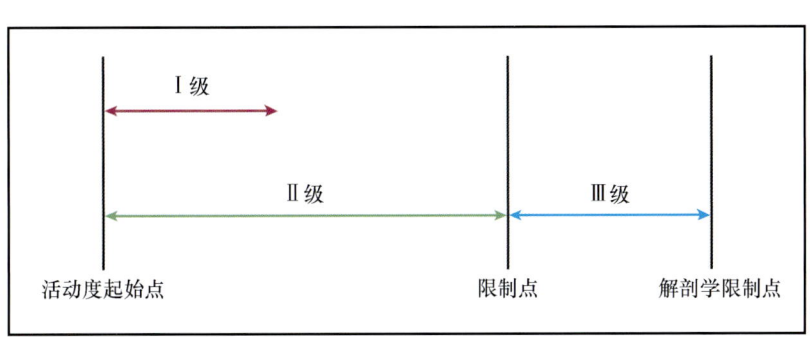

图 13-8　Kaltenborn 的牵引等级

Ⅰ级牵引（放松）：在没有实际分离关节面的情况下，牵引可以中和关节内压力。其目的是通过减少关节松动过程中关节面的压力来缓解疼痛，可与所有等级松动一起使用。

Ⅱ级牵引（收紧或"消除松弛"）：有效牵引关节面并消除松弛或消除关节囊内的关节活动。Ⅱ级用于初始处理，以确定关节的敏感度。

Ⅲ级牵引（拉伸）：包括关节周围软组织的实际拉伸，以增加受限关节的活动。

在初始治疗时应使用Ⅰ级牵引，以减少产生疼痛的可能。建议先使用10秒间歇性Ⅰ级和Ⅱ级牵引，然后将关节面牵引至Ⅲ级，最后释放拉力直到关节回到休息位[14]。

Kaltenborn强调Ⅲ级牵引可与松动滑动一起使用来改善关节活动受限[15]（详见图13-7）。Ⅲ级牵引拉伸关节囊，增加关节面之间的空间，关节处于放松位。在患者疼痛耐受范围内使用Ⅲ级和Ⅳ级振动可最大限度地提高关节活动[16]（图13-9）。

> **临床决策练习 13-6**
> 一名有腰痛的曲棍球运动员被医生诊断为腰椎间盘病变。椎间盘突出并压迫脊髓。如何使用牵引技术帮助这位运动员缓解疼痛？

## 松动和牵引技术

图13-10~图13-73提供了各种松动和牵引技术的描述和图解。这些图片可用于确定合适的手放置位置、稳定关节（stabilization，S）以及正确的滑动（gliding，G）、牵引（traction，T）和（或）旋转（rotation，R）方向。本章中提供的信息应作为将松动结合牵引技术适当地纳入康复计划的参考依据。

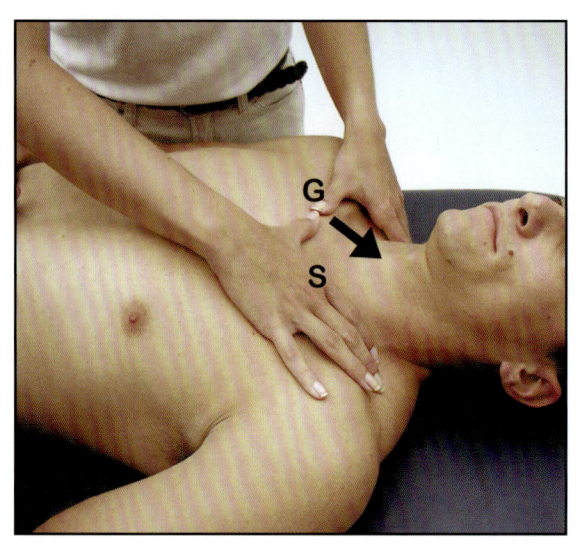

图13-10　锁骨向后上滑动。当在胸锁骨关节进行后上锁骨滑动时，用拇指推动锁骨。向后方滑动可用于增加锁骨回缩，向上滑动可增加锁骨回缩和下降

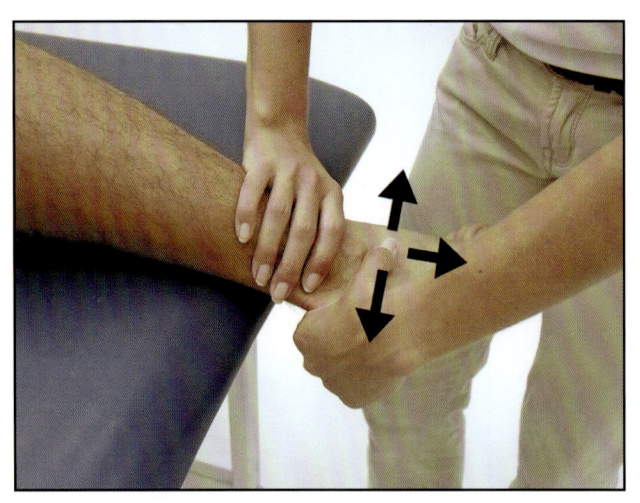

图13-9　牵引和松动应一起使用

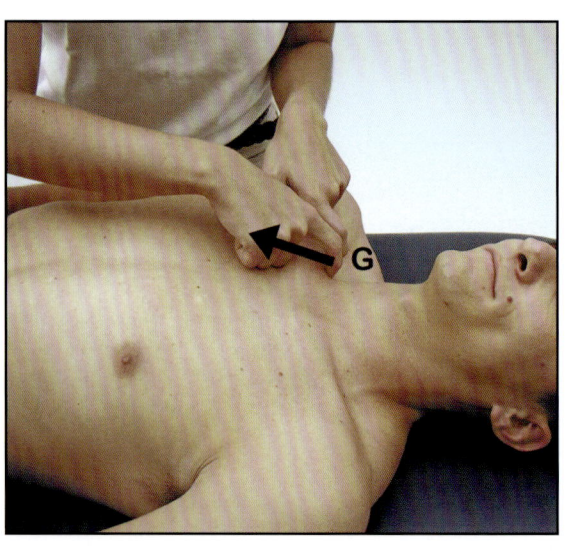

图13-11　锁骨向下滑动。在胸锁骨关节进行锁骨向下滑动时使用示指来移动锁骨，可增加锁骨上抬

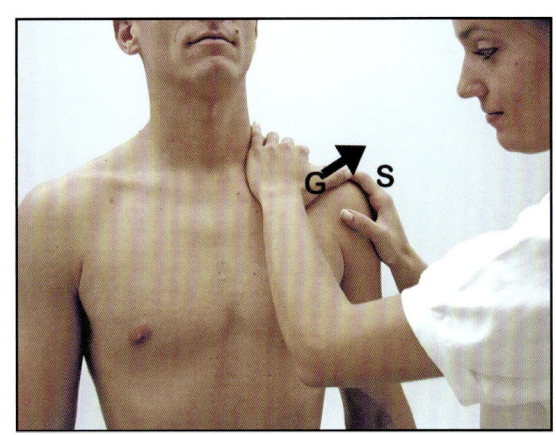

图 13-12　锁骨向后滑动。在肩锁关节进行的锁骨向后滑动时对锁骨施加向后的压力，同时用另一只手固定肩胛骨。这可以增加肩锁关节的活动度

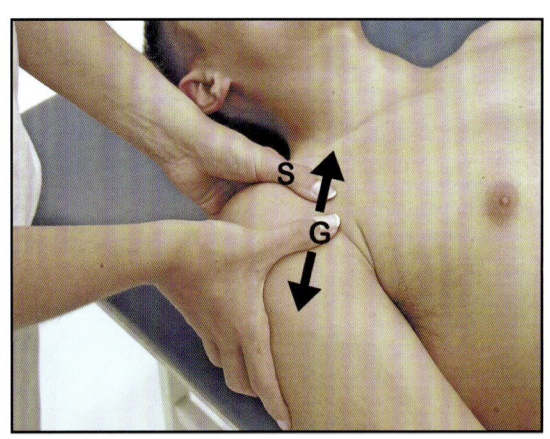

图 13-13　盂肱关节向前/向后滑动。滑动时，一只手稳定肩胛骨，另一只手滑动肱骨头。这适用于肩关节疼痛

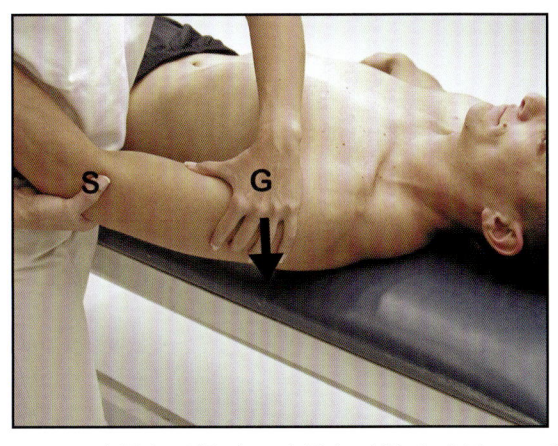

图 13-14　肱骨向后滑动。肱骨向后滑动时用一只手在肘部稳定肱骨，另一只手滑动肱骨头。这可以改善屈曲和内旋

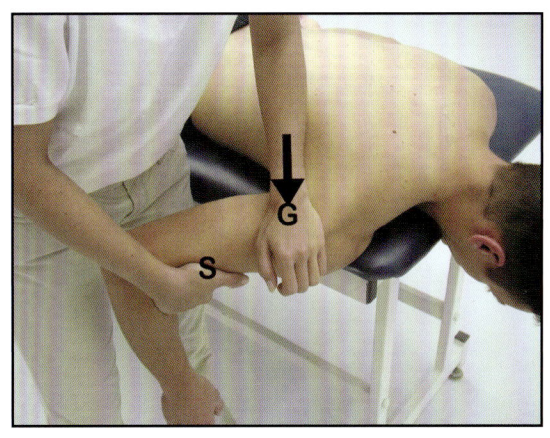

图 13-15　肱骨向前滑动。在肱骨向前滑动时，患者取俯卧位。术者一只手在肘部稳定肱骨，另一只手滑动肱骨头。这可以改善伸展和外旋

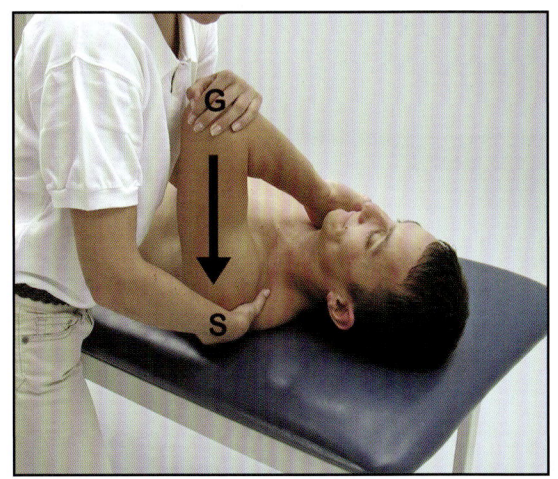

图 13-16　肱骨向后滑动。肩屈曲 90° 时也可进行肱骨向后滑动。患者处于仰卧位，术者一只手稳定肩胛骨下面，患者的肘部固定在运动防护师的肩上。滑动通过肱骨向下传导。这可以改善水平内收

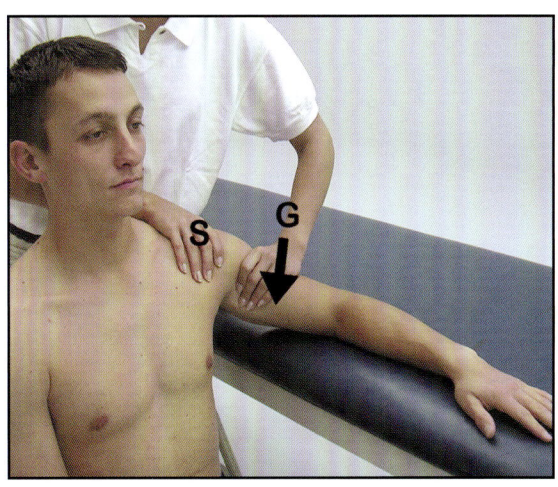

图 13-17　肱骨向下滑动。在肱骨向下滑动时，患者处于坐位，肘部放在治疗桌上。术者一只手稳定肩胛骨，另一只手向下滑动肱骨头。这可以改善肩外展

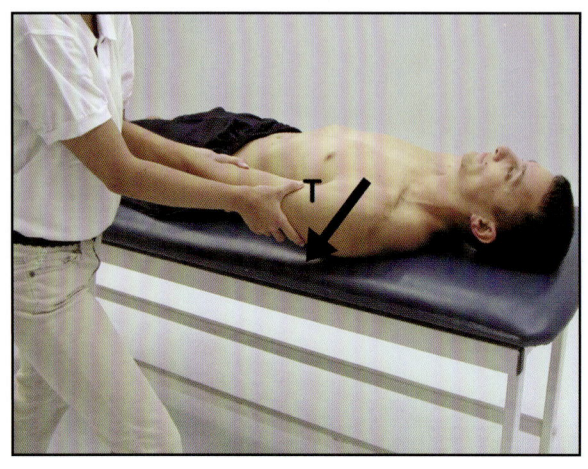

图 13-18 盂肱关节向外牵引。盂肱关节向外牵引用于关节活动的初始测试和减轻疼痛。一只手稳定肘部，另一只手在肱骨上端施加向外侧牵引的力

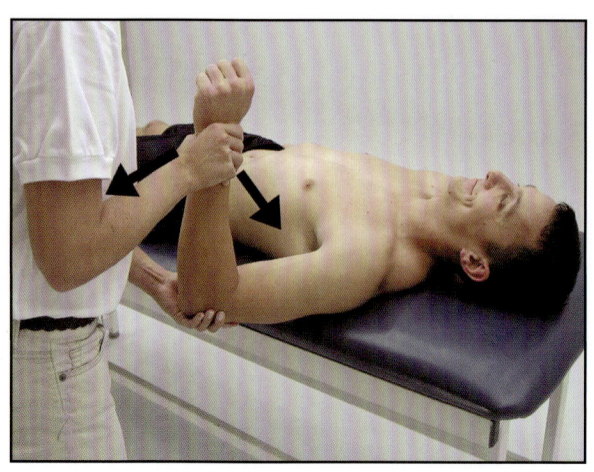

图 13-19 内旋和外旋振动。当肩外展 90°时，做内旋和外旋振动，且可根据患者的耐受逐渐增加幅度

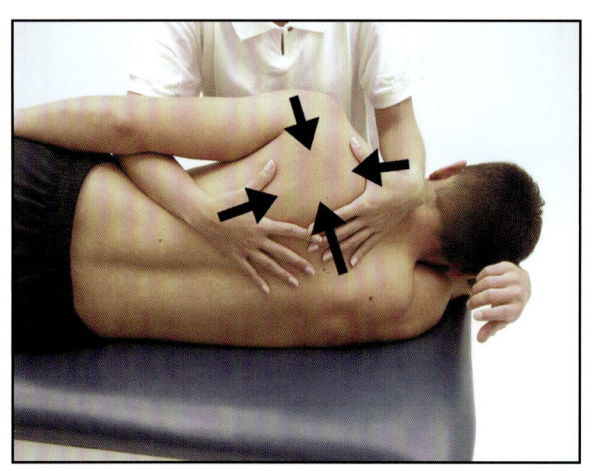

图 13-20 一般的肩胛骨滑动。一般的肩胛骨滑动可以在各个方向进行，在肩胛骨的内、下、外或上侧缘施加压力。肩胛滑动增加了肩胛胸壁关节的活动能力

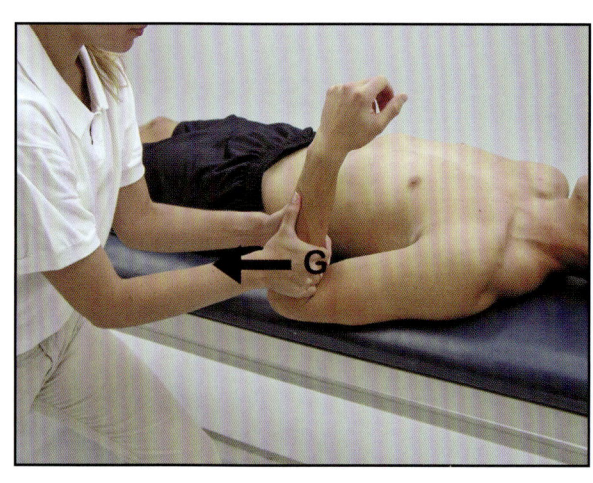

图 13-21 肱骨向下滑动。肱骨向下滑动增加了肘的屈曲和伸展。直接使用体重稳定近端，手抓住尺骨并向下滑动

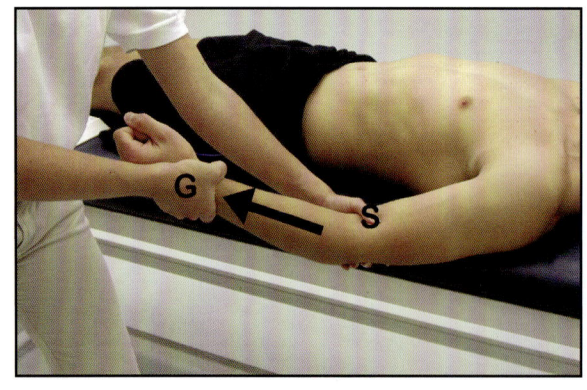

图 13-22 肱桡关节向下滑动。肱桡关节向下滑动可以增加关节空间，改善屈曲和伸展。一只手稳定肘上方的肱骨，另一只手抓住前臂远端，向下滑动桡骨

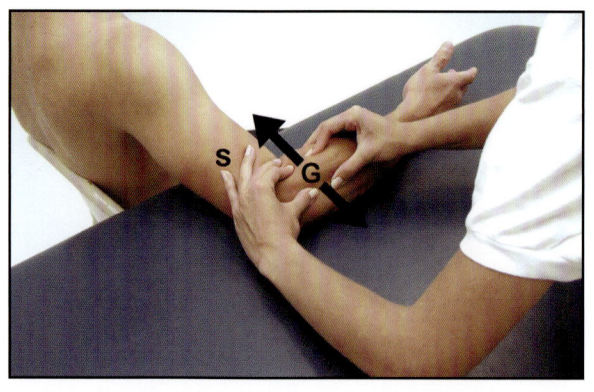

图 13-23 桡骨近端前后滑动。用拇指和示指滑动桡骨，向前滑动增加屈曲，向后滑动增加伸展

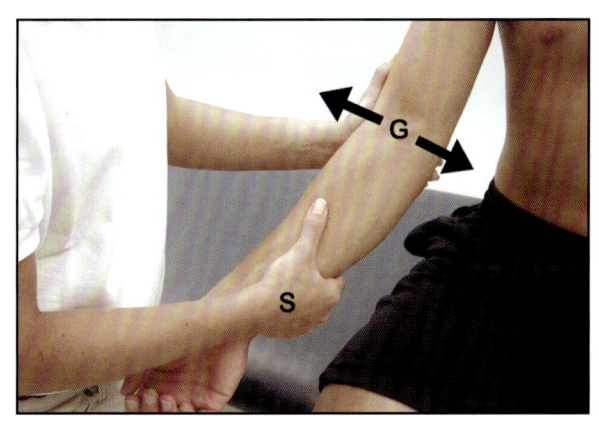

图 13-24 尺骨内外振动。尺骨内外振动可以改善屈曲和伸展。使用了内翻和外翻的力和一个短杠杆臂

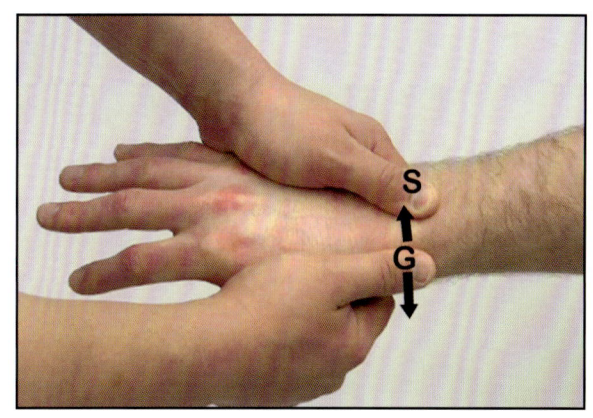

图 13-25 远端桡骨前后滑动。远端桡骨前后滑动时，一只手固定尺骨，另一只手滑动桡骨。这可以改善前臂旋前

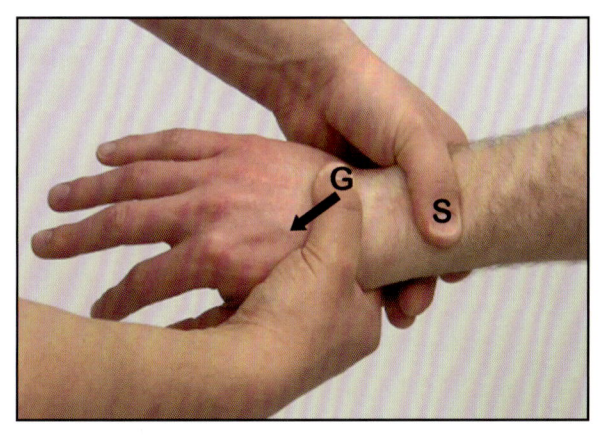

图 13-26 桡腕关节向前滑动。桡腕关节向前滑动可以改善腕的伸展

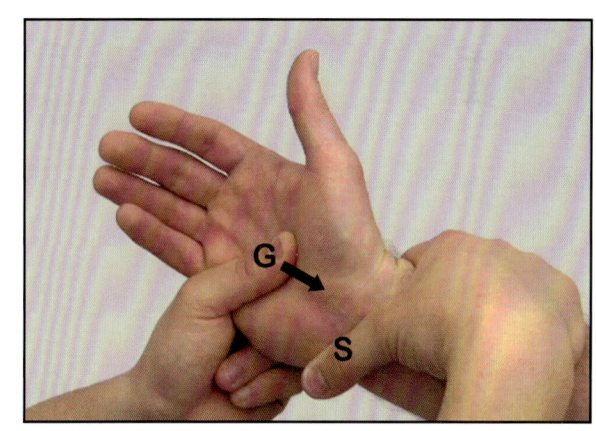

图 13-27 桡腕关节向后滑动。桡腕关节向后滑动可以改善腕的屈曲

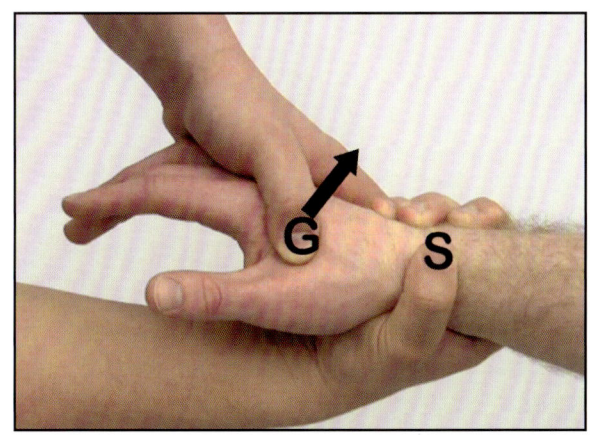

图 13-28 桡腕关节向尺侧滑动。桡腕关节向尺侧滑动可以改善桡偏

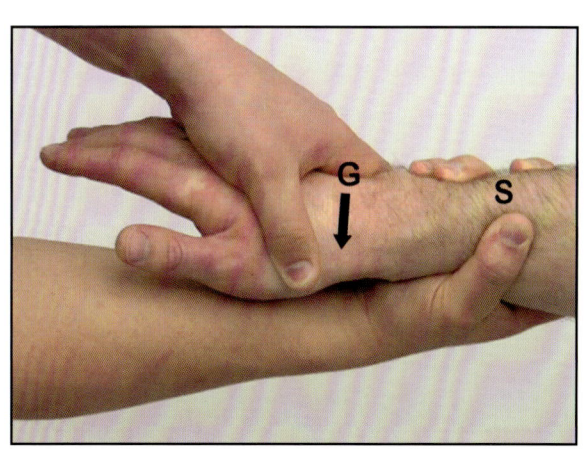

图 13-29 桡腕关节向桡侧滑动。桡腕关节向桡侧滑动可以改善尺偏

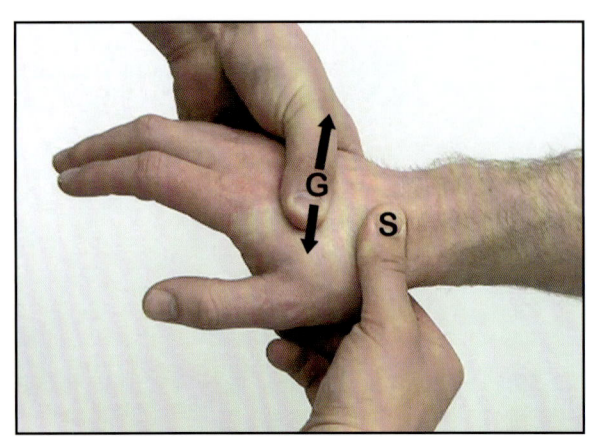

图13-30 腕掌关节前后滑动。腕掌关节前后滑动可以改善手的活动度

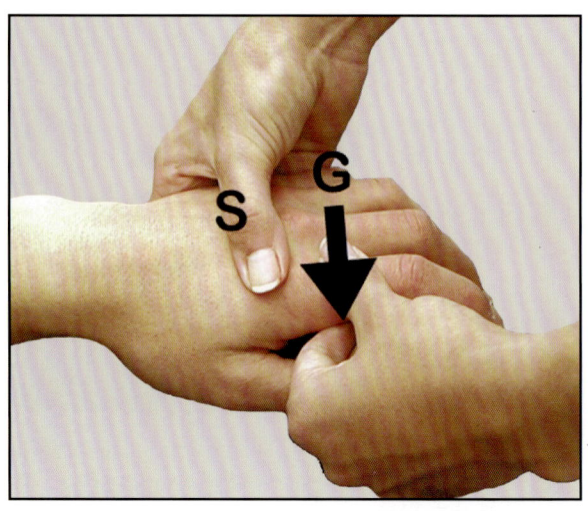

图13-31 掌指关节前/后滑动。掌指关节向前或向后滑动时,固定关节近端,即掌骨,活动关节远端。向前滑动可以改善掌指关节的屈曲,向后滑动可以改善伸展

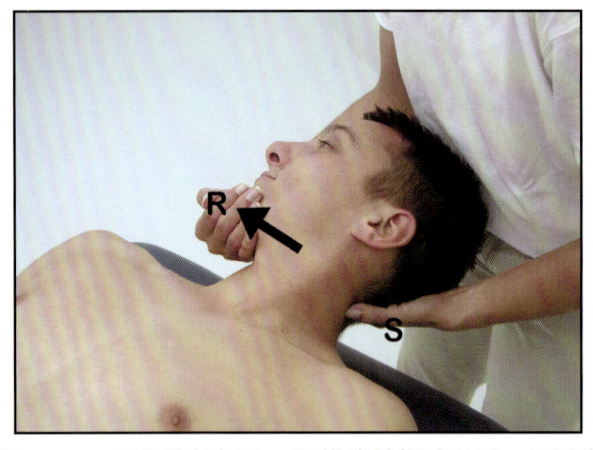

图13-32 颈椎旋转振动。颈椎旋转振动是用一只手支撑头部的重量,另一只手使头部向限制的方向旋转来完成的。当有与旋转方向相同的阻力时,这些振动可治疗疼痛或僵硬

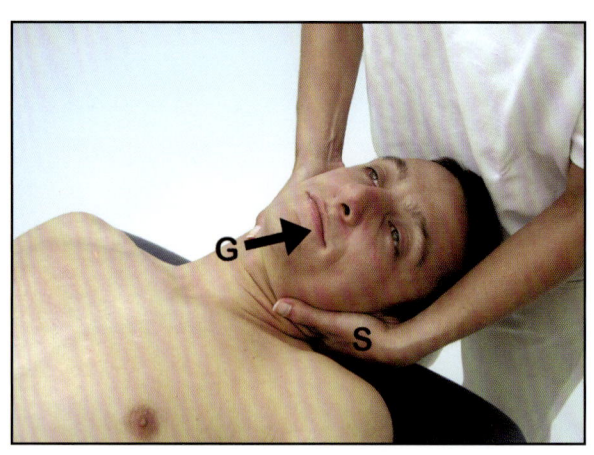

图13-33 颈椎侧弯。颈椎向侧面弯曲可用于治疗颈部侧弯时的疼痛或僵硬

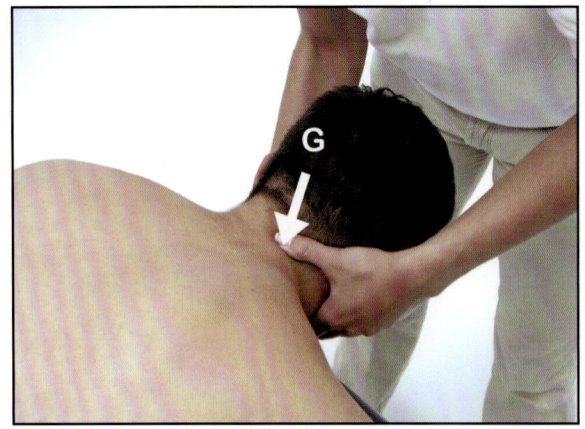

图13-34 单侧颈椎小关节向前/向后滑动。单侧颈椎小关节的前/后向滑动是通过拇指按压后关节突关节上方。它可以改善该侧颈的旋转或屈曲

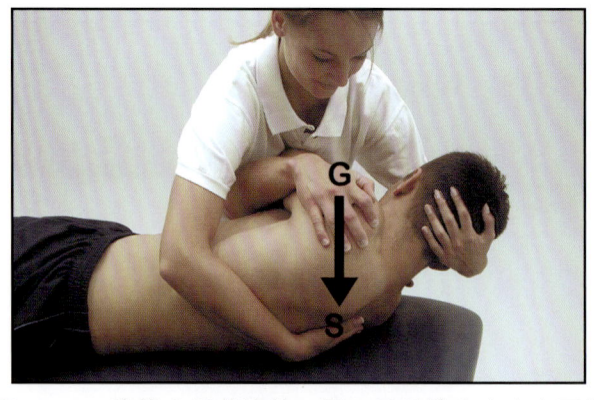

图13-35 胸椎小关节旋转。用一只手放在患者身下提供稳定性并用身体重量向下按压通过胸廓旋转单个胸椎椎骨。胸椎的旋转很小,这种松动的大部分会涉及肋骨小关节

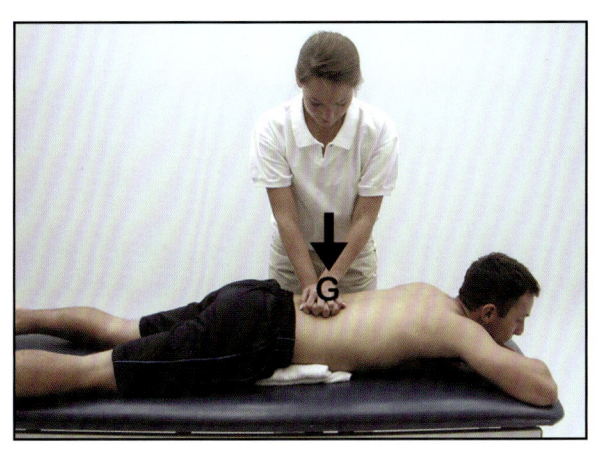

图 13-36 腰椎向前/向后滑动。在腰部，腰椎前/后向滑动可以通过手掌的豌豆骨施压于该腰椎的棘突上来完成。这可以减轻疼痛或增加该腰椎的活动

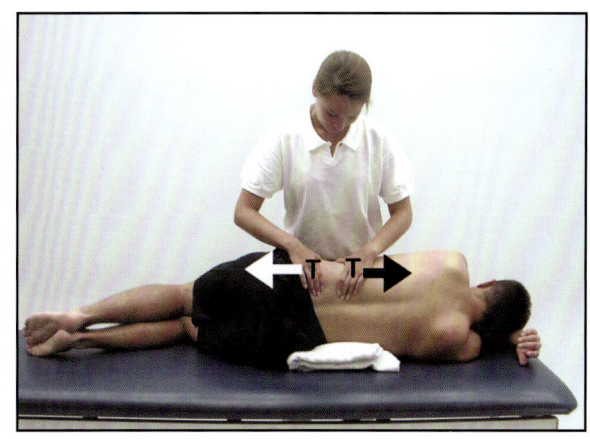

图 13-37 腰椎侧面牵引。腰椎侧面牵引可增加横突之间的空间，增大椎间孔的孔径。患者躺在支撑面上，向上屈膝至该脊柱段出现间隙，然后旋转上躯干，将其置于一个关节囊拉紧的位置。然后，手指和前臂施加压力来分开该节段之间的空间。这可用于减轻与脊柱节段压迫相关的腰椎疼痛

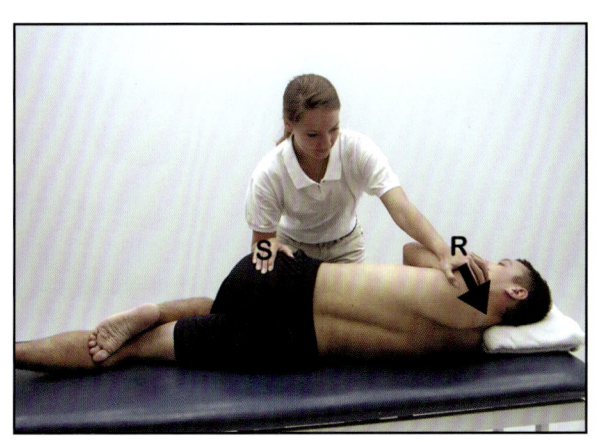

图 13-38 腰椎旋转。腰椎的旋转可以减轻疼痛，增加腰椎的活动度。患者需侧卧进行

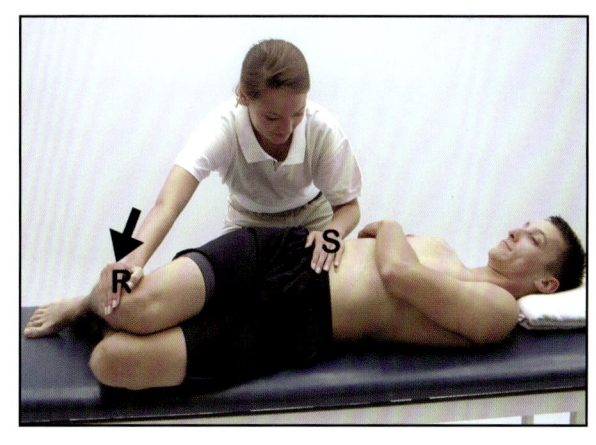

图 13-39 腰椎侧旋。腰椎侧旋可在患者仰卧位进行，一只手需稳定上躯干，而另一只手施力旋转

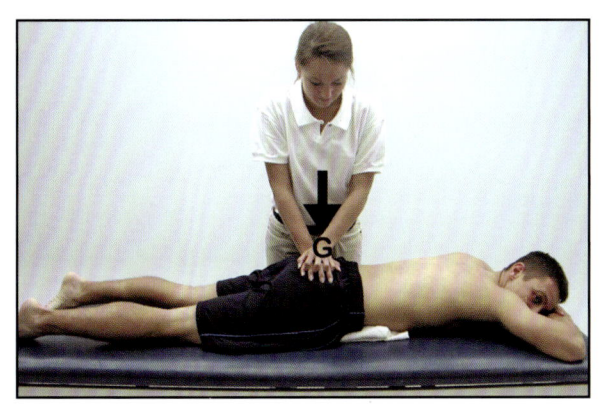

图 13-40 骶骨向前滑动。骶骨向前滑动可以减轻疼痛，减轻骶髂关节周围的肌肉紧张

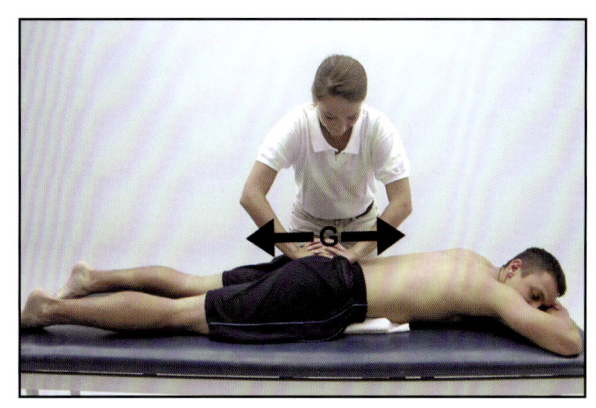

图 13-41 骶骨向上/向下滑动。骶骨向上/向下滑动可以减轻疼痛，减轻骶髂关节周围的肌肉紧张

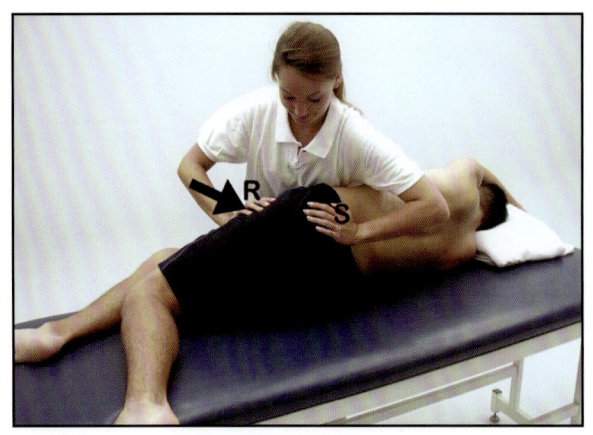

图 13-42 骨盆旋前。骨盆向前旋转时患者侧卧,伸展该侧腿,用一只手在大腿前侧固定,另一只手在髂后上棘向前施加压力以产生向前旋转。这种技术可纠正单侧骨盆旋后

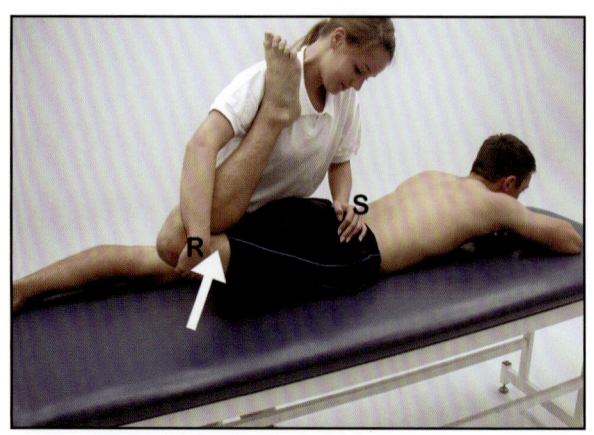

图 13-43 骨盆旋前。骨盆向前旋转也可俯卧伸髋,在大腿上段施加向上的力,并固定髂后上棘。这种技术可纠正单侧骨盆旋后

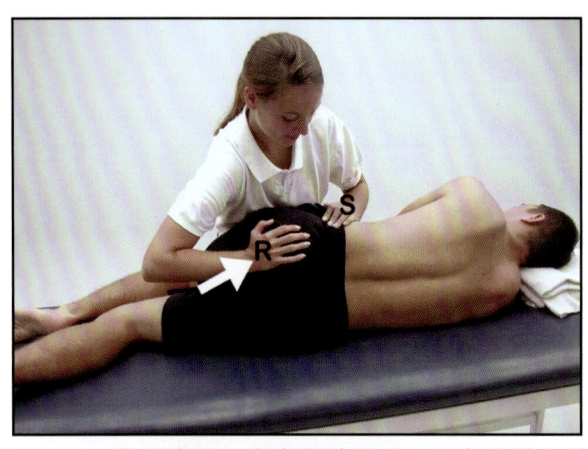

图 13-44 骨盆旋后。患者侧卧屈髋,固定髂前上棘,并对坐骨施加向前的压力

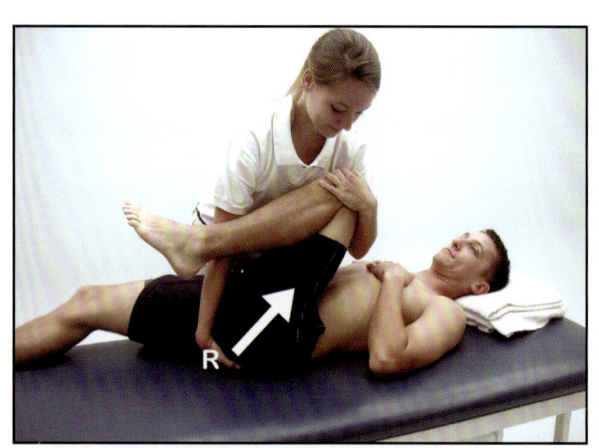

图 13-45 骨盆旋后。另一种方式是屈髋90°,固定膝关节,通过对坐骨施加向上的压力使骨盆旋后

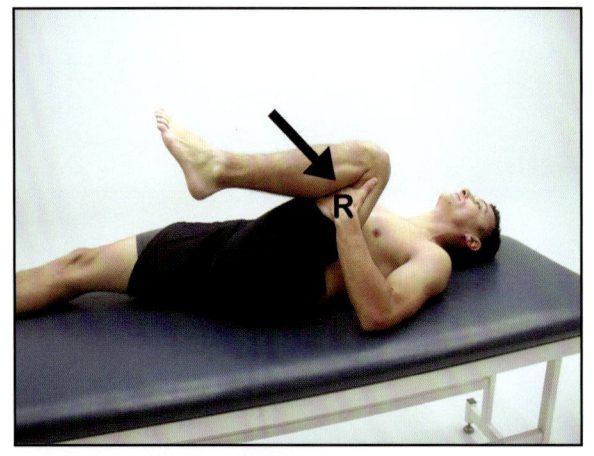

图 13-46 骨盆旋后自我松动(仰卧)。患者可较轻松地完成骨盆旋后的自我松动。患者仰卧位屈膝并抱住大腿后侧,轻轻地向后摇晃骨盆

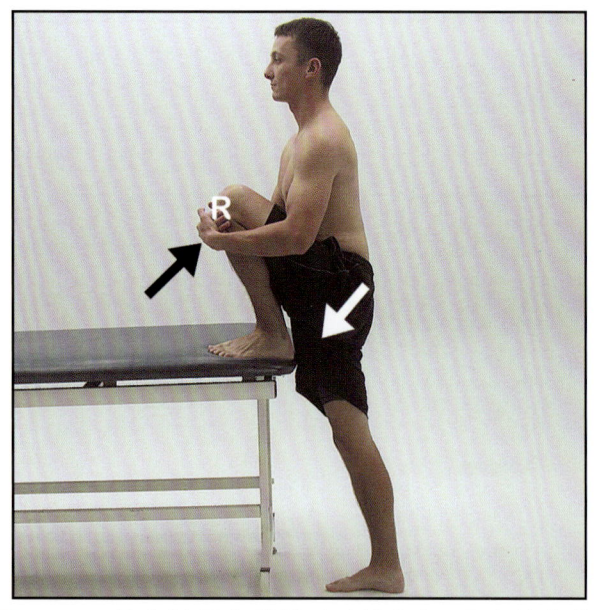

图 13-47 骨盆旋后自我松动(站立)。患者站立位,拉起膝关节并向前晃动来完成骨盆旋后的自我松动

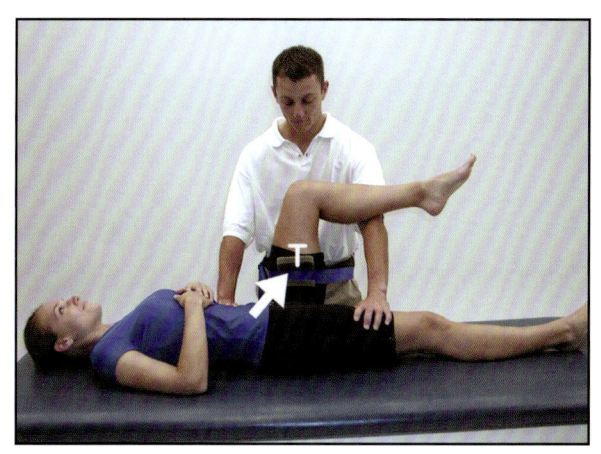

图 13-48 髋关节向外牵引。因为髋关节是一个非常强壮、稳定的关节，所以可能需要利用体重来产生有效的关节松动或牵引。其中的一个例子就是髋关节向外牵引。使用一根固定带将患者固定在治疗床上。再使用一根松动带围绕患者的大腿和运动防护师的臀部周围。向外牵引通过运动防护师向远离患者的方向后倾将力作用于股骨。这项技术用于减轻疼痛和增加髋关节的活动度

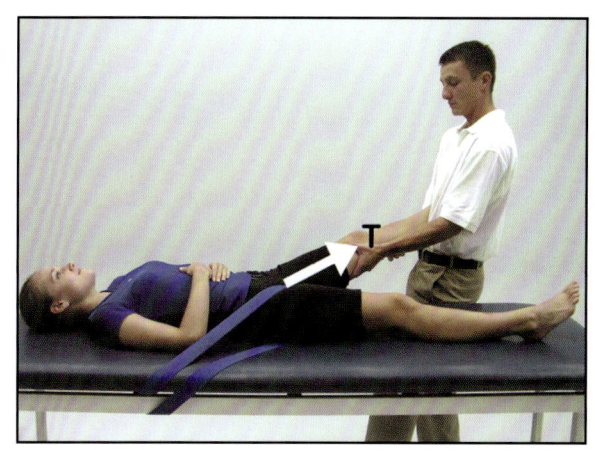

图 13-49 股骨牵拉。髋关节 0°位的股骨牵引可以减轻疼痛、增加髋关节的活动度。股骨向下滑动可用于改善髋的屈曲和外展

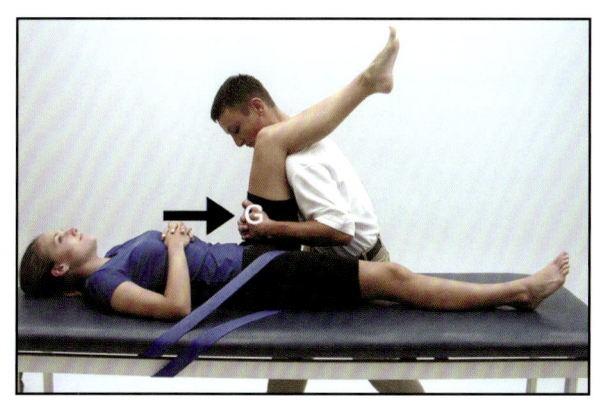

图 13-50 股骨向下滑动。髋关节屈曲 90°时股骨向下滑动也可用于改善髋的外展和屈曲

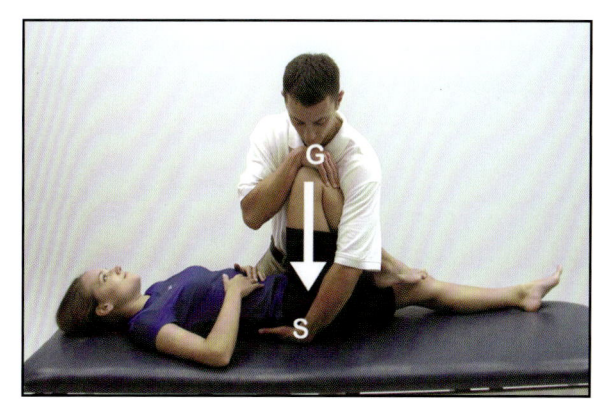

图 13-51 股骨向后滑动。患者仰卧位，固定骨盆下方并利用体重通过股骨向后施加压力完成滑动。向后滑动可以改善髋关节屈曲

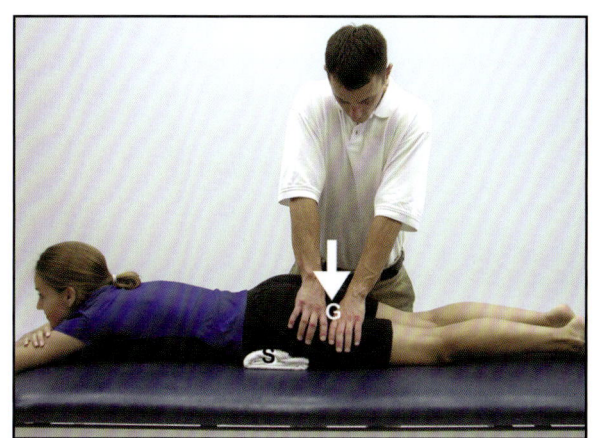

图 13-52 股骨向前滑动。股骨向前滑动会增加髋的伸展，可在骨盆下使用一些支撑物来稳定骨盆并在股骨后方施加向前滑动的力

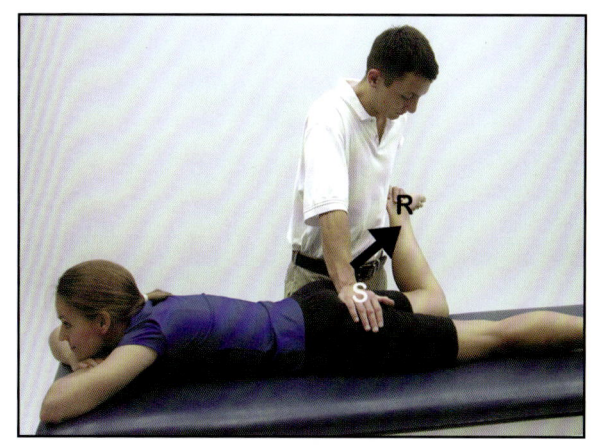

图 13-53 股骨向内旋转。股骨向内旋转可用于增加内旋。固定对侧骨盆并通过屈曲的膝关节内旋髋关节

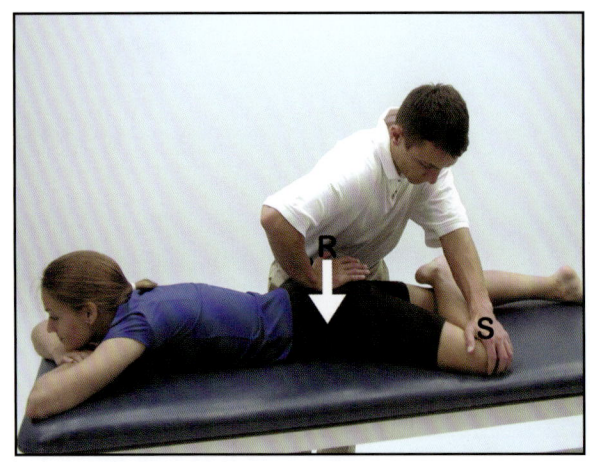

图 13-54 股骨向外旋转。患者以 4 字姿势俯卧,固定屈曲的膝关节并对坐骨施加旋转的力。这项技术可以改善股骨外旋

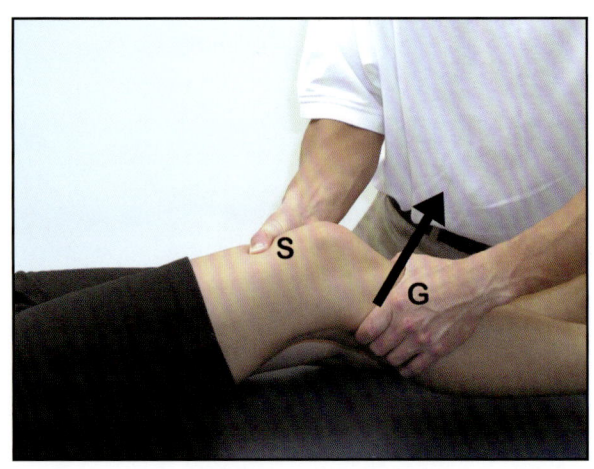

图 13-55 胫骨向前滑动。胫骨向前滑动适用于无法完全伸膝的患者。向前滑动应在仰卧位进行,固定股骨。对胫骨后方施加压力使其向前滑动

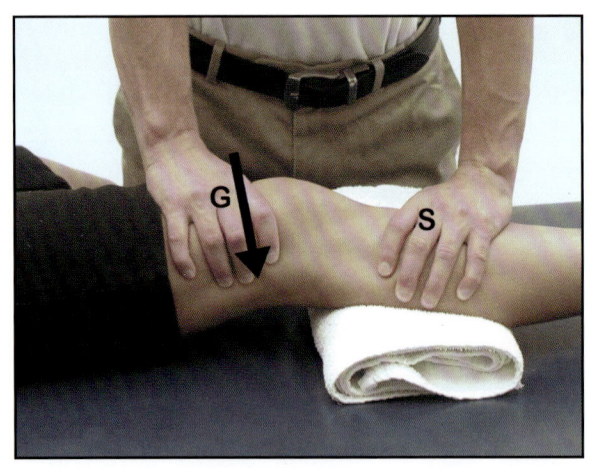

图 13-56 股骨向后滑动。股骨向后滑动适用于无法完全伸膝的患者。股骨向后滑动应处于仰卧位,固定胫骨。对股骨前侧施加压力,使其向后滑动

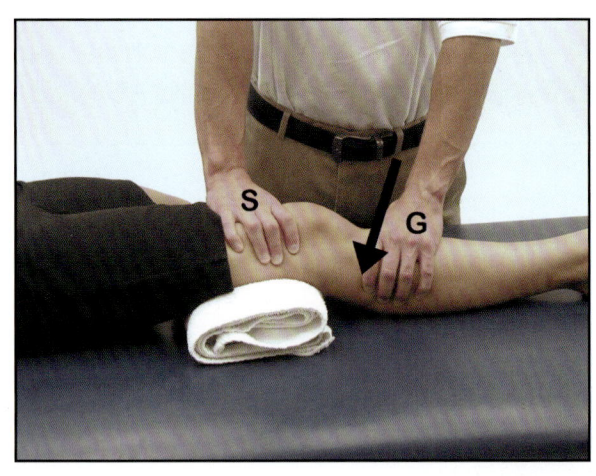

图 13-57 胫骨向后滑动。胫骨向后滑动可增加膝的屈曲角度。患者仰卧,固定股骨,使胫骨向后滑动

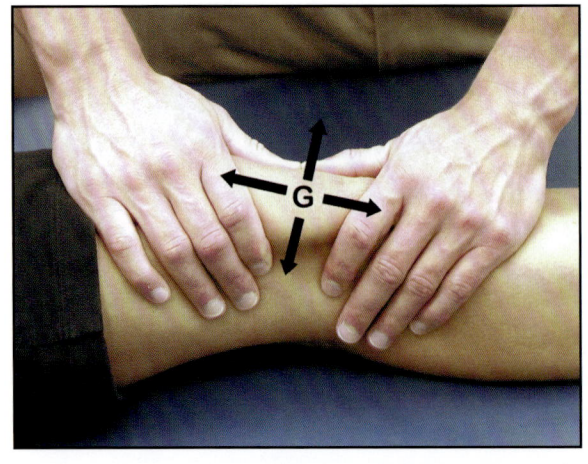

图 13-58 髌骨滑动。髌骨向上滑动会增加膝关节的伸展。向下滑动可以改善膝关节的屈曲。向内滑动可拉伸外侧支持带。向外滑动可拉伸紧张的内侧结构

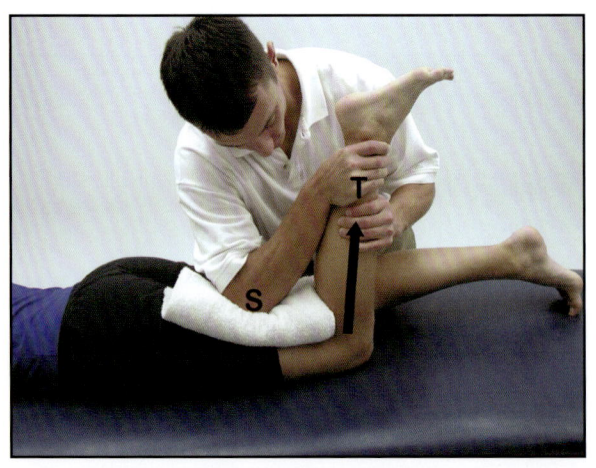

图 13-59 胫股关节牵引。胫股关节牵引可减轻疼痛和活动受限。可让患者俯卧,屈膝 90°。拉动胫骨时用肘部固定大腿

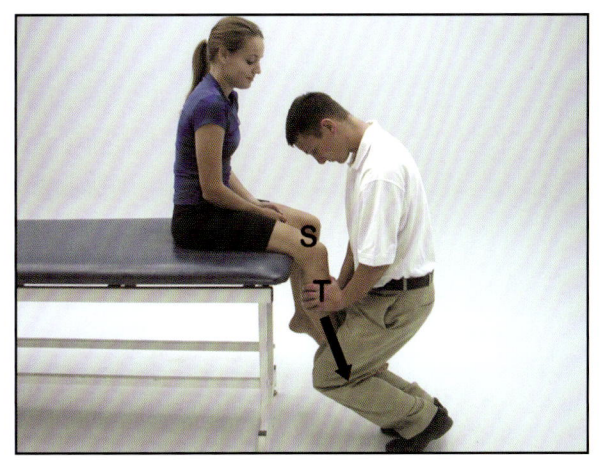

图 13-60　另一种胫股关节牵引技术。对体型较大的患者，可使用治疗师的体重牵引关节，以减轻膝关节的疼痛和活动受限

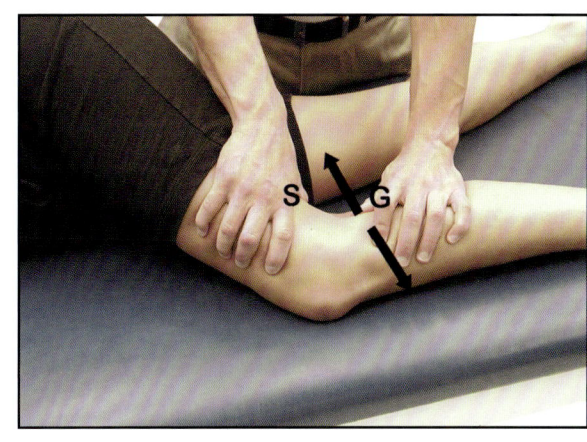

图 13-61　腓骨近端的向前和向后滑动。腓骨的前后滑动可以在近端进行。它们可以增加腓骨头的活动度，并减轻疼痛。需固定股骨，膝关节微屈，抓住腓骨头，向前和向后滑动

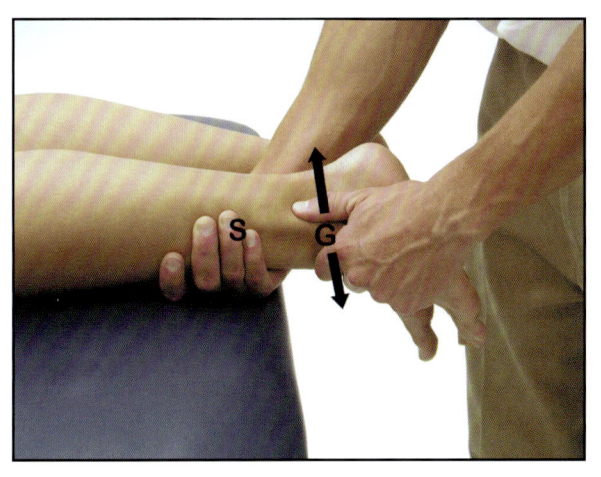

图 13-62　腓骨远端的向前和向后滑动。腓骨的前后滑动也可以在远端进行。固定胫骨，向前或向后松动腓骨的外踝

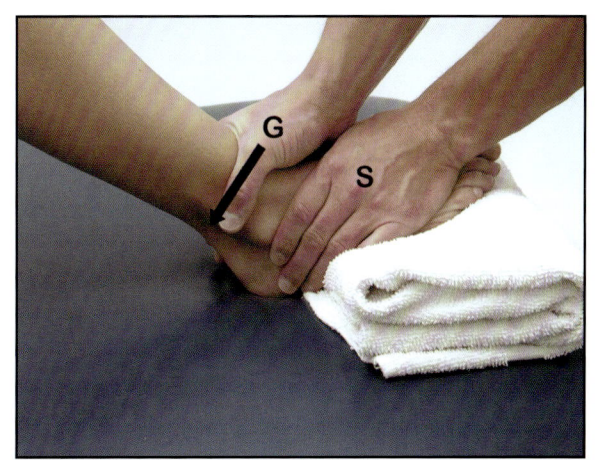

图 13-63　胫骨向后滑动。胫骨向后滑动可增加踝跖屈。固定足，在胫骨前方施加压力产生向后的滑动

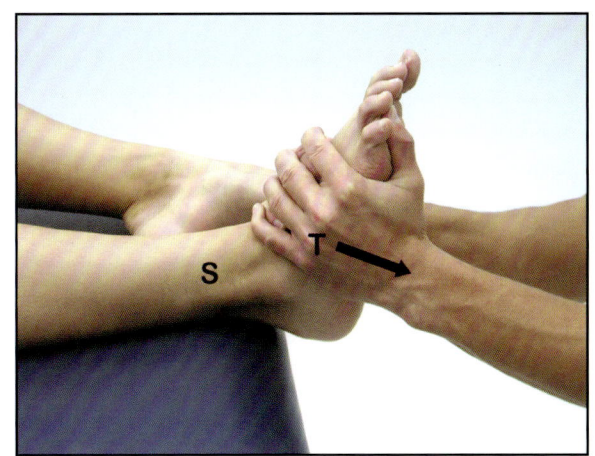

图 13-64　距小腿关节牵引。距小腿关节牵引是使用患者的体重来固定小腿，并在足跗骨中部施加牵引力。牵引可减轻疼痛，改善踝背屈和踝跖屈

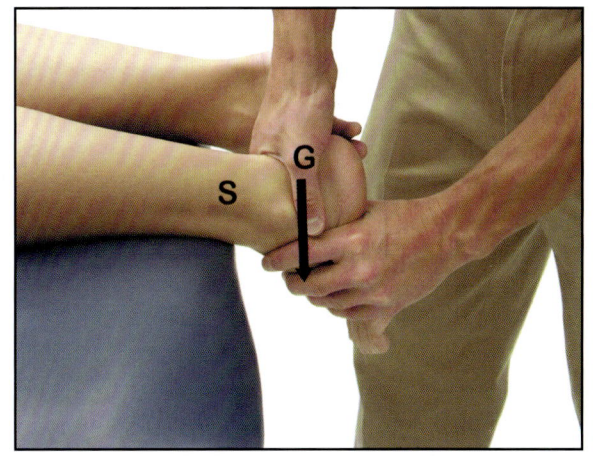

图 13-65　距骨向前滑动。距骨向前滑动也可以改善踝跖屈。患者俯卧，在治疗床上稳定胫骨，在距骨后方施加压力使其向前滑动

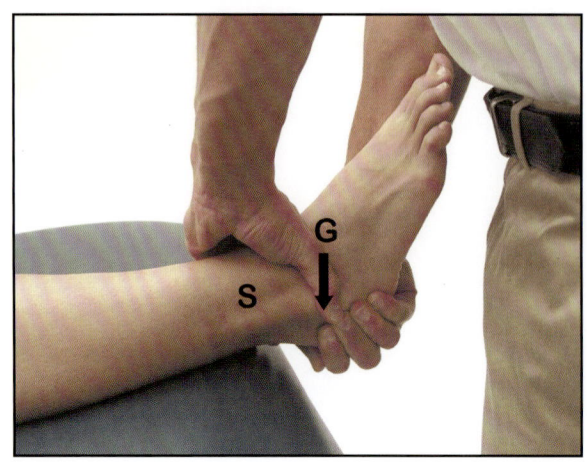

图 13-66 距骨向后滑动。距骨向后滑动可用于改善踝背屈。患者仰卧，在治疗床上稳定胫骨，在距骨前方施加压力使其向后滑动

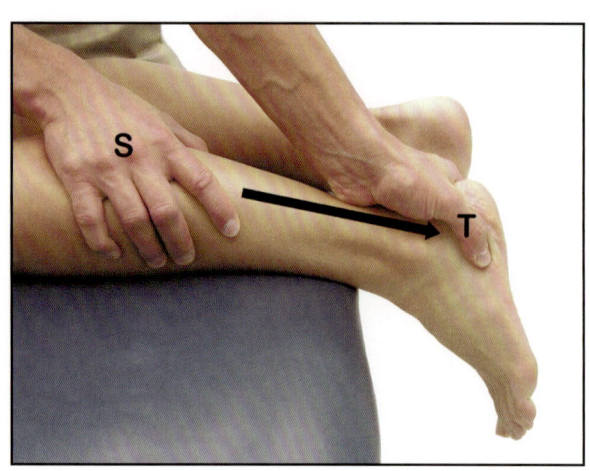

图 13-67 距下关节牵引。距下关节牵引可减轻疼痛，增加踝内翻和踝外翻。将小腿稳定在治疗床上，抓住跟骨后侧进行牵引

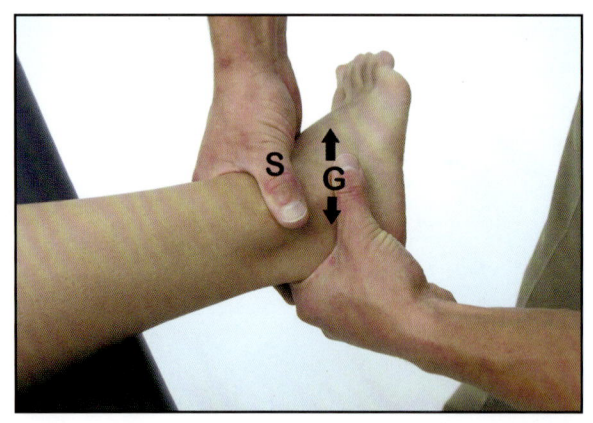

图 13-68 距下关节向内和向外滑动。距下关节向内和向外滑动可增加内翻和外翻。固定距骨，跟骨向内松动可增加内翻，向外松动可增加外翻

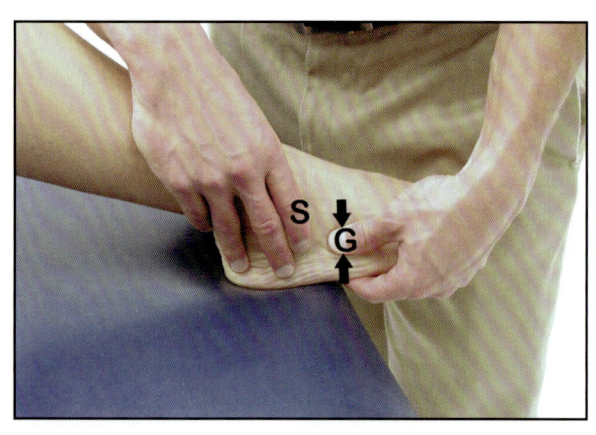

图 13-69 跟骰关节向前/向后滑动。跟骰关节向前/向后滑动可用于增加内收和外展。固定距骨，松动骰骨

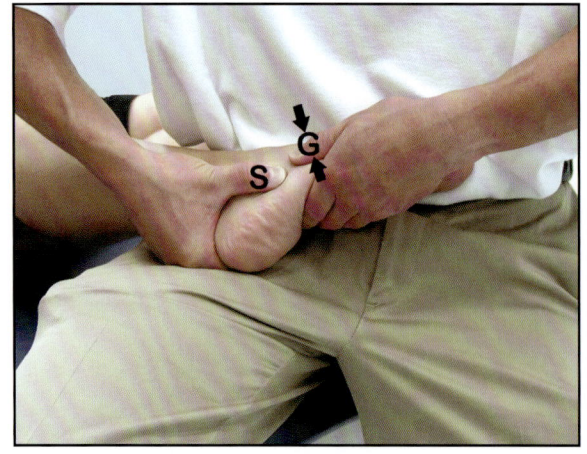

图 13-70 骰跖关节向前/向后滑动。由一只手固定骰骨，另一只手滑动第五跖骨底部。其可用于增加第五跖骨的活动度

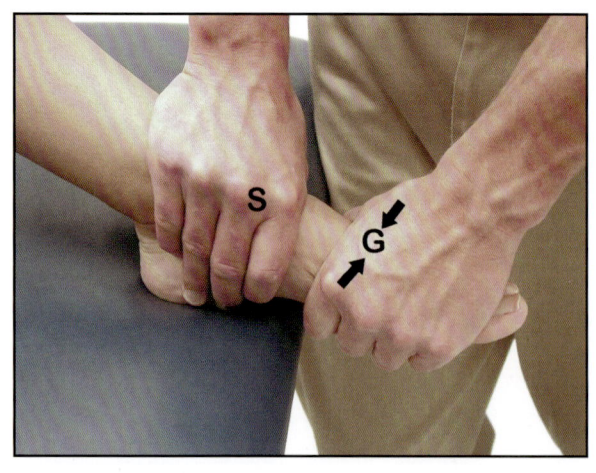

图 13-71 跗骨向前/向后滑动。跗骨向前/向后滑动可减轻跗骨的活动受限

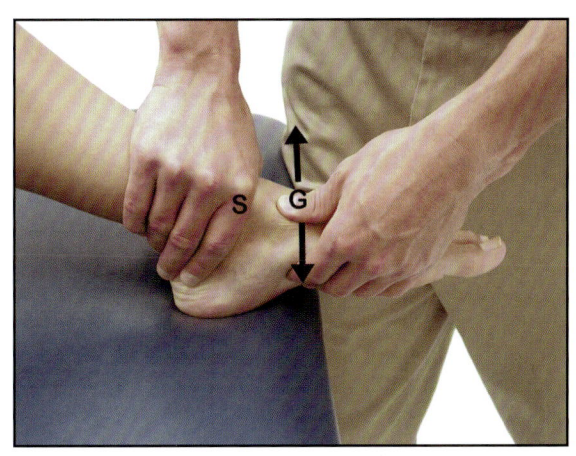

图 13-72　距舟关节向前/向后滑动。距舟关节向前/向后滑动也可增加内收和外展。一只手固定距骨，另一只手松动舟骨

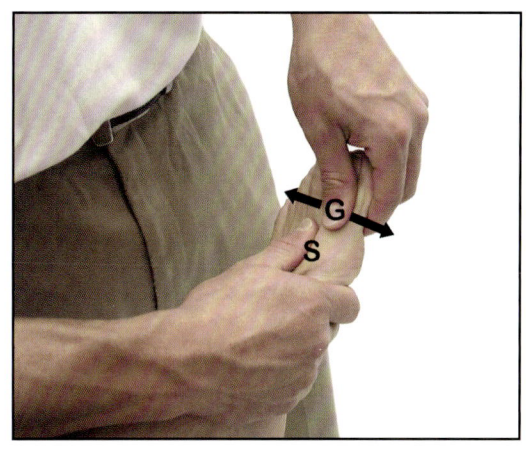

图 13-73　跖趾关节向前/向后滑动。跖趾关节向前滑动可增加伸展，向后滑动可增加屈曲。牵引各节段完成松动

## Mulligan 关节松动技术

澳大利亚物理治疗师 Brian Mulligan 提出了一个基于 Kaltenborn 原则的松动概念。Kaltenborn 的技术依赖于附属运动的被动松动，Mulligan 技术将运动防护师应用的关节附属运动的被动松动与患者的主动生理运动结合起来，以纠正错位，使患者恢复正常的无痛功能[21]。这是一种无创、舒适的干预措施，适用于脊柱和四肢。Mulligan 的概念使用了我们所提到的运动中松动（mobilizations with movement，MWMs）治疗四肢，或持续自然骨突关节滑动（sustained natural apophyseal glides，SNAGs）治疗脊柱问题[31]。运动防护师不再使用振动或整复的技术，患者受限的身体部分在运动防护师引导下往特定的方向移动。MWMs 和 SNAGs 有可能使受限多年的关节快速恢复其功能运动[21]。

### 治疗原则

使用 Mulligan 技术的一个基本前提是运动防护师选择动态松动术用于脊柱和四肢的关节是不会给患者造成疼痛[6]。在评估期间，运动防护师应寻找特定的症状，其中可能包括关节运动的丧失、与运动相关的疼痛，或与特定功能活动相关的疼痛[9]。被动关节附属运动的松动可按照本章前面讨论的 Kaltenborn 原理实施（即平行或垂直于关节平面）。运动防护师必须持续监测患者的反应，以确保松动过程中不会造成疼痛。运动防护师可尝试结合各种平行或垂直滑动，直到发现适当的治疗平面和运动等级，两者联合可显著改善关节活动度和（或）显著减少，甚至完全消除原来的疼痛[17]。

如未能改善关节活动度或减轻疼痛，表明运动防护师没有找到正确的接触点、治疗平面、等级或松动方向。患者主动重复受限的和（或）导致疼痛的动作或活动[20]，而运动防护师需继续保持适当的附属运动滑动。通常在 3 组 10 次治疗后，关节活动度和疼痛可能会进一步好转。在活动度末端进行无痛的被动加压可能会有更好的疗效[12]。

动态松动术的一个例子是踝背屈受限的患者（图 13-74A）。患者站在治疗台上，运动防护师徒手固定其足部。用关松带围绕患者的小腿远端和运动防护师的腰，运动防护师朝远离患者的方向后倾，使患者的胫骨持续向前滑动。然后患者进行缓慢的踝背屈运动，直到出现疼痛或至活动度末端。一旦到达这个终点，在这个位置维持 10 秒。患者放松并恢复至站立位，接着进行前后向滑动，然后休息 20 秒[20]。图 13-74B、C 和 D 展示了另外几种 Mulligan 技术。

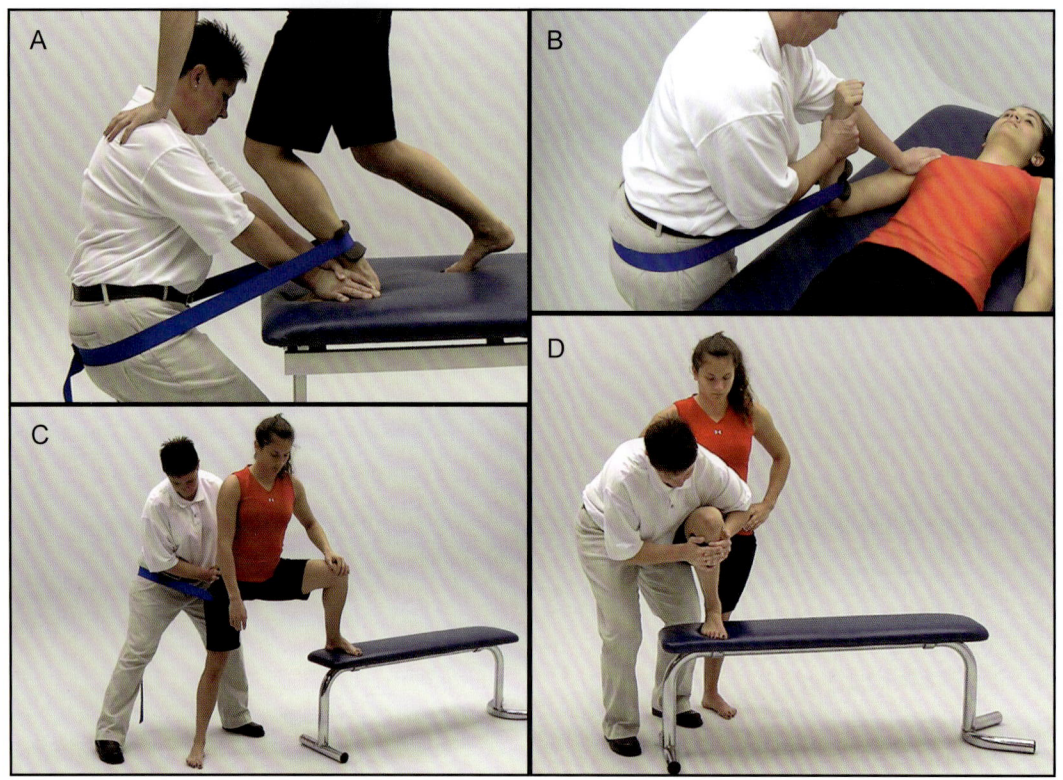

图 13-74 Mulligan 技术。（A）增加踝背屈的技术；（B）治疗肘外侧髁炎；（C）治疗髋外展受限的技术；（D）治疗屈膝疼痛

## 总 结

1. 松动和牵引技术通过恢复关节的附属运动来增加关节活动度或减少疼痛。
2. 生理活动是指肌肉主动收缩使得肢体通过传统基础平面产生的活动。
3. 附属运动是指一个关节面相对于另一个关节面的移动方式。
4. 必须有正常的附属关节运动，才能有全范围的生理运动。
5. 附属运动也被称为关节运动学，包括旋转、滚动和滑动。
6. 凹凸法则规定，如果凹关节面在固定的凸面上运动，出现的滑动与滚动方向相同。相反，如果凸面在固定的凹面上运动，滑动与滚动方向相反。
7. 休息位是关节囊和韧带最放松的位置，允许关节进行最大范围的活动。
8. 治疗平面垂直于凸面旋转轴到凹面中心的连线。
9. Maitland 提出了关节活动度的 5 个等级的运动或振动来治疗疼痛和僵硬。
10. Kaltenborn 提出了 3 个等级的牵引来减轻疼痛和僵硬。
11. Kaltenborn 强调，牵引应与松动滑动联合使用来治疗关节活动受限。
12. Mulligan 的技术将被动关节附属运动与主动生理运动结合起来，以改善关节活动度或缓解疼痛。

## 临床决策练习解决方案

**练习 13-1** 一旦患者度过急性期，运动和主、被动牵伸都可以结合关节松动。膝关节松动包括胫骨凹面在股骨上向前滑动。

**练习 13-2** 除了锻炼和按摩外，使用关节松动来松解瘢痕组织也有效。如果踝跖屈受限，应向前滑动距骨来牵伸关节囊前侧。为了改善踝不稳定，她可以使用支具、贴扎和运动来增加稳定性。也应该训练踝内翻和外翻肌肉。

练习 13-3　如果患者伸展受限，且因关节囊前侧紧张而导致外旋受限，那么应在关节盂上向前滑动肱骨头减轻受限。

练习 13-4　由脊椎指压治疗师进行的大多数松动术都是 V 级的。他们把关节运动到活动范围的末端，然后施加一个快速的、小幅度的推力，迫使关节刚好超过限制点。V 级手法只能由经过专门培训的人员操作。与使用快速手法有关的法律和规则各地差别很大。

练习 13-5　可使用Ⅳ级松动术。向前松动距骨直到活动受限。然后在这个末端范围内进行小振幅运动，使瘢痕组织的结构发生变化。

练习 13-6　脊椎的关节牵引术增加了椎骨之间的空间。增加的空间减少了椎间盘挤压和压力。

（William E. Prentice，PhD，PT，ATC，FNATA　著

林建华　译　黄立平　审）

## 参考文献（扫描二维码获取）

# 第 14 章　康复治疗中的本体感觉神经肌肉促进技术

> **完成本章学习后，读者应具备以下能力**
> - 解释本体感觉神经肌肉促进技术的神经生理学基础。
> - 讨论本体感觉神经肌肉促进技术的应用原理。
> - 掌握本体感觉神经肌肉促进技术在康复中应用的基本原则。
> - 展示本体感觉神经肌肉促进技术中的各种强化和牵伸技术。
> - 描述用于上下肢、躯干上下部和颈部的本体感觉神经肌肉促进技术。
> - 讨论肌肉能量技术的理念，并解释它与神经肌肉促进技术的相似之处。

本体感觉神经肌肉促进（proprioceptive neuromuscular facilitation，PNF）是一种基于人体功能解剖学和神经生理学原理的运动治疗方法[12,78]。它利用本体感觉、触觉和听觉输入引起运动输出的功能性改善，是许多疾病和损伤康复过程中的一个重要基础[78]。作为一种手法治疗技术，它被临床工作者广泛应用在损伤康复的多个方面[89]。

PNF 治疗技术于 20 世纪 50 年代最早用于瘫痪和各种神经肌肉疾病的治疗[84]。起初，PNF 技术用于增强力量和提高神经肌肉控制[15,28,31,58,79]。20 世纪 70 年代以来，PNF 技术也被广泛地用于改善灵活性和关节活动度（ROM）[10,11,19-21,35,39,41,55,66,82,87]。

本章的内容可以用于指导运动防护师作为康复计划一部分使用 PNF 技术的原则和技术要点。

## PNF 作为一种增强力量和改善神经肌肉控制的技术

### 促进和抑制的最初概念

大多数现代运动治疗技术的原则都归功于 Sherrington[76]，他最早提出了促进和抑制的概念。

Sherrington 认为，一个沿皮质脊髓束下行的神经冲动或从肌肉的外周感受器上行的传入冲动会引起一个冲动性脉冲，导致有限数量的特定运动神经元放电，以及周围边缘区其他运动神经元的放电。引起周围边缘区其他运动神经元募集和放电的冲动被认为是促进，而导致运动神经元脱离放电区域、远离周围边缘区的刺激则被认为是抑制[49]。促进导致运动神经元的兴奋性增加，而抑制导致其兴奋性下降[95]。因此，促进有助于改善肌肉无力，抑制可以降低肌肉的痉挛[22]。

Sherrington 认为，来自外周牵张感受器的神经冲动，通过传入系统对 α 运动神经元影响最大[76]。因此，运动防护师可以通过调整外周感受器的输入，来影响 α 运动神经元的兴奋性。外周刺激可以促进运动神经元的放电，引起传入冲动接触兴奋性神经元，导致肌肉张力或自主收缩肌力的增强。外周刺激也可以抑制运动神经元，引起传入冲动接触抑制性神经元，导致肌肉放松或允许肌肉被牵拉[76]。PNF 可应用于任何外周感受器输入促进或抑制的技术中[22]。

基于促进和抑制的原理，几种不同的运动治疗方法被提出，包括 Bobath 疗法[6,7]、Brunnstrom 疗法[73]、Rood 疗法[71] 以及被称为 PNF 的 Knott 和 Voss 疗法[42]。尽管这些技术中的每一种都是重要且有用的，但 PNF 的 Knott 和 Voss 疗法可能最明确地使用了本体感觉刺激[42]。

## 使用原理

作为一种积极的损伤康复方法，PNF 关注患者在损伤的限制下能够做什么。它可能最适用于改善肌力、灵活性和神经肌肉协调，以满足神经肌肉系统的需求[46]。重点是通过神经肌肉控制、关节稳定性和协调性运动的发展，选择性地对个别运动要素进行再教育。学习每一个动作，然后在一个合适需求和高强度康复计划中不断重复得以强化[72]。

身体趋向于对需求作出反应。PNF 的原则是努力为增强力量和神经肌肉控制提供最大的反应[9,84,85]。这些原则的应用应该考虑到其在实现特定目标时的合理性。在康复计划中强调持续活动对保持和改善肌力十分重要，这已被广泛认同。因此，一个高强度的计划应该可以提供最大的恢复潜力[65]。

PNF 疗法具有整体性，它整合了一个康复计划中的感觉、运动和心理方面。它结合了脊髓水平及以上的反射活动，并且适当地抑制或促进它们。

大脑仅能识别大关节运动，而不能识别单个肌肉活动。此外，肌肉收缩的强度与运动单元激活的数量成正比。因此，为了增强肌肉力量，必须刺激最大数量的运动单元来强化剩余的肌肉纤维[35,42]。这种"扩散"或溢出效应，发生在强壮肌群帮助较弱肌群完成特定动作的时候。这种合作可以达到恢复最佳功能的康复目标[5,42]。下一节讨论的 PNF 原则应适用于这一最终目标。

> **临床决策练习 14-1**
>
> 一名蛙泳运动员处在腘绳肌拉伤后的恢复过程中，但肌肉力量很难恢复，运动防护师可以怎么帮助她？

## PNF 的基本原则

Margret Knott 在其 PNF 相关的书籍中强调康复计划中，重要的是原则而非具体技术。这些原则是 PNF 的基础，必须附加在任何特定的技术上。PNF 的原则是基于良好的神经生理学、运动学原理以及临床经验[72]。应用以下原则来改善患者的预期反应。

1. 必须指导患者从起始位置到终止位置进行 PNF 模式的顺序性运动。运动防护师必须使用简短清楚的指导语。有时运动防护师按照目标运动模式被动移动患者，从而达到准确的动作演示，这是有帮助的。这些模式应与技术一起使用，从而提高治疗效果。

2. 在学习运动模式时，患者可以通过观察移动的肢体而获益。这种视觉刺激为患者提供了方向和位置控制的反馈。

3. 言语提示可用于协调自主用力与反射反应。指令应该坚决且简单；PNF 技术中最常用的是"推"和"拉"，要求肌肉等张收缩、等长收缩或稳定收缩的"保持"以及"放松"。

4. 徒手接触给予的适当压力对影响运动方向和促进最大反应是必不可少的，因为反射反应很大程度上受压力感受器的影响。徒手接触应牢固、自信，给患者一种安全感。运动防护师接触患者的方式影响了他或她的信心，同时影响运动反应和放松的适当性[72]。徒手接触诱发的运动反应可以通过肌肉收缩引起运动或稳定性收缩。

5. 在施加压力或阻力时正确的力学和身体姿势对运动防护师尤为重要。运动防护师站的位置应与对角线运动模式中的运动方向保持一致。运动防护师膝关节屈曲，并靠近患者，使得在整个范围内施加或调整阻力方向时更加容易。

6. 阻力应能促进最大反应，从而实现平稳、协调的运动。适当的阻力在很大程度上取决于患者的能力。可以通过使用等长收缩将运动限制在特定点的技术来施加最大阻力；最大阻力也可用于整个运动范围内的等张收缩。

7. 旋转运动是所有 PNF 模式中的一个关键组成部分，因为最大的收缩离不开旋转运动。

8. 产生协调运动的正常时序，是任何正常动作活动中发生的肌肉收缩顺序[42]。这些模式的远端运动应先发生。远端的运动部分应在 PNF 模式的前一半范围内完成。要做到这一点，适当的口头指令和徒手指令需同步进行。正常的时序可以伴随来自运动防护师的最大阻力或无阻力。

9. 时序的重点主要用于等张收缩。这个原理将特定位置的最大阻力叠加至促进模式，使其"溢出"或扩散到运动模式中较弱的部分。较强的部分主要用于促进运动模式中较弱的部分。
10. 特定关节可以通过牵引或挤压来促进。牵引可以使关节面分离，挤压将关节面压缩靠近。两种技术都可以刺激关节的本体感觉感受器。牵引可以增加肌肉反应、改善运动、协助等张收缩，并用于大多数的屈曲抗重力运动。在整个模式中必须保持牵引力。挤压可以增加肌肉反应、改善稳定、协助等长收缩，并用于大多数的伸展（重力辅助）运动。挤压可以是快速的或渐进的，并在一个模式中进行重复。
11. 在肌肉收缩前对其进行快速牵伸，可促进肌肉通过牵张反射的机制产生更大的力量反应。如果一个运动的所有部分都被同时牵伸，将会产生最佳效果。然而，这种快速牵伸在许多骨科疾病中是禁忌的，因其可能会超过损伤的肌肉肌腱单元或关节结构的延展极限，从而加重损伤。

> **临床决策练习 14-2**
>
> 一名棒球运动员接受了肩部手术，以纠正前方不稳定。术后，他无法恢复全关节活动度内的力量。PNF强化技术对他这样因疼痛导致活动受限的患者有何益处？

## 基本强化技术

上一节中描述的每一个原则都应该应用于PNF的特定技术。这些技术可用在康复训练中，以增强或促进特定的主动肌群[34,53,54]。特定技术的选择取决于特定患者的障碍[68]。特定技术或技术组合应根据患者的问题来选择[4]。

> **临床决策练习 14-3**
>
> 一名击剑运动员桡骨骨折，制动后出现腕关节周围肌肉无力，她在开始伸腕时有困难。运动防护师可以用什么PNF技术来增加力量？

### 节律性启动

节律性启动技术包括了起始被动运动，主动辅助运动，以及主动肌对抗阻力的主动运动。运动需缓慢达到最大范围，避免快速牵伸的激活。它用于不能启动运动的患者，以及由于张力增加导致关节活动度受限的患者。它也可用于教给患者一个运动模式。

### 反复收缩

当患者在某个特定位置或整个活动范围出现无力的时候，反复收缩可以提供帮助。它通过重复整个活动范围内最弱的部分，来纠正活动范围内的不平衡。患者在最大阻力下重复等张运动，直至活动范围内较弱部分肌肉出现疲劳。当较弱部分肌肉的疲劳更明显时，在该位置的牵伸可以促进无力肌肉的活动，进而产生更平稳、更协调的运动。再次强调，快速牵伸是一些肌肉骨骼系统损伤的禁忌证。运动防护师给予的阻力大小应根据肌群的力量进行调整。给予患者指令，通过使用全关节活动度内的主动肌离心和向心收缩进行推动。

### 慢速反转

慢速反转是指在主动肌的等张收缩后立刻进行拮抗肌的等张收缩。主动肌群的启动收缩促进了拮抗肌群的后续收缩。慢速反转技术用于增加主动肌的主动关节活动度，以及主动肌和拮抗肌之间的正常交互时序，这对正常的协调运动至关重要[67]。给予患者指令，使用拮抗肌推抵最大阻力，然后使用主动肌拉回。起始的主动肌推抵促进了后续的拮抗肌收缩。

### 慢速-反转-保持

慢速-反转-保持包括主动肌的等张收缩，随后是等长收缩，以及在每个主动运动末尾给予患者保持的指令。这个模式的方向通过使用相同的收缩序列进行反转，且在转换至拮抗模式之前不能放松。这个技术对增加关节活动度上某一特定位置的力量尤其有用。

### 节律性稳定

节律性稳定首先使用主动肌的等长收缩，随后是拮抗肌的等长收缩，以产生两个对立肌群的共同收缩和稳定。给出的指令经常是"保持"，每个方向的运动都会受到阻力。节律性稳定旨在增加保持力量直至一个稳定的位置。保持应强调主动肌和拮抗肌的共同收缩。

> **临床决策练习 14-4**
>
> 一名网球运动员抱怨在击球后感觉自己的肩膀"突出来"了。如何使用 PNF 技术帮助这名运动员增加肩关节的稳定性？

> **临床决策练习 14-5**
>
> 一名摔跤运动员正处在肩关节脱位后的恢复过程中。他想知道为什么运动防护师使用徒手 PNF 强化方案，而不让他去健身房进行器械训练？关于 PNF 可能是一种更有用技术的说法，运动防护师会给这名摔跤运动员什么解释？

## 使用 PNF 技术处理特定问题

PNF 强化技术可用于处理各种不同问题。在某种程度上，针对某种情况选择最有效的技术取决于存在问题的状态以及患者个体的能力和限制[87]。一般来说，使用 PNF 技术是有优势的。

相对于力量训练，PNF 技术不受商业运动训练机器设计限制的影响，尽管一些新的运动训练机器已设计出能够适应 PNF 模式的三维运动[12]。关于 PNF 模式，运动可以同时发生在 3 个平面，因此可以更接近功能性运动模式。运动防护师施加的阻力大小可以在关节活动度内的不同位置进行调整和改变，以匹配患者的能力[45]。运动防护师可以选择整个关节活动度或某特定范围集中进行力量强化训练。多种力量强化技术的联合使用可以在相同的 PNF 模式中同时使用[63]。

在早期康复阶段，当患者难以主动通过无痛弧时，节律性启动有帮助作用。被动运动可以让患者保持全关节活动度，但使用主动收缩可以在无痛范围内进行运动。慢速反转应该用于提高肌肉耐力。慢速-反转-保持是通过等长收缩纠正关节活动度内特定位置的无力。节律性稳定用于改善某一关节的稳定和神经肌肉控制[13,24]。这个技术需要对立肌群的共同收缩，有助于在现有力偶中建立平衡。一些临床工作者指出，PNF 牵伸技术的一个缺点是需要一个同伴来牵伸[50]。然而，没有同伴的自我 PNF 牵伸对改善关节活动度的有效性已被证实[90]。

> **临床决策练习 14-6**
>
> 一名体格较小的女运动防护师正在尝试对一名 300 磅重的进攻截锋选手实施 D2 下肢 PNF 强化模式。在进行 PNF 强化时，即使这名运动员非常强壮，她如何确保施加合适的阻力？

## PNF 模式

PNF 模式关注的是粗大运动，而不是特定的肌肉收缩。前面描述的技术可以叠加在任何一个 PNF 模式上。PNF 技术包括了螺旋和对角线运动模式，与大多数体育和日常生活活动所需要的运动类似。

运动模式有三个组成部分：屈曲-伸展、外展-内收和内旋-外旋。人类的运动是模式化的，很少涉及到直线运动，因为所有的肌肉都是呈螺旋形和对角线方向的。

Knott 和 Voss[42] 描述的 PNF 模式涉及了上下肢、躯干上下部和颈部的各种螺旋对角线运动。运动模式的启动是从处于拉长或牵伸位置的肌群开始的。然后，肌群收缩产生肢体活动至缩短位置。

上肢和下肢在身体的每个部位均有两种独立的对角线运动模式，称之为对角线模式 1（diagonal 1，D1）和对角线模式 2（diagonal 2，D2）。这些对角线模式又可以细分为 D1 至屈曲，D1 至伸展，D2 至屈曲和 D2 至伸展。图 14-1 和图 14-10 分别阐述了上肢和下肢的 PNF 模式。这些模式是根据肩部或髋部的近端轴来命名的（如盂肱关节或髋关节）。

表 14-1 和表 14-2 描述了上肢 D1 和 D2 模式的具体运动。图 14-2 至图 14-9 显示了上肢各对角线模式的起始和终止位置。

表 14-3 和表 14-4 描述了下肢 D1 和 D2 模式的具体运动。图 14-11 至图 14-18 显示了下肢各对角线模式的起始和终止位置。

表 14-5 描述了躯干上部的旋转运动至伸展（也称为劈）和运动至屈曲（也称为举）。图 14-19 和图 14-20 显示了上肢劈的模式，向右弯曲的起始和终止位置。图 14-21 和图 14-22 显示了上肢举的模式，向右伸展的起始和终止位置。

表 14-6 描述了下肢旋转运动至屈曲和伸展位置。图 14-23 和图 14-24 显示了向左侧屈曲的下肢模式。图 14-25 和图 14-26 显示了向左侧伸展的下肢模式。

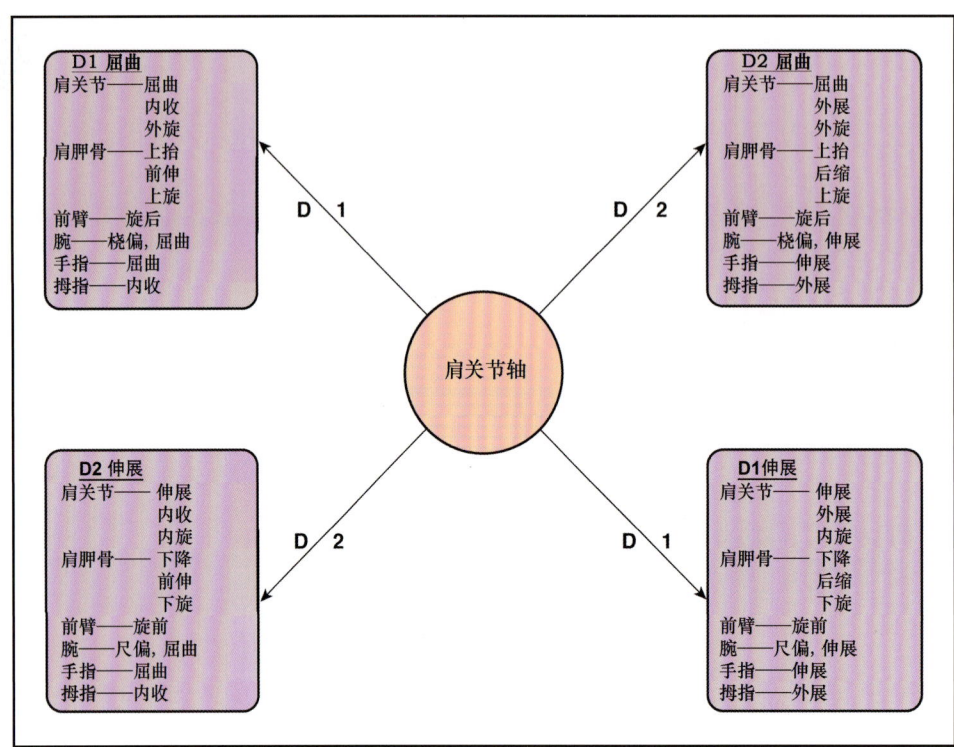

图 14-1　上肢的 PNF 模式

表 14-1　D1 上肢运动模式

| 身体部位 | 运动至屈曲 | | 运动至伸展 | |
| --- | --- | --- | --- | --- |
| | 起始位置（图 14-2） | 终止位置（图 14-3） | 起始位置（图 14-4） | 终止位置（图 14-5） |
| 肩关节 | 伸展<br>外展<br>内旋 | 屈曲<br>内收<br>外旋 | 屈曲<br>内收<br>外旋 | 伸展<br>外展<br>内旋 |
| 肩胛骨 | 下降<br>后缩<br>下旋 | 上抬<br>前伸<br>上旋 | 上抬<br>前伸<br>上旋 | 下降<br>后缩<br>下旋 |
| 前臂 | 旋前 | 旋后 | 旋后 | 旋前 |
| 腕 | 尺偏<br>伸展 | 桡偏<br>屈曲 | 桡偏<br>屈曲 | 尺偏<br>伸展 |
| 手指及拇指 | 伸展<br>外展 | 屈曲<br>内收 | 屈曲<br>内收 | 伸展<br>外展 |
| 运动防护师手的位置* | 左手在患者手的掌侧内面<br>右手在患者手臂肘窝 | | 左手在患者肘部后面<br>右手在患者手背 | |
| 口头指令 | 拉 | | 推 | |

*指患者的右臂

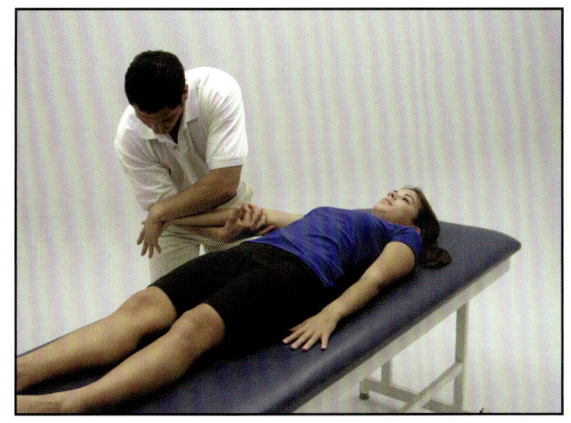

图 14-2　上肢运动模式 D1 至屈曲。起始位置

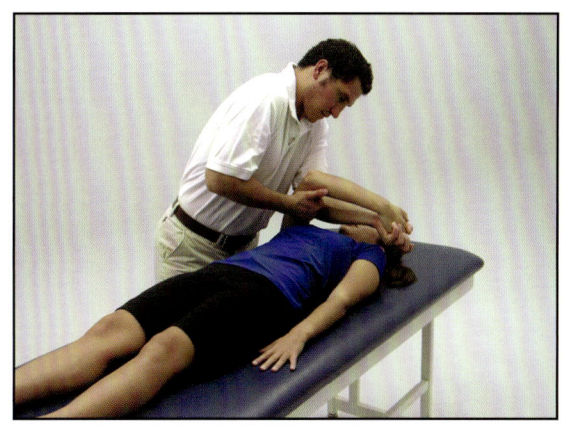

图 14-3　上肢运动模式 D1 至屈曲。终止位置

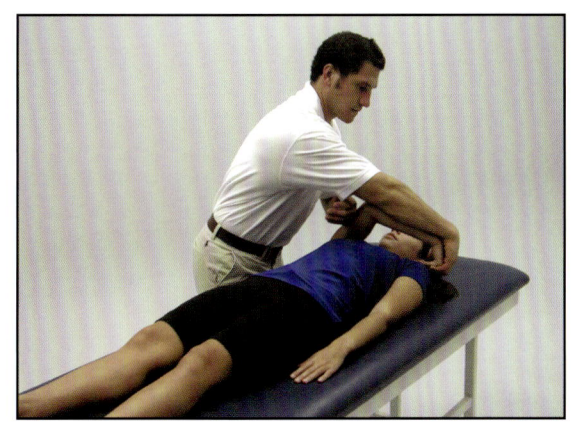

图 14-4　上肢运动模式 D1 至伸展。起始位置

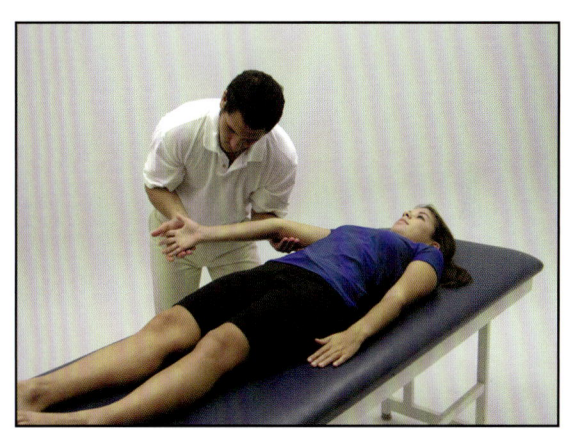

图 14-5　上肢运动模式 D1 至伸展。终止位置

表 14-2　D2 上肢运动模式

| 身体部位 | 运动至屈曲 | | 运动至伸展 | |
| --- | --- | --- | --- | --- |
| | 起始位置（图 14-6） | 终止位置（图 14-7） | 起始位置（图 14-8） | 终止位置（图 14-9） |
| 肩关节 | 伸展<br>内收<br>内旋 | 屈曲<br>外展<br>外旋 | 屈曲<br>外展<br>外旋 | 伸展<br>内收<br>内旋 |
| 肩胛骨 | 下降<br>前伸<br>下旋 | 上抬<br>后缩<br>上旋 | 上抬<br>后缩<br>上旋 | 下降<br>前伸<br>下旋 |
| 前臂 | 旋前 | 旋后 | 旋后 | 旋前 |
| 腕 | 尺偏<br>屈曲 | 桡偏<br>伸展 | 桡偏<br>伸展 | 尺偏<br>屈曲 |
| 手指及拇指 | 屈曲<br>内收 | 伸展<br>外展 | 伸展<br>外展 | 屈曲<br>内收 |
| 运动防护师手的位置* | 左手在患者手背<br>右手在患者肱骨后方 | | 左手在患者肘窝<br>右手在患者手掌 | |
| 口头指令 | 推 | | 拉 | |

*指患者的右臂

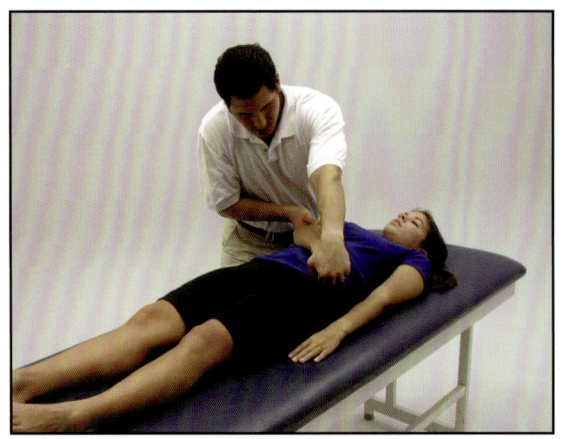

图 14-6　上肢运动模式 D2 至屈曲。起始位置

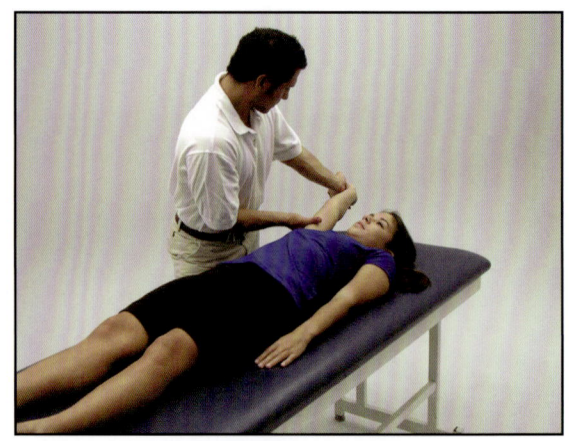

图 14-7　上肢运动模式 D2 至屈曲。终止位置

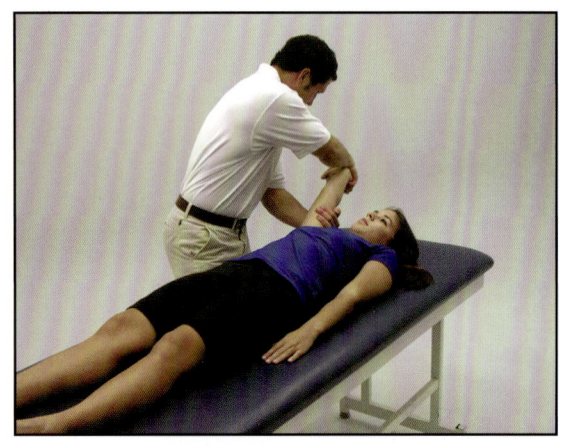

图 14-8　上肢运动模式 D2 至伸展。起始位置

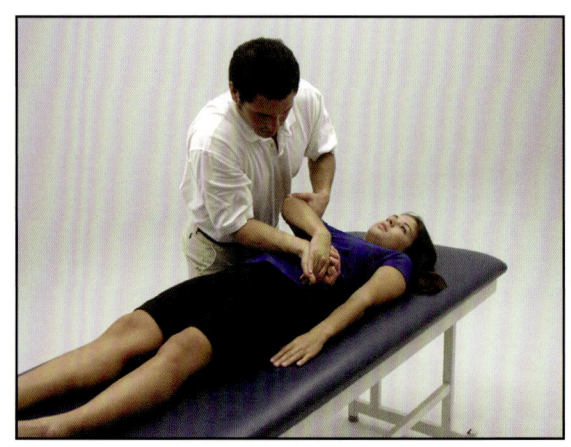

图 14-9　上肢运动模式 D2 至伸展。终止位置

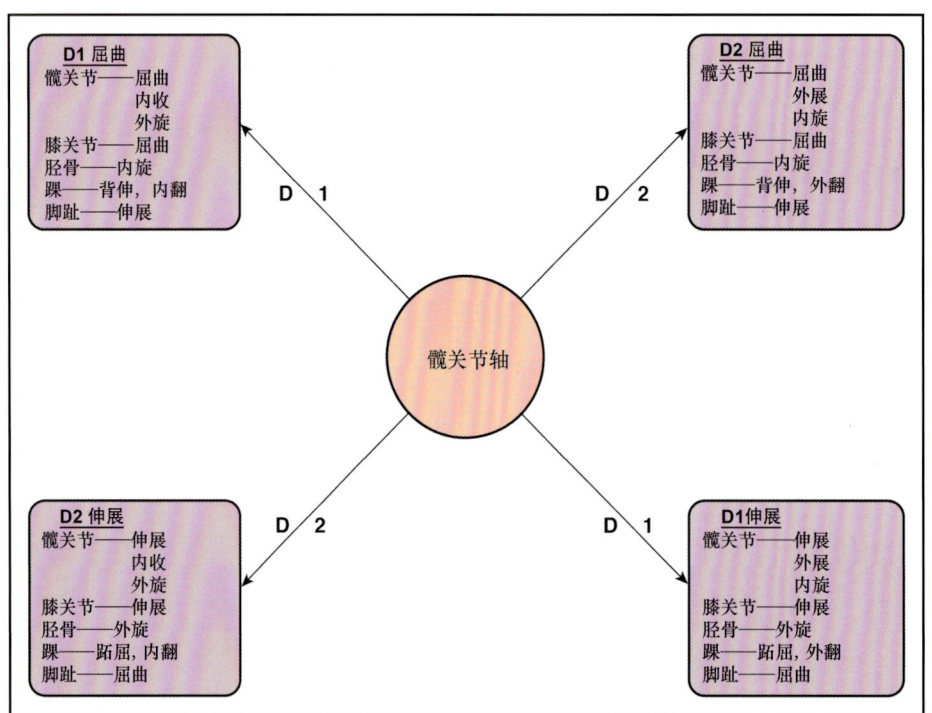

图 14-10　下肢的 PNF 模式

表 14-3　D1 下肢运动模式

| 身体部位 | 运动至屈曲 | | 运动至伸展 | |
|---|---|---|---|---|
| | 起始位置（图 14-11） | 终止位置（图 14-12） | 起始位置（图 14-13） | 终止位置（图 14-14） |
| 髋关节 | 伸展<br>外展<br>内旋 | 屈曲<br>内收<br>外旋 | 屈曲<br>内收<br>外旋 | 伸展<br>外展<br>内旋 |
| 膝关节 | 伸展 | 屈曲 | 屈曲 | 伸展 |
| 胫骨 | 外旋 | 内旋 | 内旋 | 外旋 |
| 踝 | 跖屈<br>外翻 | 背伸<br>内翻 | 背伸<br>内翻 | 跖屈<br>外翻 |
| 脚趾 | 屈曲 | 伸展 | 伸展 | 屈曲 |
| 运动防护师手的位置* | 右手在患者足背内侧面<br>左手在患者大腿前内侧，靠近髌骨 | | 右手在患者足底外侧面<br>左手在患者大腿后外侧，靠近腘窝皱褶 | |
| 口头指令 | 拉 | | 推 | |

*指患者的右下肢

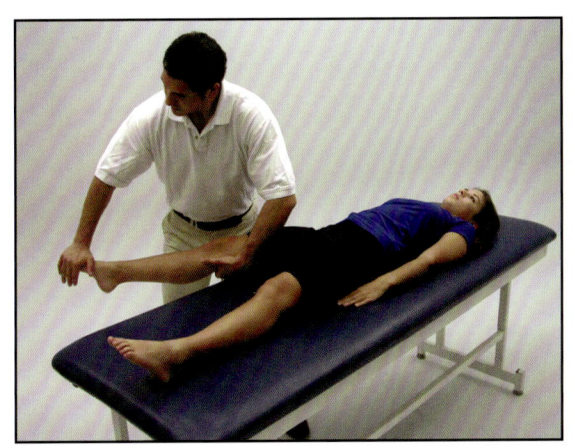

图 14-11　下肢运动模式 D1 至屈曲。起始位置

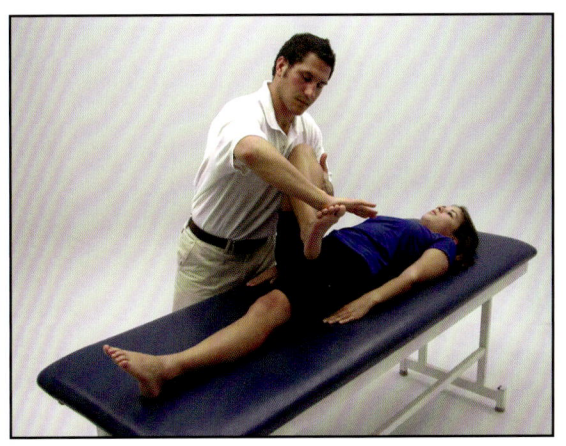

图 14-12　下肢运动模式 D1 至屈曲。终止位置

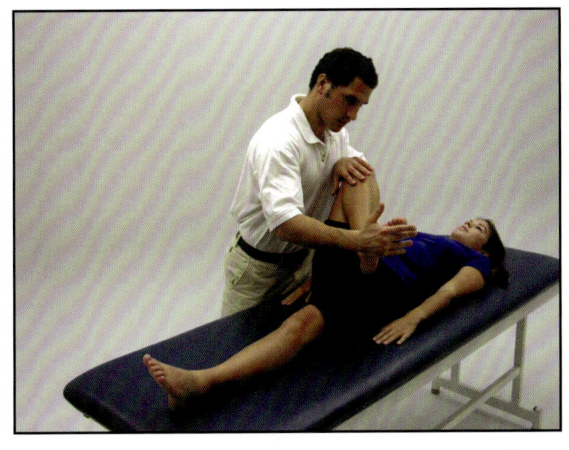

图 14-13　下肢运动模式 D1 至伸展。起始位置

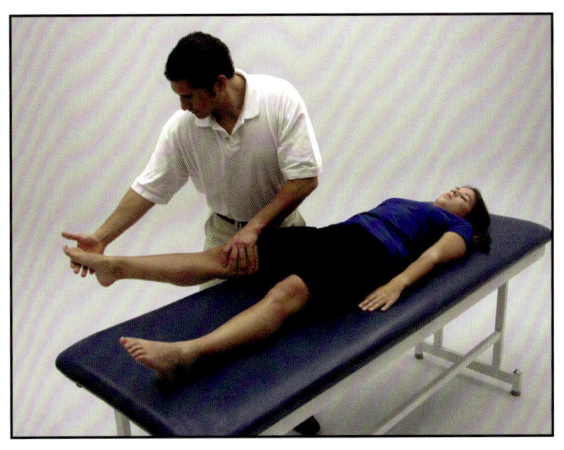

图 14-14　下肢运动模式 D1 至伸展。终止位置

表 14-4　D2 下肢运动模式

| 身体部位 | 运动至屈曲 | | 运动至伸展 | |
| --- | --- | --- | --- | --- |
| | 起始位置（图 14-15） | 终止位置（图 14-16） | 起始位置（图 14-17） | 终止位置（图 14-18） |
| 髋关节 | 伸展<br>内收<br>外旋 | 屈曲<br>外展<br>内旋 | 屈曲<br>外展<br>内旋 | 伸展<br>内收<br>外旋 |
| 膝关节 | 伸展 | 屈曲 | 屈曲 | 伸展 |
| 胫骨 | 外旋 | 内旋 | 内旋 | 外旋 |
| 踝 | 跖屈<br>内翻 | 背伸<br>外翻 | 背伸<br>外翻 | 跖屈<br>内翻 |
| 脚趾 | 屈曲 | 伸展 | 伸展 | 屈曲 |
| 运动防护师手的位置* | 右手在患者足背外侧面<br>左手在患者大腿前外侧，靠近髌骨 | | 右手在患者足底内侧面<br>左手在患者大腿后内侧，靠近腘窝皱褶 | |
| 口头指令 | 拉 | | 推 | |

\* 指患者的右下肢

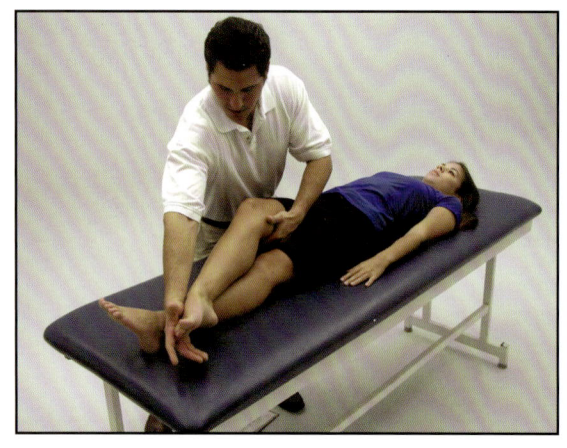

图 14-15　下肢运动模式 D2 至屈曲。起始位置

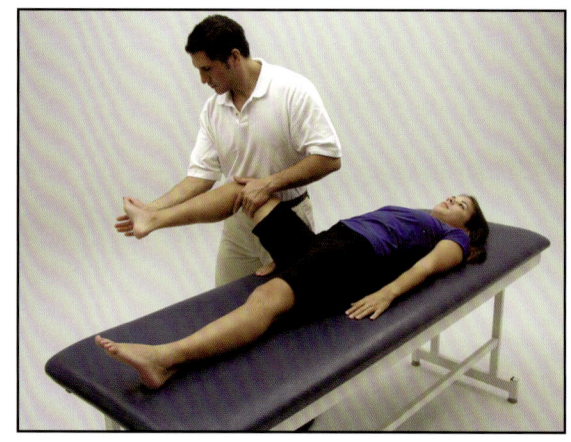

图 14-16　下肢运动模式 D2 至屈曲。终止位置

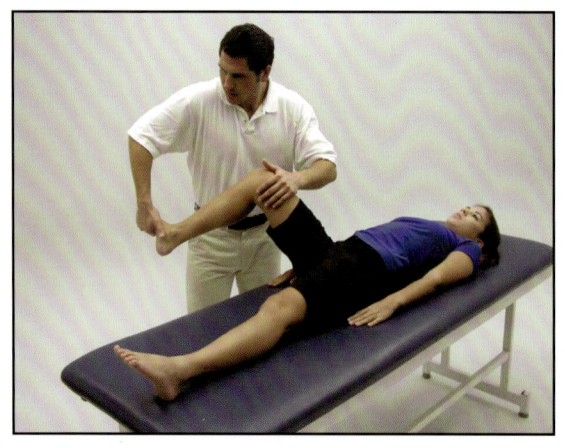

图 14-17　下肢运动模式 D2 至伸展。起始位置

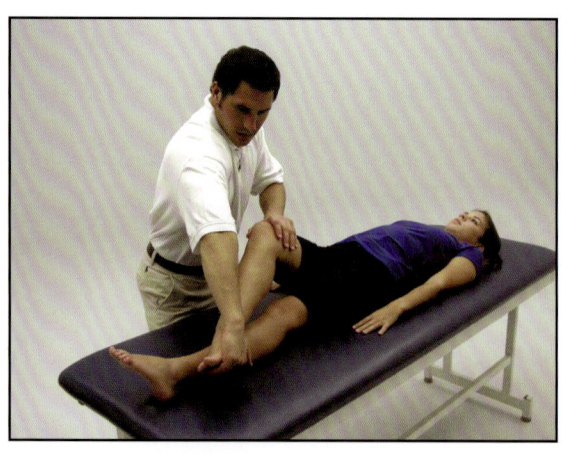

图 14-18　下肢运动模式 D2 至伸展。终止位置

表 14-5　躯干上部运动模式

| 身体部位 | 运动至屈曲（劈）* | | 运动至伸展（举） | |
| --- | --- | --- | --- | --- |
|  | 起始位置（图 14-19） | 终止位置（图 14-20） | 起始位置（图 14-21） | 终止位置（图 14-22） |
| 右上肢 | 屈曲<br>内收<br>内旋 | 伸展<br>外展<br>外旋 | 伸展<br>内收<br>内旋 | 屈曲<br>外展<br>外旋 |
| 左上肢（左手抓右前臂） | 屈曲<br>外展<br>外旋 | 伸展<br>内收<br>内旋 | 伸展<br>外展<br>外旋 | 屈曲<br>内收<br>内旋 |
| 躯干 | 向左侧旋转伴伸展 | 向右侧旋转伴屈曲 | 向左侧旋转伴伸展 | 向右侧旋转伴伸展 |
| 头 | 向左侧旋转伴伸展 | 向右侧旋转伴屈曲 | 向左侧旋转伴伸展 | 向右侧旋转伴伸展 |
| 运动防护师手的位置* | 左手在患者前额的右方前外面<br>右手在患者右手背 | | 右手在患者右手背<br>左手在患者头部后外侧 | |
| 口头指令 | 下拉 | | 上推 | |

*指患者向右侧旋转

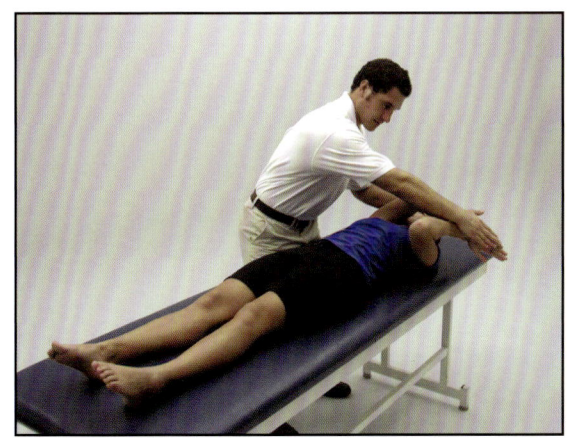

图 14-19　躯干上部模式运动至屈曲或劈。起始位置

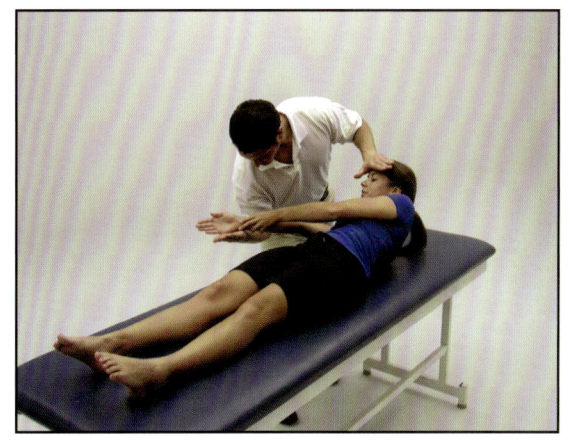

图 14-20　躯干上部模式运动至屈曲或劈。终止位置

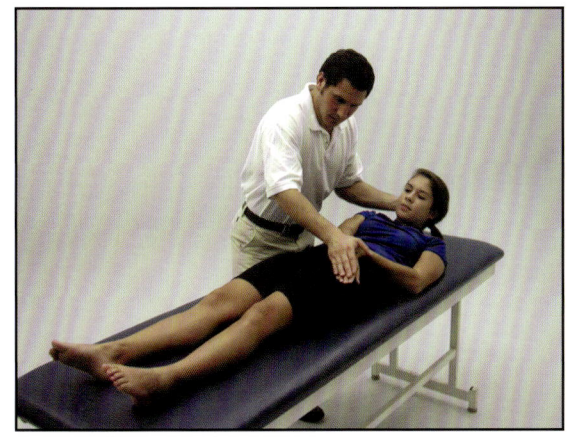

图 14-21　躯干上部模式运动至屈曲或举。起始位置

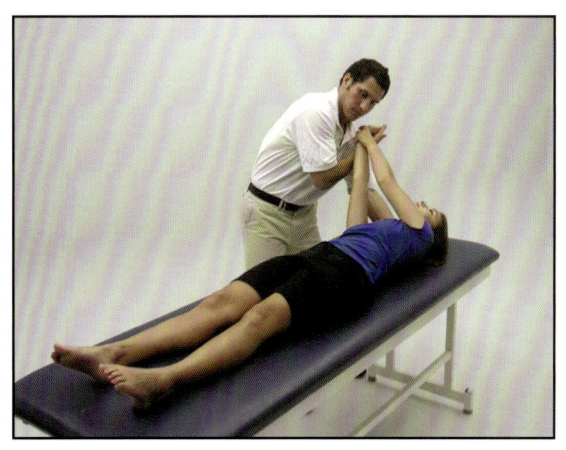

图 14-22　躯干上部模式运动至屈曲或举。终止位置

表 14-6　躯干下部运动模式

| 身体部位 | 运动至屈曲 * | | 运动至伸展 ^ | |
|---|---|---|---|---|
| | 起始位置（图 14-23） | 终止位置（图 14-24） | 起始位置（图 14-25） | 终止位置（图 14-26） |
| 右上肢 | 伸展<br>外展<br>外旋 | 屈曲<br>内收<br>内旋 | 屈曲<br>内收<br>内旋 | 伸展<br>外展<br>外旋 |
| 左髋关节 | 伸展<br>内收<br>内旋 | 屈曲<br>外展<br>外旋 | 屈曲<br>外展<br>外旋 | 伸展<br>内收<br>内旋 |
| 踝 | 跖屈 | 背伸 | 背伸 | 跖屈 |
| 足趾 | 屈曲 | 伸展 | 伸展 | 屈曲 |
| 运动防护师手的位置 * | 右手在患者足背<br>左手在患者左膝前外侧 | | 右手在患者足底<br>左手在患者右膝后外侧 | |
| 口头指令 | 拉起 | | 推倒 | |

\* 指患者向右侧旋转
^ 指患者在伸展时向右侧旋转

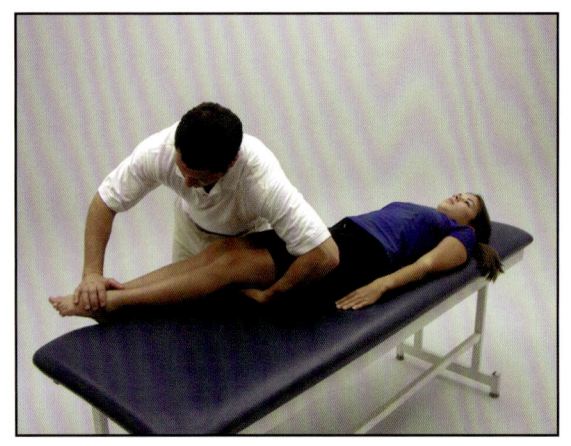

图 14-23　躯干下部向左侧屈曲。起始位置

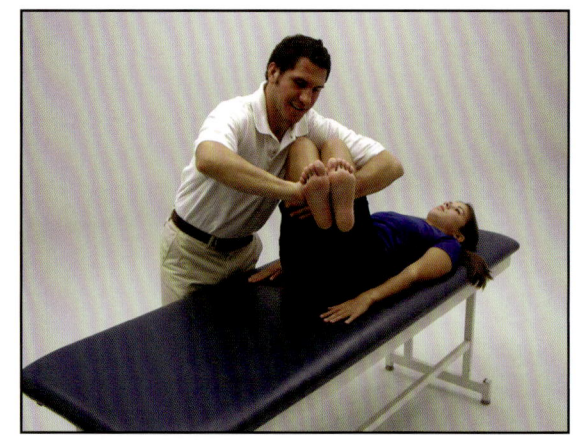

图 14-24　躯干下部向左侧屈曲。终止位置

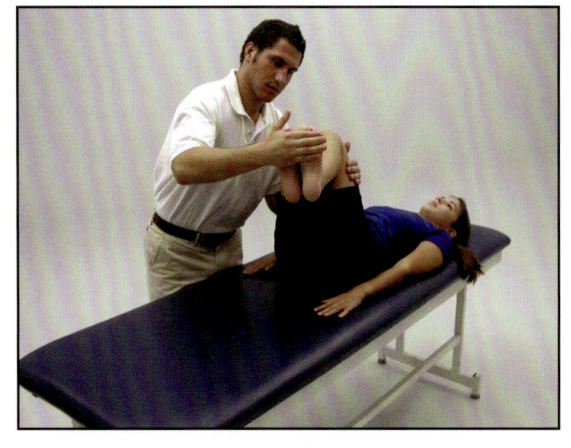

图 14-25　躯干下部向左侧伸展。起始位置

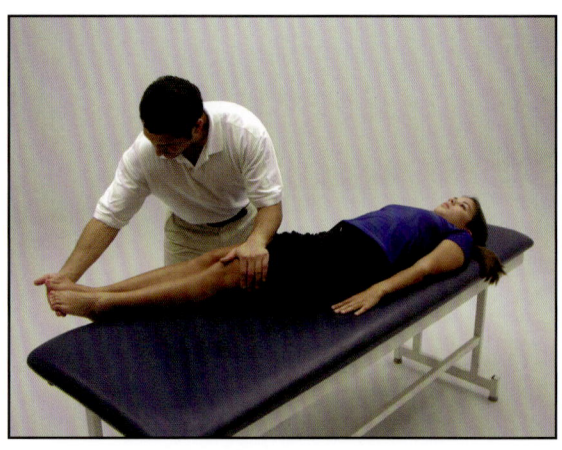

图 14-26　躯干下部向左侧伸展。终止位置

颈部模式包括简单地向一侧屈曲和旋转（图14-27和图14-28），以及向另一侧伸展和旋转（图14-29和图14-30）。患者的眼睛应跟随运动方向。

当与特定的模式一起适当地使用时，PNF的原理和技术是一种非常有效的损伤康复工具[80]。它们可以用来加强薄弱的肌肉或肌群，并改善损伤关节的神经肌肉控制。具体技术的选择使用应取决于患者的个体需求，并可进行相应的修改[17,18]。

## PNF作为一种改善关节活动度的牵伸技术

如前所述，PNF技术可用于牵伸以改善关节活动度，不仅在康复过程中，也可用于体育锻炼后的休整阶段[91]。

## PNF牵伸技术理论基础的发展

根据现有文献的综述，许多临床医生认为PNF牵伸技术是一种提高柔韧性的有效方法，因而在临床实践中得到广泛应用[5,21,22,33,40,44,60,64,74,75,94]。近年来，已经提出了各种理论用于解释PNF技术改善柔韧性的神经及物理机制[16]。然而，到目前为止，尚未形成统一的理论解释。

### PNF牵伸的神经生理学基础

在20世纪70年代，PNF作为一种牵伸技术广受欢迎[55,66,86]。从那时开始出现的有关PNF技术的文献中，将关节活动度的改善主要归因于与牵张反射有关的神经生理学机制[83,16]。而最近的研究中则质疑该理论解释的正确性[16,37,38]。尽管如此，对牵张反射的简要综述将为更被公认的理论提供基础。

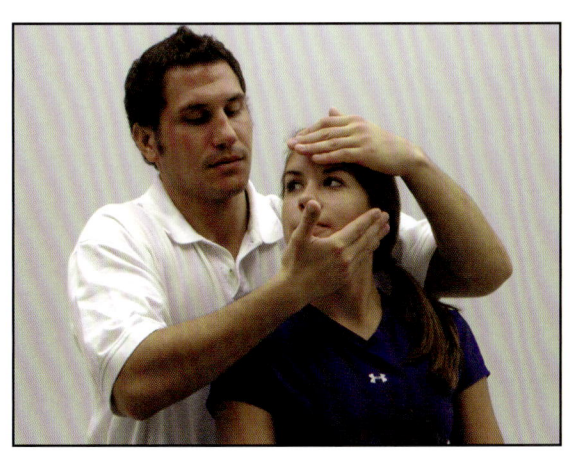

图 14-27　颈部屈曲并向左侧旋转。起始位置

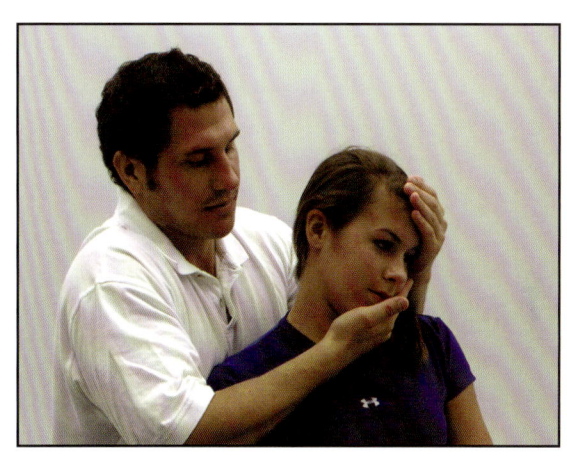

图 14-28　颈部屈曲并向左侧旋转。终止位置

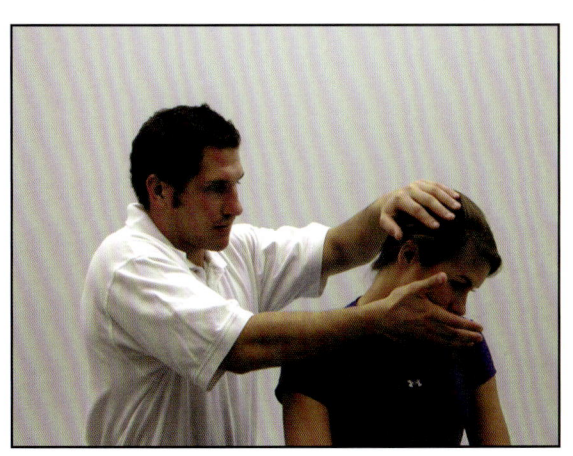

图 14-29　颈部伸展并向右侧旋转。起始位置

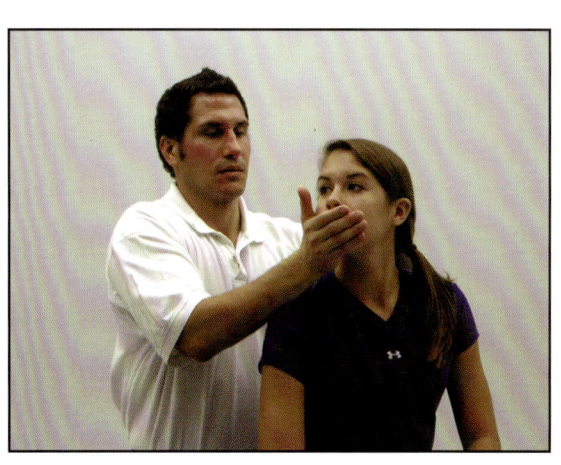

图 14-30　颈部伸展并向右侧旋转。终止位置

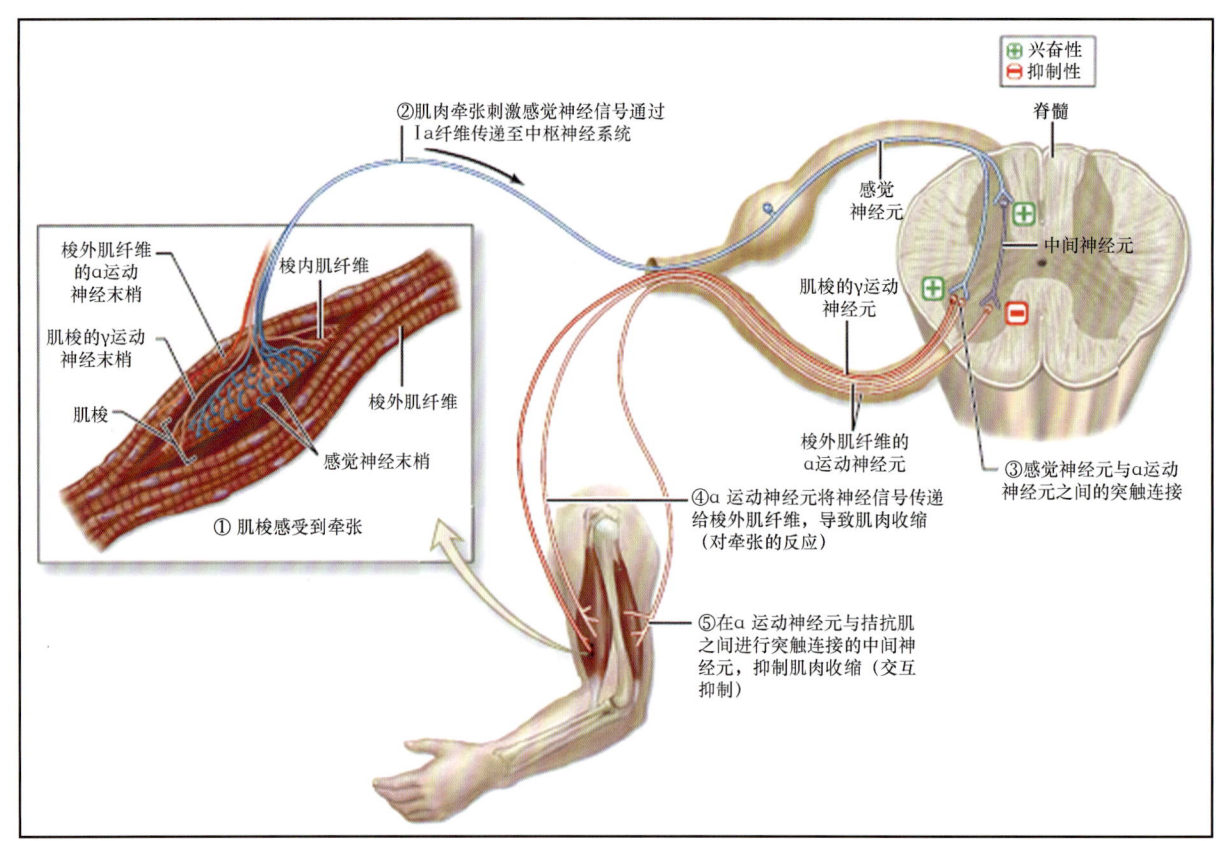

图 14-31　牵张反射的图示（Reprinted with permission from McKinley M，O'Loughlin V. Human Anatomy. 3rd ed. New York：McGraw-Hill；2012.）

牵张反射涉及2种感受器：①对肌纤维长度变化及变化率敏感的肌梭；②监测张力变化的高尔基腱器官（图14-31）。

对特定肌肉的牵伸会引起从肌梭沿着Ia纤维传递到脊髓的冲动频率增加，这反过来又会导致运动神经冲动沿着α运动神经元返回至同一肌肉的频率增加，从而反射性地抵抗牵伸（见图14-31）。然而，肌肉内过度紧张的产生会激活高尔基腱器官，它们的感觉冲动沿着Ib纤维传回脊髓。这些冲动对返回肌肉的运动冲动有抑制作用，导致肌肉放松（图14-32）。

两种神经生理学现象被提出以解释神经肌肉系统的促进和抑制。第一种是自主抑制，是指被牵伸肌肉传入纤维介导的抑制作用，通过作用在该肌肉上的α运动神经元使其放松。当肌肉被牵伸时，该肌肉的运动神经元接收来自感受器的兴奋性和抑制性冲动。如果牵伸持续较长时间，来自高尔基腱器官的抑制性信号最终会覆盖兴奋性冲动，进而导致放松。当肌梭产生了导致收缩的初始反射兴奋时，抑制性运动神经元接收来自高尔基腱器官的冲动，其发送的抑制性冲动在张力增加期间（由被动牵伸或主动收缩引起）持续存在，并最终控制来自肌梭的较弱冲动。这种抑制作用似乎可以保护肌肉免受由于过度拉伸引起反射性收缩的伤害。

第二种机制是交互抑制，目的在于处理主动肌和拮抗肌之间的关系（图14-32）。产生关节活动的收缩肌肉称为主动肌，由此产生的运动称为主动模式。抵抗主动模式发生的肌肉称为拮抗肌。与主动模式直接相反的运动称为拮抗模式。

当主动肌的运动神经元接收来自传入神经的兴奋性冲动时，拮抗肌的运动神经元被传入冲动所抑制[12]。因此，主动肌的收缩或较长牵伸被认为可以引起拮抗肌的放松或抑制。同样的，拮抗肌的快速牵伸可促进主动肌的收缩。

在PNF牵伸技术的推压阶段，没有必要使用最大肌肉收缩[48]。传统的PNF相关文献认为，在被动牵伸同一肌肉或肌肉牵伸时对立肌肉（主动肌）收缩之前，目标肌肉（要进行牵伸的肌肉）的等长或等张次最大收缩通过激活包括自主抑制和交互抑

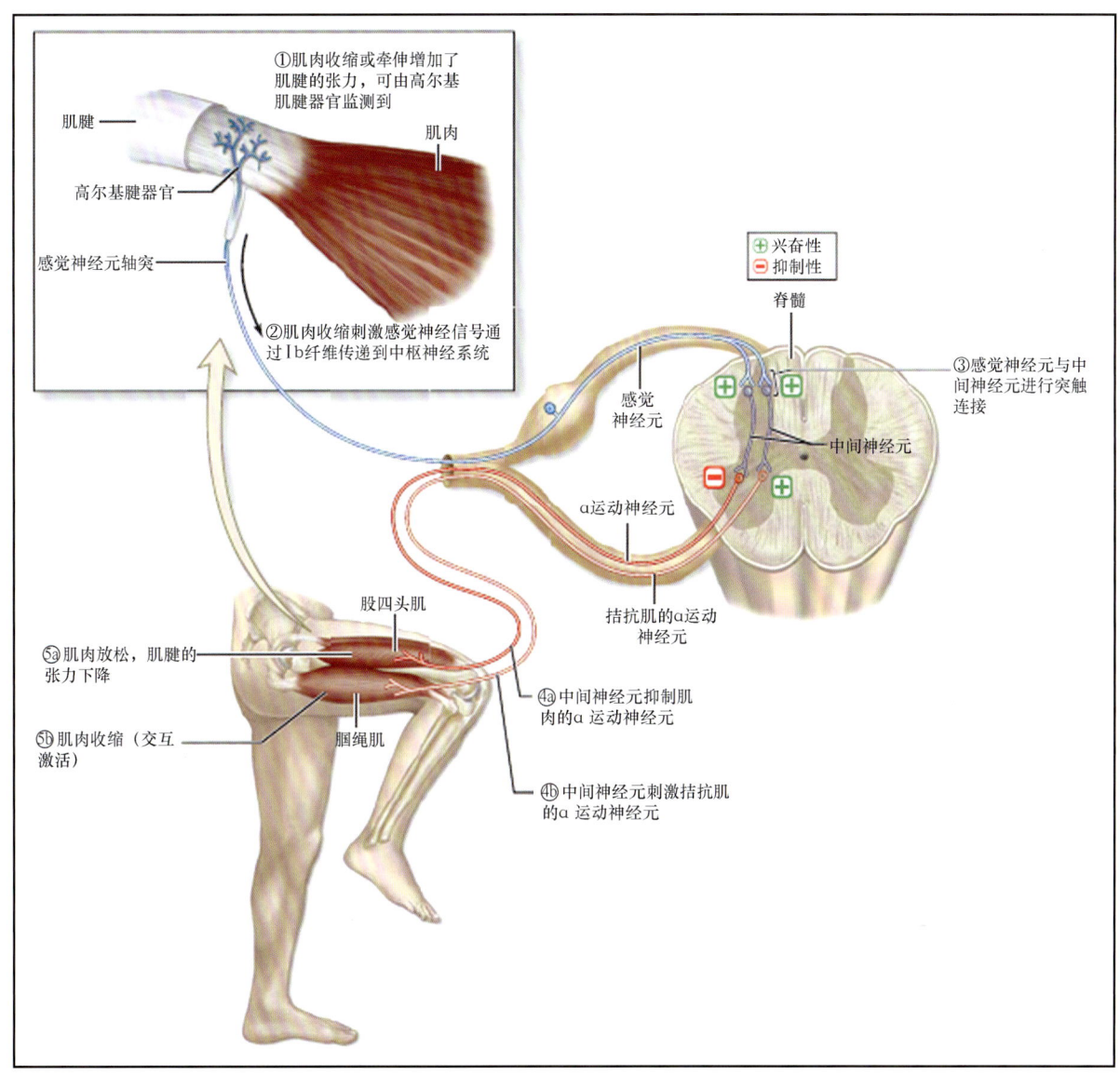

图 14-32 交互抑制的图示（Reprinted with permission from McKinley M, O'Loughlin V. Human Anatomy. 3rd ed. New York：McGraw-Hill；2012.）

制的牵张反射机制，使牵伸肌肉得到放松。

然而，自20世纪90年代初以来，大量研究表明牵伸肌肉收缩后的放松不是由于肌梭活动的抑制或随后高尔基腱器官激活所致[1,3,15,16,26,27,34,56,63]。结论是基于这样一个事实：当缓慢牵伸肌肉至较长长度时，如在PNF牵伸技术中，肌梭产生的反射性肌肉电激活（如肌电图所示）非常小，且临床意义不大，不可能有效地抵抗拉长肌肉的力量[16,32,36,40,51]。此外，当肌肉在等长收缩后放松时，高尔基腱器官的放电减少，甚至变得静默[23,93]。因此，在使用缓慢的治疗性牵伸时，高尔基腱器官不能在缓慢治疗性牵伸产生收缩后的几秒钟内抑制目标肌肉[16]。显然，一般来说，缺乏基于研究的证据来支持高尔基腱器官和肌梭反射能够在任何PNF牵伸技术时放松目标肌肉的理论[16]。因此，也有其他机制被提出来解释PNF牵伸训练增加关节活动度的原因[21]。

**突触前抑制**

在PNF牵伸技术中，目标肌肉的收缩和随后的放松是在被动缓慢牵伸该肌肉至较长的长度之后。有人认为，肌肉的延长与来自肌梭感觉信号的突触前抑制增加有关[16,25,29]。肌梭Ia感觉纤维突触末端释放神经递质受到抑制，从而限制了肌肉的激活。

### 牵伸时黏弹性变化

有人提出，肌肉中发生的黏弹性变化是解释 PNF 技术增加关节活动度的机制，而不是高尔基腱器官介导的肌肉激活减少[19,43]。肌肉中胶原的黏弹性属性在第 8 章中简要讨论过。产生肌肉长度变化所需的力量由其弹性刚度决定[87]。由于肌肉的黏性，如果缓慢而不是快速地施加力，那么拉长肌肉所需要的力会较小[87]。此外，如果肌肉长时间保持在一个拉伸的长度，那么抵抗拉伸的力量就会减少，从而产生应力松弛[77]。随着应力松弛的发生，肌肉会进一步延长产生蠕变。这些属性已经在没有明显电活动的肌肉中得到证实[51,52,57]。

由于在 PNF 牵伸过程中肌肉内的黏弹性发生改变，因此对牵伸的感知会发生变化，在感受到疼痛之前可以获得更大的关节活动度和扭矩[52,94]。因为肌肉延长会破坏肌梭的梭内纤维间的肌动蛋白-肌球蛋白键，从而降低它们对牵伸的敏感性[25,30,93]。

### 牵伸技术

下列技术应用于增加关节活动度、放松和抑制。

### 收缩-放松

收缩-放松是一种牵伸技术，将身体的一部分被动地移动到主动模式。指导患者通过等张收缩拮抗肌（将被牵伸的肌肉）对抗运动防护师的阻力。然后，患者放松拮抗肌，此时运动防护师扩大被动牵伸范围，即再次感觉到活动受限。当关节活动度是由于肌肉紧张而受限时，这种收缩-放松技术是有益的。

### 保持-放松

保持-放松和收缩-放松技术非常相似。它从拮抗肌（将被牵伸的肌肉）的等长收缩对抗阻力开始，接着是主动肌的向心收缩联合来自运动防护师的轻微压力来产生拮抗肌的最大牵伸。这个技术适用于关节一侧的肌肉紧张，可针对主动肌或拮抗肌使用[8]。保持-放松技术已被证明是一种可以即时增加关节活动度的有效治疗方法[2]，也可用于快速提高柔韧性[61,69]。

### 慢速-反转-保持-放松

慢速-反转-保持-放松技术从主动肌的等张收缩开始，这通常限制了主动模式中的关节活动度，接着是推压阶段的拮抗肌（将被拉伸的肌肉）的等长收缩。在放松阶段，拮抗肌放松，而主动肌收缩，产生主动模式方向的运动，进而牵伸了拮抗肌。这种技术，像收缩-放松和保持-放松技术一样，对增加关节活动度是有用的。由于大多数损伤的康复目标是在完整的、不受限制的关节活动度内恢复力量，因此，有时会将这些技术按顺序联合使用以实现这一目标[62]。图 14-33 显示了一种 PNF 牵伸技术，在这种技术中，运动防护师正在牵伸受伤的患者。

## 肌肉能量技术

肌肉能量（muscle energy）技术是一种手法治疗技术，是 PNF 收缩-放松和保持-放松的一种变化形式。与 PNF 技术一样，肌肉能量技术也基于与前文讨论的牵张反射相同的神经生理机制。肌肉能量技术在减轻疼痛、增加关节活动度和改善功能方面也很有效[47]。肌肉能量技术包括在特定的控制方向和不同强度下，抵抗运动防护师施加的反作用力而进行的自主收缩[35,59]。患者可以调整内在力量并控制肌肉收缩的强度，而运动防护师控制治疗的精确度和位置[59]。患者的用力程度可以从最小的肌肉抽动到最大的肌肉收缩[35]。肌肉能量技术的有效性需要五个组成部分[35]：

1. 患者主动收缩肌肉。

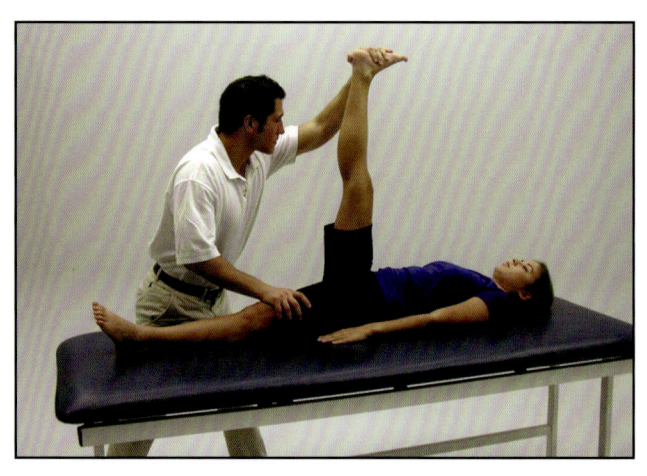

**图 14-33** PNF 牵伸技术

2. 特定方向的肌肉收缩。
3. 患者控制部分收缩强度。
4. 运动防护师控制关节位置。
5. 运动防护师给予适当的反作用力。

## 临床应用

有人提出，肌肉的功能不仅是使关节屈曲、伸展、旋转和侧弯，也作为关节运动的限制肌。在肌肉限制关节运动的情况下，肌肉能量技术通过特定的肌肉收缩来恢复关节的生理运动[48]。任何可以通过主动肌肉收缩产生运动的关节，无论是脊柱还是四肢，都可以使用肌肉能量技术进行治疗[59,70]。

肌肉能量技术可用于实现以下治疗目标[35]：

- 将缩短、挛缩或痉挛的肌肉拉长
- 强化薄弱的肌肉或肌群
- 通过肌肉泵减轻局部水肿
- 松动受限的关节
- 牵伸筋膜

## 治疗技术

肌肉能量技术涉及了4种类型的肌肉收缩：等长收缩、向心等张收缩、离心等张收缩和等速收缩。等速收缩涉及了患者的向心收缩，而运动防护师往相反方向施加外力抑制收缩并拉长肌肉[59]。

等长收缩和向心等张收缩是最常用的治疗方法[81]。等长收缩最常用于治疗脊柱高张力肌肉，而等张收缩最常用于四肢。对于这两种类型的收缩，其目的是抑制拮抗肌产生更对称的肌肉张力和平衡。

肌肉能量技术首先定位一个被称为阻力屏障的牵伸阻力点。这并不是一个病理性屏障，只代表了关节活动度中的一个点，如果在这个点上没有某种程度的被动辅助，就不能产生动作。如果存在活动受限，向心收缩可用于活动关节对抗其阻力屏障。例如，如果股四头肌和腘绳肌之间的力量不平衡，薄弱的股四头肌限制了膝关节伸展，则可以使用向心等张肌肉能量技术（图 14-34A）：

1. 患者俯卧在治疗台上。
2. 运动防护师用一只手固定患者，另一只手抓住其脚踝。
3. 运动防护师充分屈曲患者的膝关节。
4. 患者主动伸直膝关节，尽可能用最大力。
5. 运动防护师提供抵抗力，允许膝关节在整个可活动范围内慢慢伸直。
6. 一旦患者完全放松，运动防护师将患者膝关节移回至完全屈曲位置，患者在整个伸展范围内施加额外阻力的情况下重复收缩。重复 3~5 次，每次重复逐渐增加阻力。

如果膝关节因为腘绳肌紧张而限制了充分伸展，则应使用以下等长肌肉能量技术（图 14-34B）：

1. 患者仰卧在治疗台上。
2. 运动防护师用一只手稳定膝关节，另一只手抓住其脚踝。
3. 运动防护师完全伸展患者的膝关节，直到感觉到伸展屏障。
4. 患者使用最小持续的力主动屈曲膝关节。

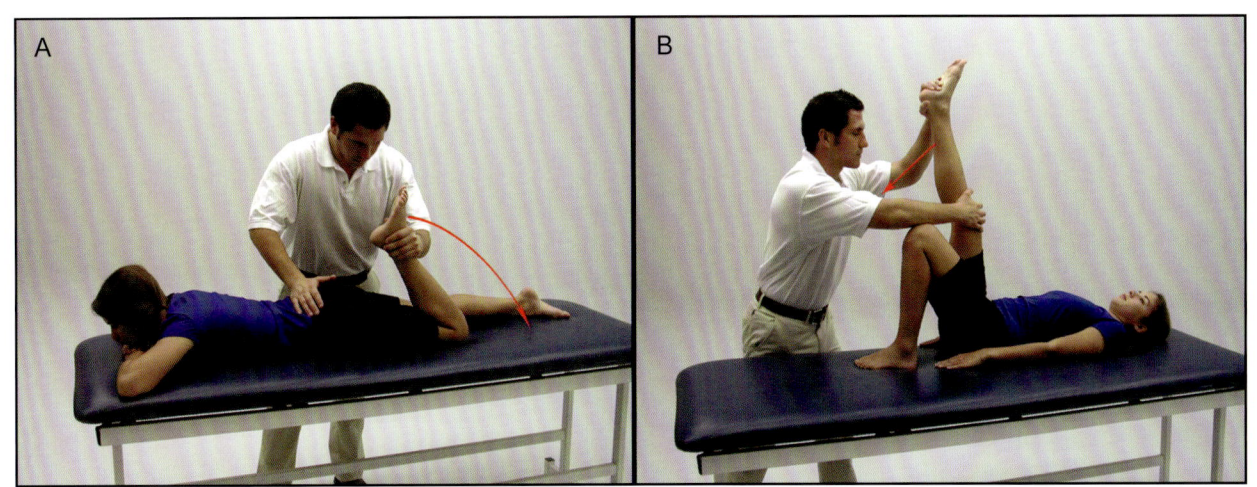

图 14-34 肌肉能量技术的位置改善（A）限制膝关节伸展和（或）髋关节屈曲的薄弱股四头肌，以及（B）限制膝关节屈曲和（或）髋关节伸展的薄弱腘绳肌

5. 运动防护师提供10秒钟的同等阻力的反作用力，之后患者完全放松。
6. 运动防护师再次伸展患者膝关节，直到感觉到新的伸展屏障。
7. 重复3~5次。

## 总 结

1. 基于牵张反射的神经生理学理论，PNF技术可用于增加力量和关节活动度。
2. 脊髓的运动神经元总是接收来自传入神经的抑制性和兴奋性的联合冲动。这些运动神经元是被兴奋还是被抑制，取决于两种传入冲动的比例。
3. PNF技术强调特定原则可以叠加在任何特定技术上。
4. PNF强化技术包括反复收缩、慢速-反转、慢速-反转-保持、节律性稳定和节律性启动。
5. PNF牵伸技术包括收缩-放松、保持-放松和慢速-反转-保持-放松。
6. PNF技术是上肢、下肢、躯干上下部和头颈部的螺旋和对角线运动。
7. 肌肉能量技术是指肌肉在特定的控制方向和在不同的强度下，对抗运动防护师施加的反作用力进行自主收缩的治疗技术。

## 临床决策练习解决方案

练习14-1　蛙泳踢腿涉及了多维运动。因为PNF是用来加强粗大运动模式，而不是特定的肌肉活动，它可以帮助她恢复力量和控制她的踢腿动作。

练习14-2　运动防护师可以在无痛关节活动度内施加阻力并鼓励活动。这种强化技术将有助于防止因不活动而导致的协调性下降。

练习14-3　节律性启动技术可以改善患者的力量，需要先让患者了解运动模式。接着患者将通过运动模式慢慢进行主动辅助和抗阻训练。

练习14-4　节律性稳定可以通过刺激支撑关节的对立肌肉的共同收缩来促进关节的力量和稳定性。PNF强化技术使用D1和D2模式将改善球员过顶发球的控制能力。

练习14-5　体育所需的运动不是单平面运动。PNF强化技术更具有功能性，且不受运动器械设计的限制。此外，PNF技术允许运动防护师根据患者的能力去调整关节活动度中徒手阻力的大小。

练习14-6　适当的身体和手的位置将最大程度地提高运动防护师的能力，以提供足够的阻力。运动防护师应站在与对角线运动模式中的运动方向一致的位置。膝关节应屈曲，靠近患者站立，以便在整个活动范围中施加阻力或适当改变阻力的方向和大小。

（William E. Prentice，PhD，PT，ATC，FNATA　著
秦佳维　译　杨璐铭　倪国新　审）

## 参考文献（扫描二维码获取）

# 第 15 章 康复治疗中的水疗

> **完成本章学习后，读者应具备以下能力**
> - 解释浮力和比重的原理，以及他们在水环境中所扮演的角色。
> - 识别并描述在水环境中活动时三种主要的阻力。
> - 运用浮力和阻力的原理来进行运动。
> - 比较水中运动疗法与传统陆上运动的优缺点。
> - 识别并描述针对上肢、下肢和躯干的水中运动疗法。
> - 在水中运动疗法中挑选并使用各种类型的工具。
> - 将功能性活动及项目特异性运动，以及在水环境中的运动整合到康复治疗中。
> - 理解和描述从水环境向陆地环境转换的重要性。

近年来，人们对水中运动疗法产生了广泛的兴趣。它迅速成为用于治疗各类患者的流行的康复技术[76]。这一新的兴趣点引发了大量的研究，以评估水中运动疗法作为一种干预治疗的有效性。目前的研究表明，水中运动疗法对骨科损伤、脊髓损伤、慢性疼痛、脑瘫、多发性硬化症和许多其他疾病的治疗都是有益的，因此它在各种情况下都很有效[12,34,41,46,58,73]。作为一种预防性的维持训练，以促进健康运动员的全面健身、交叉训练和特定运动技能，它也正获得人们的认可[27,38,43]。一般的体能、力量和各种各样的运动技巧都可以通过水中运动疗法得到提高[23,51,57,69]。

水作为治疗技术的一部分的历史可以追溯到公元前 2400 年，但直到 19 世纪后期，更传统的水中运动疗法才出现[7]。1820 年，哈伯德式漩涡池的发展引发了现代治疗用水的开始，允许在高度控制的临床环境中进行水中治疗[11]。Loeman 和 Roen 在 1824 年更进一步，激发了人们对实际泳池的兴趣，也就是我们现在所说的水中疗法。然而，直到最近，水才成为一种治疗性锻炼媒介，用于各种各样的诊断和功能障碍[49]。

水中运动疗法被认为是有益的主要是因为它减小了关节的压力[59]。在水中体验到的失重感有助于减少关节疼痛，消除或大大减少身体肌肉保护性收缩和持续至患者的日常功能活动的疼痛[69,71]。尽管许多患者感觉在水环境中比在陆地上运动更容易，但陆上运动和水中运动的影响和结果并不相同。Kim 和 Choi 的一项研究发现，在运动损伤的康复中，水中运动疗法可以改善疼痛、活动度（ROM）、肌肉力量、平衡和表现，但与陆地物理疗法相比，关于水中运动疗法的好处的证据还不确定。Rhode 和 Berry 研究证明在陆地和水中进行的增强式训练可以改善运动员的表现，然而，两者似乎都没有比另一种产生明显的更好的效果[56]。类似地，Bayraktar 等对腰椎间盘突出症患者进行了陆地或水中的核心稳定练习，发现两种环境的效果没有差异[5]。Shonewill 等建议结合水中和陆地治疗，以改善 ROM 和力量，并减少水肿和疼痛[61]。Barker 等认为，与陆上运动的益处相比，水中运动对患有肌肉骨骼疾病的成年人的疼痛、身体功能和生活质量只有一定程度的有益影响[4]。Hall 等的一项研究表明，水中运动疗法实际上并没有比在陆地上活动更有效地减少疼痛[29]。

水中运动疗法的主要目标是教患者如何利用水作为一种改善运动、力量和健康的方式[2,69]。因此，与其他治疗方式和干预措施一起，水中运动疗法可以成为患者康复链中的一个环节[1]。

## 物理性质和阻力

运动防护师在设计水疗计划之前必须了解水的几个物理特性。陆上运动不能总是变换为相同的水中运动，因为水中控制运动的主要力量是浮力而不是重力[59]。任何治疗性水中运动疗法方案的基础必须是对水的浮力、密度、阻力以及它们之间的关系有深入的了解。要想成功，该方案必须针对患者的特定损伤/情况和活动水平进行个性化处理。慢性疼痛患者除了肌肉骨骼和心血管问题外，通常在功能运动方面表现出显著的局限性。让患者浸入在不同深度的水中，可以使由重力产生的压力最小化。因此，患者在进行水中运动疗法时可以完成在陆地上难以做到的动作模式和练习[42]。

## 浮力

浮力是水中运动疗法中包含的最基本力之一[59]。所有物体无论是在水中还是陆地上，都受到地球向下的引力。然而，在水中，这种力在某种程度上被向上的浮力抵消了。根据阿基米德原理，任何沉入水中或漂浮在水中的物体都受到一个反作用力向上漂浮，这个反作用力帮助沉入水中的物体抵抗向下的引力。也就是说，浮力可以帮助物体向水面方向的运动，阻止远离水面方向的运动[30,61]。由于这种浮力，人进入水中后，体重会明显减轻[19]。体重减轻的重量几乎等于物体进入水中时所排开的液体的重量（图 15-1）。

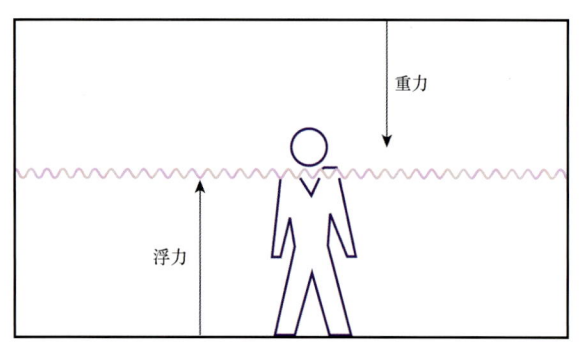

图 15-1　浮力和重力

例如，一个 100 磅（1 磅≈0.45 kg）重的人在几乎完全沉入水中时，排水量将近 95 磅；因此，这个人会觉得自己的重量不到 5 磅。这种感觉产生的原因是，当部分沉入水中时，这个人只承受了露出水面的那部分身体的重量。当浸入到第 7 颈椎的水平时，男性和女性分别只承受其总体重（total body weight, TBW）的 6%～10%[59]。当浸入到胸骨剑突水平时，女性承受的体重增加到了 25%～31%，男性承受的体重增加到了 30%～37%，当浸入到髂前上棘水平时，女性承受的体重增加到了 40%～51%，男性承受的体重增加到了 50%～56%[31]（表 15-1）。由于重心的不同，男性和女性的改变比例略有不同。男性的体重在上半身所占比例较高，而女性的体重在下半身所占比例较高。陆地上的重心与水中的浮心相对应[49]。体型和身体类别的差异对负重的影响很小。由于浮力导致的承担体重百分比降低，关节在水下承受的压力会减小，或几乎不承重。这使得人可以在几乎没有冲击的情况下进行步行和剧烈运动，并大大减少关节面之间的摩擦。

表 15-1　身体承重百分比

| 承担体重百分比平均值 | | |
|---|---|---|
| 身体水平 | 男性 | 女性 |
| 第 7 颈椎 | 8% | 8% |
| 胸骨剑突 | 28% | 35% |
| 髂前上棘 | 47% | 54% |

在水中环境中，从步行到跑步的活动并不会改变关节受力；然而，随着跑步速度的提高，关节受力会产生微小的变化。Fontana 等[24]报道，与在陆地上跑步相比，在髋部水平位置的水中跑步力量下降了 34%～38%，在胸部水平位置的水中跑步力量下降了 44%～47%。当运动员受伤和负重受限时，需要考虑在水中活动中相对减少负重，并允许有这种情况和限制的运动员提前跑步。

通过谨慎地应用阿基米德原理，可以逐步增加负重的百分比。最初，患者会在泳池的深水处开始非负重的练习。湿式背心或者类似的浮力工具可以用来帮助患者保持漂浮状态以进行所需的练习。该设备和其他可用于水环境的商业设备将在后面的"设施和设备"一节中讨论。

### 临床决策练习 15-1

一名35岁男性在打垒球时右肩袖撕裂。3周前，撕裂不到2cm的组织接受了手术修复，目前已经转入康复治疗阶段。他很活跃，喜欢打垒球、高尔夫球和网球。在康复期间，他什么时候可以开始参加水中运动项目？

## 比重

浮力部分取决于身体重量。然而，身体不同部位的重量并不是恒定的。因此，身体不同部位的浮力值会有所不同。浮力是由多个因素决定的。骨骼重量与肌肉重量的比例，脂肪的量和分布，以及胸部的深度和扩张都起到了作用。这些因素共同决定了身体各个部位的密度。平均而言，人体的比重略小于水。任何比重小于水的物体都会上浮，比重大于水的物体会下沉。然而，与浮力值一样，身体各部分的比重并不是均匀的。因此，即使整个身体的比重小于水的比重，身体也可能不会在水中水平漂浮。此外，当肺部充满空气时，可以进一步降低胸部的比重。这使得头部和胸部比重量更重、比重更大的四肢在水中浮得更高。许多运动员的体脂含量较低（比重大于水），因此可以被认为是"下沉的人"。因此，对一些运动员来说，在四肢和躯干上使用漂浮装置进行辅助或许是必要的[6,61]。

## 阻力

水中的阻力比空气中大12倍[64]。因此，当一个物体在水中移动时，必须考虑起作用的几种阻力。针对这些力，有必要了解它们潜在的益处和注意事项。这些力包括黏聚力、弓向力和拖曳力。

### 黏聚力

在与水面平行的方向上有一种轻微但容易克服的黏聚力。这种阻力是由水分子松散地结合在一起形成的，产生了表面张力。在静止的水中可以看到表面张力，因为水保持静止，其黏聚力不变，除非受到干扰。

### 弓向力

第二种力是弓向力，也就是物体前方在运动过程中产生的力。当物体移动时，弓向力使物体前方的水压增加，物体后方的水压降低。这种压力变化导致水从物体前方的高压区域移动到物体后面的低压区域。当水进入低压区，它旋转进入低压区并形成涡流，或小漩涡紊流[18]。这些涡流通过产生一个反向力或拖曳力来阻碍流动（图 15-2）。

### 拖曳力

第三种力是流体拖曳力，在水中运动疗法中非常重要。通过改变物体的形状或运动速度，可以控制物体的弓向力（因此也可以控制拖曳力）（图 15-3）。

通过使物体流线型化，可以减少摩擦阻力。这种改变使物体前部的表面积最小化。更少的表面积导致更少的弓向力和物体的前后之间的压力变化，导致更小的拖曳力。在流线型水流中，阻力与物体的速度成正比。当与全身虚弱的患者一起工作时，考虑水环境是必要的。患者活动量的增加和水的湍流使行走成为一项有挑战性的活动（图 15-4）。

另外，如果物体不是流线型的，就会出现湍流的现象（也称为压力或形式拖曳力）。在湍流情况下，阻力与速度平方成正比。就是说，如果把运动速度增

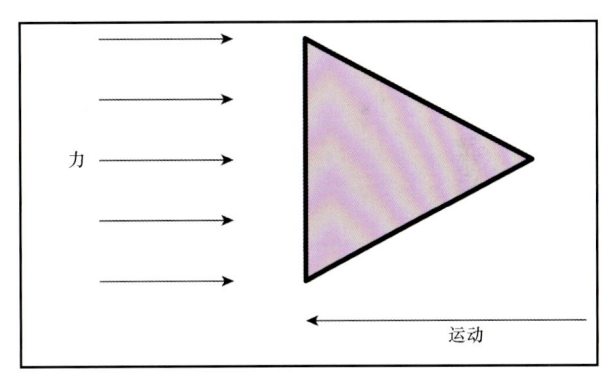

图 15-2　弓向力

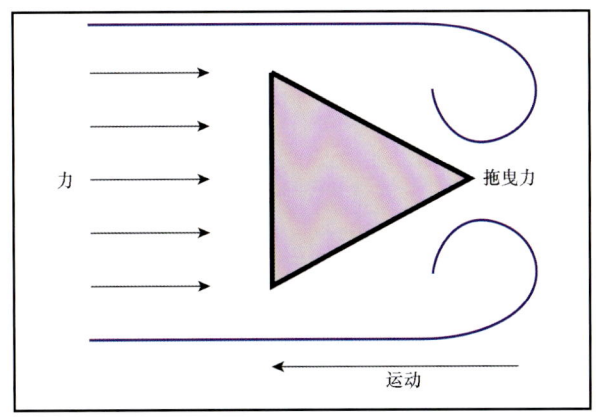

图 15-3　拖曳力

加2倍，物体所克服的阻力就增加4倍[19]。这提供了一种在水中康复过程中逐步增加阻力的方法。当运动速度增加时，会产生相当大的湍流，导致肌肉更加努力地收缩以保持运动进行。另一种增加阻力的方法是改变运动方向，产生更大的拖曳力。最后，通过简单地在肢体上附加康复工具改变其形状，就可以改变肢体的表面积，运动防护师可以调整患者的运动强度，以配合力量增加（图15-5）。

当受伤或手术后必须保护部分肢体或关节时，也必须考虑拖曳力。例如，在治疗膝关节内侧副韧带或前交叉韧带严重损伤的患者时，不能将阻力放在膝关节远端，因为阻力会增加扭矩。

有人认为，水中运动阻力不足限制了肌肉骨骼疾病患者增加肌力的有效性。为了更好地了解水中力量训练的潜在治疗益处，应该考虑评估阻力和应用更高水平的阻力[32]。然而，量化水中运动的阻力是一个挑战。Pöyhönen等[55]使用一个解剖模型，在赤脚和穿水靴的条件下测试了水中的膝关节屈曲和伸展。他们发现，在穿着水靴（使脚部不那么流线型）时，从屈曲的位置（屈曲从150°至140°）早期伸展时，产生了最大的阻力和阻力系数，而且速度越快，阻力越大[55]。

一旦治疗进行，患者可以转移到齐颈深的水中开始轻度负重练习。通过系统地将患者移至较浅的水域来逐步增加负重的百分比。即使在齐腰深的水中，男性和女性患者也只承受50%的TBW。通过在水中放置可下沉长凳或椅子，在患者能够在陆地上全负重地完成相同的动作之前，可以开始部分负重条件下的台阶训练。可见，作为一种很好的功能康复活动技术，水中运动疗法可以将减轻负重运动的优势以及闭链运动本体感觉益处结合起来。

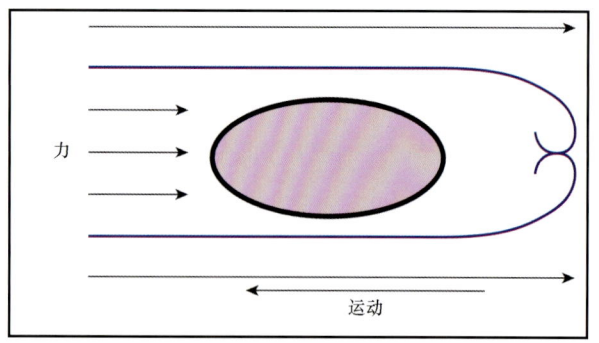

图15-4　流线型运动。这就产生了更小的拖曳力和更少的湍流

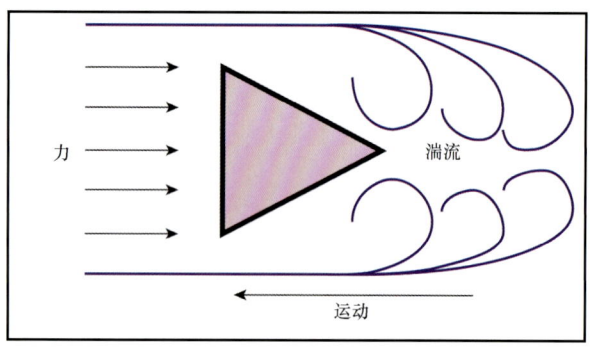

图15-5　湍流

## 水中运动疗法的优点和益处

水中运动疗法的实施可以给患者的康复治疗带来很多好处[26,61]（表15-2）。水的浮力有利于主动运动的开展，同时给人安全感，不会造成不适[65]。

表15-2　水中运动疗法的适应证和益处[35,61,64]

| 使用适应证 | 益处说明 |
| --- | --- |
| 肿胀、外周水肿 | 帮助控制水肿，减轻疼痛，水肿减少时增加活动度 |
| 活动度下降 | 早期康复，控制主动运动 |
| 力量下降 | 从辅助到抵抗再到功能性增加力量；逐渐增加运动强度 |
| 平衡感、本体感觉、协调性下降 | 在支持、宽松的环境中更早恢复功能，更慢的运动 |
| 限制负重 | 能部分或全部减掉下肢重量；控制负重进展 |
| 心血管退化或由于无法训练而造成的潜在退化 | 逐渐增加运动强度，可选择的低负荷训练环境 |
| 步态偏差 | 更慢的运动，更早的评估，以及步态纠正 |
| 陆上训练有困难或疼痛 | 增加支持，减少负重，浮力辅助，更放松的环境 |

结合水的浮力、阻力和温度，患者在水中通常可以比在陆地上进行更多的运动[40]。在康复过程的早期，水中运动疗法有助于恢复关节活动度和灵活性。当正常功能恢复后，还可以开展抗阻训练和特定项目活动。

在受伤之后，水中运动疗法提供了一个媒介，可以在一个支持性的环境中进行早期的运动。在水中移动的慢动效应提供了额外的时间来控制运动，这使患者即使有多个错误动作也不会导致严重的后果[51,62]。这对于平衡和本体感觉受损的下肢损伤尤其有用。Geigle 等证实了在治疗踝关节内翻扭伤运动员时，增加使用水中运动疗法与单侧平衡试验结果之间的正相关关系[26]。增加反应和纠正动作错误的时间，加上消除对跌倒恐惧的媒介，可以增强患者恢复本体感觉和神经肌肉控制能力。对于诊断为类风湿和（或）骨性关节炎并伴有下肢受累的患者，约80%表现出平衡困难和更高的跌倒风险。Suomi 和 Koceja[67]进行的一项研究表明，在全视力和无视力条件下，水中运动有助于减少总摇摆面积和内/外侧面摇摆，从而降低跌倒的风险。对于所有年龄段的人，对跌倒的恐惧都会限制他们的功能发展到最高水平。

湍流是一种不稳定因素，也是一种触觉感官刺激。湍流在运动过程中产生的刺激为本体感觉和平衡的恢复提供了反馈和干扰的挑战。

还有一个经常被忽视的好处，静水压力有助于减轻水肿。水肿减轻可以帮助患者减轻疼痛，并使关节活动度增加。

通过理解浮力并运用其原理，水环境可以提供一个从无负重到完全负重的陆地运动的渐进过渡[59]。这种逐渐增加的负重百分比有助于逐渐恢复平稳、协调、低疼痛或无痛的运动。通过使用浮力来减少体重和关节压力，在下肢受伤后，运动可以比在陆地上更早开始。这为运动员们提供了巨大的优势。在不用担心再受伤的情况下努力锻炼的能力为运动员提供了心理上的动力。这有助于运动员保持较高的动力，加速恢复正常功能[40]。从心理学角度看，水中运动疗法增加了患者的信心，因为患者在水中的运动、伸展或力量训练的成功率有所上升。紧张和焦虑减少，患者的士气增加，与运动后的活力一样[18,19,49]。

> **临床决策练习 15-2**
>
> 一名大学足球运动员右膝前交叉韧带、内侧副韧带和内侧半月板严重损伤。内侧半月板的损伤尤其严重，被认为是不可修复的。外科医生认为分期手术（先重建前交叉韧带，然后移植异体半月板）对运动员是最好的。内侧副韧带无须手术干预即可愈合。尽管前交叉韧带重建后的康复计划设计和执行很好，但半月板移植后，由于术后制动，可能会出现力量、关节活动度和功能的临床退化。在半月板移植后的非负重和部分负重阶段，运动防护师可以使用什么康复技术来最大限度地达到康复效果？

肌肉的强化和再教育也可以通过水中运动疗法来完成[52,69]。通过使用不同阻力的组合，渐进式的抗阻练习可以以极微小的增量增加。运动的强度可以通过控制水流（湍流）、身体的位置，或通过增加运动设备来控制。这可以让那些肌肉收缩能力较差的人进行运动并获得进步。水环境也可以为接近完全恢复的运动员提供挑战性的抗阻锻炼[69]。此外，水是一种灵活的阻力介质。这允许肌肉在充分的关节活动度下最大程度地收缩。然而，这样做的一个缺点是，力量的增加很大程度上取决于患者发挥的力，而这是不容易量化的。

在另一项研究中，Pöyhönen 等[54]利用运动和肌电分析在流动和静止的水中研究了膝关节治疗性屈伸运动的生物力学和水动力学特性。他们发现，水的流动特性改变了股四头肌和腘绳肌的主动肌/拮抗肌神经肌肉功能，在早期减少股四头肌活动和同时增加腘绳肌的激活。他们还发现，流动的水（湍流）在肢体与水流运动方向相反时会产生额外的阻力。他们得出结论，在设计水中运动时，必须考虑到水的湍流阻力和神经肌肉募集的改变。

由于在水中运动时身体的能量需求增加，从而促进了通过水中运动提高力量。研究表明，水中运动比在陆地上进行同样的运动需要更多的能量消耗[14,18,19,69]。患者不仅要活动还必须在克服水的阻力的同时保持一定的浮力。例如，在水中跑同样的距离所消耗的能量是在陆地上的4倍[18,19,22]。

在绳或漂浮装置的辅助下，在浅水或深水中模拟跑步可以成为受伤运动员交替健身训练（交叉训练）的有效手段。水中跑步的目的是再现跑步的姿势，并在水环境中使用与陆地上相同的肌肉群。然而，需要注意的是，在无负荷环境中会有所不同，水的阻力会改变运动员肌肉群的相对贡献[75]。值得注意的是，一项对浅水跑步和深水跑步的研究发现，在相同主观体力感觉下，两种跑步方式的心率有 10 次/分的显著差异，浅水跑步心率更高。该项研究的作者指出，水中康复专业人员不应根据在深水训练中获得的心率值来规定浅水工作心率[57]。

静水压力通过促进静脉回流来帮助心脏工作，因此心脏不需要跳得那么快来保持心输出量。在亚最大速度和最大速度的深水跑步时，心率比浅水跑步低。水的温度越高，反应的心率就越高[75]。应该指导所有患者如何在水中运动时准确地监测心率，无论水是深是浅[14]。

患者不仅从早期干预中受益，水上运动还有助于防止由于流体静力引起的心血管动力学改变导致的心肺功能退化[10,33,68]。心脏在水中比在陆地上能更有效地工作。静水压力增强静脉回流，使每搏输出量增加和维持心输出量所需的心率[70]。相应的通气率降低和中心血容量的增加可以使受伤运动员在水上运动时保持接近正常的最大有氧能力[26,71]。

对于患有合并症的患者，有一项研究检查了骨关节炎患者在水中运动疗法干预期间的心血管反应。作者发现，收缩压和舒张压会随着人体进入和离开水环境而增加，这是由于静水压力的快速变化引起的[3]。

对于运动员或有代偿的老年患者，必须考虑监测反应。由于流体静力学对心脏效率的影响，有人认为有必要制订一个特定环境的运动处方[38,47,67,74]。一些研究表明，使用自觉运动（perceived exertion）强度作为控制运动强度的一种可接受的方法。其他研究表明，与陆地运动一样使用目标心率值，但通过将目标心率范围设置为比陆地运动预期心率范围低 10% 来补偿流体静力学变化[64,69]（图 15-6）。无论采用何种方法，成功使用水中运动疗法的关键是在活动中对患者进行监督和监测，以及患者和运动教练之间的良好沟通。

**临床决策练习 15-3**

一名高中越野跑步者在短短 3 个月的训练季中，由于增加了训练量和强度，出现了小范围的第二跖骨应激反应/骨折。她的医生已经允许她完成赛季剩下的 3 周比赛，但只允许她在比赛中跑步。对于替代训练，运动防护师会提出什么建议，以保持有氧功能，使她能够参加比赛？

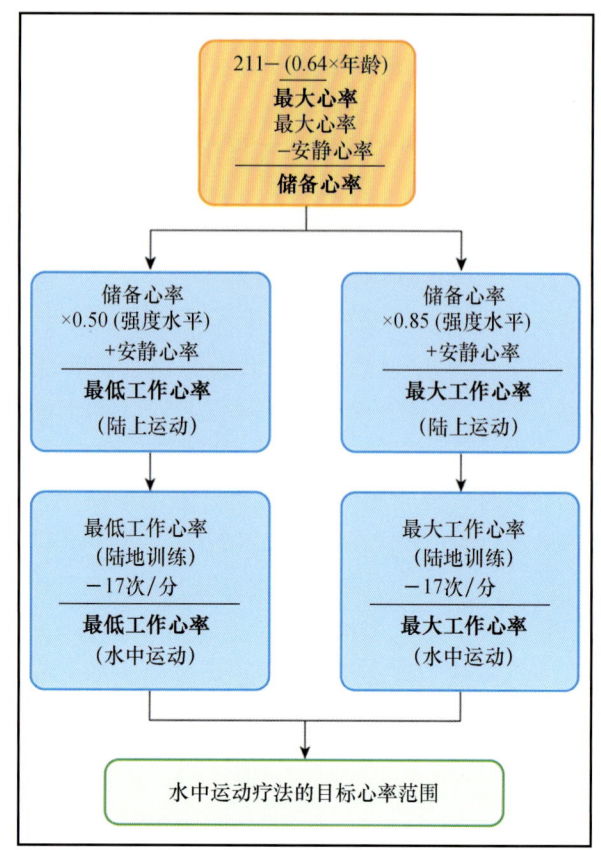

**图 15-6**　水中运动的 Karvonen 公式[64]

# 水中运动疗法的缺点

## 缺点

与任何治疗干预一样，水中运动疗法也有其缺点。如果不能利用现有设施，建造和维持一个泳池的费用可能非常高。此外，必须有合格的泳池服务员在场，参与治疗的运动防护师必须接受水上安全和治疗程序的培训[16]。一个需要高稳定水平的运动员将面临更大挑战，因为在水中稳定比在陆地上要困难得多。在水环境中锻炼的患者存在体温调节问题。因为患者无法选择泳池的温度，所以必须注意泳池水温是凉、温还是热。由于温度调节的差异，高于体温的水温导致核心体温的升高幅度会比陆地环境大。低于体温的水温会降低核心体温，使运动员比一般人更快、更剧烈地发抖，因为他们的体脂较低[14]。用于交叉训练的水上运动的另一个缺点是在水中训练时不能让运动员提高或保持他们在陆地上的耐热性。

## 禁忌证和预防措施

患者身上有任何未愈合的伤口或溃疡都是水中运动疗法的禁忌证，传染性皮肤病也是如此。这一限制显然是出于健康原因，以减少患者或其他使用泳池的人感染的机会[17,34,35,46,64]。由于这种风险，所有的手术后患者伤口必须完全愈合或使用防水屏障充分保护才能进入游泳池。对水的过度恐惧也是不让患者参加水中运动的一个原因。发热、尿路感染、对游泳池化学品过敏、心脏问题和不受控制的癫痫发作也是禁忌证（表 15-3 和表 15-4）。在使用医疗设备时，如胰岛素泵、截骨器、耻骨上器械和 G 管时，要谨慎使用（或使用防水屏障）。接受气管切开术的患者需要特别考虑，他们需要保持在腰部至胸部深度的水里，以便在水中环境中安全地锻炼。

## 设施和设备

在考虑现有设施或计划建造设施时，应考虑游泳池的某些特点。游泳池不应小于（10×12）英尺。只要对患者的入池通道进行了良好的规划，泳池在地面以下或地面以上都可以。浅区域（2.5 英尺）和深区域（5 英尺+）都应该能够站立运动、游泳或不站立运动[10]。池底应平坦，并有明显的深度变化

表 15-3　水中运动疗法的禁忌证[35,61,64]

| 未经治疗的传染病（患者有发热） |
| --- |
| 开放性伤口或未愈合的外科切口 |
| 传染性皮肤病 |
| 严重的心脏疾病 |
| 癫痫疾病（未控制） |
| 过度害怕水 |
| 对泳池水中的化学品过敏 |
| 肺活量 1 L |
| 无控制的高血压或低血压 |
| 无控制的二便失禁 |
| 月经期没有内部保护 |

表 15-4　水中运动疗法的应用注意事项[35,61,64]

| 最近愈合的伤口或切口，切口覆盖防水屏障 |
| --- |
| 外周神经感觉改变 |
| 呼吸功能障碍（哮喘） |
| 药物控制的癫痫发作 |
| 害怕水 |

标志。水温会根据患者的情况而变化。对于运动员来说，泳池的温度应该是 26～28℃，但可能取决于可用的设施[53]。关节炎基金会为他们的项目建议的水温为 29～31℃。用于泳池处理的传统化学物质是氯和溴，但也有其他选择，包括盐水系统泳池。

根据病情类型，患者对水温的感知可能会有所不同。

一些定制泳池配有水中跑步机或电流产生装置（图 15-7、15-8）。这些设备可能是有益的，但对于治疗来说并不是必需的。一个水中运动项目受益于各种各样能增加阻力和帮助的设备，也能够激励患者。公司目录和体育用品商店是获得设备的良好资源。有许多类型和变化的设备可用；运动防护师

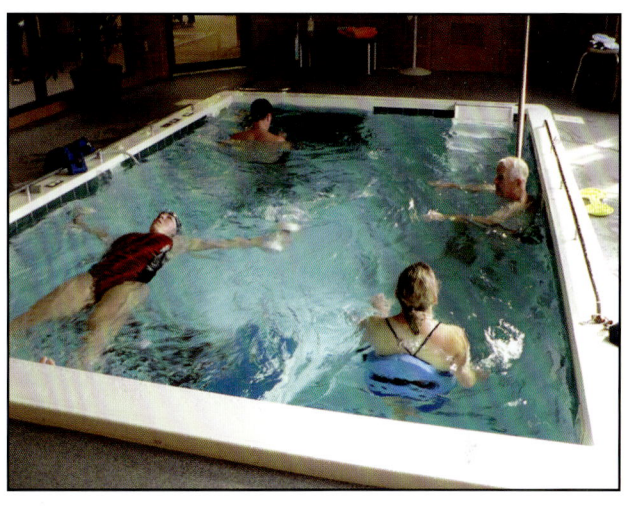

图 15-7　游泳池。这类池可以控制水流，允许应用个体化的锻炼和治疗方案。最多可同时治疗 3 名患者

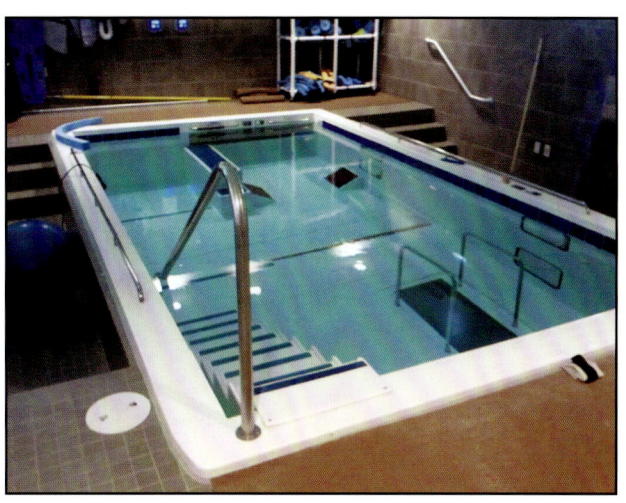

图 15-8　定制含跑步机的游泳池

需要根据项目的需要来选择器材。创造性地使用实际运动器材（棒球拍、网球拍、高尔夫球杆等；图 15-9 至图 15-12）有助于将挑战运动员的特定运动纳入其中。使用面罩和呼吸管可以选择俯卧活动/游泳（图 15-13 和图 15-14）。正确使用口罩和呼吸管对患者的舒适性和安全性至关重要。设备辅助的水中运动疗法或所谓的游泳池玩具只能通过运动防护师的判断进行有限的使用。重要的是激发患者对治疗的兴趣，并记住要达到的目标。

在一些治疗中，除了运动防护师与患者的近距离接触之外，穿着覆盖部分下肢、上肢和躯干的泳衣是在水中环境中专业性的一个重要方面。

对于运动防护师和患者来说，鞋子是另一个重要的考虑因素。合适的水鞋能提供稳定性和牵引力，防止受伤，并保持良好的足部位置。

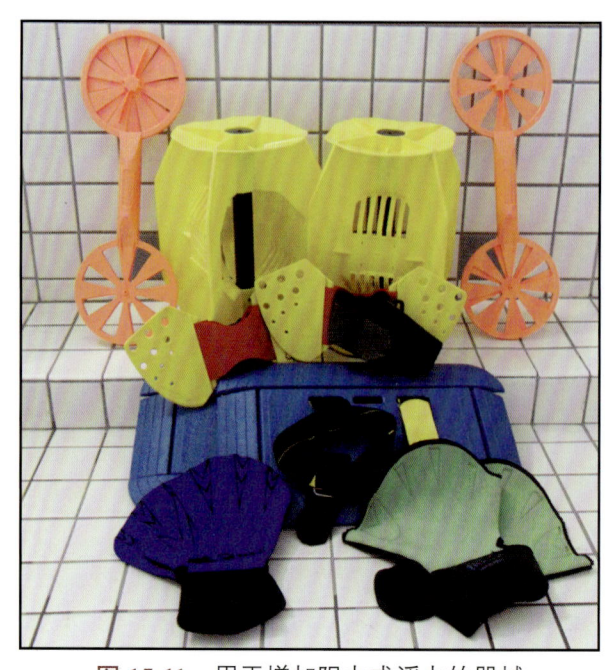

图 15-11　用于增加阻力或浮力的器械

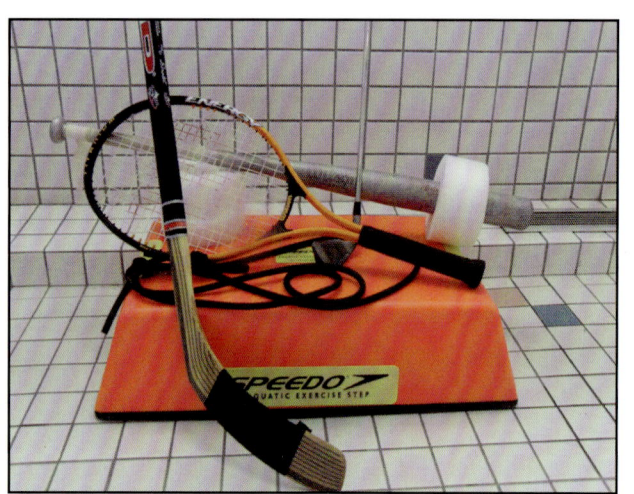

图 15-9　定制的泳池工具

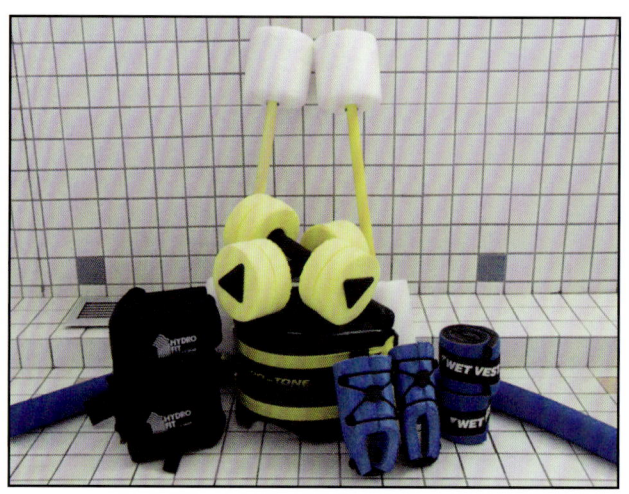

图 15-12　漂浮用具

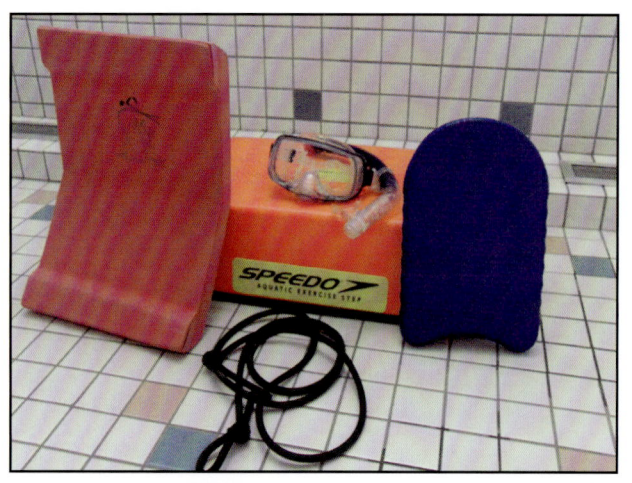

图 15-10　其他泳池用具。水下台阶、面罩和呼吸管、浮板、弹力管和其他运动器械

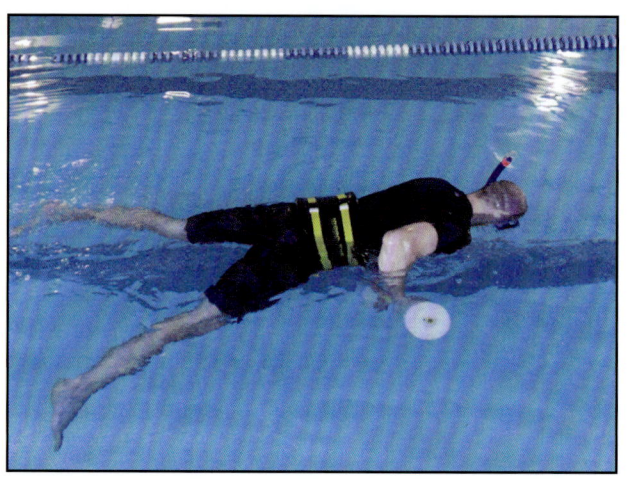

图 15-13　用面罩和呼吸管俯卧划船运动。锻炼上肢，促进躯干的稳定

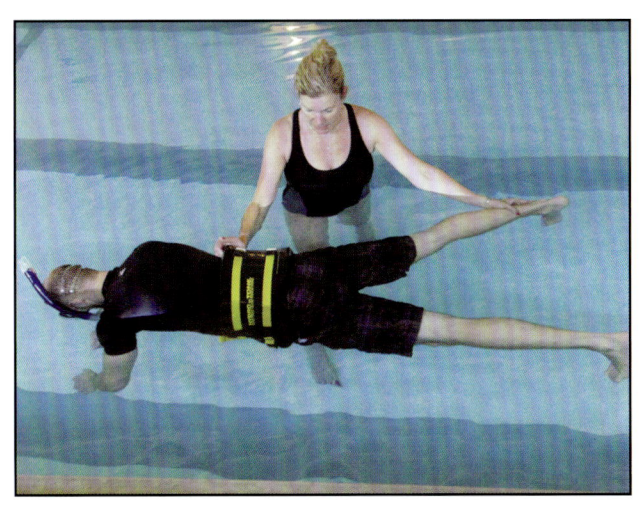

图 15-14 俯卧髋外展 / 内收，教练用手提供阻力。注意使用面罩和呼吸管，使患者保持适当的躯干和头颈位置

## 水中安全

许多转到水中治疗的患者在水中感到不舒服，因为他们在水中环境的经验很少。游泳能力不是参加水中运动项目的必要条件，但是水中安全技能的指导将为患者提供一个满意的体验。患者可能需要一个运动杆或浮条来帮助在水中行走时保持平衡。当将仰卧或俯卧活动加入患者的计划时，指导患者如何采取那个位置并回到直立位置是很重要的。这个最初的动作会减少患者的恐惧和压力，也会减少受伤区域的压力。

## 水中技术

水中技术和活动可以被设计为主动辅助运动，并进展到加力量训练、离心控制和特定功能活动。活动的选择基于以下几个因素：

- 损伤类型 / 手术 / 身体状况
- 治疗方案（如果合适的话）
- 在评估中发现的结果 / 肌肉失衡
- 目标 / 患者所期望的活动的恢复程度

水中项目的设计类似于陆上项目，包含以下组成部分：

- 热身活动
- 活动度训练
- 力量训练
- 平衡或神经肌肉反应训练
- 耐力 / 心血管训练，可能包括交叉训练运动
- 特定功能活动
- 整理运动 / 拉伸

以下部分提供了三阶段康复进程中上肢、躯干和下肢水中运动的例子。在本书使用的四阶段康复方案中，当前的讨论忽略了最初的疼痛控制阶段。假定来进行水中运动疗法时，患者已经接受过治疗以处理急性损伤和疼痛情况。随后，患者准备开始四阶段治疗的第二阶段到第四阶段。

## 上肢

康复的目的是通过恢复上肢所有关节的动作和运动的同步性来恢复功能。如前所述，上肢的评估是重要的，识别运动功能障碍将有助于设计有效的方案。水中运动疗法可以用于肩关节、肘关节、手腕和手的治疗，作为一种干预手段，与陆上治疗一起实现目标。以下描述了一个肩关节复杂功能障碍的康复进程。

### 初级水平

患者可以从齐胸深的水中开始，以支持肩胛胸壁部分。向前、向后和侧着走都可以作为热身运动；学习自然摆动手臂；恢复正常的肩胛胸廓运动、旋转和节律。对盂肱关节运动的开始活动从池壁开始（患者背靠池壁）；让患者浸泡在颈部或肩部深的水中，可以给患者提供关于姿势和运动质量的物理提示。早期阶段的主要目标是让运动教练和患者意识到在没有代偿性肩抬高的情况下（例如，在肩袖受伤的情况下）可进行的运动量。早期治疗时可选择的其他体位是仰卧位和俯卧位。患者仰卧时需要漂浮设备支持颈椎、腰椎和下肢，以获得良好的体位。

仰卧位活动包括伸展、活动和关节活动度（ROM）练习。用一只手稳定肩胛骨，教练可以与患者一起进行盂肱活动（图 15-15 和图 15-16）。患者可在肩外展和肩外伸时开始轻微的主动运动。

俯卧活动可以根据患者在水中的舒适度和是否愿意使用面罩和呼吸管进行。骨盆周围的漂浮支撑可以让患者专注于上肢的运动而不用担心躯干和下肢的漂浮。这个患者能在无痛范围内做钟摆运动、本体感觉神经肌肉易化（PNF）对角线和直线平面

运动模式（屈/伸和水平外展/内收）。对于不适应俯卧位的患者，另一种可选择的体位是躯干前屈的站立摆动位。

在上肢康复的早期阶段，深水活动可以被用于体能/耐力锻炼。重要的是，患者在进行耐力活动时要做到无痛。

### 中等水平

该项目可以通过使用设备来通过无痛范围抗阻运动来挑战力量。增加肢体的表面积或增加杠杆臂的长度会增加活动的难度。随着患者进展到这个阶段，站立姿势的局限性变得明显。运动员可以做90°角的动作，但不能在没有出水的情况下做头顶动作。在站立位进行强化活动时，保持脊柱和骨盆区域的中立位置是很重要的，以避免损伤和代偿模式。

患者将从从站立到仰卧和俯卧位推进肩胛骨稳定。仰卧位和俯卧位可以允许更多的功能运动模式和肩胛骨肌肉的核心稳定。回想一下俯卧位运动，如交替肩前屈、皮划艇式运动（见图15-13）、PNF对角线模式和水平肩外展/内收都可以在俯卧时使用各种类型的设备或运动教练提供的手动阻力来完成。在康复的这一阶段，可以增加这些运动的阻力。

仰卧位可以进行肩部内外旋转，增加阻力或速度（图15-16），也可以在不同的外展角度对抗阻力进行肩部伸展（图15-17）。抗阻内旋和外旋可

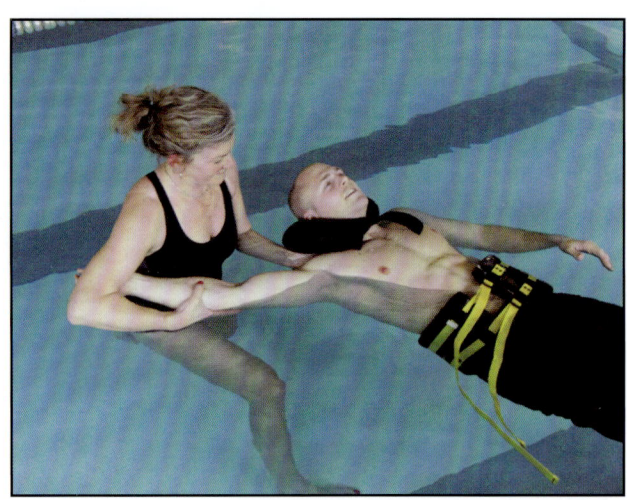

图 15-15　肩胛骨固定时的关节活动度

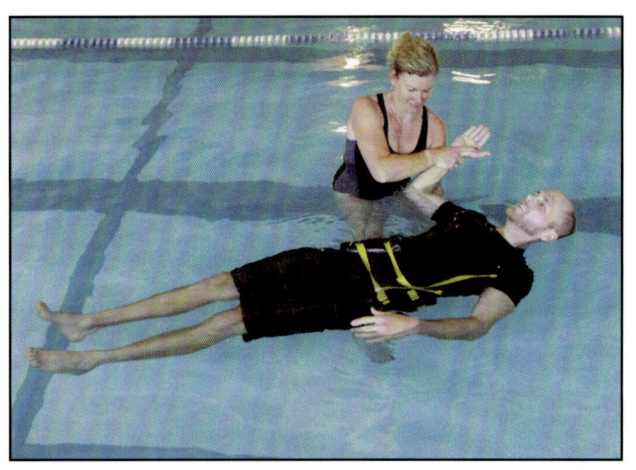

图 15-16　肩关节内旋和外旋，注意要使用合适的漂浮设备支持

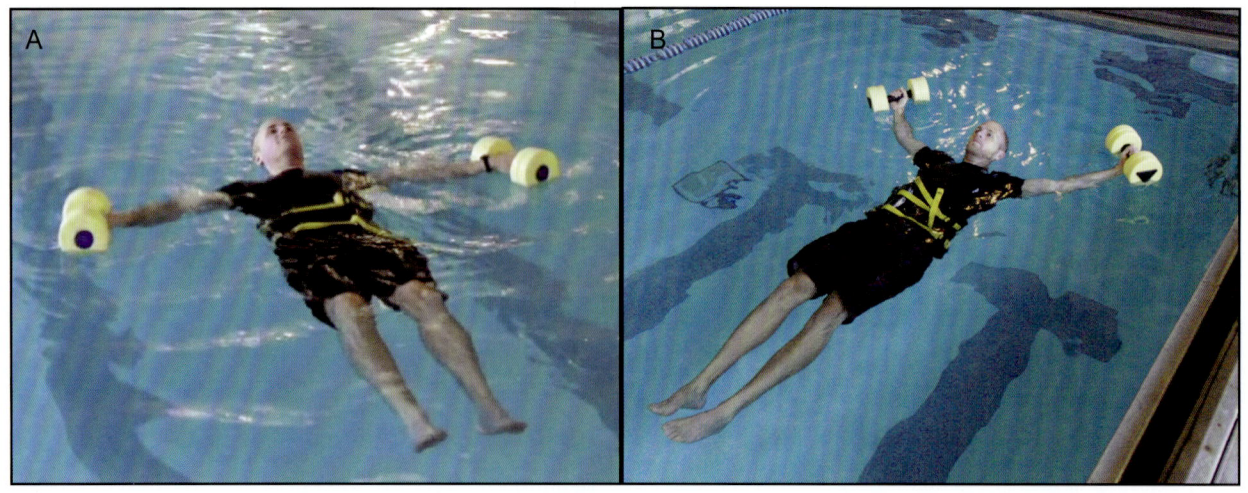

图 15-17　仰卧位两种不同的稳定肩胛骨的外展角度。（A）斜方肌中束。（B）斜方肌下束

以在站立时进行。陆地训练计划和水上训练计划要协调一致，确保力量、耐力和功能持续提高。中等水平的治疗目标是在增加活动范围的同时发展力量和离心控制能力。

### 最终水平

这一水平治疗的目标是高水平的功能加强和训练。同样重要的是从水环境向陆地环境的过渡。如果在治疗中能使用运动器材，可以使运动员保持动力，朝着重返运动的目标努力（图 15-18）。通过使用弹力或浮力装置来增加阻力将使其更具挑战性（图 15-19）。在终极水平，患者需要参与陆上的训练计划。

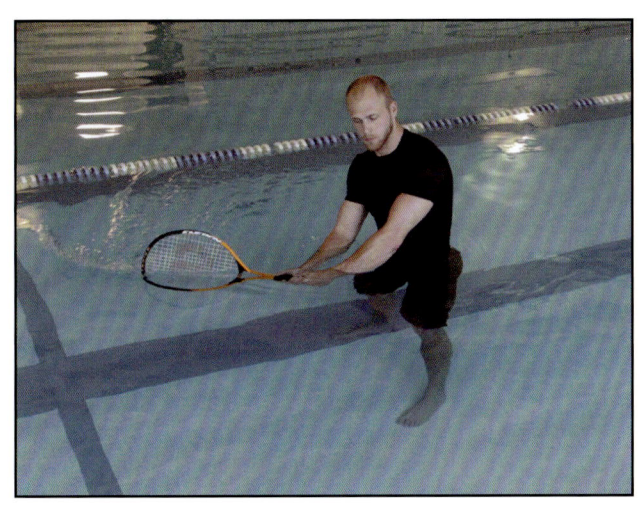

**图 15-18** 在水环境中进行专项运动训练的例子。适用于上肢、核心和下肢的训练

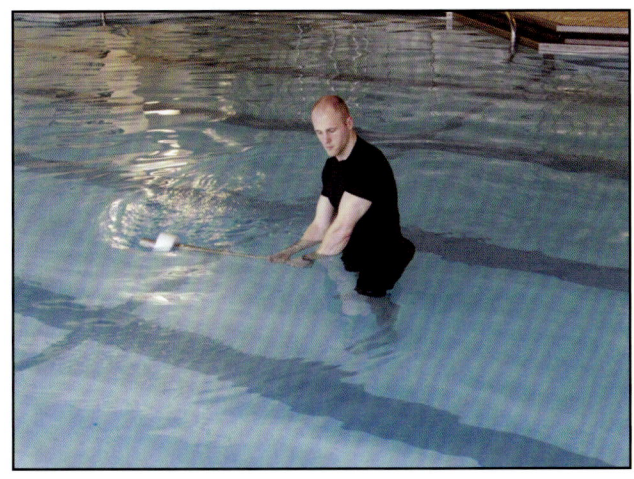

**图 15-19** 特殊的运动训练，使用浮力筒在球棒上来增加阻力

> **临床决策练习 15-4**
>
> 一名 17 岁的高中棒球投手进行了右侧（优势）肘部尺侧副韧带自体移植的修复重建手术。根据术后规程，在接下来的 4 周内必须避免肘关节的抗阻运动，并且在术后 5 周内的所有活动中佩戴限制肘关节活动的支具。该患者在第 5 周后如何进行水中运动？有什么必须遵守的注意事项吗？

### 脊柱功能障碍

水中运动可以显著减轻腰痛患者的疼痛和增强身体功能[60]。水的减轻负荷的能力使患者活动自如，并可能减轻一些症状。患者需要被告知如何在水中保持脊柱的中立位置，即使他们已经在陆地上接受了指导。脊柱中立位是陆地和水中治疗的基础，并将不断提高困难程度。躯干、上肢和下肢的活动都是对躯干稳定性、力量、全身平衡和神经肌肉控制的挑战。缓解症状的方向性运动，如与伸展或屈曲相关的运动，可以纳入该计划。背部疼痛的孕妇患者通常受益于在水中环境的锻炼，还可以减轻腰部负荷。

### 初级水平

在脊柱功能障碍患者中，向前/向后/侧向走是一种常见的热身活动。这是一个让患者意识到体位功能障碍并练习改变力线的机会。Kim 等[37]研究了水中向后移动运动，并报道重点强调向后行走的训练计划与椎间盘切除术后使用增加腰椎伸展的设备的渐进阻力运动训练计划一样有效。向后行走比向前行走更能激活椎旁肌、股内侧肌和胫骨前肌[43]。初期，患者可以先以一种不会引起不适的速度和步幅开始，然后进展到正常行走速度以恢复功能。

关于脊柱中立位的初始指导是治疗的基础。患者以半蹲的姿势站立，背靠池壁提供反馈，让患者监控自己的反应。指导患者收缩腹横肌的方法有很多种。重要的是患者要有保持腹横肌轻微收缩的意识，并在活动时保持下肢肌肉放松。在不增加脊柱不适的前提下进行腹部稳定的耐力和长时间的保持是初级水平的目标。可以在不加重症状的情况下增加上肢和下肢活动，以逐步挑战患者的稳定能力。最初，不使用额外的辅具开始动作，同时通过控制活动度改变动作的速度，以挑战保持理想姿势的能力。

可以在康复初期就开始深水活动。患者应保持垂直位置，同时进行小的上肢和下肢控制运动。Burdenko 的水中活动方法是先进行深水活动，后进行浅水活动[8-9]。如治疗神经根（坐骨神经痛）型症状，可尝试进行深水牵引。上半身和躯干的漂浮支撑，在脚踝上放置轻的重物，可以使腰椎间轻微分离。患者可以使用放置在上半身／躯干上的漂浮装置进行悬浮，并像骑自行车／走路一样进行小的踏板运动[44]。

在治疗进展的早期，为了使步态模式正常化，培养患者下肢在任何水深下都能平均／均匀负重的能力是很重要的。把有助于症状集中化的活动结合起来是很重要的，同时鼓励患者在治疗期间只进行维持或减轻症状的活动。可以在无痛运动中进行轻柔的伸展和旋转运动，以增加骨盆和腰椎的灵活性。

## 中等水平

在此水平，允许患者远离池壁，并使用四肢或器械来考验患者稳定的能力。可以通过在水中移动手臂，对躯干产生扰动来初步锻炼稳定性（图 15-20）。这可以通过增加上肢运动的速度或在手上增加一些东西，如手蹼或漂浮哑铃来增加挑战性。浮板可以用来模拟推、拉和举的运动（图 15-21、图 15-22）。在单腿站立或弓步姿势中，使用阻碍上肢或下肢运动的器械以及使用腹部和骨盆肌肉来稳定，以挑战患者的平衡（图 15-23）。

让患者同时进行双腿和单腿活动，如下蹲／小腿抬高，在一些功能性运动中是有好处的，如坐站

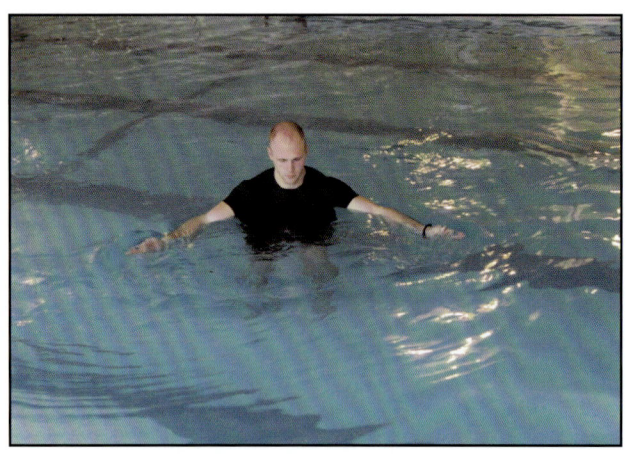

图 15-20　前躯干稳定与上肢水平外展／内收。注意膝关节屈曲度和支撑面基础

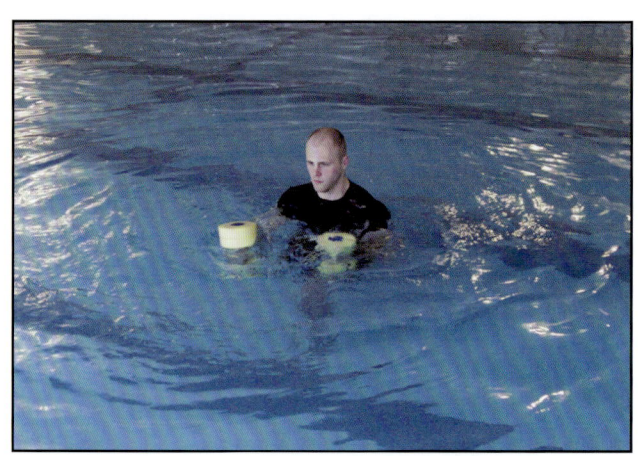

图 15-21　躯干对抗向前／向后的力量保持稳定，分离姿势

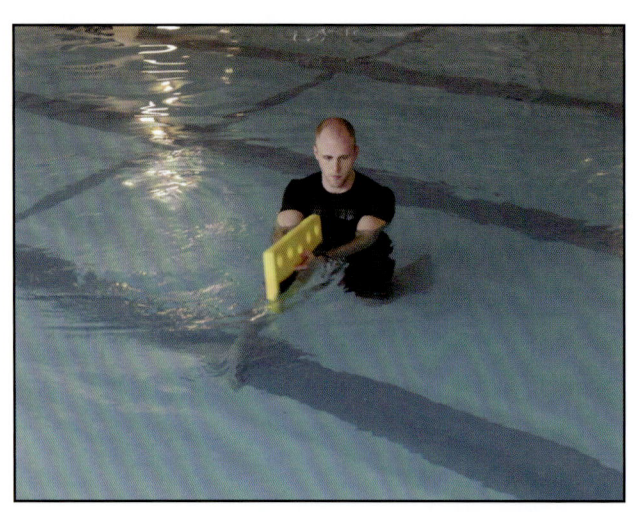

图 15-22　躯干对抗斜向／对角的力，分离姿势

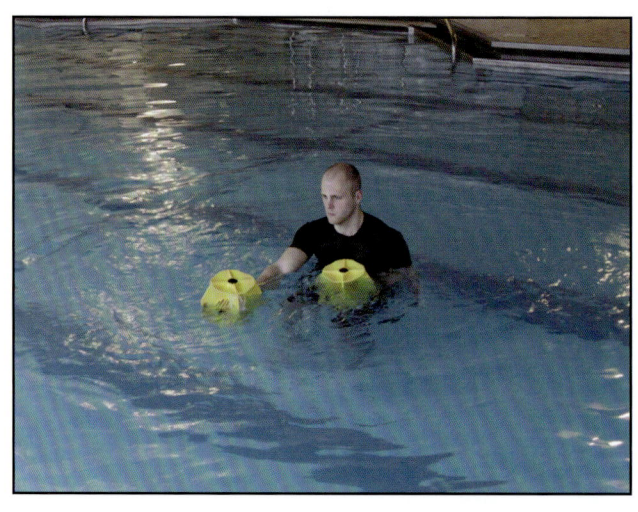

图 15-23　挑战下肢神经肌肉控制和平衡，以及躯干控制，在单腿站立给予上肢阻力

转移和爬楼梯,在深水活动中,患者稳定身体的能力可能会进一步受到挑战。患者需要保持垂直位置,同时将膝关节贴近胸部,并逐步过渡到卷体运动(图 15-24)。动作可以设计成脊柱和躯干在中立位置进行对角线和旋转运动。

仰卧位的活动对增加躯干的灵活性是有效的,然后使用拉格斯环技术提高躯干的稳定性[25](图 15-25 和图 15-26)。俯卧位的活动是一种很好的方法,可以锻炼患者保持脊柱中立位的能力,患者可能需要漂浮器械来实现这一目标。使用面罩和呼吸管可以在进行运动时使脊柱处于正确姿势(见图 15-13 和图 15-14)。在治疗方案中介绍的每一种新姿势时,检查并教育患者脊柱中立位是很重要的。可根据患者的功能水平或保持脊柱中立姿势的能力调整动作的难易程度。

### 最终水平

根据患者的需要和恢复到期望活动水平的功能性目标,可以对方案进行进阶性调整。对于恢复到高要求作业的患者,制订一个包含提/推/拉等动作的计划或患者描述的其他需要可以完善成一个回归工作的计划。对于重返赛场的运动员,运动防护师和运动员可以一起合作来开发特定的挑战性活动。运动防护师需要创造性地使用水上器械,应该使用运动员专项专用的器械来挑战运动员以使躯干稳定性达到更高水平。重要的是要整合与运动员在运动中通常表现相反的运动模式,在功能上锻炼身体的对称性。例如,如果一个体操运动员或滑冰运动员

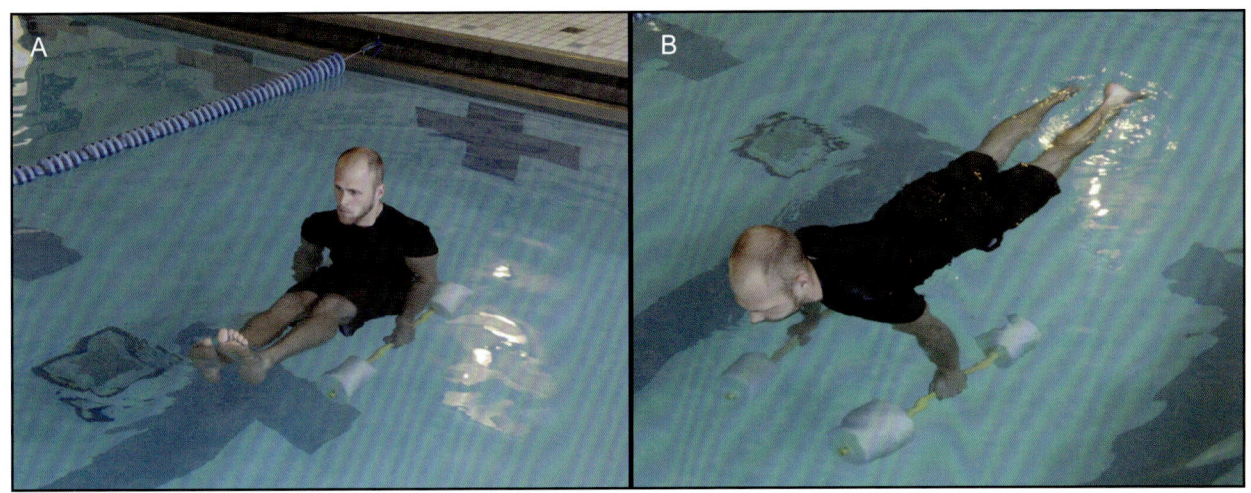

图 15-24 (A)卷体练习,屈体姿势。(B)卷体练习,俯卧姿势

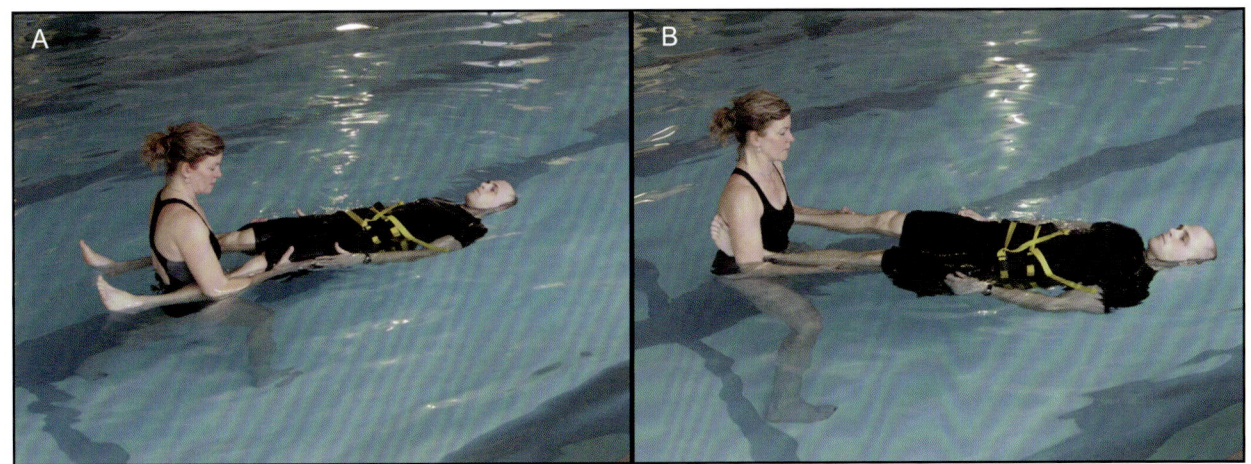

图 15-25 拉格斯环技术用于躯干稳定。(A)注意前臂放置,运动防护师接触患者下肢(膝关节以上),以保护膝关节。(B)接触下肢(膝关节以下)(如果有需要),增加躯干和下肢的稳定性要求

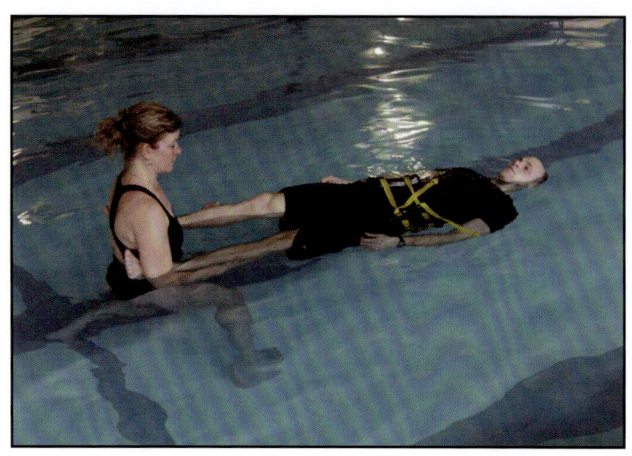

图 15-26　拉格斯环技术用于躯干斜向稳定

主要动作是转弯或向同一个方向旋转，就让他或她进行相反的方向的练习。水环境为运动员提供了另一种可选择的训练环境，这应当被用来激励重点运动员尝试如何避免各种条件下过度训练的类型发生。在这个阶段，尤其重要的是让患者重新回到陆地上接受治疗和训练，因为水环境无法使运动员为陆上训练准确的速度和力量做好准备。

## 下肢

由于能减少负荷和静水压力的特性，水中运动疗法是许多下肢损伤康复的常见方式。在康复的早期阶段，患者可能需要使用漂浮腰带、背心、运动健身棒、浮条和各种其他的浮力器械来提供支持，这取决于疼痛程度和患者保持无负重的时间。水环境允许有限的负重和恢复步态，方法是计算允许负担的重量占患者体重的百分比，然后将患者置于适当的水深（如前所述）。

水中运动疗法为有困难或不适于陆上治疗的患者提供了一种重要的替代治疗干预方法。Goehring 和 Bergmooser 已经表明，对于接受了全髋关节或膝关节置换的患者，那些采用水中运动疗法的患者在短期和长期的重新评估中显示了疼痛、功能和生活质量方面的显著改善[28]。

### 初级水平

这个康复阶段的预期目标是恢复正常运动和早期强化受累肌肉。恢复正常和功能性的步态模式也是目标之一。除了传统的向前行走外，向后和侧向行走增加了功能活动的维度。维持关节活动度的活动包括髋、膝和踝的主动运动。在脚下使用浮袖、浮条或浮板，这些设备提供的浮力将会增加运动能力。对于膝关节受伤的患者，可以进行加强未受累关节如髋关节或踝关节的锻炼。然而，重要的是要记住，可能需要将阻力（徒手或器械）放置在受伤的膝关节上方，以减少施加在膝关节上的扭矩。在初始阶段整合身体素质和平衡活动很重要（图15-27）。在进行站位运动时，应注意保持脊柱的中立姿势，同时要有挑战性的平衡训练和下肢的神经肌肉控制训练（见图15-23）。

深水活动提供了调节和交叉训练的机会（图15-28）。患者一开始可能需要漂浮器械的帮助，但后续可以通过减少漂浮器械的数量来进阶。对于那些因为受伤或手术而不能负重的患者，可以在深水中进行锻炼，同时也可以保持未受累关节的力量。运动

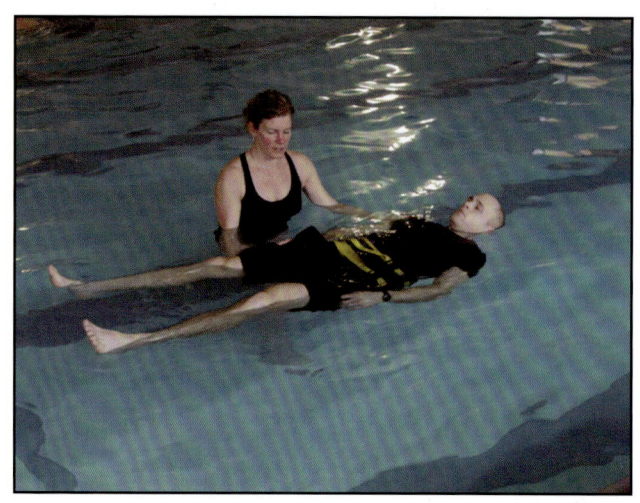

图 15-27　仰卧位髋关节外展/内收。注意教练的手放在膝关节上方以保护膝关节韧带

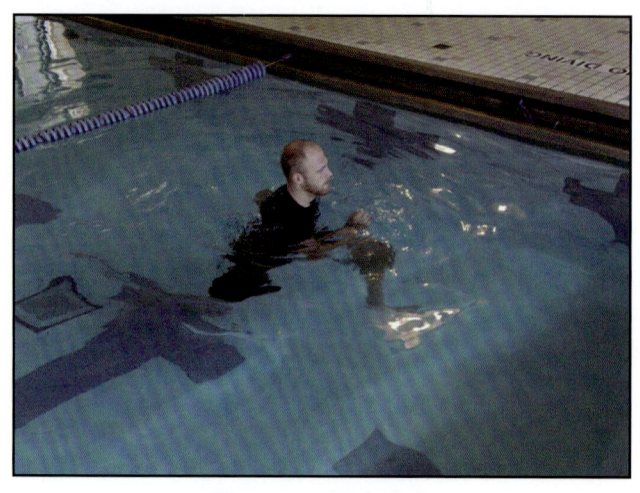

图 15-28　深水跑步

可以包括跑步、骑自行车、剪刀步等，也可以结合下肢、躯干和上肢的特定活动。教练也可以让患者在仰卧位进行活动。患者需要由漂浮器械支撑，使其能够平稳地漂浮，并且无须费力就能保持漂浮状态。教练可以在固定足部让患者主动进行髋部和膝关节屈伸，以增加患关节的活动度（图 15-29）。髋关节外展和内收的抗阻运动也可以在仰卧位进行。同样，必须注意施加力的位置。

在无腿部参与的运动中施加阻力时也可以加强受伤肢体的力量。需要注意的是，运动防护师必须教患者如何从仰卧位或俯卧位安全回到站立/垂直位置，特别是在使用下肢的器械时。

## 中等水平

根据损伤、手术或病情，患者可以在适当的时候进展到中等水平。活动可以通过负重或浮袖来增加难度。与初始水平一样，当存在膝关节韧带受伤或手术时，阻力可能需要放置在近端的位置。可以通过先让上肢支撑在池壁，然后进展到没有支撑来进阶双下肢执行直线平面和对角线模式的循环。通过模拟跑步的特定动作可以挑战患者受累的下肢（图 15-30）。患者可以站在不平整的表面，如浮条或浮袖，锻炼平衡和稳定性。可在浅水中进行离心、闭链的活动，患者站在浮条或浮板上进行单腿反向下蹲，在深水中使用浮条、浮板或浮杠进行双侧反向下蹲（图 15-31），然后逐步进行单腿反向下蹲。双侧下肢力量，耐力和协调性可以通过浮板来训练。这对培养核心控制能力和有氧耐力也非常有用。

进行深水系绳跑或向前和向后冲刺并增加时间可以提高整体的体能。患者可根据受伤情况或手术情况在较浅的水中跑步（图 15-32）。

仰卧位运动可以继续进行，重点是加强和稳定躯干、骨盆和下肢。教练阻力的设置将取决于患者的力量、稳定的能力，以及手术或受伤后的时间。增加重复次数和（或）运动速度将提供更多的阻力，并有助于下肢肌肉群的疲劳。俯卧位增加了患者进行髋关节外展和内收以及髋关节和膝关节屈伸的难度。如前所述，患者在俯卧位时可以使用面罩、呼吸管或漂浮器械来辅助。

体育专项运动可以纳入运动员的康复计划。在练习专项运动所需的模式时，患者可以从齐胸深开始，

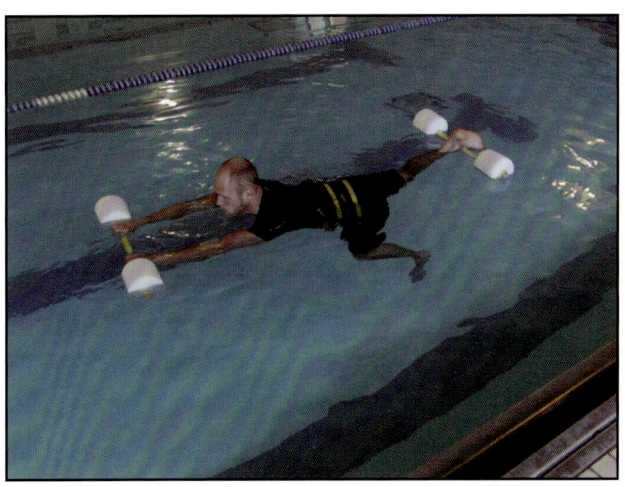

图 15-30　有支持的单下肢跑步运动。注意患者需戴浮力腰带，利用浮力哑铃给予患者上肢和下肢合适的支撑和固定。这个动作也锻炼了躯干的稳定性

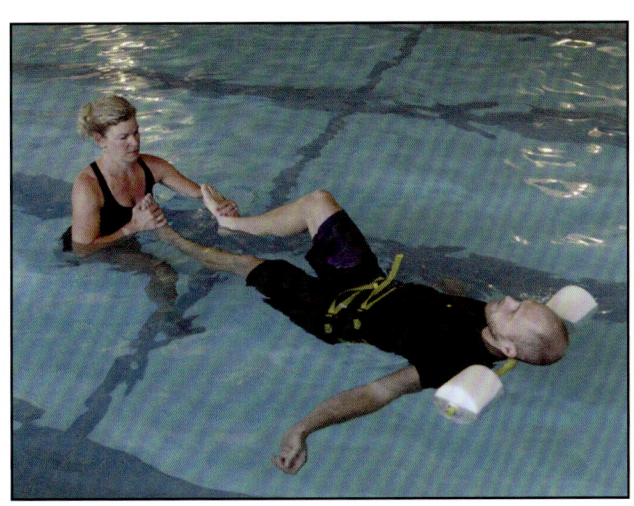

图 15-29　仰卧位交替髋关节和膝关节屈伸，使用拉格斯环技术。教练的手接触给予患者运动的提示

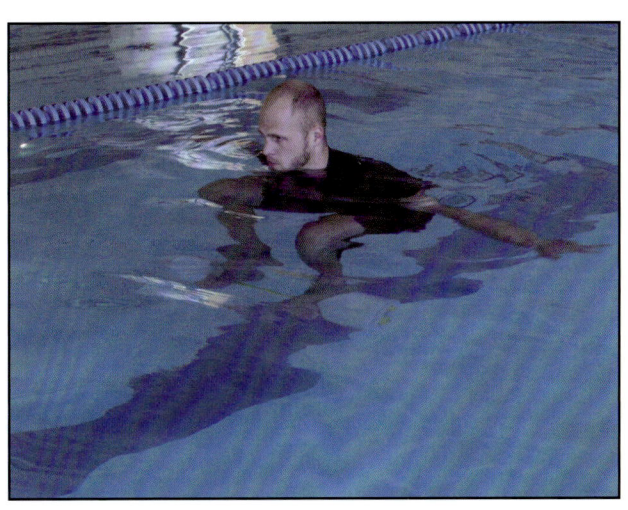

图 15-31　双侧反向深蹲，脚踩浮力哑铃。这个动作可用于平衡和神经肌肉协调，以及增加关节活动度

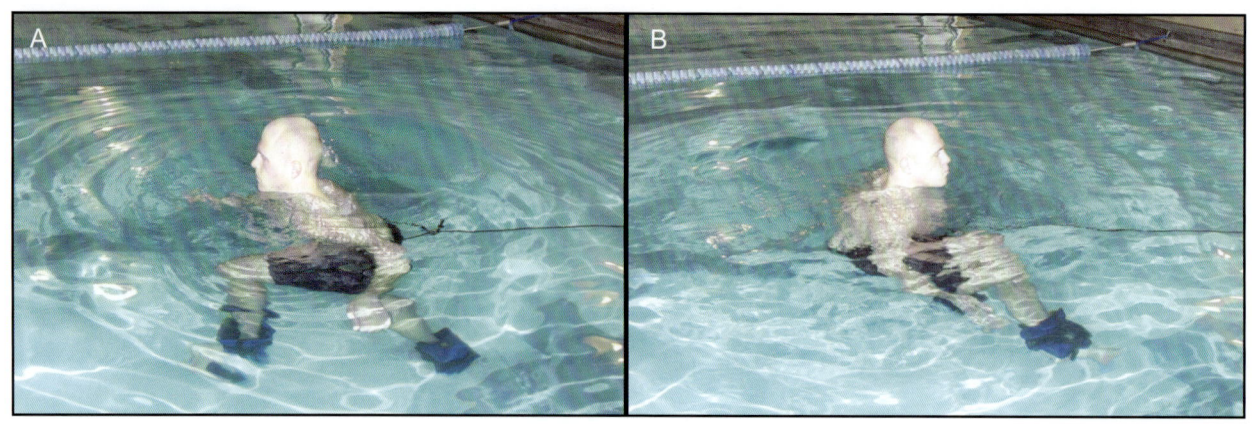

图 15-32 深水对抗湍流跑步。(A) 向前；(B) 向后

然后进阶到浅水。与脊柱康复一样，练习相反的运动模式也有好处，比如转身和跳跃。水环境允许早期开始结构化的跳跃和着陆计划。对患者进行一些调整和适当的指导可以得到与陆上项目类似的积极效果[48]。建议在适当的时候进行陆上跳跃/陆上计划。

#### 临床决策练习 15-5

一名 20 岁的女大学生篮球运动员左膝前交叉韧带撕裂，用她的腘绳肌腱进行了手术修复。她多长时间可以开始在水环境中活动？早期的康复目标是什么？

### 最终水平

在最后一个阶段，患者需要进行高水平的强化和训练。水中训练可以而且应该用于补充陆上训练。运动员可以继续在不同的水深进行专项相关的训练。减少漂浮器械的使用会增加水中训练的难度。在脚踝上使用浮袖而不使用漂浮腰带可以训练运动员在深水中保持稳定和运动的能力。在水环境中进行耐力训练是健康运动员体能训练计划一个很好的替代方案，而且可以有助于防止受伤。和上肢一样，这一阶段也需要结合水中和陆上练习，以成功地过渡到全面参与陆上运动。

## 特殊技术

### 拉格斯环技术

拉格斯环（Bad Ragaz Ring）技术起源于 20 世纪 30 年代瑞士 Bad Ragaz 的温泉池，并持续发展多年。作为一种技术，它着重于肌肉再教育、力量训练、脊柱牵引/延伸、放松和肌张力抑制[21]。水的特性包括浮力、湍流、静水压力和表面张力，在活动过程中提供了动态环境力。使用上肢和下肢 PNF 模式为此技术增加了三维层面[66]。患者的身体在水中的运动提供了阻力[15]。运动产生的湍流阻力与患者的运动速度直接相关。当患者在等长（稳定）模式下工作时，运动防护师提供了动力；然而，当患者进行等速或等张活动时，运动防护师处于稳定/固定位置[21]（见图 15-26、图 15-27 和图 15-29）。通过患者的被动或放松反应可以获得拉伸和延长的反应；运动防护师需要支持和固定身体节段，以获得所需的反应。

对运动防护师来说，当进行拉格斯环技术的抗阻运动时，了解身体的力学和预防损伤是非常重要的。运动防护师应站在齐腰深的水中，水深不超过 T8~T10[25]，穿水鞋以保持牵引力和稳定性。运动防护师应一足在前、一足在后站立，双膝轻微屈曲，两腿分开与肩同宽以补偿患者长杠杆力臂。

### 布担科技术

布担科（Burdenko）技术将活动作为主要的治疗干预手段。根据 Burdenko 的说法[8]，动态康复的组成部分包括运动模式、损伤评估和患者站立姿势时进行的康复训练；受伤患者的心理受益于无痛的运动，并且活动增强了血液流动和神经刺激[6]。以下六项基本素质是完善和保持运动艺术性的必要条件：平衡、协调、柔韧、耐力、速度和力量。Burdenko 主张在锻炼活动中按照前面所述的顺序呈现这些要素[9]。运动设计旨在挑战浮心和重心。治疗/运动在深水中开始，当患者能保持中立的垂直位置并同时具有良好的运动控制时可结合浅水运动。陆地运动与水中运动的结合解决了功能性运动模式。有关此技术的更多信息，请参阅本章末尾的参考文献。

## 十点技术

十点（Halliwick）技术通常用于教身体残疾的人游泳和学习在水中保持平衡。由 James McMillan 创立，十点技术或概念是基于"十点程序"（Ten Point Programme）[13]。该方法常用于儿童，但是部分技术可以用来改善和成人患者的平衡功能，尤其是帮助卒中患者改善活动能力[72]。使用湍流可以帮助制订保持平衡的策略，或训练患者在力方向改变时保持稳定姿势的能力。例如，患者保持单腿站立，教练或另一个人绕着患者跑来提供湍流扰动（图15-33）。关于十点技术的更多信息也可以在本章末尾的参考文献部分找到。

## 水中太极

水中太极（Ai Chi）是一种来自东方的治疗方法，结合了太极、禅家指压、水中按摩和气功。这种方法的好处包括通过刺激副交感神经系统的横膈膜呼吸促进放松，加强核心力量和增加柔韧性。它在齐肩深的水中进行，通过一系列特有的姿势从深呼吸到整个身体的动作[50]。So 等已经证明，5 周的水中太极干预可以改善膝关节骨性关节炎患者的疼痛、僵硬、自我感知的身体功能和生活质量[63]。Kurt 等认为，水中太极可以改善轻中度帕金森病患者的平衡、活动度、运动能力和生活质量[39]。

> **临床决策练习 15-6**
>
> 一名 12 岁的女子在参加高水平体操训练时抱怨腰痛，每周训练 5 到 6 天，每次训练 5 到 6 小时。她被诊断为 L4～L5 1 级脊椎滑脱。她需要被指导的关键原则或姿势是什么？水中运动如何补充你的陆上计划？

## 结论

对于大多数患者来说，水中运动疗法通常不是唯一的干预选择。水环境在损伤早期康复阶段提供了许多积极的心理和生理影响[45,69]。然而，在随后的康复阶段，通常采用陆上和水中的干预措施互相结合来实现康复目标。因为人类是在"重力环境"中活动的，所以对于大多数患者来说，从水中到陆地的过渡是完全康复的必要条件。由于一些患者对陆地活动的痛苦反应，因此他们选择利用水环境来进行力量和体能训练。这方面的例子包括那些因关节受压而产生疼痛的患者（如椎间盘功能障碍、椎管狭窄和骨关节炎），以及慢性神经肌肉疾病，如多发性硬化症。

本章提供了有关利用水环境进行康复的适应证和益处以及禁忌证和注意事项的信息，提供了建议以帮助教练将水中运动纳入康复计划。利用所提供的原则和活动的示例，教练可以利用他们的判断力、技术，特别是他们的创造力来制订一个锻炼计划，以达到患者的目标。古老的英国谚语说："井干方知水可贵。"直到研究完成，水中运动疗法作为一种干预手段的价值才会被充分理解和欣赏。

## 总 结

1. 浮力抵消了重力的作用，因为它帮助物体向水面运动，并阻止物体远离水面的运动。
2. 由于身体比重的不同，头部和胸部在水中的浮力往往高于较重、密度较大的四肢，因此需要用漂浮装置进行辅助。

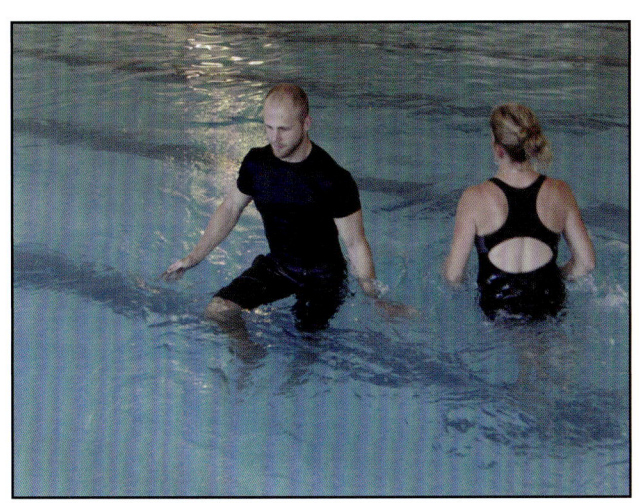

**图 15-33** 躯干及单侧下肢的平衡及神经肌肉控制恢复技术。这个练习演示了使用十点技术中的湍流原理来挑战患者的稳定性

3. 在水中阻碍运动的三种力是黏聚力、弓向力和拖曳力。
4. 水中运动疗法允许精细的运动分级，增加对负重百分比的控制，增加活动度和虚弱患者的力量，减少疼痛和增加对功能性运动的信心。
5. 泳池的大小和深度、水温和特定的泳池设备都取决于接受治疗的客户和体育教练可获得的资源。
6. 浮力原理的应用使训练的进阶成为可能。
7. 上肢和下肢活动都需要并锻炼躯干和核心的稳定性。
8. 水环境特有的特殊技术可用于补充传统的陆上治疗干预措施。
9. 水中运动疗法可以帮助激发儿童、老年人、神经疾病患者以及运动员患者的兴趣、动机和运动依从性。
10. 水环境是一个极好的媒介，可以帮助加快重返工作、日常生活活动和运动。
11. 通常的做法是结合使用陆上和水中结合的治疗性锻炼方案来实现康复目标。

## 临床决策练习解决方案

**练习 15-1** 当允许主动辅助运动时，这个人可以开始初始活动。这一阶段的活动可能包括肩部的抬高（屈曲和外展），同时利用浮力的帮助站在齐肩深的水中。当进阶到能够做抗阻活动时，他将能够从力量和稳定训练中获益。

**练习 15-2** 在这个例子中，遵守手术后规定的负重限制是很重要的。水环境是在切口充分愈合或用防水敷料充分覆盖后实施早期康复的极好选择。这种环境是不完全负重下保持或增大关节活动度和力量的理想选择。此外，水环境提供了逐渐负重进阶和恢复平衡、神经肌肉控制和功能的可能性。

**练习 15-3** 运动防护师应该建议另一种保持有氧功能的环境。水环境是理想的用来减少或消除下肢负重交叉训练的方式。最好是选择包括深水跑步和在减轻负重下（与胸部齐的水深）运动专项的下肢力量训练。

**练习 15-4** 最初，水环境是增加肘屈伸活动度的理想选择。它也可以用于肘部和肩部肌肉的轻度抗阻训练，但要非常小心肘部的外翻力，这是由于上肢内收和内旋运动中遇到水阻力时可能产生的阻力造成的。练习可以适当地进行，包括针对发展耐力、力量的训练和专项训练（如投球）。

**练习 15-5** 她可以在伤口愈合后就开始治疗，或者使用防水敷料。目标是：
- 控制和减少因静水压力引起的肿胀
- 恢复无负荷环境下的步态模式
- 恢复左膝的正常运动
- 恢复神经肌肉控制
- 在深水中运动以提升和维持体能水平

需关注术后 4~8 周，移植物易损情况应考虑进训练计划中。

**练习 15-6** 她需要学习中立姿势和核心力量。可以在水环境中练习和挑战专门为体操和她参加的项目设计的活动。使用相反的运动模式来整合活动可以帮助发展核心稳定性。

（Barbara J. Hoogenboom, EdD, PT, SCS, ATC,
Nancy E. Lomax, PT 著
张 婷 译 臧 钰 倪国新 审）

## 参考文献（扫描二维码获取）

# 第 16 章　康复中的功能性进阶和功能性测试

**完成本章学习后，读者应具备以下能力：**

- 认识功能性进阶的概念。
- 确定功能性进阶的目标。
- 认识到在康复过程中应如何以及何时使用功能性进阶。
- 描述与功能性进阶相关的身体益处。
- 认识并描述与功能性进阶相关的心理益处。
- 概括与功能性进阶相关的缺点。
- 整合功能性进阶的组成元素。
- 为患者制订功能性进阶方案。
- 分析各种功能性测试结果。
- 为患者设计功能性测试。

对于任何一个监督患者康复计划的人来说，最重要的挑战之一是对长期目标的规划，包括何时，以及如何使患者朝着安全地恢复功能性活动这一长期目标进行，同时不干扰愈合的过程[35]。运动损伤的康复需要关注的是恢复到受伤前的活动水平。功能指的是多个关节围绕不同的运动轴，在多个平面上的运动模式[28]。传统的康复技术虽然对功能恢复至关重要，但往往只强调单个运动平面上单个关节的运动。为了完善传统康复，运动防护师可以使用功能性康复技术。与单独使用传统方法或功能康复相比，两者相结合能使患者在活动和比赛中有更好的表现[27]。

## 功能性进阶在康复中的作用

运动防护师必须根据每项运动和比赛位置的具体要求进行康复训练。然而，临床康复计划并不能预测受伤部位在赛场上是否能承受比赛的强度。例如，在比赛中，围绕着受伤部位的众多复杂的因素是无法在临床康复的环境中出现的。功能性进阶的作用是完善临床康复过程[48]。功能性进阶是一系列模拟实际运动和运动技能的活动，使患者能够获得或重新获得安全有效地进行运动活动所需的技能[10,16,27]。运动防护师将某一特定运动项目所涉及的活动分解成独立的部分。这样，患者在一个受控的环境中把注意力集中在运动或活动的各个部分，然后在不受控的比赛环境中将它们结合在一起。功能性进阶疗法以一种精心计划、积极的方式将应力施加在身体各系统上，它最终将提高患者的整体能力，以满足日常活动和体育比赛的需求。功能性进阶在康复过程中是至关重要的，因为组织在没有受到高水平运动表现的应力时，是无法突然恢复对这种应力的适应的。因此，功能性康复作为运动治疗的一个组成部分被纳入到常规的康复方案中，而不是完全取代传统的康复[16]。显然，无论患者的功能水平如何，有效的功能进阶康复可以显著提高所有患者的临床结果[6]。

## 使用功能性进阶的益处

在康复计划中使用功能性进阶将帮助患者和运动防护师实现整个计划的目标。功能性进阶的目标通常包括关节活动度、力量、本体感觉、灵敏性和自信心的恢复。达到这些目标可以使患者安全有效地达到预期的活动水平[34]。功能性进阶给受伤的患者带来了生理和心理上的益处。生理上的益处包括改善肌肉力量、耐力、活动度、灵活性、心肺耐力、神经肌肉的协调性以及受伤关节的功能稳定性[43]。从心理上讲，这种进阶可以减少受伤患者常见的焦虑、忧虑和剥夺感[10,16,27]。

### 改善功能稳定性

功能稳定性是由韧带的被动限制、关节的几何形状、肌肉产生的主动限制以及活动时产生的关节压力提供的[33]。稳定性是由涉及本体感觉和运动感觉的神经肌肉控制机制来维持的（如第5章所讨论的）。功能稳定性并不都能通过临床检查来确定。因此，功能性进阶可作为评价功能稳定性的客观指标和主观指标。患者能否在无副作用的情况下完成所有任务？患者是否表现出与受伤前相同或接近的水平？功能测试时的表现可以用来评估康复过程中的恢复程度，同时功能性测试可以被整合成一个客观的测量指标[11]。在执行功能性任务时，患者还可以提供关于功能、疼痛和稳定性的重要反馈。

### 肌肉力量

肌肉力量的增长是一个对身体有益处的功能性进阶指标。力量是指肌肉产生张力或最大限度地施加力量抵抗阻力的能力。肌肉力量与施加的阻力有关，并发生于静态或者动态条件下。如果施加在肌肉上的负荷超过了肌肉在运动中所习惯的负荷，力量就有可能增加，这就是以往通常所说的超负荷原理。肌肉力量的增长是通过运动单位募集效率的提高和肌肉纤维肥大实现的[29]。为了看到这些改善，肌肉必须向心或离心运动到疲劳的程度。功能性进阶依照对施加需求的特定适应性（specific adaptation to imposed demands，SAID）原则发展肌肉力量。经受类似于比赛中的应力后，相应参与运动的肌肉力量会得到动态的加强。

### 耐力

肌肉和心肺耐力都可以通过功能性进阶训练来增强。耐力是长时间活动所必需的，无论是在日常生活中还是在重复性动作的运动中。功能性进阶将通过重复的练习来增强肌肉耐力，达到同时改善肌肉力量和耐力的条件。心肺耐力可以通过重复执行进阶动作来提高，就像通过持续运动来提高一般健康水平一样。

### 柔韧性

损伤后，组织因制动导致灵活性降低，从而抑制正常功能。随着功能的进阶，损伤组织需要在一定范围内受到应力。这种应力应该足以使组织拉长并恢复到正常长度。提高活动度和灵活性是恢复功能性运动的关键。只有当受伤的身体部位能够在全关节活动度范围内运动，力量和耐力才具有功能性。组织也会随着持续增加的应力而变得更强，同时，除了肌肉之外的组织（肌腱和筋膜）也会随着功能的进阶而增强[29]。

### 肌肉放松

放松是指减轻肌肉紧张的持续性张力。功能性进阶可以教会患者认识到这种紧张，并最终通过在运动后有意识地放松肌肉来控制或消除它。全身的放松可以随之放松受伤的部位，帮助缓解肌卫，以减少对关节的全范围活动度的抑制[29]。

### 运动技能

神经肌肉协调性、敏捷性和运动技能是正常功能比较复杂的方面，它们在最合适的时间以适当的强度共同产生适当的收缩[29]。患者需要协调性、敏捷性和运动技能来将力量、灵活性和耐力转化为全面的运动表现。这对受伤的患者来说尤其重要。如果患者不能恢复或改善其协调性和灵活性，运动表现就会受到阻碍，还可能导致进一步的损伤。重复和练习对学习运动技能很重要。有意识控制有规律的动作可通过运动学习发展成自动反应。患者通过不断地重复和强化特殊技能从而获得这些"自动反应",这就需要一个完整且功能完善的神经肌肉系统。由于神经系统受到损伤的干扰,运动表现会下降,增加了损伤的可能性。通过进行本体感觉、运动技能整合和协调性的锻炼,功能性进阶最大程度地减少了正常神经肌肉控制的丧失。不断重复特定的运动技能,使用感官提示,本体感觉随着活动水平的逐步提高,功能性进展表明敏捷性和技能的提高。可以通过刺激关节内和肌内机械感受器来增强本体感觉。这些都是增强神经肌肉协调性的全部要素或一般原则[25]。与功能性进阶一起使用的多样练习,使患者能够重新学习如何应对在比赛中可能遇到的各种情况。康复训练计划必须强调神经肌肉的协调性和敏捷性。毫无疑问,增加力量、耐力和柔韧性对于安全有效地恢复比赛是必不可少的,但是如果没有神经肌肉协调将这些方面整合到适当的功能中,则几乎不会出现运动表现的提升。因此,功能性进阶应成为长期康复阶段不可或缺的一部分,以使受伤的患者能够最大化地恢复到受伤前的比赛水平。

# 心理和社会因素

功能性进阶也可以为患者提供心理益处。焦虑、恐惧和剥夺感都是受伤时常见的情绪。功能性进阶通过减少这些情绪来促进康复进程。第4章更详细地讨论了康复过程的心理方面。本章将重点介绍功能性进阶的具体作用。

### 焦虑

未来的不确定性是许多患者感到焦虑的原因。由于对伤势的严重程度以及完全康复所需的时间只有模糊的了解,患者会产生焦虑和不安全感[1]。功能性进阶可以将患者带到更需要的场景中,从而减轻患者的焦虑;在这种场景中,患者会逐渐体验可以完成的事情而非只关注于未来可能的挫折。

### 剥夺

患者长时间与他的团队和教练失去直接联系后,可能会感到被剥夺的感觉。功能性进阶可以减少这种剥夺感,因为患者可以在训练场所内与团队一起进行训练。通过参与一些力所能及的活动,患者可以与朋友建立良好的关系,也可以在社交中保持很好的团队凝聚力[1]。

### 恐惧

恐惧常常被列为限制运动表现的因素之一,并且常常是再损伤的先兆[1]。功能性进阶使患者能够在受控的环境中适应自己运动的要求,有助于恢复信心,从而减少恐惧。每一次成功都建立在过去的成功之上,使患者在恢复全面活动的同时感到控制感。图16-1列出了功能性进阶对生理和心理的益处。

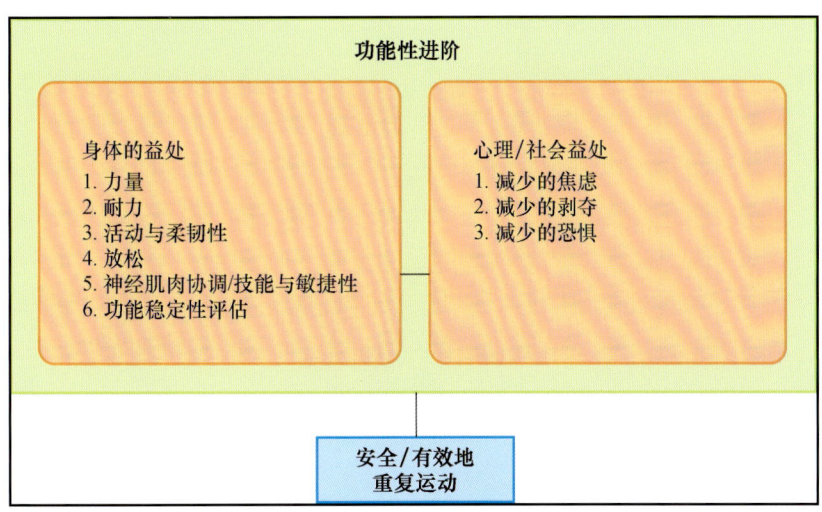

图16-1 功能性进阶其生理和心理益处

## 功能性进阶的组成部分

功能性进阶可开始于损伤后的早期。一般而言，阶段1的早期重点是恢复关节活动度、肌肉力量和肌肉耐力。进阶的下一阶段着重于本体感觉和敏捷性练习。这些阶段可以是两个独立的阶段，但通常是重合的。通过将本体感觉和敏捷性锻炼加入到康复方案中，可以积极地向受伤部位施加应力，以改善神经血管、神经感觉和动力学功能[34]。

功能性进阶应考虑到有计划的顺序活动，这些活动既给患者带来挑战性又能使其有成就感。成就感将增强患者对于完成任务能力的信心，并激励患者实现下一个目标。忽视计划和使用简单的进阶可能会导致再损伤、疼痛、积液、肌腱炎或无法提高运动表现。为了完成合适的计划，针对患者的每项决定应基于个人的状态和表现，而不是仅基于时间[34]。

为了使功能性进阶满足安全有效重返赛场的需要，有几个要素需要关注：第一，医生对患者恢复活动的期望是什么？第二，患者对自己恢复活动的期望是什么？第三，患者的功能障碍程度如何？第四，该患者身体健康的指标是什么？患者的总体健康状况是一个重要因素[10]。

## 活动注意事项

训练可以从两个角度进行分析。第一，运动是一项涉及简单运动技能的活动。第二，运动是重复的动作与神经协调的组合[25]。人们普遍认为，只有使用足够强度的适当活动来训练患者，才能恢复损伤前的状态。

当患者进行运动时，必须遵守这四条原则。第一，必须解决患者个性化问题，处理好运动和伤病的关系。第二，运动应该是积极主动的，而不是消极的；不应出现任何体征和不适的症状。第三，训练应该循序渐进。第四，应该使用多样化方案以避免单调枯燥[29]。避免训练单调可以从以下几方面入手：

- 多样化的运动技术。
- 定期更改训练计划。
- 做好运动防护及损伤预防工作，避免因重返比赛而受伤。
- 设定可实现的目标，重新评估并定期进行修改。
- 在不同的运动场地进行训练，例如诊所、家庭、训练场[25]。

应尽一切努力来理解这项运动的内在要求并将其纳入康复计划，否则将会使患者再次受伤。运动防护师可以强调特定运动的重要性，以促进患者重返运动，而不是仅仅专注于只涉及举重器械和止痛药等的传统运动康复方法。

身体健康的组成成分在图 16-2 中列出。此模型有两个不同的内容。在更传统的康复计划中使用的身体训练项目应与功能性进阶的运动训练项目结合，以尽可能使患者恢复至伤前健康水平。

功能性进阶的组成部分应旨在纳入图 16-2 中运动健康中的所有要素。

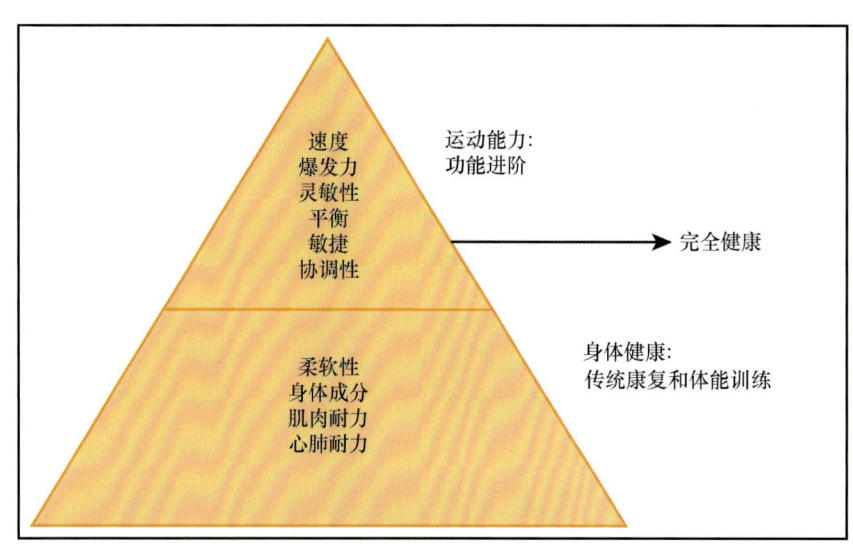

**图 16-2** 在功能性进阶中将身体健康的组成部分与运动能力的组成部分相结合

## 设计功能性进阶

运动防护师在设计功能性进阶方案时应考虑患者各个方面的情况。当没有能够满足所有患者需求的"食谱式"方法时，在为患者制定进阶进度时，运动防护师应运用自己的创造力。如先前所强调的那样，功能性进阶应该在康复过程的早期开始，直到完全恢复。以下原则是设计功能性进阶的建议，它可以满足各种损伤情况的需要。

与任何康复计划一样，应首先评估患者的当前状态。此步骤可能包括检查患者的病史、医师说明和（或）康复方案、体格检查或损伤评估、诊断测试以及功能测试。一旦确定了患者的状态，就可以确定训练计划的进阶。计划应包含患者和医师的期望、康复目标和康复参考指标。在这一点上，运动防护师必须确定受伤情况、患者的目标和医师的期望是否可以共同发挥作用。如果不是，则运动防护师必须努力将三者结合。运动防护师还需要了解患者所从事运动项目的需求和其所扮演的角色。患者、患者父母、教练和运动防护师都是成功完成康复目标的重要角色。

一旦重返赛场，必须要完成对重返赛场的患者和受伤身体部位的完整分析。活动中涉及的所有任务都应按从简单到困难的顺序循序渐进地完成。简单的任务可能涉及孤立的关节、辅助技术或低冲击性的活动，而困难的任务通常是将简单的任务合并为一项活动，并具有高冲击性，以及项目所需的技巧。首要的关注点应包括活动的意图、活动的内容以及活动的发生顺序[50]。

至关重要的是，在继续进行到下一个阶段之前，运动防护师会在整个过程中定期评估患者的情况。对损伤当前功能状态的评估应作为安全进阶的指南[29]。评估应基于传统的评估方法，如测量关节角度、愈合过程、患者活动后的反应、功能测试和主观评价。那些引起疼痛、积液或患者焦虑的剧烈活动可以用剧烈程度较低的活动代替。当动作可以以功能速度完成多次并且没有相关的疼痛、积液增加或关节活动度减少时，就表明在功能性进阶中达到一定的技能水平。然而，运动防护师和患者也应意识到挫折发生的可能性及普遍性。有时，需要前进两步和退一步才能达到所需的进阶程度。

## 功能性进阶的例子

### 上肢

肩关节是上肢康复和功能性进阶中最常见的部位。肩投掷动作的功能性进阶应包括以下步骤。首先，必须指导患者完成适当的热身。在热身过程中，患者应以较低的速度和较小的力练习投掷动作。然后，该活动可以阶梯式递增难度，如表16-1所示，会在第17章中进行更详细的说明。表16-2展示了打高尔夫球的功能性进阶方案示例，表16-3提供了重返网球运动的计划。任何上肢受伤的患者都可以参考这些计划，或者可以使用同样的计划，针对不同项目借助不同的器材进行训练[41]。

许多针对肩部的活动对肘部、腕部和手部的康复也同样有效。其他可用于上肢康复的活动可能会更关注肘部或腕部/手部。Uhl、Gould 和 Gieck 对一名橄榄球后卫肘部功能性的康复是一个很好的例子[52]。功能性进阶首先在游泳池中模拟后卫所需的上肢训练。然后进阶到本体感觉和耐力训练，使用篮球对墙进行砸球练习[35]。接着进阶为使用药球对药球床进行砸球练习，运动防护师和患者都对训练很满意，也没有出现任何的疼痛，表明患者成功完成了

**表 16-1　投掷运动的上肢功能进阶**

| |
|---|
| 1. 早期的功能活动可以通过辅助的本体感觉神经肌肉促进技术（PNF）开始 |
| 2. 弹力管训练刺激 PNF 模式和（或）运动模式 |
| 3. 游泳 |
| 4. 俯卧撑 |
| 5. 运动训练 |

| 间歇投掷计划 |
|---|
| 45 英尺间隔 |

| 步骤 1： | 步骤 2： |
|---|---|
| 1. 热身性投掷 | 1. 热身性投掷 |
| 2. 25 次投掷 | 2. 25 次投掷 |
| 3. 休息 10 分钟 | 3. 休息 15 分钟 |
| 4. 热身性投掷 | 4. 热身性投掷 |
| 5. 25 次投掷 | 5. 25 次投掷 |
| | 6. 休息 10 分钟 |
| | 7. 热身性投掷 |
| | 8. 25 次投掷 |

站在 60、90、120、150 和 180 英尺的距离，重复步骤 1 和步骤 2，直到从标志点或指定位置上完全投出达到指定距离。更详细的计划见第 19 章。

表 16-2　间歇高尔夫康复计划

|  | 第 1 天 | 第 2 天 | 第 3 天 |
|---|---|---|---|
| 第 1 周 | 5 分钟切球 / 推杆<br>5 分钟休息<br>5 分钟轻击 | 5 分钟切球 / 推杆<br>5 分钟休息<br>5 分钟切球<br>5 分钟休息<br>5 分钟切球 | 5 分钟切球 / 推杆<br>5 分钟休息<br>5 分钟切球<br>5 分钟休息<br>5 分钟切球 |
| 第 2 周 | 10 分钟切球<br>10 分钟休息<br>10 分钟短铁杆劈起 | 10 分钟切球<br>10 分钟休息<br>10 分钟短铁杆劈起<br>10 分钟休息<br>10 分钟短铁杆劈起 | 10 分钟短铁杆劈起<br>10 分钟休息<br>10 分钟短铁杆劈起<br>10 分钟休息<br>10 分钟短铁杆劈起 |
| 第 3 周 | 10 分钟短铁杆劈起<br>10 分钟休息<br>10 分钟长铁杆劈起<br>10 分钟休息<br>10 分钟长铁杆劈起 | 10 分钟短铁杆劈起<br>10 分钟休息<br>10 分钟长铁杆劈起<br>10 分钟休息<br>10 分钟长铁杆劈起 | 10 分钟短铁杆劈起<br>10 分钟休息<br>10 分钟长铁杆劈起<br>10 分钟休息<br>10 分钟长铁杆劈起 |
| 第 4 周 | 重复第 3 周第 2 天 | 9 洞比赛 | 18 洞比赛 |

表 16-3　间歇网球康复计划

|  | 第 1 天 | 第 2 天 | 第 3 天 |
|---|---|---|---|
| 第 1 周 | 12 次前手<br>8 次后手<br>10 分钟休息<br>13 次前手<br>7 次后手 | 15 次前手<br>8 次后手<br>10 分钟休息<br>15 次前手<br>7 次后手 | 15 次前手<br>10 次后手<br>10 分钟休息<br>15 次前手<br>10 次后手 |
| 第 2 周 | 25 次前手<br>15 次后手<br>10 分钟休息<br>25 次前手<br>15 次后手 | 30 次前手<br>20 次后手<br>10 分钟休息<br>30 次前手<br>20 次后手 | 30 次前手<br>25 次后手<br>10 分钟休息<br>30 次前手<br>15 次后手<br>10 次扣杀 |
| 第 3 周 | 30 次前手<br>25 次后手<br>10 次扣杀<br>10 分钟休息<br>30 次前手<br>25 次后手<br>10 次扣杀 | 30 次前手<br>25 次后手<br>15 次扣杀<br>10 分钟休息<br>30 次前手<br>25 次后手<br>10 次扣杀 | 30 次前手<br>30 次后手<br>15 次扣杀<br>10 分钟休息<br>30 次前手<br>30 次后手<br>15 次扣杀 |
| 第 4 周 | 30 次前手<br>30 次后手<br>10 次扣杀<br>10 分钟休息<br>3 场比赛<br>10 次前手<br>10 次后手<br>5 次扣杀 | 30 次前手<br>30 次后手<br>10 次扣杀<br>10 分钟休息<br>1 场决胜盘<br>10 次前手<br>10 次后手<br>5 次扣杀 | 30 次前手<br>30 次后手<br>10 次扣杀<br>10 分钟休息<br>1.5 场决胜盘<br>10 次前手<br>10 次后手<br>3 次扣杀 |

训练。这是一个很好的例子，说明了运动防护师如何使用特定的运动任务来确定患者的功能水平。

## 下肢

当患者可以进行部分负重时，进阶从康复计划的早期开始。完全负重应该在行走时没有跛行时开始。

一旦步行没有疼痛，就可以开始跑步。患侧的无痛单脚跳也可以作为确定何时适合跑步的指标。可以选择早期在水中进行跑步训练。患者在水中穿着泳衣，在不接触池底的情况下原地跑步，此时应注重正确的跑步姿势。接着患者可以在浅水区进行训练，此时脚踝承受的重量更多。最后进阶为在平滑、平坦的地面上跑步，最好是在跑道上。起初，患者应该在直道上慢跑，在弯道上行走，逐渐进阶为在全跑道慢跑，也可以在直道上冲刺。侧向跑应该从环形开始，逐渐减小圆的直径。然后进阶为绕标志桶进行8字形跑动。接下来是交叉步或侧滑步。患者冲刺到一个预先指定的地点，然后快速转向。当这一进阶动作完成后，侧向跑应该在无其他人员的指导下进行。跳跃练习应从双腿同时开始，并逐渐进阶至受伤侧单侧完成。

患者可能会在这些功能上表现出不同的水平。一种功能可能只以一半的速度完成，而另一种则以全速完成。例如，患者可以在赛道的直道上全速跑，但只能以半速做8字形跑。一旦达到所有功能的上限水平，患者可以开始进行适度的专项训练，这包括早期训练和基本练习。表16-4是一个下肢功能进展的例子。

## 功能性测试

功能性测试包括让患者完成某些适合患者在康复过程中所处阶段特定的任务，以分离出具体的功能障碍并解决[12]。因此，运动防护师能够确定患者目前的功能水平，并设定功能目标[37]。根据Harter的研究，功能性测试是对肌肉力量和爆发力的间接测量。功能被量化为一项动作中的最好表现[24]。

Harter描述了功能测试的3个目的：
1. 确定因肢体不对称而带来的受伤风险；
2. 在治疗或康复计划中提供客观的进阶衡量标准；
3. 衡量个人对负荷的承受能力。

功能测试可以为运动防护师提供客观的数据[44]。传统的康复计划以及力量和关节活动范围的改善并不总是与功能表现相关[26]，功能性测试与功能表现有更好的相关性。

当考虑使用功能测试或一系列测试时，运动防护师应当考虑到测试的有效性和可靠性[44]。一项测试应该能够测量所需要的指标（有效性），并且无论评估者是谁，都应该提供类似的结果（可靠性）。另外在患者恢复全部活动前还要考虑其他因素。这些因素包括对损伤的主观评价、功能测试的表现、有无体征和症状、其他公认的临床测试（等速运动测试、特殊试验等），以及医生的诊断[44]。功能测试应观察单侧功能和双侧功能，以确定患者是否用未受伤的肢体进行代偿。其他考虑因素应包括患者的愈合阶段、适当的休息时间和自我评价[37]。

如果运动防护师没有参考值或受伤前的基线值进行比较，那么功能性测试可能就会受到限制。很明显，一个不能完成测试的运动员是不能恢复训练的[44]。然而，对于能够完成测试但没有伤前数据可供比较的患者，该怎么办？运动防护师必须根据测试结果做出主观的决定。如果有参考值或受伤前的数据，运动防护师可以做出客观的决定。如果一个足球运动员能够完成平均20秒的短跑测试，但她受伤前的时间是16秒，那么她只恢复了85%的功能。没有受伤前的数据，运动防护师可能无法确定患者的功能水平。当然，运动防护师可以随时与未受伤的队员的平均功能水平进行比较，以帮助决策。其他有助于客观决策的方法包括肢体对称性和误差分数。肢体对称性可以包括力量、关节活动度和其他传统的测量方法；然而，在这种情况下，肢体对称性指的是对比双侧肢体的功能表现。例如，比较同侧肢体和对侧肢体的单腿跳，使用以下公式：

（同侧肢体/对侧肢体）×100＝肢体对称性百分比

85%及以上是肢体对称性评分的公认标准[15,37,44]。错误评分通常是计算在测试时间范围内的错误次数。

功能测试对于运动防护师来说应该是一项简单的任务，对于患者来说也应该同样简单易懂。在考虑使用何种测试时，效率、时间和空间需求是重要的因素。

表 16-4　下肢功能性进阶方案

| |
|---|
| 1. 以下功能性活动可以在康复过程的早期就开始进行：<br>○ 辅助 PNF 技术<br>○ 功率自行车<br>○ 非负重的生物力学踝关节平台系统（BAPS）板或 BOSU 平衡练习<br>○ 部分负重的 BAPS 板或 BOSU 平衡练习<br>○ 完全负重的 BAPS 板或 BOSU 平衡练习（图 16-7）。<br>○ 正常行走；脚跟走；脚尖走；侧向／侧滑；侧滑步（图 16-8）。 |
| 2. 弓步走：<br>○ 矢状面、冠状面、水平面（图 16-9）<br>○ 负重或增加速度的 90° 转弯<br>○ 负重或增加速度的 180° 转弯 |
| 3. 上台阶：<br>○ 正向上台阶，最大速度的 50%～75%（图 16-10A）<br>○ 侧向上台阶，最大速度的 50%～75%（图 16-10B） |
| 4. 慢跑<br>○ 在赛道上直行；在转弯处慢跑（目标＝2 英里）<br>○ 完整的椭圆形跑道（目标＝2～4 英里）<br>○ 100 码的 S 形赛道，最大速度的 75%～100%，弯道数量逐渐增加（图 16-11）<br>○ 100 码的 8 字形赛道，最大速度的 75%～100%，8 字形弧度逐渐减小，达到 5×10 码的大小（图 16-15）<br>○ 100 码 Z 形赛道，最大速度的 75%～100%，Z 形数量逐渐增加（图 16-12）<br>○ 侧身走／侧身并步跑 |
| 5. 冲刺：<br>○ 10 码 ×10<br>○ 20 码 ×10<br>○ 40 码 ×10<br>○ 加速／减速；50 码 ×10（图 16-13）<br>○ W 形冲刺 ×10（图 16-14） |
| 6. 箱式跑<br>○ 10 码顺时针、逆时针跑 ×10（图 16-16）<br>○ Z 形跑（图 16-17） |
| 7. 折返跑至力竭（图 16-18）。 |
| 8. 侧向交叉跑（图 16-19）。<br>○ 右侧在前 30 码 ×5；左侧在前 30 码 ×5 |
| 9. 跳跃（图 16-20）<br>○ 跳绳<br>○ 直线跳<br>○ 跳盒子、跳球 |
| 10. 单脚跳（图 16-21）<br>○ 双脚落地<br>○ 单脚落地<br>○ 交换落地 |
| 11. 使用 Vertec 设备（Sports Imports；图 16-22）进行垂直跳跃 |
| 12. 协同收缩半圆测试（图 16-23） |
| 13. 根据指令进行切向跑、双脚跳、单脚跳 |
| 14. 用于赛季前或赛季中练习的运动技术 |

（1 码约等于 0.9 米，译者注）

> **临床决策练习 16-1**
>
> 一名足球中场球员处于二级内侧副韧带拉伤恢复过程，并已被允许进行特定专项训练。对于这样一位患者你会采用什么类型的运动？

## 完全重返赛场

决定一个患者是否准备好重返赛场是一项困难的任务。这个决定需要对患者的状况进行全面评估，包括客观检查和主观评价。在允许重返比赛之前，运动防护师应该认为患者在身体和精神上都已经准备好了。不应该过早地尝试恢复活动，以避免加重伤势，减缓愈合，导致漫长过量而痛苦的恢复过程或再次受伤。以下是允许完全恢复活动的标准：

- 医师出具的证明
- 无疼痛感
- 无肿胀
- 关节活动度正常
- 肌肉力量正常（参照健侧肢体）
- 完成适当的功能测试，无不良反应

## 功能性运动和功能测试举例

### 上肢康复中的功能性运动

上肢功能性活动指能增强上肢愈合水平和表现的功能性运动（见图14-2），包括PNF模式在内的游泳运动、闭链运动（见图5-10～图5-12），以及使用滑轮机或弹力带来模拟体育活动[15]。肩关节的功能性康复需要关注本体感觉和神经肌肉控制。Myers和Lephart报告说，"功能康复的各方面都必须被解决：本体感觉的意识，动态稳定恢复，准备性和反应性肌肉的促进，以及功能活动的复制。"[39] 促进本体感觉的活动被描述为促进中断的传入通路的恢复，同时促进补偿性传入通路的活动。这种传入通路的改善将能在康复的早期阶段恢复运动感觉和关节位置感。动态稳定包括训练肌肉和肌腱结构作为"力偶"一起工作（见图17-55和图17-56）。盂肱关节的肌肉与肩胛骨稳定肌一起工作，使用共同收缩作为提供上肢稳定的方式。准备性和反应性肌肉促进包括对上肢施加突然的力以使其迅速做出反应。这些活动将使患者的肌肉僵硬度和肌肉反射活动都得到改善。最后，模拟实际运动或活动的功能性运动应当被包括在内[39]。

有很多方法可以促进关节位置觉。Myers和Lephart[39]报道，等速运动、本体感觉测试设备、关节角度尺和电磁动作分析都可以帮助达到这一目标。患者可以练习用视觉提示重现关节位置，并逐渐进阶到不使用外部提示。活动可以是被动的，如当患者感知被运动防护师移动到特定位置的上肢做出相应的反馈；也可以是主动的，如患者试图主动移动上肢关节来重现特定位置。患者也可以尝试重现特定的运动路径，以使活动更加功能化。所有的活动都需要在运动范围的中端和末端对关节施加压力。在末端施加压力，将刺激关节囊韧带的传入通路；在中端施加压力，将刺激肌肉与肌腱内的感受器。全范围施加压力，将最大程度地实现功能性训练对全范围关节位置觉的刺激[39]。

运动觉训练可以采用类似于关节位置觉的活动。为了强调运动觉，运动防护师需要屏蔽外部提示，包括视觉和听觉提示。在运动过程中，指导患者在其第一次注意到关节运动时发出信号。运动防护师要注意观察患者在感觉到运动之前发生了多大程度的误差[39]。

动态稳定性强调由肩胛骨稳定肌和盂肱关节肌肉提供的力偶的训练。闭链运动被认为可以加强这些力偶的共同激活。常见的活动实例包括握拳式俯卧撑及其变式（见图17-48～图17-53）、滑板活动（见图17-63）、重量转移活动（见图17-59～图17-63）和俯卧撑（见图17-49）[39]。

运动防护师可以将有节奏的稳定活动（见图17-58）与前面讨论过的闭链活动一起纳入训练计划中，以提高患者的肌肉准备能力和反应能力。节奏性稳定活动可以帮助患者做好运动准备，从而改善肌肉僵硬，同时也可以训练肌肉反应能力。简单的节律性稳定活动在第14章中讨论。增强式训练是一个很好的能将肌肉反应能力和准备能力同时训练的方式。最后，在进阶的过程中，应该包含强调特定运动技能的功能性活动。PNF模式可以作为专项性动作的早期替代活动，以较小的阻力模拟功能性动作[39]。

King主张，上肢康复应着重于盂肱关节、肩胛胸臂关节[28]和核心力量。应协调整合各个康复的步骤，将强调盂肱关节改善的活动与肩胛和核心稳定性结合起来。四爬位可以让患者以向心以及离心的方式训练连接躯干和肩胛骨的肌群。这个想法与Myers 和 Lephart 的改善动态稳定性和肌肉准备度的训练计划一致。King 建议在稳定以及不稳定的平面上使用四爬位并结合动作模式进行训练[28]。

虽然上肢的许多运动专项技能是在开链运动中完成的，但闭链动作对于达到理想功能状态也很重要。运动防护师应该将这些动作作为功能性进阶的一部分纳入康复过程。开链动作、专项动作也很重要。

> **临床决策练习 16-2**
> 
> 一名排球运动员由于肩胛骨稳定性差而导致慢性肩峰撞击综合征。哪些类型的功能活动会对该患者有所帮助？

## 上肢的功能性测试

对上肢进行功能测试，最重要的是要关注患者的运动需求。应仔细关注该运动所涉及的动作技能。患者所参与的运动项目是主要进行开链运动，还是闭链运动。体操运动员可能比网球运动员需要更多的闭链动作测试。同样，运动防护师也不会用投球测试来测试排球运动员。运动防护师必须与教练协商以确定患者需要做什么动作，然后据此设计一个测试计划。对于排球运动员来说，发球测试显然比投球测试要好。

对患者进行功能测试的方法有很多。最常见的、通常也是最简单的方法包括计时测试。

### 计时速度测试

对于上肢，通常使用投球速度测试。这可以通过两种方式完成，取决于运动防护师的预期方案和是否能够使用复杂的测试工具。第一种方式包括以下步骤：

1. 在可控环境中测试速度，最好是在室内，以减少天气的影响。
2. 设置一个标准的投球距离（60 英尺，6 英寸）。
3. 让患者做挥臂投球动作。
4. 用校准过的 Magnum X ban 雷达枪（CMI 公司）放置在捕捉器右侧 36 英寸高处，最多测量 5 次投掷，测量单位为英里/小时。

5. 计算 5 次投掷的平均值，并与之前的数值进行比较。

许多运动防护师没有使用这种设备的条件。另一种通过速度进行上肢测试的方法是，用与第一个测试类似的设备但是不使用雷达枪。这种方法需要运动防护师通过秒表来记录球的飞行时间。运动防护师在患者扔出球的一刻开始计时，在接球人接到球时停止计时。同样，应该计算出 5 次投掷的平均值，以帮助减少测试误差。第一种方法是最准确的，但第二种方法也可以作为有效的测试工具。

### 闭链上肢稳定性测试

其他上肢测试方法也是可行的。闭链上肢稳定性测试（closed kinetic chain upper extremity stability test，CKC UE ST）可用于客观测量上肢的重返运动准备情况。在 CKC UE ST 中，运动防护师使用两根运动胶带放在地面上，彼此平行，相距 36 英寸（图 16-3）。患者摆出俯卧撑的姿势，双手放在相应的胶带条上。然后患者有 15 秒的时间交替伸手触摸对面的胶带条。患者应以最大的努力完成 3 次并记录其总的触摸次数。平均值为该患者的得分。采用标准的 1∶3 做功-休息比，允许患者在每次测试之间休息 45 秒。分数的评估可以是总的触摸次数，用总触摸次数除以体重以归一化数据，或者用平均分乘以患者体重的 68%（手臂、头部和躯干的重量）再除以 15 秒来确定力量分数[51]。Goldbeck 和 Davies 发现 CKC UE ST 的测试-复测可靠性为 0.922，稳定系数为 0.859，表明该测试是一个可靠的评估工具。

### 单臂推测试

在单臂坐姿抛球测试中，患者坐在一个无扶手的 18 英寸高的椅子上，双脚放在另一个椅子上，膝关节完全伸直。非投掷侧手臂抱于胸前，用带子将身体固定在椅子上（图 16-4A）[13]。还可以采取另一种姿势，患者坐在地板上，膝关节屈曲 90°（图 16-4B）。使用一个 6 磅重的球，患者以 25%、50%、75% 和 100% 的最大努力进行 4 次热身抛球，就像患者在投掷铅球一样。休息 2 分钟后，患者进行 3 次最大力度的抛球。测量从患者的椅子前面到球落地点的距离，并计算 3 次测试数据的平均值。休息 2 分钟后，测试另一只手。这项测试已被证明是一项高度可靠的测试（ICC = 0.97 − 0.99）[13]。

# 第 16 章 康复中的功能性进阶和功能性测试

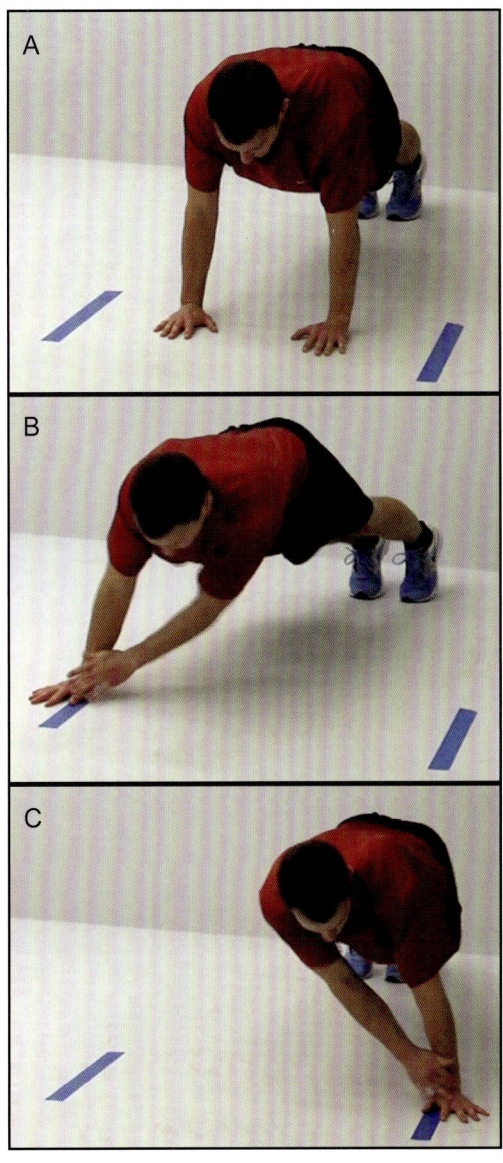

图 16-3 闭链上肢稳定性测试

## 上肢 Y 平衡测试

上肢 Y 平衡测试为闭链测试。该功能性测试使用功能测试装置可以同时获得上肢和躯干的稳定性和灵活性。测试装置为 Y 平衡测试工具（Move2Perform）。受试者呈俯卧撑姿势，开始时右上肢支撑在中央板上（图 16-5A）。然后左手向内侧（左边）方向向远处伸展，在保持平衡的情况下，沿标有 0.5 cm 刻度的木棍尽可能地推动滑块（图 16-5B）。紧接着在躯干下方沿着木棍方向向远处伸展（图 16-5C），最后是在躯干上方向远处伸展（图 16-5D）。采用这个顺序在右肢重复 3 次测试。记录每个方向达到的最大距离，然后将伸手距离除以手臂外展到 90° 时从 C7 棘突到中指尖的距离（cm）以将数据归一化。然后，计算三个方向最大值的平均值，计算出一个综合伸展距离。接着改为左上肢支撑重复整个测试过程。临床医生可以比较两侧的不对称性或与正常数据进行比较[21,5]。

## 单臂跳跃测试

单臂跳跃测试包括支撑侧上肢向地面给予一个冲力，并伴随上肢的减速[17]（图 16-6）。在进行单臂跳跃测试时，运动员在地面上采取单臂俯卧撑的姿势，然后用手臂跳到 10 cm 的台阶上，再回到地面上，不可以使用另一只手或用膝盖触地，并保持背部挺直，两脚处于同一水平面。尽可能快地进行 5 次上下跳动，记录完成动作所需的时间。受试者用优势侧和非优势侧上肢进行单臂跳跃测试，每侧上肢的测试之间有 1 分钟的休息。

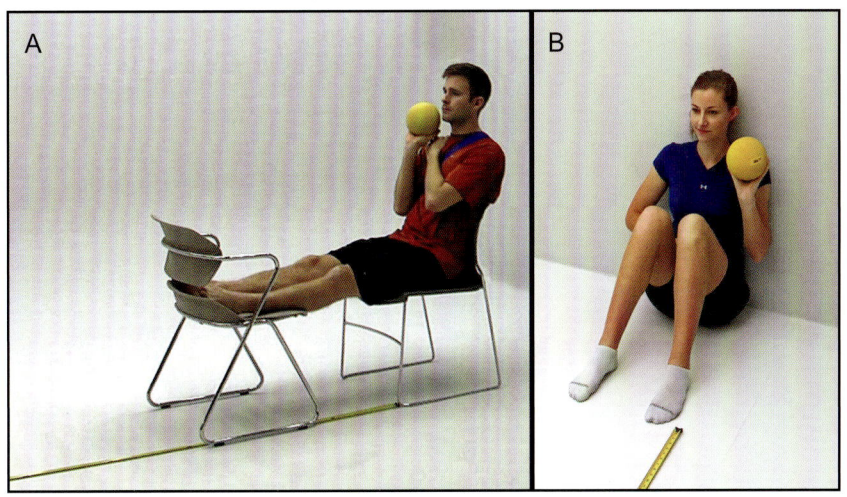

图 16-4 单臂推测试（A）坐在椅子上。（B）坐在地上

图 16-5 （A）上肢 Y 平衡测试起始位置。（B）伸手向内侧移动。（C）伸手向躯干下方移动。（D）伸手朝躯干上方移动。上肢 Y 平衡测试是一个可靠的测试（ICC = 0.80 ~ 0.99），用于测量上肢能够到达的极限距离，它要求承重侧上肢以及核心的稳定性，同时测量胸廓活动度以及自由手（非支撑手）的活动度。因此该测试挑战患者使用力量、平衡和神经肌肉控制来最大化动作范围的能力[21]

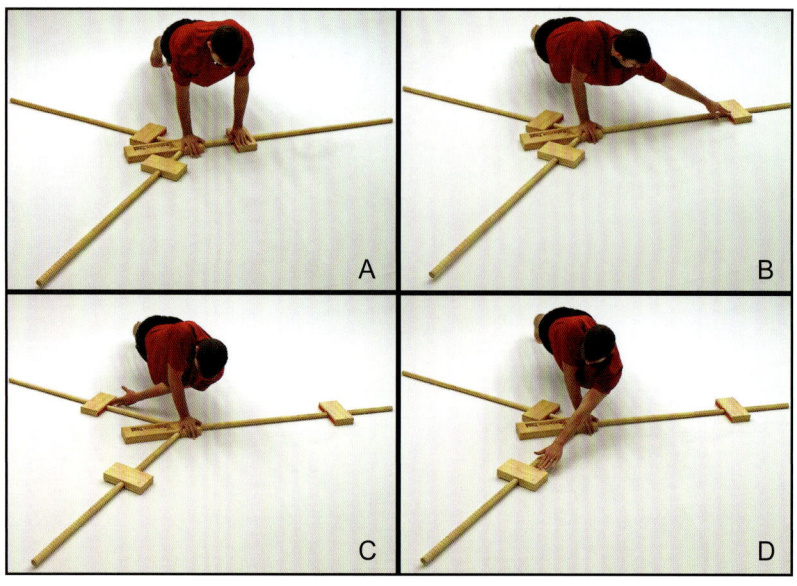

这个上肢测试的可靠性（ICC = 0.81）与下肢跳跃测试相似。由于优势臂和非优势臂之间的测试差异不大，可以比较受伤侧和未受伤侧的情况[17]。

### 临床决策练习 16-3

一名体操运动员患有习惯性盂肱关节前脱位，盂肱关节和肩胛骨周围肌群肌力以及关节活动度良好。但她非常担心肩关节会再次脱臼。由于该患者的力量和关节活动度均正常，患者应该集中精力进行哪种类型的康复活动，以帮助她提高肩关节的动态稳定性？

## 下肢康复中的功能性运动

下肢训练与上肢训练的基本原则相同，但有不同的练习。所使用的活动应该对患侧施加功能性阻力。

功能性活动可以在康复过程的早期开始，几乎是在受伤后立即开始。可以包括非负重、部分负重和完全负重活动，以恢复本体感觉、神经肌肉控制和平衡能力。患者应该在稳定和不稳定的平面上进行多个运动平面的活动，先睁眼再闭眼以提高训练难度[3,6,10]。这些训练可以在 BAPS 板或 BOSU 球上完成（图 16-7）。运动防护师也可以将运动技能整

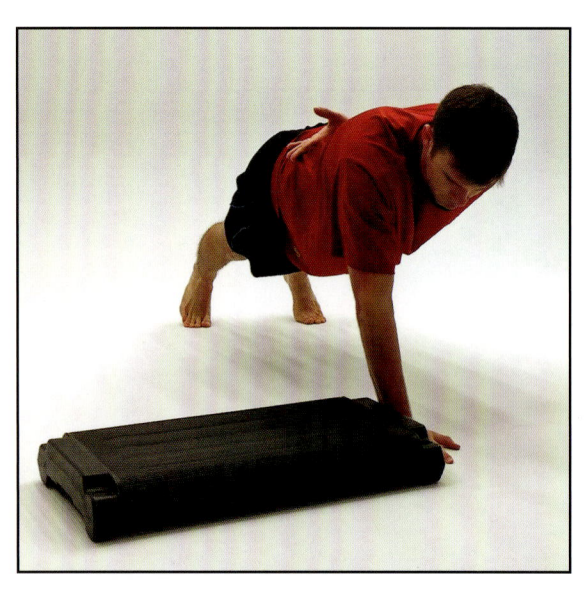

图 16-6 单臂跳跃测试

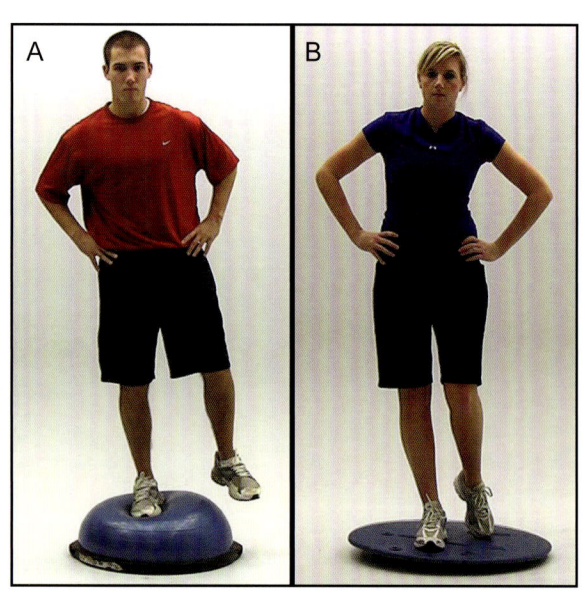

图 16-7 平衡训练。（A）BOSU 球平衡训练和（B）BAPS 板平衡训练

合入平衡练习中（见第7章）。随着平衡和神经肌肉控制能力的提高，正常行走、用足跟/足趾行走和侧向走可以整合进训练中（图16-8）。神经肌肉控制和力量都可以通过多平面的弓步蹲（图16-9）以及向前和向侧方的踏步提膝（图16-10）来加强。

## 下肢的功能性测试

下肢功能可以通过多种方式测试：冲刺跑、敏捷跑、跳跃高度/距离、协同收缩测试、侧向交叉步跑和折返跑[22,40,46,48,49]。以下是对各种测试的简要介绍。

## 慢跑

从直线开始慢跑，然后绕跑道上弯道慢跑，进阶为多方向变化，例如S形跑和Z形跑（图16-11和图16-12）。

## 冲刺跑测试

采用冲刺跑代替慢跑，分别进行距离为10码、20码和40码（约0.91米/码）的直线冲刺跑10组并计时。在冲刺阶段中，重要的是引入速度跑，涉及更多的爆发性加速和即时减速（图16-13）。冲刺阶段还应包括"W"冲刺中的向前冲刺和向后冲刺（图16-14）。

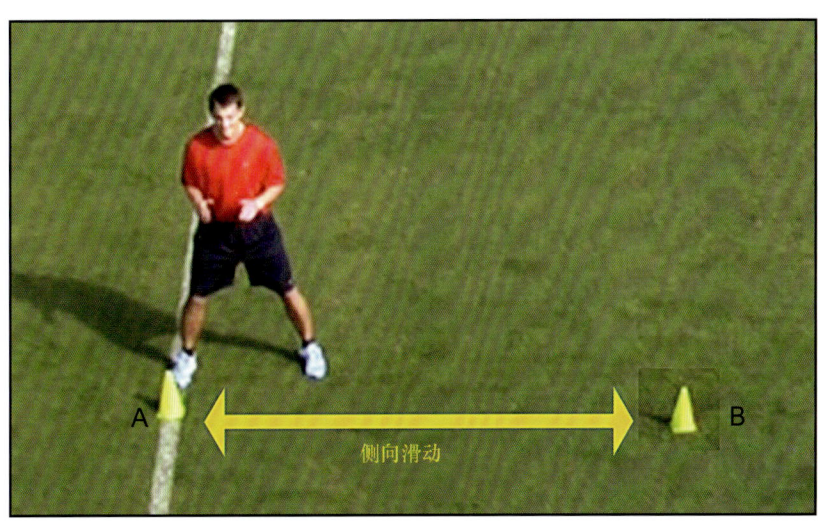

图16-8 侧向滑动。（A）开始位置。（B）结束位置

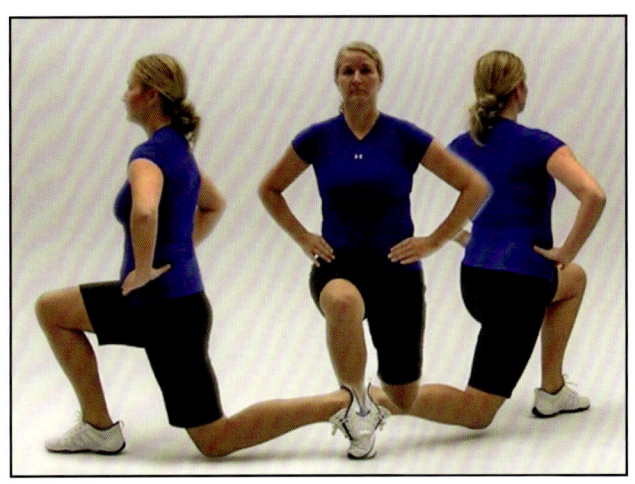

图16-9 多平面弓步蹲可在矢状面、额状面、水平面内完成

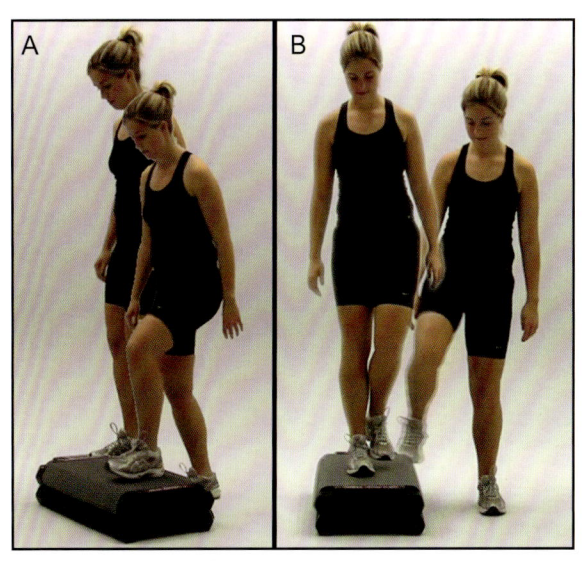

图16-10 上台阶练习。患者正向（A）或（B）侧向上台阶

图 16-11 S 形路线。患者沿着弯曲的 S 形跑一段设定的距离，而不是直线跑

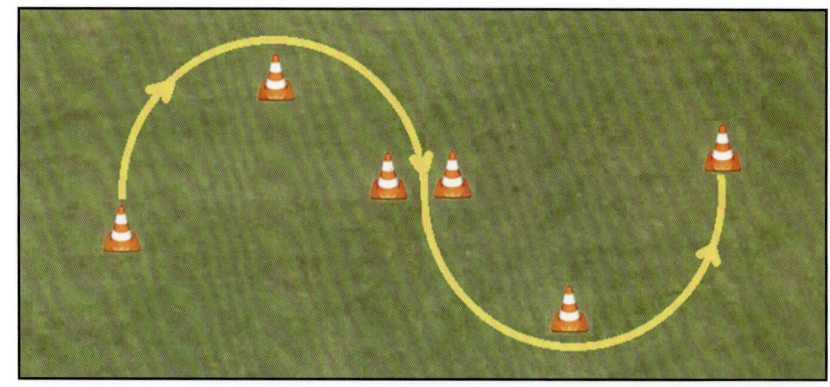

图 16-12 Z 形路线。患者进行 Z 形跑训练，强调快速变向及控制能力

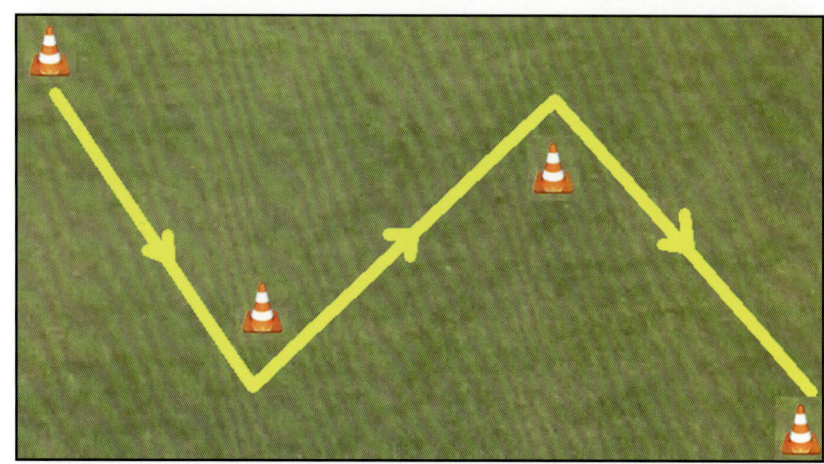

图 16-13 加速/减速。患者首先加速到最大速度，然后快速减速至几乎停止，并在相对较短的距离内重复进行该加减速跑

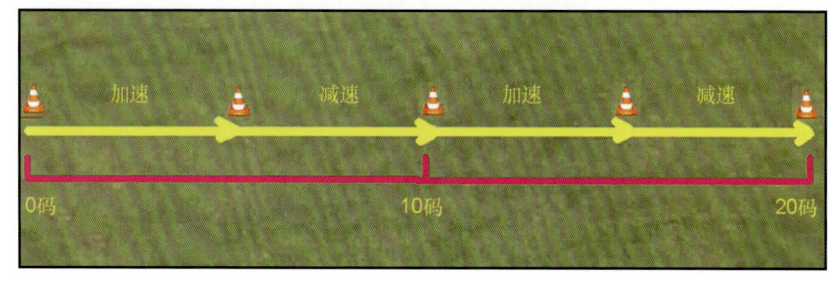

## 敏捷性测试

敏捷性测试包括变向、加速/减速以及快速启动和制动能力。例如，将标志桶摆放成一个数字 8 的形状，患者尽可能快地绕行标志桶，并对其表现计时（图 16-15）。Gross 等设置了一个 5 m×10 m 的 8 字，研究中，每个人要完成 3 组绕 8 字跑并计时。进行两次试验，记录最佳时间。Anderson 和 Foreman 指出，文献中没有标准地规定 8 字的测试步骤。每个运动防护师或每个机构都应制定标准程序，以确保测试的有效性和可靠性。

箱式方形折返跑在敏捷跑中也很有用，因为它强调旋转和变向（图 16-16）。患者沿着环绕成方形的 4 个标志桶冲刺，并计时跑完 1 周的时间。折返跑要求患者完成 4 组 20 英尺（1 英尺约等于 0.3 m）距离的短跑，共 80 英尺，其中涉及 3 次变向。通常进行 3 次折返跑测试后，计算平均用时。另外，单圈 vs 多圈以及多种动作（跑、侧向交叉跑及后退跑等）的变化也很重要。Z 形跑是方形跑的一种变式，测试需要 5 个标志桶，像方形跑一样放置 4 个标志桶，将第五个标志桶设置在方形的中央。方形大小为 16 英尺乘 10 英尺，如图 16-17 所示，患者绕着标志桶跑。

Nussbaum 等报道，使用冲刺跑、变向跑、8 字跑和后退跑训练都是评估下肢功能表现的有效手段。敏捷跑是比较理想的测试方法，因为可以改变难度

第 16 章 康复中的功能性进阶和功能性测试　293

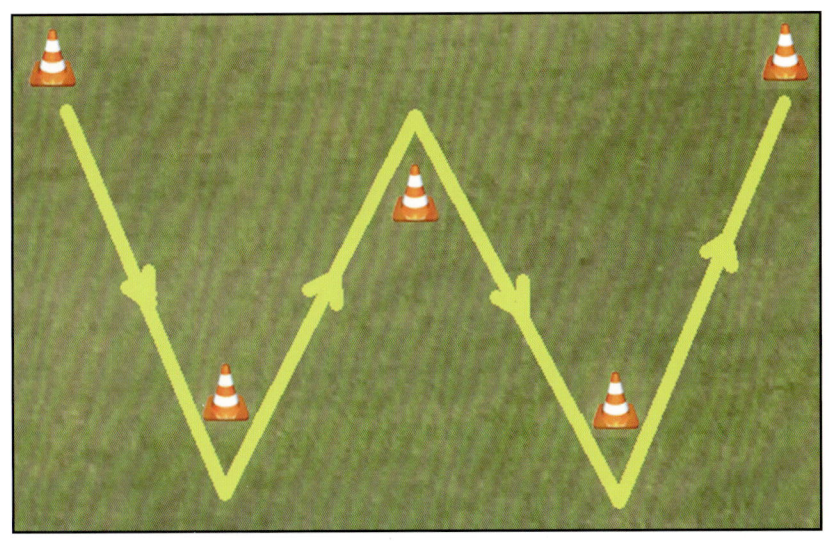

图 16-14　W 形冲刺跑。患者向前冲刺到第一个标记，然后向后退到第二个标记，然后向前冲刺到第三个标记，依此类推

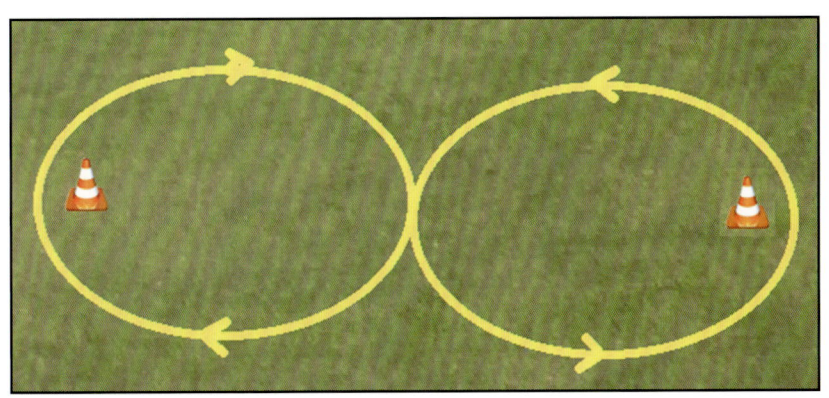

图 16-15　8 字跑。患者绕标志桶或标记行走、慢跑或跑 8 字

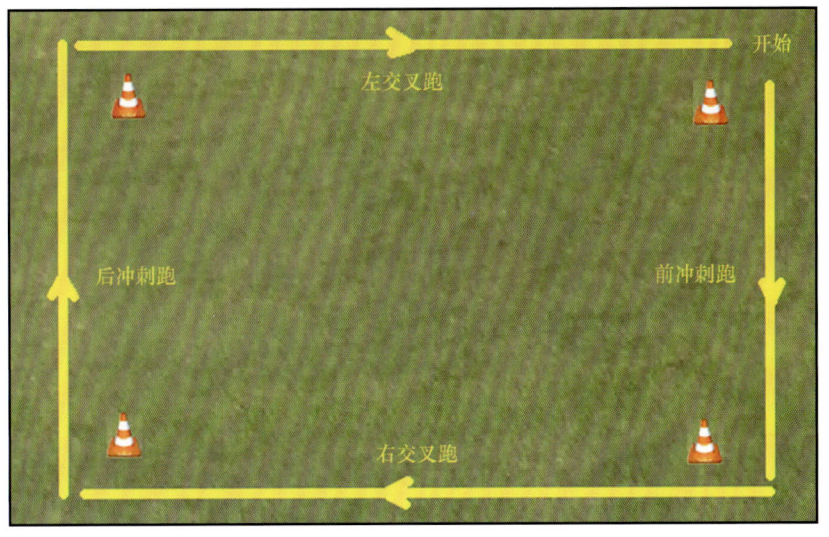

图 16-16　箱式方形跑。患者分别沿顺时针和逆时针方向绕着设置成箱子形状的 4 个标志桶跑，并且要注意在每个直角时的突然变向

级别。在康复过程的早期，可以使用形状更圆的大 8 字来进行，并且对损伤部位压力较小。随着损伤的痊愈，可以使 8 字更小更窄，从而给予损伤部位更大的刺激强度。

另一个常见的折返跑是标志线训练（图 16-18）。以在距起点不同距离处的标记来设置路线。指导患者冲刺并触摸第一个标记，然后返回到起始位置。然后，患者继续该过程，触摸每个标记并返回到起

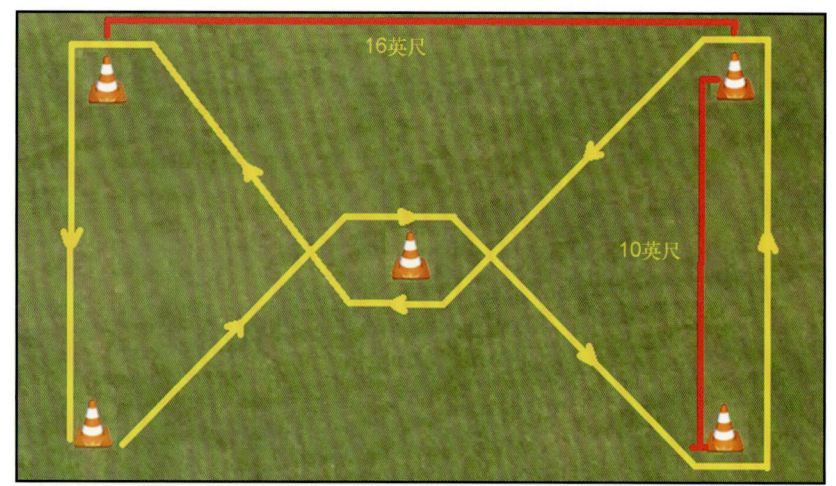

图 16-17　Z 形跑。患者基本上是在进行拐角处急转弯地跑 8 字。16 英尺 × 10 英尺启停

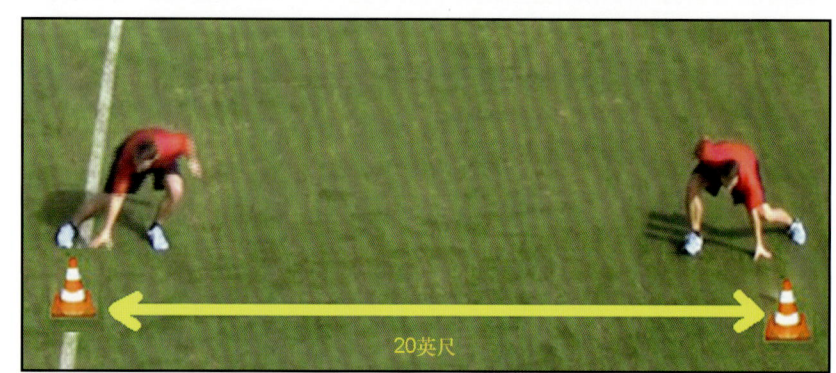

图 16-18　折返跑：包括 4 次 20 英尺标志桶间冲刺跑

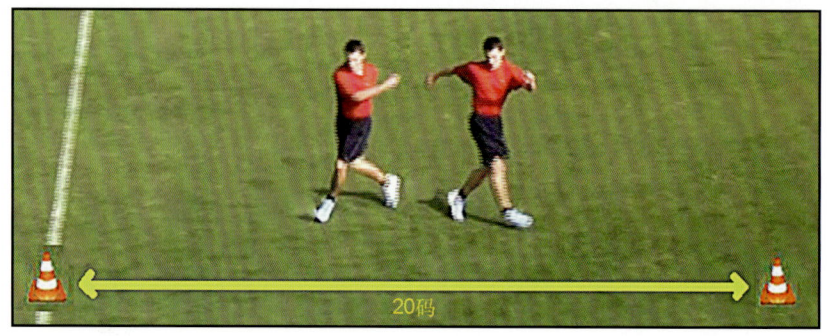

图 16-19　侧向交叉跑。患者右脚侧跨，然后左脚在右脚前方跨过，然后右脚再侧跨，依此类推

始位置。记录总时间。此测试非常灵活，可用于篮球场、排球场、网球场、橄榄球场、足球场或其他运动场。

### 侧向交叉跑

侧向交叉跑（交叉步）可衡量患者的功能改善状况（图 16-19）。进行距离为 80 英尺的侧向交叉步跑。患者选择前进方向保持站立姿势，交叉步跑 40 英尺后，改变方向但不转身，返回起始位置，记录完成 80 英尺路程的时间。进行 3 次测试并计算平均时间。

### 跳跃测试

跳跃测试也可以在文献中找到（图 16-20 和 16-21）。跳跃测试是比较推荐的测试，其测试结果是非常实用的运动表现评价指标，是反映神经肌肉控制、肢体力量和信心的综合测试方法，并且所需的设备和时间最少[3]。Booher、Hench 和 Worrell 等报道，跳跃测试可能不够灵敏，无法评估患者的功能表现[7,55]。但是，跳跃测试已在文献中提到，并用于功能的临床测定[22]。多种跳跃测试已被用来确定双侧下肢的功能对称性。较常见的跳跃测试是单腿

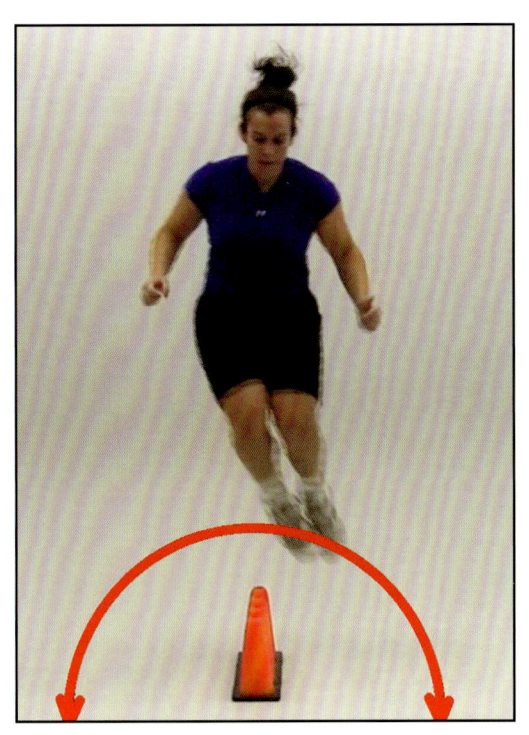

图16-20 计时测试。在计时测试中，患者跨越一个球或其他障碍物左右交替跳跃

测量器可用于测量垂直跳跃高度（图16-22）。如果没有Vertec，患者用粉末涂抹指尖，然后跳起触碰一张纸（颜色与粉末的颜色不同）。应尝试3~5次跳跃，并记录平均高度（测量从站立时指尖位置到粉末标记处）[40]。该测试也存在变式。Anderson和Foreman提到了一些变式，包括"双腿 vs 单腿跳跃，下蹲跳 vs 静态下蹲启动，助跑跳 vs 静态启动，以及借助上肢 vs 限制上肢"[4]。另外可以使用许多更昂贵的测试设备来测量时间差、力量和高度。

### 协同收缩半圆测试

协同收缩半圆测试是将一48英寸的阻力带（TheraBand[Performance Health]）连接到地板上方60英寸的墙壁上，然后固定在患者的腰部（图16-23）。然后将阻力带拉长至其长度的2倍，患者绕着胶带线完成5次半径为96英寸的180°半圆。指导患者使用朝前的侧滑步。如果患者从左侧开始，则他将绕着半圆运动直到到达右侧边界，此半圆算作1次。患者必须在尽可能短的时间内完成5次。可以进行3次试验，并计算平均时间。在此测试中，ACL功能不足的膝关节需克服测试中产生的动态轴向力。

### 主观评估

运动表现的主观评估结果与功能性运动表现测试的结果结合可以确定患者的功能水平。Wilk等发现，主观评分与膝关节伸展峰值扭矩、膝关节伸展加速度和功能测试之间存在强相关性；然而，与腘绳肌功能之间没有明显的联系。这与Shelbourne的研究相反[45]，此研究显示主观评估、功能测试和膝关节力量之间存在弱相关性。Shelbourne的结论是，膝关节力量是一个很好的能力测试指标[45]。基于相关性的主观问卷或数字量表在患者的功能评估中可

跳跃测距离、计时跳跃测试、三连跳测距离和交叉跳测距离。单腿跳跃测距离要求患者在以同一肢体落地时尝试尽可能跳远。由于其高可靠性，单腿跳跃测距离常被认为是评价前交叉韧带（ACL）重建后的功能表现的金标准。计时跳跃测试可测量患者跳跃6m距离所需要的时间。三连跳测距离测量患者连续3跳的跳跃距离。交叉跳测距离是指交叉跨越15 cm宽的带时，连续3跳所经过的距离。

### 纵跳测试

纵跳测试也可以用于评估下肢[5]。Vertec纵跳

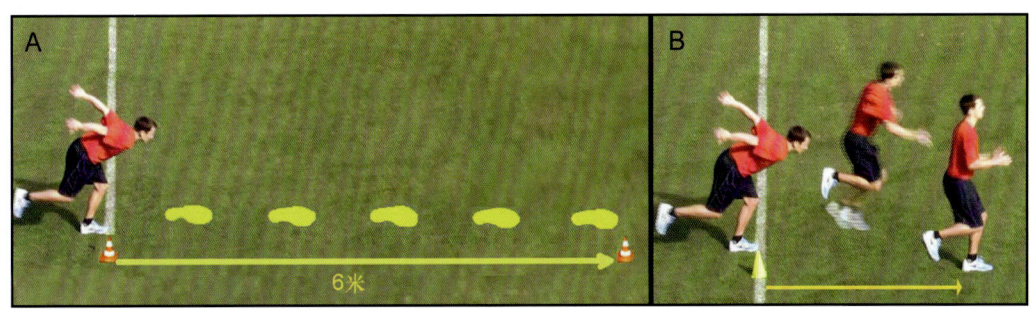

图16-21 跳跃测试。（A）在计时跳跃测试中，测量跳跃6米距离所需的时间，以秒为单位。（B）单腿跳测试测量单腿跳的距离。两种测试都使用患侧腿与健侧腿的百分比值

拍计时器可以提示运动表现的提高，与使用昂贵设备进行的更复杂的测试显示的结果一样[18,30-32]。

> **临床决策练习 16-4**
>
> 对于患有Ⅱ度肩锁关节扭伤的足球门将，可以使用哪种类型的功能测试？你会用什么标准来衡量其是否可以重返赛场？

## 卡罗来纳功能表现指数

卡罗来纳功能表现指数（Carolina Functional Performance Index，CFPI）是用来帮助运动防护师评估下肢功能表现的[35]。CFPI评估患者现有的功能表现能力。McGee 和 Futtrell 评估了 200 名大学生运动员和非运动员，使用了一系列测试，包括收缩测试、前交叉步测试、折返跑测试和单腿计时跳跃测试[35]。

表 16-5 显示男性和女性的每个测试的平均值和标准差。从这一系列的测试中，仅基于前交叉步测试和协同收缩测试的结果，就可以确定一个规范的男性和女性 CFPI，能够用于准确地评估功能表现[35]。

利用逐步回归技术，建立了以下预测方程：

男性：$1.09(x_1) + 1.415(x_2) + 8.305 = $ CFPI
女性：$1.26(x_1) + 1.303(x_2) + 8.158 = $ CFPI
（$x_1 = $ 协同收缩测试得分，以秒为单位；$x_2 = $ 交叉跑得分，以秒为单位）

运动防护师可以用这两种测试（协同收缩和交叉跑）测试任何个人，并确定他们各自的 CFPI。该

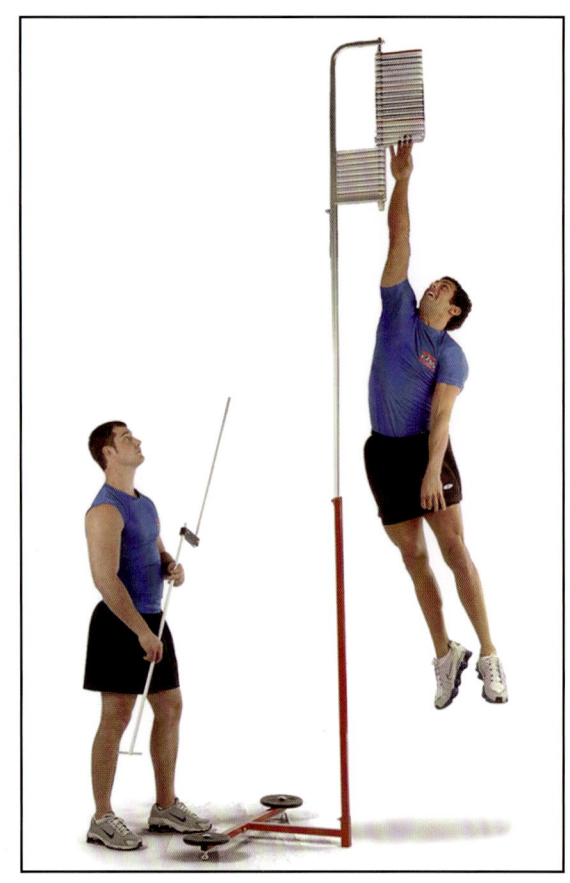

图 16-22　Vertec 纵跳测量器可用于测量纵跳高度

能有益，也可能有害。较低的主观评分可能表明患者存在忧虑，这应该作为心理上没有准备好重新开始运动的警告信号。运动防护师应确定主观评价对患者是否有用。显然，预算考虑和设备的可用性将决定运动防护师可以使用的测试类型，但简单的单

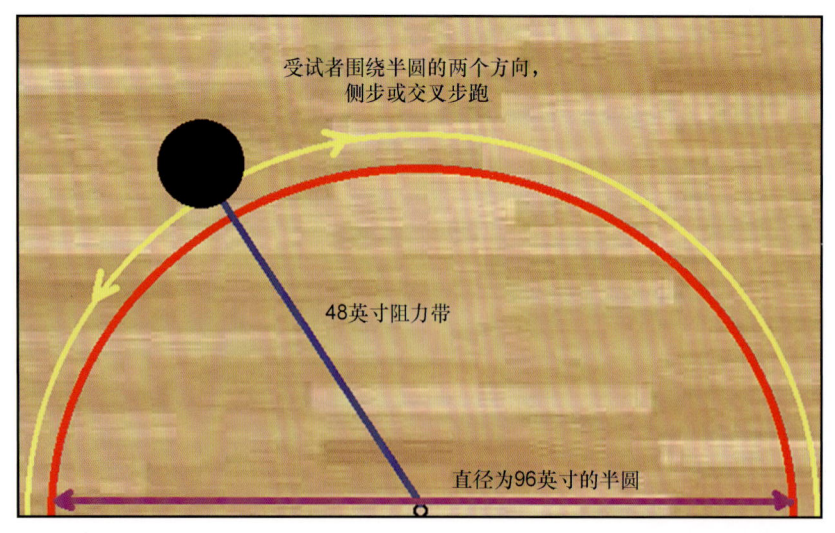

图 16-23　协同收缩测试。患者以侧步或交叉步的方式，使用弹力带抗阻做半圆运动

表 16-5　CFPI 平均指标和表现测试的平均值

| | 平均值 / 标准差 | |
|---|---|---|
| | 男性 | 女性 |
| CEPI | 31.551/2.867 | 36.402/3.489 |
| 交叉跑 | 7.812/1.188 | 8.899/1.124 |
| 协同收缩测试 | 11.188/1.391 | 13.218/1.736 |
| 单腿跳测试 | 4.953/0.53 | 5.746/0.63 |
| 折返跑 | 7.596/0.654 | 8.539/0.69 |

个体的 CFPI 值可以与男性的 CFPI 指数 31.551 及女性的 CFPI 指数 36.402 作比较。如果进行了损伤前的基线测试，那么可以将损伤前的 CFPI 与损伤后的 CFPI 进行比较，以确定患者的康复计划进展情况。CFPI 为功能表现测试提供了可靠的客观标准。

## 将功能性进阶应用于特定运动的案例

以下是如何将功能性进阶应用于特定运动项目相关损伤的示例：

**患者**：20 岁女足球运动员。

**病史**：练习侧切动作时左膝前交叉韧带完全断裂。采用关节内髌腱移植重建 ACL。前 2 个月的康复是在家中和在临床环境中进行。康复的重点关注于增加关节活动度和减少疼痛和肿胀，其次关注提高力量。

术后 2 个月，康复方案包括提高身体素质，通过传统康复手段和力量测试，以及增大关节活动度。术后 3 个月左右，开始功能性进阶康复。该方案包括以下训练，平均每周 3 次：

- 步行
- PNF 技术——使用下肢 D1、D2 模式
- 在直道慢跑，在弯道走路
- 在全跑道慢跑
- 在直道跑步，在弯道慢跑
- 在全跑道跑步

这个进阶训练为接下来 2 个月的主要训练任务，除此之外，康复方案还包括应用传统的康复技术来增加力量和维持关节活动度。在术后 4 个月时，训练进阶至每周 5 天，包括以下内容：

- 跑步——2~3 英里，每周 3 次
- 弓箭步——90°，转身，180°
- 冲刺——"W"，三角形，6s，20 yd，40 yd，60 yd
- 加速/减速跑
- 侧滑步，逐渐变为侧滑步跑
- 交叉跑
- 球训练——转身/传球/移动；协同训练；低强度实战演练；一对一；组内对抗赛（从短时间开始，进行到全场）；全面积极参与

> **临床决策练习 16-5**
>
> 一名患者 2 周前因 ACL 断裂接受了手术。急性炎症得到控制，他很清楚要开始下一阶段的康复。同时，医生更倾向于使用激进的康复方案。您可以为患者推荐哪些类型的功能活动？

> **临床决策练习 16-6**
>
> 一名男性患者在 ACL 重建后的 CFPI 为 42.00。患者的标准百分比是多少？关于他重返赛场，你会做出什么决定？什么样的活动可以帮助这个患者提高他的 CFPI 分数？

## 结论

一旦患者能够安全有效地执行所有涉及运动技能的特定任务，他们就可以恢复活动。例如，患者可以从骑自行车，到步行，到慢跑，再到跑步，然后回归短跑和 4×400 接力赛的比赛中。

运动防护师必须注意，这些只是举例。没有一个项目能使每一个患者和每一种情况都受益。运动防护师应该给患者安排这些训练，以及其他促进恢复的训练，最大限度地帮助患者康复。通过为患者提供康复的多样选择，使患者恢复到受伤前的状态。随着功能的进阶性提升达到伤前状态，不仅可以让患者重返运动，而且可以确保其更安全、更有效地重返赛场。

## 总　结

1. 完整的康复应该提高神经肌肉的协调性和敏

捷性、力量、耐力和灵活性。
2. 功能性进阶的作用是通过提供特定运动来完善传统的康复过程。
3. 功能性进阶是模拟体育活动的一系列活动。这一进阶过程将从简单容易的动作开始，并逐渐向全面参与体育运动的方向发展。
4. 每项运动都可以拆分为更小的部分，让患者从简易到困难进阶。
5. 功能性进阶是非常有效的运动治疗技术，应纳入长期康复进程。
6. 功能性进阶改善了力量、耐力、灵活性/柔韧性、放松、协调/敏捷/技能和功能稳定性的评估。
7. 功能性进阶可以通过减少患者的焦虑、剥夺感和恐惧感，使患者在心理和社交方面受益。
8. 功能性进阶的组成部分包括开发、活动选择、实施和终止。
9. 在决定是否让患者重返赛场时，应该采取多样的功能测试。

## 临床决策练习解决方案

**练习 16-1** 敏捷跑对于该患者来说是最有益的，可以提高速度和变向能力。

**练习 16-2** 闭链运动，即核心、肩胛稳定肌和肩袖肌肉的共同激活，帮助患者纠正肩胛稳定肌的力量不足。当闭链运动得到改进之后，就意味着可以进行特定的开链活动了。

**练习 16-3** 该患者的本体感觉和运动意识可能存在缺陷。上肢 CKC 活动、节律稳定和 PNF 对角线模式可能对该患者有益。

**练习 16-4** 针对特定运动和特定场上位置的测试。开链和闭链测试被用来全面评估特定位置的患者。重返赛场标准：无痛、全关节活动度、双侧力量平衡、功能测试顺利完成、自我评估、医生许可。

**练习 16-5** 虽然现在处于康复过程的早期，但可以开始功能性活动。可以安全地进行闭链活动，例如迷你深蹲。在这个阶段，水中的步态训练和功能活动也可以使患者受益。

**练习 16-6** 患者恢复了 75% 的功能水平。根据这个分数，患者将继续他的康复计划，而不是完全回归运动。敏捷训练，结合力量训练，共同帮助患者实现他的目标。

（Michael McGee，EdD，ATC，LAT　著
　　　　　　　谢思源　译　倪国新　审）

## 参考文献（扫描二维码获取）

# 第四篇

# 损伤康复技术

第 17 章　肩部损伤的康复

第 18 章　肘关节损伤的康复

第 19 章　手腕、手及手指损伤的康复

第 20 章　腹股沟、髋部和大腿损伤的康复

第 21 章　膝关节损伤的康复

第 22 章　小腿损伤的康复

第 23 章　足踝损伤的康复

第 24 章　脊柱损伤的康复

# 第 17 章  肩部损伤的康复

**完成本章学习后，读者应具备以下能力**

- 回顾与肩关节复合体正常功能相关的功能解剖学和生物力学。
- 区分各种肩关节的康复强化训练，包括开链和闭链的等张训练、超等长或等速训练和本体感觉神经肌肉促进技术。
- 比较各种恢复关节活动度的技术，包括牵伸练习和关节松动术。
- 实施可用以重建神经肌肉控制的练习。
- 将生物力学原理与各种肩部损伤／疾病的康复治疗联系起来。
- 讨论不同肩部损伤／疾病的康复计划进阶标准。
- 描述并解释肩部损伤治疗中各种治疗技术的基本原理。

## 功能解剖学和生物力学

肩关节复合体的解剖结构允许极大范围的关节活动度。近端肩关节复合体大范围的关节活动可以使远端手的位置定位精确，以允许粗大和技巧性运动。然而，高度灵活就意味着稳定性方面要有一定的妥协，这反过来又增加了肩关节的脆弱程度，特别是在动态过顶运动时[5]。

肩带复合体由 3 块骨组成——肩胛骨、锁骨和肱骨，它们通过盂肱关节、肩锁关节、胸锁关节或肩胛胸壁关节彼此相连或与中轴骨或躯干相连（图 17-1）。如果要正常运动，肩关节的动态运动和稳定性需要这 4 个关节整体功能的相互配合[178]。

### 胸锁关节

锁骨与胸骨柄组成了胸锁关节，这是上肢和躯干之间唯一直接的骨连接。锁骨关节面大于胸骨，导致锁骨比胸骨高得多。两个关节面之间存在纤维软骨盘。它像一个减震器一样抵抗关节面中间的力，并且有助于防止关节面向上移位。纤维软骨盘如此摆放，使锁骨可以在它上面移动，而软骨盘则可在胸骨上发生移动。锁骨可以前、后、上、下活动，也能发生多向的组合运动和旋转运动。

由于骨排列的问题，胸锁关节非常脆弱，但它被强壮的韧带牢牢地固定，这些韧带将锁骨的胸骨端向下拉向胸骨，从而有效地将其固定。主要的韧带包括胸锁前韧带，可防止锁骨向上移位；胸锁后韧带，也可防止锁骨向上移位；锁骨间韧带，防止锁骨侧向移位；肋锁韧带，可防止锁骨侧向和向上移位[29]。

还应注意的是，肩胛骨若要在肩关节外展 180° 的过程中外展和上回旋，锁骨在肩锁关节和胸锁关节都应发生运动[50]。

### 肩锁关节

肩锁关节是肩峰与锁骨外侧末端形成的滑动关节。这是一个相当脆弱的关节。纤维软骨盘将两个关节面分开。关节周围是一个薄的纤维关节囊。

肩锁韧带由前、后、上、下四个部分组成。除肩锁韧带外，喙锁韧带还连接了喙突和锁骨，有助于保持锁骨相对于肩峰的位置。喙锁韧带进一步分为斜方韧带（防止锁骨凌驾于肩峰）和锥状韧带

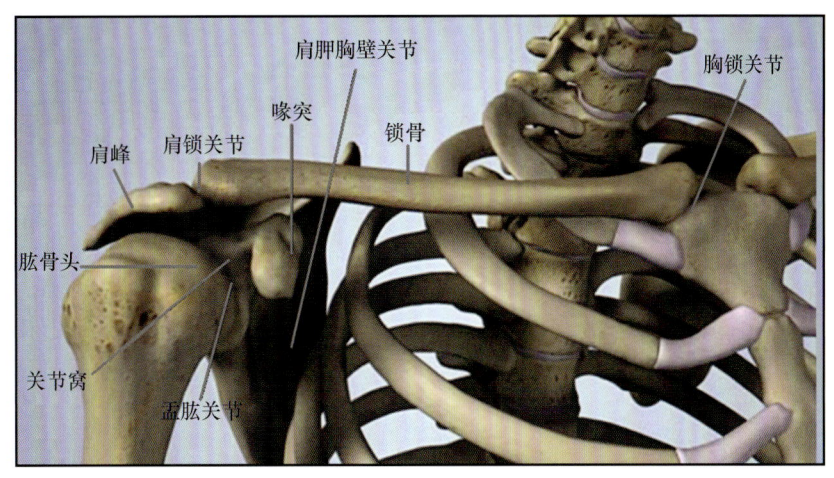

图 17-1　肩关节复合体的骨骼解剖

（限制锁骨相对于肩峰向上运动）。当手臂抬高时，锁骨沿其长轴旋后，从而使肩胛骨继续旋转直至完全抬高。锁骨必须旋转大约 50° 手臂才能完全抬高，否则手臂只能抬高 110° 左右[29]。

### 喙肩弓

喙肩韧带连接喙突和肩峰。该韧带与肩峰和喙突一起在盂肱关节上方形成喙肩弓。在喙肩弓下和肱骨头上的肩峰下间隙中有冈上肌肌腱、肱二头肌长头腱和肩峰下滑囊。这些结构都可能由于肱骨头过度的位移或反复在过顶运动中受到撞击而受到刺激或产生炎症。在无症状的个体中，肩峰下间隙大约为 11 mm，在肩外展 90° 时减小到 5.7 mm[46]。

### 盂肱关节

盂肱关节是一个能分泌滑液的球窝关节，由肱骨头与肩胛骨的浅盂状腔组成。腔被纤维软骨略微加深，此纤维软骨被称为关节盂唇。肱骨头比关节盂大，在手臂抬高时只有 25%～30% 的肱骨头能够与关节盂接触[97,170]。盂肱关节受到静态稳定结构和动态稳定结构的保护。静态稳定性依靠盂唇和关节囊韧带，而动态稳定性则依靠三角肌和肩袖肌群。

包绕关节的是连接在盂唇上的一个较松弛的关节囊。盂肱上、中、下韧带和喙肱韧带强化了关节囊结构，并附着于喙突和肱骨大结节[178]。

肱二头肌长头腱从上方越过肱骨头，然后从肱二头肌长头肌腱沟穿过。从解剖学来说，肱二头肌长头腱与肱骨紧密相关。肱骨的横断面功能解剖和生物力学使得肱二头肌长头肌腱在大小结节中间的肱骨结节间沟与横韧带形成的骨纤维管道中穿过。

### 肩胛胸壁关节

肩胛胸壁关节不是真正的关节，但肩胛骨在胸壁上的运动对于肩关节活动来说至关重要[72,73]。肩胛骨能够进行 5 个自由度的运动，包括 3 种旋转运动（方向）和 2 种平移运动（位置）[67,105]。肩胛骨的旋转可围绕 3 个正交轴发生，其中上回旋和下回旋围绕矢状轴发生，内旋和外旋围绕垂直轴发生，前倾和后倾围绕冠状轴发生。除旋转外，肩胛骨还可以在胸廓上进行上下（肩胛上抬和下沉）和前后的平移。由于前/后平移会受到胸廓的限制，其会导致肩胛骨的前伸/后缩（图 17-2）。在肱骨抬高（屈曲、肩胛骨平面外展或单纯外展）期间，肩胛骨和肱骨必须同步运动，以保持肩肱关节的一致性、附着在肩胛骨上众多肌肉的长度-张力关系以及充足的肩峰下间隙。当肱骨抬高时，肩胛骨同步上回旋、后倾、外旋、抬高和向后平移（后缩），这通常被称为肩肱节律。个体肩胛骨运动模式的改变可以识别出不同的问题，如不同程度的肩袖肌腱病（肩峰下撞击、肩袖撕裂）[41,93,98,108,139]、病理性内部撞击[82]、肱骨头不稳[121]、冻结肩[44,136]、骨关节炎[44] 以及疲劳[37,38,154,136] 或上半身的姿势和紧张程度的影响[11-13]，甚至是参加过顶运动的历史[34,83,116,126]。

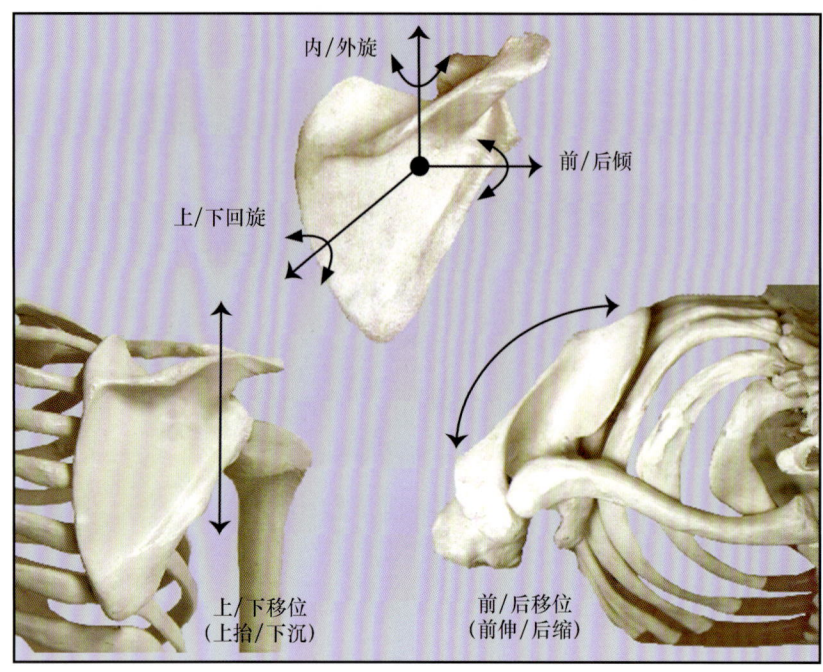

图 17-2　肩胛骨运动

## 肩关节的稳定性

在保证稳定性的前提下，肩关节复合体的 4 个关节能够共同实现高度活动对于肩关节的正常功能来说至关重要。肩关节经常由于缺乏稳定性而受伤，本章稍后将对此进行讨论。在盂肱关节中，与圆球形的肱骨头相对应的是肩胛骨上相对平坦的关节盂。在肩关节运动时，保持肱骨头相对于关节盂的位置十分重要。同样，关节盂相对于运动的肱骨头同步地去调整自己的位置以保持稳定也很关键。盂肱关节自身是一个相对不稳定的关节，并且其稳定性取决于静态和动态稳定结构的协调和同步功能[29,90,178]。

### 静态稳定结构

盂肱关节的主要静态稳定结构包括盂肱韧带、后关节囊和盂唇。

盂肱韧带很大程度上限制了肩关节的屈曲、伸展和旋转运动。当肩关节伸展、外展和（或）外旋时，盂肱韧带前侧紧张；当肩关节屈曲合并外旋时，盂肱韧带后侧紧张；肩关节外展、伸展和（或）外旋时，盂肱韧带下侧紧张；而屈曲合并外旋时，盂肱韧带中部紧张。此外，盂肱中韧带和肩胛下肌肌腱是盂肱关节前侧的重要稳定结构，在外展 45°～75°时限制肩关节外旋。盂肱下韧带是判断肱骨头向前、向后脱位的首要检查部位，是过顶运动患者最重要的肩关节稳定结构[178]。

肩袖在肱骨头附近与盂肱关节囊融合（图 17-3）。肩袖肌群收缩时产生张力，动态拉紧关节囊并使肱骨头处于关节窝的中间位置。这对肱骨头运动产生了静态控制和动态控制。

当肩关节屈曲、外展、内旋或以上任意运动组合时，后关节囊紧张。当肱骨头发生内旋时，后关节囊上部和中部的纤维束产生巨大的张力。

肩关节骨和关节面的位置特点有助于其静态稳定性的维持。盂唇紧紧地连接在关节盂的下半部，同时松散地附着在其顶部，通过增加关节盂深度和关节面的吻合程度增强了盂肱关节的稳定性[90,178]。肩胛骨与胸壁前方之间有 30°夹角，并向上倾斜 3°，使其更容易在冠状面前方和肩部上方运动[7]。关节盂向上倾斜约 4°，以帮助控制肩关节下方结构的不稳定性[22]。

### 盂肱关节的动态稳定结构

盂肱关节周围的肌肉能够产生运动和功能，以建立动态稳定机制来代偿允许实现高灵活度的骨骼韧带排列。盂肱关节的运动包括屈曲、伸展、外展、内收、水平内收/外展、环转和肱骨长轴上的旋转。

盂肱关节的肌肉可分为 2 组。第一组由起自中

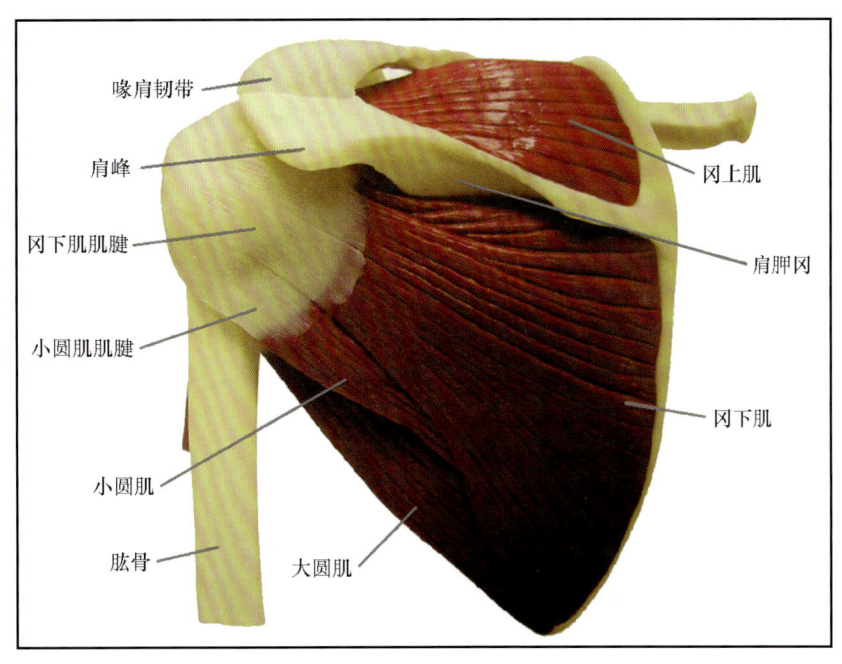

图 17-3　肩关节复合体韧带、肩袖肌肉和肌腱：后视图

轴骨并止于肱骨的肌肉组成，包括背阔肌和胸大肌。第二组起自肩胛骨并止于肱骨，包括三角肌、大圆肌、喙肱肌，肩胛下肌、冈上肌、冈下肌和小圆肌（图 17-3 和图 17-4）。这些肌肉构成了短回旋肌群，其肌腱融合入关节囊作为加固关节的结构。肱二头肌和肱三头肌附着在关节盂上，会影响肘关节运动。

肩袖肌群（肩胛下肌、冈下肌、冈上肌、小圆肌）和肱二头肌长头可为肩关节提供动态稳定性，控制关节位置并防止肱骨头相对于关节盂发生过度移位或脱位[9,94,168]。

肩袖肌群共同增强肱骨头的稳定性。这就产生了一系列的力偶，将肱骨头限制在关节盂内，从而减少其位移。力偶涉及2个相反的力，它们作用于相反的两个方向，以形成绕某一个轴的旋转运动。

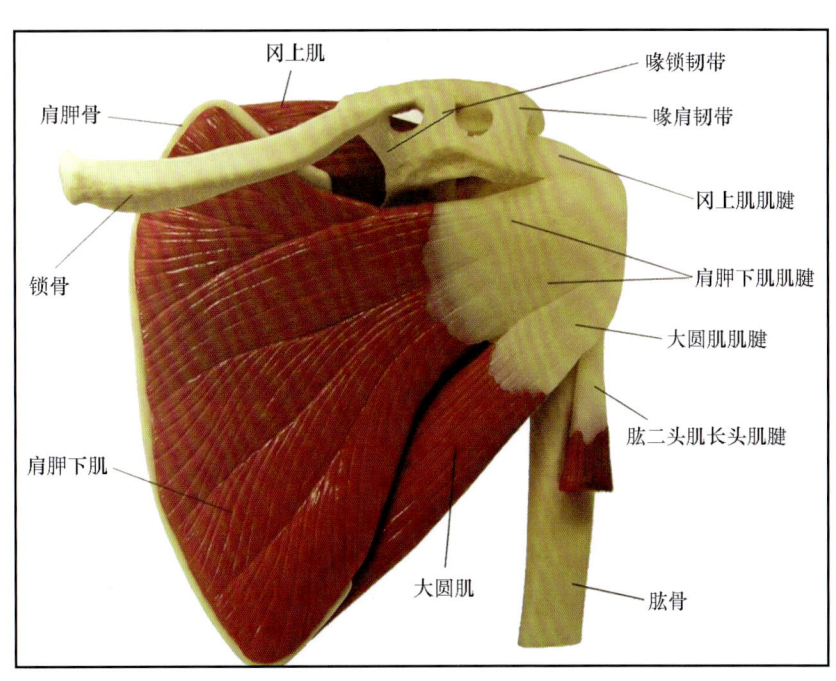

图 17-4　肩关节复合体韧带、肩袖肌肉和肌腱：前视图

这些力偶可以建立起盂肱关节的动态平衡，而与肱骨的位置无关。如果产生这些力偶的肌肉之间存在不平衡，盂肱关节就会出现异常的力学关系。

在冠状面上，前方的肩胛下肌与后方的冈下肌和小圆肌形成一对力偶。在肩胛下肌、冈下肌和小圆肌的共同激活作用下，在过顶运动期间肱骨头一直被下拉和紧压。

在冠状面中，三角肌和下方的肩袖肌群之间存在一对重要的力偶。在肩关节完全外展的情况下，三角肌的收缩会在上方产生一个垂直力，导致肱骨头存在相对于关节盂向上位移的趋势；在下方肩袖肌群的共同作用下，产生了一个紧压力并使肱骨头有向下平移的趋势，抵消了三角肌的力，稳定了肱骨头。冈上肌将肱骨头压入关节盂，并与三角肌一起在此稳定的基础上开始外展。动态稳定性是由冈上肌收缩引起的关节压力增加以及下方肩袖肌群收缩引起的肱骨头位置下移形成的[9,29,94,168]。

肱二头肌长头肌腱通过限制在肘关节屈和旋后时肱骨的上移来增强动态稳定性。

### 肩胛骨的稳定性和灵活性

像盂肱关节的肌肉一样，肩胛骨周围肌群在肩部的正常功能中也起着至关重要的作用。肩胛肌群使肩胛骨产生活动，并有助于维持关节盂相对于运动的肱骨头的动态位置。其中包括使肩胛骨上提的肩胛提肌和斜方肌上束；使肩胛骨回缩的斜方肌中束和菱形肌；使肩胛骨回缩、下回旋和下沉的斜方肌下束；使肩胛骨下沉的胸小肌；使肩胛骨前伸并向上回旋的前锯肌（与斜方肌上束共同作用）。它们共同作用，并与盂肱关节肌群保持稳定的长度-张力关系[72,73,113]。

肩胛骨仅通过这些肌肉与胸壁相连。肌肉必须将肩胛骨固定在胸壁上，为肩袖肌群实现肱骨的活动提供稳定的基础。有研究者提出，前锯肌使肩胛骨运动的时候，其余肩胛骨周围的肌肉增强了肩胛骨的稳定性[72,73]。肩胛骨肌群可以进行等长、向心或离心收缩，这取决于想要的运动和运动的类型（加速或减速）。

在无症状的个体中，随着肱骨角的增加，上回旋和后倾的发生，以及内旋后缩和上提的减少是常见的肩胛骨运动模式[67,95]。肩胛骨上回旋通过抬高肩峰外侧以防止撞击的发生，这是肩胛骨主要的运动[96]。肩胛骨后倾是肩胛骨第二主要的运动，通过向后移动前端的肩峰，防止肩袖肌腱的撞击[96]。外旋使肩峰向后移动，以减少与肩袖肌腱的接触[96]。

肩痛患者的肩胛骨运动模式发生了改变[71]。多项研究表明，肩关节撞击综合征患者的肩胛骨运动学发生了改变[41,93,96,99]。在有症状和无症状的个体中，肩关节撞击综合征患者的肩胛骨上回旋减少、后倾减少、内旋增加[93]。尽管肩胛骨运动学改变可能与损伤有关，它们也是过顶投掷活动的一种适应性表现。与非投掷运动员相比，投掷运动员抬高上臂的过程中肩胛骨上回旋、内旋和后缩增加[116]。尽管已经发现这些改变与肩峰下撞击有关，但在棒球运动员中无症状的人也出现了三维运动学的改变，其表明这些变化是由重复的过顶运动造成的[126]。这一发现有助于解释过顶运动中的肩胛骨运动模式可能是有损伤性的，因为过顶运动改变了肩胛骨运动模式，这会使运动员更容易受伤。任何肩胛骨运动模式的后续改变，例如激活模式的减弱或改变、胸大肌和胸小肌的紧张或肩关节后部的紧张，都会造成肩胛骨进一步前伸、前倾和下回旋，从而导致肩胛骨向下方倾斜并使肩峰处在一个更接近水平方向的位置[11,17]。实际上，这降低了喙肩弓的顶部，并压迫了肩峰下间隙内的组织[150]。

> **临床决策练习 17-1**
>
> 一名大学冰球运动员在比赛时被板打中造成了肩峰与锁骨的Ⅰ度分离。患者主诉疼痛和无法外展患侧手臂。X线片没有显示肩锁关节间隙的增大，因此患者被转介给运动防护师进行非手术治疗。运动防护师可以采取什么措施来确保患者能够痊愈并且不会导致肩关节复合体的进一步功能障碍？

### 姿势

错误的姿势例如头前倾、胸椎后凸会使组织受到的异常压力增加，从而导致肩部疼痛。姿势改变造成肌肉力量失衡而间接地造成肩痛。肌肉力量失衡可能会改变生物力学和关节活动度，导致继发性撞击损伤、关节不稳和肌肉疲劳。头前倾、圆肩的人在进行过顶运动和肌肉激活时可能出现肩胛骨运动模式的改变，包括肩胛骨内旋和上回旋变多，以及与理想姿势相比前锯肌激活的减少[159]。目前已经证实,保持驼背、头前倾的姿势坐位仅 5 分钟后,肩关节外旋力量就会降低[128]。肩胛骨运动模式改变和肌肉力量下降与头前倾驼背的姿势有关,这种姿势从理论上减小肩峰下间隙的空间,增加了发生撞击的风险[12,15,145,150]。在所有肩关节的康复中,应结合患者教育和拉伸练习以帮助其改善姿势。

## 肩关节复合体的康复训练

### 早期拉伸练习(图 17-5 ~ 图 17-9)

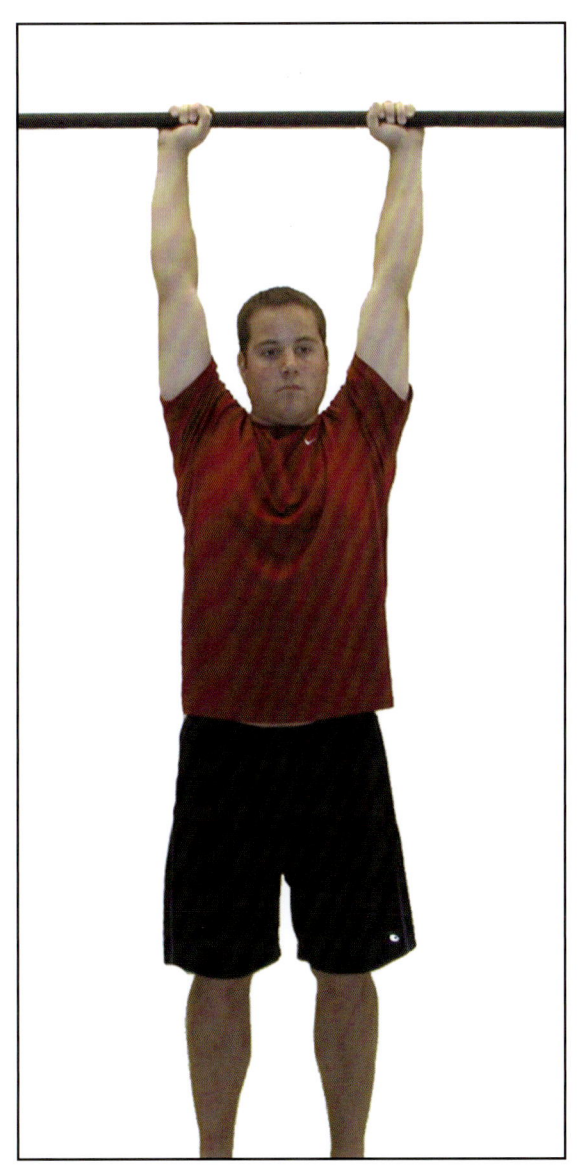

图 17-5 静态悬挂。一般来说,悬挂在单杠上能良好广泛地拉伸肩关节复合体的肌肉组织

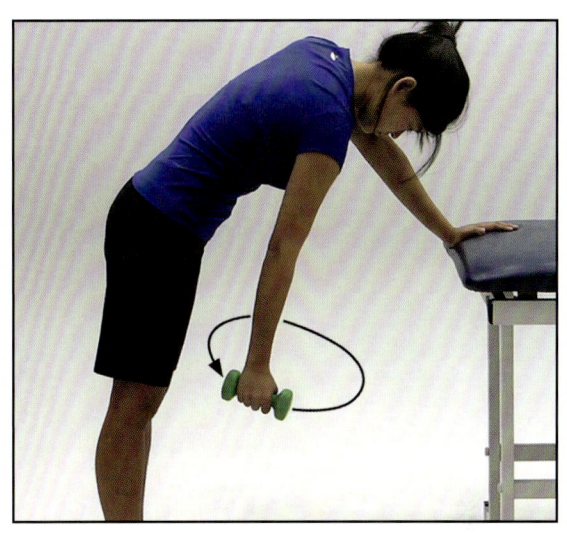

图 17-6 考德曼(Codman)环形运动。患者一手中握哑铃,以圆形轨迹运动,周期性地换方向。当患者的肩关节活动度被限制在 90° 时,此方法可用作康复初期的常用拉伸方式

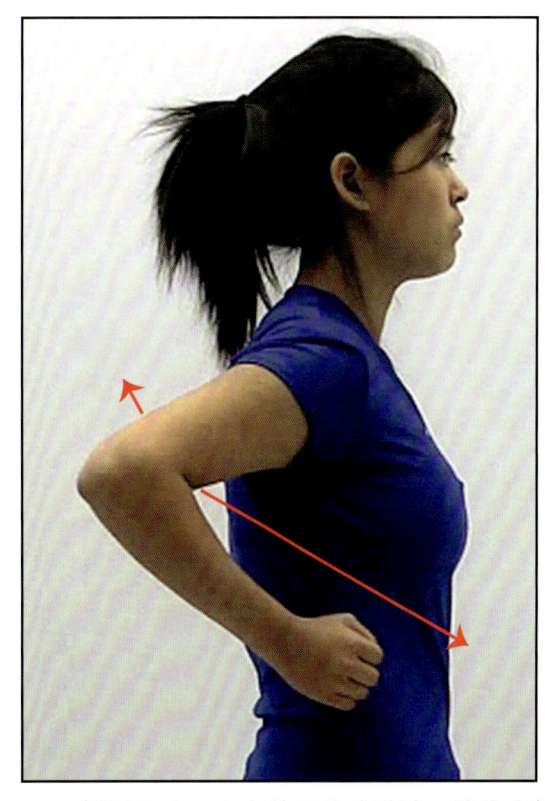

图 17-7 锯形运动。患者前后移动手臂,就像在锯东西一样。当患者的肩关节活动度被限制在 90° 时,此方法可用作康复初期的常用拉伸方式

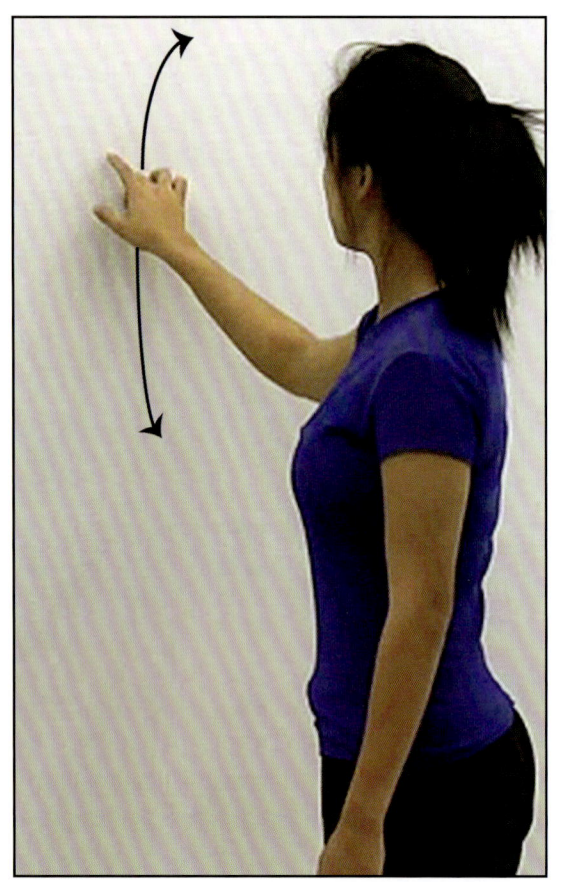

图 17-8 爬墙运动。患者用手指在墙壁上行走。此技术在尝试重新获得全范围肩关节活动度时很有用。在无痛范围内进行运动

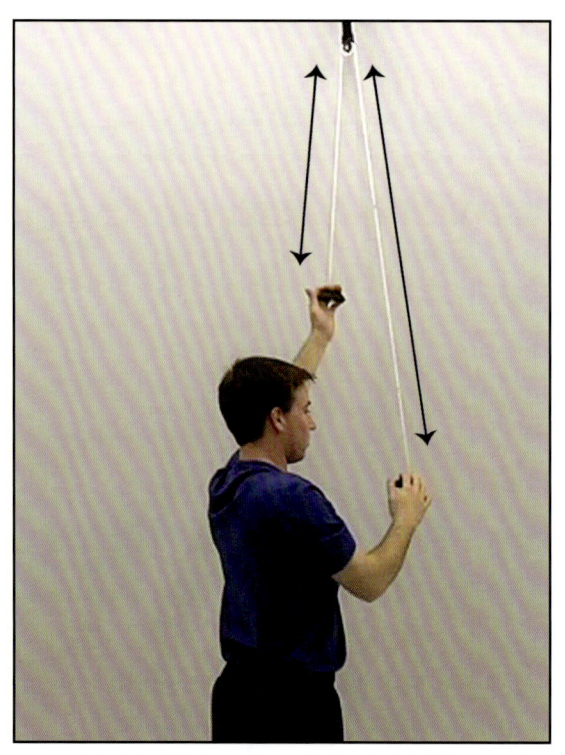

图 17-9 绳索和滑轮运动。在尝试重新获得全范围过顶活动度时，此练习可作为一种主动助力练习。在无痛范围内进行运动

## 主动-辅助拉伸运动（图 17-10～图 17-18）

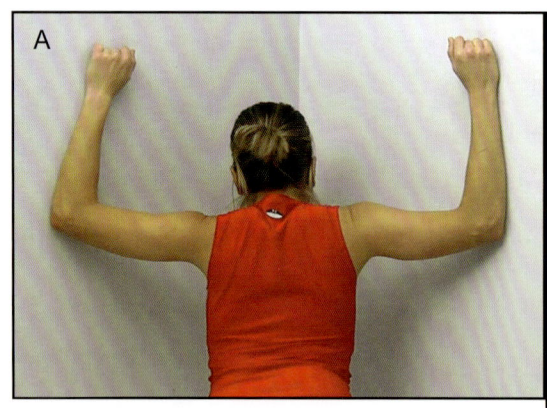

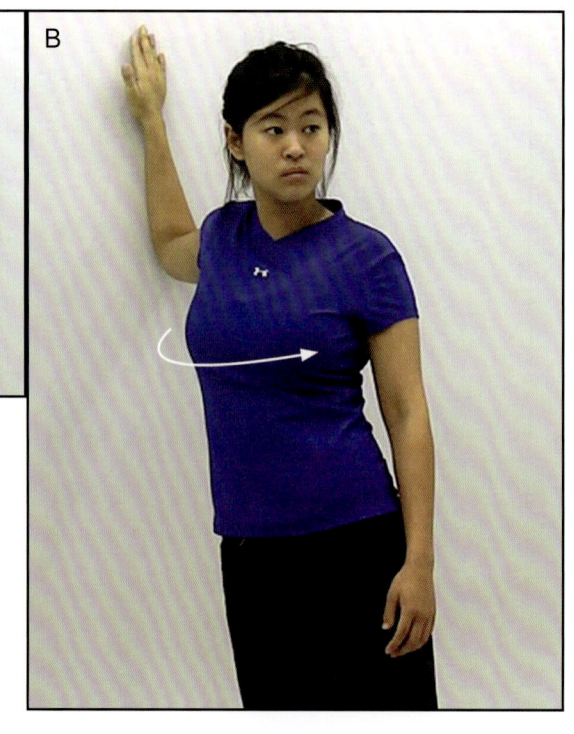

图 17-10 墙角拉伸。（A）将肘部放在肩水平或以下的位置，然后胸部靠近角落。在水平内收活动度受限或有圆肩姿势时使用，拉伸胸大肌、胸小肌、三角肌前束、喙肱肌和前侧关节囊。（B）也可以单侧靠墙进行

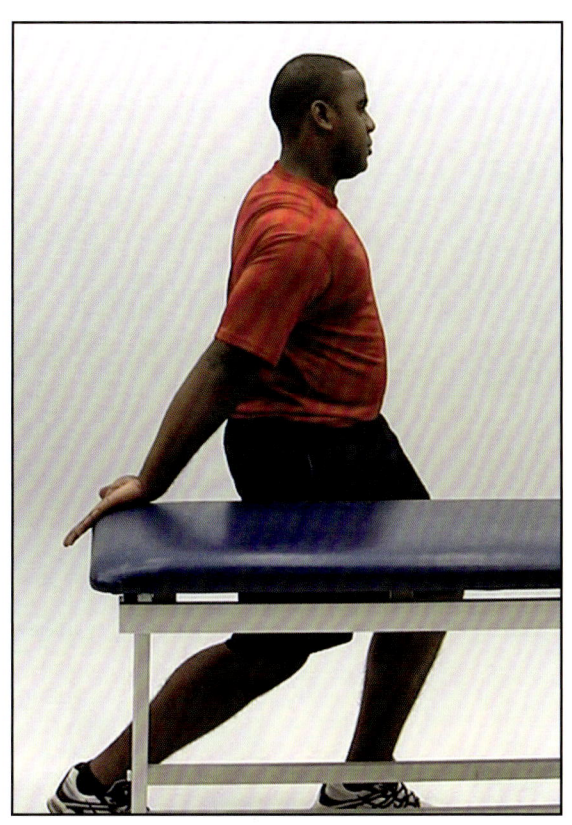

图 17-11 站立位屈肌拉伸：当肩关节屈曲活动受限时，将手放在治疗台上，同时弓步向前拉伸三角肌前束、喙肱肌、胸大肌、肱二头肌和前侧关节囊

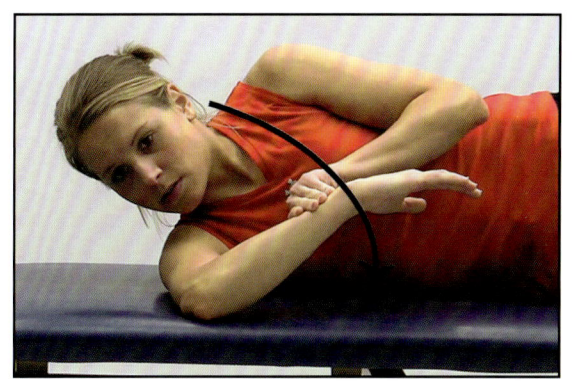

图 17-12 侧卧拉伸。侧躺以稳定肩胛骨，并向桌子施加轻柔的压力以拉伸肩后部。当存在肩关节后侧紧张和内旋活动度受限时使用此练习，以拉伸冈下肌、小圆肌、三角肌后束和关节囊后侧。这对过顶投掷运动员来说很重要，因其存在着因投掷动作而丧失内旋功能的风险

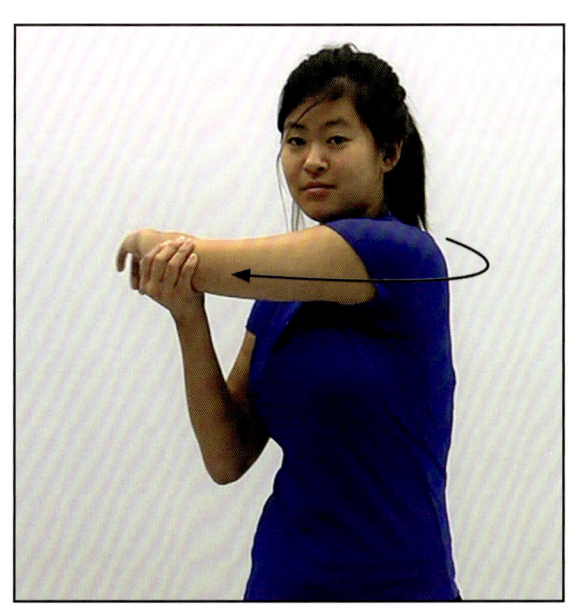

图 17-13 水平外展肌拉伸。将手臂放置于水平外展位置以拉伸后肩。用于拉伸三角肌后束、冈下肌、小圆肌、菱形肌和斜方肌中束和后侧关节囊。对于肩关节撞击综合征患者，此姿势可能引起不适。可考虑在侧卧位置进行，以使肩胛骨靠在桌子上以保持稳定

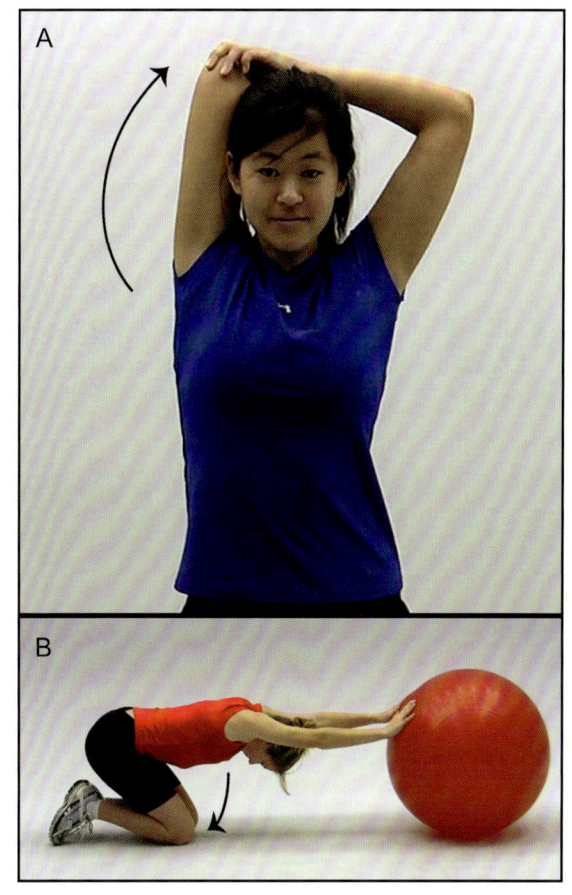

图 17-14 下侧关节囊拉伸。（A）手臂在头顶上方位置完全抬起时进行自我拉伸。在能力范围内拉伸下侧关节囊和肱三头肌。对于肩部撞击综合征患者，此姿势可能引起不适。（B）还可以使用瑞士球进行下侧关节囊拉伸

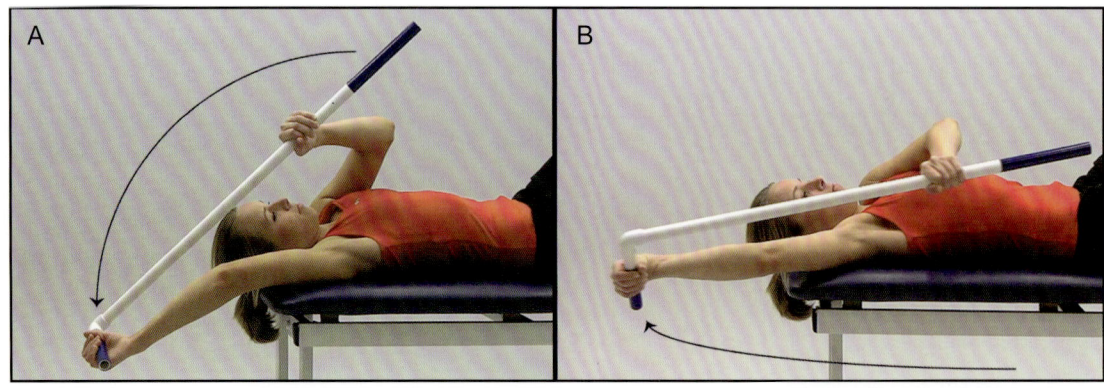

图 17-15　过顶 L 形杆拉伸。可以通过（A）屈曲和（B）伸展进行牵拉，牵拉胸大肌和胸小肌、背阔肌、大小圆肌、三角肌后束、肱三头肌和下侧关节囊

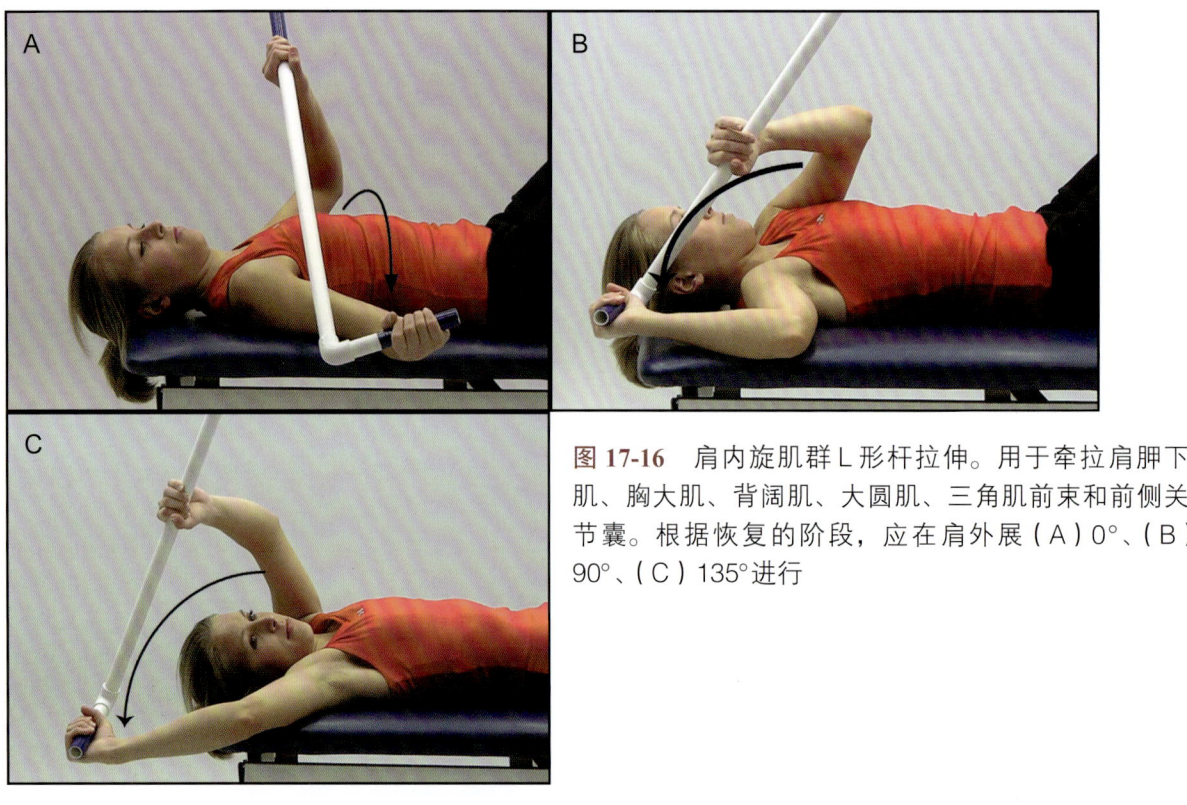

图 17-16　肩内旋肌群 L 形杆拉伸。用于牵拉肩胛下肌、胸大肌、背阔肌、大圆肌、三角肌前束和前侧关节囊。根据恢复的阶段，应在肩外展（A）0°、（B）90°、（C）135°进行

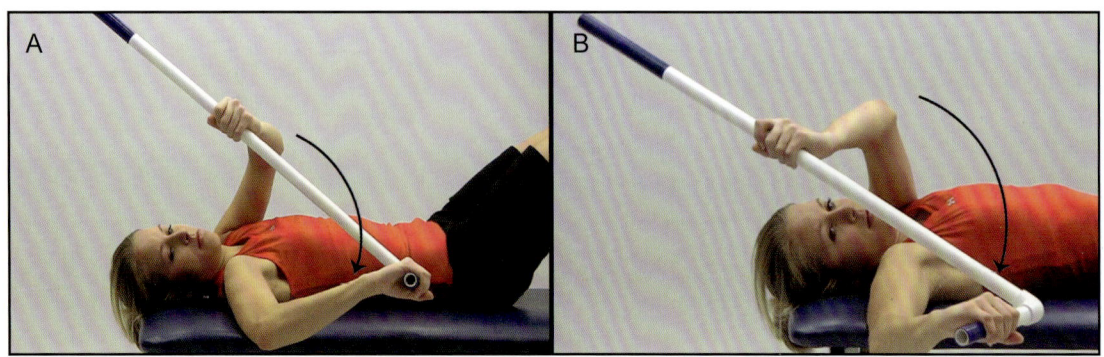

图 17-17　肩外旋肌群 L 形杆拉伸。用于牵拉肩胛下肌、小圆形和三角肌后束以及后侧关节囊。应在肩外展（A）90°和（B）135°进行

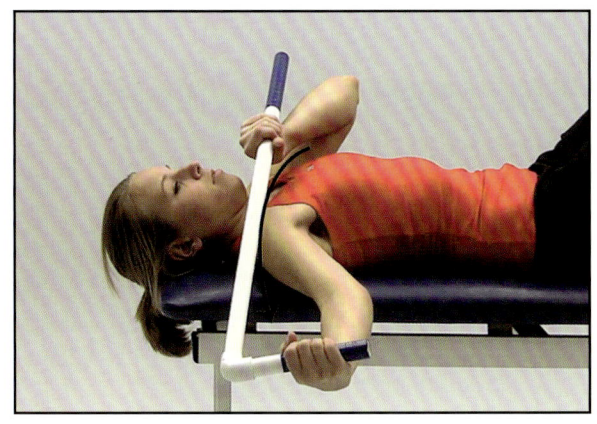

图 17-18　水平内收肌群 L 形杆拉伸。用于牵拉胸大肌、三角肌前束和肱二头肌长头以及前侧关节囊

## 临床人员辅助强化技术（图 17-19～图 17-22）

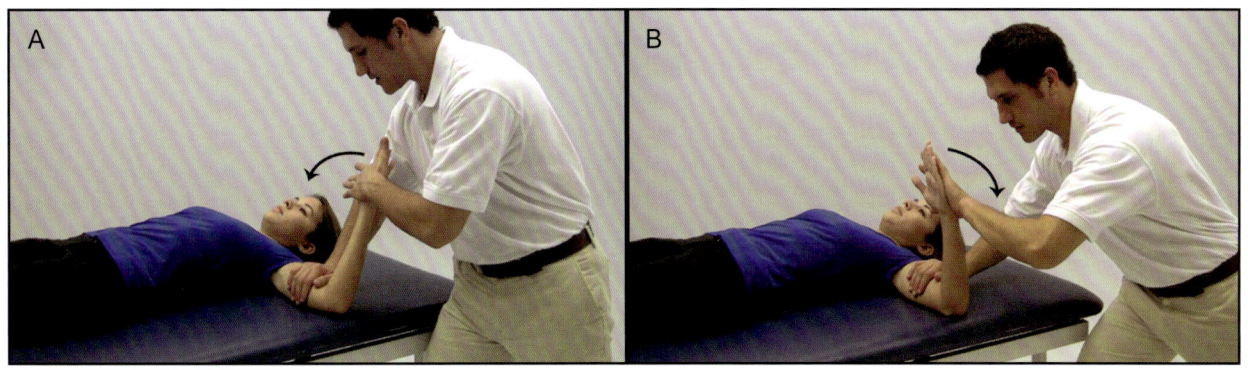

图 17-19　在小关节活动范围内进行等长收缩训练以开始强化训练。当关节活动度受限或者在刚接受手术康复项目后全范围等长收缩会加剧问题的产生，此时应通过肩关节的（A）等长内旋和（B）等长外旋以启动强化训练

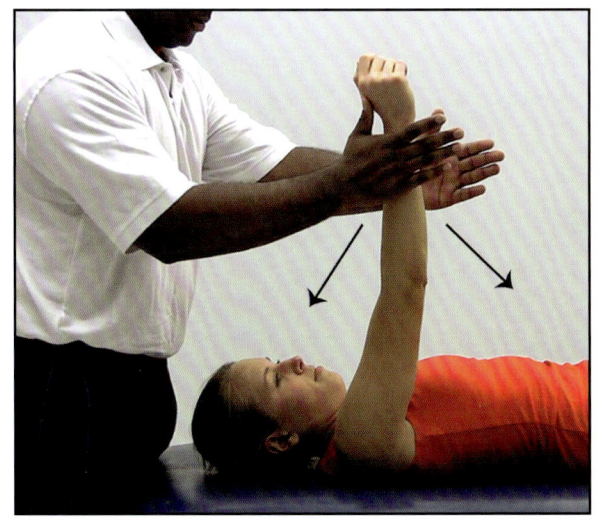

图 17-20　节律性稳定。使用对角线 1 或对角线 2 模式。当运动防护师反复改变外力干扰的方向时，患者使用肌肉的协同等长收缩来使手臂保持在特定位置

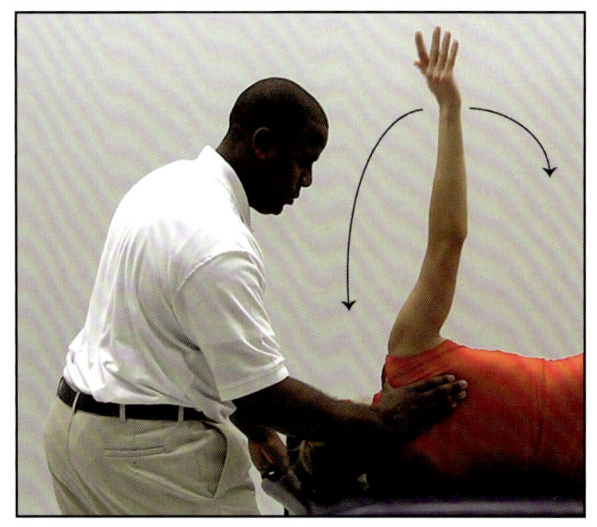

图 17-21　肩胛骨的本体感觉神经肌肉促进技术（PNF）。当患者按照对角线 1 或对角线 2 模式运动时，运动防护师向肩胛骨边缘施加适当阻力，用于增强肩胛稳定结构的神经肌肉控制并加强肩胛肌群的力量

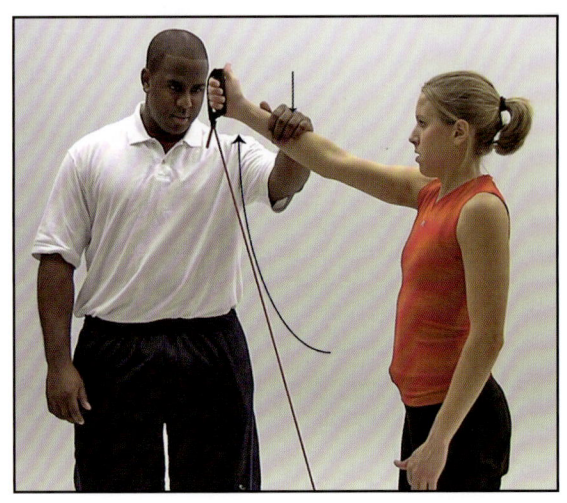

图 17-22 PNF 徒手抗阻训练。运动防护师扰动患者手臂的同时，患者手臂位置保持不变。为了增加难度，可以令患者握住橡皮拉力器或自由负重，用于增强盂肱关节的神经肌肉控制

## 借助器械的本体感觉神经肌肉促进训练（图 17-23 ~ 图 17-24）

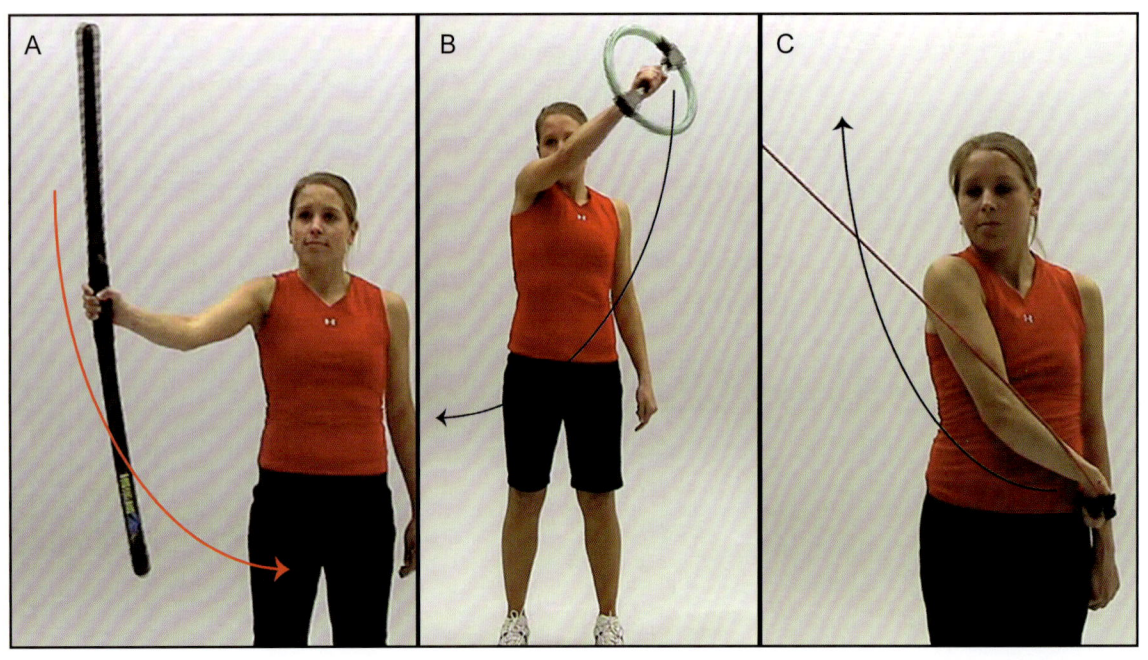

图 17-23 借助器械的 PNF 练习。使用（A）Body Blade、（B）离心环叶片或（C）绳索进行对角线 1 或对角线 2 模式练习。用于增强神经肌肉控制并提高全关节活动范围内力量

图 17-24 使用运动专项工具,例如网球拍和弹力绳进行加强训练。进行全范围肩关节活动增强力量并将其作为功能性进阶

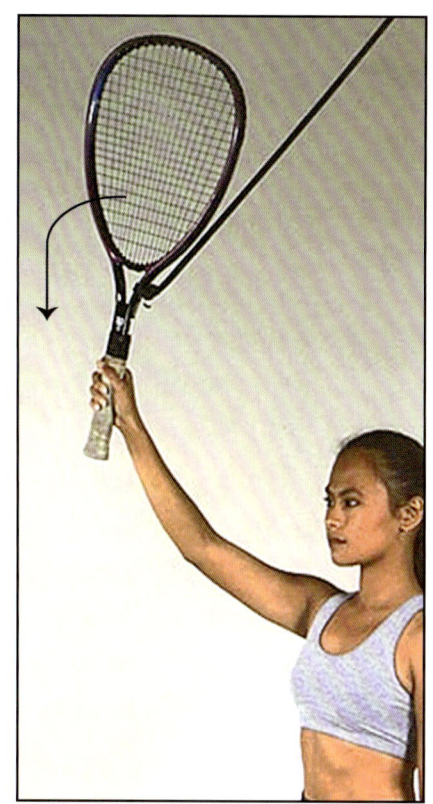

### 肩关节推举强化训练（图 17-25～图 17-28）

推举训练旨在增强肩前部和背部浅层肌群的力量。可以使用杠铃、自由负重或阻力带进行。在不同位置或在瑞士球上进行练习。

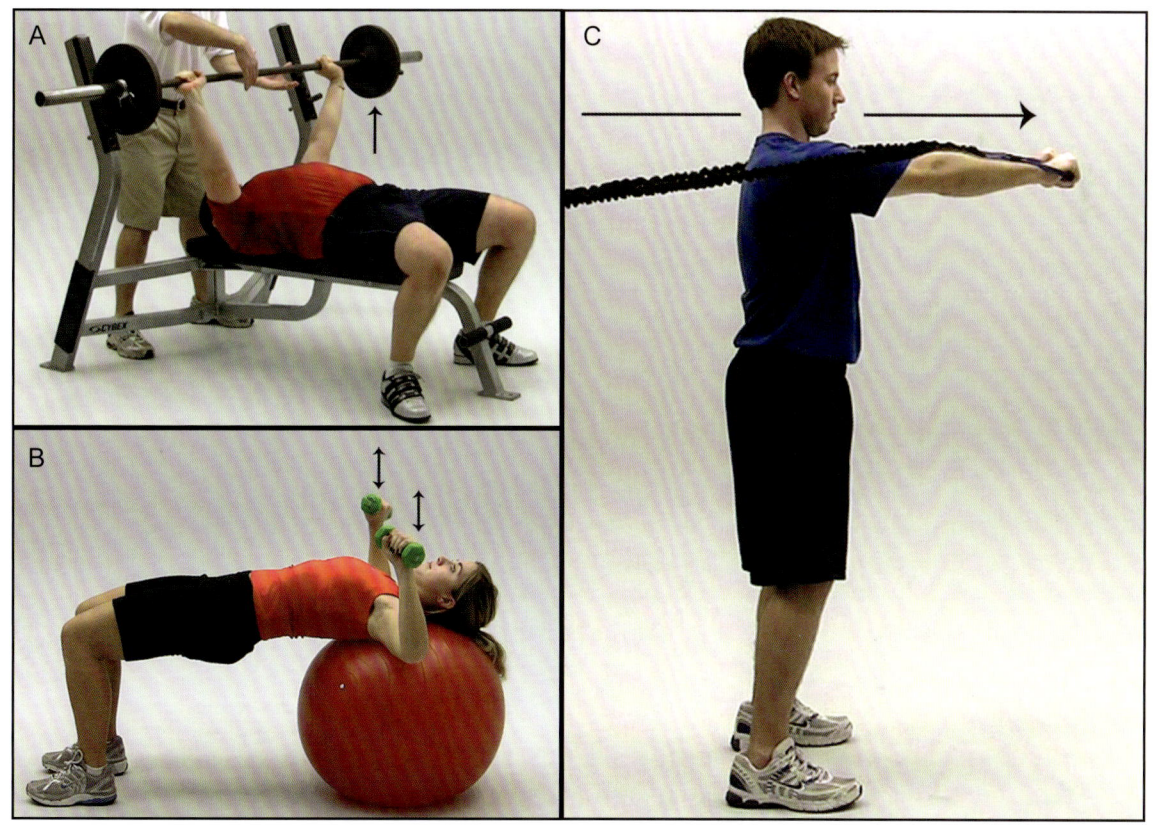

图 17-25 胸部推举。用于加强胸大肌、三角肌前束和肱三头肌,其次是加强喙肱肌。(A) 站在地板上进行锻炼可以防止肌肉相互干扰,最大程度刺激目的肌群。(B) 另一种方式是在不稳定的表面(例如瑞士球)上使用哑铃。(C) 也可以在站立位使用弹力绳或者拉力绳

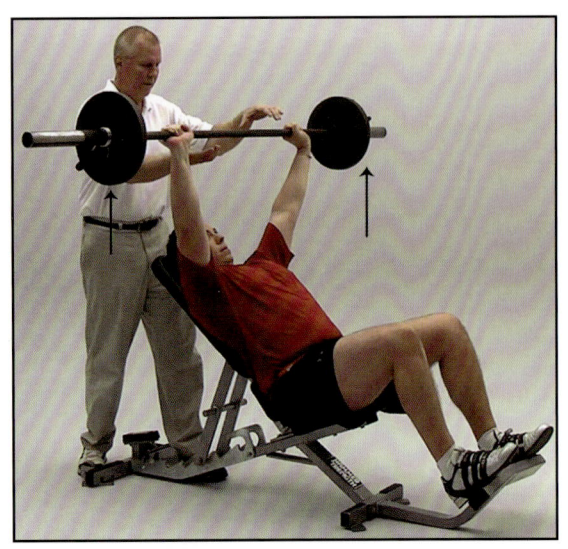

图 17-26　上斜式推举。用于加强胸大肌（上束纤维）、肱三头肌、三角肌前中束，其次是喙肱肌、斜方肌上束和肩胛提肌

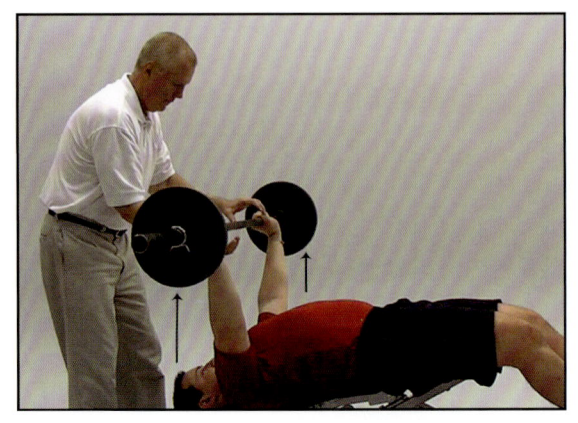

图 17-27　下斜式推举。用于加强胸大肌（下束纤维）、肱三头肌、三角肌前束、喙肱肌和背阔肌

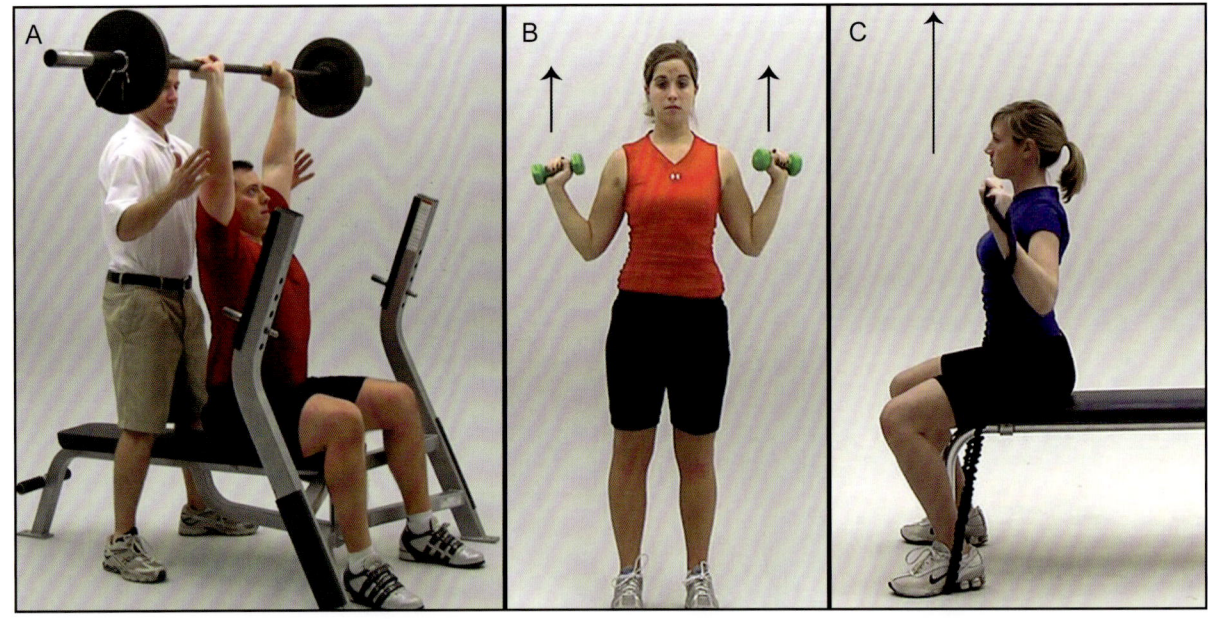

图 17-28　肩推。用于加强三角肌中束、斜方肌上束、肩胛提肌和肱三头肌。（A）坐位下进行。（B）站立位下使用哑铃。（C）坐位下使用弹力绳或弹力管

## 肩关节特异性抗阻训练（图 17-29 ~ 图 17-38）

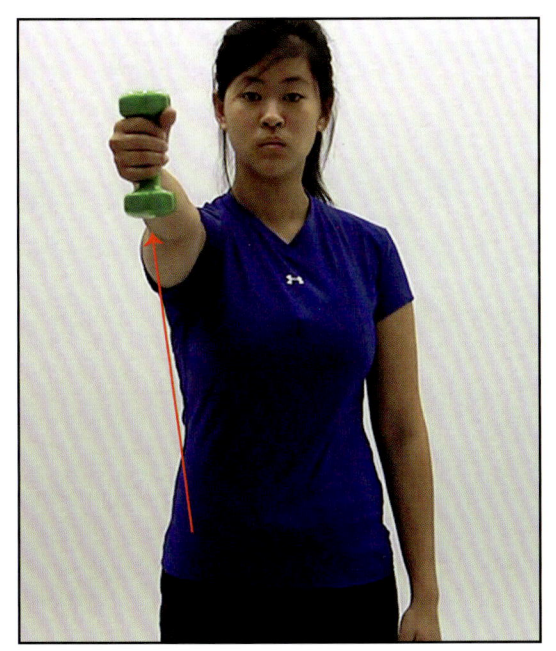

图 17-29　肩关节屈曲。主要用于增强三角肌前束和喙肱肌，其次增强三角肌中束、胸大肌和肱三头肌。在此过程中拇指始终朝上，可以在坐位下进行

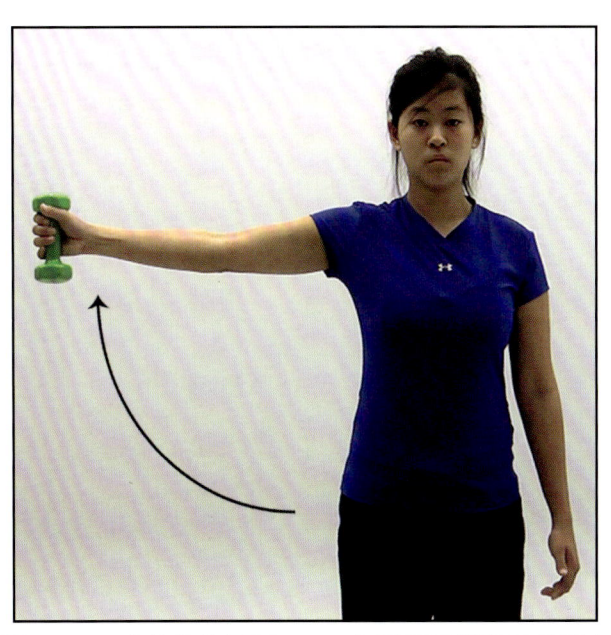

图 17-30　肩关节外展至 90°。主要用于增强三角肌中束和冈上肌，其次增强三角肌前后束和前锯肌。在此过程中拇指始终朝上，可以在坐位下进行

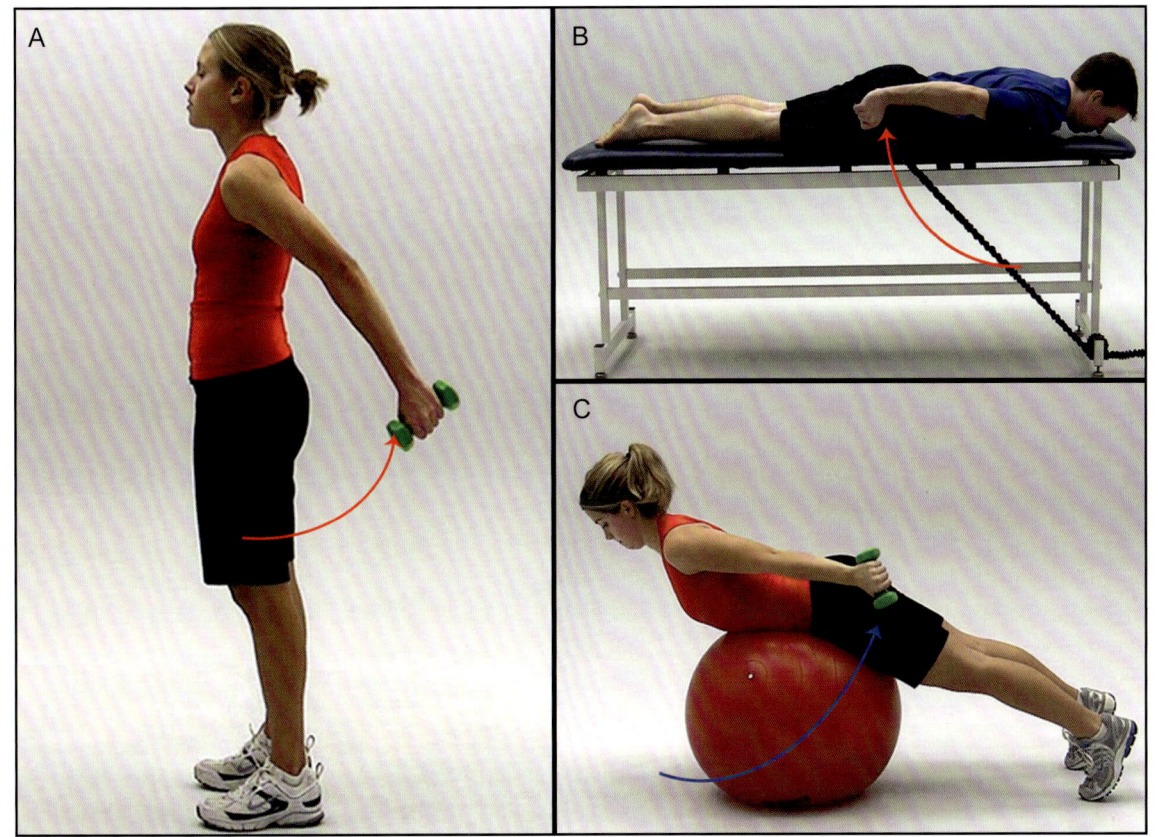

图 17-31　肩关节伸展。主要用于增强背阔肌、大圆肌和三角肌后束，其次用于增强小圆肌和肱三头肌长头。在此过程中拇指始终朝下。(A)在站立位使用哑铃，(B)俯卧位使用弹力绳或拉力绳，(C)俯卧位于瑞士球上使用哑铃

图 17-32　飞鸟（肩关节水平内收）运动。主要用于增强胸大肌，其次增强三角肌前束。请注意，在此过程中肘关节微曲。可以仰卧位进行，也可以于站立位在身后放橡胶管或壁滑轮

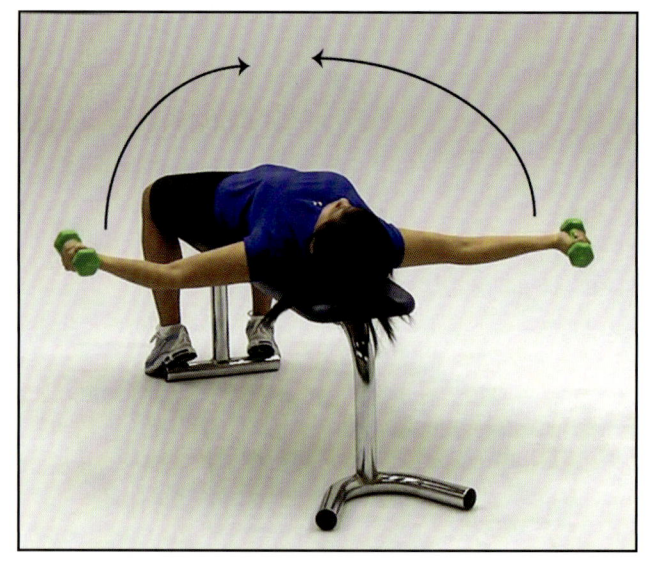

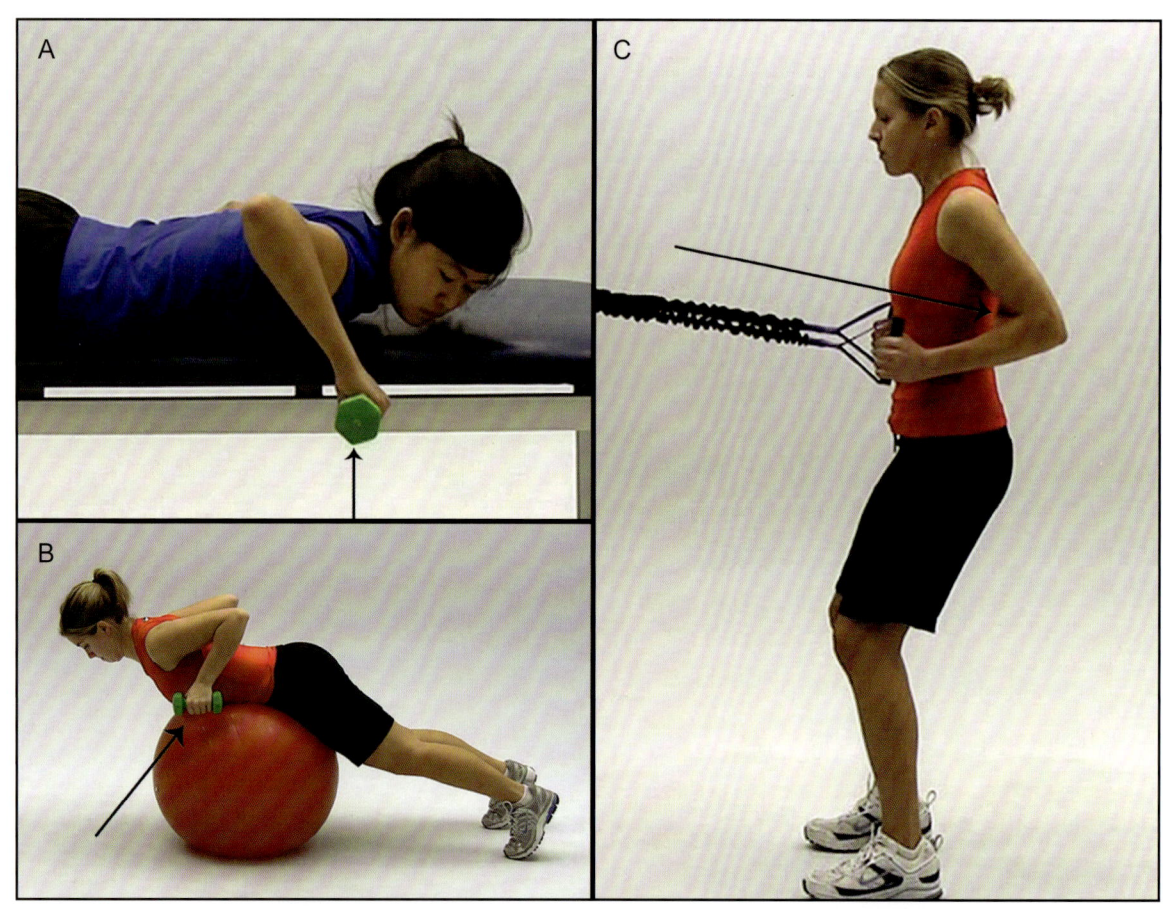

图 17-33　肩划船（肩关节水平外展）。主要用于增强三角肌后束，其次用于增强冈下肌、小圆肌、菱形肌和斜方肌中束。（A）俯卧位使用哑铃，（B）俯卧在瑞士球上，（C）站立位使用弹力绳或橡胶管。请注意，大拇指朝上时能更好地激活斜方肌中束；而大拇指朝下时更好地激活菱形肌

第 17 章 肩部损伤的康复 315

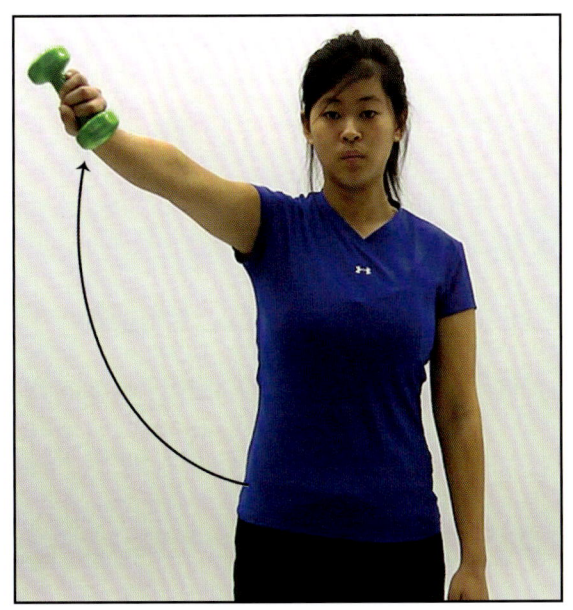

图 17-34 肩胛骨平面外展。站立时，在肩胛骨平面抬高手臂，其在该平面水平面内收约 30°。主要用于在肩胛骨平面增强冈上肌，其次用于增强三角肌前中束。拇指向下可更好地刺激冈上肌，但也会引起撞击。这种情况可以通过改成拇指向上的位置来缓解

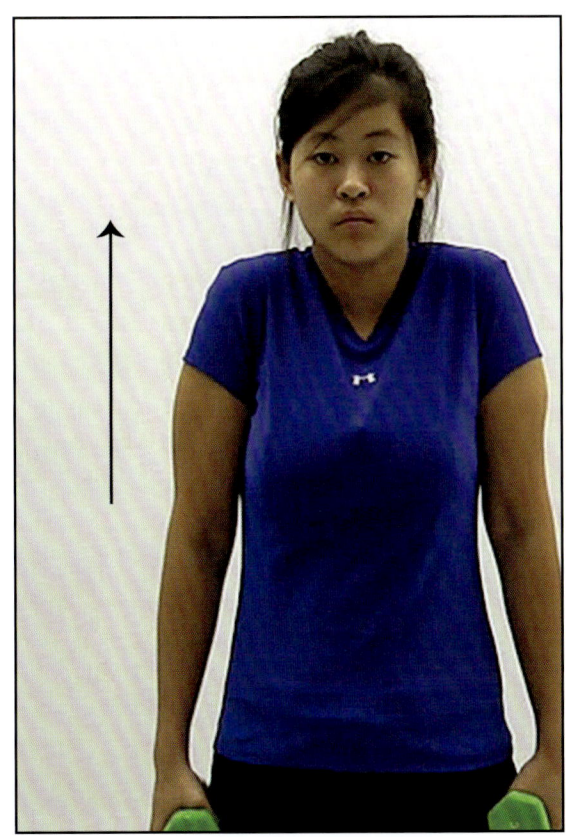

图 17-36 耸肩。站立位或者坐位下活动肩关节进行耸肩。主要用于增强斜方肌上束和肩胛提肌，其次增强菱形肌

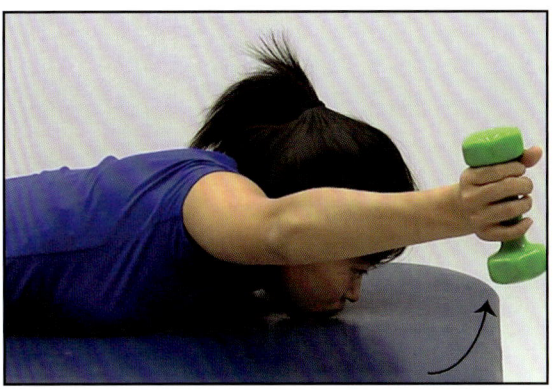

图 17-35 备选冈上肌训练。主要用于增强冈上肌，其次用于增强三角肌后束。俯卧位肩关节外展到 100°，手臂在极度外旋时进行最大限度地水平外展，请注意拇指应指向上方

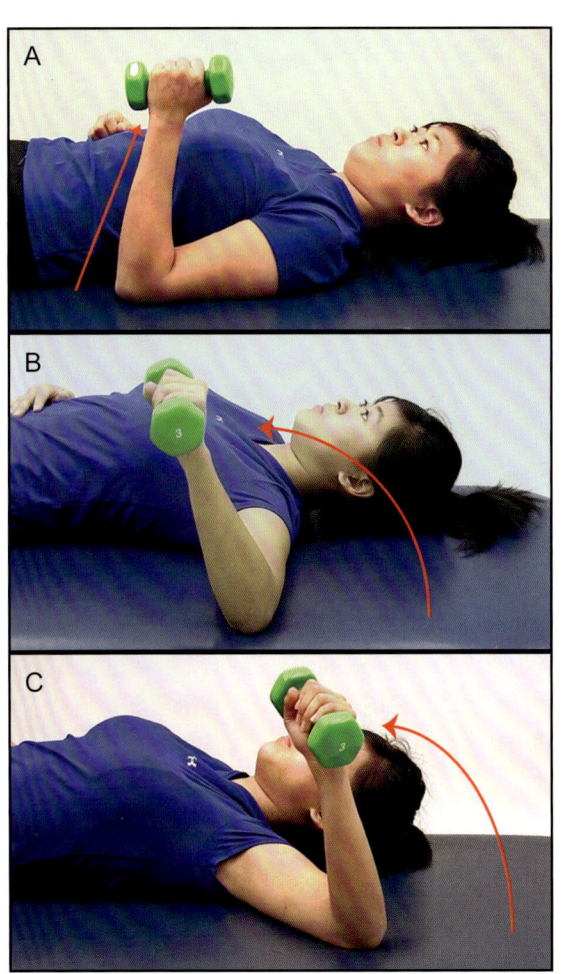

图 17-37 肩关节内旋。可以进行等长或者等张训练，仰卧位使用哑铃或者站立位使用弹力带。站立位时，将毛巾放置在手臂下方让患者收缩肩袖肌群以将毛巾固定在同一位置从而提高稳定性。主要用来增强肩胛下肌、胸大肌、背阔肌和大圆肌，其次是三角肌前束。应当在肩关节完全内收 0°位，以及外展 90°和 135°时进行训练

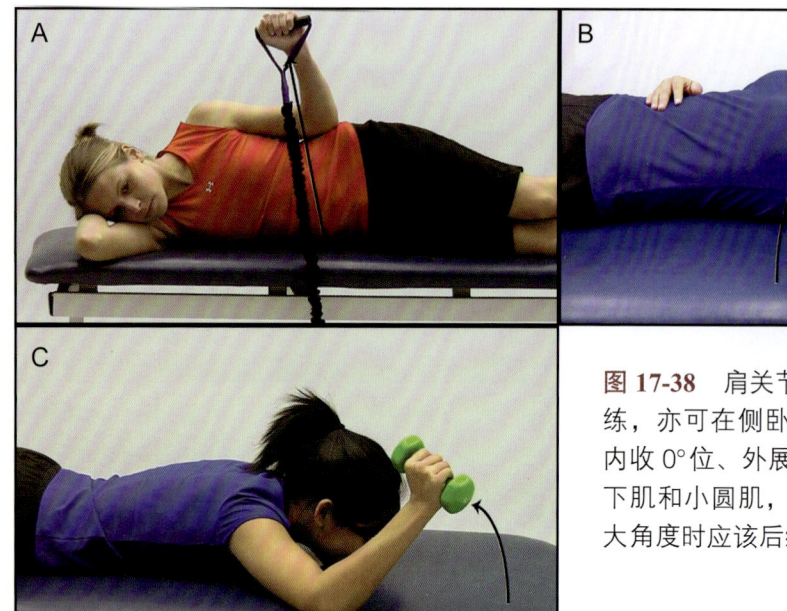

图 17-38 肩关节外旋。此运动可进行等长或者等张训练，亦可在侧卧、仰卧或俯卧下进行。应当在肩关节内收 0°位、外展 90°和 135°时外旋。主要用于增强冈下肌和小圆肌，其次用于增强三角肌后束。外旋到最大角度时应该后缩肩胛骨，以利于刺激外旋肌群

## 肩胛骨强化训练（图 17-39～图 17-47）

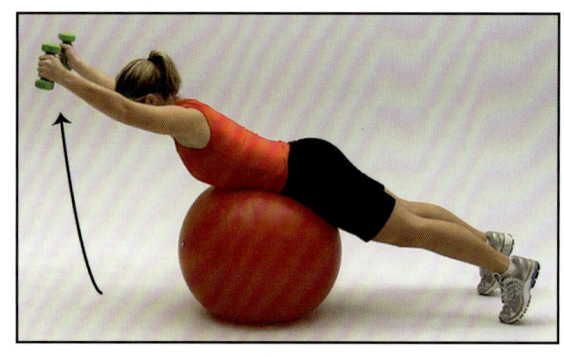

图 17-39 "Y"字训练。患者俯卧在瑞士球上并保持稳定。患者双侧肩胛骨后缩，然后双手举过头顶摆成 Y 字形状。用于加强斜方肌下束、菱形肌和前锯肌

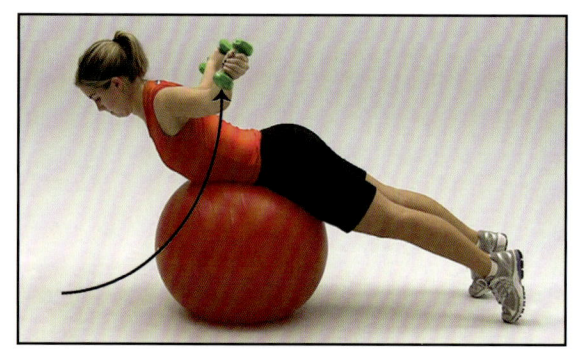

图 17-40 "T"字训练。患者俯卧在瑞士球上并保持稳定。患者双侧肩胛骨后缩，然后双手水平外展摆成 T 字形状。用于加强菱形肌、中束斜方肌和三角肌后束

图 17-41 "W"字训练。患者俯卧在瑞士球上并保持稳定。患者应进行划船动作并外旋摆成 W 字形状。用于加强冈上肌、三角肌前中束

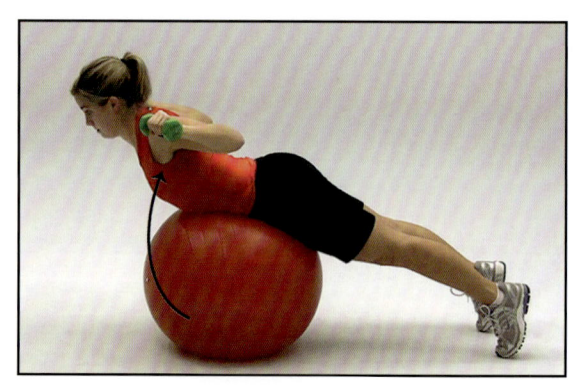

第 17 章 肩部损伤的康复 317

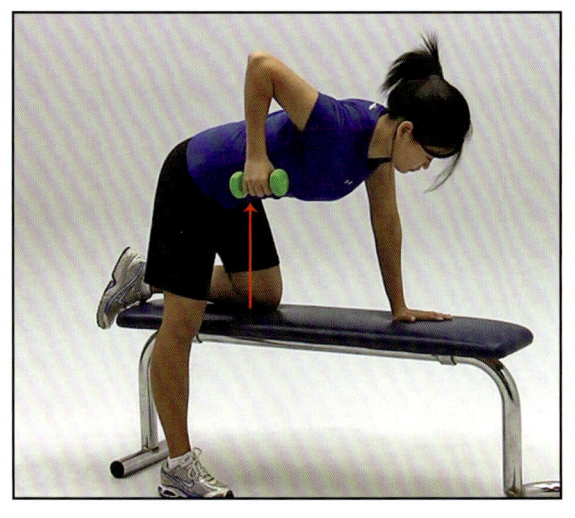

图 17-42 弯腰划船。一侧下肢跪撑在椅子上，弯腰姿势站立。主要用于增强斜方肌中束和菱形肌

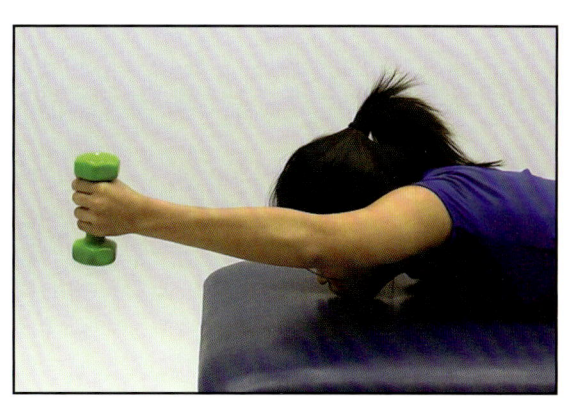

图 17-43 超人姿势。可以使用哑铃或弹力绳在俯卧位进行。用于增强斜方肌下束，其次增强斜方肌中束

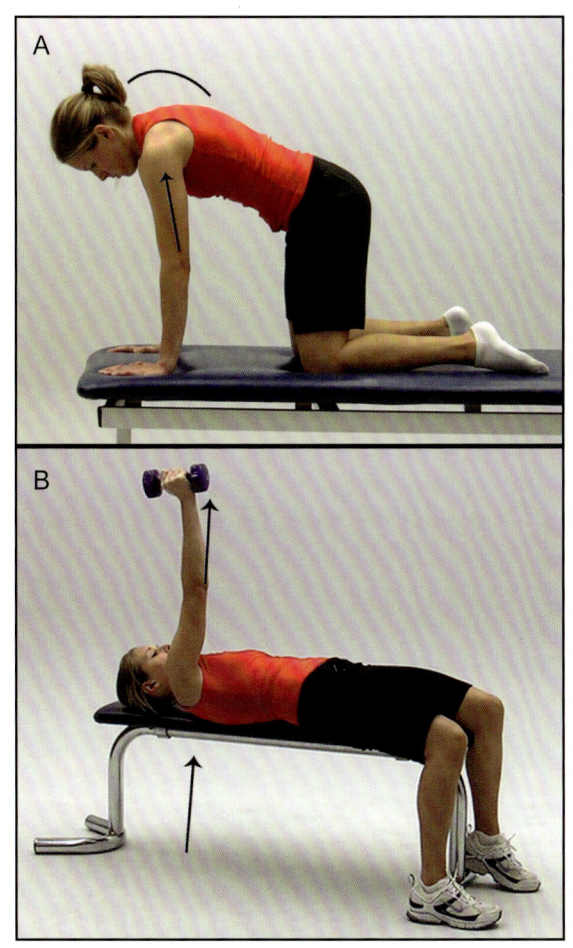

图 17-45 加阻俯卧撑。（A）患者可以在四爬位下完成。患者完成标准的俯卧撑动作，然后在末端继续做圆肩动作。（B）也可以在仰卧位自由负重下进行。用于加强前锯肌

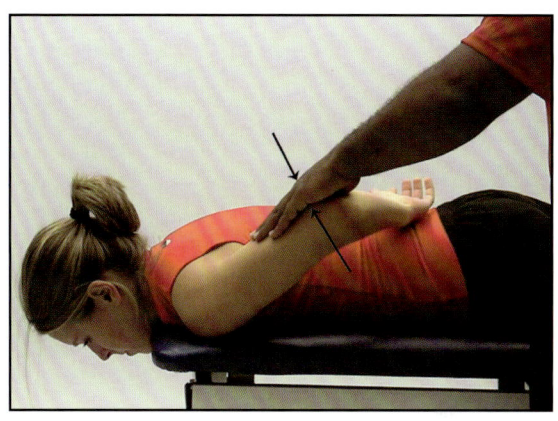

图 17-44 菱形肌等长训练。患者应俯卧，将手放在背部的肩胛骨平面上，辅助人员在患者肘部施加阻力。主要用于加强菱形肌，其次用于增强斜方肌下束

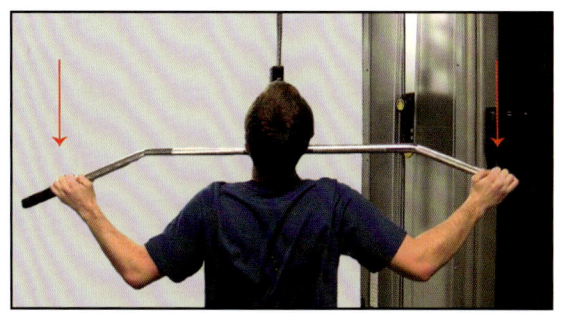

图 17-46 高滑轮下拉。该练习通过将杠铃拉到头部前方来完成。主要用于增强背阔肌、大圆肌和胸小肌，其次增强肱二头肌。在杆上进行引体向上训练也是一种可以选择的方法

图 17-47 使用 Body Blade 进行振动肩胛骨强化训练。用两只手握住 Body Blade，患者从体前完全内收位移动到完全抬高的过顶位

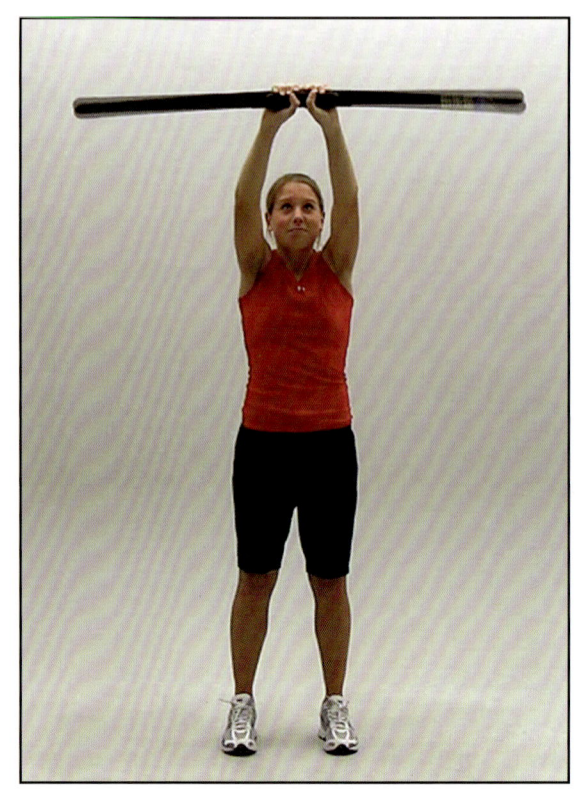

## 俯卧撑训练（图 17-48～图 17-53）

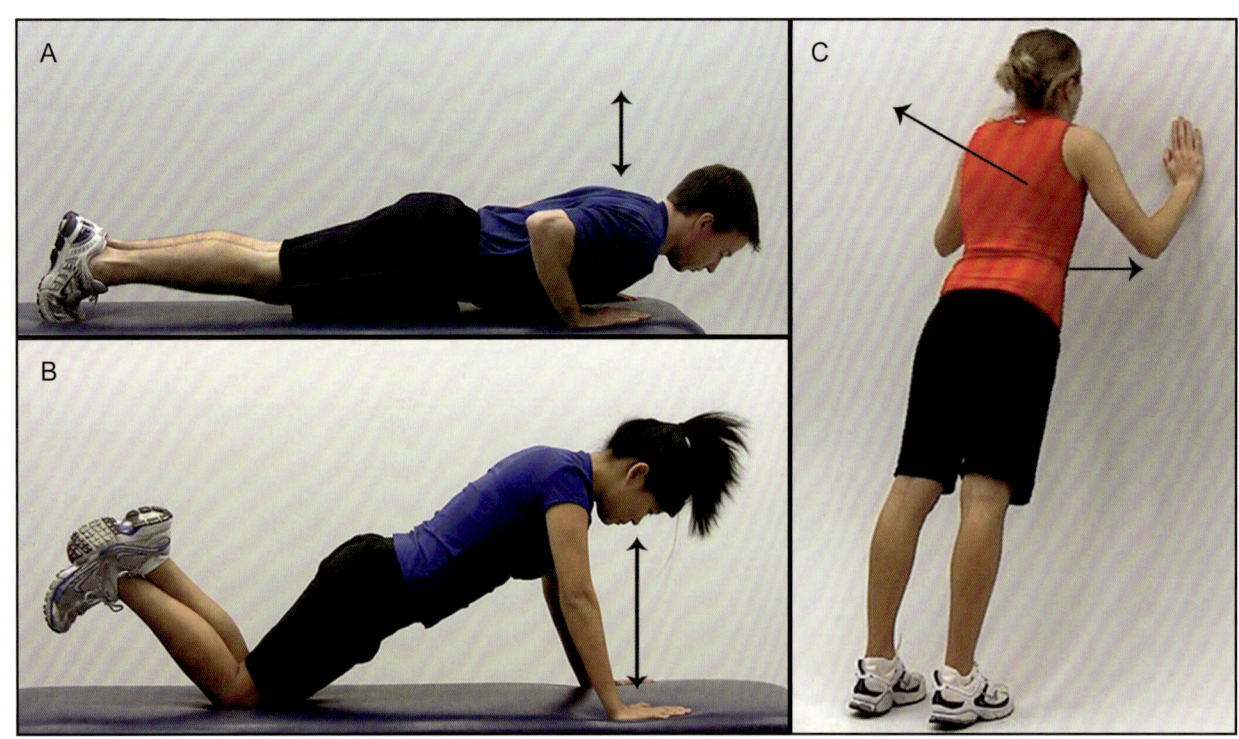

图 17-48 俯卧撑。（A）患者从脚趾着地开始，重心放在脚上。重心始终不要发生移动。通过在脚或手下添加瑞士球来进阶。（B）改良俯卧撑。患者从膝关节着地开始。通过膝关节下的不稳定平面来进阶。（C）墙式俯卧撑。患者将手放在墙上并进行俯卧撑。通过增加与墙的夹角来进阶

第 17 章 肩部损伤的康复　319

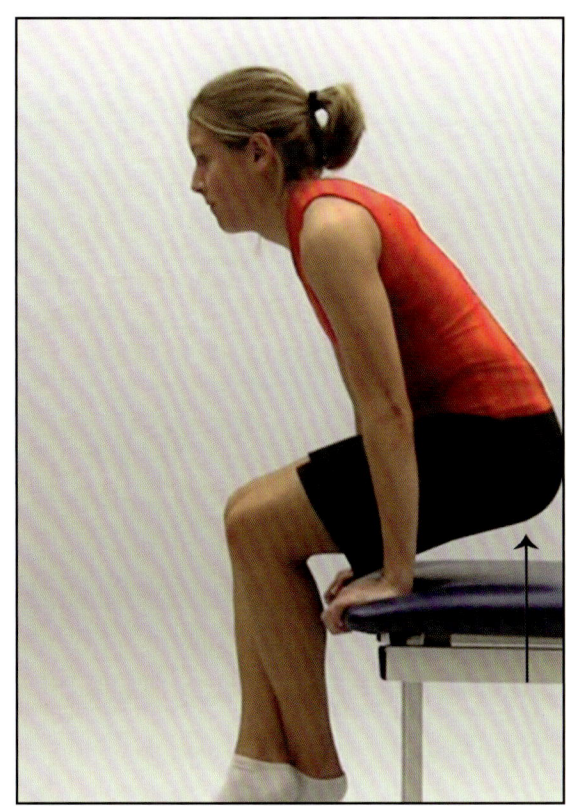

图 17-49　坐位俯卧撑。坐在训练台的尽头。将手放在训练台上，反复把身体抬起相同的高度再放下

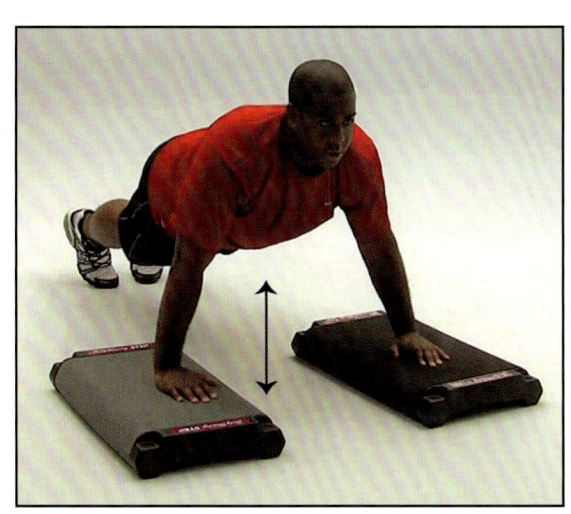

图 17-51　箱上俯卧撑。当在箱上进行功能性俯卧撑运动时，患者可以拉伸前侧肌群，这有助于肌肉的向心收缩

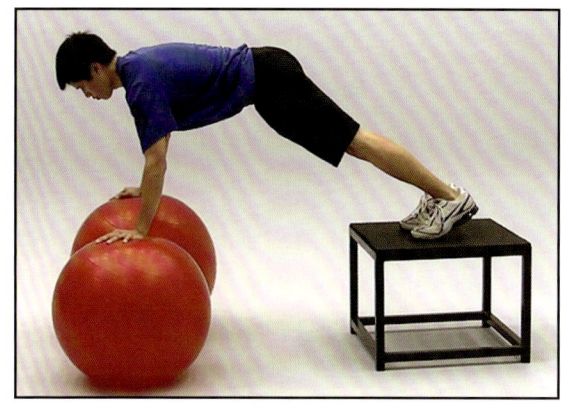

图 17-50　瑞士球上俯卧撑。一种高级的闭链强化练习，需要大量上半身的力量。患者开始时将脚趾放在辅助台上，然后将手放在瑞士球上。在俯卧撑过程中保持平衡和直立

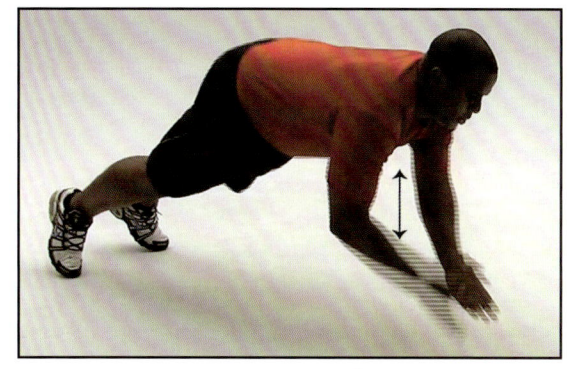

图 17-52　击掌式俯卧撑。患者将身体推离地面，拍手，并且在下落时重新支撑住

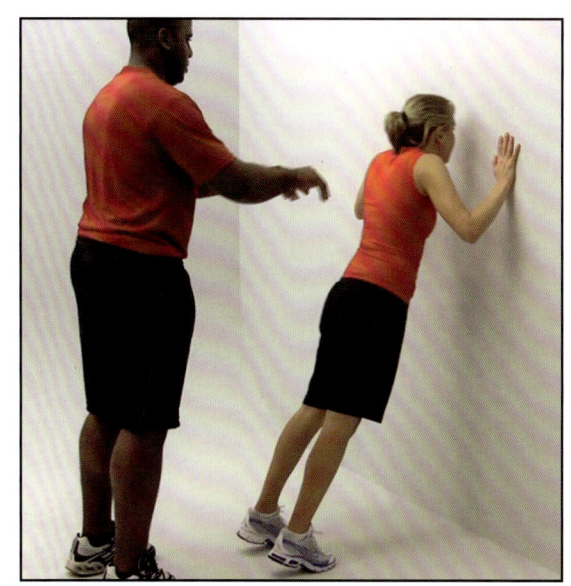

图 17-53　推墙式俯卧撑。运动防护师站在患者身后，将她推向墙壁。患者对抗这个力，然后立即反向推离墙壁

## 增强式训练（图 17-54～图 17-57）

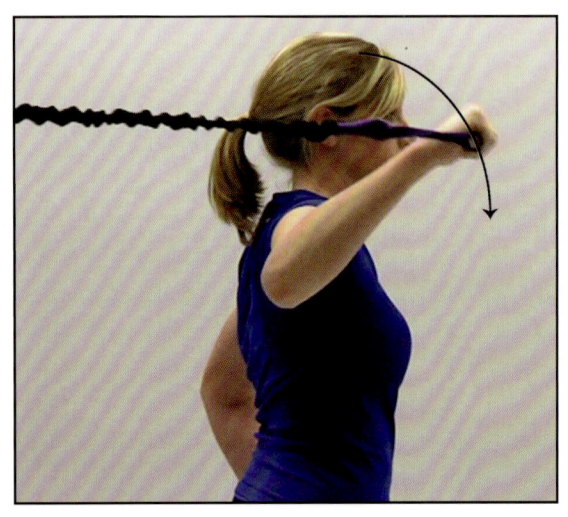

图 17-54　弹力绳或弹力管练习。目的在于增强内旋肌群，快速离心拉伸内旋肌群以促进这些肌肉的向心收缩。用于增加肌肉力量并在活动末端增强神经肌肉控制

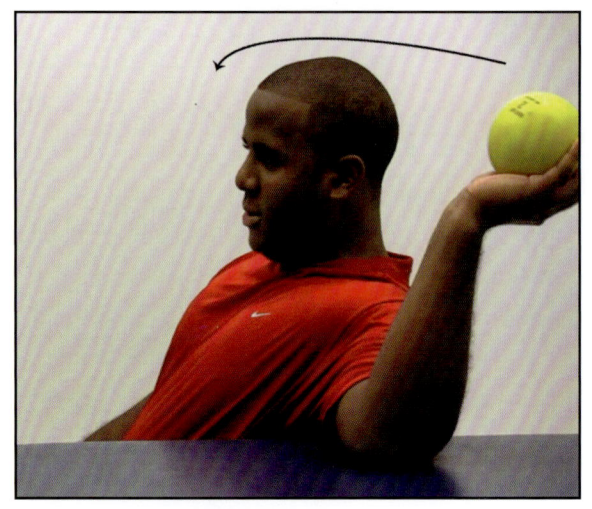

图 17-56　坐位单手扔球。患者应坐位，肩关节外展至 90°并将肘关节支撑在桌子上。运动防护师向患者扔球，产生侧向旋转（外旋）的外力，患者需要保持手位置的动态稳定

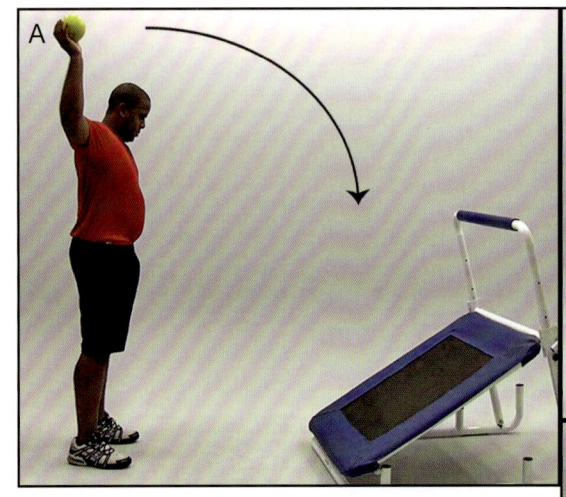

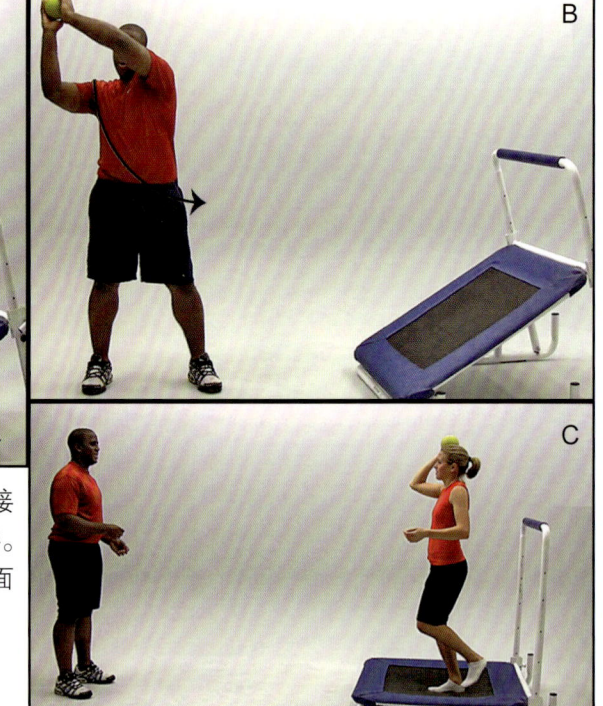

图 17-55　抛接球。患者向蹦床抛出球，弹起后接住，然后使其减速，再立即加速抛出。（A）单臂抛接。（B）双臂抛接伴躯干旋转。（C）单脚站在不稳定平面上单手抛接

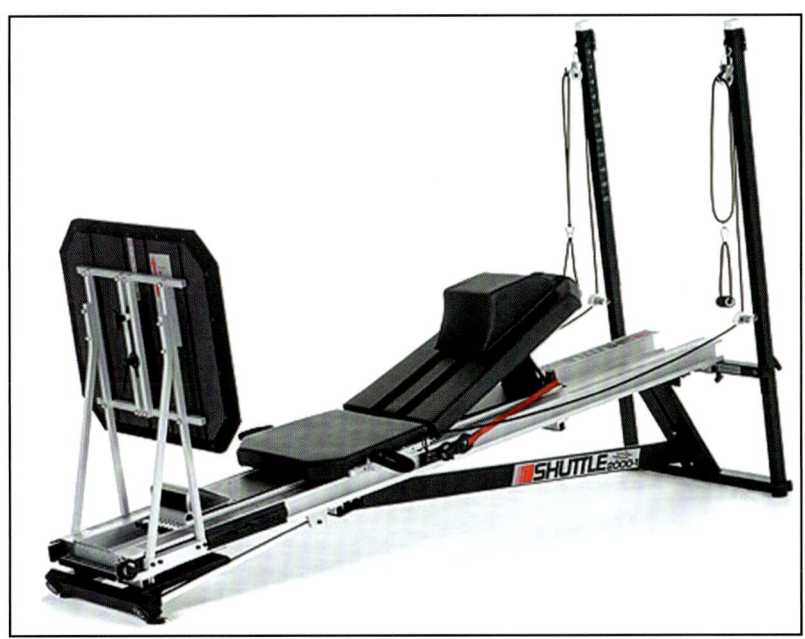

图 17-57 该健身器可用于上下肢的增强式训练（Reprinted with permission from Shuttle Systems.）

## 神经肌肉控制重建训练（图 17-58～图 17-65）

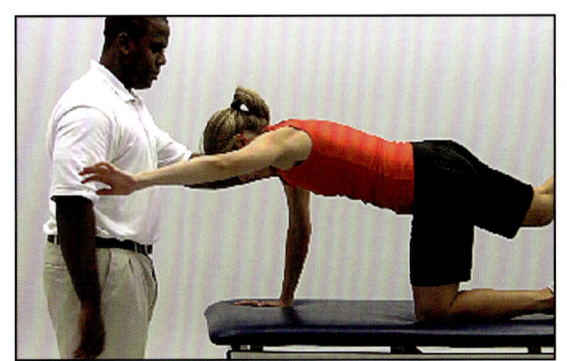

图 17-58 两点支撑姿势下在稳定平面上的重心转移。运动防护师可以向患者施加任意方向的外力，患者需要保持位置不发生变化。在两点和三点支撑的姿势中，处在闭合动力链中的支撑手臂通过肩部的力偶来维持神经肌肉控制

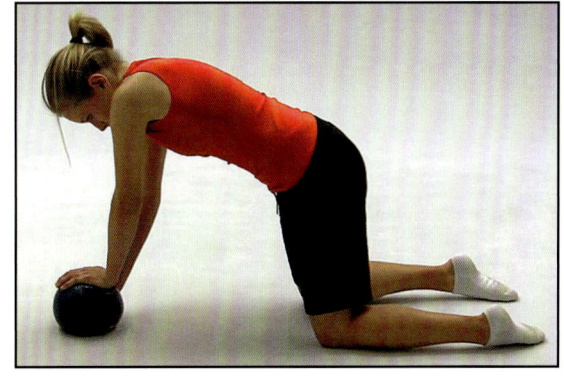

图 17-59 球上重心转移。患者保持俯卧撑姿势并且将支撑面改为球，进行侧向或者前后向的移动。在不稳定平面上的重心转移有利于产生力偶肌肉的共同收缩，从而共同保持动态稳定性

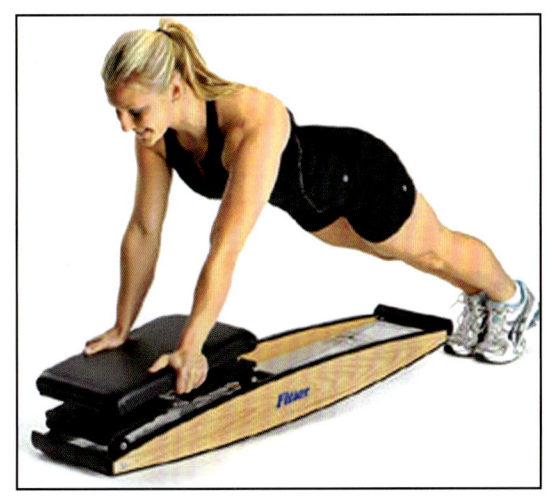

图 17-60 Fitter 上重心转移。在跪位姿势下，患者在 Fitter 上进行前后的重心转移。在不稳定平面上的重心转移有利于产生力偶肌肉的共同收缩，从而共同保持动态稳定性（Reprinted with permission from Fitter International，Inc.）

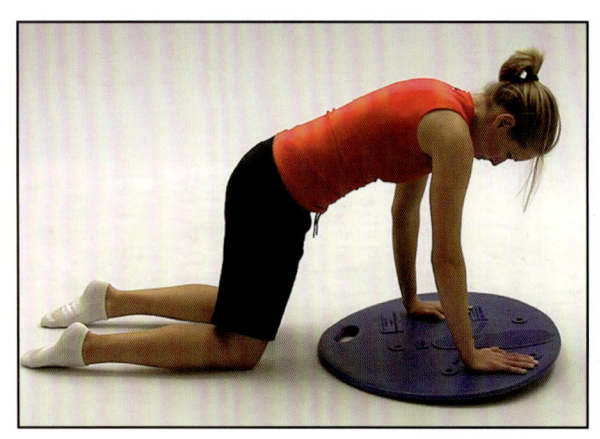

图 17-61 BAPS 板上的重心转移。在跪姿下，患者在 BAPS 板上进行前后向或者侧向的重心转移。在不稳定平面上的重心转移有利于产生力偶肌肉的共同收缩，从而共同保持动态稳定性

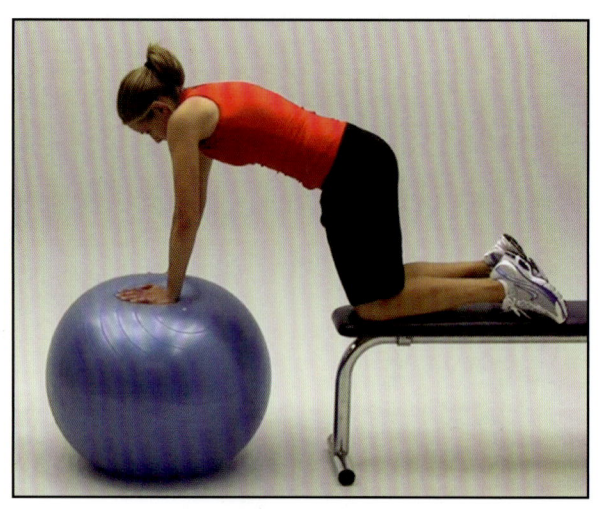

图 17-62 瑞士球上的重心转移。脚跪撑在椅子上，患者的手在瑞士球上进行前后向或者侧向的重心转移。在不稳定平面上的重心转移有利于产生力偶的肌肉的共同收缩，从而共同保持动态稳定性

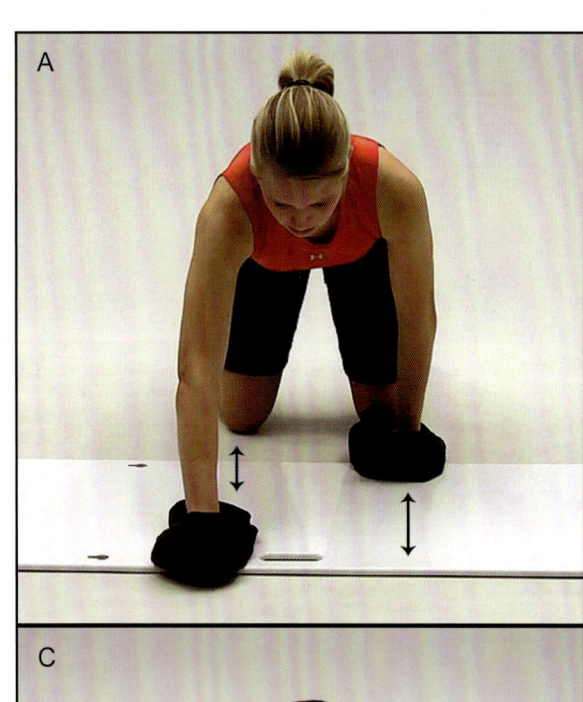

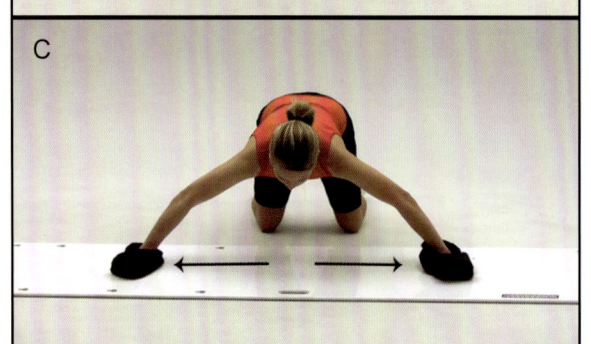

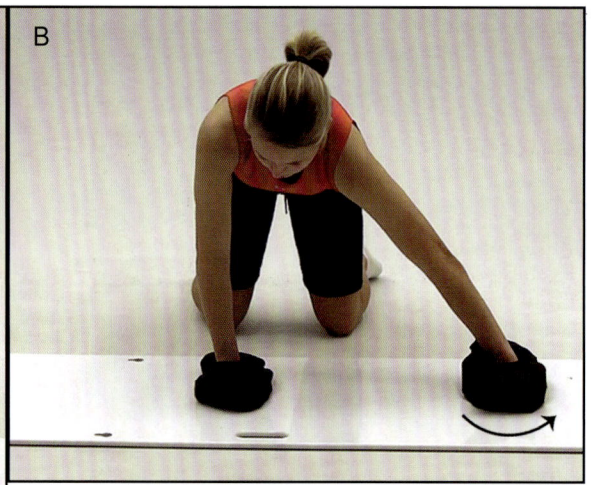

图 17-63 滑板练习。（A）前后向运动。（B）顺时针/逆时针旋转运动。（C）侧向运动。患者在滑板上进行前后向或者侧向的重心转移。在不稳定平面上的重心转移有利于产生力偶肌肉的共同收缩，从而共同保持动态稳定性

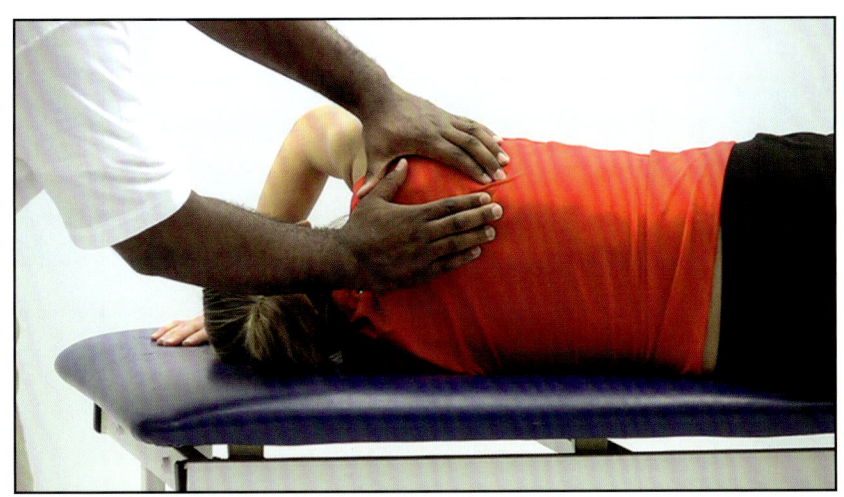

图 17-64 肩胛骨神经肌肉控制训练。患者的手放在桌子上，形成一条闭合的动力链，然后运动防护师向肩胛骨施加任意方向的外力。患者进行等张收缩，肩胛骨对抗阻力向与阻力相反的方向进行运动

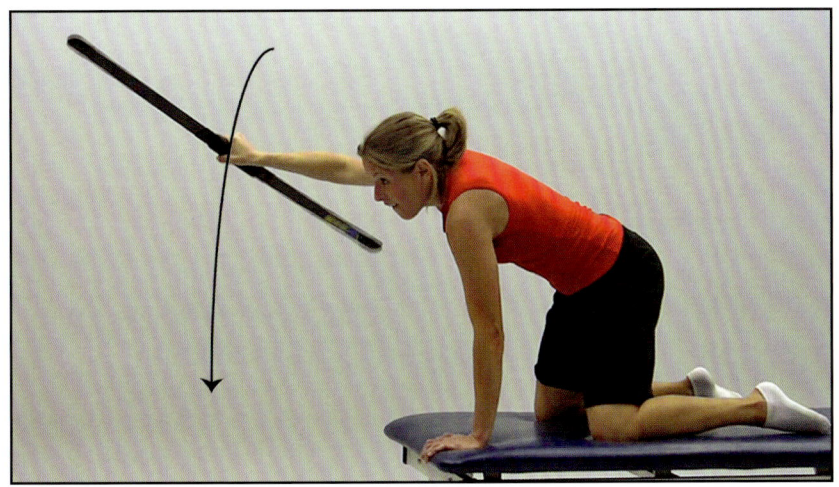

图 17-65 Body Blade 训练。患者三点跪位，一只手握住震动的 Body Blade，负重侧肩关节进行神经肌肉控制训练

## 等速强化训练器械（图 17-66～图 17-67）

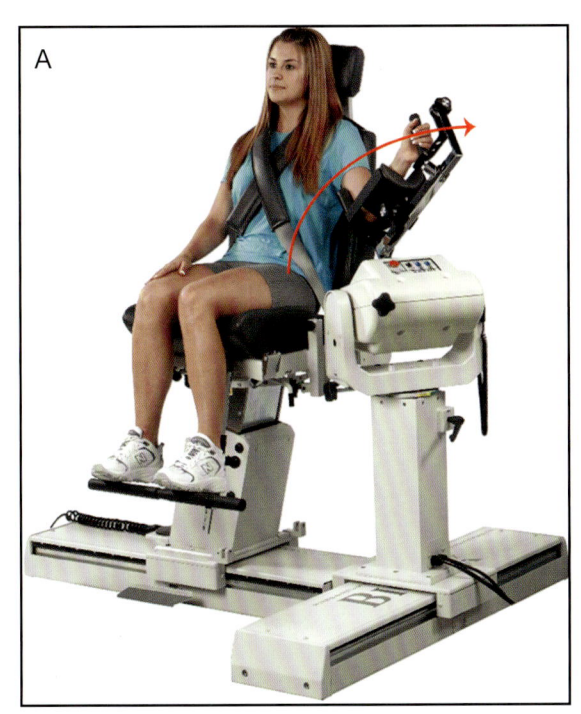

图 17-66 当使用等速运动设备来强化肩部时，应设在患者肩胛骨平面内进行。（A）肩外展/内收（Reprinted with permission from Biodex Medical Systems.）（续）

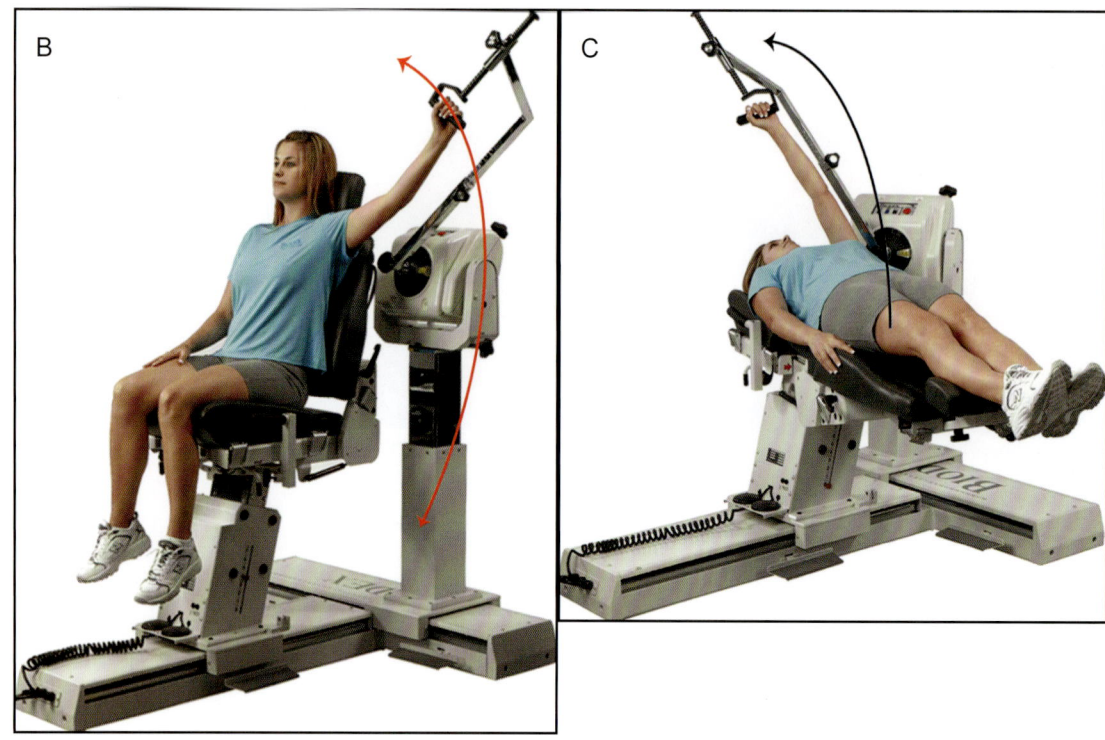

图 17-66（续）（B）肩内/外旋。（C）PNF 对角线 1 模式（Reprinted with permission from Biodex Medical Systems.）

图 17-67 等速上肢闭链设备。当前可用的等速闭链运动设备之一（Reprinted with permission from Biodex Medical Systems，Inc.）

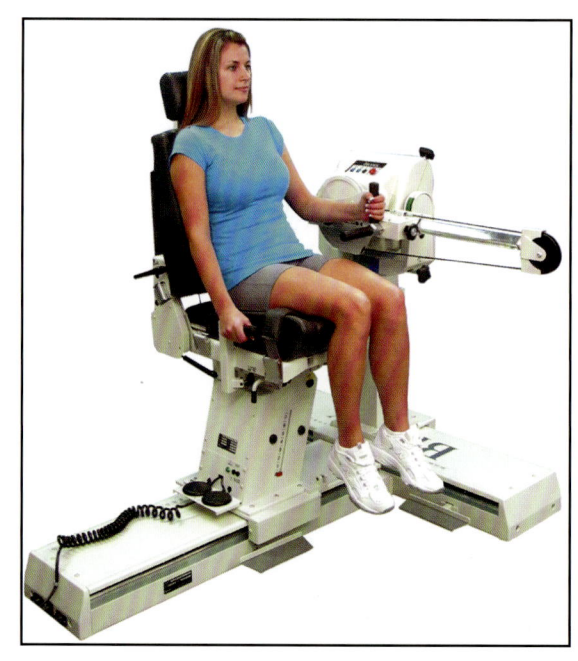

## 肩胛骨平面

肩胛骨平面指的是肩胛骨在其静止位置的角度，通常是从冠状面向矢状面倾斜 35°~45°。当肢体位于肩胛骨平面内时，盂肱关节的轴与肩胛骨的轴在一条线上。盂肱关节囊松弛，并且三角肌和冈上肌处于上抬肱骨的最佳位置。肱骨在这个平面的运动比在冠状面或矢状面的限制少，因盂肱关节囊未被扭转[39]。因为肩袖肌肉起源于肩胛骨并附着于肱骨，将肱骨复位到肩胛骨平面可以优化这些肌肉的长度，改善长度-张力的关系[39]。这可能会增加肌肉力量。有人建议在肩胛骨平面内做肩关节复合体的强化训练[177]。

# 特殊损伤的康复

## 胸锁关节扭伤

### 病理力学

胸锁关节扭伤作为运动损伤并不常见[100,141]。尽管少见，该关节的复杂性以及与肩部其他关节之间的相互作用值得讨论。胸锁关节具有多个旋转轴，并且与关节面之间存在纤维软骨盘。该关节的病理情况可包括纤维软骨盘的损伤、胸锁韧带或肋锁韧带的扭伤[63]。

如前所述，胸锁关节由于其骨骼排列位次而非常脆弱。依靠较强的韧带将锁骨的胸骨端向下拉向胸骨，从而将其固定在适当的位置。这些韧带扭伤通常会导致胸锁关节半脱位或全脱位[141]。这可能很关键，因为通过锁骨与肩胛骨的关节，胸锁关节在肩胛骨运动中起着不可或缺的作用。肩锁关节和胸锁关节的联合运动最多可导致肩胛骨在肩关节外展过程中上回旋 60°[72,178]。

当该关节受伤时，就会产生炎症。炎症导致关节囊压力升高，以及由于为愈合而产生的胶原纤维组织增多而使关节活动度下降。这种炎症过程的发病机制可能造成关节运动学改变和关节疼痛。这会对肩关节复合体产生不利影响。

### 损伤机制

除了车祸，最常见的胸锁关节受伤原因是体育运动[123]。肩锁关节可能受到直接或间接作用力的伤害，从而造成扭伤、脱位或其他物理损伤[141]。直接作用力损伤通常是由于锁骨前内侧受到外力打击并导致其向后脱位[5,100,141]。在许多不同的体育赛事中都可能发生间接作用力损伤，通常发生在患者以整个手臂伸直、肩关节屈曲内收或者伸展内收的姿势跌倒或者着地时。屈曲的姿势会对内收的肩关节产生前侧向压力，从而导致向后脱位。伸展的姿势会对内收的肩关节产生后侧向压力，从而导致向前的位移。较小的力也会导致不同程度的胸锁关节扭伤。

此外，胸锁关节的重复性微损伤在高尔夫球、体操和划船等运动中可能发生。在高尔夫球运动中的向后挥杆动作就会产生损伤[103]。对于惯用右手的高尔夫球手，在向后挥杆动作最高点对左侧胸锁关节，以及最低点对右侧胸锁关节均产生了直接向内侧作用的力。当右臂在上杆结束和下杆开始时外展并完全盘绕，此时肩关节复合体后缩而导致胸锁关节前侧的应力。由于高尔夫球运动的重复性而造成反复的微小损伤，关节受到刺激。随着时间的流逝，相对于其正常的稳定状态，关节活动过度导致软组织和纤维软骨盘退化。这通常会造成影响肩关节关节力学和肌肉控制的疼痛综合征。在体操和赛艇运动中也有类似的例子。

### 康复要点

在解决胸锁关节损伤患者的康复问题时，重要的是要解决肩关节运动的功能。胸锁关节是肩关节与中轴骨的唯一被动连接。如本章前面所述，锁骨必须抬高才能让肩胛骨完成上回旋[29]。

在大多数情况下，患者的主诉是肩关节活动末端的不适感。确定疼痛的原因（韧带不稳、关节软骨盘退化或韧带损伤）很重要。

在韧带不稳以及关节软骨盘退化的情况下，应着重于在不进一步加重关节压力的范围内加强附着在锁骨上的肌肉力量[5]。通过强化胸小肌、胸大肌的胸骨端肌纤维和斜方肌上束，来帮助在肩关节运动期间控制锁骨的运动（图17-35）。训练方式包括在受限的关节活动度内进行上斜式推举（图17-26）、耸肩（图17-36）和坐位俯卧撑（图17-49）。除了解决胸锁关节的动态支撑外，运动防护师还有必要采用一些合适的物理因子治疗来控制疼痛和炎症的发展进程。值得注意的是，在发生胸锁关节脱位或半脱位的情况下，应考虑与胸锁关节紧邻的结构。在发生后脱位时，可能会出现血液循环不畅、神经组织受压和吞咽困难。如果这些症状在康复期间仍然存在，则应将患者转诊至主治医师。

在治疗缺乏稳定性的韧带损伤时，运动防护师还应通过适当的物理因子疗法来解决疼痛问题，并通过运动训练强化附着在锁骨上的肌肉。在上述所有情况下，重要的是要解决胸锁关节在肩关节运动中的作用。应该对肩关节进行全面评估，以解决与肩胛骨抬高有关的问题。运动训练应该包括弯腰划船、超人姿势、菱形肌等长训练和加阻俯卧撑等练习（图17-42至图17-45），帮助控制肩胛骨的上回旋。在组织的愈合阶段，应采取与之相对应的训练方式。

## 康复进程

在康复的初始阶段，首要目标是最大程度地减少与肩关节活动相关的疼痛和炎症。运动防护师应将患者的活动限制在一定范围内，并结合使用物理因子疗法和非甾体抗炎药（NSAID）治疗。

超声通常可用于增加血流量并促进愈合过程。有时悬臂带和8字包扎可以帮助减少关节的压力。在康复过程的这一阶段，治疗师应确定患者的特定运动需求，根据患者的需求调整后续的康复进程。患者还应该继续进行心肺功能的训练。

当疼痛和炎症得到控制后，患者应开始向关节组织施加可控制的压力。这是开始对附着在锁骨上的肌肉进行低强度关节活动抗阻训练的好时机。此阶段的训练强度最好适中，以最大程度减少疼痛为目的。随着患者的耐受性增加，阻力和关节活动度可以增加。在这一阶段，处理患者关节活动度中可能存在的任何限制也是很重要的。重点应该放在恢复肩关节复合体在肩关节运动时的正常生物力学。

随着患者训练开始进入无痛阶段，运动防护师应逐渐将对运动的需求纳入康复训练计划。例如，高尔夫球手使用橡胶管进行本体感觉神经肌肉促进训练（图17-22），体操运动员在瑞士球上做俯卧撑（图17-50），赛艇运动员用划船机进行训练。

### 回归运动标准

患者在以下情况下可以恢复完全活动：（a）康复项目已经进展到适当的时间和阻力，以满足患者运动的具体需求时；（b）与未受伤侧相比，患者用于保护胸锁关节的肌肉力量有所改善时；（c）患者不再有伴随肩关节运动而出现、不可避免地会随着特定的运动需求而发生的疼痛反应。

## 肩锁关节扭伤

### 病理力学

肩锁关节由锁骨和肩胛骨之间的骨关节面组成。关节内软组织包括覆盖在骨关节末端的透明软骨、关节面之间的纤维软骨盘以及肩锁韧带和肋锁韧带。肩锁关节是锁骨和肩胛骨之间的桥梁。当发生关节损伤时，在康复过程中应考虑所有软组织。Rockwood根据损伤涉及的软组织对肩锁关节损伤进行了经典描述（表17-1）[85,134]。通过X线评估，对

表 17-1 肩锁关节扭伤分类

| | |
|---|---|
| Ⅰ型 | 肩锁韧带扭伤<br>肩锁韧带完整<br>喙锁韧带、三角肌和斜方肌均无损伤 |
| Ⅱ型 | 肩锁关节分离并伴有肩锁韧带断裂<br>喙锁韧带扭伤<br>三角肌和斜方肌无损伤 |
| Ⅲ型 | 肩锁韧带断裂<br>肩锁关节移位且肩关节也发生向下移位<br>喙锁韧带断裂，喙突与锁骨之间的间隙比正常情况增大25%~100%<br>三角肌和斜方肌通常脱离锁骨远端 |
| Ⅳ型 | 肩锁韧带断裂，肩锁关节发生移位<br>锁骨通过斜方肌向后产生解剖学上的移位<br>喙锁韧带断裂，关节间隙变宽<br>三角肌和斜方肌分离 |
| Ⅴ型 | 肩锁和喙锁韧带断裂<br>肩锁关节脱位，锁骨和肩胛骨之间有较大移位<br>三角肌和斜方肌从锁骨远端分离 |
| Ⅵ型 | 肩锁韧带和喙锁韧带断裂<br>锁骨远端在肩峰或喙突下方<br>三角肌和斜方肌从锁骨远端分离 |

患者的损伤进行分类，为运动防护师提供康复指导。

### 损伤机制

在运动员中，Ⅰ型或Ⅱ型肩锁关节扭伤最常见，其原因是患者跌倒时肩关节以体侧内收姿势着地或者跌倒时整个手臂处于伸直的姿势[60,127]。对于Ⅲ型和Ⅳ型肩锁关节扭伤，通常是由于受到了直接冲击，迫使肩峰向下、向后和向内运动，而锁骨则向下被推向肋骨。撞击可能会造成许多伤害，例如：（a）锁骨骨折；（b）肩锁关节扭伤；（c）肩锁关节和胸锁关节扭伤；（d）伴发于之前损伤的与锁骨相连的三角肌和斜方肌撕裂。

### 康复要点

肩锁关节损伤的治疗取决于损伤的类型。年龄、运动水平和患者需求都是影响康复的因素。大多数医生更倾向对Ⅰ型和Ⅱ型损伤患者进行非手术治疗。但是，非手术治疗可能会导致后续的一些问题，包括关节不稳、疼痛、退行性改变[114]。这些损伤可能需要手术切除锁骨远端2cm。运动防护师在制订治疗计划时应考虑：（a）肩锁关节的稳定性；（b）患

者固定的时间；(c) 疼痛（作为选择训练类型的指南）；(d) 损伤涉及的软组织。胸大肌中与锁骨相连的肌纤维也需要强化（图17-25和图17-32）。还应加强其他有助于恢复肩关节正常力学的肌肉。

### Ⅰ型

Ⅰ型损伤的治疗包括冰敷缓解疼痛和进行数天的悬臂带固定。悬臂带固定的时间通常取决于患者承受疼痛的能力以及以适当姿势抬起患肢的能力。运动防护师可以让患者立即开始主动助力关节活动度训练，然后对与锁骨相连的肌肉进行等长训练。这有助于恢复患侧上肢正确的持物姿势。当患者能够移除悬臂带固定时，运动防护师应该将与锁骨相连的肌肉的渐进性抗阻训练（progressive resistance exercise，PRE）加入训练计划，并增加相关训练以鼓励适当的肩胛骨运动。患者重新开始运动有助于防止由不良的盂肱关节力学关系而引起的肩关节不适感。

### Ⅱ型

Ⅱ型损伤的治疗也是非手术治疗。由于这种类型的肩锁关节损伤涉及到肩锁韧带的完全撕裂，因此制动在治疗中起着很大的作用。有研究显示，组织过早进行活动者产生Ⅲ型胶原蛋白的量大于强度更高的Ⅰ型胶原蛋白[66]。在开始可能加剧损伤的运动之前，必须考虑到与此损伤有关的软组织愈合所需的时间。在8~12周内，应该避免举重和接触性运动。

### Ⅲ型

Ⅲ型肩锁关节扭伤的治疗仍存在争议。许多临床人员建议针对这种类型的损伤采取非手术治疗方法，认为悬臂带足以让患者舒适地休息并痊愈。研究显示，这种非手术治疗方法的使用仅取得了一定程度的成功。Cox报道了62%的患者在没有手臂支撑的情况下得到了改善，而只有25%的患者在3~6周的悬吊固定后得到缓解[28]。对于Ⅲ型肩锁关节扭伤的年轻患者来说，手术治疗的功能结果要优于非手术治疗；然而，手术治疗所需的康复时间和可能的并发症发生率更高[79]。主治医师在推荐采用非手术治疗还是手术治疗的时候，应在评估赛季开始的时间（如果是运动员）、功能受限和疼痛的情况之后再做出决定。此类损伤的手术方式可以归纳为以下几种选择：

- 用螺钉将锁骨固定在喙突上（喙锁关节固定）
- 锁骨远端切除术
- 肩锁关节固定术
- 以喙锁韧带替代肩锁韧带

Taft等发现喙锁关节固定的效果更好。他们发现，肩锁关节固定术后的患者发生术后关节炎的比例高于那些选择喙锁关节固定的患者[157]。

### Ⅳ型、Ⅴ型和Ⅵ型

Ⅳ型、Ⅴ型和Ⅵ型损伤需要进行切开复位和内固定。手术旨在尝试将锁骨重新对位于肩胛骨。这种治疗类型所需的制动时间更长，因此康复时间更久。制动结束后，需要关注的问题与先前的讨论类似。

## 康复进程

在康复进程的早期，运动防护师应在伤后24~48小时对患者进行冷疗和加压治疗，以控制局部出血。选择适合的上肢悬吊方式控制患者的疼痛也很重要。使用悬臂带的时间取决于受伤的严重程度。在医生对患者下了不同的诊断之后，康复进程应根据诊断的扭伤类型进行适当的调整。

首先，应以相似的方式处理Ⅰ、Ⅱ和Ⅲ型扭伤，并在扭伤不严重的情况下加快康复的进展。活动训练应从鼓励患者将患肢用于日常生活中和轻柔的关节活动训练开始。恢复患者肩关节的正常关节活动度是康复的首要目标。患者还可以开始等长收缩训练，以维持或恢复肩部的肌肉功能。这些练习可以在患者使用悬臂带时开始。卸下悬臂带支具后，就可以进行钟摆训练以鼓励运动。在Ⅲ型扭伤中，损伤的前7天运动防护师先不要让患者进行肩关节上抬活动范围末端的被动关节活动训练。患者应在伤后2~3周内恢复完整的被动关节活动。一旦患者恢复完整主动关节活动，就可以开始进行渐进性抗阻训练。应该重点强调增强三角肌和斜方肌上束的力量。运动防护师应评估患者的肩关节力学情况，以察觉是否存在神经肌肉控制方面的问题，并解决发现的具体障碍。当患者恢复患肢的力量后，应将与具体运动相关的运动训练纳入康复计划。应在患者的教练和运动防护师的监督和指导下逐渐回归运动。

对于6~12周康复计划无反应的Ⅲ型肩锁关节扭伤、并且仍然存在疼痛和功能下降的患者，应该考虑进行手术治疗[26]。对于Ⅳ、Ⅴ和Ⅵ型肩锁关节扭伤，应该跟进其术后的恢复情况。运动防护师应设计一个分为4个阶段的康复计划，目的是使患者尽可能快地重返运动。与医生的交流对于确定患者所处的时期十分重要，因为即使运动员没有疼痛，也必须给受伤的组织提供足够的愈合时间。这种损伤的常见手术包括用针或螺钉固定切开复位和（或）肩峰成形术。

康复早期阶段应以重建无痛范围的关节活动、防止肌肉萎缩以及减轻疼痛和炎症为目的。关节活动训练可能包括考德曼环形运动（图 17-6）、锯形运动（图 17-7）、站立位屈肌拉伸（图 17-11）、绳索和滑轮运动（图 17-9）、L形杆牵拉（图 17-15 至图 17-18），以及关节囊自我牵拉（图 17-10B、图 17-13 和图 17-14A）。在此阶段的训练包括所有冠状面、矢状面和水平面的等长收缩以及在盂肱关节抬高 0°位时的内旋和外旋（图 17-19）。

在康复进程中，运动防护师的目标是帮助患者恢复和增强肌肉力量、获得正常的关节运动，并改善肩关节的神经肌肉控制。在进入此阶段之前，患者应具有全关节活动度、最轻度的疼痛和压痛，并且肩关节内旋、外旋和屈曲肌肉力量达到徒手肌力测试的 4 级。此时可以开始渐进性抗阻训练。肩关节内外旋（图 17-37 和图 17-38）、屈曲和外展至 90°（图 17-29 和图 17-30）、肩胛骨平面外展（图 17-34）以及肱二头肌屈曲和肱三头肌伸展训练。此外，应该开始进行肩胛骨稳定性训练。训练应包括超人姿势（图 17-43）、菱形肌等长训练（图 17-44）、耸肩（图 17-36）和坐位俯卧撑（图 17-49）。为了帮助肩关节的关节运动学恢复正常，应对盂肱关节、肩锁关节、胸锁关节、肩胛胸壁关节进行关节松动（见图 13-10 至图 13-20）。为完成此阶段的恢复，患者应开始神经肌肉控制训练（图 17-58 至图 17-65）和低强度的有氧训练。

在康复的进一步强化阶段，目标应该是强化肌肉力量（包括爆发力和耐力），改善肩关节的神经肌肉控制，使患者做好重新回归专项运动的准备。在推进此阶段之前，治疗师应使患者满足以下标准：全范围无痛关节活动度、无疼痛或压痛、与健侧肩部相比患侧力量达到其 70%。此阶段的训练重点是速度力量、离心收缩训练和多平面复合运动。患者应进行弹力绳或弹力管练习（图 17-54）、增强式训练（图 17-51 至图 17-57）、对角线型 PNF 强化训练（图 17-20 至图 17-24）和等速运动训练（图 17-66 和图 17-67）。

当患者准备好重返运动时，运动防护师应逐步增加运动强度以使患者为完全恢复运动功能做好准备。应开始一项针对专项运动的间歇计划。同时第三阶段的训练应继续进行。患者应在耐受的情况下逐步增加专项运动的参与时间。接触和对抗型运动的患者应注意保护好肩锁关节。

### 回归运动标准

在恢复全面活动之前，患者应具有完整关节活动度、无疼痛或压痛。等速肌力测试结果应满足患者运动的要求，并且患者应成功完成康复进程的最后阶段。

## 锁骨骨折

### 病理力学

锁骨骨折是最常见的运动相关骨折之一[132]。锁骨有支撑的作用，并且连接着上肢和躯干。作用在锁骨上的力最有可能导致肩锁韧带附着处内侧部位发生骨折[7]。完整的肩锁和喙锁韧带有助于使骨折端保持不移位和稳定。

### 损伤机制

在运动中，损伤机制通常取决于所进行的运动。这种机制可能是直接或间接的。骨折可能是由于手臂过伸位摔倒、肩关节受到击打，或者是较少见的发生在像长曲棍球和冰球运动中的直接击打[144,151]。

### 康复要点

骨折的早期鉴别是康复中的重要因素。如果能早期做好制动、并且最小程度损害和刺激周围组织结构，则增加了尽快恢复运动能力的可能性。其他影响损伤并发症的因素可能有：肩锁、喙锁和胸锁韧带的损伤。通常情况下，急性锁骨骨折患者能够回归正常体育运动，大约 4/5 的患者能够恢复到受伤前的运动水平[132]。与手术治疗患者相比，接受非手术治疗的骨中段骨折移位患者运动恢复率降低，恢复时间增加，提示某些锁骨骨折可能更适合手术治疗[132]。锁骨骨折的非手术治疗包括骨折处固定并制动 6~8 周。最常见的是 8 字形支具，患侧手臂放置于悬臂带中。

在为锁骨骨折患者设计康复计划时，运动防护师应考虑锁骨的功能。锁骨起到支撑肩带稳定的作用，通过将上肢定位在远离身体中轴的位置，使上肢在胸部周围更自由地活动[55]。因此，锁骨的活动性对于正常的肩关节力学非常重要。在固定后期应立即开始关节松动术以恢复正常的关节运动学。锁骨还作为三角肌、斜方肌上束和胸大肌的连接点，为肩关节提供稳定性并帮助增强其神经肌肉控制。对于患者来说适当的训练来增强这些肌肉十分重要，能够帮助恢复正常的肩关节力学。

### 康复进程

在伤后最初的 6~8 周内，患者被 8 字形支具和悬臂带固定。如果在 6 周时骨折断端生长和愈合情况良好，患者可以进行轻柔的等长运动训练。鼓励患侧上肢抬高至 90°，以防止肌肉萎缩和盂肱关节活动度过度丧失。制动期结束后，患者应开始恢复完全主动和被动关节活动的康复计划。关节松动术用于恢复正常的关节运动学（图 13-10 至图 13-12）。患者可以在接下来的 3~4 周内继续佩戴悬臂带，并且在没有 8 字形支具的情况下恢复以适当手臂姿势持物的能力。随着关节活动度的改善，患者应开始使用渐进性抗阻训练进行力量强化。一旦达到全部关节活动度，患者应开始对角线 PNF 抗阻训练，并继续增强包括肩胛骨肌群在内的肩关节肌肉力量，以实现肩关节正常的神经肌肉控制。

### 回归运动标准

当骨折达到临床愈合标准、实现全部主动和被动关节活动度，并且患者的力量和神经肌肉控制能力满足其运动需求时，患者可以重返运动。

## 盂肱关节脱位 / 不稳（手术与非手术康复）

### 病理力学

盂肱关节脱位包括肱骨头从位于盂唇窝正常位置处的暂时移位。从生物力学的角度来看，合力矢量指向关节盂窝接触弧外，通过围绕上盂唇边缘旋转产生肱骨头脱位力矩。

肩关节脱位占所有脱位的 50%。肩关节的高度灵活性就意味着它固有的不稳定性，所以肩关节极容易脱位。最常见的脱位是向前脱位。后脱位仅占肩关节脱位的 1%~4.3%。下脱极少见。脱位后，由于静态和动态稳定结构受伤，恢复肩关节稳定性很困难。有 40%~50% 的肩关节脱位患者会反复出现肩关节不稳[122,124]。

肩关节前脱位时，肱骨头被向前推出关节囊，经过盂唇向下抵在喙突下方。随之而来的病理损伤是多样的，包括关节囊和韧带组织的撕裂、可能的肩袖组织撕裂以及大量出血。盂唇撕裂或撕脱也可能会发生。愈合通常很慢，并且撕脱的盂唇和关节囊可以在盂唇上产生永久性的前部缺损，称为 Bankart 损伤。另一种可能由于肱骨头前脱位产生缺损的部位为肱骨头后外侧，相关损伤称为 Hill-Sachs 损伤。这是当肱骨头处于脱臼位置时，由肱骨头和关节盂边缘之间的压力造成的。如果肱骨头遭受碰撞并损伤臂丛神经和血管，就可能会出现其他并发症。脱位也可能导致肩袖撕裂。

后脱位还可导致严重的软组织损伤。后盂唇撕裂在后脱位中很常见。如果肩胛下肌肌腱撕脱，则可能发生小结节骨折。

肩关节脱位常导致失能。患者表现出明显的异常姿势，畸形明显。脱位时通常会出现凹陷征阳性，并且在 X 线片上可以很容易地识别出畸形。如前所述，损伤可能会涉及软组织。

### 损伤机制

在讨论盂肱关节脱位的损伤机制时，需要将损伤按照外伤性或非外伤性以及前脱位或后脱位来分类。盂肱关节的前脱位可能是由作用在肩后侧或外侧的直接外力导致的。最常见的机制是被迫外展、外旋和伸展而迫使肱骨头脱离关节盂。在橄榄球比赛中的手臂拦截，或在投掷过程中产生的异常力量，都可能导致脱臼。盂肱关节后脱位的损伤机制通常是肩关节被迫内收内旋，或在伸展内旋位跌倒。

前脱位的两种损伤机制，分为外伤性或非外伤性。用首字母缩略词来总结这两种机制[68]如下所示。

| 外伤性 | 非外伤性 |
|---|---|
| 单向性 | 多向性 |
| Bankart 损伤 | 涉及双侧 |
| 需要手术 | 康复有效 |
| | 推荐盂肱关节囊紧缩和囊壁加强缝合术 |

非外伤性脱位的特点是半脱位或脱位且无外伤，导致关节囊和韧带复合体受到牵拉，在关节活动度末端缺乏稳定性。有研究者发现，脱位的复发率很高，尤其是外伤性脱位患者[122,124]。

## 康复要点

肩关节脱位的治疗管理取决于许多需要确定的因素。在制订非手术康复计划时，需要考虑不稳定的机制、顺序和方向。没有一个确定的康复计划是能够成功治疗所有肩关节脱位的。运动防护师应彻底评估受伤情况，并与队医讨论这些客观的评估结果。康复早期关注于盂肱关节的合理复位及固定。根据治疗类型（手术与非手术），将患者固定在正常复位位置一段时间。迄今为止，制动时间与复位率之间的关联尚未确定[53]，因此半脱位和脱位后的制动时间应基于患者的具体症状和对疼痛的耐受。

出于本章的目的，我们将继续讨论非手术治疗的方式。无论医生的治疗策略是手术还是非手术，康复的原则都保持不变。手术康复应根据受手术影响的组织愈合时间进行。康复早期的运动限制也应基于手术固定。在康复开始之前，运动防护师和医生的沟通非常重要。制动期结束后，康复计划应侧重于恢复盂肱关节正常的旋转轴，优化稳定肌群的长度-张力关系，并恢复肩关节的神经肌肉控制。在未受伤且具有完整关节囊及韧带结构的肩关节中，盂肱关节在关节窝内有坚实的旋转轴。这是通过对肩胛骨周围肌肉、肩袖肌群和关节完整被动结构进行复杂且动态神经肌肉控制而实现的。由于此损伤的受累程度是多变的，相对应的恢复正常力学的训练也有所不同。当运动防护师帮助患者恢复全范围关节活动度时，应注意姿势的安全区域。从肩胛骨平面开始是安全的，因为作用在关节上力的旋转轴位于该平面的中心。最安全的位置是肩胛骨平面外展20°到55°之间的某个位置。保持肱骨外展少于55°可以防止肩峰下撞击，避免完全内收可以最大限度地减少冈上肌、喙肱韧带和关节囊韧带复合体过度紧张。随着关节活动的改善，治疗人员应该将训练计划推进到安全姿势区域之外的位置，以逐渐达到患者需要满足的要求。应该进行特定的强化训练，以强化维持旋转轴的肩关节肌肉，例如冈上肌和肩袖肌群。肩胛骨周围肌群也需要强化，使肩袖肌群处于最佳长度-张力关系，从而能够更有效地使用。在康复的后期阶段，应该把神经肌肉控制训练与特定运动训练相结合，为患者回归运动做好准备[68]。

## 康复进程

康复计划成功的第一步是让患者远离可能再次损伤肩关节的风险活动。回归运动比较合理的时间期限约为12周，达到不受限制的运动能力则需要接近20周。这些时间周期都是可变的，取决于软组织损伤程度以及患者和医生选择的干预类型。患者受伤前进行的某些运动可能会对非收缩性组织产生额外的作用力，因此需要对其进行调整从而可以安全地运动。俯卧撑、下拉和卧推时，双手靠拢，避免肩关节最后10°~20°的伸展（图17-25、图17-46和图17-48）。下拉和肩推使用宽杠进行，机器放在头前方而不是头后方。仰卧飞鸟训练（图17-32）限制在冠状面30°内，同时保持盂肱关节内旋。表17-2针对各方向不稳定提供了进一步的训练意见[175]。

在第1阶段，患者被悬臂带固定。对于首次脱位最多可制动3周。该阶段的目标是限制炎症发展、减轻疼痛和延缓肌肉萎缩。被动关节活动训练可以与低强度关节松动术一起开始，以放松肩关节肌肉组织。等长训练也可以开始进行。患者从次最大力收缩开始，并在8秒内增加到最大力收缩。保护期是开始进行肩胛胸壁关节训练的好时机，注意避免会危及稳定性的上肢抬高姿势。患者应开始进行下肢有氧运动训练，例如下肢功率自行车。

第2阶段是从患者取下悬臂带后开始的。这个阶段是伤后的3~8周，重点是恢复全范围主动关节活动。该阶段首先使用L形杆进行主动助力关节活动训练（图17-15至图17-18）。也可以使用PNF手

**表17-2　针对各方向不稳定的改善训练**

| 不稳定方向 | 要避免的姿势 | 改善或者避免损伤的练习 |
| --- | --- | --- |
| 前方 | 外旋、外展复合运动 | 飞鸟、下拉、俯卧撑、卧推、肩推 |
| 后方 | 内旋、水平内收和屈曲复合运动 | 飞鸟、俯卧撑、卧推、负重练习 |
| 下方 | 上臂完全上举或下垂 | 耸肩、弯肘、肩推 |

法治疗技术来帮助重建神经肌肉控制（见图 12-3 至图 12-10）。双手放在地面上的训练可以更有效地强化肩胛骨稳定肌群。这些训练应该从在像桌子一样的稳定平面开始，通过从桌子进阶到地面来增加负重（图 17-58）。可以逐渐进阶到不稳定的表面，如 BAPS 板（图 17-61）或瑞士球（图 17-62），这也有助于重建神经肌肉控制。

在 6~12 周时，逐渐进入康复的第 3 阶段。这个阶段的目标是恢复正常的力量和神经肌肉控制。因为全范围关节活动已经实现了，所以可以进行预防性的拉伸。肩胛骨和肩袖肌群训练应侧重于力量和耐力。可以通过让患者在保持稳定的前提下增加运动任务以增加训练的挑战性。肩胛骨肌群的训练应在运动防护师的指导下在举重室进行，以达到刺激患者肌肉的目的。可以通过在 Fitter 上进行重心转移（图 17-60）和瑞士球上进行俯卧撑（图 17-50）来增强耐力。强化训练应从渐进性抗阻训练到增强式训练。可以增加使用橡皮拉力器的肩袖肌群向心收缩训练。开始进行多角度训练和针对特定运动的姿势训练。Body Blade 是这个阶段一个很好的康复工具（图 17-65），可以实现从静态到动态稳定、从单点到多平面动态训练。

第 4 阶段是功能性训练。患者通过间歇训练和渐进式运动训练逐渐回归运动，提高耐力和稳定性。回归运动可能需要长达 20 周，具体取决于患者的肩关节力量、疼痛程度以及患侧肩关节受保护的能力。在全面回归运动之前应咨询患者的医生。

## 回归运动标准

在伤后 20~26 周时，患者应准备好回归运动。该决定应基于（a）无痛的全关节活动度；（b）正常肩部力量；（c）特定运动时没有疼痛反应，以及（d）具有保护患侧肩部避免其再损伤的能力。一些运动防护师和医生会让患者在运动过程中使用肩关节护具。

### 临床决策练习 17-2

一名 40 岁的摔跤运动员在试图击倒对手时，发生了盂肱关节的前下方脱位。需要在麻醉状态下重新进行关节复位。X 线片显示肱骨头无损伤，MRI 显示阴性，不存在其他的结构性损伤。医生诊断为急性脱位。运动防护师可以向教练推荐什么训练方法以防止再次脱位？

## 盂肱关节的多方向不稳定性

### 病理力学

盂肱关节的多方向不稳定性是其结构所带来的固有风险。在人体所有关节中，肩关节的活动度最大。盂肱关节的骨约束是最小的，在投掷和其他体育活动的过顶运动中所产生的力远远超过关节静态约束结构的强度。力的衰减受到多因素影响，时间、距离和速度决定了作用到关节上的力。因此，必须根据患者动态控制这些因素以获得稳定关节的能力来评估肩关节的稳定性。在多向不稳定的情况下，在病理学上分为两类：非外伤性和外伤性。非外伤性包括先天性关节松弛和在肌肉能力未满足需求之前就用需求强度来增加对肌肉的需求。当稳定肌群无法处理在盂肱关节处产生的力时（这种情况最常见于投掷的减速阶段），肱骨头倾向于向前和向下移动，并靠近关节囊韧带结构[178]。随着时间的推移，重复性微创伤会导致这些结构被拉长。Lephart 等[87]描述了盂肱关节前关节囊张力的重要性，它是应对关节囊韧带结构被过度拉长的保护机制。他们的理论是，失去这种关节稳定保护性反射会增加肩关节持续发生损伤的可能性。肩关节多方向不稳定的个体[7]以及全身松弛的个体[10]被发现存在本体感觉缺陷。肱骨头位移的增加，也增加了对盂肱关节后部结构的需求，造成了重复性微损伤和软组织的受损[178]。在这种类型的不稳定中，通常会有一些下部结构的松弛，出现凹陷征阳性。尽管在这种不稳定的早期阶段，前盂唇通常是完整的，但也有可能会发生撕裂和部分脱离[58]。当手臂放在侧面时，患者通常会有一些疼痛和弹响。可能出现与肩关节前部或后部复发性不稳定相关的症状和体征。

### 损伤机制

一般认为多方向不稳定的原因是关节体积过大，并且关节囊韧带复合体松弛。患者的这种松弛可能是一种内在条件，随着运动的进行，损伤越来越明显。这种类型的不稳定也可能是由无其他关节松弛存在的广泛性关节囊盂唇损伤所致[166]。

### 康复要点

多方向不稳定性的康复问题与已经讨论过的与肩关节不稳定性相关的其他问题相似。由于增加了下部的不稳定，从而增加了康复的复杂性。现已证明通过加强盂肱关节和肩胛周围稳定肌群来重获稳定性和控制力的非手术治疗是一种有效的方式，可以帮助肌肉力量、肩胛位置和功能状态的改善[172]。非手术康复治疗应侧重于维持肩部力偶的平衡以获得关节稳定性，然后介入训练以促进神经肌肉控制和动态稳定性（图17-29~图17-38）[172]。非手术治疗是否能成功通常取决于患者的组织状态和康复的依从性。依从性通常是此类不稳定情况能获得良好结果的极其重要的因素。即使已经没有症状了，患者也必须继续进行训练计划。如果患者不依从，通常会复发半脱位。对于非手术治疗不成功的病例，Neer推荐了一种下关节囊移位手术，目前已经证明，该手术与康复计划共同使用可以成功帮助患者恢复关节稳定性[118]。

多方向不稳定性的手术治疗仍存在争议[43]。由于单独进行关节镜热能关节囊成形术的失败率高和并发症发生率高，其已不再是首选手术方案[27,57,130]。回旋肌间隔在不稳定问题中的作用已成为首要问题。尽管回旋肌间隔的完整性及其与肩关节稳定性的关系目前已达成一致意见[19,27,130]，在不稳定的肩关节中回旋肌间隔的闭合问题仍然是骨科难题。尽管通过关节镜或通过开放切口，抑或是与热能技术相结合的闭合术仍存在难题，但有几个因素目前可以达成一致意见。首先是多余的关节囊部分需要堆叠，盂唇、反向Bankart病变、反向骨性Bankart病变需要进行修复，并且需要闭合回旋肌的间隔[10,12]。Wilk等[179]推荐了一个基于6个因素的术后康复计划：①不稳定性的类型，②患者对手术的炎症反应，③手术操作，④手术后的预防性措施，⑤渐进性康复进程，⑥团队协作进行治疗。这些因素决定了康复计划的类型和进度。首先，必须确定不稳定性是先天的还是后天的。先天性不稳定应该更保守地治疗。其次，一些患者会出现瘢痕组织过度形成和胶原基底组织增生。每周应根据对关节囊韧带等组织终末感的评估来调整康复的进程。第3个因素考虑了在手术时发生的其他问题。应根据涉及组织愈合的时间采取相应预防措施来预防并发症。包括手术涉及组织的一些术后注意事项的信息都应该传达给运动防护师；术后谨慎进行被动关节活动训练。作者建议在手术后的前8周进行保守的被动关节活动训练。渐进性康复进程（因素5）与进度先快后慢形成对比。进展速度应基于每周对关节囊韧带等结构的终末感觉评估和进步情况。第6个因素主要指通过患者、外科医生和运动防护师之间公开而持续的沟通来确保成功的康复结果[179]。

### 康复进程

康复计划应该从重建肌肉张力和正确的肩胛胸壁位置开始。这有助于为肩关节复合体作为力偶的前部和后部肌肉提供适当的长度-张力关系，从而获得稳定的基础。肩胛骨平面上肩袖肌群的强化应逐渐增加阻力，从肩部抬高0°位开始。当患者无症状时，运动防护师应将神经肌肉控制练习（如PNF、节律性稳定）和负重训练相结合，以实现肩关节的共同激活[30]。然后可以加入专项运动的训练，首先在康复的环境中，然后在竞争比赛的环境中。为了获得成功的结果，只要患者想要达到无症状的程度，其就必须继续进行维持神经肌肉控制能力的训练计划。

### 回归运动标准

患者可以在以下情况下开始回归运动：（a）无痛全范围关节活动；（b）肩部力量正常；（c）进行专项运动时无痛；（d）能够保护患者肩关节不再重复受伤。

## 肩关节撞击

### 病理力学

Charles Neer博士[118]首先发现了肩部撞击综合征，他观察到撞击涉及对冈上肌肌腱、肩峰下滑囊和肱二头肌长头腱的机械压迫，所有这些结构都位于喙肩弓下方。这种综合征被形容成一个连续体，反复压迫最终会导致刺激和炎症，进而发展为纤维化并最终导致肩袖的断裂。Neer确定了肩关节撞击的3个阶段：

**阶段Ⅰ**
- 见于报告有重复过顶运动的25岁以下患者
- 冈上肌止点和肩峰前部有局部出血和轻微水肿
- 肩关节外展60°~119°时出现疼痛弧；在90°时阻力增加
- 肌肉测试显示继发于疼痛的无力
- Neer测试阳性（图17-68）或Hawkins-Kennedy征阳性（图17-69）
- 通常X线片显示正常

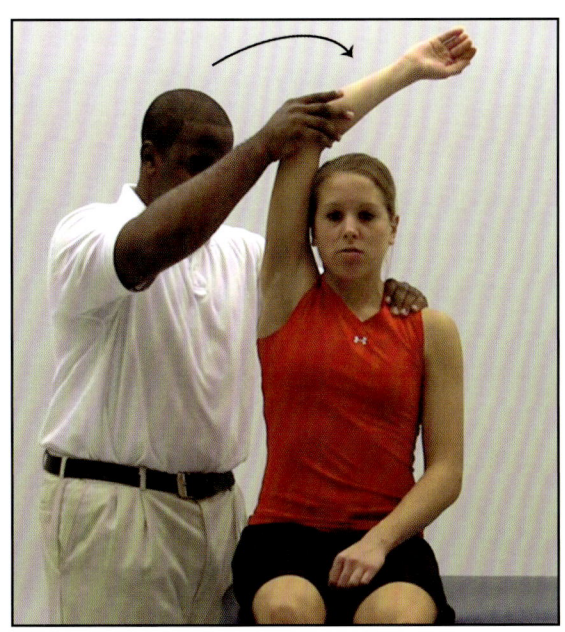

图 17-68　Neer 撞击试验

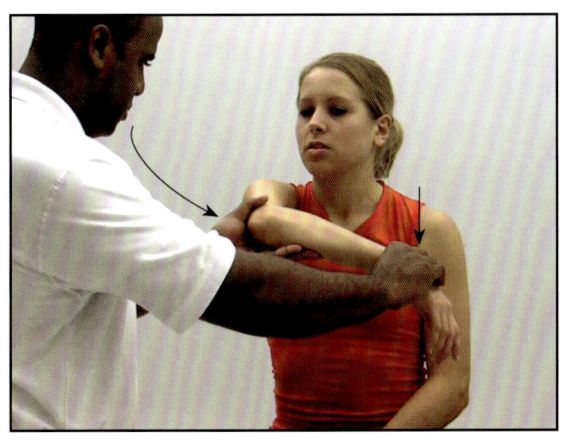

图 17-69　Hawkins-Kennedy 撞击试验

- 可逆性；通常可以通过休息、活动调整和康复来解决

**阶段Ⅱ**
- 见于 25～40 岁的有重复过顶运动的患者
- 许多与Ⅰ期相同的临床表现
- 症状比Ⅰ期更严重，进展为活动出现疼痛和夜间疼痛
- 软组织捻发音更严重或肩关节外展 100°时卡住
- 纤维化导致被动关节活动受限
- X 线片可能显示肩峰下的骨赘、肩锁关节退行性改变
- 休息也不能恢复；坚持长期康复活动可能有改善

**阶段Ⅲ**
- 见于有慢性肌腱炎和长期疼痛病史的 40 岁以上患者
- 许多与Ⅱ期相同的临床表现
- 肩袖撕裂通常小于 1 cm
- 主动和被动关节活动的限制更严重
- X 线片上可能观察到突起包膜松弛伴多向不稳定
- 冈下肌和冈上肌失用性萎缩
- 非手术治疗失败后通常采用手术治疗

Neer 的撞击理论主要基于对老年非运动员患者的治疗。老年人群可能会出现我们所说的"外部"或"出口"撞击症状[8,118]。在外部撞击中，肩袖与喙肩韧带或肩峰接触，相互磨损、摩擦，进而出现炎症、纤维化、肩峰下间隙内肩袖上表面的退化。也可能有退行性改变的证据，包括骨刺、纤维化引起的关节间隙减小和血管分布减少。

内部或"非出口"撞击更可能发生在年轻且参与过顶运动的患者身上。随着内部撞击，肩峰下空间看起来相对正常。随着肱骨抬高和内旋，肩袖在盂唇后上方（或关节窝边缘）和肱骨头之间被压迫。尽管这种压迫是一种正常的生物力学现象，但由于过顶运动的重复性，它可能会导致在这类患者中出现病理性改变。于是肩袖组织下表面发炎，关节盂唇后上方撕裂，肱骨头后部出现病变（Bankart 病变）。

最初由 Neer 提出的机械撞击综合征被称为原发性撞击。Jobe 和 Kvitne 提出不稳定的肩关节使肱骨头发生向前和向上的过度位移，导致的是继发性撞击。基于肩关节不稳定与肩关节撞击的关系，Jobe 和 Kvitne 提出了另一种分类系统[64]：

**ⅠA 组**
- 见于 35 岁以上纯机械撞击且无不稳定的生活较为悠闲的患者
- 撞击征阳性
- 肩袖上表面的病变，可能存在肩峰下骨刺
- 盂肱关节可能出现一些关节炎的改变

**ⅠB 组**
- 发现于 35 岁以上的休闲患者中，存在肩关节不稳定，有继发于机械创伤的撞击
- 撞击征阳性
- 在肩袖下、关节窝上和肱骨头表面发现病变

**Ⅱ组**
- 见于因重复性微创伤而表现出不稳定和撞击的年轻过顶运动患者（年龄小于 35 岁）
- 撞击征阳性，肱骨头过度前移
- 关节盂后上缘、肱骨头后部或前下关节囊的病变
- 肩袖下表面的病变

**Ⅲ组**
- 见于年轻的过顶运动患者（年龄小于 35 岁）
- 伴有多向非创伤性的撞击征阳性，通常是双侧肩关节不稳
- 所有关节均表现出松弛的情况
- 肱骨头病变与Ⅱ组相同，但没那么严重

**Ⅳ组**
- 见于因创伤事件导致前部不稳，但无撞击的年轻有过顶运动的患者（年龄小于 35 岁）
- 肱骨头后部缺损
- 盂唇后部损伤

也有人提出肩袖磨损是由肌腱病理性变化导致的，包括腱病和部分或小的完全撕裂，伴有年龄相关的变薄、退化和减弱。这使得肱骨头上移，从而导致二次撞击，形成一个最终导致全层撕裂的恶性循环[140]。

机械性、创伤性、退行性改变和血液循环的组合很可能共同造成肩袖的病变。

### 损伤机制

当喙肩弓下的间隙受到损伤时，就会发生肩部撞击综合征。当肩关节的动态和静态稳定结构由于某种原因无法维持肩峰下间隙时，软组织结构会受到压迫，造成刺激产生炎症[56]。在运动员中，在重复的过顶运动中撞击最常发生，例如投掷、游泳、网球发球、排球扣球或在体操中的倒立。关于造成肩关节撞击综合征的具体机制一直存在分歧。已经提出机械性撞击可能是由结构或功能性原因造成的。结构性原因可能是由现有的先天性畸形或喙肩弓下的退行性改变造成的，可能包括以下情况：

- 异常形状的肩峰（图 17-70）。Ⅲ型（或钩状）肩峰的患者比肩峰平坦或略微弯曲的患者更容易出现撞击迹象[8]。此外，Ⅲ型肩峰患者通常对非手术治疗没有反应，想要解决症状，通常需要手术干预[169]。
- 固有的关节囊松弛危及了盂肱关节囊作为静态和动态稳定结构的能力[64]。
- 持续或复发的肌腱炎或肩峰下滑囊炎会导致喙肩弓下间隙的减少，这可能会导致其他未发炎结构受到刺激，从而形成恶性退化循环[110]。
- 由于复发性半脱位或脱位导致的前关节囊松弛可导致肱骨头前移，从而导致喙突下出现撞击[176]。
- 姿势不正，例如头前倾、圆肩和驼背导致肩胛骨关节盂的位置被固定，从而减少了喙肩弓下的空间，也可能会导致撞击。

功能性原因包括重复过顶运动发生的适应性变化、肩关节正常生物力学功能的改变。这些包括以下情况：

- 肩袖未能相对于关节盂动态地稳定住肱骨头，产生过度的位移和不稳定。肩袖下群肌肉（冈下肌、小圆肌、肩胛下肌）应该共同作用以压低和紧压肱骨头。在有过顶运动或投掷运动的患者中，内旋肌群必须能够使肱骨以每秒 7000°的速度进行旋转[47]。肩胛下肌往往比冈下肌和小圆肌更强壮，造成了水平面中现有力偶力量的不平衡。这种不平衡导致肱骨头过度前移。此外，肩袖下肌群的薄弱会导致其在冠状面上与三角肌肌力的不平衡。Myers 等[115]证明，肩峰下撞击患者表现出肩袖下肌群共同激活减少，而三角肌

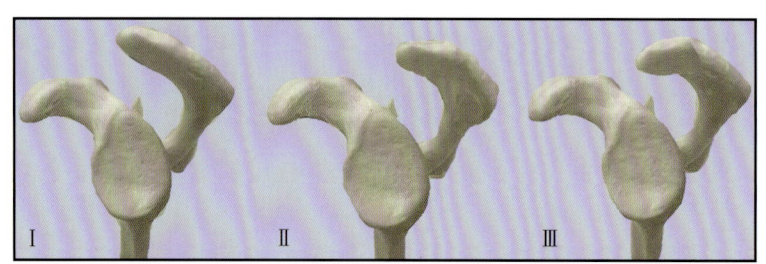

图 17-70　肩峰形状。Ⅰ型，扁平；Ⅱ型，弯曲；Ⅲ型，钩状

中段激活过度。三角肌可能会导致肱骨头过度上移，减少肩峰下间隙。冈上肌的功能通常是将肱骨头向下压入关节盂，其无力会导致肱骨头过度上移[162]。

- 因为肩袖的肌腱与关节囊相融合，我们依靠肩袖肌群收缩产生在关节囊中的张力使肱骨头在静态和动态上居于关节盂的中间位置。盂肱关节囊后部和下部的紧张会导致肱骨头向前上方移位，进一步缩小肩峰下间隙。对于有过顶运动的患者，内旋关节活动度通常受到外旋肌群和后关节囊紧张程度的限制。可能由于关节囊松弛或肱骨扭转，过顶运动时往往会出现过度的外旋。
- 肩胛肌群的功能是保持关节盂相对于肱骨头的动态位置，并与肩袖肌群维持正常的长度-张力关系。当肱骨抬高时，肩胛骨也要上抬，这样关节盂的位置才能与上抬的肱骨相对应。上提、上回旋和外展肩胛骨的前锯肌无力，或者上提肩胛骨的肩胛提肌和斜方肌上束无力，会造成在肱骨上抬过程中关节盂的位置改变，扰乱正常的肩肱节律[25]。有肩峰下撞击综合征的患者通常存在肩胛骨运动模式的改变，包括上回旋减少、外旋减少、后倾减少，这些都会使肩峰下间隙减小，从而形成撞击[25,41,93,98,171]。
- 肩胛骨保持稳定至关重要，高度灵活的肱骨可以在此基础上进行活动。菱形肌和斜方肌中束可以在高速投掷运动中离心收缩使肩胛骨减速，这两块肌肉的薄弱可导致肩胛骨的过度活动。同样，斜方肌下束的薄弱会导致其与斜方肌上束和肩胛提肌的力偶不平衡，进而造成肩胛骨的过度活动[25]。
- 影响胸锁关节或肩锁关节正常运动的损伤也可能导致肩部的撞击。锁骨后上旋和（或）锁骨抬高活动受限都会使肩胛骨在肱骨抬高过程中无法正常上回旋，危及肩峰下间隙。

### 康复要点

肩关节撞击的治疗包括逐渐恢复肩关节的正常生物力学，以在过顶运动期间保持喙肩弓下的空间[40,112]。运动防护师应解决过顶运动中最常发生的病理力学改变和适应性变化。

涉及肱骨抬高（完全外展或前屈）或屈曲、水平内收和内旋的过顶运动可能会增加疼痛[110]。患者主诉肩峰或盂肱关节周围弥漫性疼痛。触诊肩峰下间隙疼痛会加剧。

训练应该集中在加强动态稳定结构上，以使肩袖肌群可以相对于关节盂紧压和下压肱骨头（图17-37和图17-38）[40,112]。特别是要增强下部肩袖肌群力量，重建与冠状面三角肌的力偶平衡。应加强冈上肌力量以帮助将肱骨头压入关节盂（图17-34和图17-35）。外旋肌群，包括冈下肌和小圆肌，通常较内旋肌在向心收缩能力上更弱，但在离心收缩能力上更强，应该对其进行加强训练以在水平面上与肩胛下肌重建力偶平衡。

外旋肌和关节囊后部过度紧张，往往会限制内旋活动，应该进行拉伸训练（图17-12、图17-13和图17-14A）。水平内收拉伸和卧位拉伸均已被证明对拉伸肩关节后部有效[83,104]。由于关节囊前部松弛而容易过度外旋，应避免拉伸前部。关节囊下部和后部可能有一些紧张感；这可以通过盂肱关节向下和向后的松动术来缓解（见图13-13、图13-14、图13-16和图13-17）。

外展、上提和上回旋肩胛骨的肌肉（包括前锯肌、斜方肌上束和肩胛提肌）的力量也应该加强（图17-36、图17-45和图17-47）。斜方肌中束和菱形肌的离心收缩能力应该强化以帮助在投掷运动中使肩胛骨减速（图17-42和图17-44）。还应加强斜方肌下束，以重建与斜方肌上束的力偶平衡，促进肩胛骨向上回旋及其稳定性（图17-43）。

应在胸锁关节和肩锁关节处进行向前、向后、向下和向上的关节松动，以确保这些关节正常的关节活动（见图13-10至图13-12）。

加强下肢和躯干肌肉力量，增强核心稳定性，对于减少肩部和手臂受到压力和发生拉伤的可能性很有必要，同时这对于有过顶运动的患者也很重要（图17-47）。

### 康复进程

在康复计划的早期阶段，运动防护师的主要目标是尽量减少患者与撞击综合征相关的疼痛。这可以通过活动调整、物理因子治疗和适当使用非甾体类抗炎药物来实现。

最初，运动防护师应该让教练评估患者进行过顶运动的技巧，以排除错误的技术动作。一旦现有的技术动作得到纠正，运动防护师必须限制导致问题的一些运动。然而，运动受限并不意味着制动。相反，应建立可耐受运动的基线。关键是控制肩袖承受负荷的频率和水平，然后逐渐且系统地增加该运动的水平和频率。最初可能需要限制活动，避免任何使肩部处于产生撞击位置的运动，以使炎症有机会消退。在这段活动受限期间，患者应继续进行锻炼以保持心肺功能。使用上肢测力计将有助于改善心肺健康和肩关节周围肌肉耐力。

诸如电刺激和（或）冷热疗法之类的物理因子治疗可用于调节疼痛。超声波和热透疗法对于提高组织温度、增加血流量和促进愈合过程很有效果。团队医生开出的非甾体类抗炎药物不仅可用作镇痛剂，而且还具有持久的抗炎功效。

一旦疼痛和炎症得到控制，训练的重点应该是加强盂肱关节的动态稳定结构，拉伸关节囊的下部和后部以及外旋肌群，强化协同产生正常肩肱节律的肩胛肌群，以及维持肩锁关节和胸锁关节的正常关节活动。

## 康 复 计 划 示 例

### 肩关节复合体前关节囊盂唇关节镜修复术

**受伤情况**：一名27岁的男子棒球运动员在5个月前接受肘部手术后，重返棒球俱乐部继续进行投掷运动。回归运动3周后，他开始主诉肩后部疼痛。经过3个月的冰敷和非甾体抗炎药治疗后，他的运动速度和对投掷的控制开始出现问题，现在还存在肱二头肌长头肌腱沟附近的肩前部疼痛。该患者由骨科医生诊断为继发于盂肱关节多向不稳的肩关节后撞击征。MRI显示上盂唇有一些病变和肩袖退行性撕裂。

**症状和体征**：患者在外旋时主诉肩袖后部疼痛。外旋活动度为165°，内旋活动度为35°。肱骨水平内收活动度只有15°。盂肱关节线后方存在压痛。上盂唇病理学（SLAP病变）检查，即O'Brien试验呈阳性，恐惧征和复位试验也呈阳性。评估患者其他影响投掷运动的因素，结果显示髋关节非常紧，活动度较差：双侧髋关节屈曲70°，内旋15°，外旋50°。

**管理计划**：患者接受了肩关节复合体前关节囊盂唇关节镜修复术以解决其不稳定问题，并以在8~12个月内重返赛场为目标进行康复。

#### 第一阶段：保护阶段

**目标**：允许软组织愈合，减轻疼痛和炎症，开始有保护的运动，并延缓肌肉萎缩。

**预计时间**：前6周。在前2~3周内，患者全天使用悬臂带7~10天，2周内晚上睡觉时也要佩戴，然后逐渐停用悬臂带。训练包括手和手腕关节活动和颈椎关节活动。在这个阶段，治疗前或治疗后可用冷疗法治疗。盂肱关节的被动和主动助力关节活动在受限范围内谨慎进行。肩关节外展可达20°；前3周外旋可达30°，内旋可达25°或30°，到第6周进展到50°。被动上抬前3周到90°，第6周推进到135°。主动助力向前抬举可以在第3周和第6周之间进行到115°。10天后可在治疗前使用湿热疗法。被动关节活动由运动防护师执行，主动助力关节活动由患者执行。

在此阶段，运动防护师评估患者活动末端感觉是关节活动进阶的基础。当活动末端感觉很硬时，运动防护师可能会选择刺激性更强的方式，但应遵循关节活动指南。柔软的活动末端感觉就意味着较慢的进展。关节活动不是这个阶段的重点；组织的愈合是首要目标。微创的关节镜检查可减少疼痛和炎症。因此，要向患者强调保护的重要性。教育患者将负荷降至5磅以下，并限制重复性活动。在此阶段还应解决患者髋关节的关节活动问题。可以开始进阶的拉伸和核心稳定性训练，以保持投手整体旋转能力的灵活性。

肩关节强化在这个阶段的早期开始，包括节律性稳定、肩胛稳定训练、肩袖肌群等长训练和有限关节活动度内PNF训练。虽然肩胛骨稳定训练已经开始，但在这个阶段末期才能开始前伸运动。已经证明前伸会压迫关节囊的前部和下部。可以进行肩胛骨上提和回缩训练[173]。在这个阶段结束时，患者应该已经达到了设定的关节活动目标，并且在这些范围内没有疼痛。除非达到目标，否则不应进入第二阶段。

### 第二阶段：中期阶段

**目标**：恢复完整的关节活动，恢复功能性关节活动，使关节运动正常化，提高动态稳定性，并增强肌肉力量。

**预计时间**：第7~12周。在此阶段，患者最终将在第12周内进展至完全功能性关节活动：第9周，被动上抬至155°，外展90°时伴有75°外旋，50°~65°外展时伴有20°外旋，60°~65°内旋。主动向前抬高应该进展到145°。如果在9周内未达到目标，则可以在此阶段使用刺激性强的伸展运动。这可能包括关节松动术和关节囊拉伸技术。从第9周到第12周，运动防护师开始逐渐将关节活动训练推进到适合该投手的功能性位置。

在这个阶段，强化训练包括肩关节所有运动平面的渐进性抗阻训练以及内旋和外旋抗阻训练。训练从肩胛骨平面开始，然后逐渐进阶到更多的功能性平面。在完成肩关节屈曲90°、肘关节屈曲90°姿势的过程中，肩关节囊前侧的压力逐渐增加。阻力类型从等张进阶到较温和的超等长。较温和的超等长运动被定义为两只手参与的低负荷活动，如俯卧撑。随着难度的增加，节律性稳定训练继续进行。如果达到既定的关节活动目标，可以开始进阶的肌力增强训练。肌力增强应该强调高重复性（30~50次）和低阻力（1~3磅）。可以开始在举重室进行训练，包括俯卧撑、哑铃推举（不允许手臂低于身体）和在身体前方进行的背阔肌下拉训练，以及手臂放在侧面的肱二头肌和肱三头肌训练。应在无症状的情况下进行锻炼。如果出现疼痛或不稳定的症状，应对患者进行彻底评估并相应地调整康复计划。

### 第三阶段：活动和力量进阶阶段

**目标**：提高力量、爆发力和耐力；增强神经肌肉控制；功能性活动。

**预计时间**：第12~24周。进入该阶段的标准是：在没有疼痛或替代模式的情况下达到计划的主动关节活动目标，并且在训练过程中有合适的肩胛姿势和正常的动态控制。患者应保持既定的关节活动并应继续进行拉伸运动。开始专项投掷训练，包括向plyoback上扔球。

在这个阶段，应增加额外的举重训练以开始重建力量和爆发力。增加哑铃上斜推举和卧推。在矢状面和额状面将肩部抬高至90°，过顶哑铃推举、飞鸟式训练（胸大肌）和硬拉训练都可以进行。仍应避免将杠铃置于头部后方的举重练习。

在第16周，运动防护师将启动正式的间歇投掷训练计划。每个步骤在进阶前至少在非同一天内进行2次。投掷应该在没有疼痛或任何症状加重的情况下进行。如果出现症状，患者将退回到上一阶段并维持，直到症状消失。

### 第四阶段：全面回归运动阶段

**目标**：完全消除疼痛并完全回归运动。

**预计时间**：第24~36周。通常到第24周，患者就可以在场地上投球了。在这个阶段，投掷次数、强度和投球类型逐渐增加，将增加盂肱关节的压力。到6~7个月时，患者将进入竞技状态并重新参加比赛。如果患者能够保持无疼痛和无症状的状态，则可以在有限的投掷次数和进阶速度范围内进行训练。完全回归运动可能需要长达9~12个月的时间。

### 重返赛场的标准

1. 全范围功能性关节活动
2. 无疼痛或压痛
3. 达到要求的肌肉力量
4. 达到要求的临床检查结果

> **问题讨论**
> 1. 还有哪些因素会影响投手投球时维持棒球速度的能力？
> 2. 运动防护师能否真实模拟康复过程中的投球需求？
> 3. 在康复过程中是否应该允许患者服用非甾体类抗炎药？
> 4. 在患者的投掷动作中，哪些肌肉产生了最大力矩？
> 5. 为确保他会恢复他的投掷速度和力量，投掷者身体的其他哪些部位需要有针对性地进行加强训练？

侧重于强化肩关节和肩胛稳定肌群组织的非手术治疗通常对肩峰下撞击综合征患者有效[61,153]；但是，如果非手术治疗6个月后没有改善症状，则应考虑手术干预。

进行强化训练以建立对肱骨和肩胛骨的神经肌肉控制（图17-39至图17-41；图17-58至图17-65）。强化训练应该从等长无痛收缩发展到等张全关节活动范围无痛收缩。应该通过肱骨控制训练来加强肩袖肌群以限制肱骨头的移动，并通过稳定肩袖组织来重新获得对肱骨头位置的随意控制。应该通过肩胛控制训练来维持盂肱关节与肩胛胸壁关节之间的正常关系[72,73,91]。

肩关节闭链运动训练主要为离心收缩。它们倾向于压紧关节，为肩关节提供稳定性，可能最适合用于建立肩胛骨的稳定性和控制力。

逐渐地，训练的持续时间和强度可能会在患者的可耐受范围内进行，使用增加的疼痛感或僵硬感作为进阶的指标，最终进阶到全关节活动范围的过顶运动。

### 回归运动标准

患者可以恢复完全活动的标准如下：(a) 用于增加训练时间和训练强度的渐进计划已经允许患者在没有疼痛的情况下完成正常训练；(b) 患者肩袖和肩胛肌群的力量适当增强；(c) 落臂试验和空罐试验不再有阳性征；(d) 患者停止使用消炎药后未出现疼痛。重返赛场后，或甚至作为受伤前的预防措施（特别是那些参加过顶运动的运动员）参加损伤预防项目会使他们受益。虽然目前文献中没有针对过顶运动患者的、经过科学验证的运动防护计划，但文献和临床经验确实支持将专项弹力绳过顶训练[117,155,156]、肩关节灵活性训练[83,104]和上肢姿势训练[78]作为他们预防损伤的措施。

## 肩袖撕裂和肌腱病

### 病理力学

肩袖损伤通常被描述为一个连续的过程，从肌腱的撞击开始，经过反复挤压和不断刺激最终导致炎症，从而造成肩袖肌腱纤维化。这个观点于1934年被提出，Codman当时确定了冈上肌肌腱止点附近的一个关键区域[107]。从那时起，许多运动医学研究人员探究了这个领域并扩展了知识信息库，进一步确定了其他致病因素。Neer因提出了肩袖疾病的分类体系而受到赞誉。该系统似乎是正确合理的，直到运动医学专业人士因过顶运动患者的加速性活动致使重复压力施于肩部而开始将此类患者作为一个独立的群体处理。过顶运动患者的疾病通常是由以下一种或两种慢性压力导致：组织受到重复的张力或重复挤压。我们现在将体育运动中的肩袖损伤视为肩关节复合体的静态和动态稳定结构微创伤的积累。Meister和Andrews根据导致肩袖问题因素的病理生理学事件，对这些创伤进行分类。伤病模式分为5类：原发性挤压、继发性挤压、原发性过度拉伸、继发性过度拉伸和宏观创伤[107]。

> **临床决策练习 17-3**
>
> 一名17岁的游泳运动员主诉双侧肩关节疼痛，她因双侧肩袖肌腱病被转诊给运动防护师。患者有撞击征阳性，并且在冈上肌腱止点附近有压痛。患者每天游泳两次，总共约3小时。她的肩痛已经有3个月了，而且越来越严重。运动防护师应该推荐什么训练方法来缓解患者的症状？

### 损伤机制

肩袖肌腱病是肌腱退化的一个过程，因此确定病因很重要。以下分类体系可以帮助将损伤机制分组以更好地帮助运动防护师制订康复计划。

原发性挤压是由肩袖组织受到直接压迫引起的。当某些物质影响肌腱在本已很狭窄的肩峰下间隙滑动时，就会发生这种情况。此类别的一个诱发因素是Ⅲ型钩状肩峰，这在年轻肩袖疾病患者中很常见[6]。年轻患者的其他致病因素包括先天性喙肩韧带增厚和肩峰骨的存在。在年轻患者中，不因这些相关因素发生的原发性撞击很少见。在中年运动员/患者中，肩峰下表面的退行性骨刺会刺激肌腱并最终导致肌腱完全撕裂。这类人非常常见，因为他们在网球和高尔夫等运动中感到疼痛。

继发性挤压是盂肱关节不稳定的主要结果。过顶运动患者产生的巨大应力会导致关节盂盂唇和关节囊韧带结构的慢性重复性损伤，从而导致轻微的不稳定。具有内源性多向不稳定的患者，例如游泳运动员，也有此类风险。盂肱关节囊中产生的额外体积使肱骨头可以进行附加的运动，从而在肩峰下间隙产生挤压力。

原发性过度拉伸也会导致肌腱激惹和断裂。肩袖对抗肱骨头的水平内收、内旋和前移，以及在投掷和过顶运动的减速阶段出现的离心力。在试图保持旋转中心轴的同时，肩袖离心活动产生的重复性高应力会导致肌腱的微损伤，并最终导致肌腱断裂。这种类型的机制与先前的关节不稳定性无关。这种机制的原因通常是在评估患者力学功能时发现的，并在评估过程中记录了完整的病史。运动防护师可能会发现投掷患者有其他身体部位受伤的病史，该部位肌肉在过顶运动的减速阶段进行收缩（例如，右手投手有左踝受伤病史）。

继发性过度拉伸通常是原发性过度拉伸的结果。在这种情况下，肩袖受到的反复刺激和弱化会导致轻微的不稳定。与肌腱继发性挤压相反，由于肱骨头可以向前移动，肌腱承受更大的牵引力和张力。随着时间的推移，增加的张力会导致肌腱发生断裂。

宏观创伤常有明确的外伤史。其机制通常是跌倒时手臂过伸位落地。这在具有正常、健康肩袖肌腱人群中很少见。如果出现这种情况，跌倒产生的力必须大于肌腱的抗拉强度。由于骨骼的抗拉强度小于年轻健康肌腱的抗拉强度，因此在年轻患者身上很少见到这种情况。更常见的是肌腱纵向撕裂伴大结节撕脱。

## 康复要点

在为肩袖肌腱病患者设计康复项目时，无论肌腱损伤程度如何，基本的关注点都是一样的。康复应该取决于肌腱受损的原因和方式。一旦确定了病因并了解了继发性因素，就可以设计一个全面的项目。如果综合康复项目不能缓解肩部疼痛，可以选择通过手术修复肌腱组织或者改变盂肱关节结构。术后康复与非手术治疗方式类似，其进展时间根据组织愈合和肌腱组织学改变。

### 非手术治疗

康复的第一阶段侧重于减轻炎症，并使患者避免诱发疼痛的运动。康复中患者不应该出现疼痛。运动防护师可以采用物理因子治疗来帮助患者改善不适。在这个康复阶段，通常会进行一个疗程的非甾体类抗炎药物治疗。开始关节活动训练，训练要确保不能进一步刺激肌腱组织。注意恢复肩关节正常的关节运动学。如果损伤是由肌腱挤压性疾病引起的，可以牵拉关节囊（图17-13和图17-14A）。应开始加强盂肱关节周围肌群的主动收缩力量，集中于关节周围的力偶，从关节内旋和外旋肌群的等长收缩开始（图17-19），如果患者能够在无痛条件下完成，则逐渐进阶为等张运动（图17-37和图17-38）。在患者手臂下卷毛巾可以帮助促进肩部肌肉的共同激活，增加关节稳定性。为了限制肱骨头的位移，运动方式可能会发生改变。如果可以在肩胛平面上抬90°，则可以开始增强冈上肌训练（图17-34和图17-35）。肩胛周围肌群的无痛条件下的积极强化也应该开始，因为正常肩胛骨控制能力的恢复对于后期消除肩袖的异常压力至关重要。运动防护师可能希望从徒手阻力开始，逐渐进阶到自由重量练习（图17-36；图17-43至图17-45）。

在第二阶段，组织愈合继续进行，关节活动需要进一步恢复。运动防护师可能需要更加积极地进行牵拉训练，根据进展解决关节囊紧张的问题。肘支撑俯卧位是一种很好地进行自我松动的姿势。如果压迫性疾病属于刺激的一部分，则应避免这种姿势。如果持续无痛，训练强度应渐渐增强。

可以开始以每秒大于200°的速度进行肩关节内旋和外旋的等速运动训练（图17-66）[54]。

在这个阶段积极进行神经肌肉控制训练：在PNF对角线模式中快速变向，从运动防护师的徒手阻力开始，然后进阶到弹力绳施加阻力（图 17-22 和图 17-23C）。Body Blade 也可用于提高节律稳定性（图 17-23）。训练计划现在应该进展到自由重量，并且应该强调肩袖的离心训练以满足肩关节在过顶运动中的需求。能够抬至 90°以上时，可以开始三角肌和斜方肌上束的强化训练，包括肩推（图 17-28）、肩关节屈曲（图 17-29）和肩划船（图 17-33）。还可以进行俯卧撑训练（图 17-48）。可能需要限制关节活动，使身体保持高于肘部，防止盂肱关节过度位移。建议将此练习与前锯肌强化相结合，进行改良的负重俯卧撑训练（图 17-45）。

在这个阶段的后期，训练应该进展到增强式训练[180]。弹力绳用于让患者在肘部屈曲 90°的情况下，进行肩部抬高 90°的练习（图 17-54）。可以开始抛接球训练（图 17-55 和图 17-56）。可以改变训练的重量和距离以提高要求。Shuttle 2000-1 是一种以增强式训练方式增加离心力量的绝佳练习（图 17-57）。

康复的第三阶段侧重于专项运动。对于投掷和过顶运动的患者，应开始间歇的过顶训练计划。全身素质提高、恢复力量和增加耐力是重点。随着专项运动的进行并逐渐回归运动，患者始终应处于无痛状态。

### 临床决策练习 17-4

一名 20 岁的棒球投手抱怨后侧肩关节疼痛。他无法在无痛的情况下完成投掷的挥臂动作。进一步评估后，运动防护师发现冈下肌和冈上肌无力且存在疼痛。患者被转诊给医生进行评估，医生指出患者存在肩关节前部不稳定和继发性撞击。患者肩袖肌腱下表面出现损伤。运动防护师应该按照什么顺序来解决患者的问题？

### 术后管理

如果非手术治疗效果不好，通常需要手术修复。接受肩袖修复患者的术后结局可能非常好[106]。修复类型取决于损伤的类型。Neer 将肩峰下减压术描述为一种促进组织愈合和增加肩峰下间隙的方法[118]。肌腱开放式修复以及关节囊紧缩术可以作为附加的手术，比如改良的 Bankart 术和关节囊盂唇重建[63]。手术修复包括开放式或闭合式。闭合式关节镜肩袖修复术越来越常见。关节镜肩袖修复术通过使用缝合线和（或）缝合锚钉来修复撕裂部位，解决肩袖的问题。关节镜技术避免了三角肌的萎缩并预防了粘连。与开放式入路相比，这种修复更适合组织愈合，患者往往恢复得更好[36,51,88,161]。

第一阶段通常以某种形式的制动开始。这并不意味着完全没有运动，它指的是在手术修复的基础上限制运动。在开放式修复中，屈曲和外展可能会受到长达 4 周的限制。当修复关节囊盂唇复合体时，患者可能需要佩戴飞机式夹板 2 周左右（图 17-71）。一些外科医生采用延迟开始运动和康复的方式，因为一些研究表明这在提高愈合率的同时，并没有出现相关僵硬[74]。许多临床人员采用 2 周的严格制动，然后分阶段引入被动和主动关节活动[160]。在此阶段，修复后的肌腱上的负荷应最小化。关节活动训练应该是被动的，并且在安全范围内进行。术后第 0 ~ 4 周，前屈关节活动应保持在 125°以下，外旋应在外展 20°内进行并且不超过 45°。在术后第 4 ~ 6 周，前屈可推进至 145°，外旋可推进至 60°。患者也可以在外展 90°时进行外旋，最大活动度为 45°。

在这个阶段应进行疼痛的控制和肌肉萎缩的预防。可以进行耸肩、等长训练和关节松动术以控制疼痛。在这个阶段的后期，在无痛关节活动度内使用 L 形杆进行多角度等长主动助力训练，此阶段的训练最好在仰卧位进行。

从第二阶段开始，胶原蛋白和弹性蛋白成分已稳定，弹性蛋白水平下降，胶原蛋白水平增加[32]。在此阶段，恢复全范围关节活动并增加愈合组织的压力对获得更好的胶原蛋白排列非常重要。在此阶段实现全范围被动关节活动很重要。使主动关节活动度正常化并开始训练力量和耐力也很重要。该阶段通常被定义为术后 6 ~ 10 周。

增加主动和主动助力关节活动训练，从无阻力

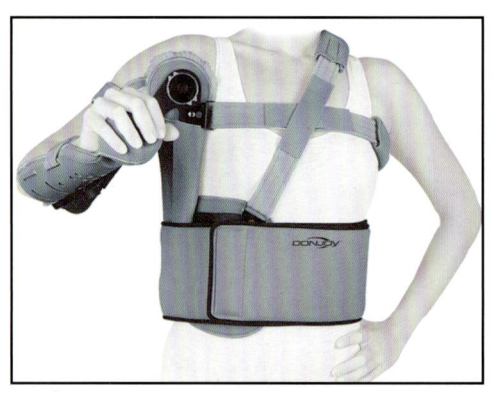

图 17-71　飞机式夹板（Reprinted with permission from DonJoy.）

进阶到轻自由重量阻力。如果对肌腱进行了初步修复，则在10周内应避免冈上肌抗阻训练。在外展到70°～90°时加入内旋和外旋的牵拉。应该有一个完整的肩胛骨强化训练计划。通过重视神经肌肉控制训练来恢复正常关节运动学和肩胛胸壁节律。应解决姿势控制和耐力问题。患者可以通过镜子来判断进展程度。患者此时也可以开始核心训练和心肺功能训练。

第三阶段，胶原蛋白和弹性蛋白皆近乎修复[32]。到第14周，组织应被视为修复完成。通常，该阶段为术后10～16周。此阶段的目标是恢复全范围主动关节活动；维持全范围被动关节活动；逐渐恢复力量、爆发力、耐力和最佳的神经肌肉控制。可以推进闭链运动的进展。应遵循平衡肩袖肌群的强化方案，从肩胛平面推进到功能位置。

第四阶段通常为术后14～26周，此阶段开始为恢复运动训练做准备。在这个阶段，力量训练将推进到增强式负荷训练。

## 回归运动标准

完全回归运动应基于以下标准：(a)患者具有全范围主动关节活动；(b)肩关节复合体恢复正常力学；(c)患者受伤侧肩部的力量至少达到对侧的90%；(d)在过顶运动期间没有疼痛。

> **临床决策练习 17-5**
> 
> 一名15岁的女子网球运动员主诉肩部疼痛，无法完成比赛。运动防护师发现她肩胛骨稳定肌肉整体无力，并且她的肩袖肌群存在疼痛和无力。医生诊断为肩关节撞击综合征和肩袖肌腱炎。MRI显示冈上肌和冈下肌肌腱增厚。她正处于锦标赛赛季的中期，并将在3个月后开始她的学业季（scholastic season）。运动防护师应该推荐什么训练方法以确保她的症状消退并能再次参加比赛？

## 上盂唇自前向后（SLAP）撕裂

### 病理力学

肱二头肌肌腱近端和关节盂唇附近的损伤困扰着过顶运动员，尤其是肱二头肌长头连接点处盂唇上部的损伤。上盂唇自前向后（superior anterior to posterior labrum lesion）损伤称为SLAP损伤，Snyder等[149]根据肱二头肌和盂唇撕脱和退化的数量对这些病变进行了经典描述。1型SLAP病变的特征是盂唇有一些磨损和退化，但没有累及肱二头肌。这时通常是没有症状表现的[1]。2型病变包括盂唇磨损，盂唇和肱二头肌从关节盂上部脱离。3型病变表现为盂唇桶柄状撕裂，未累及肱二头肌连接点。4型病变表现为延伸至肱二头肌肌腱的桶柄状撕裂。2、3和4型更常与疼痛和功能障碍相关[1]。目前有症状的SLAP损伤的治疗方式是有争议的，这导致治疗往往与不同程度的成功不一致的印象[75]。通常，非手术治疗是最初的治疗方法，但后期一般需要进行关节镜手术，特别是对过顶运动员来说，恢复伤前的功能往往更具难度[75,109,138]。

### 损伤机制

SLAP损伤可以是随着时间推移发生的慢性退化，通常由重复的过顶运动引起；或者由投掷过程中在肱二头肌盂唇复合体产生的高张力和剪切力引起的急性退化。人们普遍认为，投掷的后期挥臂阶段和减速阶段都与该机制有关。在挥臂后期，手臂处于外展位，极度外旋，导致上盂唇从其附着处剥离[16]。同样，在投掷的减速阶段，肱二头肌肌腱受到明显的拉力，导致盂唇和肱二头肌连接点在关节盂上方附着处分离[4,109]。虽然损伤通常与投掷有关，但也存在其他潜在但不太常见的机制，包括跌倒时手臂伸展位落地，抬重物突然受到拉力，或肩关节直接受到击打。

### 康复要点

虽然许多患者取得了令人满意的结果并能够恢复正常的日常功能，但恢复棒球这些高要求运动的能力往往存在更多不可控因素。Sciascia等[138]报道，运动员的恢复率不同，过顶运动员更难恢复到受伤前的水平。投掷运动员恢复到高水平功能的比例往往在40%～85%，具体取决于其比赛水平（精英职业运动员 vs 大学运动员 vs 年轻运动员）[14,119,138,147,181]。因此，与接受SLAP损伤后康复治疗的精英运动员一起工作的临床医生必须了解，他们完全回归赛场所需的时间比文献中经常报道的术后康复需要的4～6个月要长得多。

### 康复进程

非手术治疗侧重于减轻炎症，恢复运动的物理治疗方法，强化肩袖和稳定肩胛骨往往是初始的治疗选择。SLAP 病变患者应接受 3～6 个月的非手术治疗，目的是减轻疼痛、改善肩部功能并恢复到以前的活动水平[39,45]。但如果采用非手术治疗计划不成功，则提倡手术干预。手术后恢复活动通常需要 4～12 个月，这同样高度依赖于肩部的运动需求。经过 4 个月的康复训练后恢复正常的日常生活活动是有可能的，但恢复高水平运动能力通常需要更长的时间。以下提供一个 5 阶段的术后康复方法，以及大多数情况的时间框架指南，但重要的是要强调每个阶段的时间段都存在很大的可变性。第 5 阶段往往具有最大的可变性，因为这时其目标是恢复到损伤前运动水平。

### 第 1 阶段康复目标（最多至术后 8 周）

- 减轻疼痛和炎症。
- 用悬臂带或支具进行保护。避免任何对肱二头肌肌腱施加张力的姿势。
- 在安全姿势范围内，通过等长练习激活盂肱关节和肩胛的稳定肌群——旨在最大程度地减少制动阶段的肌肉萎缩。
- 在正常、安全的姿势范围内进行被动关节活动练习。应避免对手术修复区施加压力的体位（例如外旋合并外展）。
- 保持心血管健康（在佩戴悬臂带时步行或骑自行车）。

### 第 2 阶段康复目标（术后 6～12 周）

- 旨在将主动关节活动提高到全范围。应该保守使用对盂唇施加较大压力的姿势。
- 在被保护姿势使用弹力带进行肩袖加强训练。
- 进行更动态的肩胛稳定训练。
- 通过节律性稳定增强本体感觉能力。
- 保持心血管健康，保护肩部免受高速的末端运动影响。

### 第 3 阶段康复目标（术后 10～18 周）

- 实现全范围主动和被动关节活动。
- 上肢所有姿势中肩袖和肩胛肌群力量的正常化。
- 通过反应性动态稳定训练增强本体感觉。
- 保持心血管健康。

### 第 4 阶段康复目标（术后 16～24 周）

- 实现稳定和肩关节向各个方向移动的能力。
- 在肩关节所有重复性姿势中获得肩袖、盂肱关节和肩胛稳定肌群的力量。
- 保持全范围的主动和被动关节活动。
- 继续加强心血管健康。
- 开始建立特定运动的训练任务（投掷运动员开始投掷训练）。

### 第 5 阶段康复目标（术后 22 周及以上）

- 继续维持和提高力量和关节活动。
- 继续改善心血管健康，以满足功能所需的水平。
- 参与高速、高要求过顶训练以模拟实际运动。
- 在执行特定运动模式以获得重新参与运动的能力方面取得进展。

## 回归运动标准

最终，达到或超过肩关节损伤前功能水平的要求是恢复的必要条件。如上所述，恢复完全运动在很大程度上取决于肩关节特定正常活动面临的需求。因此，只有当患者能够持续成功模仿其特定运动或日常活动的强度和数量水平时，才能重返运动。

# 青少年运动员肩关节（肩关节过度使用损伤）

## 病理力学

青少年运动员的肩关节运动会刺激肱骨近端骨骺，主要影响 11～16 岁的青少年运动员。青少年运动员的肩部损伤在过去 14 年中呈现增加的趋势[59]，可能是因为更多的青年运动员在年轻时参加了竞技联赛。由于骨骼的柔软性和生长板的开放，青少年运动员的肩关节特别容易受伤。青少年运动员的肩关节损伤最常见于棒球、网球、排球、游泳、垒球或板球等过顶运动[35,59,65]。肱骨近端骨骺尤其处于危险之中，因为它不断在旋转的过顶运动中受到压力[65,158]。过顶运动员利用全身运动，产生非常快的运动学和非常高的动力学[42,48,49]。这些运动会导致肱骨近端骨骺产生高扭转力和旋转力[125]。这些持续的运动将导致生长板内的炎症，导致疼痛和青少年运动员肩部损伤。

肩关节内的变化包括骨骺增宽，并可能伴有肱骨近端干骺端的碎裂或囊性变化[20,101,148]。患者经常抱怨弥漫性肩痛。疼痛很常见[20,65]，并可能伴有弥漫性肩部无力[59]。也可能存在关节活动和力量缺陷，但没有一致的报道表明两者都有助于诊断青少年运动员肩部损伤。

### 损伤机制

大量使用上肢运动的青少年运动员，包括游泳、排球、垒球、棒球和网球运动员，会对他们的肌肉骨骼系统造成显著的重复性微创伤[65,158]。当肌肉骨骼系统没有足够的休息和恢复时间时，会出现生长板内的炎症并且导致肱骨近端的疼痛。先前的证据表明，生长板很大程度受重复旋转应力的影响[65,101,158]。青少年运动员肩部损伤的真正诊断是骨骺裂，或生长板两端的分离[20,158]。一些研究认为此诊断是 1 型 Salter Harris 骨折的一种形式。这种情况在标准 X 射线下是可识别的，比如肱骨近端骨骺可见到额外空间。

### 康复要点

青少年运动员的肩关节会出现不一致的疼痛模式，因此这种损伤需要特殊的治疗[158]。虽然患者经常抱怨肱骨近端骨骺周围存在疼痛和压痛，但通常也会有别的体征和症状。先前的文献表明，快速旋转运动对这些患者来说有较大负面影响[65]，因此在做出诊断后应立即停止高速旋转运动。应查明过顶体育活动的完整历史，以确定以前参加体育活动的频率和强度。也可能存在肩部的无力和疲劳，但这可能是由于疼痛[59]。不太可能进行手术干预，因为有证据表明，消除压力和运动刺激后症状将消失[20,65]。

### 康复进程

生长板可能需要长达 12 个月才能完成修复[20,59,65]。有证据表明，在此后恢复完全运动的患者在肱骨近端骨骺处仍可能存在分离[20]。因此，严重程度可能能够根据症状学，而不是诊断性影像学进行判断[65]。

被确诊的患者应立即停止过顶运动和其他体育活动，使生长板不再受到运动中旋转应力的影响[59,65,101,158]。坚持停止运动可以获得良好的效果[20,65]。还应实施患者教育，向青少年运动员及其父母提供一些相关的知识，以防止其再次受伤[158]。虽然最初停止运动是应当做的，但患者也应先后开始进行轻微拉伸运动和小力量训练，以应对可能由疾病导致或加重病症的肩部周围关节活动和力量的缺陷[20,59]。应该停止活动以增加肩关节的力量和灵活性，因为这些运动都会导致过顶损伤[143,164]。患者应解决肩袖和肩胛周围肌群以及存在的其他核心缺陷[101]。当患者触诊无痛时，应重新进行轻度的活动。一个适当的分阶段康复计划应该从包含增强式训练和动态稳定训练的过顶进阶训练开始。这些训练有助于患者回归过顶活动，并最终实现过顶专项运动。

### 回归运动标准

当可以在增强式和爆发性运动中进行无痛活动时，应该开始运动进阶。患者经常抱怨高速活动时的疼痛和不适[158]，这是恢复运动的最后一步。虽然恢复运动很重要，但应该有一个渐进的恢复间隔，这样患者有足够的时间在两次运动间完成恢复并防止再次受伤[20,158]。当患者能够无痛地进行所有过顶运动，并能完成分级的专项运动项目时，说明患者已准备好恢复不受限制的全面运动。

## 粘连性关节囊炎（冻结肩）

### 病理力学

粘连性关节囊炎的特征在于盂肱关节的运动能力丧失。这种关节纤维化的原因尚不明确。虽然粘连性关节囊炎是一个复杂的诊断，其关键的诊断特征包括：（a）进阶性疼痛发作，（b）盂肱关节的抬高和旋转关节活动度逐渐丧失，（c）多区域滑膜炎，（d）关节囊韧带复合体纤维化[70]。其他研究者已经确定了盂肱关节周围不同区域的组织学变化[21]。其结果是包括纤维化和肩袖肌群紧绷无弹性的慢性炎症。

### 损伤机制

出于本章的目的，我们将诊断分为两类：原发性和继发性冻结肩。出现原发性粘连性关节囊炎时，认为是原发性冻结肩；当存在已知的潜在疾病（例如，肱骨头骨折）时，则是继发性的[182]。

原发性冻结肩通常起病隐匿。患者经常描述肩部有一系列的疼痛限制，然后逐渐僵硬，而疼痛减轻。已发现使患者易患特发性关节囊炎的因素包括糖尿病、甲状腺功能减退症和潜在的心肺功能受累[133]。

运动人群中很少见到这种类型的冻结肩。

继发性冻结肩在运动人群中更常见。它与许多不同的基础诊断有关。Rockwood 和 Matsen 列出了 8 类在冻结肩的鉴别诊断中应考虑的疾病类别：外伤、肩部其他软组织疾病、关节疾病、骨骼疾病、颈椎疾病、胸内疾病、腹部疾病和心因性障碍（表 17-3）[134]。

表 17-3 冻结肩的鉴别诊断

| |
|---|
| 外伤 |
| 肩部骨折 |
| 上肢任何部位骨折 |
| 误诊肩关节后脱位 |
| 外伤继发的肩关节出血 |
| 肩部其他软组织疾病 |
| 肩袖肌腱炎 |
| 肱二头肌长头肌腱炎 |
| 肩峰下滑囊炎 |
| 撞击征 |
| 肩胛上神经撞击征 |
| 胸廓出口综合征 |
| 关节疾病 |
| 肩锁关节退行性关节炎 |
| 盂肱关节退行性关节炎 |
| 化脓性关节炎 |
| 其他疼痛形式的关节炎 |
| 骨骼疾病 |
| 肱骨头缺血性坏死 |
| 转移性癌 |
| 佩吉特病/畸形性骨炎 |
| 原发性骨肿瘤 |
| 甲状旁腺功能亢进 |
| 颈椎疾病 |
| 颈椎病 |
| 颈椎间盘突出 |
| 感染 |
| 胸内疾病 |
| 膈肌刺激 |
| 肺肿瘤 |
| 心肌梗死 |
| 腹部疾病 |
| 胃溃疡 |
| 胆囊炎 |
| 膈下脓肿 |

Adapted with permission from Rockwood CA, Matsen FA. The Shoulder. Philadelphia, PA: WB Saunders; 1990.

## 康复要点

康复的主要关注点是正确的鉴别诊断。尝试让患者在康复计划的力量或功能活动部分进阶可能会导致运动受限情况的恶化。粘连性关节囊炎的唯一最佳治疗方法是预防。

根据开始干预时的病理阶段，可以缩短康复计划的时间范围。无论什么情况，康复的目标都是相同的：首先缓解疾病急性期的疼痛，逐渐恢复适当的关节运动学以及关节活动范围，并加强肩关节复合体的肌肉力量[69]。

## 康复进程

在急性期，可以使用 Codman 训练和低级的关节松动术来缓解疼痛。它可能与物理因子治疗、被动牵拉斜方肌上束和肩胛提肌的治疗方法一起进行[69]。运动防护师还建议患者睡觉时在受累手臂下放一个枕头，以防止睡眠期间出现内旋。

在亚急性期，要更积极地恢复关节活动。可以进行静态悬挂训练（图 17-5）。结合保持放松等 PNF 技术可能会有所帮助。应使用节律性稳定技术对患者提出循序渐进的要求。爬墙（图 17-8）和墙角拉伸（图 17-10）也是康复计划的良好选择。当重获关节活动时，康复计划应该开始解决力量问题。肩关节等长训练通常是最好的开始方式。下一阶段的力量练习将逐渐进阶。

康复的最后阶段是逐步强化肩关节复合体。继续进行维持关节活动的训练，并应增加一系列强化训练。康复项目应根据患者的诊断量身定制，以满足患者的个人需求。

## 回归运动标准

一旦盂肱关节恢复正常的生理和关节运动功能，患者就可以恢复到其以前的活动水平。患者未接受治疗和未被确诊的时间长短会影响达到这一阶段所需的时间。

## 胸廓出口综合征

### 病理力学

胸廓出口综合征是指胸廓出口内神经血管结构受压。胸廓出口为锥形通道，较大的圆周开口靠近脊柱，狭窄的一端通入远端肢体。在近端，锥体的前部是前斜角肌，后部是中斜角肌和后斜角肌。穿过胸廓出口的结构是臂丛神经、锁骨下动静脉和腋下血管。神经血管结构从远端通过锁骨下方和锁骨下肌。神经血管束下方是第1肋骨。在圆锥体的窄端，神经血管束通过肩胛骨喙突下方并通过腋窝进入上肢。远端的前缘是胸小肌，后缘是肩胛骨。

根据胸廓出口的解剖结构，有几个区域可能会发生神经血管压迫。因此，胸廓出口综合征的病理学取决于受压的结构。

### 损伤机制

由急性损伤机制或任何刺激性事件发展而来的胸廓出口综合征并不常见[80]。研究者们提出的胸廓出口综合征病因学的一些理论包括外伤、姿势问题、胸小肌长度缩短、斜角肌长度缩短和肌肉肥大[80]。

有3个易受压力影响的区域：①斜角肌三角区，在胸廓出口的近端，前斜角肌和中斜角肌可能重叠在第1肋骨上；②肋锁间隔，即神经血管束通过第1肋骨和锁骨之间的空间（该空间可能因不良姿势、盂肱关节下侧松弛或锁骨骨折引起的外生骨疣而变窄）；③通过神经血管束的喙突下方，前缘是胸小肌[80]。

### 康复要点

如上所述，胸廓出口综合征是一个基于解剖学的问题，涉及施加在神经血管束的压力。胸廓出口综合征的非手术治疗取得了中等程度的成功，能减轻大约55%的症状[120]。康复应首先明确治疗目标。活动调整、放松技术、姿势调整和物理治疗可用于解决导致胸廓出口综合征的机械性压迫[80]。

通过对患者详细病史的了解和活动的评估，运动防护师可以确定胸廓出口受压的原因。康复计划应量身定制，并且要鼓励患者全天保持良好的姿势。应使用治疗性运动训练来加强维持姿势的肌肉，如菱形肌（图17-44）、斜方肌中束（图17-42）和斜方肌上束（图17-36）。柔韧性训练也可用于增加胸廓出口的空间。斜角肌拉伸和墙角拉伸（图17-10）用于减少肌肉与神经血管束碰撞的发生率。还应与患者一起回顾正确的呼吸技术，确保患者正确进行呼吸运动。斜角肌是辅助呼吸肌，不正确的呼吸方式会导致其紧张。

### 康复进程

康复首先要详细评估患者的活动情况和症状表现。首先，让患者远离加剧神经血管症状的活动，直到患者可以找到并保持无症状的姿势。在此期间，通过拉伸和力量训练鼓励患者保持直立姿势。逐渐鼓励患者在短时间内恢复运动，同时保持无痛。如果患者始终保持无痛，则定期增加参与运动的时间。这有助于加强姿势稳定肌的耐力。在上半身测力计上训练，通过向后踩踏板，可以帮助增强耐力。随着患者恢复运动，可能需要改变力量训练方法，从而使患者在屈曲姿势下进行训练。

### 回归运动标准

如果患者对康复计划有反应并且可以在特定运动期间保持无痛，则可以继续参与。患者不应有肌肉无力、神经血管症状或疼痛。如果患者对治疗没有反应，并且持续存在显著功能性疼痛和无力，则可能需要手术干预。手术方法取决于患者症状的解剖学基础。

> **临床决策练习 17-6**
>
> 一名19岁的网球运动员主诉其优势侧（右侧）手臂感觉异常已有3周。他自认没有做过任何损伤手臂的运动，且此症状是在这学期课程开始不久之后出现的。当问到他的日常生活规律是否发生改变的时候，他说自己换了新的球拍，并且最近由于工作增加，使用电脑和鼠标的频率也增加。医生确诊该患者为胸廓出口综合征。患者还说自己在正手击球时会出现症状。运动防护师可以推荐什么训练方法来帮助患者恢复健康？

## 臂丛神经损伤（刺痛或灼烧痛）

### 病理力学

臂丛神经起始于颈神经根C5至C8和胸神经根T1。这些神经根腹侧支由背侧（感觉）神经根和腹侧（运动）神经根组成。腹侧支连接形成臂丛神经。腹侧支位于前斜角肌和中斜角肌之间，与锁骨下动脉相邻。神经丛继续向远端越过第1肋。它位于颈部胸锁乳突肌深处[89]。紧邻锁骨和锁骨下肌尾部，5个腹侧支联合形成3个神经丛主干：上干、中干和下干。上干由 C5 和 C6 腹侧支组成。中干由 C7 组成，下干由 C8 和 T1 腹侧支组成。通过锁骨下方后，3 条主干分成 3 股，最终形成臂丛神经的 3 束。

运动中典型的臂丛神经损伤是急性拉伤[89]，但这种损伤也可能伴随着挤压伤而发生。这种综合征通常被称为 Burner 或 Stinger 综合征。这些损伤通常涉及 C5 至 C6 神经根。患者主诉肩部有剧烈而尖锐的灼痛，并且会从手臂向下传递到手部。受 C5 和 C6 影响的肌肉（三角肌、肱二头肌、冈上肌和冈下肌）会出现无力伴随疼痛。灼烧感和疼痛通常是短暂的，但无力可能会持续几分钟或长时间存在。

Clancy 等[23]将臂丛神经损伤分为 3 类。Ⅰ级损伤导致运动和感觉功能的暂时丧失，通常在几分钟内完全恢复。Ⅱ级损伤会导致明显的运动无力和感觉丧失，可能会持续 6 周到 4 个月。2 周后的肌电图评估将显示出异常。Ⅲ级病变的特征是运动和感觉功能丧失至少 1 年。

### 损伤机制

臂丛神经的结构使得它如所描述的那样蜿蜒穿过上肢的肌肉骨骼结构。Clancy 等[23]将颈部旋转和侧屈、肩外展和外旋，以及肩胛骨和锁骨同时下沉确定为其潜在的损伤机制。

在颈部旋转和向一侧侧屈的过程中，另一侧的臂丛神经和锁骨下肌被牵拉，锁骨前后轴略微抬高。如果手臂没有抬高，神经丛的上干将承受最大的张力。如果肩关节外展和外旋，臂丛神经会向上移向喙突，肩胛骨回缩，使胸小肌处于被拉长状态。当肩完全外展时，形成类似于活动滑轮的状态，喙突充当滑轮。在上述情况下锁骨和肩胛骨下压会对滑轮系统产生向下的力，使臂丛神经与锁骨和喙突接触。承受最大张力的神经丛部分取决于发生碰撞时上肢的姿势。

### 康复要点

臂丛神经损伤的处理始于患者颈椎活动度的逐渐恢复。需要处理肌肉紧张的情况，这是由直接创伤和由疼痛引起的反射性保护引起的。应该对斜方肌上束、肩胛提肌和斜角肌进行轻柔的被动关节活动训练和牵拉。预防肌肉萎缩、抑制疼痛和恢复躯体感觉缺陷是康复的主要目标[146]。

临床人员应考虑早期使用温和的松动神经组织的干预方法[18]。早期松动的目的是防止在愈合期间，神经和基底之间或在神经自身相连组织之间形成瘢痕。临床人员应使用低负荷牵拉以避免刺激神经发生病变，如轴索断裂或神经断裂。更慢性、重复性的损伤可能会使用神经张力测试姿势来进行更高级的松动。

康复计划中还包括强化相关肌肉。应该进行冈上肌强化训练，如肩胛骨平面外展（图 17-34）和备选冈上肌训练（图 17-35）。其他针对受累肌肉的训练包括针对冈下肌的肩外旋（图 17-38）、前屈和外展 90°（图 17-29 和图 17-30）以强化三角肌，以及针对屈肘的肱二头肌弯举。

运动防护师还应与患者的教练密切合作，以评估患者的技术并纠正可能使患者面临灼烧感的任何形式的改变。在恢复活动之前，应检查患者的装备是否合适，并应使用颈托来减少冲击过程中发生的颈部侧屈，如在抢断过程中。

### 康复进程

患者在受伤后立即停止活动。康复计划应该从颈部和肩部的主动和被动关节活动的恢复开始。使用上肢张力测试姿势的神经组织松动应从患者处于测试位置开始（图 8-5A 和 B）[18]。对于正中神经，测试包括肩下沉、外展、外旋、手腕和手指伸展。对于桡神经，肘关节伸直，前臂旋前，盂肱关节内旋、腕、四指和拇指屈曲。拉伸尺神经的姿势包括肩下沉、手腕和手指伸展、前臂旋后或旋前，以及肘关节屈曲。治疗应以远端关节（如肘关节和腕关节）的大范围活动松动开始。在康复的后期应该进展到 4 级和 5 级的松动。

当患者恢复关节活动时，颈部和肩部肌肉的强化应被纳入康复计划。强化训练应该从渐进性抗阻训练发展到强调力量和耐力的训练。功能进阶开始于针对模拟受伤位置的运动的特定需求而教授适当的技术。渐进式回归运动和适当的技术对康复项目很重要，因为它们解决了患者为重返运动做好准备的心理问题。

### 回归运动标准

当患者有完整且无痛的全关节活动度，有全部力量且不存在之前的症状时，将被允许回归比赛[165]。

此外，足球运动员应该使用颈托。在恢复运动之前，还应考虑患者心理上的准备情况。对颈部和肩部过度保护的患者有可能使自己受到进一步伤害。

## 肌筋膜扳机点

### 病理力学

临床上，扳机点（trigger point，TP）被定义为肌肉或筋膜中的过度应激点，触诊时疼痛，并可能在受压时导致特征性"区域"内的牵涉痛或压痛。该区域不同于肌节、皮节、骨节或周围神经分布。通过触诊肌肉条索、离散结节或粘连来确诊扳机点。弹拨条索通常会引发局部抽搐反应[142]。

从生理学上讲，扳机点的定义并不明确。具有肌筋膜扳机点的肌肉在肌电图检查中未发现任何诊断异常。常规实验室检查未显示可归因于扳机点的异常或显著变化。据报道，血清酶水平正常，乳酸脱氢酶同工酶的分布发生变化。

扳机点可以分为 2 种不同的类型[142]：
1. 活跃扳机点。休息时直接按压有牵涉痛和压痛的症状表现。经常出现相关的肌肉无力和挛缩。
2. 潜在扳机点。除非直接按压，否则不会出现疼痛。这些可能在临床检查中表现为压痛区域的僵硬和（或）无力。

肌筋膜扳机点的病理学鉴定为：(a) 在受影响肌肉的急性超负荷压力或慢性超负荷期间或之后不久突然发作的病史；(b) 肌肉牵涉区疼痛的特征模式；(c) 影响肌肉末端关节活动的受限和无力；(d) 受累肌肉有一条紧张的、可触及的条索；(e) 紧张肌纤维条索直接压迫的局灶性压痛；(f) 弹拨痛点引起的局部抽搐反应；(g) 通过按压痛点再现患者的疼痛。

### 损伤机制

肩部肌筋膜扳机点最常见的机制是急性肌肉拉伤（表 17-4）。受损的肌肉组织会导致肌质网撕裂并释放其储存的钙，从而丧失该部分肌肉去除钙离子的能力。持续肌肉收缩的慢性压力会导致持续的肌肉损伤，重复上述损伤循环。正常肌肉三磷酸腺苷和过量钙的存在启动并持续造成肌肉的挛缩。这会产生一个具有不受控制的新陈代谢的肌肉区域，身体对此会产生局部血管收缩的反应。这个有肌纤维穿过、新陈代谢增加和局部循环减少的区域，导致肌肉缩短，独立于局部运动单位动作电位。可在肌肉上触及紧张带。

表 17-4 肩部扳机点

| 肩后方痛 |
|---|
| 三角肌 |
| 肩胛提肌 |
| 冈上肌 |
| 肩胛下肌 |
| 小圆肌 |
| 大圆肌 |
| 上后锯肌 |
| 肱三头肌 |
| 斜方肌 |
| **肩前方痛** |
| 冈下肌 |
| 三角肌 |
| 斜角肌 |
| 冈上肌 |
| 胸大肌 |
| 胸小肌 |
| 肱二头肌 |
| 喙肱肌 |

Adapted from Donnely J, ed. Travell, Simons & Simons' Myofascial Pain and Dysfunction. 3rd ed. Philadelphia, PA: Wolters Kluwer; 2019.

### 康复要点

肌筋膜扳机点的主要机制与肌肉超负荷和疲劳有关，因此主要关注点是找出造成问题的活动。运动防护师应详细了解患者的日常活动需求，以及患者体育活动需求的变化情况。

扳机点的循环性质使得需要打断循环才能成功治疗。应尝试使用改良的保持放松技术以及随后的等长牵拉来中断肌肉纤维的缩短并防止肌肉组织成分的进一步分解。最近的证据表明，干针可能是治疗颈肩部肌筋膜扳机点的潜在工具[52,92]。同时使用物理因子治疗和治疗性训练可能会对肌筋膜扳机点的康复结局产生积极影响。

在完成被动关节活动的治疗后，必须激活肌肉以刺激正常的肌动蛋白和肌球蛋白交叉桥接。温和的主动关节活动练习或使用 L 形杆的主动辅助练习可能是很好的治疗活动。在关节活动度恢复后，必须鼓励正常的肌肉活动和耐力练习。应该进行强调耐力的渐进式肩部练习。

### 康复进程

扳机点的治疗进程应从暂时停止使收缩组织超负荷的活动开始。然后用肌筋膜拉伸技术治疗患者，包括姿势放松和主动放松技术，以增加收缩组织的长度（见第 8 章）。应强调立即增加关节活动度的重要性。一旦患者可以维持正常肌肉长度而无须通过收缩肌筋膜带使其开始恢复，则增加力量训练。随着相关肌肉的力量和功能恢复，患者可逐渐恢复运动。

### 回归运动标准

如果患者能够在不重新激活肌筋膜扳机点和相关紧张区域的情况下进行功能活动，则可能会在相对较短的时间内恢复运动。不符合此标准就较早回归运动可能导致症状区域变大。

## 肩部患者报告结局

由于运动训练等医学相关专业致力于改善患者预后情况并量化特定干预措施的有效性，患者报告结局（patient-reported outcomes，PRO）提供了一种评估与损伤/疾病相关功能障碍和功能恢复的方法，是康复计划的一部分。通过量化结果，患者、临床人员和保险公司都可以通过量化出特定肩部损伤/疾病最有效、经济的治疗方法而受益。

在肩部有超过 30 种测量患者结局的方法，它们提供一般的测量结果（整体健康、活动和功能），或针对特定情况（例如肩部不稳定）和人群（例如过顶运动员）的特定测量。表 17-5 中列出了最常用（但不完全）的肩部患者报告结局工具。因此，对于临床人员来说，选择合适的测量工具来支持他们的康复计划是比较困难的。由于与肩部相关的各种测量方式众多，临床人员可能会发现实施的注意事项有助于帮助他们找到最适合预期目标的方法。

### 选择患者肩部报告结局的考虑因素

- 考虑目的——临床人员想要测量什么？
  - 该工具是通用的还是特定的？
    - 通用肩部患者报告结局涵盖多个领域，并提供患者健康状况的全面指标。
    - 特定肩部患者报告结局评估特定于某种类型损伤和人群的患者健康状况，不适用于预期用途之外的情况或人群。
  - 哪些因素是需要测量的变量——疼痛、功能、功能障碍、运动表现、一般健康状况？
  - 该工具是否测量患者群体的典型需求？
    - 运动员的需求与一般人群不同。就此而言，该工具应该能够反映这些需求的差异。
  - 考虑工具的可靠性、有效性和响应性。
    - 可靠性是测量结果表明内部一致性和重测信度的程度。
      - 内部一致性是量表上的项目一致地测量潜在条件的程度。
      - 重测信度是指分数保持不变而基础结构也保持不变的程度。
    - 有效性是临床测量结果评估它应该测量的内容和按照设计执行操作的程度。该工具是否真的测量了基础结构？
    - 响应性是临床结果评分随着基础结构变化而变化的程度。
  - 幸运的是，许多可用的肩部患者报告结局工具都有描述其可靠性、有效性和响应性的研究。
- 考虑实施工具的后勤工作。
  - 是否可以在特定设置内在分配的时间内实施评估？
    - 问题的数量是否合适？
    - 以什么模式执行（电子或者纸笔）？
    - 谁为工具评分？
    - 肩部患者报告结局何时进行？在治疗之前和治疗之后，还是每次临床会谈都进行？
    - 该工具是由患者自行执行，还是有与该工具相关的临床人员？
  - 是否应该在数天、数周或数月内多次使用该工具来量化治疗效果？如果是这样，这在针对特定患者的临床护理框架内是否可行？

**表 17-5　常用的肩部患者报告结局测量**

| | |
|---|---|
| 美国肩肘外科医生量表（American Shoulder and Elbow Surgeons，ASES）[111] | ASES 包含自评（19 项）和临床人员评估部分，用于评估所有肩关节损伤相关的疼痛和 ADL 功能。 |
| Contant Murley 量表（Constant Murley Scale）[24] | Constant Murley 量表通过自评和临床人员评估两部分来评估疼痛、功能、关节活动和力量。 |
| 上肢、肩和手部残疾量表（Disabilities of Arm, Shoulder, and Hand，DASH）[62] | DASH 是一个包含 30 个项目的自评量表，用于评估整个上肢的疼痛和功能。有针对特殊人群的运动和工作模块。 |
| 投掷者手臂功能量表（Functional Arm Scale for Throwers，FAST）[137] | FAST 是一项包含 22 个项目的自评调查量表，用于评估投掷、功能进步、疼痛、心理健康和 ADL。 |
| 特殊外科医院肩部评分量表（Hospital for Special Surgery Shoulder Score，HSS）[152] | HSS 评分是一个含有 14 个项目的量表工具，包括自评和临床人员评估两部分，用于评估疼痛、功能受限、压痛、撞击和关节活动。 |
| Kerlan Jobe 骨科诊所肩肘问卷（Kerlan Jobe Orthopaedic Clinic Shoulder and Elbow Questionnaire，KJOC）[2] | KJOC 是一个包含 10 个项目的量表，用于评估投掷运动员的身体功能和竞技比赛水平。 |
| 牛津肩部评分（Oxford Shoulder Score，OSS）[31] | OSS 是包含 12 个项目的自评量表，用于评估常见 ADL 的疼痛和功能障碍程度。 |
| 宾夕法尼亚州肩部评分（Pennsylvania Shoulder Score，Penn）[86] | Penn 评分是一个包含 25 个项目的自评量表，是针对疼痛、功能水平和患者满意度的肩部特定量表。 |
| Rowe 评分（Rowe Scale）[135] | Rowe 评分是一个包含 3 个项目的自评量表，包括针对接受治疗的肩前部不稳患者的稳定性、动作和功能的评估。 |
| 肩部残疾问卷（Shoulder Disability Questionnaire，SDQ）[167] | SDQ 是一个包含 16 个项目自评的二分问卷，重点关注与疼痛相关的肩部功能。 |
| 肩痛和残疾指数（Shoulder Pain and Disability Index，SPADI）[131] | SPADI 是一项包含 13 个项目的自评量表，用于评估疼痛和功能。 |
| 肩部等级问卷（Shoulder Rating Questionnaire）（L'Insalata 量表）[81] | L'Insalata 量表是一项包含 20 个项目的自评问卷，用于评估整体情况、疼痛、ADL、娱乐/运动表现、职业和总体满意度。 |
| 简单肩关节测试（Simple Shoulder Test，SST）[102] | SST 是一个包含 12 个项目的自评工具，用于评估肩部的疼痛和功能，没有正式的评分系统。所有问题均用"是/否"回答。 |
| 加州大学洛杉矶分校肩部评分（The University of California-Los Angeles Shoulder Score）[3] | 这是一个包含 5 个项目的量表，包括自评和临床人员评估两部分，用于评估疼痛、功能、关节活动、力量和患者满意度。 |
| 西安大略肩袖指数（Western Ontario Rotator Cuff Index，WORC）[76] | WORC 是一个包含 21 个项目的自填问卷，用于评估肩袖病变患者的疼痛、功能和情绪状态。 |
| 西安大略肩关节不稳指数（Western Ontario Shoulder Instability Index，WOSI）[77] | WOSI 是一个包含 21 个项目的自填问卷，用于评估肩关节不稳患者的疼痛、功能和情绪状态。 |

## 总　结

1. 肩关节复合体的高度灵活性意味着一定稳定性的丧失，这反过来又增加了肩关节发生损伤的可能性，尤其是在动态过顶运动中。
2. 在胸锁关节的康复中，应努力恢复正常的锁骨运动，从而使肩胛骨在肱骨外展 180° 的过程中进行外展和上回旋。锁骨必须上抬约 40°，以允许肩胛骨上回旋。
3. 肩锁关节扭伤最常见于肩部直接落地摔倒且该侧手臂处于内收位，或者跌倒时手臂处于过伸位的患者。
4. 肩锁关节损伤的治疗方式取决于损伤的类型。Ⅰ型和Ⅱ损伤通常仅需非手术治疗，重点加强三角肌、斜方肌和胸大肌锁骨束。有时肩锁关节损伤需要手术切除锁骨的远端部分。

5. 锁骨骨折的治疗包括骨折处固定和制动6~8周，用8字形绷带将受伤手臂置于悬臂带中。因为锁骨的活动性对正常的肩关节力学很重要，所以康复应该侧重于恢复关节活动和加强三角肌、斜方肌上束和胸大肌的力量。
6. 在短暂的制动期后，脱臼肩关节的康复应侧重于恢复盂肱关节合适的旋转轴，优化稳定肌群的长度-张力关系，并恢复肩关节复合体的正常神经肌肉控制能力。类似的康复策略适用于多方向不稳定的情况，这可能是由于肩关节反复脱位而导致的。
7. 肩关节撞击综合征的治疗包括逐渐恢复肩关节的正常生物力学，以在过顶活动中保持喙肩弓下方的间隙。治疗方式包括加强肩袖肌群；加强肩胛骨外展、上抬和上回旋的肌肉；拉伸关节囊下部、后部以及肩袖肌群的后部。
8. 肩袖肌腱病康复计划的主要关注点是肌腱损伤的原因和方式。如果综合康复计划不能缓解肩部的疼痛，则可以通过手术去修复肌腱或者改变盂肱关节结构。术后康复与非手术计划相似，康复进展根据组织愈合和肌腱组织学改变所需的时间调整。
9. 对于粘连性关节囊炎，康复的目标是缓解疾病急性期的疼痛，逐渐恢复正常的关节运动学，逐渐恢复关节活动度，并强化肩关节复合体的肌肉。
10. 胸廓出口综合征的康复应鼓励采用刺激性最小的姿势，并结合加强姿势稳定肌（菱形肌、斜方肌中束、斜方肌上束）的训练，以及斜角肌拉伸，增加胸廓出口的空间以减少肌肉夹挤神经血管束的概率。
11. 臂丛神经损伤的治疗包括逐渐恢复颈椎活动度和拉伸斜方肌上束、肩胛提肌和斜角肌。
12. 确定肌筋膜扳机点出现的原因后，康复可能包括使用冷喷剂和被动拉伸，温和的主动关节活动度训练或主动助力训练，鼓励正常的肌肉活动和耐力练习，并逐渐提高肌肉耐力。

## 临床决策练习解决方案

**练习17-1** 患者通过冰敷和电刺激等方式治疗疼痛。他要佩戴几天悬臂带，直到他能忍受疼痛并开始以适当的方式活动手臂。运动防护师可以通过主动助力关节活动训练开始帮助患者康复，然后进行锁骨附着肌肉的等长运动训练。当患侧上肢恢复适当的运动姿势后，患者继续进行练习，并结合肩胛骨运动。这将有助于防止由于盂肱关节力学不良引起的相关肩部不适。若在患侧上肢垫一个防护垫，并且患者在力量或关节活动方面没有缺陷，此类损伤的患者通常可以更早地恢复比赛。

**练习17-2** 需要了解的是，80%的首次脱位会有后续脱位的可能，并需要手术治疗。运动员预计要花12周的时间才能完全恢复。他需要避免外旋和外展的组合姿势。必须积极地强化肩袖肌肉，恢复关节的神经肌肉控制。运动防护师应该强调关节必须依赖于其动态稳定结构。即使在他恢复正常活动后，运动员也需要保持健康的力量水平，因为动态稳定结构必须保持本体感觉意识的水平，这与被动结构不同。

**练习17-3** 运动防护师应该向患者解释疼痛不应该成为康复过程的一部分。游泳运动员应停止游泳和其他所有过顶活动。物理因子疗法可帮助患者感到舒适。非甾体抗炎药通常在康复过程的早期阶段服用。练习应该从恢复肩关节运动学开始。主动强化练习的重点是恢复作用在关节周围的力偶。在运动防护师确定运动可以在无痛情况下进行之前，患者不应进阶。力量训练从等长训练开始，进而到等张训练，再到增强式训练。在处理涉及肩袖的力偶之前，应积极加强肩胛骨周围的力偶。PNF练习应在力偶驱动的肩关节复合体恢复之后开始。应逐渐实现在更具功能性的位置下的运动。一旦患者可以在功能性关节活动中进行无痛锻炼，就可以寻求恢复游泳训练的方法。回归游泳练习应该循序渐进，从容不迫。强度增加应基于无痛的活动。这种情况应该持续到游泳运动员恢复正常运动能力。

**练习17-4** 对于运动防护师来说，在解决撞击引起的疼痛之前，解决潜在的不稳定是很重要的。早期也应强调肩袖肌肉的拉伸，以消除紧张结构的影响。肩袖练习应在一个闭链位置下进行，以确保盂肱关节的最大一致性。神经肌肉控制练习也应该开始。一旦患者疼痛消退，应强调进行神经肌肉控制练习的进阶。然后应该在安全区域之外进行更有挑战性的练习。物理因子疗法可以用来提高舒适度和刺激愈合过程。投手也应该接受他身体其他部位的评估和治疗，这些部位可能会在他投球时的加速运动中代偿关节活动度的不足。

**练习17-5** 运动防护师应该首先评估和纠正任何生物力学上的弱点，这些弱点可能会降低盂肱关节的动态稳定性。运动防护师必须限制运动员的活动，以消除过顶动作。康复过程中不应进行任何带来疼痛的活动。一旦患者肌肉力量不足被消除，运动防护师应该逐渐让患者恢复练习活动。回归运动应该是循序渐进的，控制肩袖肌肉的负荷，系统地增加活动的频率。可能有必要避免任何将肩关节置于撞击位置的动作，以便炎症消退。需要注意的是，康复过程中应注意神经肌肉控制，以帮助避免由于肱骨头过度运动而造成的撞击。疼痛和僵硬的恢复进展是活动恢复的重要考量。康复初期应使用抗炎药，以便更好地让患者进行强化练习。直到不再有撞击征阳性前患者不应恢复充分活动。

**练习17-6** 对于运动防护师来说，确定胸腔出口受到撞击的位置是很重要的。同样重要的是确定患者症状的病因。该患者有肩胛骨外展的姿势倾向，以及肩关节复合体受力增加的倾向。使用电脑时长时间使用鼠标会导致肩胛骨前伸姿势和胸小肌轻度过度活跃。力的增加导致前侧肌肉的肥大和更大的反作用力，进而导致喙突下胸腔出口的撞击。为了消除胸腔出口的压力，运动防护师必须首先消除引起压力的因素。患者应接受教育，了解长期使用鼠标的最佳姿势。同时患者应该把他的网球拍重新穿线。建议患者停止网球运动，直到能够保持无症状的姿势。运动防护师应专注于牵伸胸小肌和鼓励肩胛骨稳定性的姿势练习。练习的重点是肩胛骨内收肌和上回旋肌。康复应进展到逐渐将患者的肩关节置于更具功能性的位置。恢复击球活动应该是循序渐进的，每个回合之间有足够的恢复时间。只要患者保持无痛状态，就应定期增加练习。这将帮助他恢复这种适当运动姿势的耐力。当他的正手击球次数达到常规网球比赛的水平而没有任何症状时，他可能会恢复到充分的运动状态。如果患者没有进展，应将其送回转诊医生处讨论手术方案。

（Elizabeth Hibberd，Joseph B. Myers，Brett Pexa，Terri Jo Rucinski，William E. Prentice，FNATA Rob Schneider 著 杨璐铭 译 陈铮威 倪国新 审）

## 参考文献（扫描二维码获取）

# 第 18 章　肘关节损伤的康复

**完成本章学习后，读者应具备以下能力**

- 讨论与肘关节正常功能相关的功能解剖学和生物力学。
- 认识并讨论肘关节的各种康复力量训练技术，包括开链和闭链的等长练习、等张练习、增强式练习和等速练习。
- 认识各类恢复关节活动度的技术，包括牵伸练习和关节松动术。
- 认识水疗在肘关节康复中的应用。
- 讨论可用于重建神经肌肉控制的练习。
- 讨论不同肘关节损伤康复计划的进阶标准。

## 功能解剖学和生物力学

从解剖学上讲，肘关节复合体由 3 个关节组成，这些关节由 3 块骨构成：肱骨远端、尺骨近端和桡骨近端。构成肘关节复合体的关节是肱尺关节、肱桡关节和近端桡尺关节。肘关节复合体可以完成屈曲、伸展、旋前和旋后的运动模式。在运动中，肘关节复合体可能会受到力的作用，导致从过头投掷损伤至钝性创伤的各种损伤。骨骼的限制、韧带的支持和肌肉的稳定性有助于预防过度使用所致的损伤风险增加和由此产生的损伤。

值得一提的是，肘关节是上肢（颈椎至手部）的一个组成部分。在开链运动中，手的位置和方向是由上半身、肩带和肘关节的方向决定的。上肢的任何部分出现无力、疼痛或关节活动度（ROM）受限都会导致其他部位的代偿性变化。肘关节复合体 3 个关节之间有连续的关节囊，关节囊内有大量的本体感受器[24,26]。跨过肘关节复合体的多关节肌肉（如腕屈肌、腕伸肌、肱二头肌和肱三头肌）使肘关节能够作为上肢的一个组成部分而发挥作用。因此，在评估肘关节时，应该包含整个上肢的力量和功能评估。

在投球和击球等运动技能中，从下半身到上半身的动力传递是十分重要的，因此需要评估和关注腰椎-骨盆-髋关节区域的肌肉组织的功能。如果无法控制髋关节、骨盆和躯干的运动，就会阻碍动力从下肢向上肢的传递。这可能会影响运动表现或导致上肢的代偿，从而增加肘关节的负荷。因此，对肘关节损伤的运动员进行康复训练时，也需要解决腰椎-骨盆-髋关节肌肉的力量和控制的问题。

### 肱尺关节

肱尺关节是肱骨远端内侧与尺骨近端之间的关节。肱骨的远端关节面有明显的特征。沙漏状[16]的滑车位于肱骨远端前内侧，并与尺骨近端的滑车切迹形成关节。由于滑车比肱骨外侧延伸得更远，肘关节复合体呈现出一个携带角，即肘关节处在解剖位置上的外展（外翻）位置。女性的正常携带角为 10°~15°，男性为 5°（图 18-1）[3]。当肘关节运动至屈曲位置时，尺骨向前滑动，直到尺骨的冠状突停在肱骨冠状窝的底部。伸展时，尺骨将向后滑动，直到尺骨的鹰嘴接触肱骨的鹰嘴窝。

### 肱桡关节

肱桡关节是肱骨远端外侧和桡骨近端之间的关节。肱骨外侧有外上髁和位于肱骨远端前侧的肱骨

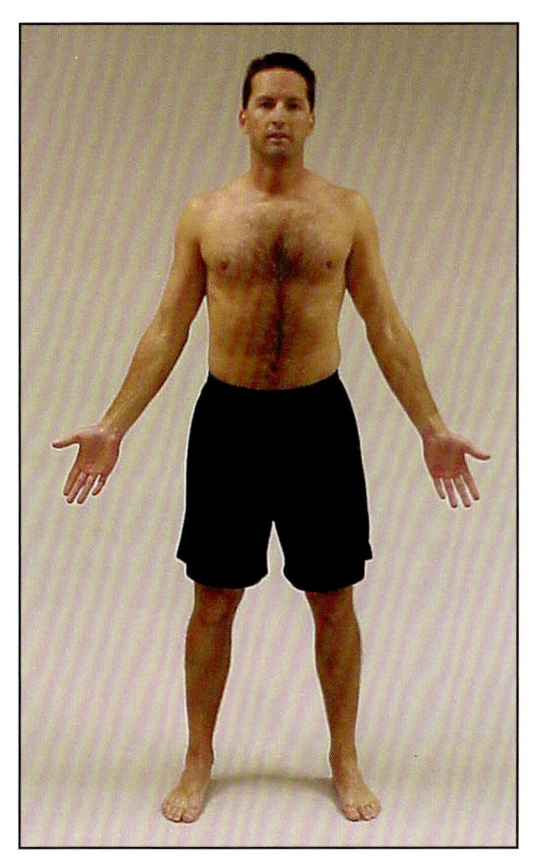

图 18-1 肘关节携带角是肘关节在解剖学上的外展位置。女性的正常携带角是 10°～15°，男性是 5°

小头。屈曲时，桡骨与肱骨远端桡骨窝接触，而伸展时，桡骨和肱骨不接触。

## 近端桡尺关节

近端桡尺关节是指尺骨近端外侧的桡骨切迹、桡骨头和肱骨远端的肱骨小头之间的关节。桡尺关节的近端和远端对于旋后和旋前都很重要。在近端，桡骨通过环状韧带的支持与尺骨形成关节，环状韧带包裹着桡骨头，并附着于尺骨切迹的前部和后部。骨间膜是一种结缔组织，其功能是使两块骨头之间的间隔变得完整。当摔倒时过伸手着地，骨间膜可以将一部分力从桡骨（主要的承重骨）传递到尺骨。这可以帮助防止桡骨头与肱骨小头发生强力的接触。在远端，凹形的桡骨与凸形的尺骨形成关节。在前臂旋后和旋前时，桡骨将围绕尺骨旋转。

## 韧带支持

首先，肘关节的稳定性来源于关节囊，它在所有 3 个关节之间是连续的。关节囊在前部和后部是松的，这样可以让关节在屈曲和伸展方向运动[1]。由于副韧带的支持，它在内侧和外侧都很紧。关节囊受神经高度支配，从而提供本体感觉信息。

尺侧（内侧）副韧带是扇形的，且有 3 束。尺侧副韧带的前束是在 20°～120° 的范围内运动的主要稳定器[40]。尺侧副韧带的后束和斜束增加了对尺侧副韧带稳定的支持和协助。肘关节外侧复合体由 4 个结构组成。外侧尺侧韧带是主要的外侧稳定器，它起于外上髁并止于环状韧带的远端。此韧带可以加强肘关节外侧和肱尺关节的稳定性[29,40]。桡侧副韧带也为肘部外侧提供稳定，从外上髁走行至环状韧带的近端。附属的外侧副韧带从旋后肌结节走行至环状韧带，并起到稳定环状韧带的作用。如前所述，环状韧带是桡骨头在尺骨桡侧切迹中的主要支撑。骨间膜是连接前臂中的尺骨和桡骨的一种韧带联合。这个结构可以防止桡骨在尺骨上向近端移位。

## 肘关节复合体的动态稳定肌

肘关节屈肌、肘关节伸肌和屈肌-旋前肌为肘关节提供动态稳定性。肘关节屈肌包括肱二头肌、肱肌和肱桡肌。肱二头肌通过近端的 2 个头起于肩关节：长头起于盂上结节，短头起于肩胛骨的喙突。止点是多个肌肉共同肌腱连接的桡骨粗隆和腱膜连接的前臂屈肌起点。肱二头肌的功能是使肘关节屈曲和前臂旋后[46]。肱肌起于肱骨前侧的下 2/3 处，并附着于冠突和尺骨粗隆。它的功能是屈曲肘关节。肱桡肌起于肱骨外侧的下 2/3 处，附着于桡骨远端的外侧茎突，具有让肘关节屈曲、部分旋前和部分旋后的功能。

屈肌-旋前肌由浅层和深层组成。表层包括旋前圆肌、桡侧腕屈肌、掌长肌和尺侧腕屈肌。深层包括指浅屈肌和指深屈肌。所有这些肌肉，除了指深屈肌，都在肱骨内侧有一个附着点，因此提供了对抗肘关节外翻负荷的动态稳定性。这些肌肉提供的动态稳定性可以保护尺侧韧带在投掷/投球过程中免受过度的负荷。特别是尺侧腕屈肌和指浅屈肌，它们是对抗外翻负荷的主要动态稳定肌。

肘关节伸肌有肱三头肌和肘肌。肱三头肌有一个长头、内侧头和外侧头的共同起点。长头起于肩胛骨的盂下结节，外侧头和内侧头起于肱骨的后方。

止点是通过后侧伸肌共同的肌腱连接的鹰嘴。通过这个止点，肱三头肌与协助肱三头肌的肘肌一起，可以实现肘关节复合体的伸展。

此外，旋后肌和伸腕/伸指肌起于肘关节的外侧。伸腕/伸指肌包括桡侧腕长伸肌、桡侧腕短伸肌、指总伸肌和尺侧腕伸肌。这些肌肉在肘关节提供对抗内翻负荷的稳定性。虽然这些肌肉主要在腕关节/手起作用，但桡侧腕短伸肌、指伸肌、小指伸肌和尺侧腕伸肌共同的伸肌肌腱却是肘关节外上髁炎的受累部位。

### 运动链中的肘关节

肘关节在上肢功能活动中起着重要作用。肘关节处于完全伸展和旋后的位置。肘关节在屈曲、伸展、旋后和旋前的运动模式中发挥功能。虽然正常的关节活动度在受累关节和非受累关节中可能有所不同，但是肘关节大约有145°的屈曲和90°的旋后和旋前活动度[21]。正如之前提到的，关节囊含有许多本体感受器，可以让上肢各关节协调工作。跨肘关节的多关节肌可以帮助关节囊提供关节稳定性，并与近端和远端关节协调运动。

在功能上，手和肩关节需要肘关节来产生正常运动。颈椎和肩关节的功能也会影响肘关节。肘关节复合体任何一个部位的运动限制都会引起代偿。例如，对于一个因受伤而致肘关节旋后活动度减少的患者来说，受伤会代偿性地增加肩关节的内收和外旋来维持功能，这会增加肘关节的外翻负荷。这就是为什么正确认识肘关节复合体和相关关节的生物力学知识对于正确评估损伤和康复必不可少。

肘关节除了是上肢的一部分外，它也是运动（如投球和击球）中全身运动链的一部分。在投球和击球中，由下肢和躯干的大肌肉群产生的动力被传递到手臂上。下肢、骨盆、躯干和手臂运动之间的协调不仅影响到投球/击球的运动表现，而且还影响到肩关节和肘关节所承受的压力大小[4]。在投球中，过早地展开肩关节（例如，旋转躯干面对击球手）会导致手臂处于躯干后方，并导致肩关节和肘关节的压力增加。由于这个原因，在过头运动的运动员肘关节损伤的康复训练中，必须包括核心稳定性练习和腰椎-骨盆-髋关节肌肉的力量练习。接下来所描述的特定损伤康复进阶主要集中在上肢的康复训练。但是，需要注意的是，在进行上半身康复训练的同时，还必须进行渐进式的核心稳定性练习和加强腰椎-骨盆-髋关节肌肉的练习。

## 肘关节复合体的康复训练

### 等张开链力量练习（图18-2~图18-8）

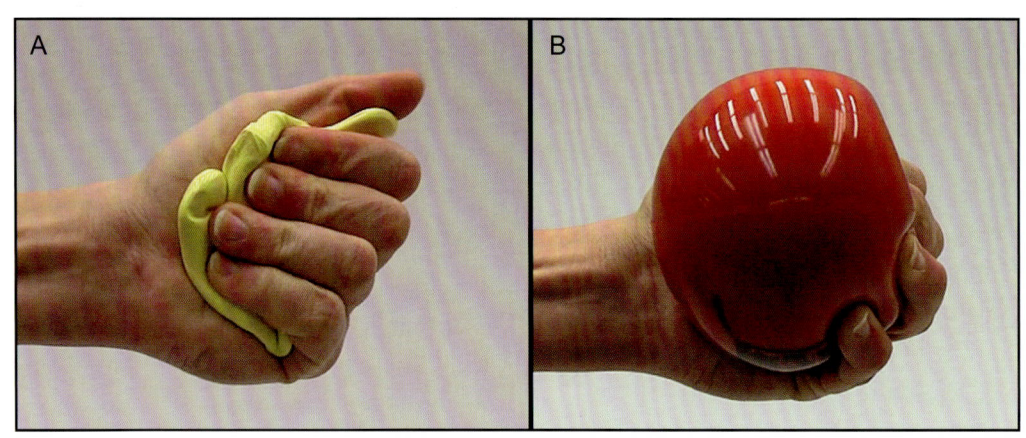

图 18-2　握力练习。用于腕屈肌和手固有肌的肌力训练。（A）橡皮泥。（B）球

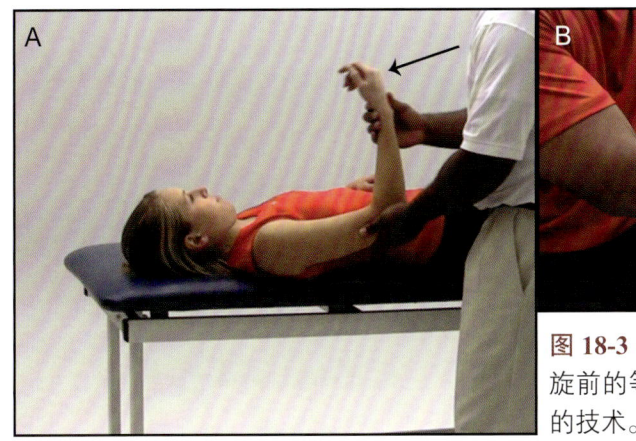
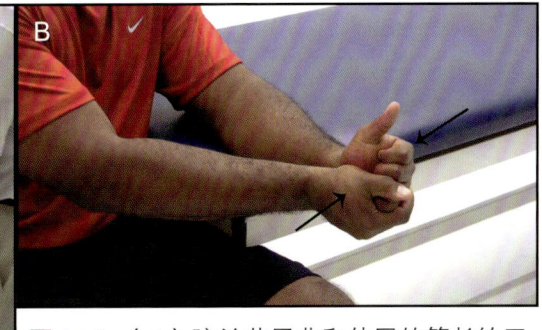

图 18-3 （A）腕关节屈曲和伸展的等长练习。（B）腕关节旋后和旋前的等长练习。等长收缩的再教育为早期康复提供了一种安全的技术。在等张练习之前，可以在各种角度下进行等长收缩

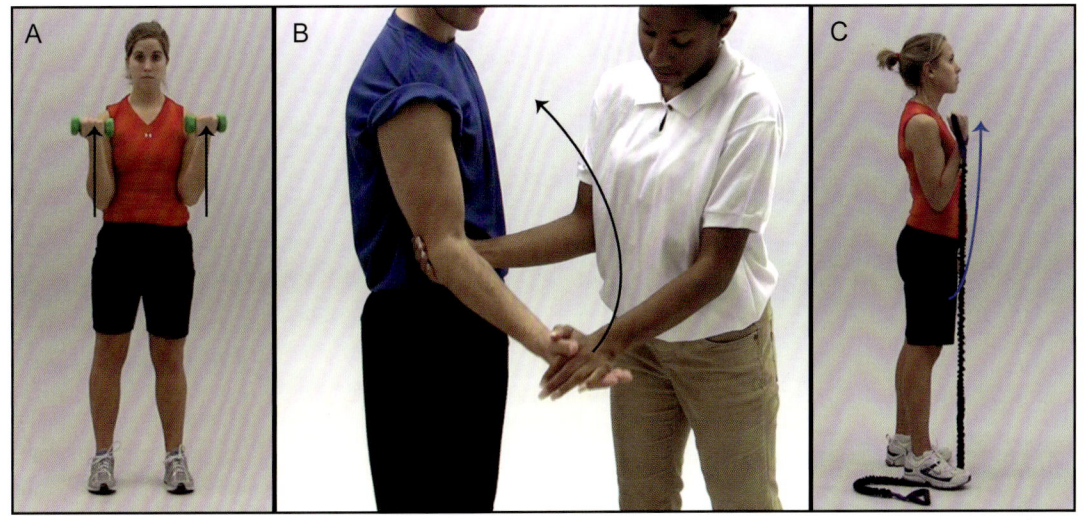

图 18-4 肘关节屈曲的等张练习。肘关节从完全伸展到完全屈曲时可以使用到肱二头肌、肱肌和肱桡肌。（A）哑铃抗阻。（B）徒手抗阻。（C）弹力带或绳索抗阻

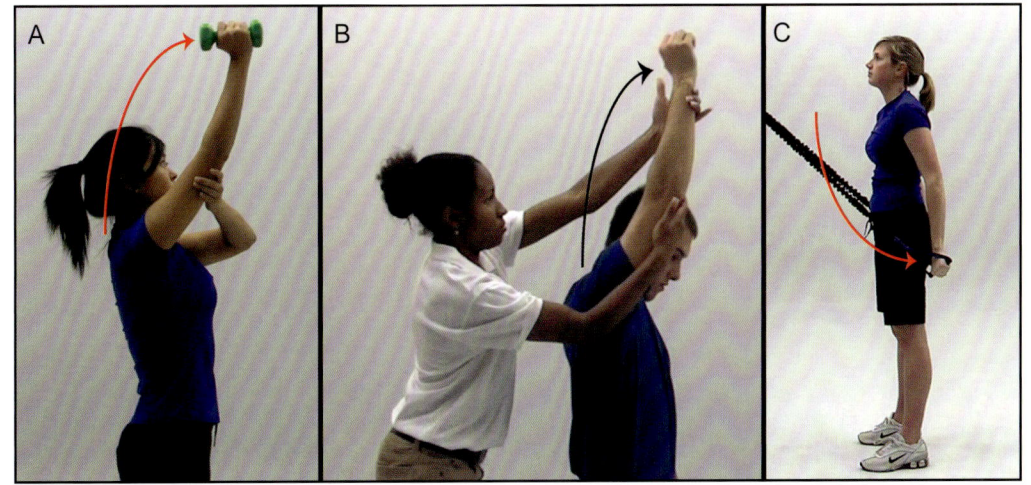

图 18-5 肘关节伸展的等张练习。肱三头肌使手臂从完全屈曲到完全伸展。（A）哑铃抗阻。（B）徒手抗阻。（C）弹力带或绳索抗阻

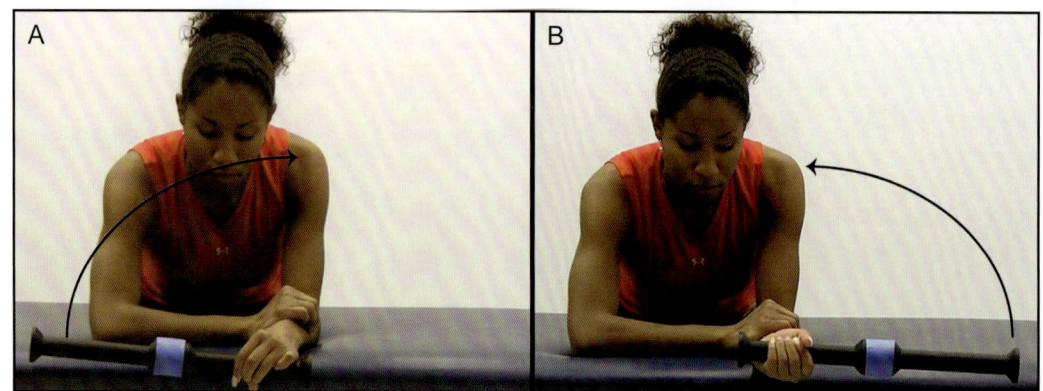

图 18-6　腕关节旋后和旋前的等张练习。前臂在桌子上处于稳定的位置，肘关节处于90°屈曲的位置。（A）前臂旋后，同时握住重力棒。（B）前臂旋前，同时握住重力棒

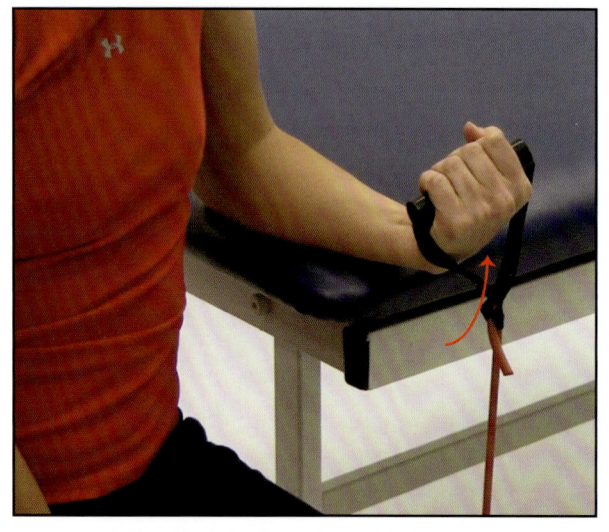

图 18-7　向心/离心屈曲，使用弹力带来让肌肉获得最大负荷的效果。向心收缩一开始是缓慢进行的，然后增加速度来模拟功能活动。离心收缩是先将肌肉拉到一个缩短的位置，然后有控制地将手放下，从而让肌肉在收缩时被拉长。当达到熟练程度后提高收缩速度

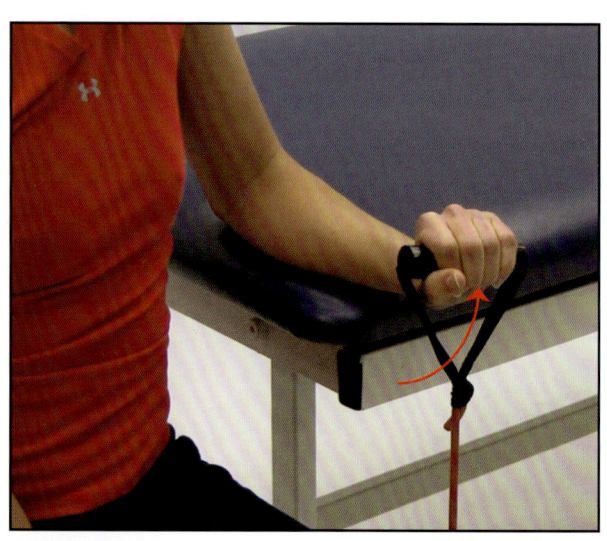

图 18-8　向心/离心伸展，使用弹力带来让肌肉获得最大负荷的效果。向心收缩一开始是缓慢进行的，然后增加速度来模拟功能活动。离心收缩是先将肌肉拉到一个缩短的位置，然后有控制地将手放下，从而让肌肉在收缩时被拉长。当达到熟练程度后提高收缩速度

## 闭链练习（图 18-9 ~ 图 18-11）

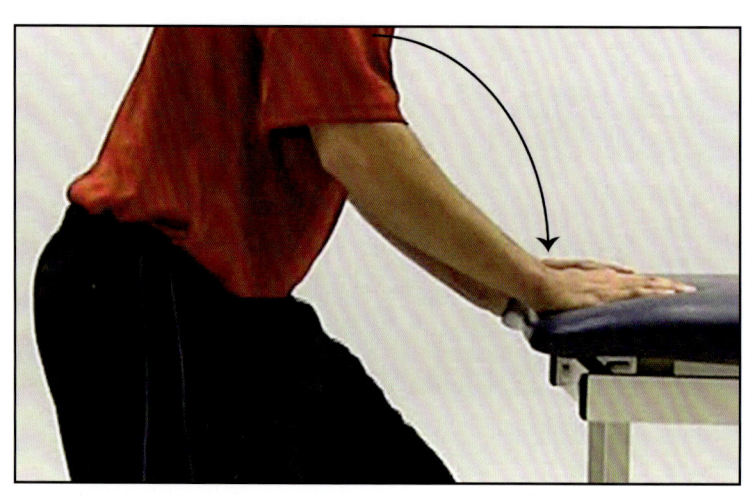

图 18-9　闭链静态保持。在不同角度下将身体重量压在肘关节上，目的是使肘关节负重和启动肘关节的运动知觉

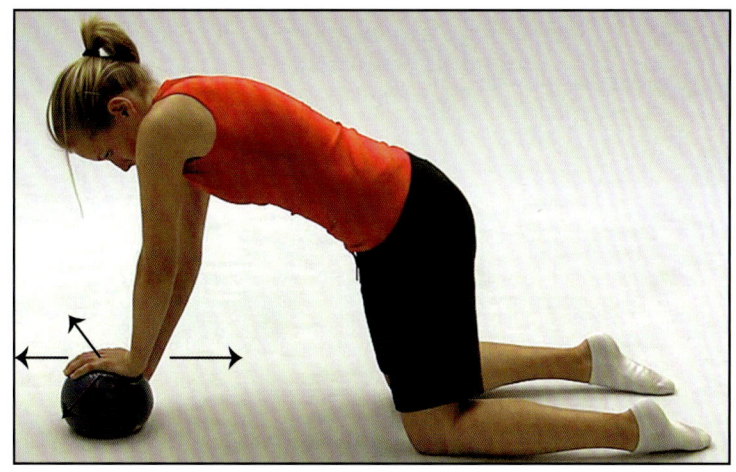

图 18-10 霹雳球练习。在有（上肢）闭链运动参与的运动项目中，使用这种练习进行运动专项康复。对关节感受器有刺激作用

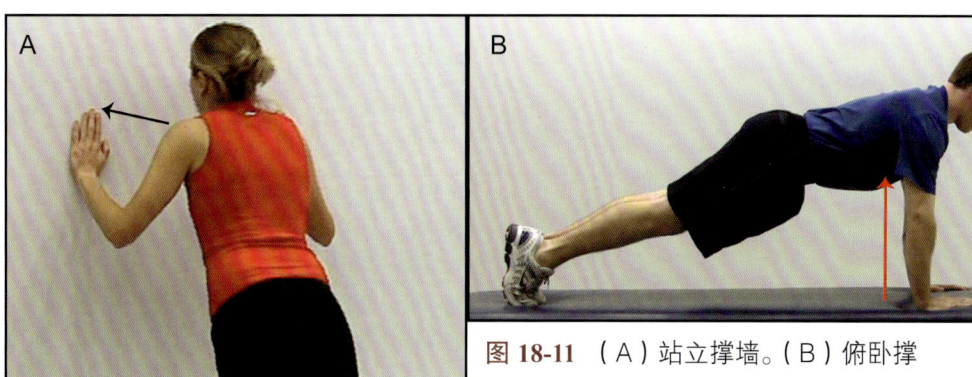

图 18-11 （A）站立撑墙。（B）俯卧撑

## 增强式练习（图 18-12）

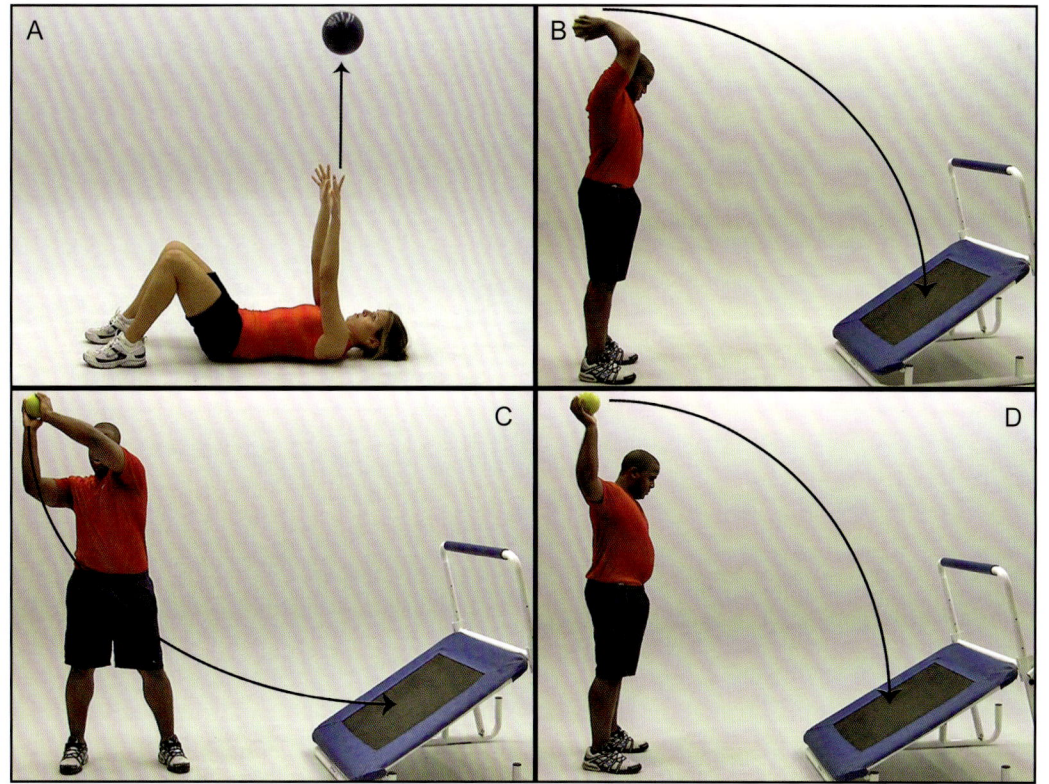

图 18-12 快速伸缩复合练习。快速伸缩复合练习有 3 个阶段：快速的离心负荷（拉伸），短暂的缓冲阶段，以及向心收缩。（A）肘关节伸展。（B）双手过头抛球。（C）双手侧抛。（D）单臂过头抛球

## 等速练习（图18-13～图18-16）

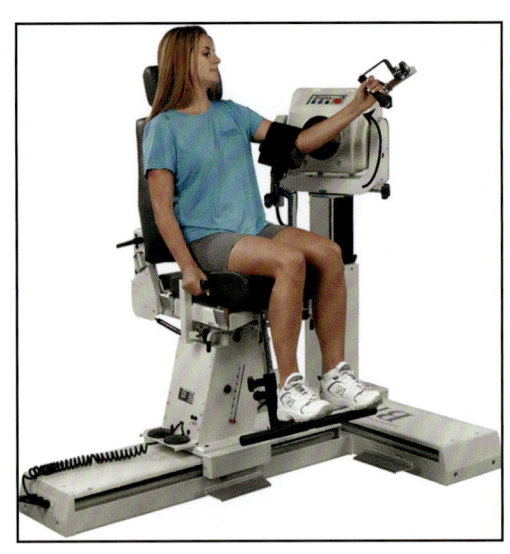

图18-13　肘关节屈曲的等速练习（前臂处于旋后位）（Reprinted with permission from Biodex Medical Systems.）

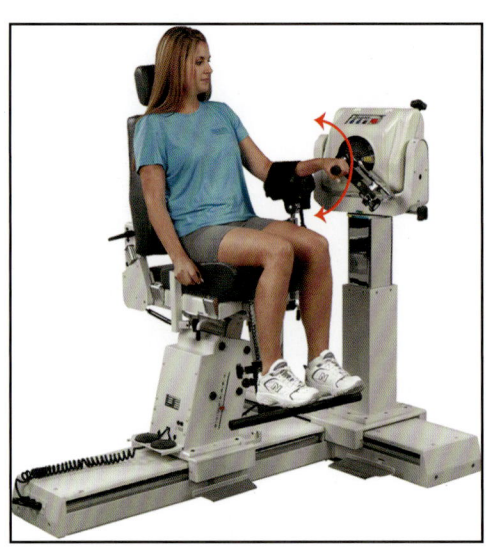

图18-14　腕关节屈曲/伸展的等速练习（前臂处于旋前位）（Reprinted with permission from Biodex Medical Systems.）

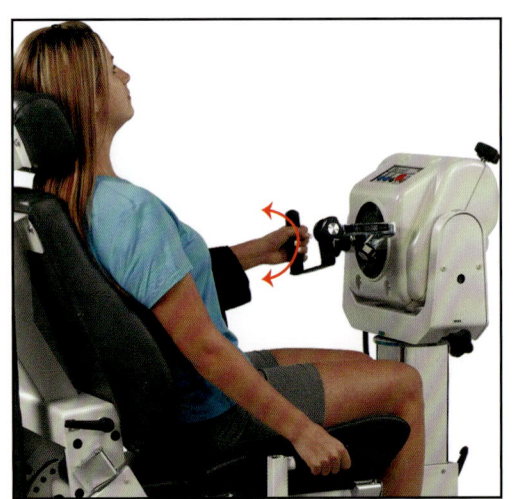

图18-15　腕关节旋前/旋后的等速练习（Reprinted with permission from Biodex Medical Systems.）

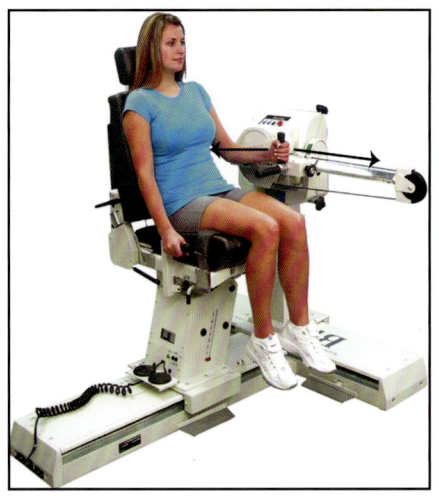

图18-16　肘关节屈曲/伸展伴肩胛骨回缩/前伸的等速练习（Reprinted with permission from Biodex Medical Systems.）

## 拉伸练习（图 18-17 ~ 图 18-22）

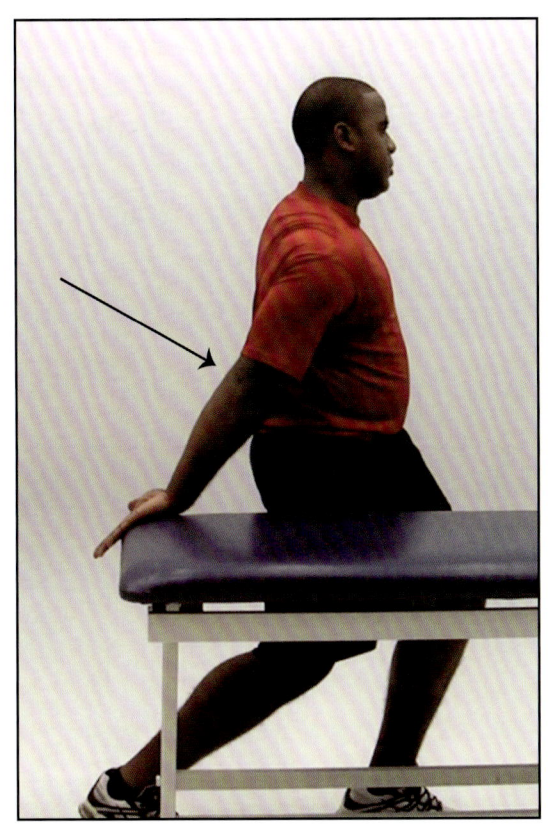

图 18-17　肱二头肌的拉伸。伸展肘关节并旋前腕关节，使上臂伸展

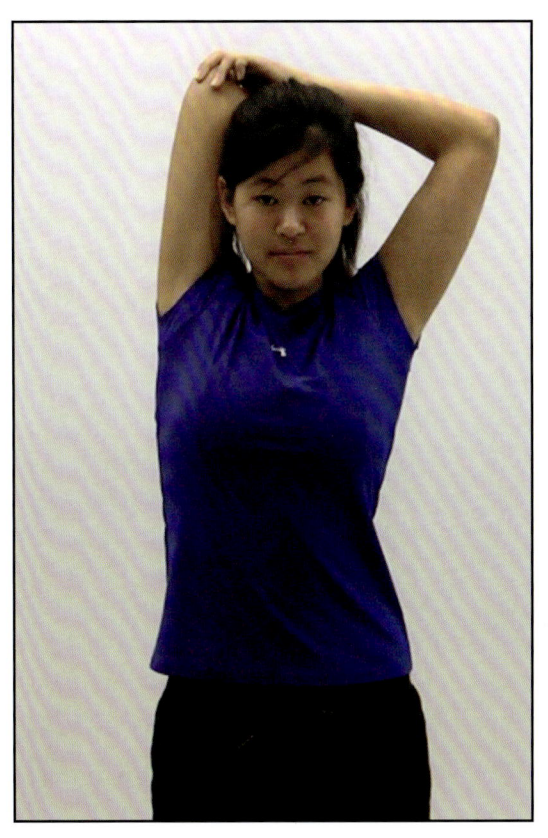

图 18-18　肱三头肌的拉伸。屈曲上臂并屈曲肘关节；通过拉动手臂进一步屈曲来施加被动的力

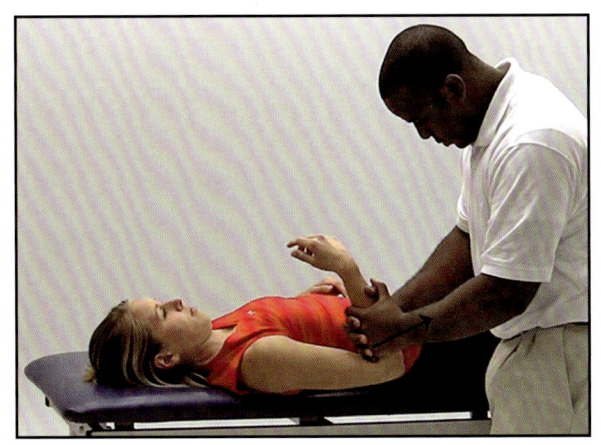

图 18-19　被动牵引。患者处于仰卧位，肘关节屈曲 90°，上臂处在身体平面上。治疗师双手紧握近端桡骨和尺骨并进行牵引。进行桡骨和尺骨近端拉动。通过增加粘连的关节囊的弹性来提高所有运动平面的关节活动度

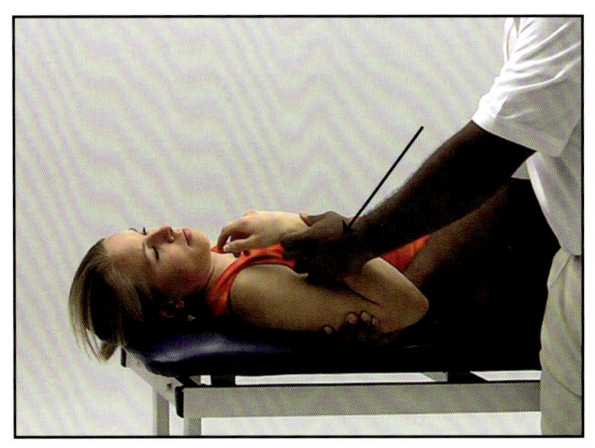

图 18-20　被动屈曲。当患者仰卧位、上臂处于身体的平面上时，将前臂推向肩关节，从而增加肘关节在屈曲方向的角度。通过增加粘连的关节囊的弹性，来提高所有运动平面的关节活动度

图 18-21 被动伸展。当患者仰卧位、上臂处于身体的平面上时，将前臂推离肩关节，从而增加肘关节向伸直方向的角度。通过增加粘连的关节囊的弹性，来提高所有运动平面的关节活动度

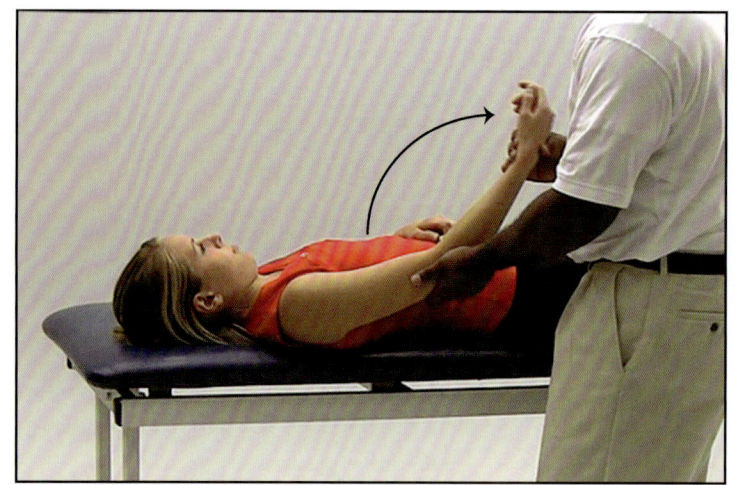

图 18-22 长时间、低强度的被动关节活动度练习。患者处于仰卧位，上臂处于肩关节和腕关节的解剖位置。在腕关节处使用沙袋，通过拉伸关节囊来增加关节活动度

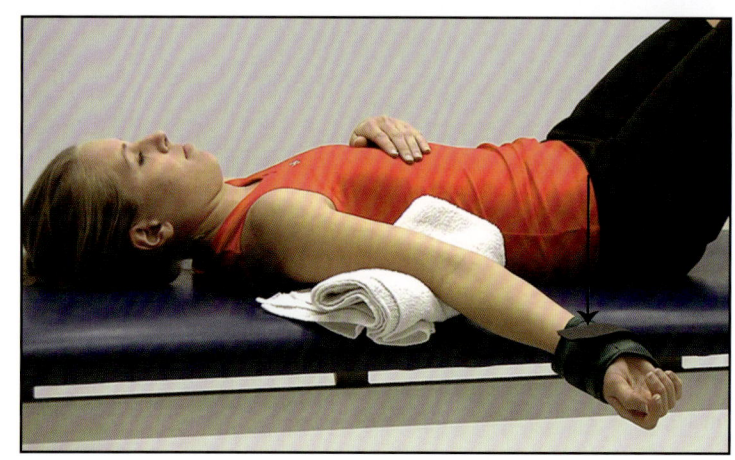

## 重建神经肌肉控制的练习（图 18-23~图 18-26）

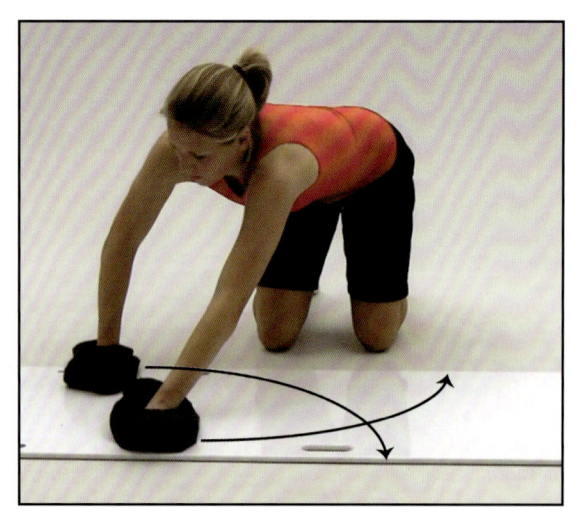

图 18-23 滑板练习。如图所示，闭链模式结合关节感知和动作，从而增加本体感觉。向患者强调在进行运动模式练习时，将身体重心放在上肢的重要性

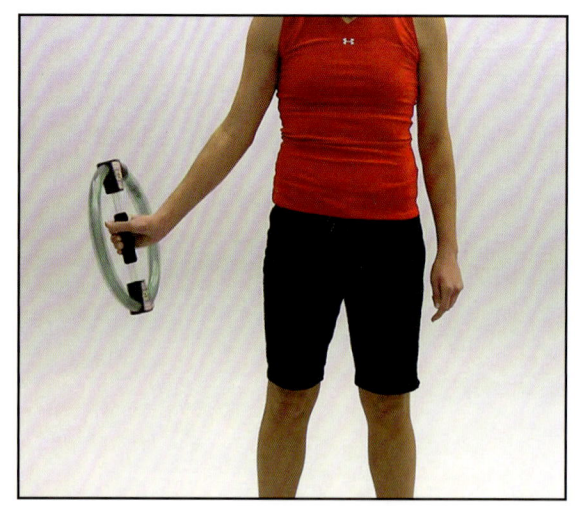

图 18-24 本体感受性振荡。这是肘关节和整个上肢的运动学/本体感受性练习。使用一个上肢练习工具，环中有 3 个金属球。当上肢产生运动时，金属球会移动。这个练习可以在不同的位置进行，以模拟运动中手臂位置

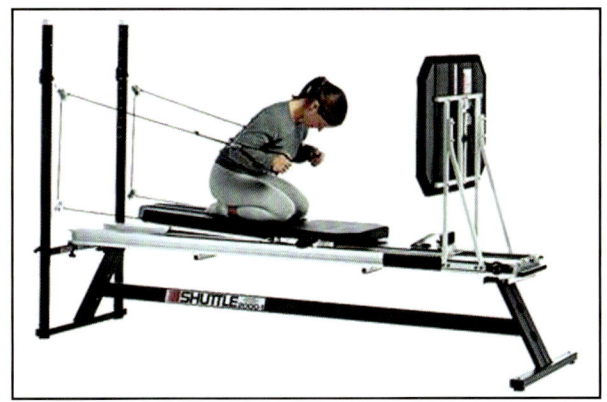

图 18-25 用于训练时机的运动学训练。这个装置的目的是提高本体感觉和功能活动的时机。拉动手柄带动重量块移动，在惯性的作用下，本体感觉和运动觉意识可以得到提高（Reprinted with permission from Shuttle Systems.）

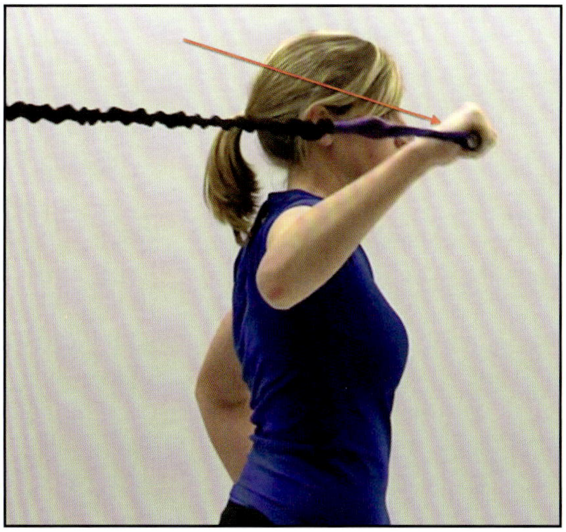

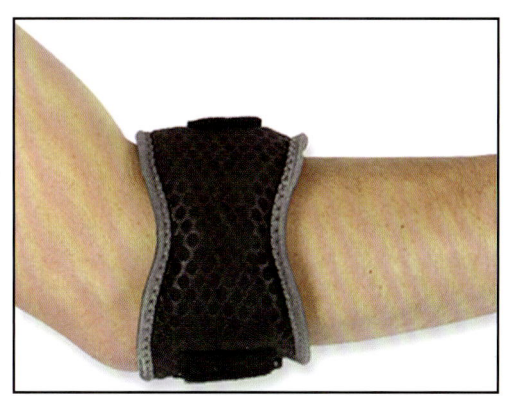

图 18-26 在肩胛骨平面做的弹力管练习，通过内旋和外旋来模拟投掷动作

## 支具和贴扎（图 18-27 ~ 图 18-29）

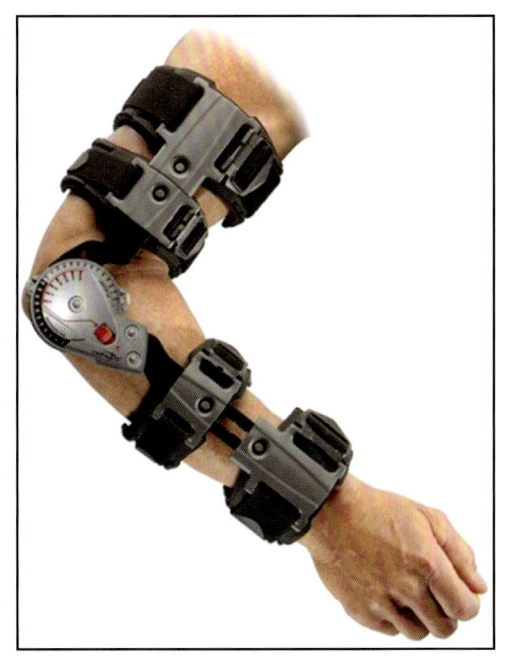

图 18-27 保护肘关节内侧结构的支具。当肘关节内侧发生应力性损伤时，可使用这种支具。铰链设计是为保护外翻和内翻的应力而开发的，也可以对关节活动度有限制

图 18-28 治疗肱骨外上髁炎的肘关节支具。这种支具用于降低肘关节伸肌的张力。支具绑在肘关节远端的伸肌上

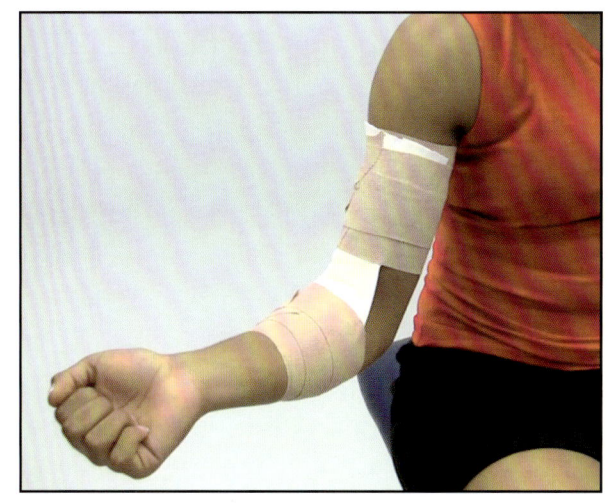

图 18-29 治疗肘关节过伸的肘关节贴扎，使用"马缰绳"来限制关节伸展

# 特定损伤的康复技术

## 肘关节骨折

### 病理力学

肘关节骨折可涉及肱骨长轴、肱骨远端、桡骨头和尺骨近端。这些骨折不仅会影响骨本身，还会影响整个肘关节复合体的功能[41]。成人最常见的肘关节骨折类型是桡骨头骨折。桡骨头骨折占所有肘关节骨折的1/3，占成人所有肘关节创伤的1/4[41]。它们在女性中比男性更常见，比例为2∶1[39]。在儿童中，肱骨髁上骨折是最常见的肘关节骨折类型。

脱臼可能伴随着肘关节骨折，取决于具体的损伤机制。例如，前臂骨折往往会发生在桡骨和尺骨的长轴。一个前臂骨的骨折会导致另一个骨的脱位[9,39]。对于肘关节骨折，正确评估神经血管系统是至关重要的。解剖学上，尺神经、桡神经、正中神经和肌皮神经从肘关节的不同位置穿行。肱动脉有许多分支为肘关节近端至手指供血。具体来说，桡动脉、尺动脉和骨间总动脉（以及副动脉和返动脉）提供自肱动脉往下至肘关节远端结构的血液循环。

### 损伤机制

直接或间接外力都可导致肘关节骨折的发生。摔倒在坚硬的地面上或被物体（如棍子、头盔或球棒）直接击打可导致肘关节骨的骨折[35]。例如，摔倒时肘尖直接着地可发生鹰嘴骨折（如排球运动员摔倒时肘关节着地）。摔倒时过伸手着地（如滑冰和自行车事故中抓住某人）或手远端固定下猛推（如体操运动员在跳马时）[10]，导致力沿前臂传递，在肘关节造成间接压缩、屈曲、旋转或扭曲的负荷。成人桡骨头骨折和儿童肱骨髁上骨折的最常见机制是摔倒时手过伸着地。在桡骨头骨折中，前臂旋前的轴向负荷迫使桡骨头碰撞肱骨小头，导致桡骨头骨折。大多数儿童肱骨髁上骨折发生在摔倒时手过伸着地过程中肘关节过度伸展的时候。肱骨髁上骨折的发生是由于鹰嘴被迫挤压鹰嘴窝和肱骨髁上区域。摔倒时手过伸着地也会导致青少年患者的撕脱性骨折和骨骺板的损伤。这是由于前臂的轴向负荷，加上肘关节的提携角，在肘关节形成外翻的负荷，造成尺侧副韧带上的张力和未闭合的生长板的张力过大。

### 康复要点

一般来说，成人和儿童的无移位或轻微移位的骨折可以保守治疗，只需要轻微固定或不固定。使用切开复位内固定（open reduction and internal fixation，ORIF）手术治疗的病例只需要稍微延长固定时间。如果肿胀部位非常疼痛，可以对关节进行抽液。在肘关节屈曲90°位，使用后方石膏夹板和悬臂带。鼓励患者早期运动，夹板在1～2周后拆除，在可以忍受的情况下继续使用悬臂带1～2周。

成人移位或粉碎性桡骨头骨折通常需要接受早期手术治疗（24～48小时内），从而减少永久性关节活动受限、创伤性关节炎、肘关节前部软组织钙化和骨化性肌炎的可能性。儿童无移位的肱骨髁上骨折可以在肘关节屈曲90°位用石膏固定保守治疗3～4周。移位的肱骨髁上骨折采用手术治疗，使用闭合复位和骨钉固定。

鹰嘴骨折会有移位和无移位两种情况。在无移位的骨折中，由于伸肌机制是完整的，之后不太可能位移。无移位的骨折用后方石膏夹板治疗2周，然后使用悬臂带和渐进式活动度练习。移位的骨折通常需要进行ORIF，从而恢复骨排列和修复肱三头肌止点。

无论采用哪种治疗方法，肘关节都很可能失去一部分伸展功能；但是，通常很少造成功能障碍。

### 康复进程

在损伤或ORIF手术后即刻的目标是通过使用冷敷、加压和电刺激来减少疼痛和肿胀。主动和被动的关节活动度练习（图18-17～图18-22）应在损伤后立即开始。目标应该是在第2周结束时达到15°～105°的运动。在第1周内，应该开始进行肘关节屈曲和伸展的等长练习（图18-3A）和轻柔的旋前/旋后的等长练习（图18-3B）。此外，还应进行肩关节和腕关节的等张练习，并在整个康复计划中继续进阶。关节松动应在第2周开始，从而尽量减少伸展的不足（见图13-21～图13-25）。

渐进式的轻重量（1～2磅）肘关节屈曲等张练习（图18-4）和肘关节伸展等张练习（图18-5）可以在第3周开始，并应持续12周。主动协助的被动旋前/旋后练习（图18-6）应该在第6周开始，根据耐受情况不断进阶。

从第7周开始，可以进行肘关节屈曲和伸展的离心练习（图 18-7 和图 18-8）以及快速伸缩复合练习。帮助建立神经肌肉控制的练习方案（包括闭链运动）也应该用来帮助恢复肘关节的动态稳定性（图 18-9～图 18-11 和图 18-23～图 18-25）。功能训练也可以在这个时候开始，并应逐步进阶至正常活动中出现的应力、应变和力量。肘关节屈曲和伸展的等速练习也可以在这个时候开始（图 18-13～图 18-16）。在整个康复周期中，这些练习都应以渐进的方式进行。

## 回归运动标准

预计在 12 周左右可以完全回归运动。当成功达到特定的标准后，患者就可以完全回归运动了。骨折部位应该已经达到临床愈合。屈曲、伸展、旋后和旋前的关节活动度应在正常范围内。力量应至少与未受累侧的肘关节相等，并且患者在正常情况下完成活动进阶时，不应主诉肘关节疼痛。通过使用限制条件（例如，棒球的投球数）逐步回归运动，这样可以帮助患者客观地测量活动和进阶情况。肘关节的投掷进阶表现为在活动中时间、重复次数、持续时间和强度等方面的逐渐增加（表 18-1）。

### 临床决策练习 18-1

一名山地车骑手在下坡时从自行车上摔下来。摔倒时，她试图用手臂旋前并过伸来保护自己。之后，她感觉到手臂的任何动作都会有肘关节外侧的疼痛。这位骑手之前有过桡骨头骨折史。运动防护师应如何处理这种损伤？

## 剥脱性骨软骨炎 /Panner 病

### 病理力学

剥脱性骨软骨炎和 Panner 病是影响肘关节外侧的损伤。肘关节剥脱性骨软骨炎是一种影响青少年的肱骨小头或桡骨头中央和（或）侧面的疾病。软骨下骨变平可以发展为骨片从关节面脱落，并在关节内形成一个游离体。虽然剥脱性骨软骨炎的确切原因仍不清楚，但缺血、微创伤和遗传因素可能起着关键作用。

骨软骨病是用来描述任何影响未成熟骨骼疾病的一个通用术语。Panner 病是一种肱骨头的骨软骨病，一般发生于 10 岁及以下的患者。桡骨-肱骨小头关节面的软化和开裂是由局部的血管性坏死引起的，并导致肱骨小头软骨下的骨质流失[18]。有人认为 Panner 病和骨软骨炎可能是患者在不同年龄和损伤严重程度下同一疾病的不同表现。

### 损伤机制

剥脱性骨软骨炎最常见于 12～15 岁的棒球投手和体操运动员[23,42]。在棒球投手中，剥脱性骨软骨炎的主要原因是桡骨头和肱骨小头之间在桡骨-肱骨小头关节处的重复挤压造成的创伤[6,18]。在体操运动员中，该病是由于伸展或过度伸展的肘关节负重时在桡骨小头关节处产生的挤压力而引起的。

Panner 病也是由于桡骨-肱骨小头关节处的挤压型应力而引起的。关节处的挤压型应力可导致肱骨小头的血液供应中断，引起局部缺血。

### 康复要点

患者最常见的主诉是肘关节外侧的运动障碍和疼痛。Panner 病的保守治疗是通过治疗症状和避免任何投掷或诸如在体操中看到的带有冲击负荷的活动。没有移位碎片的稳定型骨软骨炎也需接受保守治疗，除非症状在 3 个月内没有改善。不稳定的或在日常生活活动中引起疼痛和交锁感的骨软骨炎要进行手术治疗。较小的病变（< 12 mm）通常用关节镜下的清理和游离体切除治疗，而较大的病变可能需要用骨软骨移植进行关节重建。

### 康复进程

损伤确诊后的功能进展应该是立即开始且在初期是无痛的。本质上说，此损伤是关节性的，应遵循谨慎的康复计划。关节活动度练习应该是全范围的和无痛的（图 18-17～图 18-22）。力量练习（图 18-4～图 18-6）应在无痛的水平上进阶，并在限制桡骨和肱骨小头之间压力的情况下进行。患者可能不得不减少或改变活动水平，从而避免原本关节内的挤压。至关重要的是，应使用缓慢的、循序渐进的方案，逐渐增加受伤结构的负荷。

在关节镜下清理和清除游离体后，康复目标是通过使用冷敷、电刺激和使用厚重的敷料进行加压，然后再使用弹性包扎，将疼痛和肿胀降到最低。如果能够忍受，主动和被动的关节活动度练习（图 18-17～图 18-22）应在术后立即开始。尽管患者必须在整个康复期持续进行关节活动度训练，术后7～14天的目标应该是达到全范围的活动度。在最初的2天内，应开始进行肘关节屈曲和伸展的等长练习（图18-3A），以及旋前/旋后的等长练习（图18-3B）。除此之外，还应进行肩关节和腕关节的等长练习，并在整个康复计划中不断进阶。

第3～7天时，可以加入渐进式的轻量（1～2磅）肘关节屈伸的等张练习（图18-4）、肘关节伸展练习（图18-5）以及前屈/上举练习。肩关节和腕关节的等张练习应在这一时期开始，并在整个康复计划中继续进行。

3周时，可采用肘关节屈曲和伸展的离心练习（图18-7和图18-8）。应开始进行关节松动，从而尝试使关节运动正常化（见图13-18～图13-22）。从第5周开始，除了继续进行力量和关节活动度练习外，还应该开始逐步加入渐进性应力、应变和力量的活动，为患者逐渐恢复功能活动做准备。对于投掷运动员，可以开始进行间隔投掷训练计划。进行建立神经肌肉控制的练习，包括闭链运动，从而来帮助恢复肘关节的动态稳定性（图18-9～图18-11和图18-23～图18-25）。

## 回归运动标准

患者可以在以下情况下恢复完全的竞技水平：①恢复屈曲、伸展、旋后和旋前的全范围关节活动度；②患侧力量至少与未受累的肘关节相等；③在进行投掷或负荷活动时没有主诉肘关节疼痛；④已经完成间歇性投掷训练计划。

运动防护师在对体操和摔跤运动员，特别是对竞技水平的运动员，判断完全恢复投掷或负荷活动的预后时应该谨慎。运动防护师应该对家长、教练和患儿进行有关此问题的教育，便于早期识别、干预及转诊，从而减少需要手术干预的可能性。关节镜手术后，适当的康复方案可以使患者在1～2个月后恢复到过头投掷，2～3个月后恢复到完全投掷。

> **临床决策练习 18–2**
>
> 一名9岁的体操运动员的肘关节外侧疼痛加剧。她的症状是在一次跳马的冲击后开始的。她在屈曲和伸展运动中都有困难和疼痛，且不能完成比赛。运动防护师应如何处理这种损伤？

## 尺侧副韧带损伤

### 病理力学

运动人群的肘关节复合体内侧很容易受到各种损伤[5]。反复施加在肘关节内侧的应力增加了受伤的可能性。尺侧副韧带、内侧关节囊和尺神经在肘关节承受外翻负荷时可单独或同时受压。尺侧副韧带由3束组成：前斜韧带，在全范围关节活动度内保持紧绷；后斜韧带，在屈曲时紧绷，在伸展时松弛；横斜韧带，在整个活动范围内保持紧绷，但提供很少的内侧稳定性[47]。尺侧副韧带前束是抵抗肘部外翻应力的主要结构，在屈曲20°～120°时是紧绷的[38]。

尺侧副韧带对投掷运动手臂后拉后期和早期加速阶段发生的外翻负荷提供主要抵抗力[15]。在投掷运动中，肘关节压力最大的时刻是手臂完全后拉，肩关节最大限度外旋的时候[26,37]。检查中，患者常主诉肘关节内侧的疼痛。尺侧副韧带上有压痛，通常是在远端止点处，偶尔会有更弥漫的疼痛。在某些情况下，患者可能描述在尺神经分布区有相关的麻痹感和Tinel征阳性。当肘关节在屈曲20°～30°时施加外翻压力，会出现局部疼痛、压痛和外翻末端松弛。在标准的X线检查中，可能会显示肱骨髁和鹰嘴后内侧的肥大，尺肱关节或桡骨-肱骨小头的边缘骨质增生，尺侧副韧带的钙化，和（或）后室的游离体。由于韧带松弛，青少年肘关节受伤的可能性增加，这可能对骺板产生压力，并在尺侧副韧带的牵拉下造成内侧髁撕脱性骨折。这种情况可能发生在13岁或13岁左右的患者身上[17]。

### 损伤机制

尺侧副韧带最常因过头投掷的重复性创伤造成的外翻负荷而受伤。在手臂后拉的后期阶段和早期加速阶段，肘关节内侧会产生巨大的、重复的拉伸应力。随着时间的推移，这种重复性的压力会导致韧带出现问题。尺侧副韧带也可因网球正手击球时或在不适当的高尔夫挥杆时小臂处的外翻负荷而损伤。在一般人群中，尺侧韧带的急性损伤很少导致肘关节的复发性失稳。内翻的负荷和对内侧复合体的牵引也可导致尺神经炎症或损伤、肌肉拉伤或内上髁炎[28]。

## 康复要点

对尺侧副韧带的治疗取决于损伤的严重程度。尺侧副韧带的部分撕裂通常采用保守治疗，而完全撕裂和对保守治疗无反应的部分撕裂则采用手术治疗。对尺侧韧带损伤患者的保守治疗应从非甾体类抗炎药物和制动休息开始，直到症状消失。当没有症状时，应进行康复治疗，治疗重点是力量训练。运动防护师和教练应该分析运动员的投掷力学，包括视频评估，从而纠正现有的错误力学。如果休息和康复治疗不能使症状得到解决，可能需要进行手术治疗。除了传统的保守治疗外，也出现了治疗部分撕裂的新治疗方案。最近的研究表明，使用富含血小板的血浆注射治疗可以使部分撕裂的投手成功地重返运动[33]。然而，仍需建立治疗的安全/有效剂量的指南。手术修复撕裂的韧带可以是韧带重建的另一种选择，适用于年轻的患者、急性撕脱性损伤而不是韧带慢性损伤的患者以及不愿意经历长达一年的康复过程的患者[33]。

尺侧副韧带完全撕裂最常采用尺侧副韧带重建治疗。尺侧副韧带是肘关节外翻负荷的主要稳定器，因此韧带重建对希望恢复到以前水平的竞技投掷运动员来说至关重要。自体移植是可以使用掌长肌或拇外展肌来重建尺侧副韧带。移植物可以模拟尺侧副韧带的功能，特别是前斜束的部分，在投掷过程中限制外翻应力。在这个手术过程中，尺神经向内侧移位，并用筋膜固定。术后必须注意立即采取预防措施，特别是与稳定尺神经的筋膜的软组织有关的措施。

## 康复进程

在应用必要的休息和减少炎症的康复技术后，尺侧副韧带损伤的康复进阶应主要集中在屈肌的力量训练，特别是尺侧腕屈肌和指浅屈肌，它们可以为肘关节内侧结构提供额外的支持来帮助防止内侧损伤[34]。力量练习（图18-2~图18-8）最初应在无痛的关节活动度的中间范围内进行，并逐渐增加关节活动度终末范围的阻力。在不产生外翻应力的情况下，应增加肘关节的静态和动态灵活性的练习（图18-9~图18-11）。支持性贴扎也可以为重返运动提供保护（图18-29）。

尺侧副韧带重建后，最初的目标是减少疼痛和肿胀（使用加压敷料2~3天），并保护重建的愈合。将患者置于90°的后夹板上1周，在此期间，只要消除所有外翻应力，就可以在多个角度进行腕部肌肉（图18-2）和肘关节屈曲和伸展肌群（图18-3A和B）的次最大等长运动。应进行除肩关节外旋以外的肩关节等长练习，同时进行肱二头肌等长练习。

第2周时，患者使用关节活动度支具，活动范围设置为30°~100°（图18-27）。每周应增加5°的伸展和10°的屈曲，在6~7周时达到全范围伸展。除了第1周使用的练习外，还应该开始进行腕关节等长练习和肘关节屈曲和伸展等长练习（图18-3A）。

第4周时，可以加入渐进式的轻量（1~2磅）肘关节屈曲等张练习（图18-4）、肘关节伸展练习（图18-5）以及旋前/旋后练习（图18-6）。肩关节的等张练习（6周内避免外旋）应从这一时期开始，并在整个康复计划中不断进阶。被动肘关节屈曲和伸展关节活动度练习（图18-20和图18-21）可从这一时期开始。

第6周时，应继续进行肩关节（现在包括外旋）、肘关节和腕关节的等张力量练习。

第9周时，随着力量的不断增加，可以加入更多的功能活动，包括肘关节屈曲和伸展离心练习（图18-7和图18-8）、本体感觉神经肌肉促进（PNF）对角线强化模式（见图14-3~图14-10）和快速伸缩复合练习（图18-12）。进行建立神经肌肉控制的练习，包括闭链运动，从而帮助恢复肘关节的动态稳定性（图18-9~图18-11和图18-23~图18-26）。

从第11周开始，除了继续进行力量和关节活动度练习外，还应该开始逐步加入应力、应变和力量的活动，为患者逐渐恢复投掷活动做准备。对于从事投掷运动的患者，间歇性投掷计划可以在第14周开始（表18-1）。

## 回归运动标准

一般来说，投掷运动员可以在22~26周后恢复投球，但投手需要在术后第9~24个月才能恢复到竞技水平[36]。青少年棒球投手平均在12个月后重返比赛，职业投手平均在术后24个月重返比赛。患者可以在以下情况下回归完全的投球活动：①肘关节屈曲、伸展、旋后、旋前的关节活动度完全恢复；②患侧力量至少与未受累的肘关节相等；③在进行投掷或负荷活动时没有主诉肘关节疼痛；④已经完成间歇性投掷训练计划。

**临床决策练习 18-3**

当冲刺滑向三垒时，一名棒球运动员的手被垒包的外角夹住。当三垒手抓住垒包站起来的时候，他踩在了跑垒手手臂的外侧，导致手臂内侧复合体受力增加，肘关节内侧疼痛和肿胀加剧，球员主诉沿前臂内侧有麻木感。运动防护师应如何处理这种损伤？

## 神经卡压

### 病理力学和损伤机制

尺神经、正中神经和桡神经在肘关节很容易受伤和被卡压，因为它们在关节周围的纤维和肌肉结构中穿行。根据被卡压神经的不同，神经受到压迫会导致特定区域的疼痛、肌肉无力和麻痹。由于上肢的神经是从颈神经根和臂丛神经分支出来的，所以运动防护练师在评估肘关节的神经卡压时，还应该考虑其他水平的压迫病变的可能性，如颈椎、臂丛神经和腕关节。

### 尺神经卡压

尺神经在肘关节处经过尺神经沟。造成尺神经卡压的原因有很多，包括：①直接创伤；②肘关节屈曲时的外翻负荷，不仅在尺神经沟内造成挤压应力，而且由于神经钩住内上髁也会造成神经的拉伸；③由于支持带增厚或尺侧腕屈肌肥大造成的挤压；④复发性半脱位或脱位的牵引和摩擦；⑤骨质退行性改变[12]。在从事投掷运动的患者中，尺神经刺激最有可能继发于手臂后拉的后期和早期加速阶段中的力学因素。在这些患者中，尺神经炎经常与内侧不稳定和内上髁炎一起发生[12]。

尺神经沟综合征这个术语被用来形容特定位置的神经卡压。任何发生在尺神经沟内的肿胀或导致筋膜鞘增厚的炎症变化都会损害尺神经。

患者一般主诉肘关节内侧疼痛，并伴有尺神经分布区域的麻木和刺痛。可能会出现从内上髁沿前臂尺侧向远处放射到第四和第五指的感觉障碍。这些感觉症状通常在运动障碍发展之前出现。尺神经沟处有压痛，可能包括内上髁。Tinel 征通常出现在尺神经沟处。多达 16% 的患者会出现尺神经半脱位且伴有症状，特别是在那些尺神经沟较浅的患者。影像学资料可能显示肱骨和鹰嘴的骨质增生，尺侧副韧带的钙化，以及游离体[12]。尺神经在肘关节周围可能被卡压的其他解剖部位包括肱三头肌内侧头下方、尺侧腕屈肌和屈肌-旋前腱膜。

### 正中神经卡压

正中神经在髁上突和连接骨突的 Struthers 韧带下的内上髁之间穿过肘关节。正中神经可在 Struthers 韧带下、前臂肌内、肱骨肌腱或屈肌浅头下受到挤压[7]。造成挤压是由于前臂近端肌肉的肥大，特别是旋前圆肌，这是由重复的握力相关活动或前臂的前屈和伸展引起的，如球拍运动和其他握力/持力活动。患者通常会主诉前臂肌肉的隐痛和疲劳或无力，同时伴有正中神经支配区域的麻木感。症状似乎在重复旋前时加重，如练习网球发球时。旋前圆肌近端通常有压痛和 Tinel 征阳性。患者也可能主诉睡觉时疼痛加剧。

### 桡神经卡压

桡神经穿过肘窝，进入 Froshe 弓或旋后肌浅层上部的纤维弓[7]。在伸肘时，前臂前屈，手腕屈曲，这类似于投掷、游泳和打网球时的动作，Froshe 弓压迫桡神经，导致桡神经受压。桡神经的压迫被称为**桡管综合征**，虽有疼痛但无运动障碍；或**骨间后神经压迫**，虽有运动障碍但无疼痛。患者常主诉肘关节外侧疼痛，有时会与外上髁炎相混淆。外上髁远端有上肢肌肉的触痛。疼痛常被描述为扩散至伸肌的疼痛，偶尔向腕部远端放射。可能存在夜间疼痛。

### 康复要点

如果康复治疗在症状出现后早期开始，治疗应包括休息，避免可能会加剧疼痛的活动，使用抗炎药物、保护性衬垫，偶尔使用伸展型夜间夹板。随后应实施康复计划，在回归运动前重点关注康复练习。出现神经卡压需要解决的一个问题是肌肉功能下降，这可能导致适应性活动和肌肉不平衡。如果患者在采取保守治疗方案后仍有症状，一般建议进行手术。应该指出的是，尽管除了局部触痛外，其他的物理检查出阳性结果可能性很小，电诊断检查也很少是阳性的，但通过手术可以获得良好甚至极好的效果。手术治疗方案包括单纯减压和皮下减压、肌肉内减压或肌肉前置术减压。

## 康复进程

在进行了包括休息和抗炎药物的保守治疗后，康复计划应集中于加强受累肌肉，从而保持原动肌和拮抗肌之间的平衡（图18-2~图18-8）。此外，通过积极的牵伸运动保持活动度，有助于释放卡压的神经（图18-17~图18-22）。在患处使用按摩技术可以防止粘连的发生，因为粘连会限制受伤的神经。神经的活动性是减少神经卡压的关键。

对卡压的神经进行手术减压或移位后，最初的目标是减少疼痛和肿胀（使用加压敷料2~3天）。将患者置于90°的后夹板上1周，并进行抓握练习（图18-2）、肩关节等长练习和腕关节活动度练习。在第2~3周，后夹板的活动度最初限制在30°~90°，逐渐增加到15°~120°。在进行运动时夹板可以被移除。开始进行屈曲和伸展等长练习（图18-3A和B），并持续进行肩关节等长练习的进阶。

第3周时，可以停止使用夹板。可以加入渐进性肘关节屈曲等张练习（图18-4）、肘关节伸展等张练习（图18-5）和旋前/旋后等张练习（图18-6）。肩关节等张练习应在这一时期开始，并在整个康复计划中继续进行。在此期间继续进行被动肘关节屈伸运动（图18-2和图18-21），特别强调恢复伸展活动度。

第7周时，随着力量的不断增加，可以加入更多的功能活动，包括肘关节屈曲和伸展的离心练习（图18-7和图18-8），PNF对角线强化模式（见图14-3~图14-10），以及快速伸缩复合练习（图18-12）。目标是神经肌肉控制的练习，包括闭链活动，也可以用来帮助恢复肘关节的动态稳定性（图18-9~图18-11和图18-23~图18-26）。对于从事投掷运动的患者，可以开始进行间歇性投掷训练（表18-1）。

## 回归运动标准

投掷运动员可以在12周左右恢复竞技活动。患者必须能够证明神经损伤后肘关节全部的功能已经恢复。关节活动度、力量、神经肌肉控制和功能活动必须与受伤前水平相当。患者还必须适当地展示与他或她的运动有关的活动，并在没有其他结构的代偿或替代的情况下完成这些任务。例如，游泳运动员在用受累肢体与未受累肢体进行划水时，必须表现出良好生物力学下的肘关节动作。如果不能以令人满意的方式进行运动，康复治疗将继续进行，直到可以正常地进行划水。

## 肘关节脱位

### 病理力学

肘关节脱位包括肱尺关节的前脱位、后脱位以及桡骨头脱位。但是，前脱位和桡骨头脱位在成人中并不常见，只发生于1%~2%的病例中。依据鹰嘴相对于肱骨的位置分类，后脱位有几种不同类型：①后侧，②后外侧（最常见），③后内侧（最不常见），④外侧。脱位可以是完全性的，也可以是不完全性的。与完全脱位相比，不完全性脱位的韧带撕裂较少，因此它们的恢复和康复更快[2,47]。在完全脱位中，很可能存在尺侧副韧带断裂，同时还有前关节囊、外侧副韧带、肱肌和（或）腕屈/伸肌腱断裂[44]。25%~50%的肘关节脱位患者会发生骨折，其中桡骨头骨折最为常见。肘关节后侧或后外侧脱位伴随桡骨头骨折和冠突骨折被称为**恐怖三联征**[8]。恐怖三联征还包括尺侧和桡侧副韧带的撕脱和前关节囊的损伤。任何肘关节脱位都会出现肘关节迅速肿胀和剧烈疼痛[25]。鹰嘴位置向后方移动也造成前臂缩短[25]。

### 损伤机制

肘关节后侧或后外侧脱位最常发生的原因是摔倒时手臂伸直导致肘关节过伸[25]。桡骨和尺骨最容易在肱骨后侧或后外侧脱位。肘关节后侧或后外侧脱位最常发生于鹰嘴被强行推入鹰嘴窝，使滑车被撬到冠突上[19]。据报道，后内侧脱位常发生在向后跌倒时，手臂过伸着地[48]。跌倒导致肘关节的屈曲和旋转负荷，使桡侧副韧带断裂，并使滑车和冠突的前内侧断裂，导致肘关节脱位。肘关节屈曲时直接着地，对鹰嘴造成很高的轴向负荷，可导致鹰嘴粉碎性骨折-脱位和尺骨前脱位[48]。

### 康复要点

如果脱位是单纯性的且没有相关的骨折，只要前臂屈肌、伸肌和环状韧带仍保持连续性，肘关节复位即可保持稳定。复杂的肘关节脱位涉及到肘关节骨性稳定的骨折，如桡骨头或肱骨骨折/脱位，会产生明显的不稳定，仅靠肘关节内侧或外侧的矫正是无法实现最大功能恢复的。这些损伤必须进行手术治疗。

肘关节脱位复位后，稳定的程度将决定康复的进程。如果肘关节是稳定的，进行短期的固定，然后进行康复治疗可以获得最好的结果。重点是在肘关节稳定的范围内恢复早期的活动度。且如果尺侧副韧带前束稳定，就更是如此[45]。脱位后长时间的固定与屈曲挛缩和疼痛增加密切相关但不稳定性没有降低。不稳定的脱位需要对尺侧副韧带进行手术修复，因此需要更长的固定时间。

复发性肘关节脱位并不常见，只有1%~2%的单纯性脱位后会发生[25]。如果最初的脱位涉及到骨折，或者第一次脱位发生在儿童时期，那么不稳定复发的可能性更大。

过于激进的康复计划更有可能导致关节的慢性不稳，而过于保守则可能导致肘关节屈曲挛缩。10周时出现30%的屈曲挛缩是很常见的。2年后，往往仍然存在10%的肘关节屈曲挛缩[2]。遗憾的是，这种屈曲挛缩并不会随着时间的推移而改善。对于运动员来说，最理想的情况是恢复全范围肘关节伸展。对于非运动员来说，更重要的是确保关节结构和韧带有足够的时间来愈合，从而减少复发性半脱位或脱位的风险。

脱位后可能出现的并发症包括运动障碍、关节僵硬和异位骨化。

## 康复进程

康复进程取决于肘关节在复位后是稳定的还是不稳定的。如果肘关节稳定，应将其固定在后夹板上，屈曲90°，持续3~4天。在此期间，使用抓握练习（图18-2）和肩关节等长练习。应避免所有造成肘关节产生外翻应力的练习。应使用物理因子来控制疼痛和肿胀。在第4天或第5天，可以在使用夹板外做轻柔的主动肘关节活动度练习（图18-4~图18-6）和轻柔的肘关节屈曲和伸展等长练习（图18-3A）。要避免被动的伸展运动，因为损伤的软组织有形成瘢痕的倾向，而且有复发后脱位的可能。可以在夹板内进行肩关节和腕关节的等张练习。轻柔的关节松动可以帮助恢复正常的关节运动（见图13-21~图13-24）。

10天后，可以停止使用夹板。可以开始进行被动的关节活动度练习（图18-20和图18-21），然后进行拉伸练习（图18-21~图18-23）。应继续渐进性进行肘关节屈曲等张练习（图18-8）、肘关节伸展等张练习（图18-5）以及旋前/旋后等张练习（图18-6），并根据耐受情况进阶。在整个康复计划中，应继续进行肩关节等张练习。可以根据耐受情况加入肘关节屈曲和伸展离心练习（图18-7和图18-8），PNF对角线强化模式（见图14-3~图14-10），以及快速伸缩复合练习（图18-12）。进行建立神经肌肉控制的练习，包括闭链运动，从而帮助恢复肘关节的动态稳定性（图18-9~图18-11和图18-23~图18-26）。患者应继续佩戴支架或使用贴扎（图18-29），从而防止在恢复活动时肘关节过度伸展和外翻的应力。对于不稳定的肘关节，最初3~4周的目标是保护愈合的软组织，同时减少疼痛和肿胀。在这一时期，保护性支具最初应设置为比主动伸展活动限制少10°的范围。从第1周开始，关节活动度支具应该预设为30°~90°。每周，在这个支具的活动范围应该增加5°伸展和10°屈曲。当达到全范围关节活动度时，可以停止使用支具。

在此期间，进行抓握练习（图18-2）和腕关节活动度练习。应避免所有对肘关节产生外翻应力的练习。可以进行避免内旋或外旋的肩关节等长练习。

第4周时，可以加入渐进性的轻重量（1~2磅）肘关节屈曲等张练习（图18-4）、肘关节伸展等张练习（图18-5）以及旋前/旋后等张练习（图18-6）。肩关节等张练习应在这一时期开始（6周内避免内旋和外旋），并在整个康复计划中不断进阶。被动肘关节屈伸活动度练习可在这一时期开始（图18-20和图18-21）。

第6周时，应开始进行肩关节外旋和内旋的等张力量练习，并不断进阶。

第9周时，随着力量的不断增加，可以加入更多的功能性活动，包括肘关节屈曲和伸展离心练习（图18-7和图18-8），PNF对角线强化模式（见图14-3~图14-10），以及快速伸缩复合练习（图18-12）。使用建立神经肌肉控制的练习，包括闭链运动，从而帮助恢复肘关节的动态稳定性（图18-9~图18-11和图18-23~图18-26）。在第11周时，患者可以开始进行一些可以耐受的运动，同时继续通过力量训练进阶。患者不论进行任何类型的运动时都应佩戴保护性支具。

### 回归运动标准

肘关节脱位后恢复全部活动的标准与其他恢复全部活动的标准相同。肘关节必须达到全范围的活动度，患者必须有满足其运动的力量、耐力和神经肌肉控制技能，且不限制其运动表现。患者必须进行功能性进阶，而且必须成功达到康复方案标准。

> **临床决策练习 18-4**
>
> 美式橄榄球比赛中，一名进攻型截锋在完成一次拦截时摔倒。当时他的手臂完全伸直，感到剧烈疼痛，肘关节有急性肿胀。他还注意到肘关节变形，"卡"在一个屈曲的位置。肘关节已经脱位了。队医在场上进行了复位。复位后疼痛没有那么严重了。运动防护师应该如何处理这种损伤？

## 肱骨内上髁炎和外上髁炎

### 病理力学和损伤机制

肱骨远端的内上髁和外上髁是腕关节屈肌和伸肌的肌腱附着点[34]。内上髁是腕关节屈肌的附着点，外上髁是腕关节伸肌的附着点。虽然上髁炎一直被认为是一种炎症，但现在认为它是一种退行性疾病，由肌腱上的重复性应力引起[43]。

#### 内上髁炎

内上髁炎（高尔夫球肘、壁球肘，或成人游泳者肘和青少年小联盟肘）通常是由于旋前肌和桡侧腕屈肌在腕关节旋前和屈曲过程中反复受到微创伤而发生。患者通常主诉肘关节内侧的疼痛，并在投掷棒球、发球或壁球击球时正手击球、游泳仰泳时后引手臂或高尔夫击球时疼痛加剧，在这些动作中，小臂会受累。内上髁处有压痛，疼痛在抗阻旋前、抗阻腕关节屈曲或被动腕关节伸展时加重。据报道，25%～60%的内上髁炎患者与其肘关节尺神经病变有关[9]。

#### 外上髁炎

外上髁炎（网球肘）发生于腕关节伸肌和旋后肌的向心或离心过载所致的重复性微创伤，最常见的是桡侧腕短伸肌[34]。沿着肘关节外侧有疼痛，特别是在桡侧腕短伸肌的起点处。疼痛在腕关节被动屈曲合并肘关节伸展时加重，在腕关节抗阻背屈时也是如此。腕关节伸展和完全肘关节伸展时的疼痛表明桡侧腕长伸肌受累。外上髁炎通常是由反复用力的腕关节过伸引起的，如经常发生在网球运动中反手击球时。对于新手网球运动员来说，反手击球有些不自然，为了获得足够的力量将球打过网，会有一种强迫腕关节过伸的倾向。在较高水平的球员中，可能有多种方式导致外上髁炎，包括使用手腕轻击而不是长距离挥拍的方式进行上旋反手击球；在腕关节旋前的情况下接发球，并"啪"地一声通过手腕打出旋转球；使用张力过大的球拍（建议55～60磅）；使用尺寸过小的握把；以及击打沉重、潮湿的球。虽然外上髁炎在网球运动员中很常见，但用网球肘来描述这种情况可能会产生误解，因为这种损伤在非网球运动员中也很普遍。必须强调的是，任何涉及反复用力伸腕的活动都可能导致外上髁炎[14]。

### 康复要点

内上髁炎和外上髁炎，尤其是外上髁炎，对于患者和运动治疗师来说，都可能是持续的、限制性的、令人沮丧的和疼痛的病理改变[27]。在对患有内上髁炎或外上髁炎的运动员进行康复时，应采取包括患者教育、疼痛控制、手法治疗和运动疗法在内的多模式方法[11]。治疗该病的第一步是避免激惹疼痛的动作（即抓握、前臂上举伴旋前/旋后），并通过减少活动负荷或改变引起疼痛的错误的运动生物力学活动来减少重复性应力[30]。虽然上髁炎不是一种炎症，但可以使用非甾体类抗炎药物来控制疼痛和周围组织的炎症，也可以通过改变比赛的频率、强度或持续时间来减少高水平活动的应力。物理因子，如冷疗、电刺激、氢化可的松的超声波导入疗法，或地塞米松的离子透入疗法、激光疗法或体外冲击波疗法[20]可用于短期疼痛治疗。已证明注射皮质类固醇可以提供短期的疼痛缓解。但是，与使用物理治疗或不治疗的方法相比，注射可能导致6～12个月后更差的结局[11]。此外，每年注射2次或3次以上的类固醇是不适合的，而且可能是有害的，因为它可能导致周围正常组织变弱。横向摩擦按摩是在髁上最大压痛点上以垂直于肌肉纤维的方向用力按摩。应用此技术的原因是炎症可以促进损伤愈合的过程。但是，支持横向摩擦按摩有效性的证据还很缺乏。使用富血小板血浆注射和自体血液注射及其他类型的注射促进组织愈合的治疗方法越来越受欢迎。然而，这一技术的使用需要更多的研究提供证据，并建立安全和有效的治疗方案。

## 康复计划示例

### 肘关节内侧疼痛

**损伤情况**：一名23岁的网球运动员主诉肘关节内侧的疼痛加剧。他主要在反手击球和正手击球时出现疼痛。在过去的4周里，这种疼痛已经发展到从肘关节内侧到前臂内侧以及第五指和第四指的1/2的周期性麻痹。随着活动的停止，疼痛也随之缓解。

**体征和症状**：患者的关节活动度是正常的，但在关节活动范围的末端会引起内侧副韧带的疼痛。肌力检查提示，除了腕关节屈曲和尺偏外，其他力量都是正常的。腕关节屈曲和尺偏力量为4/5，伴肘关节内侧疼痛。触诊显示内侧副韧带有疼痛，尺神经Tinel征阳性。在外翻试验时，内侧副韧带有疼痛和轻微松弛。

**康复计划**：恢复正常的无痛活动范围，并在肘关节没有疼痛或失能的情况下恢复活动。

**第一阶段：急性炎症阶段**

**目标**：缓解疼痛并在愈合过程中进行有限制条件下的康复。

**估计的时间长度**：第1~7天。目标是建立无痛运动，通过使用物理因子和被动的、主动协助的和主动运动的练习渐进地和持续地增加到全范围的关节活动度。在这个时间段内，建议停止会加重症状的活动。在运动前、运动中和运动后不出现疼痛的情况下，可以进行有利于力量和耐力的强化练习。

**第二阶段：成纤维-修复阶段**

**目标**：改善肘关节屈肌、伸肌以及腕关节屈肌、伸肌、旋后肌、旋前肌以及尺偏和桡偏肌群的力量。

**估计的时间长度**：第8天到第3周。继续采用电刺激及冰敷等物理因子进行肌肉再教育和疼痛缓解。开始渐进性康复练习（progression of rehabilitationExercises，PRE）。这些练习不仅包括肘关节和腕关节/手，还应包括肩关节的肩袖和肩胛骨稳定。水疗可以通过浮力的优势增加功能，推荐用于肘关节和上肢康复中。

**第三阶段：成熟-重塑阶段**

**目标**：完全消除症状从而重返运动。

**估计的时间长度**：第3周到完全回归运动。患者可以继续进行PRE治疗，并增加水中的活动，在水中用球拍进行击球训练，模拟回到球场时所需要使用到的力量。患者在无痛回归运动后应该继续所有的力量和伸展运动练习。

**重返运动的标准**

1. 练习时无疼痛。
2. 肘关节和上肢的力量和活动度正常。
3. 成功完成所有的功能进阶，并在没有疼痛或功能障碍的情况下重返运动。

**问题讨论**

1. 哪些因素会增加网球运动中对肘关节内侧的张力？
2. 哪些水中练习可以使患者受益？
3. 描述一下可以减少网球挥拍时肘关节内侧的应力的力学原理。
4. 在康复过程中和康复后，对该患者使用什么物理因子治疗？
5. 是否可以对设备进行改进，从而帮助改善肘关节内侧的压力和张力分布？

在康复的早期可以引入在无痛的腕关节活动度中保持30~60秒等长收缩。一旦疼痛得到控制，就可以使用以运动疗法为核心的方案治疗内上髁炎/外上髁炎。运动应逐渐增加重复次数和阻力，并应包括向心性和离心性运动。手法治疗，包括肱尺向外滑动和桡骨头后侧滑动，可与运动结合使用治疗外上髁炎[11]。如果8~12周后症状仍没有改善，可建议进行影像诊断，从而确认是否存在肌腱病，并排除其他可能的病理改变。

### 康复进程

运动强度应以患者的耐受力为基础，但应坚持运动的渐进性。在整个康复过程中，进阶时始终以疼痛为指导。在整个康复过程中，以下每项练习都应以渐进的方式进行。肘关节和腕关节轻柔的主动和被动活动度练习（图18-17~图18-22），肘关节轻柔的屈曲/伸展等长练习（图18-3A），轻柔的旋前/旋后等长练习（图18-3B），进阶的肘关节屈曲等张练习（图18-4），肘关节伸展练习（图18-5），以及旋前/旋后练习（图18-6），从轻重量（1~2磅）开始。患者可以使用治疗外上髁炎的肘关节支具辅助肌肉力量练习（图18-28），并应酌情逐渐减少使用。肘关节屈曲和伸展离心练习（图18-7和图18-8），以及快速伸缩复合练习（图18-12）和功能训练活动，应逐步加入正常体育活动中的应力、应变和力量的活动，逐渐增加比赛的频率、强度和时间。

### 回归运动标准

上髁炎患者康复过程中最常见的错误可能是尝试在运动计划中进阶过快，急于完全恢复比赛。运动防护师应劝告患者不要过早地做太多的事情，提醒他们活动水平的迅速提高往往会使病情恶化。受累的肌肉必须恢复适当的力量、灵活性和耐力，同时减少炎症和疼痛。功能性活动需要慢慢进行，从而为患者在没有限制的情况下回归运动做好准备。

> **临床决策练习 18-5**
>
> 一名12岁的投手一直抱怨肘关节内侧的疼痛加剧。他的球队正在参加一项重要的比赛，他在1周的时间里的投球次数超过了他过去的训练量。在释放球时，剧烈腕关节屈曲伴前臂的旋前位置会导致疼痛增加。运动防护师应如何处理这种损伤？

## 辅助肘关节康复的水疗技术

水疗对肘关节和整个上肢的康复很有帮助。正如第15章所述，向上的浮力抵消了地球重力的作用。因此，与地面运动相比，在水中进行的活动可以提高训练的效果[22]。患者处于仰卧、俯卧或站立姿势时进行的传统治疗技术也可以在水中进行，对肘关节的压力较小，可以最大限度地提高活动量，有利于康复过程（见图15-15~图15-23）。使用水疗治疗肘关节疾患可能对水中运动员特别有益，如游泳和水球运动员。

## 重返运动的投掷训练方案

患者通过一系列的步骤来重返运动。对于投掷项目的患者来说，表18-1中描述的进阶方案是完全重返运动的标准之一[31,32]。在康复的早期，对于投手来说，重要的是使用鸦式跳投（图18-30），并进行弧线投掷，而不是"直线"投掷（图18-31）。使用鸦式跳投模拟投掷动作，并强调使用全身动作的正确投掷技术。弧线投掷比直线投掷更安全，可以对肩关节和肘关节造成类似于在投手土墩上投掷的压力。投掷训练计划在强度、距离和数量上应该是渐进的。重要的是患者在没有疼痛或症状的情况下成功完成每一步，然后再进行下一步。投掷训练应与上肢练习相结合，包括颈椎、肩袖肌群和影响盂肱关节的肌肉，以及肘关节、手和腕关节的运动。在不进行投掷训练时，应加入核心训练、下肢练习和心血管练习。

表 18-1　间歇性投掷训练计划

| 45 英尺阶段 | 60 英尺阶段 | 90 英尺阶段 |
| --- | --- | --- |
| 第一步<br>A. 热身投掷<br>B. 45 英尺（投 25 次）<br>C. 休息 15 分钟<br>D. 热身投掷<br>E. 45 英尺（投 25 次） | 第三步<br>A. 热身投掷<br>B. 60 英尺（投 25 次）<br>C. 休息 15 分钟<br>D. 热身投掷<br>E. 60 英尺（投 25 次） | 第五步<br>A. 热身投掷<br>B. 90 英尺（投 25 次）<br>C. 休息 15 分钟<br>D. 热身投掷<br>E. 90 英尺（投 25 次） |
| 第二步<br>A. 热身投掷<br>B. 45 英尺（投 25 次）<br>C. 休息 10 分钟<br>D. 热身投掷<br>E. 45 英尺（投 25 次）<br>F. 休息 10 分钟<br>G. 热身投掷<br>H. 45 英尺（投 25 次） | 第四步<br>A. 热身投掷<br>B. 60 英尺（投 25 次）<br>C. 休息 10 分钟<br>D. 热身投掷<br>E. 60 英尺（投 25 次）<br>F. 休息 10 分钟<br>G. 热身投掷<br>H. 60 英尺（投 25 次） | 第六步<br>A. 热身投掷<br>B. 90 英尺（投 25 次）<br>C. 休息 10 分钟<br>D. 热身投掷<br>E. 90 英尺（投 25 次）<br>F. 休息 10 分钟<br>G. 热身投掷<br>H. 90 英尺（投 25 次） |
| 120 英尺阶段 | 150 英尺阶段 | 180 英尺阶段 |
| 第七步<br>A. 热身投掷<br>B. 120 英尺（投 25 次）<br>C. 休息 15 分钟<br>D. 热身投掷<br>E. 120 英尺（投 25 次） | 第九步<br>A. 热身投掷<br>B. 150 英尺（投 25 次）<br>C. 休息 15 分钟<br>D. 热身投掷<br>E. 150 英尺（投 25 次） | 第十一步<br>A. 热身投掷<br>B. 180 英尺（投 25 次）<br>C. 休息 15 分钟<br>D. 热身投掷<br>E. 180 英尺（投 25 次） |
| 第八步<br>A. 热身投掷<br>B. 120 英尺（投 25 次）<br>C. 休息 10 分钟<br>D. 热身投掷<br>E. 120 英尺（投 25 次）<br>F. 休息 10 分钟<br>G. 热身投掷<br>H. 120 英尺（投 25 次） | 第十步<br>A. 热身投掷<br>B. 150 英尺（投 25 次）<br>C. 休息 10 分钟<br>D. 热身投掷<br>E. 150 英尺（投 25 次）<br>F. 休息 10 分钟<br>G. 热身投掷<br>H. 150 英尺（投 25 次） | 第十二步<br>A. 热身投掷<br>B. 180 英尺（投 25 次）<br>C. 休息 10 分钟<br>D. 热身投掷<br>E. 180 英尺（投 25 次）<br>F. 休息 10 分钟<br>G. 热身投掷<br>H. 180 英尺（投 25 次） |
| | | 第十三步<br>A. 热身投掷<br>B. 180 英尺（投 25 次）<br>C. 休息 15 分钟<br>D. 热身投掷<br>E. 180 英尺（投 25 次）<br>F. 休息 15 分钟<br>G. 热身投掷<br>H. 180 英尺（投 25 次） |
| | | 第十四步<br>开始在投手土墩上投球或回到各自的位置上 |
| 第二期 | | |
| 第一阶段：只有快速球<br>第一步：间歇投掷，在投手土墩用 50% 力度完成 15 次投掷 | | |

（续表）

第二步：间歇投掷，在投手土墩用50%力度完成30次投掷
第三步：间歇投掷，在投手土墩用50%力度完成45次投掷
第四步：间歇投掷，在投手土墩用50%力度完成60次投掷
第五步：间歇投掷，在投手土墩用50%力度完成70次投掷
第六步：在投手土墩用50%力度完成45次投掷，在投手土墩用75%力度完成30次投掷
第七步：在投手土墩用50%力度完成30次投掷，在投手土墩用75%力度完成45次投掷
第八步：在投手土墩用50%力度完成10次投掷，在投手土墩用75%力度完成65次投掷

**第二阶段：只有快速球**
第九步：在投手土墩用75%力度完成60次投掷，在击球练习中完成15次投掷
第十步：在投手土墩用75%力度完成50~60次投掷，在击球练习中完成30次投掷
第十一步：在投手土墩用75%力度完成45~50次投掷，在击球练习中完成45次投掷

**第三阶段**
第十二步：在投手土墩用75%力度完成30次热身投掷，在投手土墩用50%力度完成15次变化球投掷，在击球练习中完成45~60次投掷（只有快速球）
第十三步：在投手土墩用75%力度完成30次投掷，在投手土墩用75%力度完成30次变化球投掷，在击球练习中完成30次投掷
第十四步：在投手土墩用75%力度完成30次投掷，在击球练习中完成60~90次投掷，逐渐增加变化球
第十五步：模拟比赛：每次训练增加15次投掷。

注：使用间隔投掷到120英尺阶段作为热身。所有在投手土墩上的投掷都应在投手教练在场的情况下进行，并强调正确的投掷生物力学。使用测速枪来帮助控制力度。

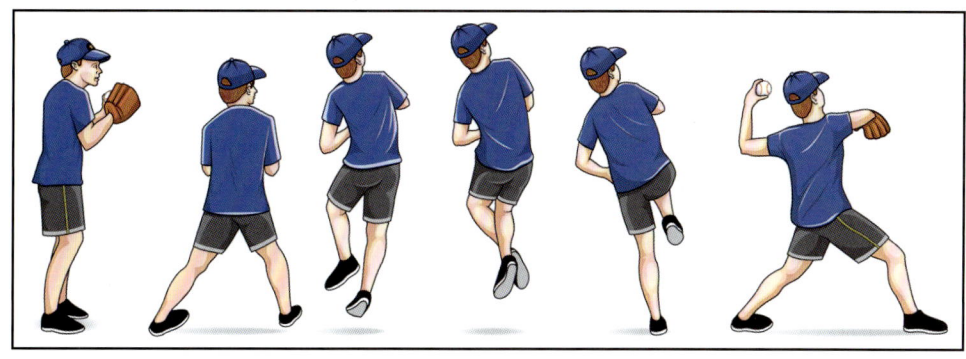

图 18-30　鸦式跳投

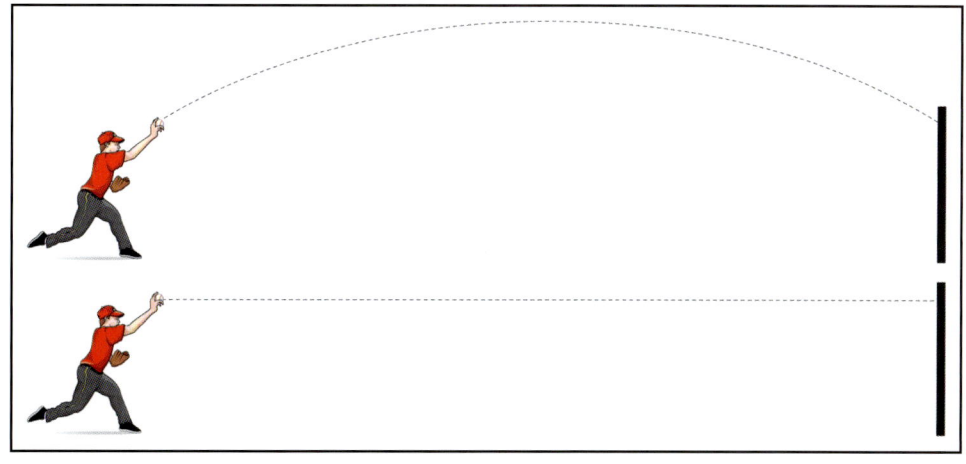

图 18-31　弧线投掷（上图）和直线投掷

## 总 结

1. 肘关节由肱尺关节、肱桡关节和桡骨近端关节组成。肘关节复合体的运动包括屈曲、伸展、旋前和旋后。
2. 肘关节的骨折可能是由于直接打击或摔倒时手过伸着地造成的。它们可以通过石膏或在某些情况下通过手术复位和固定的方式进行治疗。手术固定后，患者可能需要12周才能重返运动。
3. 骨软骨炎和Panner病是影响肘关节外侧的损伤。骨软骨炎与关节内的游离体有关，而Panner病是一种肱骨小头的骨软骨病。对完全恢复投掷或负荷活动的预后应持谨慎态度。
4. 尺侧副韧带的损伤是由过头投掷中重复性创伤产生的外翻力造成的，这种外翻力发生在投掷运动手臂后拉后期到加速阶段早期。重建对竞技投掷运动员来说是至关重要的，完全回归运动可能需要长达22~26周的康复。
5. 在尺神经、正中神经和桡神经卡压的案例中，神经的活动性是减少神经卡压的关键。康复应主要集中在拉伸，从而释放神经。如果保守治疗失败，可能需要进行手术松解。
6. 肘关节脱位是由于手臂伸直摔倒导致的肘关节过度伸展，伴随桡骨和尺骨向后脱位所致。关节的稳定程度将决定康复的周期。如果肘关节稳定，可在短期的制动后进行康复治疗。不稳定性的脱位需要手术修复，因此需要更长时间的制动。
7. 内上髁炎（高尔夫球肘、壁球肘、游泳者肘、小联盟肘）是由于桡侧腕屈肌在腕关节旋前和屈曲过程中受到重复的微创伤。外上髁炎（网球肘）是由于腕伸肌和旋后肌的向心和离心过度负荷，其中最常见的受累肌肉是桡侧腕短伸肌。

## 临床决策练习解决方案

**练习18-1** 类似这样的轴向负荷损伤会引起年轻患者的关节疼痛和潜在的骨骺板病变。运动防护师必须通过对颈部、肩关节和腕关节/手的力量和功能的训练，将上肢作为一个整体进行训练。在康复中必须应用功能进阶的技术和重返运动的概念。

**练习18-2** 由于剥脱性骨软骨病的复杂性，运动防护师在对该类患者进行康复训练时应特别谨慎。事实上，对一个关节表面有病变的年轻患者，最初需要无痛活动，并在无痛范围内不断进阶。

**练习18-3** 由于内侧复合体的不稳定性，运动防护师必须考虑它对其他结构会有何种影响。在解剖学上，携带角增加了内侧的压力，所以韧带和内侧复合体的松弛性增加会进一步增加尺神经的压力。在康复过程中，必须注意不要增加前臂的麻木和无力。

**练习18-4** 运动防护师应了解，这种损伤后肘关节的稳定性将是康复进展的基石。如果关节稳定，可以通过等长、等张和功能性练习来逐步增加运动和负荷。如果由于骨性稳定性力学障碍，关节自身不稳定，那么康复就会比较困难。

**练习18-5** 骨不成熟和过度活动是矛盾的，所以运动防护师必须建立一个无痛的康复进阶方案。增加上肢的肌肉骨骼平衡是非常重要的，制订一个逐渐递增的进阶计划，如投球数的递增，并使用一个适当的投掷进阶方案。

（Sakiko Oyama，PhD，ATC　William E. Prentice，PhD，PT，ATC，FNATA　著

汪皓男　译　徐晓天　倪国新　审）

## 参考文献（扫描二维码获取）

# 第 19 章　手腕、手及手指损伤的康复

完成本章学习后，读者应具备以下能力

- 结合手腕和手的正常功能，讨论手腕和手的功能解剖学及生物力学。
- 讨论针对手和手腕的各种康复肌力训练技术。
- 辨识包括牵伸训练在内的改善关节活动度的技术。
- 将生物力学及软组织恢复原则与各种手腕和手的损伤康复相结合。
- 讨论关于不同的手和手腕损伤的康复计划的进阶原则。
- 描述并解释不同的针对手和手腕的辅具，以及它们与损伤保护和重返比赛的关系。
- 描述并解释针对各种手腕和手损伤的治疗技术的基本原理。

## 功能解剖学及生物力学

手是由肌肉、肌腱和关节协调一致运作的错综复杂的结构。手几乎长年暴露在外，因此，尤其在运动接触时，手特别容易发生损伤[38]。结构的改变会极大地改变手的功能和外观。

### 腕关节

腕是连接手和前臂的结构[35]。腕关节由8块腕骨及其关节构成，腕骨近端关节面与尺桡骨构成关节，远端关节面与掌骨构成关节。腕骨间的关系错综复杂。腕骨通过韧带相互连接，并且也通过韧带连接尺桡骨。从远端腕骨至尺骨的掌侧韧带最坚韧，其次是背侧韧带（舟骨-三角骨、桡骨远端至月骨和三角骨）、固有韧带（舟月韧带和月三角韧带）最弱[34]。腕骨按远端和近端排列成两行，并由腕骨中的手舟骨作为两行之间的功能性联结骨[35]。远端腕骨决定手舟骨的位置从而确定月骨的位置。桡偏时，远端腕骨向桡侧偏移且近端腕骨向尺侧运动。活动过程中，手舟骨远端必须移动以避免与桡骨茎突撞击。手舟骨发生的运动为掌屈。尺偏时，手舟骨发生与此相反的运动[35]。尺偏和桡偏总的运动弧度平均在50°左右，包括桡偏15°和尺偏35°[35]。尺偏和桡偏的角度差异是由桡骨茎突的支撑效应导致的[35]。

手腕的屈伸运动经由远端腕骨和近端腕骨的同步运动产生。总位移平均分布在腕中关节和桡腕关节中[30]。手腕屈伸动作的运动弧为121°[40]。

手腕没有侧副韧带。如果侧副韧带存在，它将阻碍尺偏和桡偏发生，那手腕就只会出现屈伸动作了。手腕横截面发现：位于尺侧的尺侧腕伸肌（extensor carpi ulnaris，ECU）以及位于桡侧的拇短伸肌（extensor pollicis brevis，EPB）和拇长展肌（abductor pollicis longus，APL）取代了"侧副韧带"的位置[40]。肌电图显示尺侧腕伸肌、拇短伸肌和拇长展肌在手腕屈伸时激活[40]。这些肌肉在手腕屈伸时只发生很小的位移，也就是说，它们做等长收缩[40]。这些肌肉的功能可以被理解为一种可调节的侧副系统。尺侧腕伸肌在尺偏时激活，而拇长展肌和拇短伸肌在桡偏时激活[40]。

手腕尺侧的稳定性是由三角纤维软骨复合体（triangular fibrocartilage complex，TFCC）提供的[9]。

此韧带复合体起自桡骨，止于尺骨茎突基底部、尺侧腕骨及第五掌骨基底部[9]。此韧带复合体是远端桡尺关节（distal radioulnar joint，DRUJ）的主要稳定结构，并且，是远端尺骨和尺侧腕骨的承重柱[3]。除豌豆骨有尺侧腕屈肌（flexor carpi ulnaris，FCU）的连接以外，所有的腕骨都没有肌肉或肌腱的连接[35]。活动手腕及手指的肌肉都横跨了腕部然后止于相应的骨。一个由6个垂直隔带构成的背侧支持带（筋膜）连接至桡骨远端，分隔出前5个背侧隔室[35,40]。这些形成了纤维骨通道，可以相对于腕部的运动轴放置及维持伸肌腱及其滑膜鞘[40]。包裹着尺侧腕伸肌的第六隔室是由腱内支持带形成的独立的通道。这保证了前臂旋前、旋后时尺骨旋转不受限制[40]。支持带可以防止伸腕时肌腱发生拉弓样改变。

指长屈肌、拇长屈肌、正中神经和桡动脉在掌心侧穿过腕管，经由厚实的腕横韧带来阻止拉弓样改变的发生。

## 手

尽管掌指（metacarpal phalangeal，MCP）关节可以发生多个平面下的运动，但其基本功能还是屈曲和伸展[30]。掌骨头部的凸起可以与指骨近端的浅凹相互匹配。掌指关节的稳定是由其纤维囊、侧副韧带（collateral ligaments）、附属副韧带（accessory collateral ligaments）、掌板和肌腱单元（musculotendinous units）提供的[30]。侧副韧带位于掌指关节的两侧，且相对于旋转轴背侧的位置。伸展时侧副韧带放松，屈曲时侧副韧带紧张[10]。当需要制动掌指关节时，记住这一点将有重要作用。因为如果关节被石膏或者夹板固定在伸展位，将导致松弛的侧副韧带紧张，那么在重新开始活动时，屈曲动作会受限。附属副韧带相对处于旋转轴的掌侧，会在关节伸直时紧张而在关节屈曲时松弛。

掌板用于防止掌指关节出现过伸。掌板在屈肌腱鞘膜和A1滑车（A1 pulley）的背面形成壁[10]。

手上有几块肌肉横跨掌指关节，包括了屈曲平面上的指浅屈肌（flexor digitorum superficialis，FDS）和指深屈肌（flexor digitorum profundus，FDP），这两者经滑轮系统固定在靠近骨骼的位置。滑轮系统在手指屈曲时同样起到防止肌腱出现拉弓样活动[50]。指浅屈肌使近端指间（proximal interphalangeal，PIP）关节屈曲而指深屈肌使远端指间（distal interphalangeal，DIP）关节屈曲[50]。骨间肌位于掌指关节的侧面，负责掌指关节的内收和外展动作。蚓状肌起于掌指关节旋转轴的掌侧，随后止于外侧带（lateral bands），且走行于近端指间关节和远端指间关节的背侧。蚓状肌的作用是屈掌指关节同时伸指间关节（这也是为什么桡神经麻痹时指间关节会处于伸直位）。在手的背侧，伸肌系统跨过掌指关节，伸肌肌腱经矢状带（sagittal band）向中央固定[46]。

## 手指

指间关节是双髁铰链（bicondylar hinge joints）关节，能产生屈伸动作，侧副韧带和附属副韧带在指间关节的侧面起到稳定关节的作用[33]。侧副韧带在指间关节伸直时紧张，屈曲时松弛。这一现象在夹板固定近端指间关节时有重要意义。只要夹板固定不是损伤的禁忌处理方式（如：近端指间关节骨折移位），指间关节就应该被固定在完全伸直位以预防关节屈曲挛缩。

在屈肌平面上，指浅屈肌在近端指间关节的近端分叉为两段，这使得指深屈肌在走行至远端指节的过程中更贴近体表，使指深屈肌可以屈曲远端指间关节。指浅屈肌止于中节指骨，作用是屈近端指间关节。在掌指关节和远端指间关节之间有5个环形滑轮和3个十字滑轮，主要的作用是防止活动过程中肌腱发生拉弓样改变并为肌腱提供营养。

在伸肌平面上，伸指总肌横跨掌指关节后分为3个部分[40]。中间部分止于中节指骨的背面，能伸近端指间关节。另外两个侧面的部分称之为侧束（lateral bands），起自蚓状肌，向背侧游走，经过近端指间关节的侧面后重新汇聚，并作为末端伸肌止于远端指间关节。这是一个伸指间关节的达到微妙平衡的运动系统，任何一部分的紊乱都会极大地改变这一平衡关系，最终导致手的动态功能的紊乱。

# 手腕、手及手指的康复训练

## 力量训练（图 19-1 ~ 图 19-11）

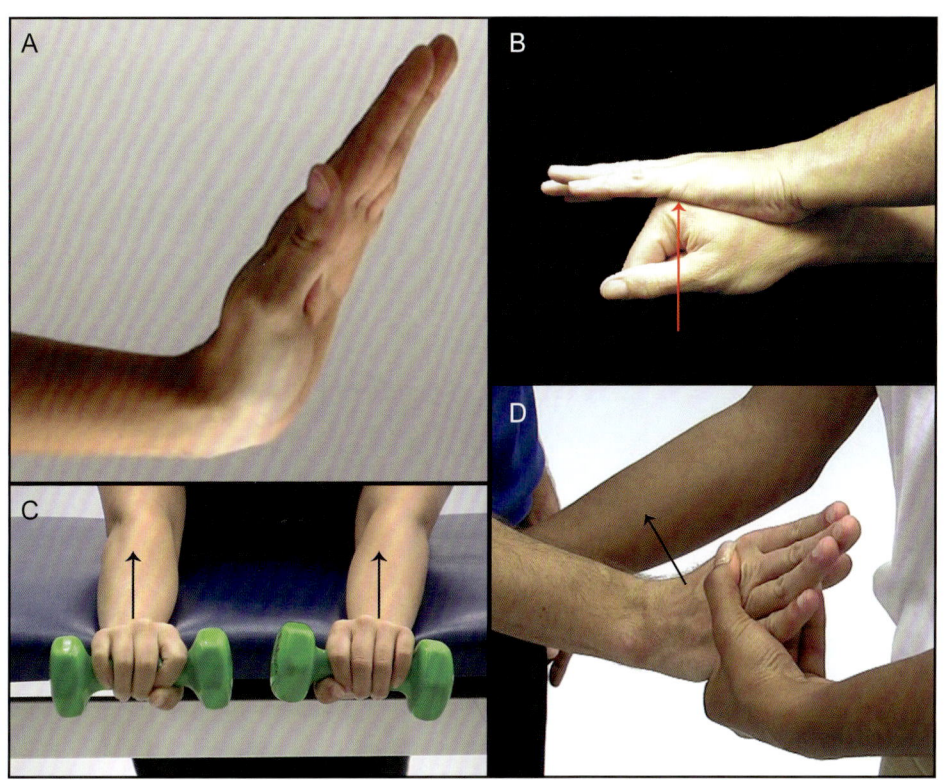

图 19-1 （A）做伸腕时应前臂旋后对抗重力时进行。这一运动可以促进伸指总肌（桡侧腕长伸肌、桡侧腕短伸肌）的力量及活动度。（B）腕伸肌群的肌力训练可以从等长收缩开始。（C）此位置下的力量训练难度提升可以通过增加负重来实现。（D）伸腕的被动活动有助于关节活动度的恢复，但关节活动度的维持需要患者的主动活动参与

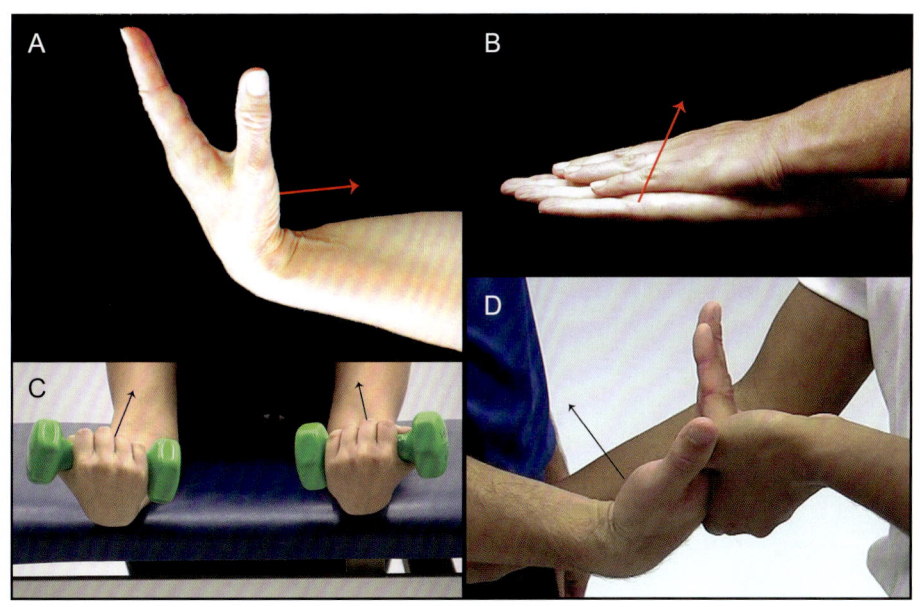

图 19-2 （A）腕屈动作由桡侧腕屈肌和尺侧腕屈肌收缩产生。腕屈动作可以在前臂旋前时，由重力辅助下进行，也可以在前臂旋后时抗重力进行。（B）腕屈肌群的肌力训练可以从等长收缩开始。（C）此位置下的力量训练难度提升可以通过增加负重来实现。（D）做腕屈的被动关节活动时，应该首先往外拉或牵引腕关节，然后再屈腕

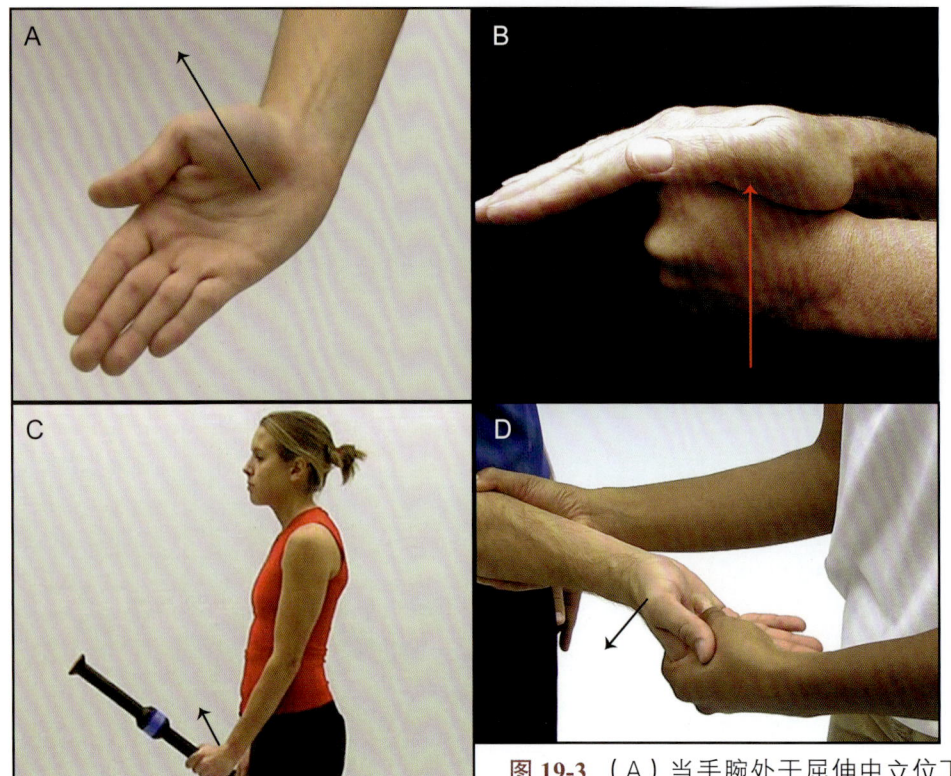

图 19-3 （A）当手腕处于屈伸中立位下时，桡偏运动可以锻炼桡侧腕屈肌和桡侧腕长伸肌。（B）桡偏的等长收缩运动。（C）训练难度的改变可以通过负重实现。（D）等张收缩时可以用徒手抗阻的方法

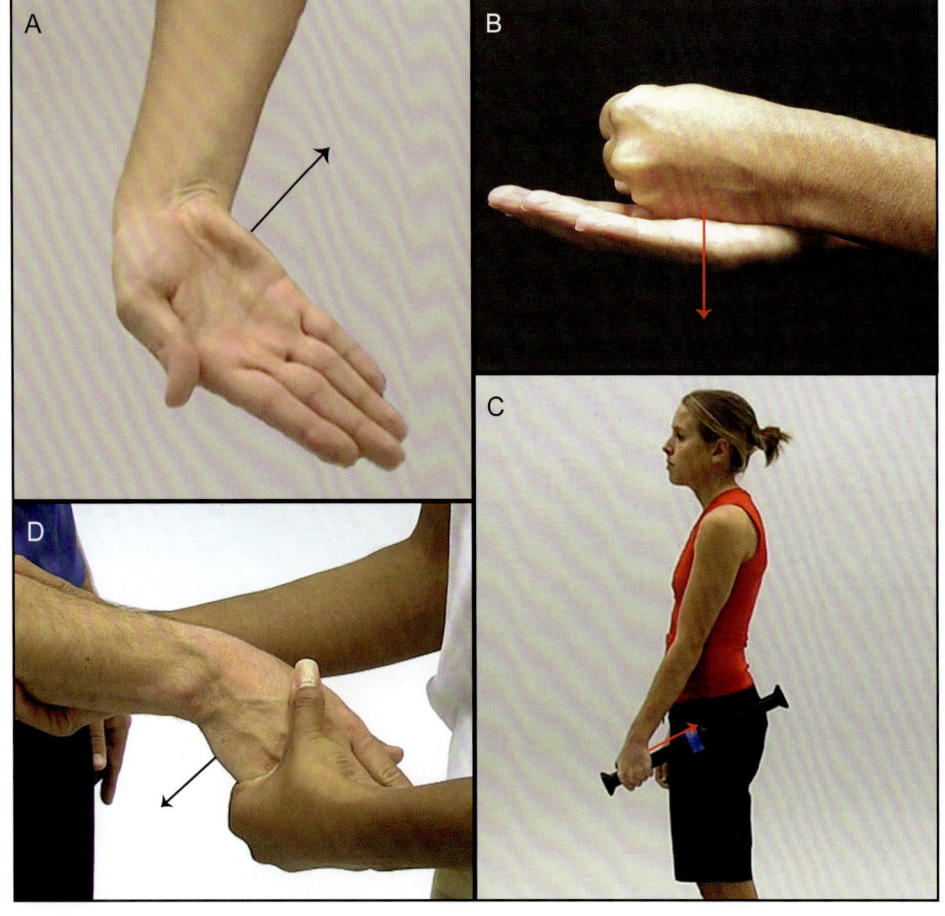

图 19-4 （A）当手腕处于屈伸中立位下时，尺偏运动可以锻炼尺侧腕伸肌和尺侧腕屈肌。（B）尺偏的等长收缩运动。（C）训练难度的改变可以通过负重实现。（D）等张收缩时可以用徒手抗阻的方法

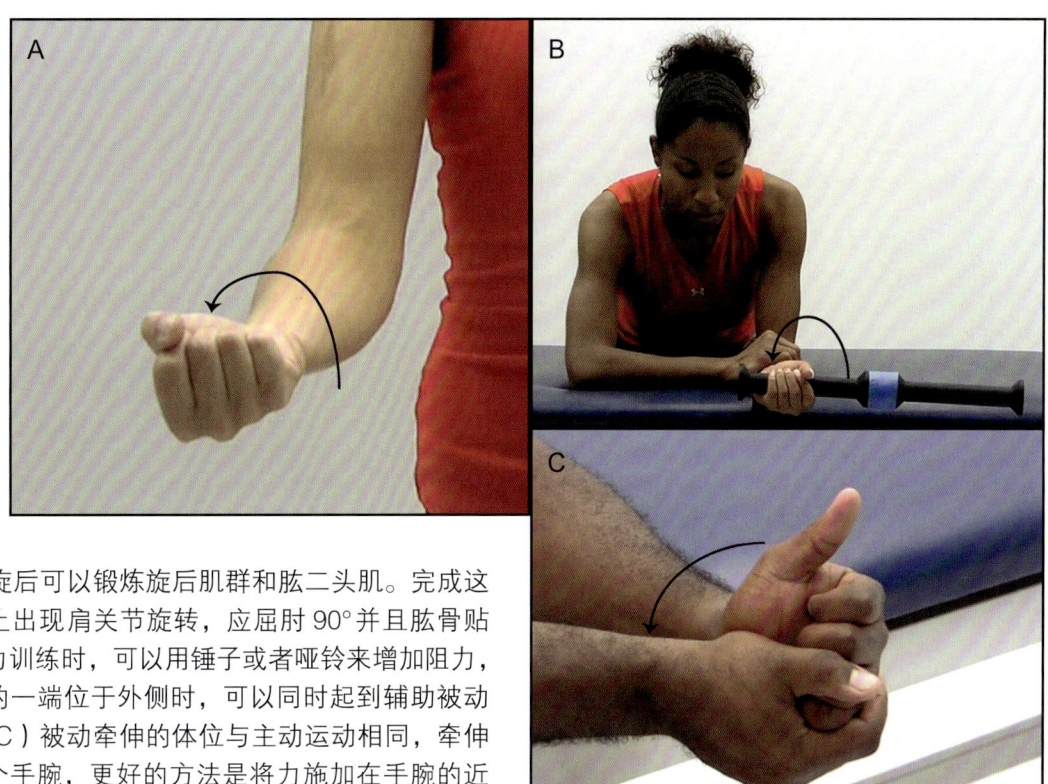

图 19-5 （A）主动旋后可以锻炼旋后肌群和肱二头肌。完成这一动作时，为了防止出现肩关节旋转，应屈肘 90°并且肱骨贴紧身侧。（B）作肌力训练时，可以用锤子或者哑铃来增加阻力，呈杠杆状的锤子重的一端位于外侧时，可以同时起到辅助被动旋后运动的作用。（C）被动牵伸的体位与主动运动相同，牵伸时，相较于扭转整个手腕，更好的方法是将力施加在手腕的近端，作用于桡骨上

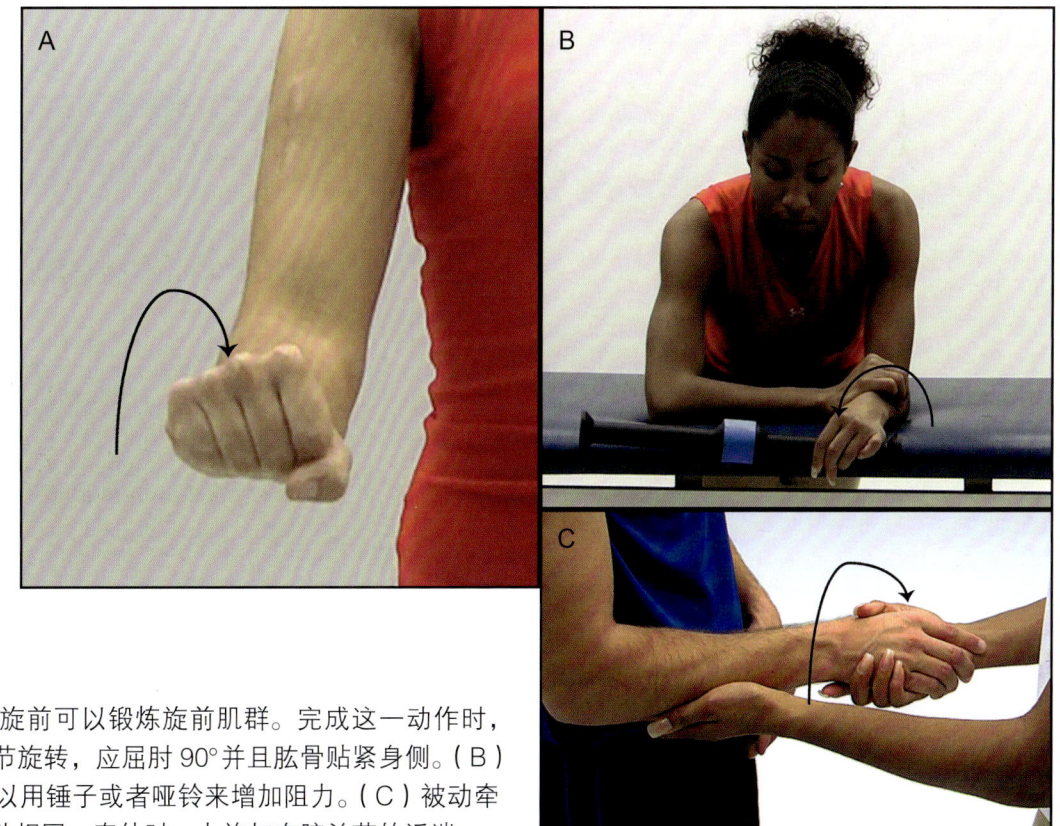

图 19-6 （A）主动旋前可以锻炼旋前肌群。完成这一动作时，为了防止出现肩关节旋转，应屈肘 90°并且肱骨贴紧身侧。（B）作肌力训练时，可以用锤子或者哑铃来增加阻力。（C）被动牵伸的体位与主动运动相同，牵伸时，力施加在腕关节的近端

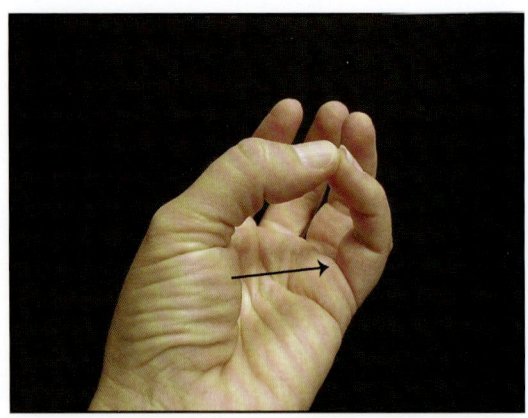

图 19-7 拇指的关节活动度训练从各指的指间对指开始

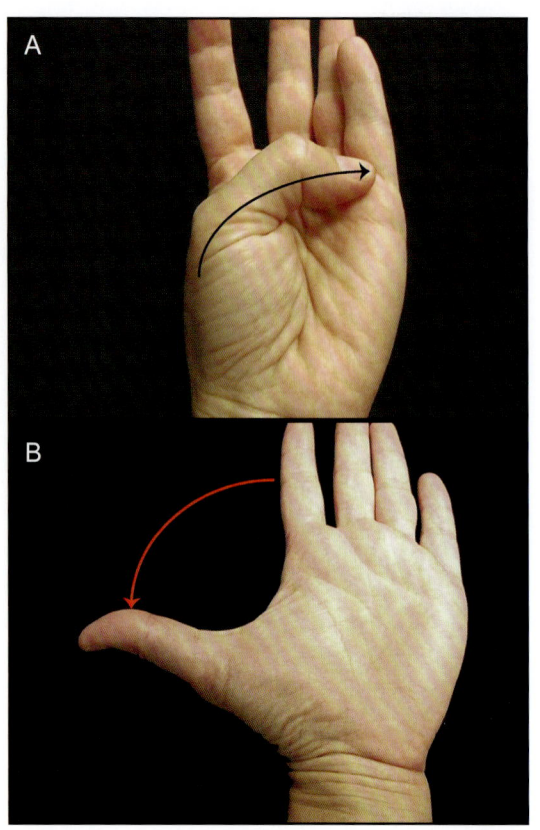

图 19-8 （A）拇指与其余四指对指活动难度增加可以使拇指发生复合屈曲运动，即拇指指尖对小指指根的运动。（B）拇指关节复合伸展

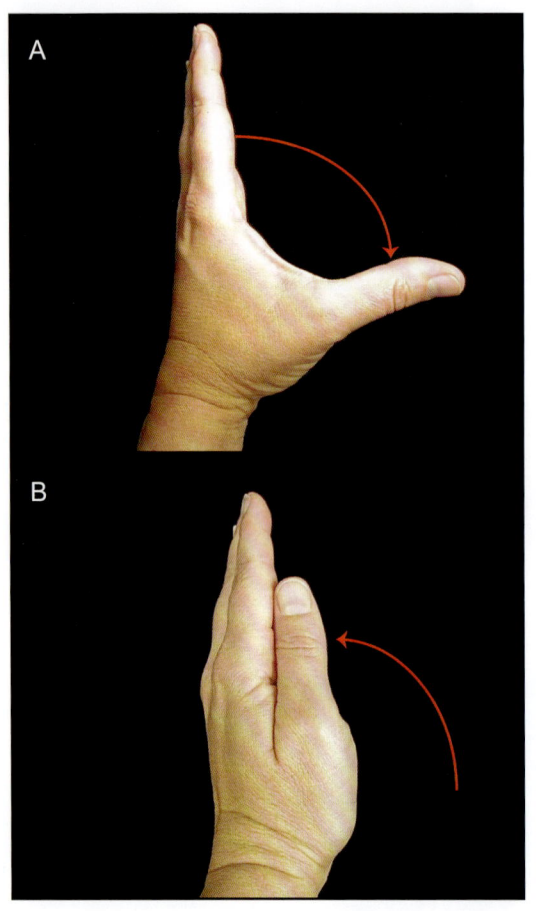

图 19-9 （A）拇指外展。（B）拇指内收

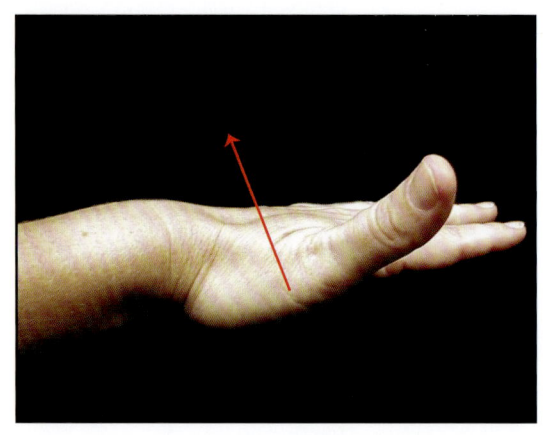

图 19-10 拇指抬离可以检查拇长伸肌的功能

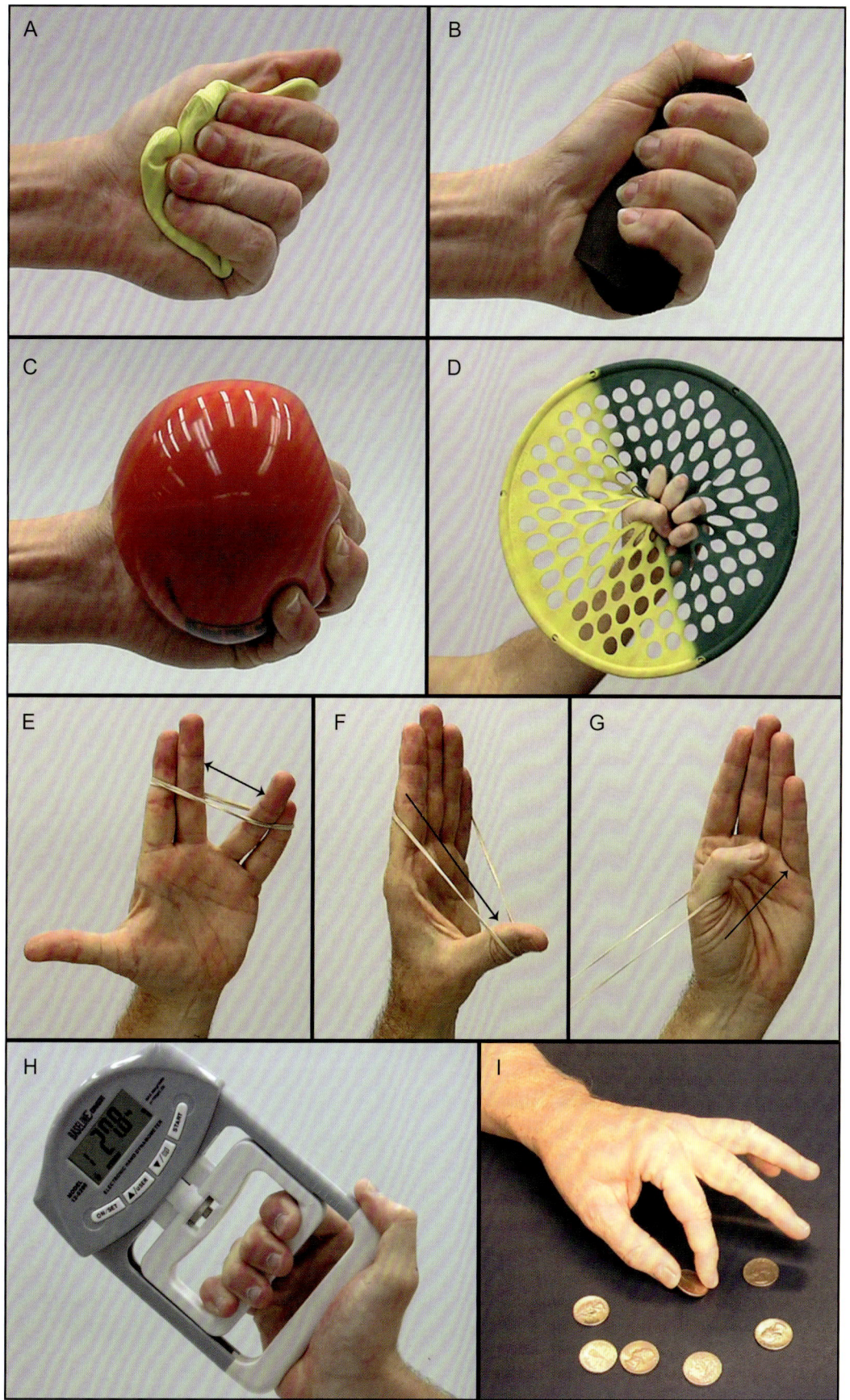

图 19-11　重建手抓握功能的抗阻训练器械有很多种：（A）橡皮泥；（B）泡沫；（C）橡胶球；（D）力量网。橡皮筋可以用来训练（E）手指外展、（F）拇指外展以及（G）拇指对指。（H）握力计。（I）捡硬币

## 闭链运动（图 19-12 ~ 图 19-16）

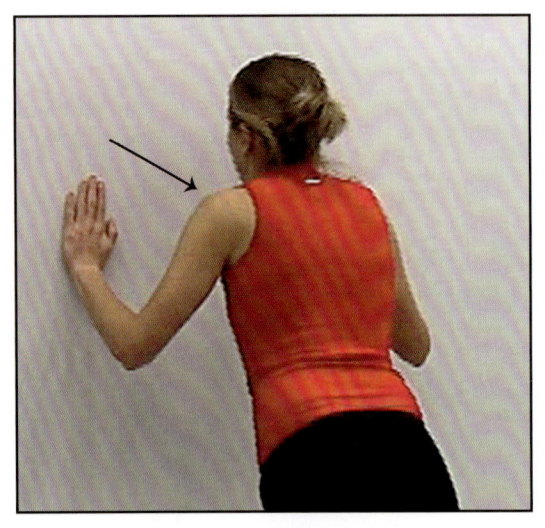

图 19-12　对墙俯卧撑可以改善腕部的关节活动度以及整个上身的力量。同时，对墙俯卧撑可以改善腕部负重能力以及闭链活动能力

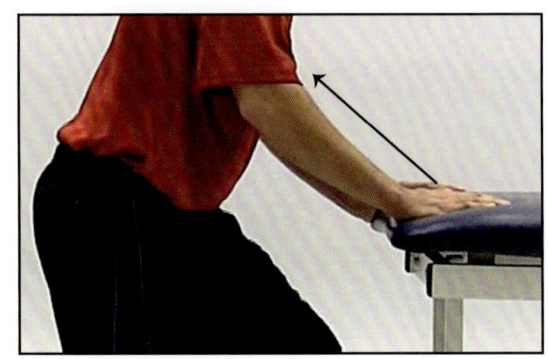

图 19-13　对墙俯卧撑可以从墙面进阶到桌面或者柜台。这样就可以在不达到全体重负重的情况下增加俯卧撑时的负重

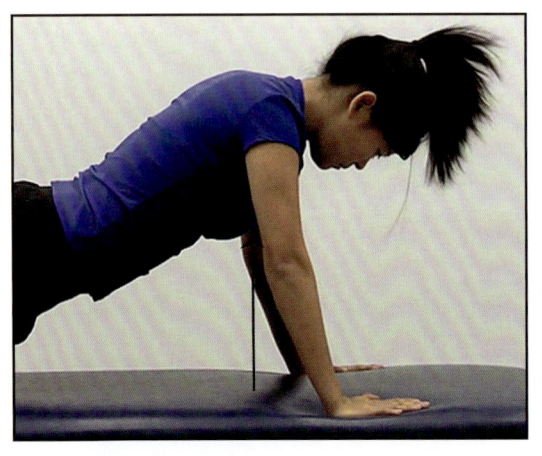

图 19-14　标准俯卧撑需要腕部达到全关节活动度或接近全关节活动度时进行，并且，标准俯卧撑可以改善腕部承受全上身负重的能力

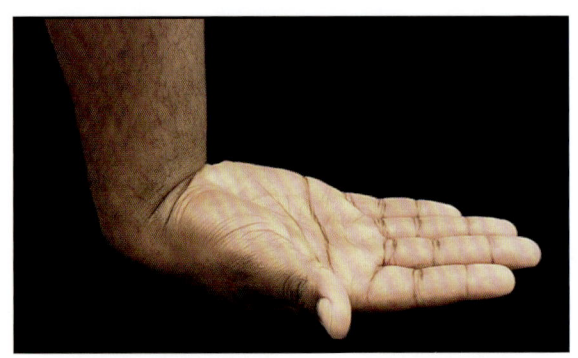

图 19-15　有伸肌肌腱炎时，可以牵伸腕伸肌。当肘完全伸直时，牵伸的强度最大。如果牵伸的强度过大，可以适当屈曲手肘到舒适的牵伸点。牵伸到末端时切勿来回弹动

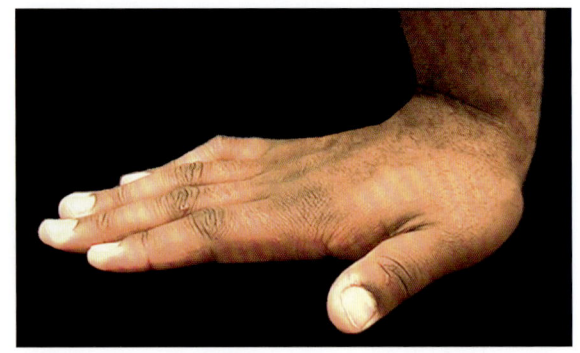

图 19-16　有屈肌肌腱炎时，可以牵伸腕屈肌。同样的，当肘完全伸直时牵伸的强度是最大的，也可以视情况屈肘。牵伸过程中不应产生疼痛

## 肌腱及神经松动（图19-17～图19-22）

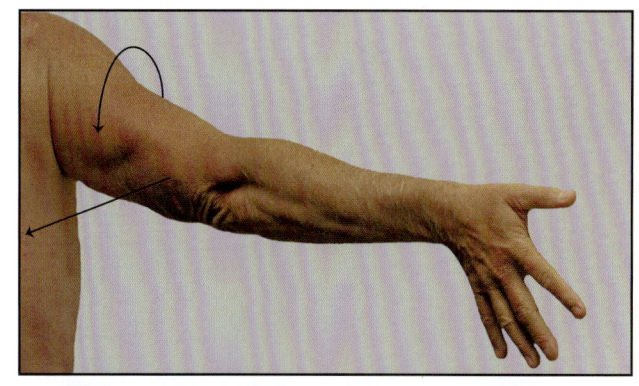

图19-17 巴特勒（Butler）是指在诊所中完成的正中神经松动，教会运动员们自我松动也相当重要。图中就演示了运动员可以自己利用墙面做正中神经松动。掌心贴紧墙面，前臂抬至肩膀高度，并且伸肘伸腕。向外旋转手掌至上肢与墙面垂直。最后加上颈部侧屈。在整个过程中前臂的任何一点感受到麻木或者灼烧感时就应停止

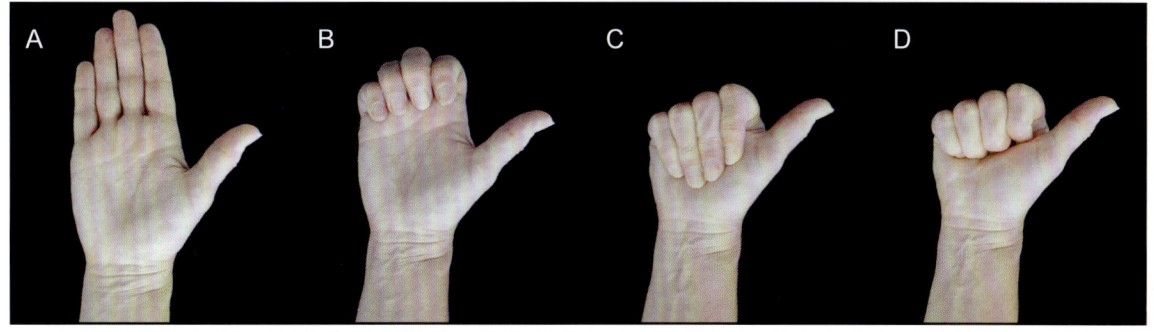

图19-18 肌腱松动可以最大程度地独立地松动指浅屈肌和指深屈肌。（A）起始位是全手指伸直。（B）然后做钩拳状，这样可以最大程度地松动指深屈肌。（C）重新伸直所有手指，然后做长握拳状，也就是掌指关节和近端指间关节屈曲而远端指间关节伸直，这样可以最大程度松动指浅屈肌。（D）再重新伸直所有手指，然后握实拳

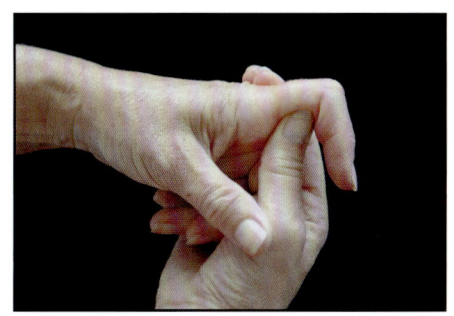 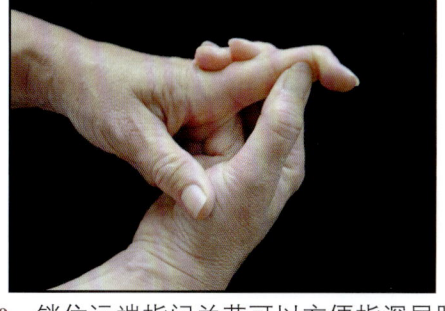

图19-19 锁住近端指间关节可以方便指浅屈肌活动。固定近端指间关节，使屈指的力作用在近端指间关节。这在肌腱损伤和指骨骨折中常用

图19-20 锁住远端指间关节可以方便指深屈肌活动。固定中节指骨，使屈指的力集中在远端指间关节。这一运动在屈肌腱损伤、伸肌腱损伤以及指骨骨折时常用

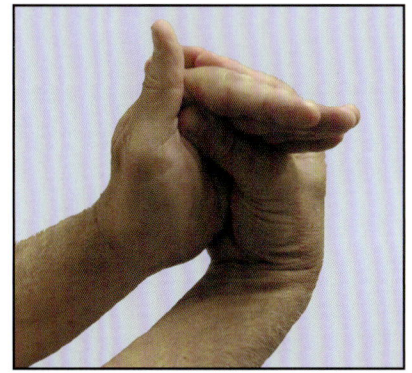 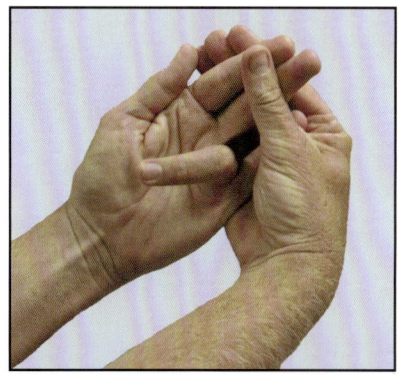

图19-21 伸指间关节时屈掌指关节可以锻炼手部的固有肌。这有助于改善水肿以及肌肉泵作用。这一运动在桡骨远端骨折和掌指关节损伤时常用。在掌指关节固定在屈曲位时做伸指间关节的运动可以将伸直的力集中在指间关节。这有助于指间关节损伤和肌腱损伤的恢复

图19-22 单独的浅部屈肌训练可以松动指浅屈肌。不活动的手指应该被始终固定在伸直位，只有需要动的手指发生活动。这一运动在屈肌腱撕裂时最有用

## 重建神经肌肉控制的运动（图19-23、图19-24）

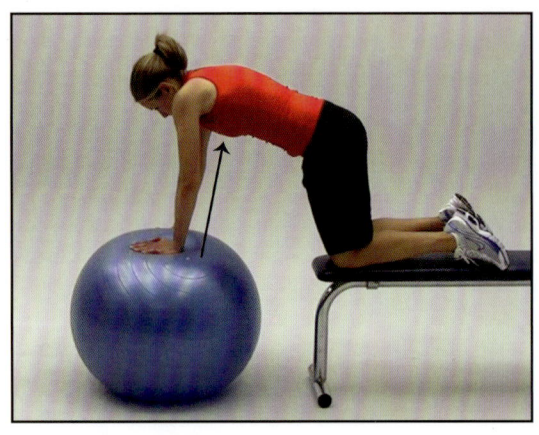

图19-23 球上俯卧撑时，接触面不稳定，有助于改善力量以及上肢控制。动作开始时，双手的相对位置高于头部，可以起到改善耐力以及整个上肢力量的效果

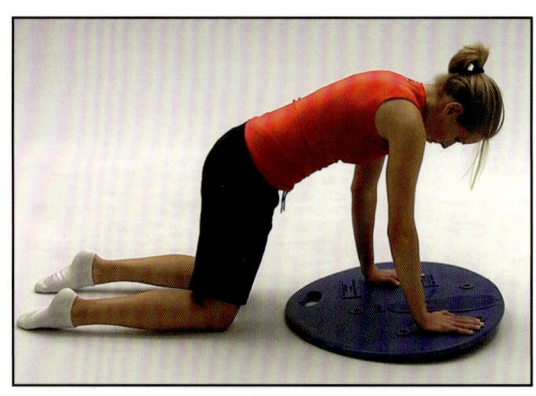

图19-24 跪在地上，承重部位落在踝关节生物力学平台系统（Biomechanical Ankle Platform System，BAPS）上，有助于活动过程中整个上肢的承重、重心转换以及平衡

## 固定及贴扎技术（图19-25～图19-27）

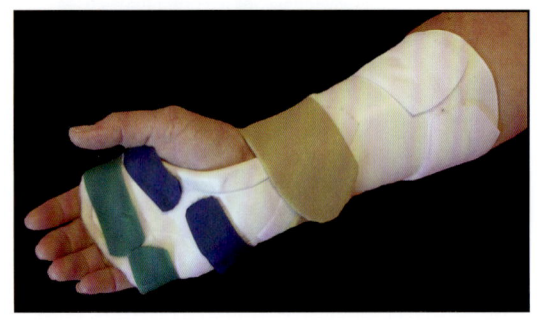

图19-25 腕关节夹板的制作可以根据固定支持的需求以及损伤类型来决定是做在掌侧、背侧还是包裹手腕。夹板可以用于肌腱炎、腕关节骨折、腕关节扭伤以及腕管综合征等情况

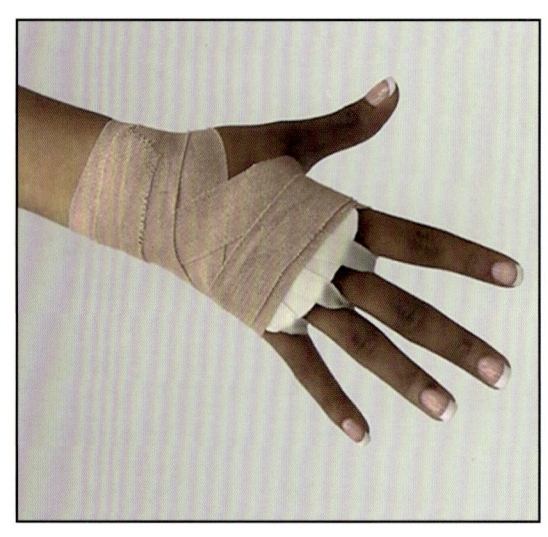

图19-26 腕部的贴扎可以用于需要额外的支持却又不能用硬型固定器的情况

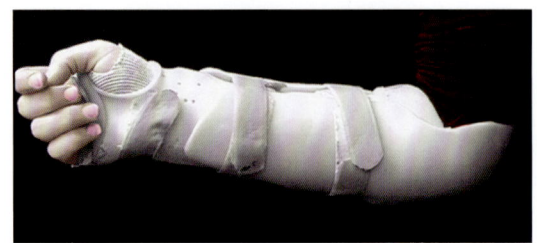

图19-27 有独立"糖袋"（"sugar-tong" component）的环形腕部支具可以防止前臂发生旋前和旋后

# 特定损伤的康复技术

## 桡骨远端骨折

### 病理力学

不同分类系统对桡骨远端骨折的描述方式各有不同。对于治疗来说，对于骨折类型以及X线片结果的阐述就显得重要了。诸如是关节内骨折还是关节外骨折？断端是否移位？单纯性骨折还是粉碎性骨折？开放性骨折还是闭合性骨折？桡骨是否短缩？尺骨是否并发骨折？对这些问题做出的回答会帮助指导治疗及判断预后。

单纯的关节外骨折且骨折未发生移位的情况会有更高的概率在恢复过程中不需要进行制动，并且在治疗后可以恢复全部或接近全部的关节活动度[2]。随着骨折类型的复杂化（例如：关节内骨折或粉碎性骨折），恢复至全关节活动活动范围的概率也随之下降。

从正常的解剖角度看，桡骨是向掌侧偏斜的。如果骨折使偏斜方向朝向背侧，那么相应的，活动就会受影响。这甚至可以导致腕中关节的不稳、肌力的下降、尺骨负荷的增加以及远端桡尺关节的功能紊乱[28]。

一般来讲，桡骨比尺骨长，致残性最高的情况是粉碎性骨折且桡骨发生了短缩[28]。桡骨发生短缩时会导致活动能力下降以及肌力下降的问题。所以，关节移位的矫正是至关重要的，常用的矫正方法是外固定术。

外固定会从桡骨终端连接至第二掌骨体。如果固定器没有安装在正确的位置且骨折端没有改善，那么腕骨的重量及其本身的解剖特性，加上腕关节周围肌肉的作用，就会使复位术的效果大打折扣，并且还会导致尺骨的缩短。首选治疗方案（石膏固定或外固定术）由骨折的类型、骨碎片的大小以及骨折位移的程度决定。

不论骨折后固定方式选用的是石膏固定，还是切开复位内固定术（open reduction and internal fixation, ORIF），抑或是外固定术，桡骨远端骨折后的康复流程都是类似的。由于关节活动度（ROM）的保持以及水肿控制是康复中至关重要的一环，所以，一旦骨折部位无须制动时，康复的重点就应该集中在腕部以及前臂，而不是手指、手肘和肩膀部位。

### 损伤机制

跟大部分腕部损伤的机制类似，桡骨远端骨折会发生在摔倒时用以支撑的手上[38]，这是最有可能的损伤机制，但并不是唯一。

### 康复要点

早期、适当的复位术以及制动在恢复过程中占有举足轻重的地位。所以，必须在早期密切观察复位效果是否合适。另外，对未被骨折牵涉到的关节进行关节活动度训练也是至关重要的。因为这样可以预防肌肉萎缩，辅助肌肉泵的作用来减轻水肿以及维持关节活动度，这样一来，才能在骨折愈合、固定拆除的第一时间将康复的重点集中在腕部[2]。

另外康复中会碰到的并发症就是腕管综合征以及复杂区域性疼痛综合征（complex regional pain syndrome，CRPS）[28]，一旦发现这些问题，患者就要在第一时间被转诊至外科医师处进行处理。而拇长伸肌（extensor pollicis longus，EPL）断裂通常发生在似乎无关紧要的无位移的桡骨远端骨折恢复的晚期[28]。这通常是由于拇长伸肌在骨折周围的Lister's结节附近反复发生摩擦导致。这将导致患者无法伸展拇指指间关节。测试的方法就是让患者掌心向下将手放置在桌面上，然后嘱患者将拇指朝天花板方向向上抬离桌面，这称之为拇指抬离（图19-10）。这一情况需要手术修复。

### 康复进程

康复可以在腕部制动时就开始。康复内容应包括各个方向上的肩关节活动度训练、肘关节屈伸训练以及手指屈伸训练。手指运动训练内容应包括单独的掌指关节屈曲、复合屈指（握实拳）、钩拳（掌指关节伸直而近端指间关节屈曲；图19-18）。Coban（3M公司）或者Isotoner（Isotoner公司）手套可以用来控制水肿。

如果安装了固定器或者销钉，就需要根据外科医师的要求进行销钉护理。大部分外科医师会使用过氧化氢溶液和医用棉花敷贴器来擦除销钉附近的血痂。为了预防潜在的感染风险，每一个销钉处都应使用单独的棉花敷贴。只要患者在洗澡时不浸泡固定器，一部分外科医师会让患者在佩戴固定器时直接洗澡；也有部分外科医师会让患者在洗澡时在销钉处用塑料袋包裹以保证这些部位的干燥。

一旦停止制动（石膏固定时制动期为 6 周，外固定时为 8 周，有固定板和螺钉的切开复位内固定术后为 2 周），腕部的关节活动度训练就可以开展。并且，可以立即开始主动活动。评估腕关节屈伸、尺偏和桡偏后，指导进行相应训练。伸腕训练应该包含屈指动作（尤其是掌指关节的屈曲；图 19-1）。这一动作可以单独激活腕伸肌群并且可以防止出现指伸肌（extensor digitorum communis，EDC）的代偿。单独活动腕伸肌的目的是为了有利于手功能的恢复。如果在伸腕时出现指伸肌的代偿，那么之后会由于腕部力量不足以维持伸腕，导致屈指抓握物品时腕关节也同时屈曲，然后腱效应会使手指伸直，物品就会掉落。所以，独立的腕伸运动在首诊时就应被着重强调。

被动关节活动度训练应根据医师的医嘱开展。许多医师都会要求立即开展被动关节活动度训练，也有医师会要求等 1~2 周后开始被动牵伸（图 19-1D 和图 19-2D）。同时，不能忽略前臂旋转（旋前、旋后）训练。也就是说，主动关节活动度训练和被动关节活动度训练是同等重要的。当进行被动旋转拉伸时，力应被施加在桡骨远端和腕部近端的位置，而不是在手上。这可以避免在腕部施加不必要的扭力的同时将力施加在活动受限的部位（图 19-5C 和图 19-6C）。

主动关节活动可以进阶至力量训练。重量轻的哑铃、弹力带（Performance Health 公司）或者阻力管都可以作为负重用于所有腕部及前臂的活动中。主动活动可以结合甚至进阶至闭链负重运动。闭链负重运动可以从对墙俯卧撑开始，到对桌面或台面，再到地面上的标准俯卧撑（图 19-12 至图 19-14）。然后，可以在瑜伽球上做俯卧撑（图 19-23），然后再采取跪位，重心转换时承重部位于 BAPS 上。

制动后 1~2 周可以使用橡皮泥训练握力，橡皮泥按由软至硬的方式改变难度。这同时也可以强化腕部肌群（图 19-11A）。

接下来，就是针对手腕以及整个上肢力量的渐进式训练。训练活动可以从操场用球开始，到大的健身球，再到重力球。运动体位可以从仰卧位开始，到对墙运动，或者有条件的话，可以使用反弹板训练。还需进行特定的重返赛场的训练活动。

> **临床决策练习 19-1**
>
> 一名曲棍球运动员被棍击打了利手前臂的桡侧远端。影像学检查显示没有骨折，但他有局部的水肿（肿胀）、淤斑（淤青）、局部疼痛以及拇指活动时有"吱吱"的声音。医师已经允许该运动员在疼痛消失且力量恢复后重返比赛。此时，作为运动防护师，为了帮助该运动员重返比赛，可以采取何种措施来减轻炎症和疼痛并改善关节活动度？

### 回归运动标准

重返比赛需取决于运动类型及骨折严重程度。如果骨折没有移位，那么患者一般可以在不再疼痛时（损伤后 2~3 周甚至更快）在一定的保护措施下重返比赛。恢复早期的指标包括在静息状态下没有疼痛以及在保护措施下受到冲击时也没有疼痛。如果无移位的骨折是经过有钢板和螺钉的切开复位内固定术治疗的，那么患者可以在 3 周后不采取保护措施时重返比赛，前提是运动类型是无肢体接触的，或者在有保护措施下重返有肢体接触的运动，然后在 6 周左右可以撤除对损伤部位的保护措施。重返比赛时，必须仔细考量实际的运动内容。参与频繁肢体对抗运动的运动员相对于参与没有肢体对抗运动的运动员需要更久的保护时间。如果骨折发生移位，患者一般会停赛 6 周左右，然后重返比赛并提供额外 2~6 周的保护（图 19-25 和图 19-26）。对于所有损伤来讲，能否重返比赛取决于运动类型、活动部位以及医师的决定。为了预防二次损伤，运动部位的力量是否足够也需要被纳入考虑范围。

## 腕部扭伤

### 病理力学

腕部扭伤一词常被用来形容患者在经历了微小外伤后产生疼痛的情况。该诊断应建立在其他情况的鉴别诊断上，包括舟骨骨折、外伤性关节不稳、月骨骨折、背侧碎片骨折、其他腕部骨折和损伤，以及韧带撕裂[30]。

### 损伤机制

导致腕部扭伤的通常是非常微小的外伤，比如摔倒时伸出的手发生扭转然后着地，或者一些打击伤（例如球杆撞击地面时产生的冲击）[38]。

### 康复要点

涉及康复时，首当其冲的问题是排除其他类似的更严重的损伤。一旦排除了其他的诊断，那治疗的重点就可以集中在控制水肿、控制疼痛、保持或增加腕关节及其他未损伤关节的主动和被动关节活动度。出于缓解疼痛的目的，必要的时候可以用支具制动（图19-25）。如果活动时产生疼痛，那么就需要通过运动分析来决定是否可以对活动做出改良以达到减少疼痛且增加活动能力的目的，最终重返比赛。

### 康复进程

当水肿和疼痛被控制且关节活动度恢复正常时，就需要介入腕关节各个运动方向上的力量训练，甚至在必要时介入握力训练和整个手臂的力量训练。相应的运动内容参考针对桡骨远端骨折的运动方案（图19-1至图19-14，图19-23和图19-24）。关节松动术可以改善关节的关节运动学并达到改善关节活动度的目的（见图13-26至图13-30）。

### 回归运动标准

在患者感觉损伤部位无不适时即可重返赛场。对腕关节进行贴扎（图19-26）可以达到保护和缓解疼痛的目的。需要注意的是，在排除其他可能的严重损伤情况之前，患者将不被允许重返比赛。

## 三角纤维软骨复合体损伤

### 病理力学

三角纤维软骨复合体（TFCC）在桡尺关节上起到稳定关节的作用。三角纤维软骨复合体由背侧和掌侧的桡尺韧带、尺侧副韧带（ulnar collateral ligament，UCL）、半月板同系物、关节盘和尺侧腕伸肌腱鞘组成[9]。三角纤维软骨复合体的主要功能是作为尺骨腕垫以及稳定远端桡尺关节。三角纤维软骨复合体起自桡骨，止于尺骨茎突的底部。然后沿尺侧副韧带延伸，变厚形成半月板同系物，再在远端止于三角骨、钩骨和第五掌骨基底部[9]。血供方面，三角纤维软骨复合体处的血供有限，仅在周围15%~20%的复合体处有血供，而中央关节盘处就相对无血供[9]。一般来说，外伤性的三角纤维软骨复合体撕裂通常发生在复合体周围，并且由于其血供特性，可以通过手术修复。而大部分退行性的撕裂发生在中央部位，治疗时应采用清理术。

### 损伤机制

腕部韧带的损伤通常发生在场上碰撞时，或者摔倒时伸出支撑的手上，或者场地发生连环撞击时手腕着地时发生扭转，抑或是网球或高尔夫球击球失误时[44]。

### 康复要点

正确的诊断是康复治疗的关键。患者在就诊时常主诉腕部尺侧的疼痛。在这之前，可能有急性损伤的病史或者只是过度使用。测量关节活动度时需要同时测量主动关节活动度和被动关节活动度。三角纤维软骨复合体损伤时，疼痛常发生在前臂旋转、伸腕合并尺偏动作时[51]。也需要通过触诊来重现疼痛。触诊时，应从远离疼痛的部位开始，由桡侧向尺侧进行。舟骨的疼痛可以在解剖鼻烟窝处触诊，背侧可以触诊舟月韧带，在舟月韧带处靠近尺骨的方向（第三掌骨的近端）可以触诊月骨，然后触诊尺骨头（触诊点位于尺骨的远端，腕部的尺侧）。可以进行腕骨在桡骨上运动的关节松动术，之后就可以依次在前臂中立位、旋后位和旋前位下进行尺骨在桡骨上的关节松动术。检查者需要对比健侧，找出可以引发疼痛的情况以及各个方向上是否有过度关节活动的情况。确认诊断可以通过磁共振成像（MRI）或者腕关节关节镜。如果急性损伤时桡骨和尺骨没有明显的分离，那么治疗时就可以采用石膏固定的方法[6]。由于附着在尺侧和桡侧的三角纤维软骨复合体有良好血供，在损伤后有恢复的可能，所以，这附近的复合体发生撕裂时应通过手术修复[42]。中央型的线性撕裂或者瓣状撕脱可以通过关节镜行清理术，且大都预后良好[51]。

### 康复进程

三角纤维软骨复合体修补术术后的患者需要有10天至2周的敷料外敷。之后就拆除缝合，且患者开始使用保护性的支具。本章作者提供了一种包裹型支具的样式，该支具可以制动腕关节，并向上一直包裹前臂的前2/3，同时可以允许手指和拇指的自由活动。然后在肘关节处施加第二层的支具，该支具在腕关节处与第一个支具重叠（图19-27）。第二个支具的目的是为了防止前臂旋前、旋后动作的产生。一些外科医师会制动整个手臂长达4周；另外一些外科医师会允许患者仅在起始的4周时间里做主动的腕关节屈伸运动，但不做前臂旋前、旋后或尺偏、桡偏。4周后会撤除支具的肘关节部分，但不撤除腕关节部分（图19-25）。此时，患者可以进行主动的前臂旋前、旋后（图19-5和图19-6），并且继续进行主动的腕关节屈伸运动。8周后，支具就可以完全撤除，并且可以开始被动关节活动度训练。低强度力量训练可以在术后8～10周开始，逐渐进阶至负重训练，并根据情况进行渐进式抗阻训练（图19-12至图19-14，图19-23和图19-24）。

如果患者采取石膏固定的方式进行保守治疗，可以在石膏拆除后（术后6～8周）进行1～2周的主动关节活动度训练，然后再进行被动关节活动度训练，最后进阶至肌力训练。许多外科医师都会选择在主动关节活动度恢复至基本与正常情况一致后再开始肌力训练。

### 回归运动标准

发生此类损伤时重返比赛的标准和其他损伤类似，主要取决于运动类型、活动部位以及携带支具或者石膏运动的能力。一般来讲，损伤2周后，当缝合拆除且手臂处于被手臂长支具保护下时，患者可以开始进行一些适应性训练（例如跑步）。8周后，运动员可以在对腕关节进行贴扎的情况下提重物。如果运动员从事的运动项目需要棍棒的参与，那么在损伤10周后可以在腕关节疼痛不加重的前提下开始棍棒技巧的训练。想要完全重返比赛的话，如果损伤时通过外科手段修复的，那么就需要3个月左右的时间，需要等到韧带修复、腕关节无痛且关节活动度和肌力都恢复正常。

## 舟骨骨折

### 病理力学

舟骨骨折占腕关节损伤的60%[17]。其预后与骨折部位、斜度、是否移位以及诊疗的及时性相关[52]。舟骨的血供是从远端至近端发展的。如果骨折的部位经过舟骨体部前1/3，那就容易导致骨折迟愈，甚至因为血供不良而导致缺血性坏死。相较于需要5～6周时间愈合的舟骨舟状结节处的骨折，近端1/3处的骨折会需要将近20周的时间愈合[52]。骨折移位会在损伤的早期就出现，一旦出现，就需要通过切开复位内固定术来治疗。

如果治疗及时且合理，90%的舟骨骨折在愈合后都不会有并发症[39]。如果骨折迟迟不愈合，不论是否有症状，都应采取相应的治疗措施。不治疗的话，会导致腕关节不稳以及舟骨关节炎[25]。舟骨骨折需通过X线诊断。发生舟骨骨折时，患者会有腕部疼痛，尤其是在解剖鼻烟窝的位置（图19-28）。

### 损伤机制

摔倒时伸出手支撑身体可能会发生桡骨茎突撞击舟骨体而导致舟骨骨折[39]。当手掌过度屈曲时，会使舟骨无法后伸而导致伸腕锁定[52]，这就是损伤发生的时机[49]。

### 康复要点

首先，康复的关键还是合理的诊断。如果患者的损伤机制中存在摔倒时手伸出支撑身体，并且在活动拇指和解剖鼻烟窝触诊时有疼痛，若最初的X线检查结果提示无骨折，那么该患者需要使用拇指人字形石膏固定法固定2周后再进行X线检查[49]。如果2周后的检查结果依然为阴性，那么固定就可以拆除，并且开始关节活动度训练。另外的问题就是舟骨骨折不愈合，这会导致腕关节不稳或者舟骨关节炎。在长期制动的过程中，未发生损伤关节的关节活动度必须被保持住。

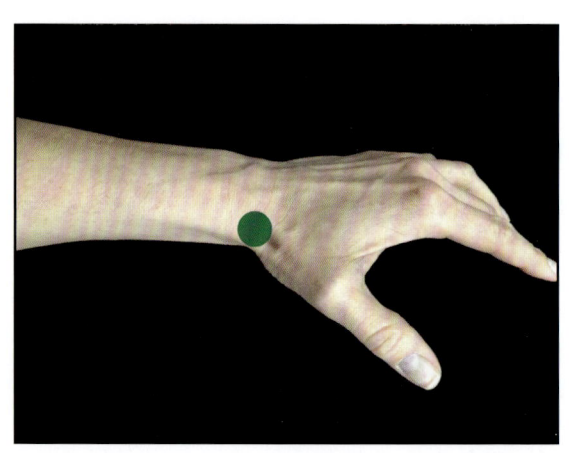

图19-28　绿点标出了解剖鼻烟窝的位置。在解剖鼻烟窝的下方就是舟骨，这一区域触诊时产生疼痛，提示舟骨骨折或者舟月韧带损伤

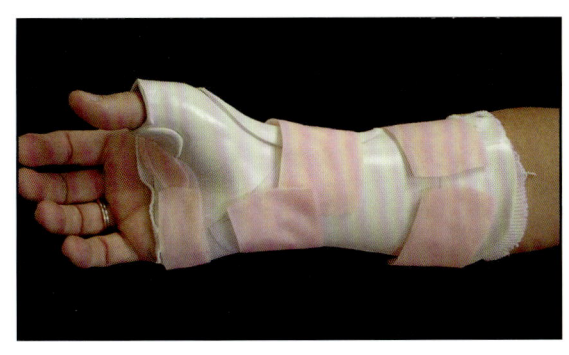

图 19-29　拇指人字形支具包裹住了拇指和腕关节。拇指指间关节并不一定要完全包裹。这种支具常用在舟骨骨折或拇指掌骨骨折

## 康复进程

舟骨骨折无移位的情况下，治疗方法是石膏固定。固定拆除后，需额外佩戴 2～4 周的支具（图 19-29），佩戴支具期间，在执行运动计划时可以摘除支具。石膏制动结束后，就可以介入腕关节屈曲、腕关节伸展（为了保证单独活动伸腕肌群，伸腕时需保持手指屈曲）以及桡偏和尺偏运动（图 19-1 至图 19-4）。另外，同时可以开始拇指的屈、伸、内收、外展和对指运动（图 19-7 至图 19-9）。大约 2 周后（也可以由医师提前），以上各运动的被动关节活动度训练就可以开始了。使用哑铃或者橡皮泥的轻量肌力训练也可以同步展开。肌力训练在接下来几周中会逐渐按照先负重训练、再增强式训练的顺序递增难度。最后开始针对特定的重返比赛的整个上肢的适应性训练（图 19-12 至图 19-14，图 19-23 和图 19-24）。

术后康复的流程与非手术治疗的康复流程相同。因为手术修补了舟骨，且存在刚性固定，术后康复的制动周期可以相对缩短。

## 回归运动标准

能否重返比赛取决于运动类型、骨折位置和类型以及制动方式。如果骨折未发生移位且使用石膏固定，那么只需要在 2～3 周后（甚至更早）使用带衬垫的石膏就可以重返比赛，前提是那时手臂没有疼痛感、有早期愈合迹象并且打击固定石膏时不产生疼痛。为了预防二次损伤或者防止出现另一个部位的损伤，运动员需要持续佩戴保护工具来进行运动，直到骨折完全愈合并且肌力完全恢复。如果未

发生位移的骨折是通过切开复位内固定术固定，或者患者参与的运动没有肢体接触，那么在医师的许可下，可以在 2～3 周内不使用额外的保护用具就重返比赛，而同样情况的运动员如果参与的是有肢体接触的运动，那就需要佩戴保护用具。如果骨折发生了移位且通过手术修复，就会需要更长的时间来重返比赛。患者在重返比赛时必须佩戴保护用具。不论何种情况，为了重返比赛，各方保持紧密的联系都是至关重要的。

## 月骨脱位

### 病理力学

腕骨的稳定得益于骨结构和韧带的交错维护[22]。大部分腕骨脱位都是围绕月骨向背侧脱位。许多人认为月骨脱位是月骨周围脱位的最后一个环节[32]。月骨脱位的方向是向掌心处脱位，并且伴有韧带稳定能力的丧失[32]。如果可以早期发现的话，可以通过将腕部保持在腕伸位并且在月骨上施加向背侧的压力（图 19-30 和图 19-31），紧接着屈腕制动。随着时间推移，通过这种方法固定损伤的固定能力肯定会下降，所以，当损伤发生时，还是推荐使用经皮销钉或者行切开复位内固定术[32]。

月骨脱位经常会导致正中神经压迫。向掌心移位的月骨会向正中神经施加压力。正中神经压迫的症状经常会在水肿和神经挫伤后发生，并且在固定术后还会持续几周[32]。

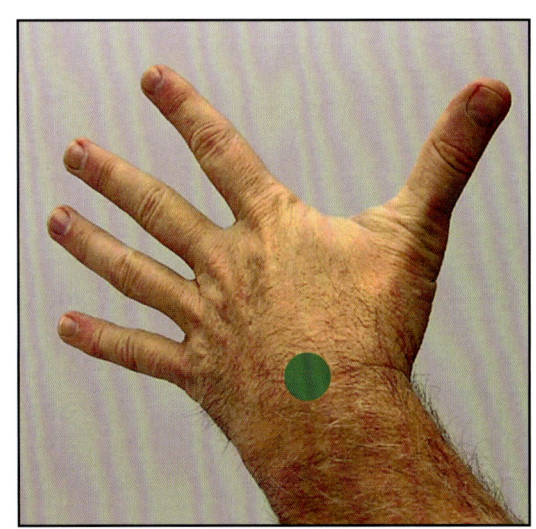

图 19-30　绿点标示了月骨的位置，以及月骨或舟月韧带损伤时疼痛发生的位置

# 康复计划示例

## 腕关节尺侧疼痛

**事件背景：** 一名20岁的大学曲棍球运动员主诉非利手（左手）的腕关节尺侧疼痛。自从几周前他在练习时抓着曲棍球棍摔倒并且腕部着地后，这种疼痛就出现了，但他其实也不清楚自己到底是怎么损伤的。最近疼痛加剧得非常厉害，以至于他不能用球棍接球或击球。

**症状和体征：** 患者表示在抓握、前臂旋转以及尝试抓住球棍或用球棍击球时腕部会有疼痛。他在达到伸腕末端、抗阻伸腕和抗阻旋后时会有疼痛感。触诊提示腕部尺侧有疼痛感。对比无损伤的一侧，在患侧使用在前臂中立位、旋前位和旋后位时的桡骨在尺骨上运动的关节松动术，以及腕骨在桡骨上的关节松动术后，关节活动度的改变相当微小，并且活动时会产生疼痛。

**处理计划：** 首要目标是减缓疼痛、重建关节活动度和肌力，以及确定是否有其他更严重的损伤。

## 非手术方案

### 第一阶段：急性炎症期

**目的：** 减轻疼痛并开始关节活动度训练

**预计持续时长：** 损伤后第1天至第14天。如果有水肿的话，可以用冰敷来减缓疼痛。将冰块放在手上时可能引发疼痛。抗炎药物也可以减轻水肿和疼痛。在没有运动时使用腕部支具也可以减轻疼痛。在无痛范围内开始主动关节活动度训练。如果在腕部使用贴扎技术后就足以支持腕关节且达到减轻疼痛的目的，那可以考虑让患者参加体育活动。但如果贴扎不能达到这样的效果，那患者可能需要停止训练几周。

### 第二阶段：成纤维细胞修复阶段

**目的：** 改善肌力和关节活动度；缓解疼痛

**预计持续时长：** 损伤后2~4周。在这一阶段可以继续使用冰敷、抗炎药物和支具。继续关节活动度训练且增加旋前、旋后练习。如果疼痛减轻了，即可考虑从腕部和前臂开始肌力训练。必要时可以贴扎后重返比赛。就算腕部疼痛持续存在且无法参与体育赛事，也必须保持体能。

### 第三阶段：成熟-塑形阶段

**目的：** 完全缓解疼痛并重返全部运动。

**预计持续时长：** 损伤后4周至全面回归。在这一阶段，继续关节活动度训练和肌力训练。在可承受范围内回归原活动水平。停止支具和活动时贴扎技术的使用。

### 回归竞技性曲棍球的标准：

1. 腕和前臂关节活动时疼痛缓解。
2. 腕和前臂达到全关节活动度。
3. 腕部、前臂肌力和握力完全恢复。

如果使用了冰敷、抗炎药物后，静息状态下疼痛还是持续存在，那么就需要对腕关节做进一步检查，并且也需要制动更长的时间。持续的腕部尺侧的疼痛提示可能存在三角纤维软骨复合体损伤，这一损伤可以通过关节成像技术确诊。急性外伤时可以通过手术修复。但如果患者可以不造成进一步损伤，那么修补术可以推延至赛季结束。其间，在手术前，可以按参考上述方案执行治疗。

## 手术方案

### 第一阶段：急性炎症期

**目的：** 保护手术修复部位

**预计持续时长：** 术后10天至4周。术后10天至2周会拆除手术敷料。缝合拆除后，手臂应置于有类似"糖袋"结构的环绕型支具中，以保证患肢保持在轻微的旋前位且预防进一步的前臂旋转。这一阶段只做腕部屈伸的主动关节活动度训练，不可进行旋转、尺偏或桡偏动作。在进行主动关节活动度训练前，应向医师进行确认，有些医师在术后4周内不允许进行关节活动度练习。差不多2周后，当患者在佩戴保护性支具时，就可以开始像跑步这样的适应性训练。

### 第二阶段：成纤维细胞修复阶段

**目的**：在保护手术部位的同时改善腕部和前臂的关节活动度。

**预计持续时长**：术后4~8周。支具的手肘部分可以移除了，但支具的腕部部分依旧需要佩戴。在这一阶段，继续上阶段的关节活动度训练，且可以开始轻柔的被动关节活动度训练，并开始前臂的旋转活动。在主动旋转的关节活动度训练约2周后，可以开始被动关节活动度训练。

### 第三阶段：成熟-塑形阶段

**目的**：改善关节活动度和肌力，并且回归体育活动

**预计持续时长**：术后8~12周。在这一阶段，开始肌力训练的内容。从等长训练开始，进阶至哑铃训练，然后再是负重训练。在10周后，可以为重返比赛做举重训练，如果腕部没有疼痛，训练时可以用贴扎技术给予腕部支持。重回竞技型曲棍球比赛可能需要在12周以后。安全的重返比赛的标准在上面非手术治疗方案中已经提到了。

### 问题讨论

1. 摔倒时腕部着地还可能导致哪些损伤？
2. 哪些治疗方法可以缓解疼痛？
3. 如果制动、常规处理和抗炎药物都不能减轻疼痛，那运动员是否应该继续参赛？
4. 请解释为什么刚损伤时不能做前臂的旋前、旋后。

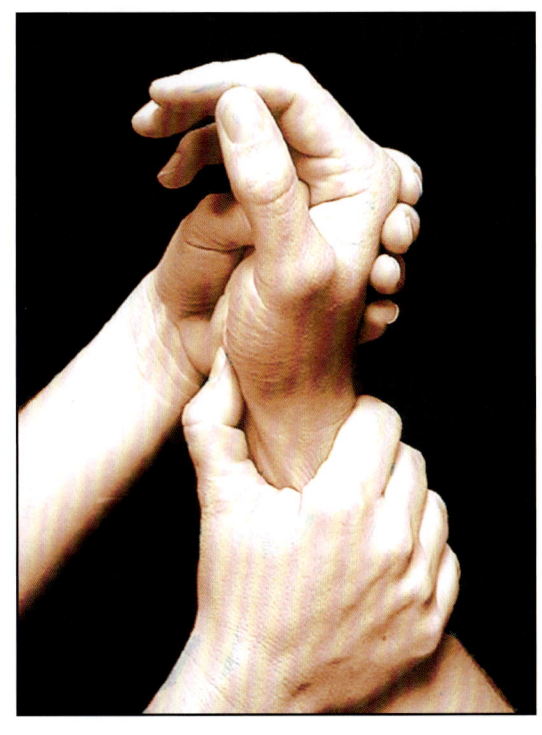

图19-31 月骨复位时手的位置

### 损伤机制

月骨脱位的损伤机制是暴力型的过度伸腕[22,32]。摔倒时，如果支撑手的月骨被夹在头骨和桡骨远端背侧面之间，产生的平移压缩力会导致月骨或舟骨的骨折，如果没有发生骨折，就会导致舟骨周围脱位或者月骨脱位[22]。

### 康复要点

康复的关键是早期的手术修复。如果没有手术介入，就会发生腕关节的疼痛、腕周肌力下降、腕关节弹响和腕骨滑脱[22]。如果月骨脱位还并发了腕管综合征，那么腕管综合征也需要在手术时一并治疗。在制动期间，未受累关节的关节活动度必须被保持住。

### 康复进程

月骨脱位的康复流程和桡骨远端骨折以及其他腕部损伤非常类似。在固定拆除和销钉（如果使用

了销钉固定）拔除后，就可以开始主动关节活动度训练。然后可以进阶到被动牵伸和轻量肌力训练。更激进的肌力训练方法就是自重训练、负重训练和增强式活动训练。需要通过关节活动度训练和肌力训练改善的活动有：屈腕、伸腕、桡偏、尺偏、旋前和旋后（图19-1至图19-6，图19-12至图19-14，图19-23和图19-24）。

### 回归运动标准

根据不同的损伤严重程度和因频繁地失去固定性而进行的切开复位内固定术会使患者至少8周无法参赛。8周后要重返比赛时，可以使用腕关节的贴扎来提供腕关节支持和保护（图19-26）。在非比赛期间，患者不应过度保护患手。在重返比赛前，为了预防二次损伤，患者应具备良好的关节活动能力以及肌力。

## 钩骨骨折

### 病理力学

相对于钩骨体骨折，钩骨钩部骨折更加常见[47]。钩部是豆钩韧带、短屈肌、小指对掌肌和腕横韧带的附着点[34]。由于有这些附着物，所以钩骨钩部骨折时会在断端出现断断续续的形变力。这就使对骨折部位进行对位对线和制动成了几乎不可能的事，最终会导致骨折不愈合[47]。钩骨钩部可以在掌侧触诊，具体的位置是在小鱼际肌近端的隆起处，豌豆骨的桡侧。钩骨的位置靠近尺神经和尺侧动脉，并在桡侧腕管处与环指和小指的屈肌腱相邻（图19-32）。所以，发生钩骨骨折时，也可能并发尺神经损伤、肌腱炎或者肌腱撕裂[47]。

### 损伤机制

可能的损伤机制是由球杆把手处传导而来的剪切力传递到了钩骨。这种情况常发生在击打了意料以外的物体时（比如高尔夫球手击打了石块或者树根时）。所以说，高尔夫球手会经常经历这种情况，但其他任何有击打动作的运动也会发生相同的状况，比如说棒球和曲棍球。由韧带和肌肉附着处产生的张力也可能造成此处的压力性骨折，只是这种情况比较罕见[7]。

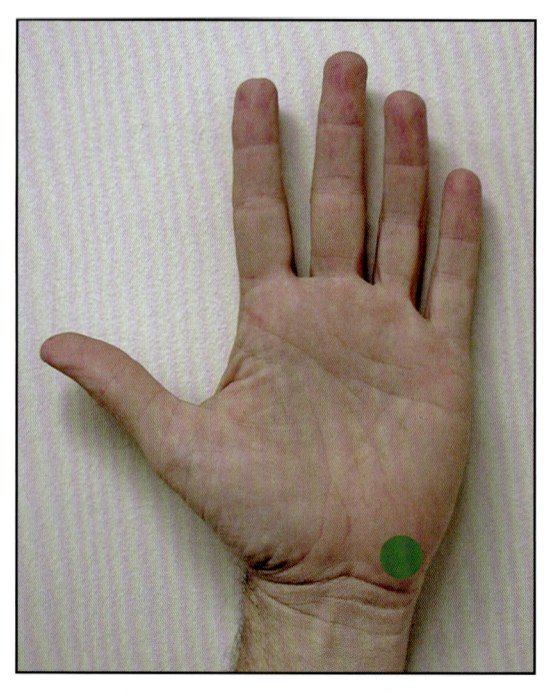

图19-32　绿点标示了钩骨钩部骨折时触诊（尤其是触诊深部）时引发疼痛的位置。有些疼痛甚至会放射至腕部的尺侧

### 康复要点

最关键的还是对疾病的诊断。患者可能会有折断或者膨出的感觉。他们也会表现出钩骨钩部的局部疼痛、腕部尺侧疼痛以及随时间加重的握力减弱。通过腕管部位的X线检查可以确诊钩骨骨折。运动防护师也必须关注和观察是否出现尺神经炎、尺神经损伤以及屈肌腱撕裂的症状。

### 康复进程

治疗时，如果是急性钩骨钩部骨折，就用石膏固定[47]，如果是骨折不愈合，就用骨移植术治疗[30]。然而，像之前说过的那样，由于骨折断端会有断续的应力，所以骨折一般都不愈合。对于有症状的钩骨骨折的治疗方法是断端切除[47]。在切除术后，治疗就采用控制水肿、瘢痕按摩（每次3～5分钟，每天5次）以及必要时进行握力训练。

### 回归运动标准

急性损伤时必须对症治疗。条件允许的话，可以将胶带或者衬垫置于掌心。慢性骨折也应采取对症治疗，此时，疼痛是治疗的主要限制因素。只要运动员可以在有症状时继续比赛，就算钩骨骨折了，也没有不利影响，只需在赛季结束后行断端切除术即可。但如果运动员无法继续比赛，那么就应该立即通过手术治疗。

在断端切除术后，只要运动员本人感觉舒服，那么他（她）就可以重返比赛。在早期，小支具、衬垫或者像 Topigel（North Coast Medical 公司）或 Otoform（Dreve Otoplastik Unna 公司；图 19-33）这样的瘢痕控制垫可能对瘢痕控制及术口周围感觉过敏的区域有帮助。钩骨骨折后基本可以完全重返比赛。

## 腕管综合征

### 病理力学

腕管综合征常用来描述正中神经在腕部被卡压的情况。腕管的背侧是腕骨，掌侧是腕横韧带。穿行于腕管的结构有：所有手指的指浅屈肌腱和指深屈肌腱、拇长屈肌、正中神经和正中动脉[31]。如果穿行于腕管的肌腱发生炎症，那么腕管内的容积就会减少，然后导致神经被压迫。过度的屈腕和伸腕动作也会增加腕管内的压力。典型的腕管综合征的症状包括拇指到环指桡侧半的麻木和刺痛感、疼痛甚至夜间痛醒以及手功能的迟钝和手部力量的减弱[11]。在静态活动（如驾驶和阅报）时，症状可能会加重[11]。可以通过病史收集、腕掌屈试验（Phalen test；图19-34）、神经干叩击征（Tinel sign）、神经传导试验、对腕管直接施压（图19-35）以及神经肌电图进行确诊。腕管内注射可以帮助确诊，并且可以缓解症状。

### 损伤机制

腕管综合征在运动员中的发病率并不高，但自行车手、投球手和网球运动员会发病[7]。靠在车把上休息时产生的压力会引发症状。投球手持续进行抓握和反复的头球动作，以及反复的挥拍动作都会

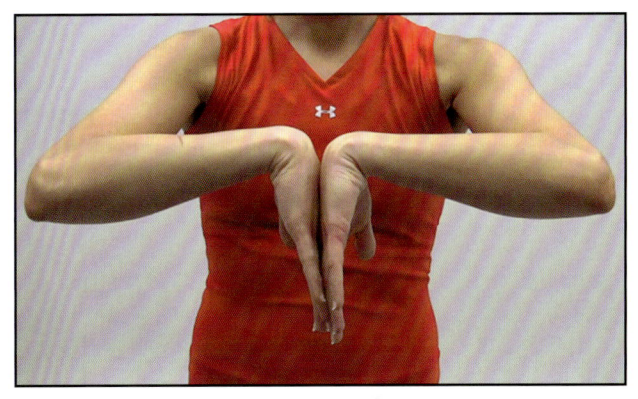

图 19-34 测试腕管损伤时，做腕掌屈试验（Phalen test）就是将腕关节置于完全腕屈位，这就会造成腕管空间的减少。如果在 60 秒内，产生正中神经支配区域内的麻木和刺痛感，那么试验结果为阳性。测试期间不要屈肘或把手肘靠在桌子上休息，因为这样可能引发尺神经的症状

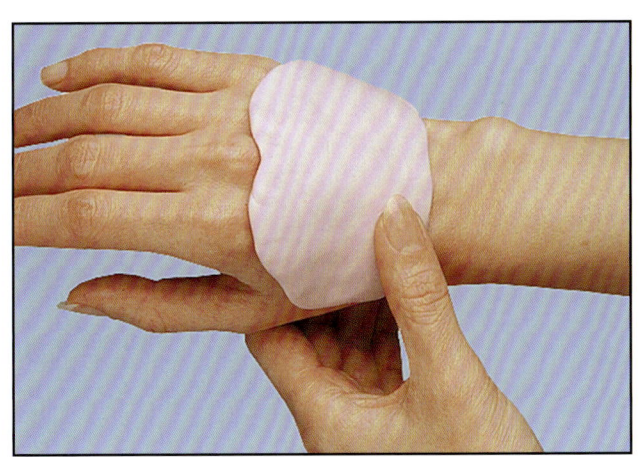

图 19-33 Otoform 常被用作瘢痕控制垫。它装在各种不同尺寸的容器里。按需从罐中取出泥状物，与催化剂混合后直接敷在瘢痕处。在 1~2 分钟变硬后，就可以冲洗掉，并可以用自粘绷带或者类似的敷料覆盖。用于瘢痕控制时，每天需要敷 Otoform 23 小时左右。Otoform 在使用后必须被洗掉，因为敷着的时候皮肤会因为不透气而浸润胀白甚至引起皮疹。也可以在运动时使用，用来作为对敏感部位的额外保护

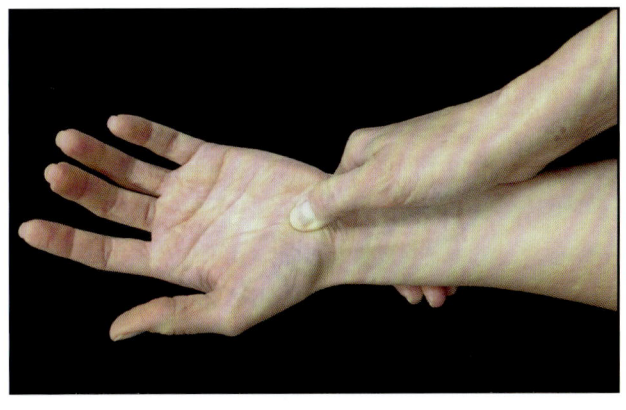

图 19-35 如图用力在腕管处施压，可以引发正中神经支配区域内的麻木或刺痛感。这一试验虽然可以提供一定的信息，但单凭这一试验并不能表明有腕管损伤

加重症状。与腕管相关的疾病和损伤产生的原因包括过度使用或类风湿关节炎引起的腱鞘炎，以及由脂肪瘤、糖尿病或怀孕引起的外部或内部压力[12]。急性腕管综合征会在骨折或其他外伤后出现，因为这些损伤会产生水肿或骨折断端，从而压迫正中神经。

### 康复要点

腕管综合征治疗方案是保守治疗，包括夜间腕部中立位下的支具使用（图19-25）、使用抗炎药物以及避免易激惹因素（若易激惹因素明确）的相对静养。有时医师会要求全天佩戴腕部支具。然而，有一些医师不希望在白天时佩戴支具，因为这样一来会发生肌力下降和由于受力不均导致的手臂疼痛。也可以由医师行腕管内注射来缓解症状，这也是诊断腕管综合征的方法之一。如果注射后症状消失，那么诊断就是正确的，但症状也会出现反复。神经松动[5,26]（图19-17）和肌筋膜放松也可以缓解症状。对于会加重症状的活动需要进行活动分析，以观察活动方式的改变会不会减轻症状。如果保守治疗无效，那么应考虑行腕管减压术。术后的康复包括伤口护理（必要时）、瘢痕控制和关节活动度训练。通过做肌腱滑动训练来改善关节活动度和肌腱独立滑动的能力[26]。这些运动起始位是全手指伸直，然后做钩拳状来使指深屈肌产生相对于指浅屈肌来说最大的拉力效应，然后握长拳来使指浅屈肌产生最大的拉力效应，最后握实拳[7]。在各个姿势转换时，都需要用全手指伸直来过渡（图19-18）。这期间也应该进行腕关节的关节活动度训练（图19-1和图19-2）。

### 康复进程

腕管减压术后的康复流程包含了握力训练。开始时，活动速度要慢，以防加重症状。同时，此时也可以做腕部肌力训练。肌力训练通常在术后2～4周后，咨询了医师后开始进行。为了重返比赛，在必要时也可以进行上肢适应性训练。

### 回归运动标准

有腕管综合征的患者可以继续参赛。但相关的活动需要进行分析，以便于决定是否可以对活动做出调整来减轻症状。另外，活动的程度取决于症状的强度。若因保守治疗无效而行减压术，通常情况下患者可以在缝合拆除后重返比赛。只有在很少情况下才必须行减压术。

## 神经节囊肿

### 病理力学

神经节囊肿是手部最常见的软组织瘤[48]。它是由腱鞘或关节的滑膜内衬产生的滑膜囊肿，但病因尚不明确。一般发生在腕部背侧的桡侧，有时也会在掌侧（图19-36）。神经节囊肿常发生于关节的深部，并且在浮出体表前也会有症状表现，舟月韧带处是最常见的发生神经节囊肿的位置[20]。神经节囊肿呈半透明状，这一点可以用来辅助诊断。

治疗方法主要有吸入或者注射皮质醇激素，也可以采取手术切除。相较于拥有75%治愈成功率的激素吸入的治疗方案，拥有95%治愈成功率的手术切除方案就显得更优了[21]。

### 损伤机制

在运动员人群中，神经节囊肿常见于反复地做出用力伸腕动作的运动中，主要涉及人群有：举重运动员、铅球运动员、摔跤运动员和体操运动员。治疗介入的时机根据是否有疼痛产生为准。

### 康复要点

对于这一类患者，通常在确诊后使用激素吸入后，就不要进行康复了。因为激素吸入后患者就可以减轻疼痛，并且关节可以达到全关节活动度了。

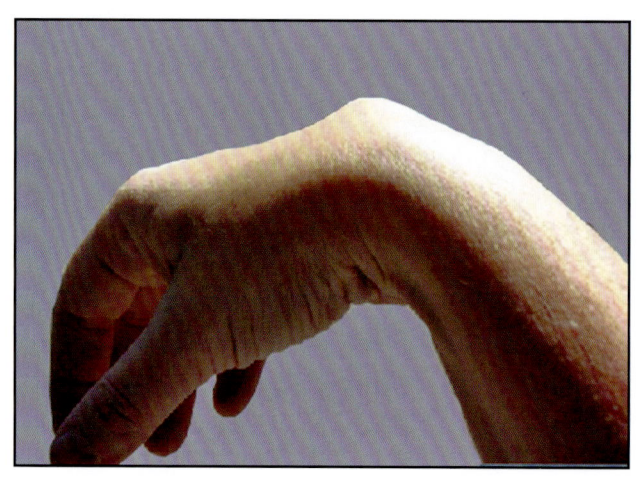

**图19-36** 腕背神经节囊肿。它们的大小和形状各不相同，并且会透光

但如果确诊后采取了手术切除的治疗方案，患者就需要康复介入以进行关节活动度训练、被动牵伸、肌力训练和瘢痕控制[21]。关节活动度训练的重点应在腕屈、腕伸、指伸和指屈（图 19-1、图 19-2 和图 19-18）。瘢痕控制主要包括了瘢痕按摩和瘢痕处脱敏。操作时可以在用润滑剂时搓揉瘢痕，也可以在瘢痕处应用贴扎技术，或者在瘢痕处施加震动刺激。起初应施加较轻的刺激，然后在康复的过程中逐渐增加刺激强度。也可以用诸如 Otoform（见图 19-33）或 Topigel 这样的瘢痕控制贴，并用 Coban 固定。

### 康复进程

在切除术后，当关节活动度恢复正常水平时，必要时就可以进行握力训练以及腕屈和腕伸的肌力训练了，并且，也可以为重返比赛做整个上肢的肌力训练。

### 回归运动标准

由于限制活动的主要因素是疼痛，所以，如果神经节囊肿没有引发症状，患者可以在不做处理的情况下继续参赛。如果有症状产生，也可以在激素吸入治疗后立刻返回比赛。如果症状出现反复，也可以在不影响比赛时间的情况下进行反复的吸入来控制症状。必要时，可以在赛季结束后切除神经节囊肿。切除术后约 10 天左右，就可以拆除缝合，然后患者就可以继续体育活动了。神经节囊肿经处理后，一般都可以完全返回比赛。

## 拳击手骨折

### 病理力学

拳击手骨折就是指第五掌骨颈骨折，第五掌骨也是最常发生骨折的掌骨[41]。第五掌骨受应力影响时会成角缩短，并且第五掌骨具有高度的灵活性。因此，第五掌骨骨折时，不需要进行完全的骨折复位。但需要注意的是，第五掌骨的成角角度过大会导致手内在肌和外在肌的失衡，导致爪形手，或者在掌心出现肿块[13]。

### 损伤机制

损伤常发生在握拳时频繁打击物体，然后在第五掌骨头处产生应力时。

### 康复要点

康复过程中需要注意皮肤的完整性。损伤常发生在频繁的打斗过程中，打斗时对手的牙齿可能落入开放性的创口中。如果是闭合性的骨折，那么康复时主要关注的部分就是适当的制动、水肿控制以及未受累肢体的关节活动度维持，尤其需要关注小指指间关节的关节活动度的维持。骨折后偶尔会需要行切开复位内固定术，固定术后的水肿控制是重中之重，并且，在术后 72 小时左右，就可以开始主动关节活动度训练[13]。

治疗方法就是用石膏夹板固定或者用手治疗师用热塑板材制作的支具制动（图 19-37）。一般推荐使用后者，因为热塑板材制作的支具可以方便皮肤清洁、腕关节和指间关节的关节活动训练，并且可以只制动环指和小指的掌指关节。支具固定在水肿消退后，必要时可以重新塑形固定。整个固定的持续时间在 4 周左右。

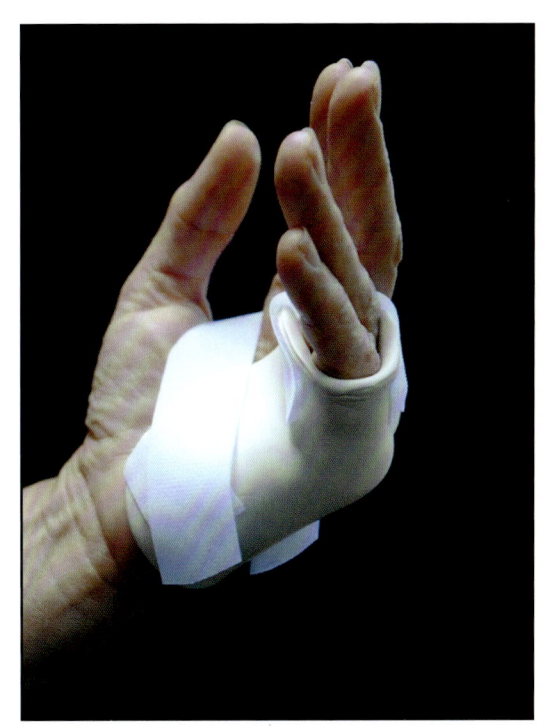

图 19-37 拳击手骨折后使用的支具需要制动保护环指和小指的远节指骨、第四和第五掌骨以及第四和第五掌指关节。支具可以根据不同的掌骨颈骨折作出相应调整（制动受累的掌指关节）。如果是掌骨体的骨折，那么只需要用支具包裹对应的掌骨，不用包裹腕部和掌指关节。如果是掌骨基底部骨折，那么支具制作时，需要在包裹掌骨的同时包裹住腕部，但不用覆盖掌指关节

## 康复进程

制动期间，通过未受累关节的主动和被动关节活动度训练来保持关节活动度。差不多4周后就可以拆除固定，并开始掌指关节的关节活动度训练。贴扎技术也可以用来改善关节活动度。在4~6周期间可以进行轻微的抗阻活动，约6周后可以进行剧烈运动。

## 回归运动标准

患者可以在有骨折愈合迹象时就重返比赛，但同时，也需要患者自己觉得骨折处已经稳定了并且活动时骨折处没有疼痛。一般达到这一步，需要制动保护3~4周左右。一般在6周左右，患者可以在肌贴贴扎保护下进行运动。当然，重返比赛的决策总是要根据运动类型由患者和医师共同决定的。

# 肌腱炎及桡骨茎突狭窄性肌腱滑膜囊炎

## 病理力学

肌腱炎，顾名思义就是肌腱发生炎症。肌腱炎会发生于手腕背部、腕掌部以及拇指处。主要症状就是肌肉疼痛和抗阻运动时疼痛，有时也会伴有肿胀。肌腱炎产生的主要原因就是过度使用。对于肌腱炎，可以使用注射的方法来缓解症状并进行确诊。

桡骨茎突狭窄性肌腱滑膜囊炎（DeQuervain's tenosynovitis）是第一腕背室的炎症，影响拇长展肌和拇短伸肌[23]。位于第三腕背室的拇长伸肌一般不会被累及，所以，发生桡骨茎突狭窄性肌腱滑膜囊炎症时，不论采用何种支具固定，都不要固定拇指的指间关节。过度的尺偏和桡偏、拇指的屈伸或者拇指的内收、外展都可以激惹症状[23]。进行芬氏征检查（Finklestein's test）[23]或者被动进行拇指向掌心的屈曲结合被动尺偏都会诱发疼痛表现（图19-38）。进行上述测试时一定要做健侧对比，因为就算在正常人群里，这些测试都会引发不适感。腕关节肌腱炎时，抗阻屈腕和抗阻伸腕会有疼痛阳性表现。

## 损伤机制

肌腱炎一般是因过度使用引起的，同时，也会由肌力下降、身体功能差或者不良体态导致。桡骨茎突狭窄性肌腱滑膜囊炎最常由反复地进行尺偏和桡偏动作产生。一些不常见的情况，如桡骨茎突受到冲击、举重物时急性扭伤或者第一背侧室的囊肿，也会导致桡骨茎突狭窄性肌腱滑膜囊炎[23]。

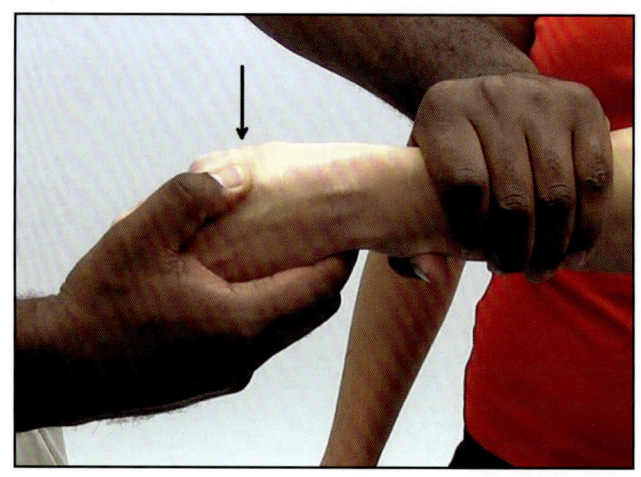

图19-38　对于桡骨茎突狭窄性肌腱滑膜囊炎，芬氏征检查（Finklestein's test）呈阳性。诱发疼痛的位置是被动屈曲拇指并被动尺偏，这个测试会让正常人也感到不适，所以一定要进行健侧对比

## 康复要点

如果损伤时腕部或者前臂受到了直接冲击或者损伤的手是摔倒时用来支撑的手，首先就需要检查以排除骨折和韧带损伤。如果没有明显的损伤机制，首选的治疗方案是服用抗炎药物并避免进行会引起疼痛的活动。那些用于其减轻水肿和控制疼痛的治疗方案也会有效果，包括：超声波治疗、离子导入疗法和冰敷。另外，也需要做运动分析以确保症状不是因为活动不当引起的。此外，还可以检查近端上肢，确保代偿性活动和不当的活动方式不是由肩区肌肉力量不足或肩胛骨稳定性差导致的。

腕关节肌腱炎的支具固定时，只需要固定腕关节（图19-25）。桡骨茎突狭窄性肌腱滑膜囊炎的支具固定时，需要固定拇指掌指关节和腕掌（carpometacarpal，CMC）关节以及腕关节，一般来讲就是使用桡侧沟状拇指支具（图19-39）。在最初的2~3周，除非是个人卫生需要，否则就要全天佩戴支具，然后当疼痛开始降低时，佩戴的时间就可以相应减少且活动的时间可以相应延长。如果疼痛持续存在，那么支具就要继续佩戴。

## 康复进程

在服用抗炎药物和使用支具固定休息受伤部位

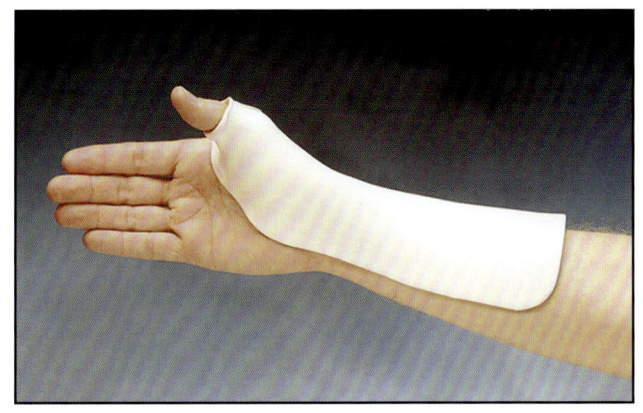

**图19-39** 发生桡骨茎突狭窄性肌腱滑膜囊炎时，可以使用桡侧沟状拇指支具，该支具可以在拇指腕掌关节和掌指关节处提供支持，起到放松拇指和腕部的作用

时，就要在无痛范围内每天3次地对受伤区域进行牵伸（图19-15和图19-16）。

一旦疼痛开始减弱，就可以开始握力和腕部肌群肌力的训练。肌力训练应该从等长收缩开始，进阶至抗重力全关节活动度内的肌力训练，随后到无痛范围内的轻重量离心收缩运动（图19-1至图19-4）。如果症状没有加重，就可以考虑负重与增强式训练（图19-12至图19-14，图19-23和图19-24）。过早地介入肌力训练会加重症状。如果肌腱炎是由于肌肉失衡导致的，那么就必须训练薄弱肌群的肌力。当发生桡骨茎突狭窄性肌腱滑膜囊炎时，如果症状不缓解或者注射只是治标不治本的方法，那就需要对手第一背侧室行减压术。

### 回归运动标准

影响重返比赛的主要因素是疼痛和肌力。患者的患侧需要可以在关节活动度内无痛活动，并且，患者需要具备极佳的肌力来预防二次损伤。如果疼痛不影响运动表现，或者患者只需用贴扎来提供支持作用，那么就可以在疼痛消失前就返回比赛，并在休息的时候用支具保护和固定。

如果需要进行减压术，并且症状不足以影响当时的比赛，那么减压术就可以在赛季后再进行。否则，减压术就需要立即执行，患者可以最快在术后10天后重返比赛。在重返运动的早期，必须对损伤部位进行保护和支持，力量也需要足够强大来预防二次损伤。另外，需要做运动分析来找出和解决会产生症状激惹的运动方式。

> **临床决策练习 19-2**
>
> 一名网球运动员经医师诊断为桡骨茎突狭窄性肌腱滑膜囊炎和腕伸肌肌腱炎。由于正处赛季，她想继续比赛，因此她被转诊至运动防护师为重返比赛进行评估和康复。运动防护师可以通过哪些措施减轻患者的症状？

## 尺侧副韧带损伤（牧场看守人拇）

### 病理力学

拇指掌指关节处的尺侧副韧带损伤是最常见的韧带损伤[36]。1级和2级分级用来表述大部分韧带仍然完整的情况。3级损伤表示尺侧副韧带完全断裂，并且需要手术修补。断裂常发生在远端的韧带附着点[36]（图19-40和图19-41）。

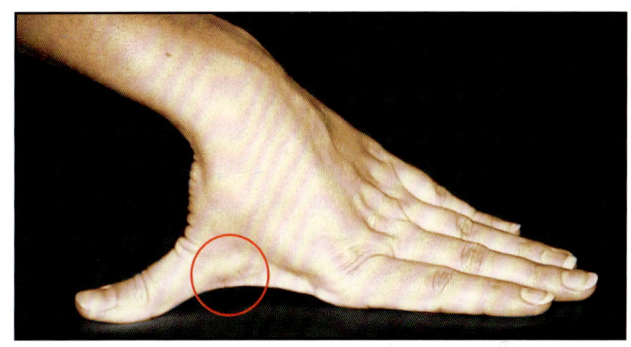

**图19-40** 尺侧副韧带可以为尺侧掌指关节提供支持和保护。如果摔倒时拇指张开着地，就会损伤尺侧副韧带，甚至造成韧带撕裂

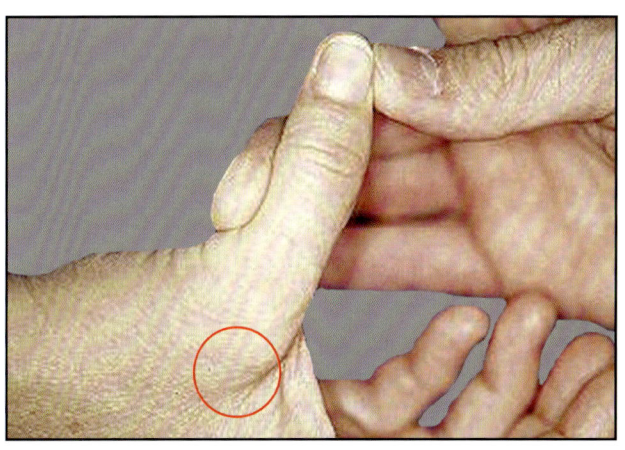

**图19-41** 图示为一例尺侧副韧带损伤。出现拇指关节的不稳以及拇指掌指关节间隙的增大是正常的

患者一般会主诉尺侧掌指关节处有疼痛或压痛，需要用 X 线检查来排除骨折的可能。在完成 X 线检查后，需要检查掌指关节的稳定性，需取完全伸腕和 30° 屈腕的角度进行检查。这两个位置下，可以分别检查附属副韧带和侧副韧带。活动度大于 35° 或者比健侧活动度大 15° 都表示存在掌指关节不稳，此时推荐手术治疗[36]。

如果尺侧副韧带完全断裂，就必须观察是否发生斯特纳病变（Stener lesion）。斯特纳病变是指拇指掌指关节尺侧副韧带断裂后，指伸肌腱侧束嵌于韧带断端之间的病变。这种情况下，使用石膏固定或支具固定都不会使韧带自发重新连接，必须进行手术治疗[33]。

对于这种损伤来讲，其实用滑雪者拇指来形容更加恰当。尽管最初尺侧副韧带损伤被称为牧场看守人拇（Gamekeeper's thumb），因为其发生机制是尺侧副韧带处的反复应力[36]。所以，在运动员人群中，这并不在急性损伤的范围内。

### 损伤机制

尺侧副韧带的损伤常常是由于拇指受到了有扭转的负荷[4]。在有棍棒的运动（如滑雪）中，如果运动员握杆的拇指呈外展位，当发生摔倒时，运动员会伸出握杆的手来保持稳定，但最终会是呈外展位握杆的拇指着地[8,33]，此时，就会出现尺侧副韧带的损伤。橄榄球的防守后卫在接球前如果拇指呈外展位，那么也会产生这种损伤[33]。

### 康复要点

尽早对损伤进行诊断并开始治疗是相当重要的。拇指不稳或者斯特纳病变如果不及时治疗，就会发展成慢性疼痛伴关节不稳，最终出现捏力的下降和关节炎[36]。

对于不完全性韧带损伤（1 级和 2 级），治疗时一般采用人字形拇指石膏固定法制动 3 周（图 19-29），并且也需要用保护性支具对损伤部位进行额外 2 周的保护（图 19-42）。在损伤后 3 周，可以进行屈伸动作的主动关节活动度训练。

对于完全性损伤（3 级损伤，伴掌指关节不稳），则需要通过手术修复。后期进行重建术的预后一般不如早期重建术的预后，所以，推荐尽早进行重建术[36]。术后需佩戴人字形拇指石膏固定或支具

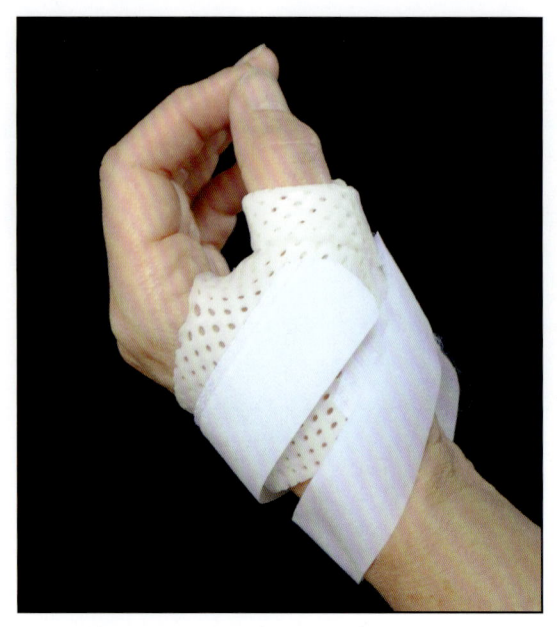

图 19-42　牧场看守人支具也可以被称为手的拇指人字形支具。此支具制作时需要包裹拇指掌指关节，并根据损伤情况和运动类型来决定是否要包裹拇指腕掌关节或拇指指间关节

3 周左右，并且之后还需另外 2 周的保护措施，在这额外的保护期间，如果要做拇指屈伸的主动关节活动度训练，可以临时摘掉支具。

在最初 5~6 周的康复过程中，需要关注的点包括：保护性制动、水肿控制以及维持未累关节的活动。另外需要注意，一旦开始活动，就要避免在拇指的桡侧施加压力，因为这样会牵伸尺侧副韧带。

### 康复进程

在 5~6 周撤除保护性支具后，运动内容就会从屈伸的主动关节活动度训练进阶到主动辅助运动和被动关节活动度训练。需要注意的是，在制动后最初的 2~6 周内，要避免对掌指关节施加外展的压力。损伤后 8 周就可以开始用橡皮泥做肌力训练。由于不同人拇指的掌指关节和指间关节的关节活动度都不太一样，所以在测量拇指的关节活动度时，一定要做健侧对比。

### 回归运动标准

是否重返比赛需要由临床医师和运动医学工作人员共同决定。重返比赛需要的时间由运动类型、运动部位以及运动员是否需要在运动时用到拇指决

定。对于只需非手术治疗的尺侧副韧带损伤，石膏固定或者支具固定就可以为重返比赛提供足够的保护作用了。一旦医师决定患者可以重返比赛，就需要由手治疗师或运动防护师制作保护性支具（图19-42）或使用贴扎技术（图19-43）来预防由拇指伸展和拇指外展导致的二次损伤。运动时佩戴保护性支具需要持续至少8周，直到疼痛和肿胀消退，且患者在全关节活动度内不感疼痛[36]。

如果采取了手术治疗，那么患者需要在切口愈合期间离开比赛至少2周。然后，运动位置和运动类型会决定需要多长时间可以重返比赛。如果患者不需要在运动时用拇指，那么就参考非手术治疗的情况。如果运动需要有主动拇指活动（如四分卫的投掷手），那患者就需要至少禁赛4~6周。为了预防二次损伤，运动时患者需要具备足够的肌力，并且疼痛需有所缓解。

### 临床决策练习 19-3

一名篮球运动员在接传球时发生了拇指过伸的情况，之后立刻出现了大鱼际和拇指掌指关节处的肿胀。她表示在掌指关节处有疼痛和压痛。运动防护师将她转诊至医师处，诊断为Ⅱ级尺侧副韧带扭伤。运动防护师可以采取什么措施来减缓疼痛和稳定关节，帮助患者重返比赛？

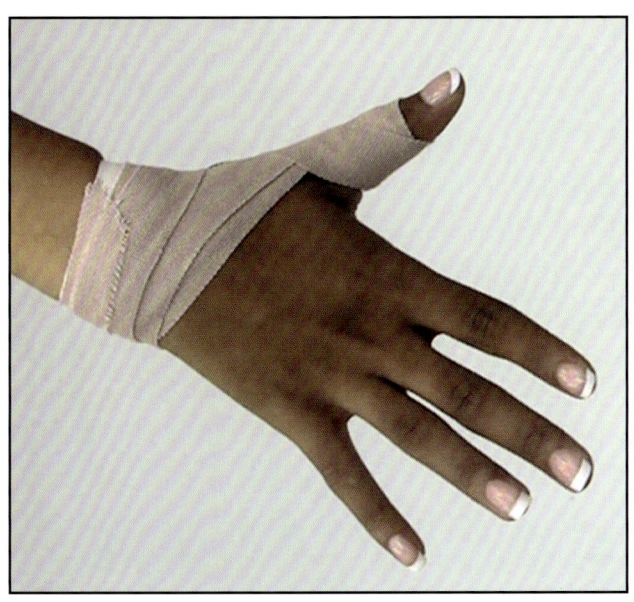

图 19-43　当需要额外的支持作用时，可以在拇指和腕关节使用拇指人字形贴扎技术。需要额外支持的情况包括：肌腱炎、尺侧副韧带损伤或骨折愈合后

## 手指关节脱位

### 病理力学

因为力会随着关节活动消散，掌指关节脱位的情况非常罕见[1]。这种情况可能是单纯的背侧错位，表现为近端指骨在掌骨头处发生旋转，然后将关节固定在60°的过伸位。另外一种情况就是不可复位的脱位，因为这种情况下，掌板会向掌骨背侧插入关节，阻碍复位。对于单纯脱位的情况，一部分医师会用支具固定掌指关节于50°屈曲位7~10天[29]。也有医师会用贴扎技术，并允许损伤后立即开始全关节活动度活动。如果骨折无法复位，那么就必须切开复位，将掌板牵回原位，然后掌指关节会用支具固定在至少50°的屈曲位。

向掌侧方向的近端指间关节脱位是非常少见的，但一旦发生，都是无法直接复位的3度骨折，所以就需要行切开复位术[15]。由于这种情况非常复杂且罕见，这一情况将不在本章节中做深入讨论。

运动时更容易出现背侧脱位[37]。运动员甚至都不会让运动防护师知道损伤的发生，就直接自己将手指拉回原位了。如果近端指间关节发生背侧脱位，推荐进行直接复位（一般由医师执行）。如果医师和有经验的运动防护师都不在场，那就需要通过X线检查来排除骨折的可能性。如果没有骨折，并且近端指间关节经复位后稳定了，为了控制水肿，患指需要用Coban包扎（图19-44），并用贴布贴扎相邻的手指。另外，需立刻开始关节活动度训练（图19-18至图19-21）。这一类损伤后不需要使用支具固定，并且不可过度治疗。

远端指间关节脱位较近端指间关节脱位要少[29]。远端指间关节背侧脱位比掌侧脱位要多。如果损伤是闭合性的，一般都可以直接复位。当然，也需要用X线检查来排除骨折的情况。如果没有骨折发生且脱位复位了，那就可以用支具在中立位直接固定远端指间关节1~2周即可（图19-48）。如果远端指间关节脱位是开放性的（大部分时候都是这种情况）或者不能直接复位，那就需要通过手术解决[16]。如果患者是戴着手套时发生的所有指关节的脱位，那就需要摘下手套以确定损伤是开放性的还是闭合性的。

### 损伤机制

所有手指脱位的情况一般发生在存在使手指过

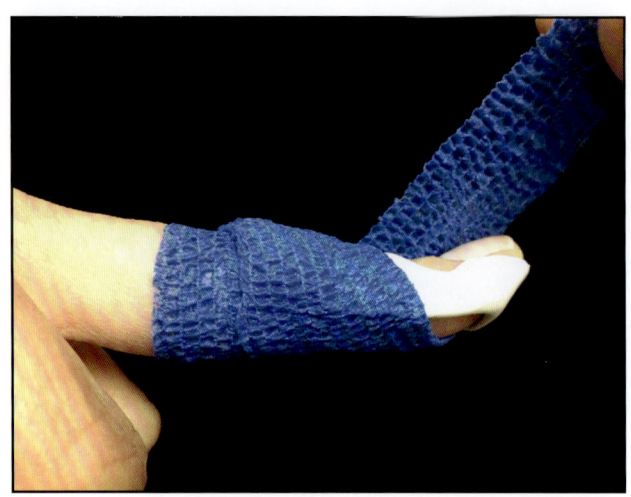

图19-44 自粘绷带（Caban）和冰敷贴（AceBrand 产品/3M）类似，都具有延展性。由于其自黏性，所以就不需要剪切胶带粘贴。自粘绷带有1英寸宽至3英寸宽的不同尺寸。1英寸宽的自粘绷带可以完美用于手指部位。使用时，包扎的方向是从远端至近端，轻轻拉开即可，保证绷带表面仍有些许褶皱。使用绷带期间需检查血液循环情况。自粘绷带可以用于手指受伤时预防肿胀的产生，尤其是在近端指间关节脱位的当时

伸的力和压缩负荷力时[10]。

### 康复要点

康复时首要的问题就是要排除骨折的情况，并使受累的关节复位。如果受累关节不能直接复位，那就需要采取适当的手术。一旦复位固定了，就需要使用自粘绷带（图19-44）减轻水肿。也可以使用保护性支具或贴布。没有骨折发生的近端指间关节背侧脱位后，需立即开始关节活动度训练以减少关节僵硬。手指脱位的并发症包括疼痛、肿胀、关节僵硬及复位固定松弛。

### 康复进程

单纯的掌指关节背侧脱位在复位后用支具于50°屈曲位固定掌指关节7~10天。支具固定结束后可以开始主动关节活动度训练。由于此时关节在屈曲位进行制动，所以侧副韧带会保持紧张，掌指关节全关节活动范围内的屈曲活动需要被维持住。掌指关节伸直的关节活动度在这种情况下不会减少。训练进阶的原则是从全关节活动度训练至轻量肌力训练，再到更加激进的肌力训练。

如果掌指关节脱位不能直接复位，就需要行切开复位术复位。有时需要用固定钉将掌指关节保持在屈曲位，否则，就需要用支具将手保持在掌指关节屈曲的位置。一旦可以开始活动，就从主动屈伸活动开始。由于肌腱会和瘢痕粘连，所以可能产生关节僵硬问题。此时，康复会变得困难，需要咨询手治疗师通过支具使用来恢复活动能力。然后，关节活动度训练可以进阶至日常生活能力（ADLs）训练、肌力训练和重返赛场的功能性训练。

对于近端指间关节脱位且不并发骨折的情况，在关节复位后就需要用自粘绷带缠绕来控制水肿（图19-44），并开始早期活动。训练内容包括了复合屈伸运动、固定下近端指间关节的屈伸运动以及固定下远端指间关节的运动（图19-19和图19-20）。利用贴布贴扎有利于保护受伤部位以及促进关节活动训练，并且在维持活动和肌力方面，通常这么做就足够了。如果发生关节僵硬的情况，通常需要找手治疗师就诊，制作动态支具和配套的固定器，或者咨询治疗师来制订相对激进的肌力和关节活动度训练计划。

如果远端指间关节发生脱位，且为容易直接复位的闭合性损伤，在复位后，应将损伤部位使用支具在中立位固定于微屈曲位置1~2周。在2~3周后可以开始主动关节活动度训练，且需要在运动时佩戴保护性支具，持续4~6周[24]。之后，可以开始使用橡皮泥进行肌力训练（图19-11），并且可以做固定下的远端指间关节的运动（图19-19）。

开放性的或者无法复位的损伤需要行手术治疗，术后行创口护理和清创术来预防感染。这类损伤在之后的处理方式就可以参照锤状指（Mallet finger）损伤的治疗，并且也可以参考其进阶流程[37]。

### 回归运动标准

对于所有的手指关节脱位后需要重返比赛的决策，都需要结合脱位的复杂程度以及脱位是否并发骨折来进行综合考量。如果是单纯的掌指关节脱位，在脱位后即可立即复位，且复位后未发生移位，那么损伤部位就需要用贴布贴扎或者用自粘绷带包扎来控制水肿，并用保护性支具来控制疼痛，甚至在必要时，就可以在损伤发生后立刻或头几天里就重返比赛了。但如果脱位情况比较复杂，必须要手术复位，那么患者就需要停赛2~3周。

对于没有并发骨折的近端指间关节背侧脱位，在关节复位且情况稳定后就需要用贴布和自粘绷带处理。在参加体育赛事时，可以选择使用 Aluma-Foam 支具（Aluma-Foam 公司）。此时，患者可以立即返回比赛。但如果脱位关节未复位，或者脱位并发骨折，那么重返比赛所需要的时间就要根据运动类型和损伤的严重程度决定。

对于远端指间关节脱位的情况，在复位后，患者可以在使用自粘绷带和支具的情况下立即返回比赛。如果脱位是开放性的或者脱位无法直接复位，那么在手术后约 10 天左右，患者就可以在使用保护性支具的情况下，在缝合拆除后返回比赛。远端指间关节脱位后重返比赛的标准和锤状指损伤后重返比赛的标准非常相似。

### 临床决策练习 19-4

一名橄榄球运动员在赛季结束时来就诊，他表示 3 周前他的手指脱位了，但当时他就把手指拉回了原位。现在，他这根手指的近端指间关节有红肿，并且可以被动后伸 30°。他也可以主动地屈指间关节，但无法用力握实拳。作为一名运动防护师，你需要首先解决什么问题？如何解决？

## 指深屈肌撕脱伤（球衣指）

### 病理力学

球衣指（Jersey finger）是指指深屈肌腱在远节指骨辅助点处撕裂损伤的情况[45]。这种情况最常见于环指。肌腱撕脱时可能会带着骨片一起撕脱，连带着被撕脱下的骨碎片大小不尽相同，这种情况下肌腱一般弹不回掌心处，而是卡在手指的滑轮系统处。如果没有骨片的撕脱或者只是一小块骨片被连带撕脱，那么肌腱会在撕脱后弹回掌心处。每当患者尝试屈曲手指时，都会造成肌肉的收缩，但由于肌腱没有附着在辅助点处，肌肉的止点就会不停地向起点靠近。

检查指深屈肌功能和完整性的方式是固定患者患侧手指的掌指关节和近端指间关节于伸直位，并要求患者尝试屈曲远端指间关节。如果远端指间关节发生屈曲，那么指深屈肌就是完好的；否则，指深屈肌腱就发生了断裂（图 19-45）。

对于肌腱断裂的情况，有两种处理方法。第一

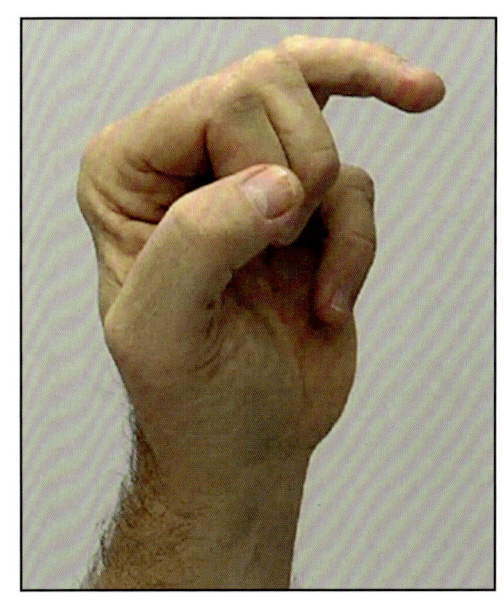

图 19-45 球衣指（指深屈肌撕脱）是根据其损伤机制来命名的，也就是比赛时尝试抓住球衣时，抓握的手指在屈曲的同时受到作用在远端指间关节处过度伸直的应力。远端指间关节在损伤后会呈伸直位或过伸位

种处理方法就是不采取任何措施。如果撕脱的肌腱没有被修复，那么患者就无法屈曲相应的远端指间关节，握力也会稍下降，并且在肌腱回缩的部位会有压痛感，但在功能活动上不会有任何困难[14,45]。第二种处理方式就是通过手术修补撕脱的肌腱。如果选择手术修复，需要告知患者该手术在手术过程及康复过程中都需要大量的人力，并且术后会有瘢痕形成的风险，导致肌腱滑动能力的下降，并且还是会有肌腱断裂的风险。在术后 12 周左右，患者无法做全关节活动度的活动。为了达到最好的预后，如果选择手术修补，就需要在损伤后 10 天内进行。

### 损伤机制

损伤机制就是在用力屈曲手指进行抓握时，受到过伸展方向的应力。最常见的就是橄榄球运动员扑球时抓住球衣，但手指被球衣卡住时（图 19-45）[14]。

### 康复要点

如果是通过手术进行治疗，那这种情况将是非常难康复的。进行手术修补的话，手术需要由经验丰富的手外科医师进行，术后的康复需要由经验丰富的手功能治疗师进行[8]。在这期间，手外科医师、手功能治疗师和运动训练相关人员必须紧密沟

通。指南里包括了所有的操作方式，当感染、肌腱滑动变差或肌腱滑动过度等并发症出现时，需要作出相应的调整。跟其他大部分损伤不同，有这类损伤的患者能活动得越好（如：具备主动达到全肌腱活动能力），患者就越是要被限制和保护。肌腱滑动越好，就表示修复后和肌腱粘连的瘢痕就越少，抗张强度就越弱，越容易发生肌腱撕裂。如果肌腱撕裂了，就必须再次行修补术，那么预后也就越差了。

### 康复进程

康复流程的内容全都来自于相关指南，指南也并不包括所有的内容，所以这种损伤的治疗不是谁都可以进行的。有关治疗方案的更详细的内容，可以阅读 Roslyn Evans 的关于 I 区屈肌腱损伤康复的书中的章节[11]。

术后 2～5 天就可以拆除手术敷料，并制作背侧支具来将手腕固定在中立位，保持掌指关节屈曲 30°，以及指间关节完全伸直，并且留出一段延伸至指间处来提供保护（图 19-46）。手上的远端指间关节会用另一个背侧支具固定在 45°屈曲位，这个支具的长度是从近端指间关节至指尖处，仅在中节指骨处用贴布固定。最初 3 周的运动训练包括：①被动远端指间关节屈曲；②所有复合性的屈曲活动，然后，将掌指关节被动地伸直至背侧支具的顶端；③过屈掌指关节并主动伸近端指间关节至 0°位；④将未受累手指固定于支具的顶端，被动将近端指间关节置于屈曲位置后主动维持屈曲位（图 19-22）。进行康复训练过程中，全程都要佩戴支具，训练重复的频率是每小时 10 次。患者不能用患手做任何事，诸如不戴支具时伸腕或伸指，以及主动屈指，都会引起肌腱断裂。另外，在第 1 周时，可以用自粘绷带来控制水肿和瘢痕（图 19-44）。可以在佩戴支具时做瘢痕按摩。敷料可以在家中自行更换，但是，在 3 周内，远端指间关节的支具必须被时刻保持在原位。

在修复后的 3～4 周，可以拆除手指的支具，并为了练习共同屈曲而进行被动握拳后保持姿势的训练。在 4～6 周，可以开始主动握钩拳、主动握实拳、腕关节的主动关节活动度训练并且可以开始轻柔地做单独的指深屈肌运动（图 19-18 和图 19-20）。如果出现肌腱滑动变差的情况，就可以不佩戴支具了。

在 6～8 周，就完全不佩戴支具，并且可以用患手进行日常生活活动，继续进行肌腱滑动练习和固定下远端指间关节练习。

同时，也可以开始做低强度抗阻训练（橡皮泥；图 19-11）。如果肌腱滑动差，可以进行阶段式抗阻训练。此时期是肌腱断裂的高发期，所以，在这一阶段训练时务必要非常小心。同时，患者也会因为不用佩戴支具而过度兴奋，导致过度使用患手。必要时，可以在 8～10 周开始阶段式抗阻训练，并使用动态支具。

10～12 周后，开始肌力训练。从第 12 周开始，患者应恢复至肌腱可完全滑动，并且需要有足够强的肌腱强度来重新开始做原来的活动。在术后 14～16 周前，应避免进行会对屈曲的手指产生突然的应力的活动，比如：攀岩、帆板、划水和遛狗。

### 回归运动标准

能否重返比赛还是要取决于运动类型和运动部位，并且，重返比赛的决策需要由医师、手治疗师和运动防护师共同做出。至少要等到术后 10～12 周患者才能不佩戴保护性支具而重新开始运动，并且这时肌腱二次损伤的概率较低。患者如果是参与非球类运动的运动员，那在经过医师筛查后就可以相对更早地重返比赛。对于这类情况的患者，他们的患手必须得用贴布包成握拳的姿势，并且用石膏固定腕关节在屈曲的位置，然后根据运动规则相应地加上衬垫。如果患者做抗阻运动时需要用手挤压，

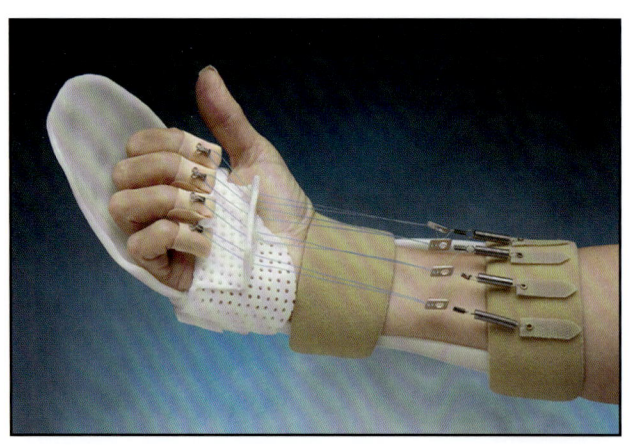

**图 19-46** 屈肌腱支具通常在术后 5 天内开始佩戴，置于背侧基段，将手腕固定在中立偏轻微屈曲的位置，掌指关节固定在屈曲位，并且指间关节处于伸直位。根据损伤位置的不同，屈曲的角度可以相应增加或减少，用于牵引的橡皮筋可以从指甲处连接至前臂的臂带处

那么就不能放置任何硬的东西在挤压部位，否则肌腱可能会断裂。患者及教练组人员必须知道在重返比赛的早期会有肌腱断裂的可能性。

### 临床决策练习 19-5

一名足球运动员在做滑铲时感觉环指的位置膨出了。当他到场边时，他发现不能主动屈曲他的远端指间关节了。队医诊断为指深屈肌撕脱（球衣指）。请问，这种情况下，作为一名运动防护师，可以立即在球场上采取什么措施？此外，关于治疗方案的选择，可以为该运动员提供哪些信息？

## 锤状指损伤

### 病理力学

锤状指（Mallet finger）损伤是指负责伸远端指间关节的伸肌腱的撕脱伤[44]。损伤发生时也可能伴有骨折，如果出现 2 mm 以上的骨折碎片或者 X 线检查提示远端指间关节向掌侧半脱位，那么就需要行切开复位内固定术。

由于没有其他可以伸远端指间关节的结构存在，所以主诉一般会是无法伸直远端指间关节（图 19-47）。

治疗方法就是在保证远端指间关节不屈曲的情况下用支具固定，将远端指间关节固定在中立位或微伸直位，持续 6~8 周[43]。在此期间，远端指间关节哪怕就弯了一次，也要重新开始 6 周的制动。

### 损伤机制

损伤机制就是在远端指间关节伸直时受到屈曲的应力[43]。这常发生在指间被球击中时。

### 康复要点

针对锤状指损伤的康复内容相当少。康复时使用的支具可以是患者自己做的，也可以是定制的，比如定制的烟囱状支具或使用 Alumafoam。支具需要起到将远端指间关节保持在中立位或微伸直位的作用（图 19-48）。使用之前需要关注附近皮肤的完整性，如果皮肤有破溃，那么就需要相应地做出改动，甚至重新制作。同时，需要维持未受累关节的关节活动度。当远端指间关节被支具固定时，屈近端指间关节不会对损伤部位造成应力，所以，应该鼓励患者做近端指间关节的屈曲活动。

### 康复进程

在 6~8 周后，一旦损伤的肌腱愈合了，就可以不再佩戴支具。如果出现了伸肌迟滞的现象，就需要延长使用支具的时间。当不再全天佩戴支具后，还需要在夜间佩戴支具约 2 周左右。不再佩戴支具之后就可以开始远端指间关节的主动关节活动度训练。4 周内不应尝试通过被动屈曲手指的方式重获关节活动度。固定位下进行远端指间关节的屈曲运动是至关重要的。想要完全重建关节活动度，需要通过固定位下的关节活动度训练（图 19-19 和图 19-20）和常规手功能活动实现。

### 回归运动标准

当远端指间关节通过支具固定在伸直位后，就

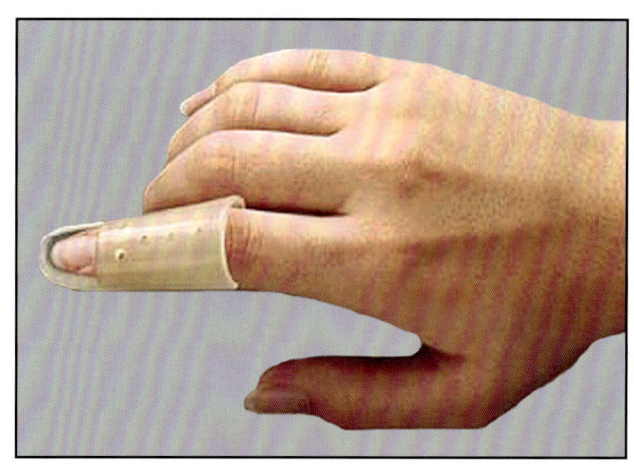

图 19-48 用于锤状指损伤的支具必须在远端指间关节处于中立位或微屈曲位时使用。可以从背侧固定、掌侧固定，也可以是环形包裹固定。一般会推荐使用烟囱状的支具，因为这种支具不会阻碍近端指间关节的活动

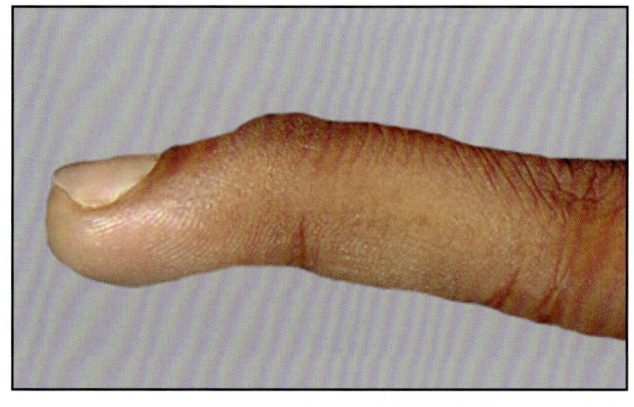

图 19-47 锤状指畸形出现远端指间关节的屈曲，在背侧可能同时观察到手指变红

可以立即重返比赛了。如果运动类型决定了患者不能在佩戴支具时进行活动,患者将需要停赛8周。

> **临床决策练习 19-6**
>
> 一名棒球运动员投球时,球弹了起来并撞到了他的指尖,但他还是继续比赛。在比赛结束时,环指的远端指间关节在静息状态下呈70°屈曲。并且,在远端指间关节的背侧有红肿和水肿。运动防护师该如何处理这个情况?

## 钮孔畸形

### 病理力学

发生钮孔畸形(boutonniere deformity)的手指会出现近端指间关节屈曲且远端指间关节过伸的表现(图 19-49)。钮孔畸形是由中央束及三角韧带损伤引起的[18]。一般情况下,中央束可以在近端指间关节屈曲时启动伸直动作。侧束一般无法激活近端指间关节的伸直动作,但如果手指被动止于伸直位,由于侧束位于运动轴的背侧,侧束可以参与维持动作。当中央束断裂时,伸肌会向近端位移,并将侧束旋转向掌侧。失去了中央束的控制后,指浅屈肌就会使近端指间关节屈曲[27]。随着损伤时间的推移,侧束可能会向掌侧发生移位,并且会和关节囊或者侧副韧带粘连。这就使被动矫正变得困难。远端指间关节会发生过伸,就是因为所有伸展近端指间关节的力都传递至远端指间关节了[27]。

一旦畸形固化,那就很难治疗了。但许多患者并不会在第一时间寻求医疗帮助,因为他们觉得手指只是被撞了一下,几天或者几周后就会自己好了。

治疗方案就是不间断地使用支具将近端指间关节固定在完全伸直位(图 19-50)。远端指间关节不需要被固定,并且鼓励多做远端指间关节的活动。这样就可以同时放松内在肌和外在肌的肌肉和肌腱,同时可以锻炼到斜支持韧带[27]。

在制动4~8周后,可以开始小心轻柔地屈曲近端指间关节。没有运动需要时,可以多用支具固定2~4周。当可以全天候都保持近端指间关节伸直时,就最好只在夜间使用支具。治疗和支具制动的时间总共会持续几个月。

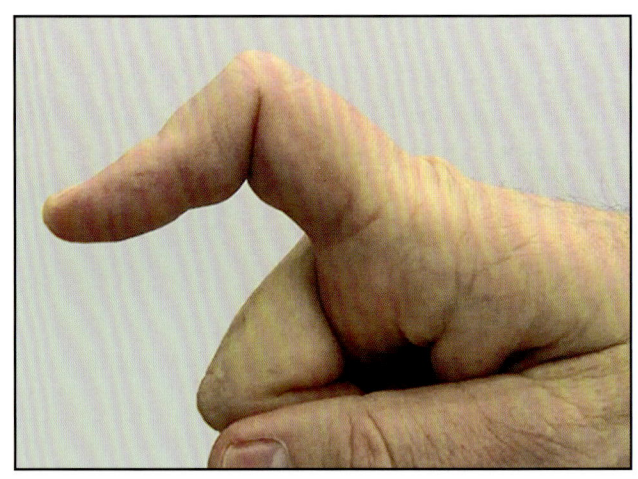

**图 19-49** 钮孔畸形开始时会表现为近端指间关节挛缩。同时会导致远端指间关节过伸

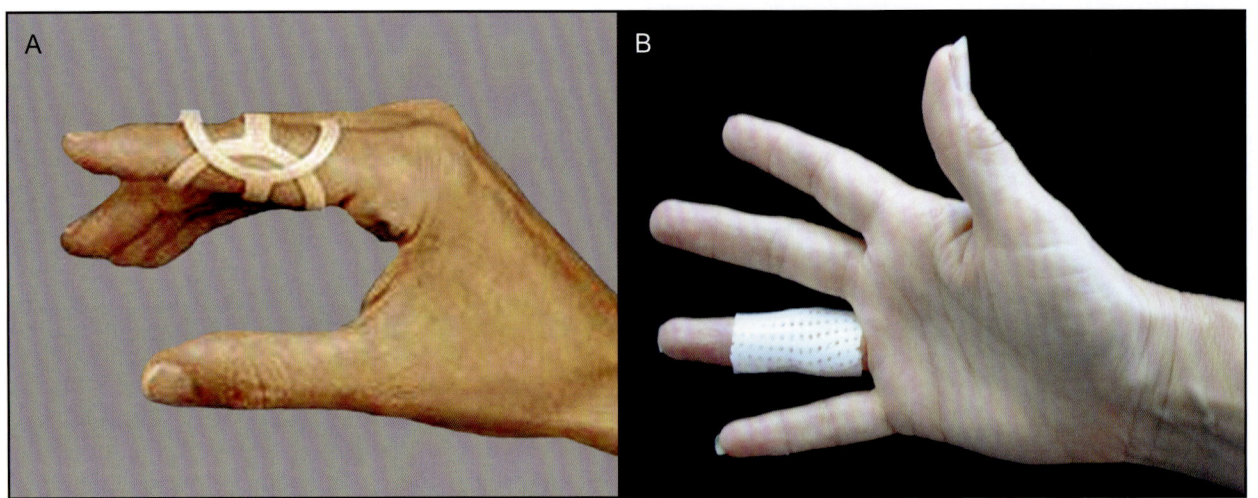

**图 19-50** 钮孔畸形的支具需要制动近端指间关节于完全伸直位,并允许掌指关节和远端指间关节自由活动。(A)椭圆8字形支具。(B)由两块低温热塑板材支撑的支具,两块支具互相重叠,并用胶带固定

## 损伤机制

引起损伤的机制是当手指伸直时受到屈曲的应力，比如伸直手指时被球撞击，或者摔倒时伸直的手指戳到了其他运动员[18]。

## 康复要点

早期的诊断和及时的治疗是康复的重点。损伤发生时需要做 X 线检查来排除骨折以及近端指间关节脱位的情况。并且，治疗时一定要保证近端指间关节被固定在完全伸直的位置。如果在刚开始佩戴支具的时候有水肿，那么随着水肿的消退，支具就会变松，近端指间关节也就不会持续在完全伸直的位置上了，当这种情况发生时，应对支具作出相应的调整。撤除支具后，不可被动进行近端指间关节的屈曲活动[43]。为了单独进行关节的屈曲运动，可以做固定下的近端指间关节活动度训练（图 19-19）。如果诊断得太迟，出现了近端指间关节的屈曲挛缩，为了可以重新伸直，可能就需要系统地使用石膏固定，重新可以完全伸直后，需要用支具固定患指 8 周。另外要注意的一点是：早期的中央束损伤可能不先表现为钮孔畸形，而是表现为近端指间关节的屈曲挛缩，紧接着出现远端指间关节的过伸。

## 康复进程

康复的方案就是要在支具拆除后增加关节活动度。如若需要，可以在损伤后 10~12 周（支具固定后 4 周）开始握力训练。

## 回归运动标准

当手指觉得舒服的时候患者就可以重返赛事了。但是，在整个体育活动的过程中，患侧手指必须时刻被保持在完全伸直位，如果运动类型不允许手指被支具这么固定，那么患者就需要停赛 8 周。

## 总　结

1. 远端桡骨骨折的治疗取决于骨折是关节内骨折还是关节外骨折；有移位还是没有移位；单纯性骨折还是粉碎性骨折；开放性骨折还是闭合性骨折。

2. 腕部扭伤属排除性诊断。在运动员重返赛场以前，必须排除其他的病理损伤。

3. 对于三角纤维软骨复合体损伤来说，由外伤导致的损伤常发生于复合体的周围，由于存在良好的血供，可以通过手术修复。而退行性病变导致的损伤一般发生在复合体的中央，治疗时需行清理术。

4. 舟骨骨折时，最初可能在 X 线检查中不显现。所以，如果怀疑有舟骨骨折，但 X 线检查结果为阴性就需要照着确实有骨折的情况进行治疗，并在 2 周后复查 X 线片确诊。

5. 月骨脱位属于严重的损伤，必须行切开复位内固定术治疗，并且需要很长的康复时间。

6. 钩骨钩部骨折在寻常的 X 线检查中无法发现。通过 X 线的腕管视窗可以进行确诊，这一骨折的治疗应对症治疗。

7. 运动员很少患腕管综合征。

8. 只有出现症状时才需要治疗神经节囊肿。在赛季中可以通过多次激素吸入控制，有必要的话，可以在赛季后行囊肿切除术。康复需求一般不高。

9. 拳击手骨折往往会自行愈合，并且可以在 4~6 周完全恢复活动能力。使用支具制动时应保证近端指间关节和腕关节可以自由活动。

10. 肌腱炎和桡骨茎突狭窄性肌腱滑膜囊炎发生时，应制动 2~3 周，并在制动期间做轻柔无痛的关节活动度训练来保持活动能力。活动水平应随着疼痛的减少而增加。

11. 尺侧副韧带损伤（牧场看守人拇）治疗目的是保持掌指关节的稳定性。患者在经过制动后会出现关节僵硬的情况，早期运动防护师不可被动推动关节活动。

12. 掌指关节脱位的情况相当罕见，当发生掌指关节脱位时，损伤经常是比较复杂的。相对来说，近端指间关节背侧脱位不合并骨折的情况比较常见，治疗时需要注意开展早期的关节活动度训练以及控制水肿。比赛时，出于舒适度考虑，患者可以佩戴支具参赛。如果脱位没有不稳定的情况，赛后患者没有必要佩戴支具。

13. 屈肌腱损伤是非常严重的损伤，其恢复是相当费力的。必须由一名经验丰富的外科医师和一名经验丰富的手治疗师参与治疗，并且，患者必须知道将会面对怎样的预后。
14. 锤状指损伤后必须不间断地用支具将患指固定于完全伸直位，持续6~8周。在制动过程中，哪怕远端指间关节只屈曲了一次，也会完全打断愈合的过程，于是就需要重新开始6~8周的制动。
15. 早期使用合适的支具固定发生钮孔畸形的手指是至关重要的。制动时，近端指间关节应处于完全伸直位，且远端指间关节可以自由活动。

## 临床决策练习解决方案

**练习19-1** 口服抗炎药物和冰敷的方法在早期有助于减少疼痛和炎症。作用于前臂桡侧的超声波和离子导入疗法也可以帮助缓解疼痛。在损伤后，需尽早开始在疼痛限制的范围内开始关节活动度训练和腕部的牵伸。另外，可以制动拇指和手腕的支具也可以帮助缓解疼痛（图19-29）。如果患者可以无痛地活动腕关节，但受冲击的部位还是有疼痛，可以采取相应的垫衬方法来缓解疼痛后进行比赛。

**练习19-2** 在每次训练间隙时使用支具制动，可以缓解疼痛，同时，也可以口服抗炎药物，以及使用超声波或离子导入疗法。运动时可以使用贴扎技术来缓解疼痛。在损伤的急性期，可能需要调整训练日程以减少训练时长。一旦疼痛减轻，就需要着手解决肌力和人体工程学方面的问题。训练后冰敷也可以减轻症状。

**练习19-3** 损伤后应立即使用支具为损伤部位提供支持作用来保持关节的稳定，并且也可以减少损伤后关节不稳的概率。损伤后需要全天佩戴支具，持续4周左右。但如果运动员可以在佩戴支具时运动，那他就可以进行运动。为了防止指间关节发生脱位，务必确保支具的保护作用是只用在指间关节处的。一旦支具制动的时期过去，可以在比赛和训练时使用贴扎技术来给掌指关节提供支持作用，而且，有助于缓解疼痛。必要时可以做关节活动度训练，但直到损伤后6~8周才可以开始被动关节活动度训练。

**练习19-4** 首先需要解决伸直的问题。由于从功能的角度来讲伸直就不常用，所以重获伸直的关节活动度是非常困难的。系统地使用石膏固定[10]可以产生持续的使关节伸直的牵引力，并且有自然的温度，可以缓解疼痛，以及其制动作用可以减轻水肿。由于患者无法自己拆除这种固定，所以这种治疗的依从性更好且可以更快得获得好的疗效。当达到全关节活动度时，就可以开始使用静态支具来保持伸直位了，在做屈指训练时可以临时脱掉支具。

**练习19-5** 损伤后应立即使用自粘绷带来控制水肿。也可以使用冰敷控制，但冰敷有时会让手部不适。运动防护师需要花时间和患者及家属讨论治疗方案的选择。患者未来的需求问题的讨论应该比"我想比赛"更早讨论。如果要选择手术修复，为了达到最佳预后，就该在损伤后2周内进行手术，最好是在损伤后5~7天内。术后康复将会持续约12周左右。康复期间，在术后4~6周，患者需要全天佩戴支具，患者在术后可能会出现疼痛，并且患者一般会停赛至少4周，这些都需要根据患者从事的体育活动类型和运动部位来最终决定。患者必须认识到术后康复的过程是非常高强度的，并且需要为之做好准备。在术后康复的过程中，会有感染和二次损伤的风险。如果患者不选择手术修复的方式，那么患者将永远不能主动完成屈曲远端指间关节的动作。运动防护师可以用绷带来固定住患者除患指外的所有远端指间关节来让患者体验不能屈曲远端指间关节的感受。从功能层面上说，即使不能弯远端指间关节，也不会有什么问题，所以，首先要解决的，还是患者的未来需求内容。比如，如果患者准备就读医学院或者想将来成为一名外科医师，或者患者想未来演奏乐器，那么患者就必须保留远端指间关节屈曲的功能。不能弯远端指间关节的风险就是当患者做捏的动作时，患指就会出现过伸动作，这一点从功能层面上说也几乎不构成问题。处理这一损伤时，必须与各方保持紧密沟通。

**练习19-6** 首先应转诊做一个X线检查来确保没有发生严重的损伤。此案例中，最有可能的还是锤状指损伤。处理的方法就是使用支具将远端指间关节固定于完全伸直位。一定告诉患者必须要将手指保持在伸直位是相当重要的，弯哪怕一次受伤的手指，都会需要患者重新开始制动6~8周。运动防护师可以教患者如何安全地穿脱支具。一旦8周的制动期过去，运动防护师就可以指导患者开始患指的主动关节活动度训练，并告诉患者切记不能用推的方式使远端指间关节被动活动。

（Anne Marie Schneider　著
徐晓天　译　张　阳　倪国新　审）

**参考文献**（扫描二维码获取）

# 第 20 章 腹股沟、髋部和大腿损伤的康复

完成本章学习后，读者应具备以下能力

- 了解腹股沟、臀部和大腿的功能解剖学和生物力学。
- 讨论腹股沟、臀部和大腿的运动损伤，并描述受伤期间和之后发生的生物力学变化。
- 应用腹股沟、臀部和大腿的生物力学变化描述功能损伤评估。
- 识别与腹股沟、臀部和大腿损伤特定相关的异常步态模式，并在评估过程和康复计划中应用。
- 解释用于特定腹股沟、髋部和大腿损伤的康复技术，包括开放式和封闭式动力链强化练习、伸展练习以及增强式、等速和本体感觉神经肌肉促进练习。
- 基于康复过程，讨论功能评估在决定患者重返赛场时机中的作用。

本章介绍腹股沟、髋部和大腿受伤后的功能康复计划。运动防护师和患者应共同制订康复计划，重点是损伤机制、运动防护师的功能和生物力学评估以及临床发现。每个锻炼计划都应根据短期目标呈现给患者。运动防护师的目标是使康复活动对患者具有一定挑战性，同时促进患者对康复计划的依从性。

## 功能解剖学和生物力学

骨盆和髋部由骨盆带和股骨头与髋臼之间的关节组成。这种关节属于球窝关节，由将下肢连接到骨盆带的凸面（股骨头）和凹面（髋臼）组成。

髋关节的生物力学会受到 2 种自然骨排列的影响：倾斜角和股骨扭转角。倾斜角用于描述股骨头和股骨颈相对于股骨干的位置[47]。大于 125°的倾斜角被称为髋外翻，可形成更向上的股骨头和股骨颈，这样的方向会降低穿过股骨颈的剪切力，降低关节稳定性，并增加膝关节的膝内翻。相反，髋内翻，可以发现倾斜角小于 125°，其中股骨头和颈部之间的方向更偏水平位些。这将增加穿过股骨颈的剪切力，增加关节稳定性，并增加膝外翻。以上都只能通过 X 线测量来评估[6]。股骨扭转角是股骨颈和股骨髁之间形成的角度（图 20-1）。大于 15°的扭

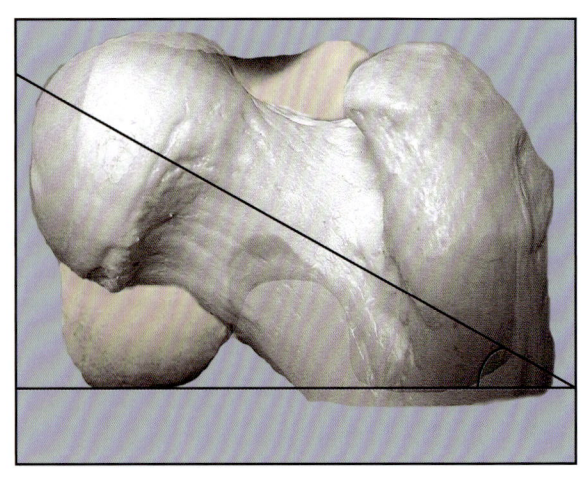

图 20-1 扭转角。股骨头颈重合在股骨髁上，股骨头颈的轴线与股骨髁的轴线相交以产生扭转角

转角称为前倾角，这会产生更向前的股骨头和股骨颈，通过降低髋关节稳定性、增加股骨内旋和产生足趾内收的步态来影响下肢。后倾，或小于15°的角度会将股骨头和颈部更向后引，从而增加关节稳定性，通过股骨外旋，产生足趾向外的步态[6]。这些可以通过 Craig 测试进行临床评估[53]。这两个角度的变化都可能导致股骨头在髋臼内的位置发生变化，从而使患者易受慢性损伤（如应力性骨折和过度使用髋关节损伤）以及急性损伤（如髋关节半脱位和盂唇撕裂）的影响。

髋关节是真正的球窝关节，具有其他关节所没有的内在稳定性。髋臼有一个称为盂唇的纤维软骨边缘，它加深了"窝"并有助于稳定髋关节[47]。髋关节周围有3条韧带结构，有助于保持其他活动关节的稳定性。髂股韧带，也称 Bigelow Y 韧带，和耻股韧带位于关节前方，分别在髋关节伸展-外旋和髋关节伸展-外展时绷紧；位于后方的坐股韧带在髋关节屈曲和内收时绷紧；圆韧带将股骨头连接到髋臼，但圆韧带并非是特别重要的稳定器。这种内在的稳定性并不妨碍髋关节保持较好的灵活性，在正常步态中，髋关节在所有3个平面上移动：矢状面、额状面和水平面。骨盆本身有3个方向的移动：前后倾斜、横向倾斜和旋转。髂腰肌和其他髋屈肌，以及腰椎的伸肌，在矢状面进行前倾，促进腰椎前凸；腹直肌、腹斜肌、臀大肌和腘绳肌使骨盆向后倾斜，导致腰椎前凸减少。在额状面横向倾斜时，髋关节充当旋转中心。髋关节外展或内收是骨盆侧倾的结果。髋外展肌通过等长或离心收缩来控制侧倾[47]。骨盆旋转发生在水平面上，再次使用髋关节作为旋转轴。臀肌、外旋肌、内收肌、耻骨肌和髂腰肌共同作用以在水平面上完成运动[47]。骨盆的这些运动在分析步态、进行损伤评估和教授正确步态时很重要。

从地面向上并通过髋关节传递的力显示出一种非常独特的模式，可用于了解在髋部和大腿区域某些损伤的病理机制，通过股骨传递的力由内侧和外侧骨小梁系统承担。身体的重心和股骨的内侧角度在额状面的股骨干上产生3点屈曲力，从而增加沿内侧骨小梁系统的压缩力，并可能增加沿外侧骨小梁系统的张力（图20-2）；当力通过股骨向近端传递时，在股骨颈中可以看到类似的屈曲情况，内侧和外侧骨小梁系统在股骨颈的下部相交，压力通过该处传递到髋关节。由于拉伸载荷相对增加，会导致股骨颈上部存在薄弱区域。骨骼更擅长抵抗压缩力，这一点很重要，因为身体试图吸收活动期间增加的负荷。众所周知，水平行走时髋关节处的力是

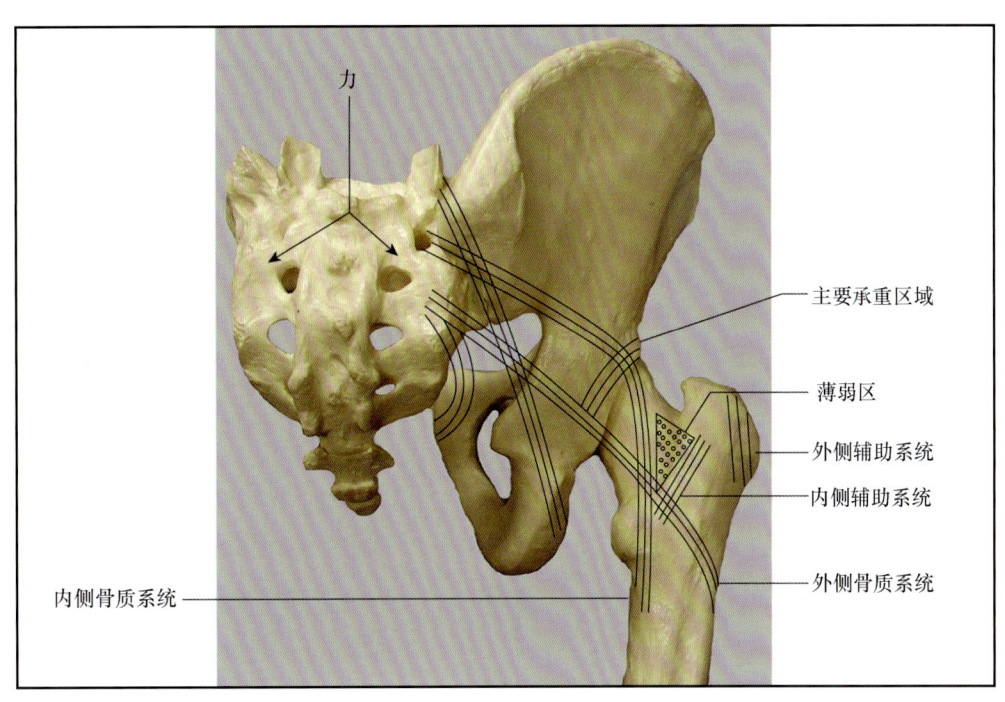

**图 20-2** 髋、大腿传递力导致损伤的病理力学

体重的 2~3 倍，跑步时是体重的 5 倍，爬楼梯时超过体重的 7 倍，跌倒时超过体重 8 倍。

腹股沟、臀部、骨盆和大腿最常受伤的结构是执行运动的肌肉和肌腱，这些肌肉大多数起点位于骨盆或股骨近端。髂嵴是腹肌的附着点，髂骨是臀肌的附着点，臀肌则止于股骨近端。耻骨和耻骨周围的骨作为内收肌的附着点，腹部深肌群也是如此，髂腰肌在远端止于股骨近端的小转子，由于所有附件都在一个小区域内，结构发生损伤可能会非常严重且难以区分[32,38,47]。

股四头肌通过共同的肌腱止于髌骨近端。股直肌是唯一穿过髋关节的股四头肌，它不仅可以伸膝，还可以屈髋，这对于区分髋屈肌劳损（例如髂腰肌和股直肌）以及随后的治疗和康复计划非常重要。

所有腘绳肌向后穿过膝关节，除股二头肌短头外，其余全部穿过髋关节。这些双关节肌肉产生的力取决于膝关节和髋关节的位置。髋关节和膝关节在运动和损伤机制中的位置起着非常重要的作用，并能在康复和预防腘绳肌损伤时提供信息。

臀大肌、臀中肌和臀小肌以及阔筋膜张肌是臀肌区域的肌肉，它们共同负责髋部伸展、外展和内外旋转以及动态稳定。臀大肌伸展、横向旋转和外展（中间和上部肌纤维）髋部。臀中肌和臀小肌共同作用，随着髋关节的伸展而外展和内旋，但是当髋关节前屈时，臀中肌变成了外旋肌。在行走和跑步过程中，臀中肌和臀小肌都起到稳定骨盆的作用，防止对侧肢体的骨盆下降。臀中肌无力导致髋外展力量下降，这可能会导致髋关节运动学发生变化，从而增加受伤风险并降低运动人群的运动表现[54]。因此，髋关节康复中非常强调单侧臀中肌强化锻炼的重要性[7]（见图 20-21）。阔筋膜张肌外展、内旋并协助髋关节屈曲，同时通过在髂胫束中产生张力来稳定髋关节和膝关节。

更深的一组较小的肌肉，包括梨状肌、闭孔内肌、上股骨、下股骨和股方肌，用于横向旋转和外展髋部。

## 腹股沟、臀部和大腿的康复训练

### 伸展运动（图 20-3~图 20-16）

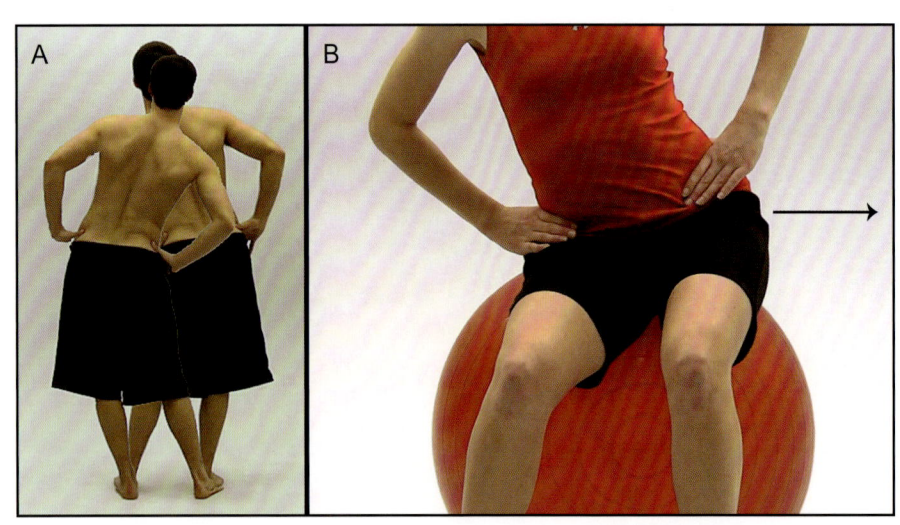

图 20-3　横向髋部移位。（A）站立。（B）在稳定球上

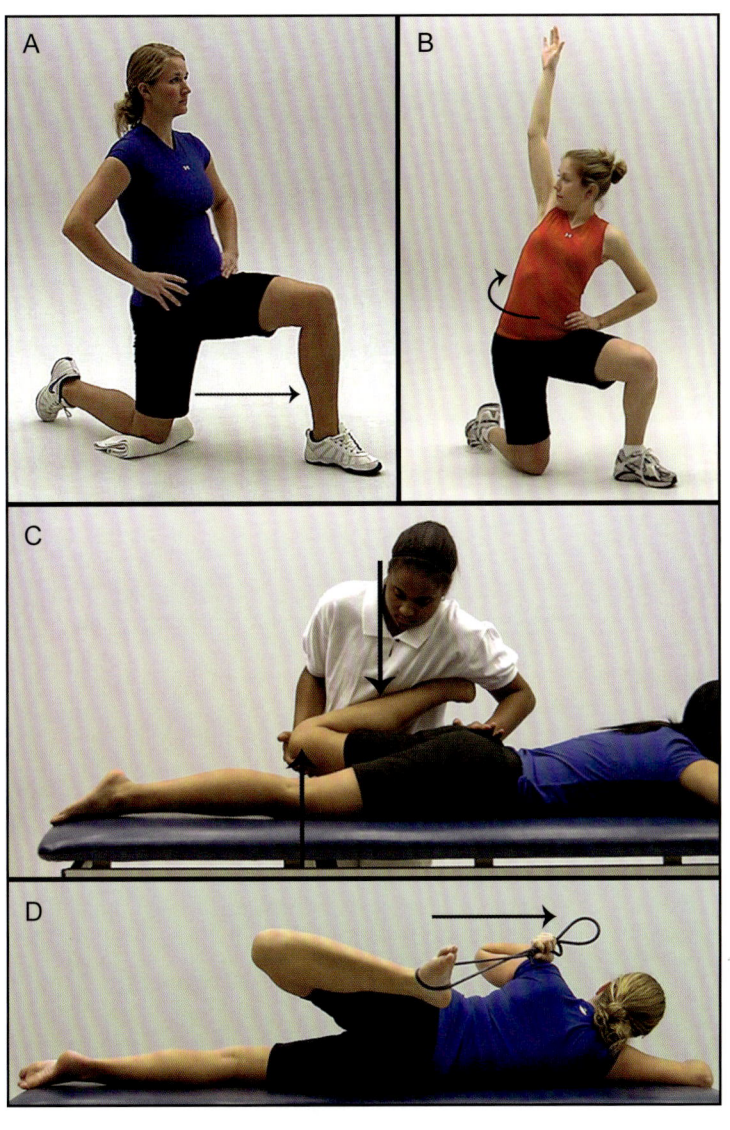

图 20-4 髋屈肌伸展。（A）跪姿髋屈肌伸展。（B）旋转。（C）俯卧手动拉伸。（D）侧卧使用康复管

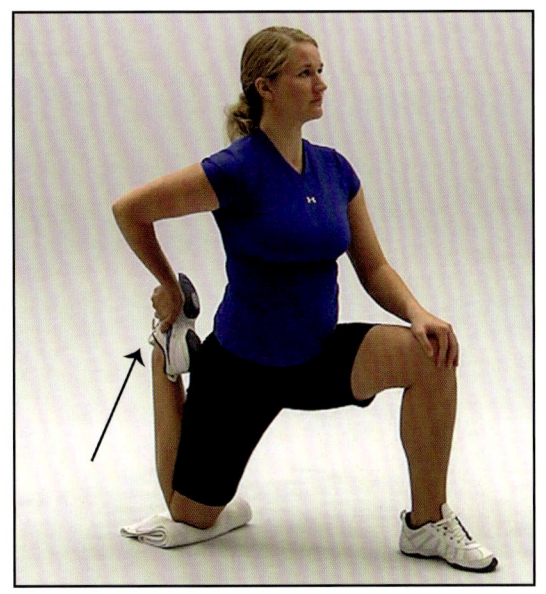

图 20-5 屈膝位伸展屈髋肌，单独拉伸股直肌

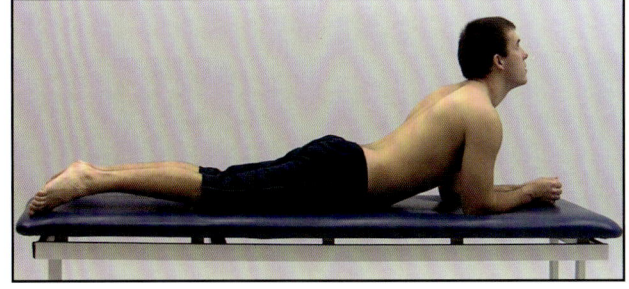

图 20-6 髋屈肌被动静态拉伸，俯卧伸肘

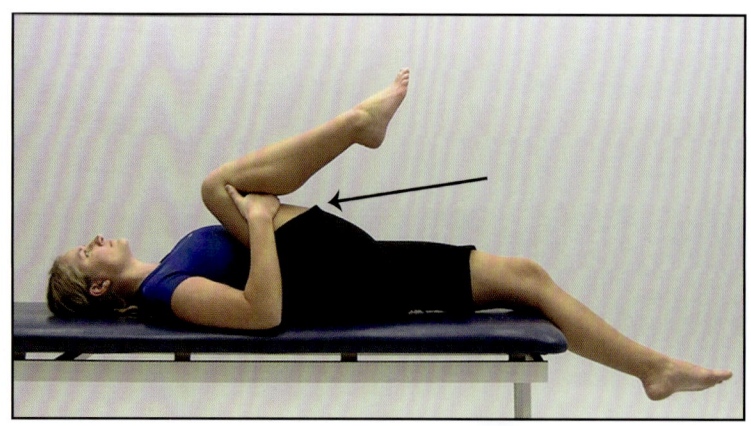

图 20-7　仰卧臀大肌伸展

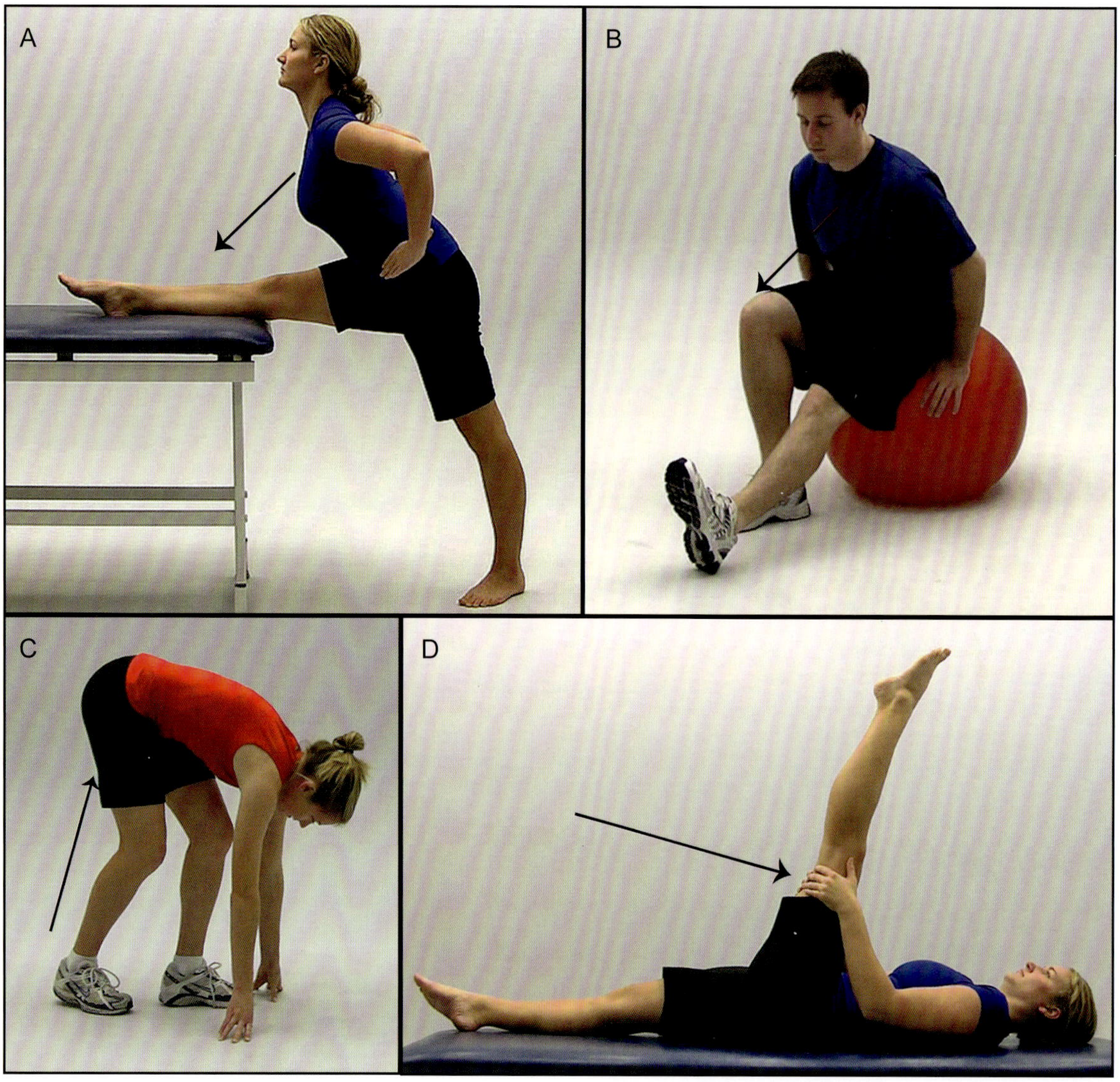

图 20-8　腘绳肌伸展。（A）站立芭蕾伸展（保持脊柱前凸曲线）。（B）在稳定球上。（C）站立，躯干屈曲。（D）仰卧

第 20 章 腹股沟、髋部和大腿损伤的康复 413

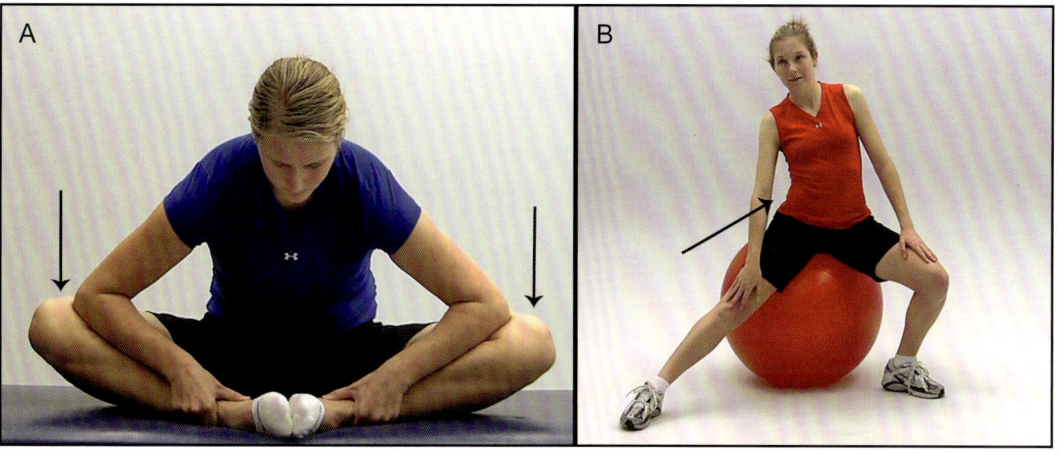

图 20-9 坐姿髋内收肌伸展。(A)蝴蝶伸展。(B)坐在稳定球上

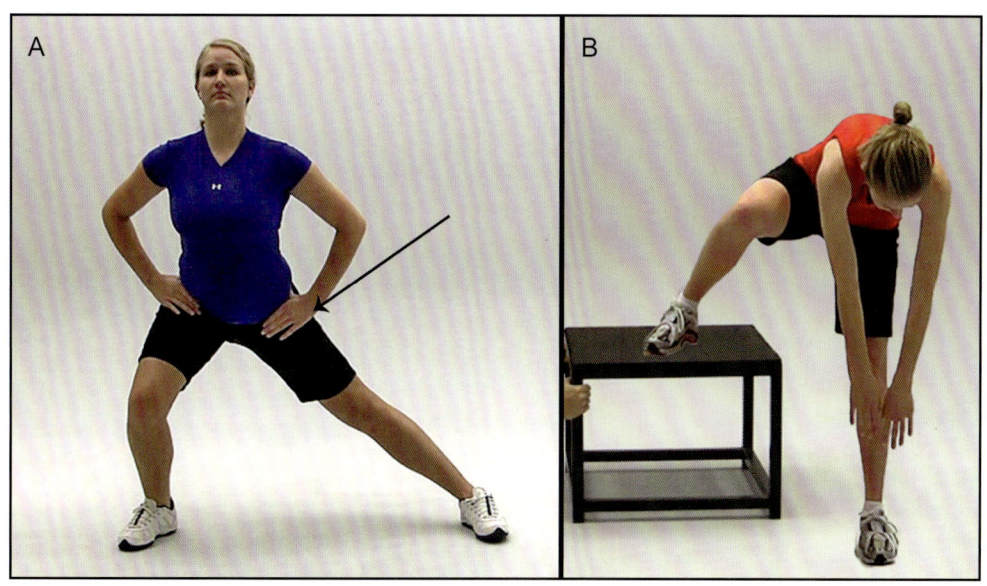

图 20-10 站立髋内收肌伸展。(A)弓步伸展。(B)Plyo 长凳伸展

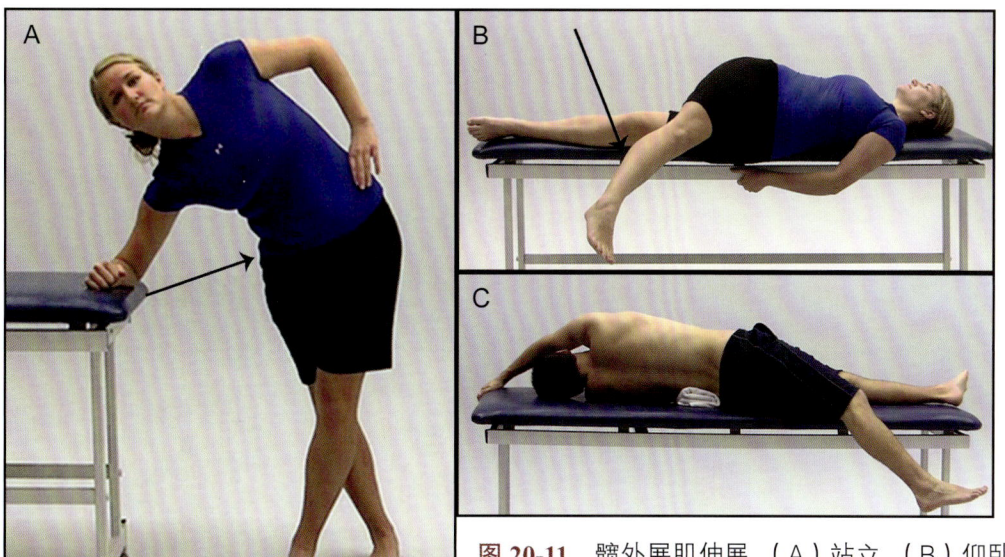

图 20-11 髋外展肌伸展。(A)站立。(B)仰卧。(C)侧卧

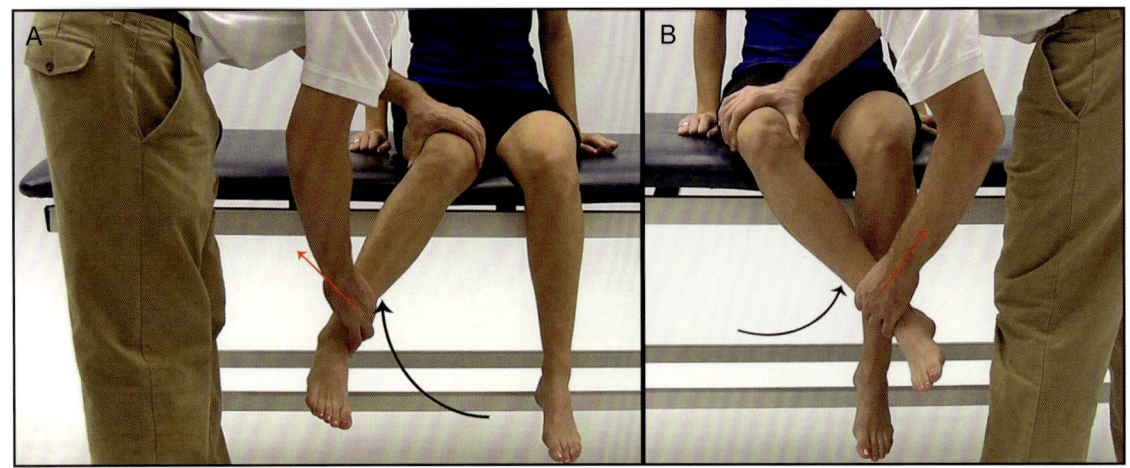

图 20-12 被动髋部旋转伸展。（A）外旋。（B）内旋

图 20-13 动态拉伸。（A）手辅助抱膝到胸（髋伸肌）。（B）手辅助内收肌伸展（髋内收肌）。（C）手辅助膝关节对抗对侧肩部（髋外展肌）。（D）步行股四头肌伸展（髋屈肌）。（E）步行手臂过头顶弓步（髋屈肌）。（F）步行腘绳肌伸展（髋伸肌）

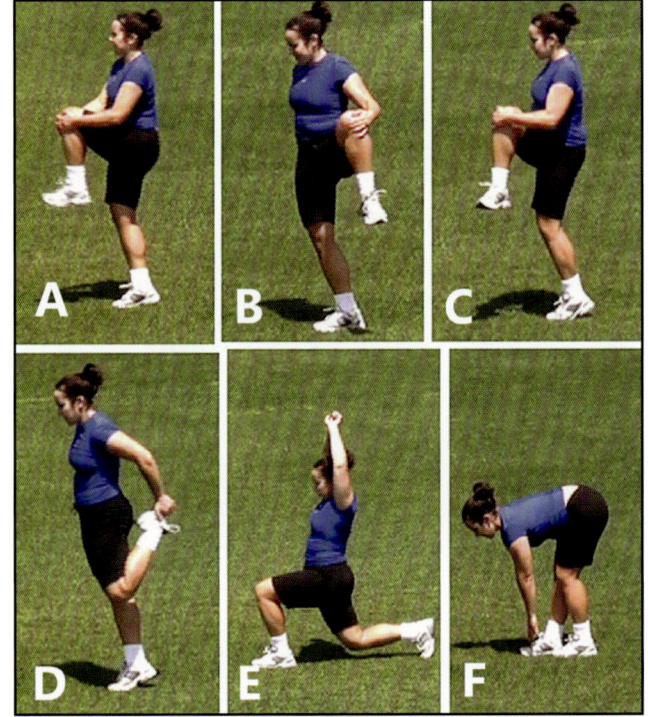

图 20-14 梨状肌评价拉伸试验

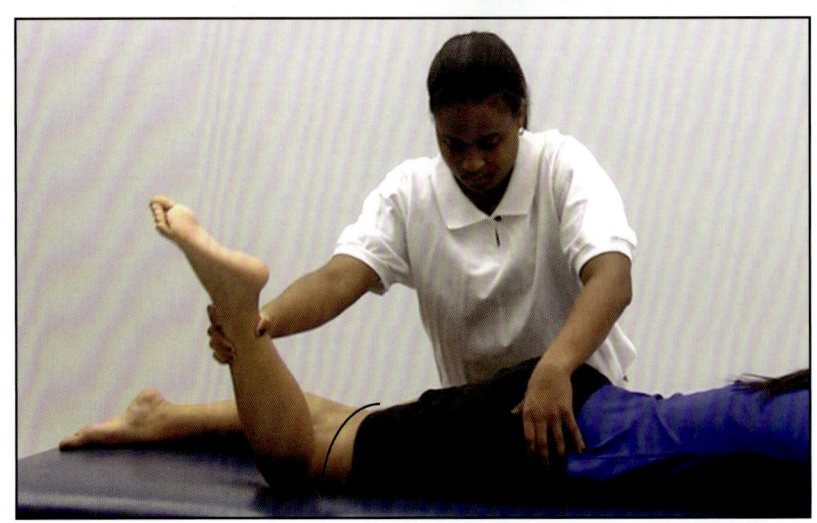

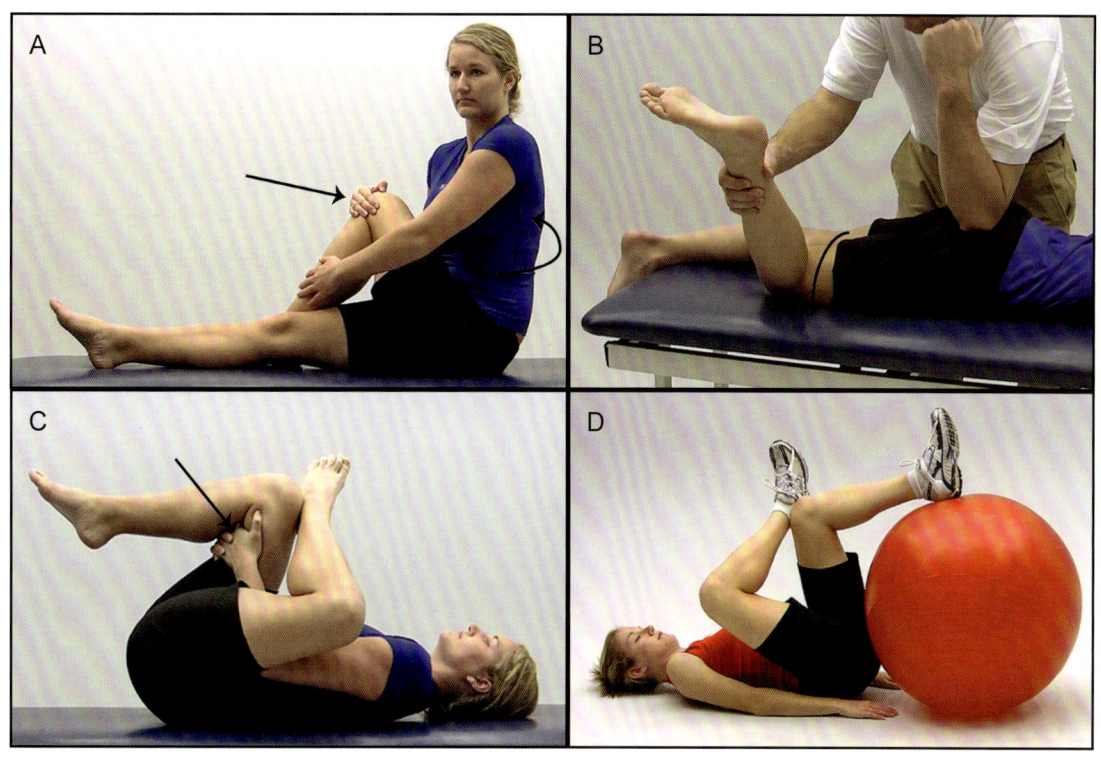

图 20-15 梨状肌伸展。（A）坐位。（B）用肘部在小坐骨切迹处俯卧伸展。（C）仰卧。（D）仰卧使用稳定球

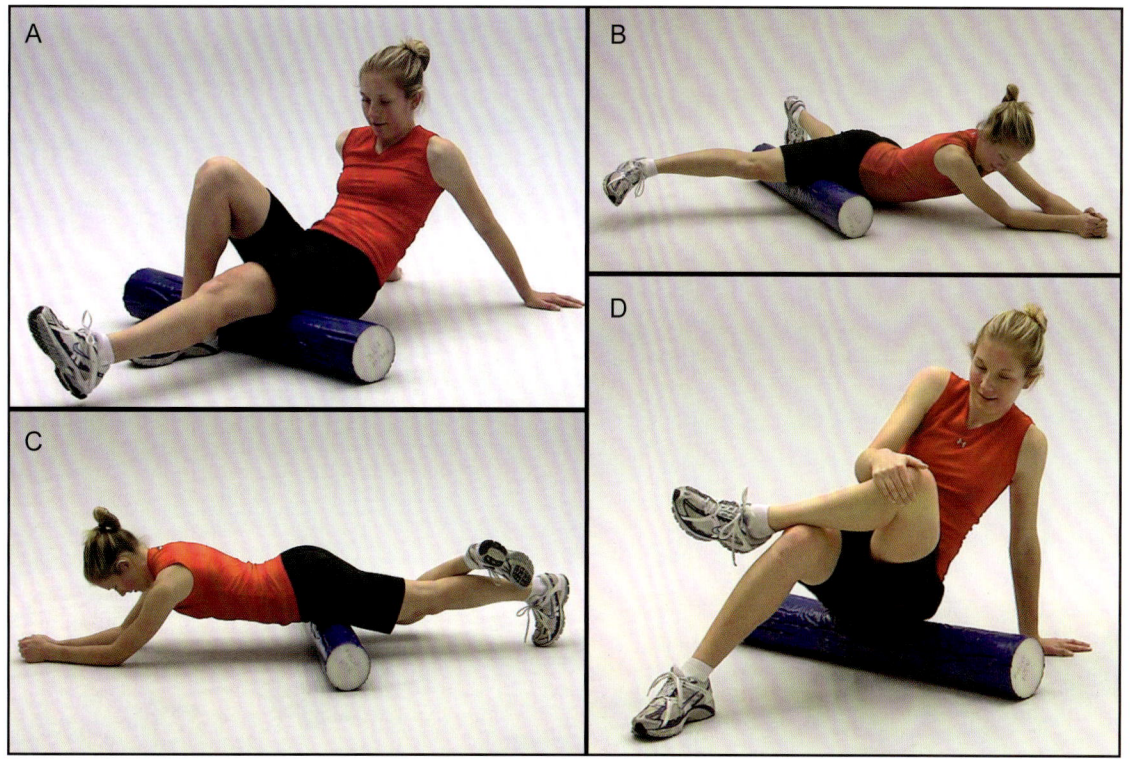

图 20-16 使用泡沫轴拉伸肌筋膜。（A）腘绳肌和臀肌。（B）内收肌。（C）股四头肌。（D）梨状肌

## 力量练习（图 20-17 ~ 图 20-31）

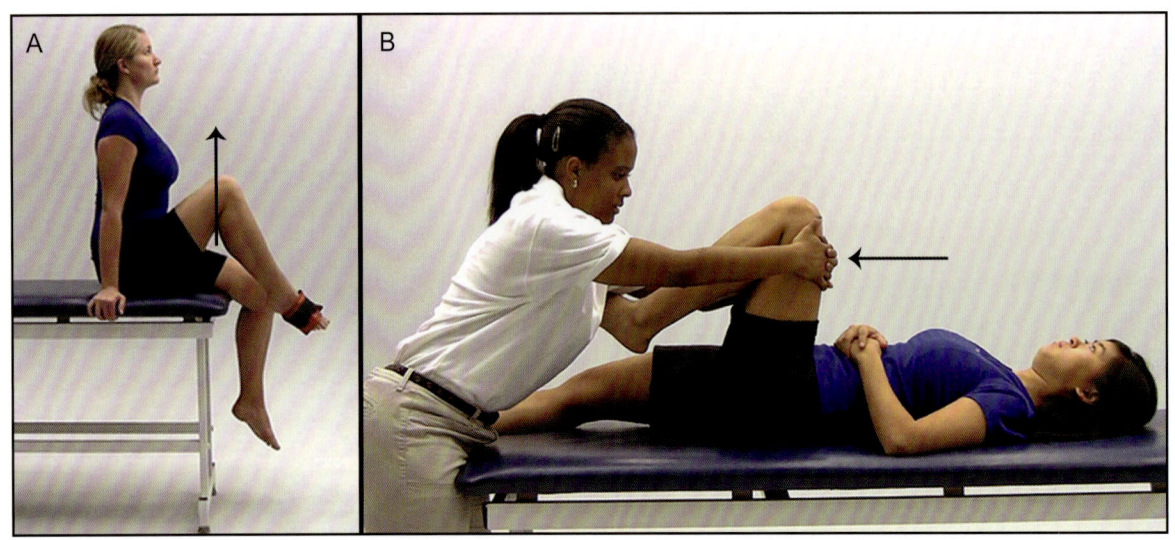

图 20-17　无痛髋屈曲髂腰肌渐进式抗阻强化练习。（A）使用袖带重量。（B）手动抗阻

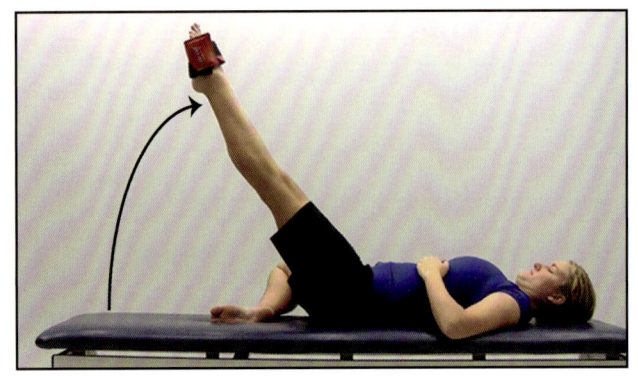

图 20-18　加重袖带抗阻直腿抬高（股四头肌和髂腰肌）

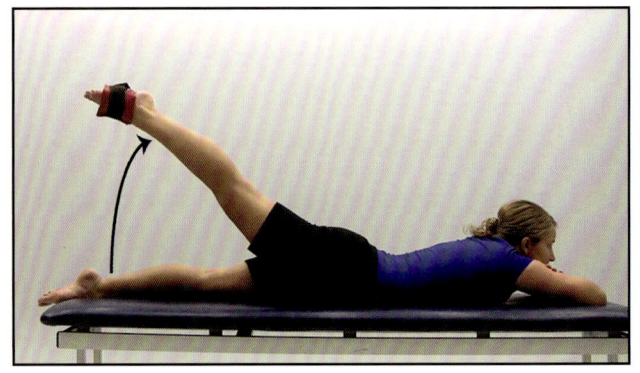

图 20-19　加重袖带伸髋抗阻（臀大肌和腘绳肌）

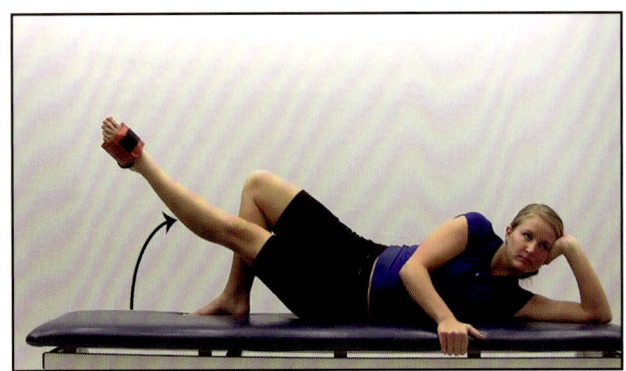

图 20-20　加重袖带髋内收抗阻（大收肌、短收肌、长收肌、耻骨肌和股薄肌）

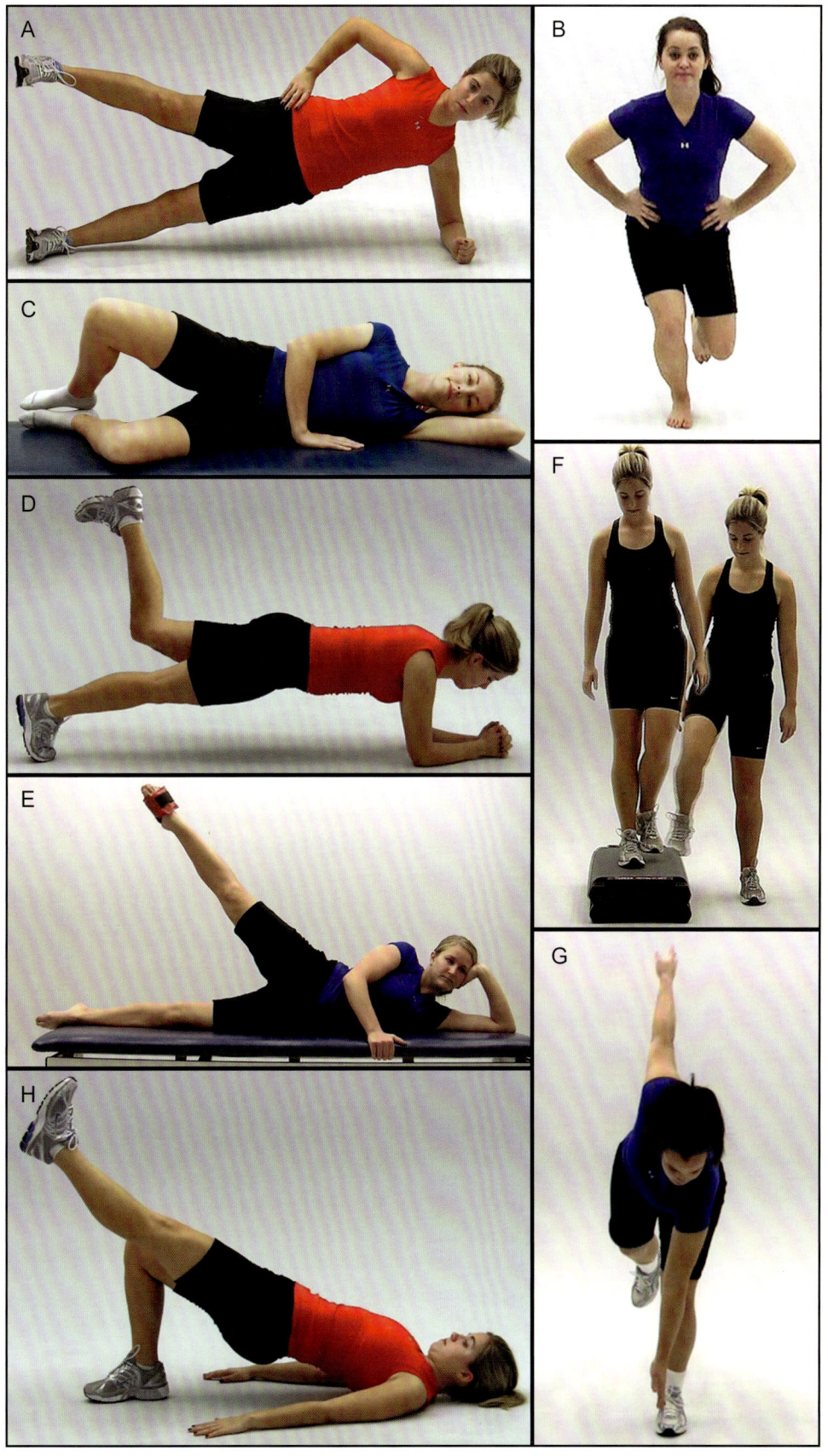

图 20-21 臀中肌强化练习。(A)用优势腿向上和向下进行侧卧撑外展。(B)单腿深蹲。(C)蚌式练习。(D)俯卧撑伸髋(也伸展臀大肌)。(E)侧卧外展。(F)横向上台阶。(G)单腿风车。(H)直腿臀桥

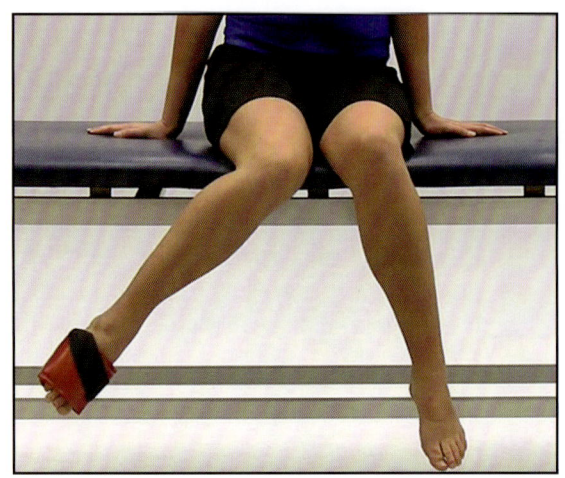

图 20-22 袖带负重髋内旋抗阻（臀小肌、阔筋膜张肌、半腱肌和半膜肌）

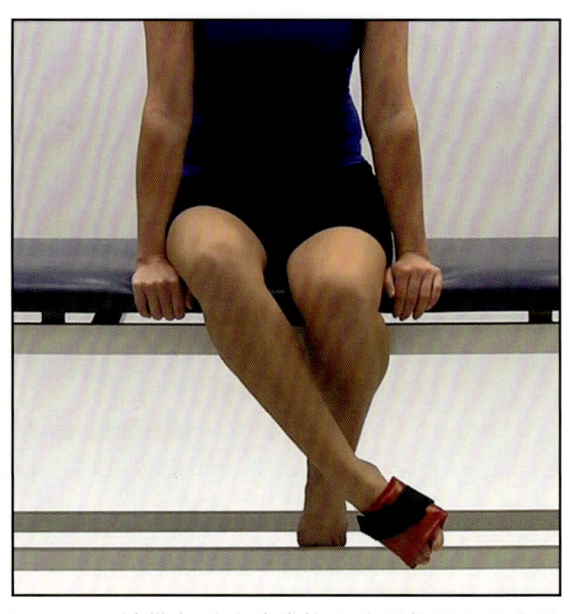

图 20-23 袖带负重髋外旋抗阻（梨状肌和臀大肌）

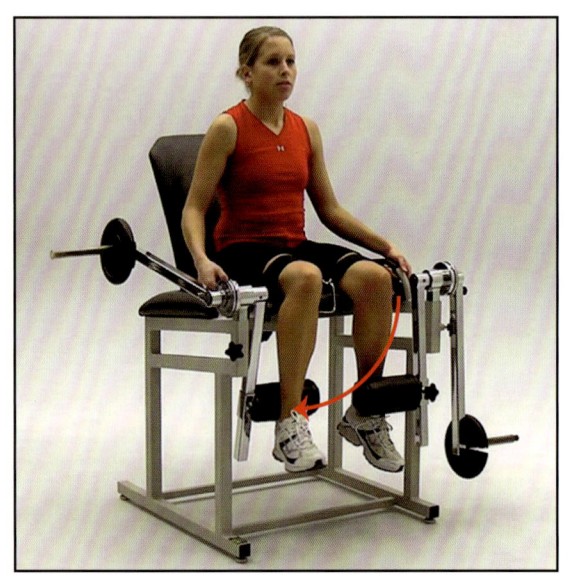

图 20-24 坐姿腘绳肌渐进式抗阻强化练习（保持腰椎前凸曲线）。在 N-K 台上进行等张练习

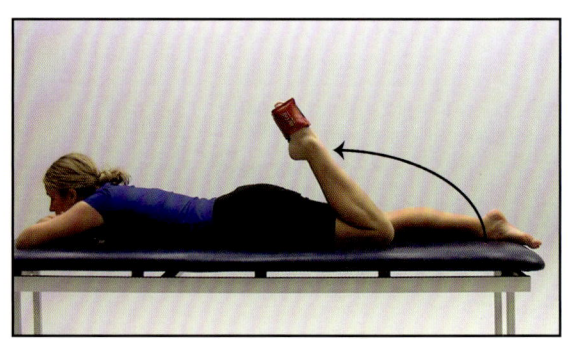

图 20-25 袖带负重俯卧腘绳肌单腿抵抗强化练习

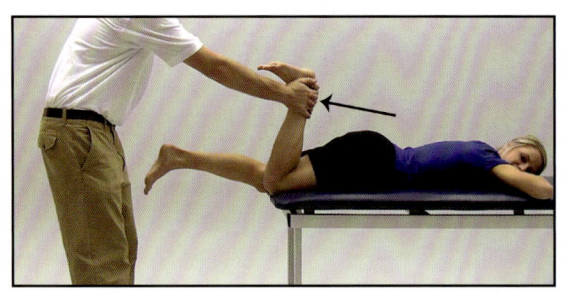

图 20-26 肌肉向心收缩，患者膝关节从完全伸直位开始屈膝，倒数 5 秒至最大屈曲位，期间治疗师在足后跟处施加阻力。在最大屈膝位停留 2 秒后，治疗师施加伸膝力量，患者腘绳肌离心收缩以抵抗，倒数 5 秒后停止

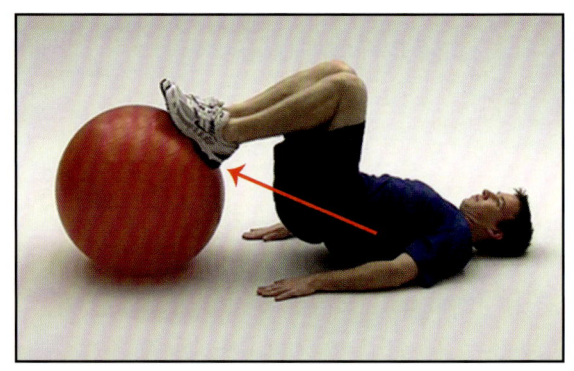

图 20-27 在稳定球上进行腘绳肌力量训练。患者将稳定球移开，伸展髋部

第 20 章　腹股沟、髋部和大腿损伤的康复　419

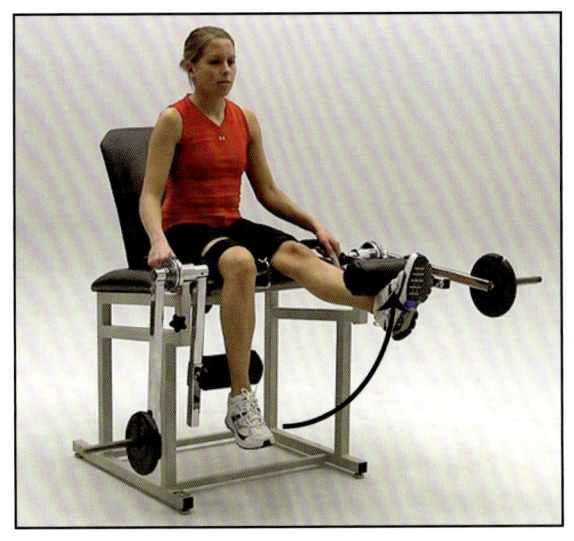

图 20-28　在 N-K 台上进行坐姿单腿股四头肌抗阻练习

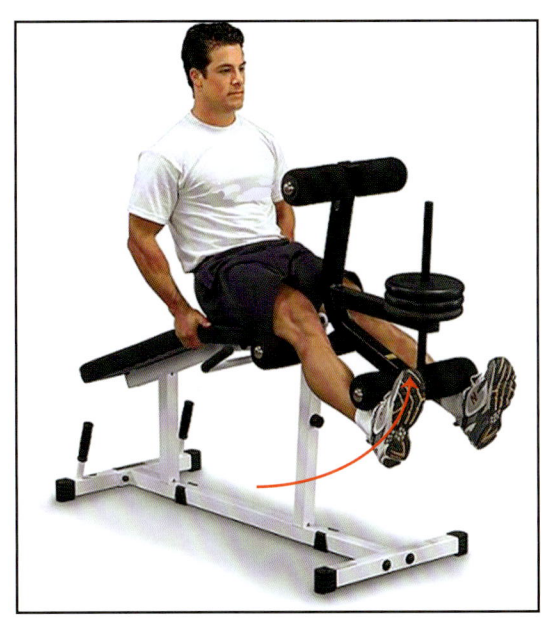

图 20-29　在膝锻炼机上进行坐姿股四头肌双腿伸展（Reprinted with permission from Body-Solid.）

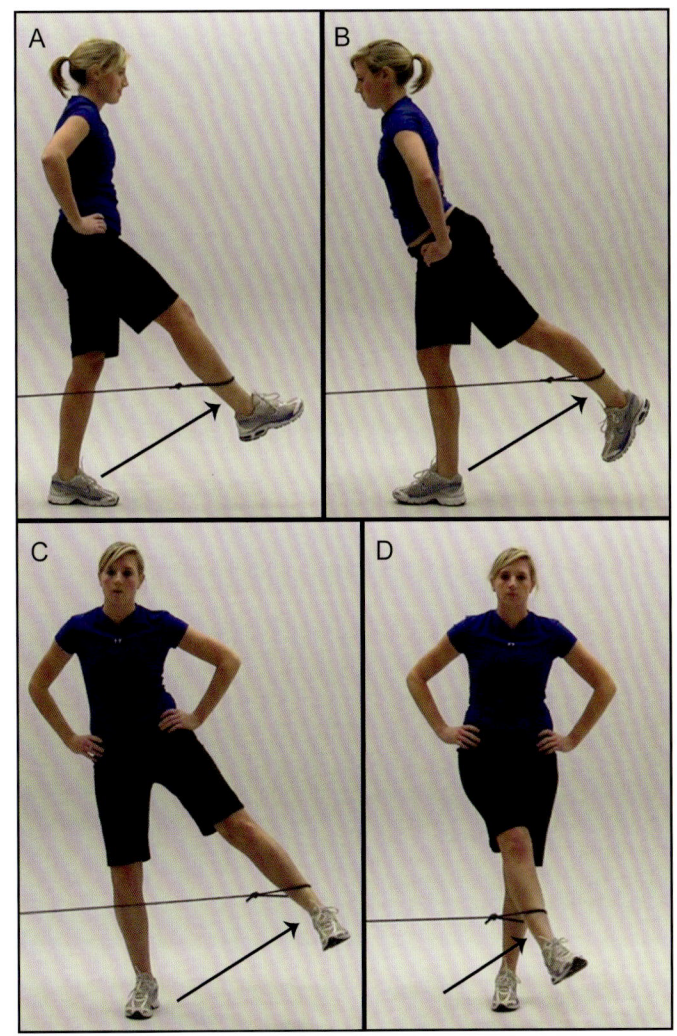

图 20-30　使用绳索或阻力带进行多向髋部强化。（A）髋关节屈曲（髋关节屈曲时髂腰肌用力；膝关节伸直时股直肌用力）。（B）髋部伸展（膝关节伸展时半膜肌、肌腱和臀大肌发力；膝关节屈曲时股二头肌和臀大肌发力）。（C）髋外展（臀中肌、臀小肌、阔筋膜张肌）。（D）髋内收（长收肌、大收肌、短收肌、耻骨肌、股薄肌）

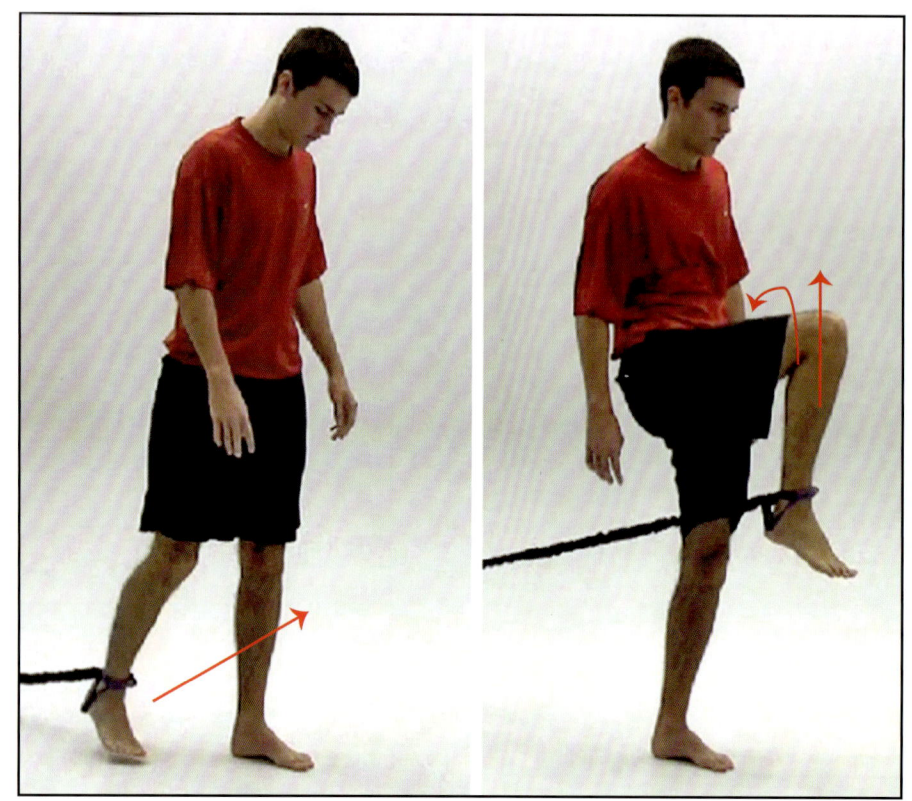

图 20-31　阻力管或阻力绳下肢对角线 1PNF 模式移动到髋关节内收、屈伸和外旋

## 闭链力量练习（图 20-32 ~ 图 20-48）

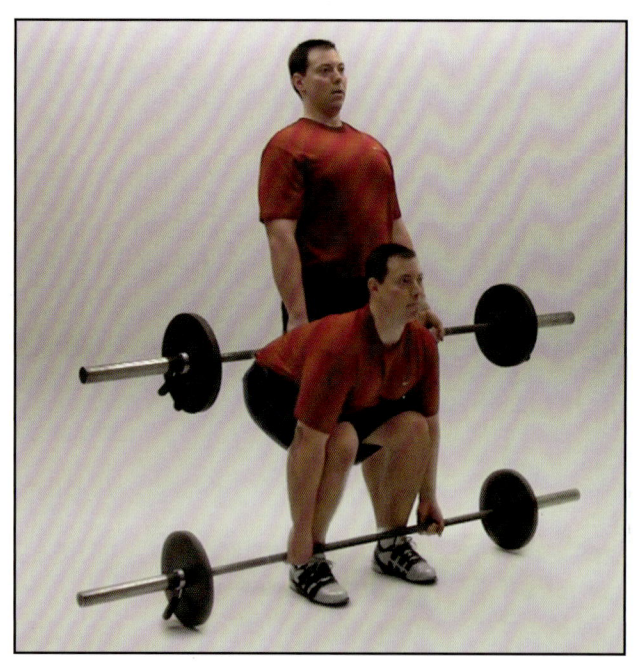

图 20-32　腘绳肌力量闭链练习。膝关节微屈直腿硬拉。在髋关节处旋转至屈曲，并保持背部呈前凸曲线拱起，直到腘绳肌收紧。然后使用腘绳肌将髋关节伸展至直立位置

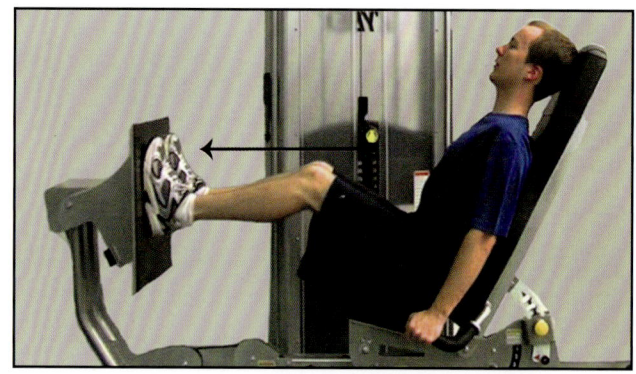

图 20-33　双脚放在脚板上，与肩同宽进行腿部推举，以锻炼腘绳肌上束，同时保持膝关节在足的上方（而不是在足趾上方或足趾前）。座椅设置应靠近腿板，以便动作做到底时，髋部位置低于膝关节（股四头肌、上腘绳肌和臀大肌）

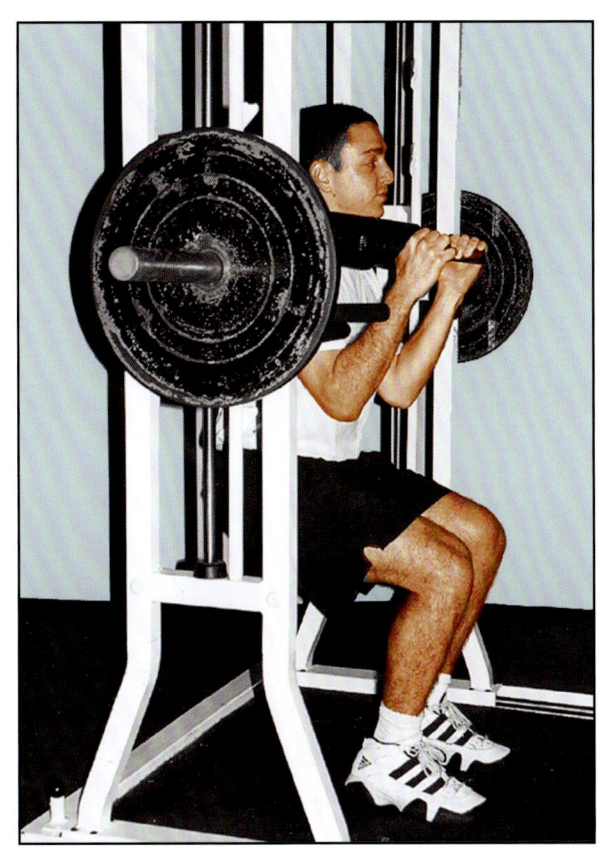

图 20-34 史密斯推深蹲，双脚位于患者重心前方并靠拢（彼此相距 1~2 英寸）或斜蹲（股四头肌、上腘绳肌和臀大肌）。患者下蹲时，保持下背部的前凸曲线，直到髋关节平行（低于膝关节）

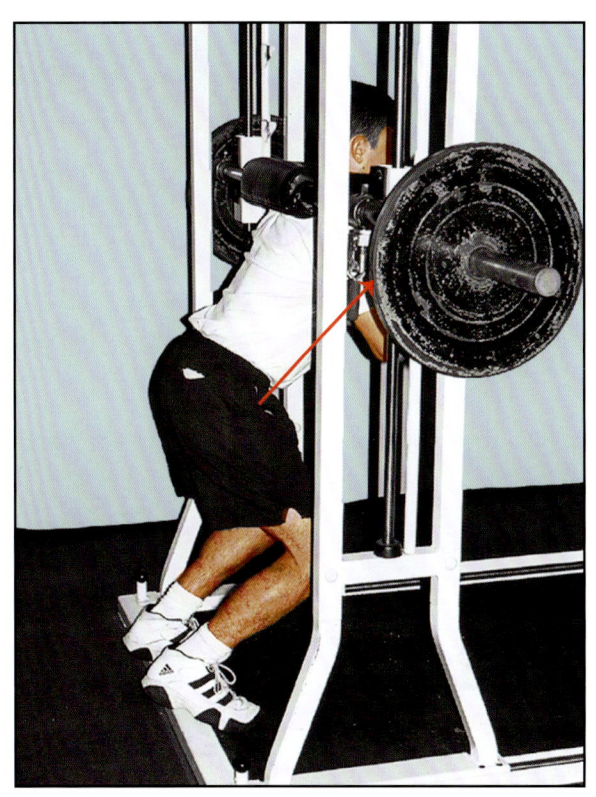

图 20-35 史密斯推深蹲，双脚位于患者重心后方，髋部伸展（如在髋部雪橇上；股四头肌、下外侧腘绳肌和臀大肌）。患者下蹲，同时保持下背部的前凸曲线

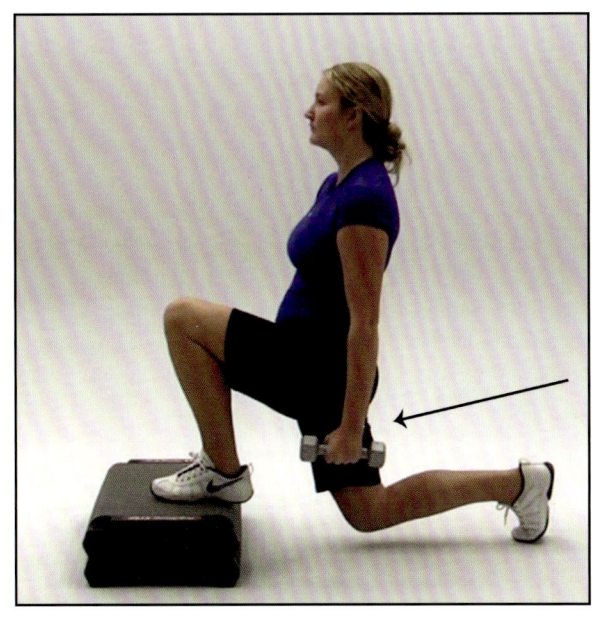

图 20-36 弓步（股四头肌、腘绳肌、臀大肌、腹股沟肌肉和髂腰肌）踩到 4~6 英寸的台阶高度。一旦脚踩到台阶，患者应将后膝向地板方向屈曲，以锻炼前腿的腘绳肌上束和后腿的髋屈肌

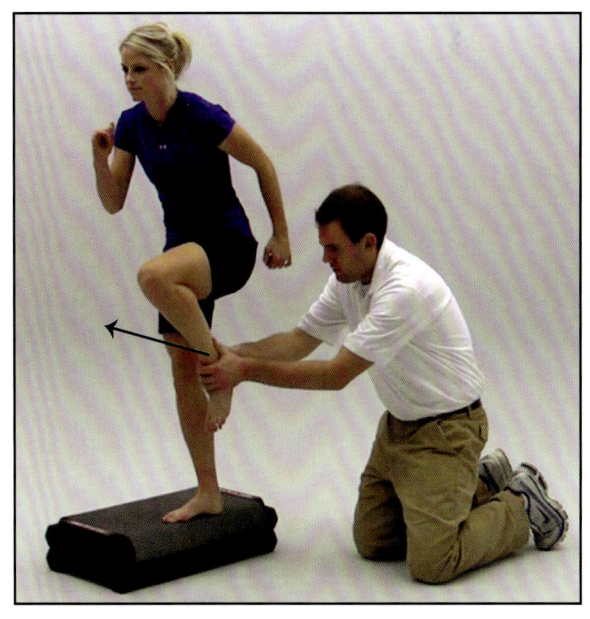

图 20-37 站立跑步模式，手动增加阻力。阻力施加到脚后跟，对抗髋关节屈曲和膝关节屈曲到最终位置，然后抵抗髋部伸展和膝关节伸展回到起始位置。患者在整个跑步运动范围内尽可能快地收缩

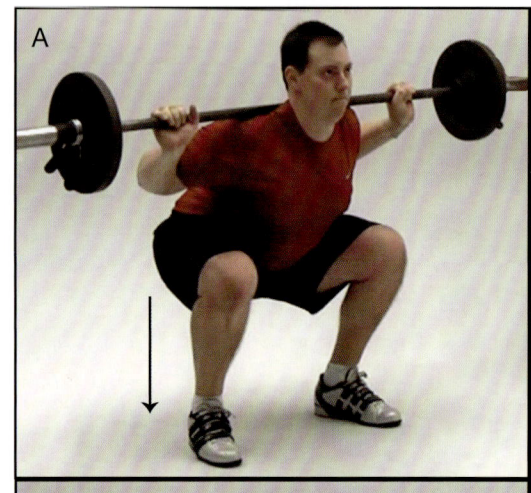
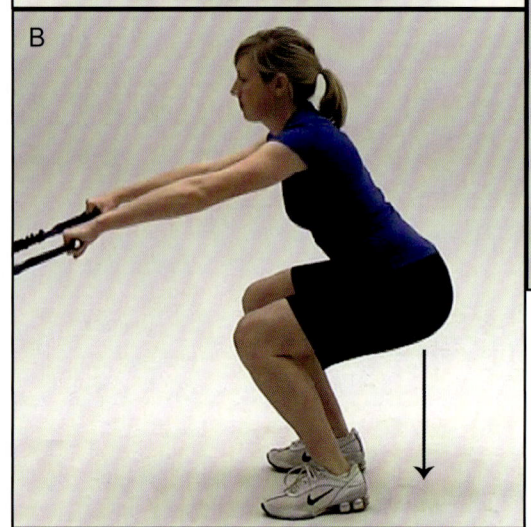
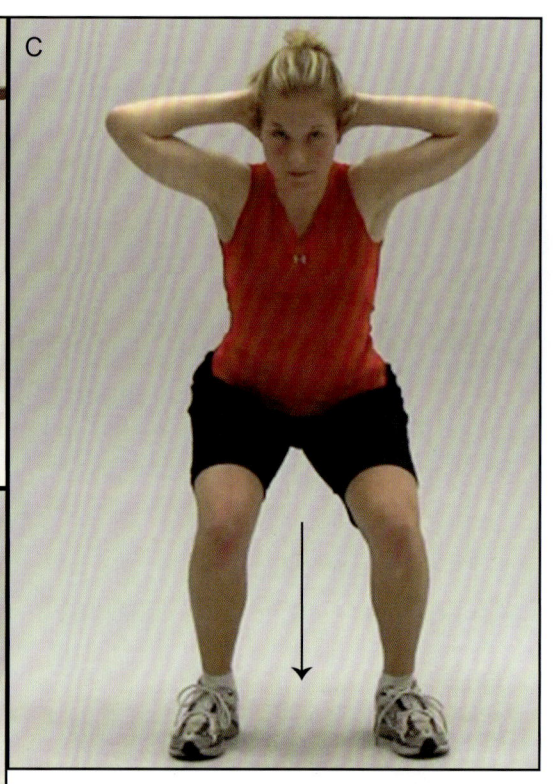

图 20-38 深蹲练习。(A) 使用杠铃。(B) 使用绳索或阻力管增加阻力,下蹲时手臂上拉,以促进背阔肌和臀肌的共同收缩。(C) 囚徒深蹲

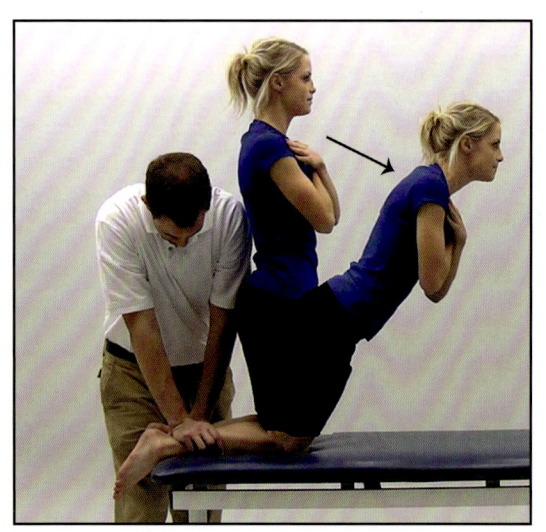

图 20-39 腘绳肌倾斜——跪姿腘绳肌离心练习。患者跪在治疗台上,双脚悬垂在末端,运动训练师在患者降低身体时稳定小腿,腘绳肌做离心收缩。患者应保持腰椎前凸曲线并保持完全直立,避免任何髋关节屈曲

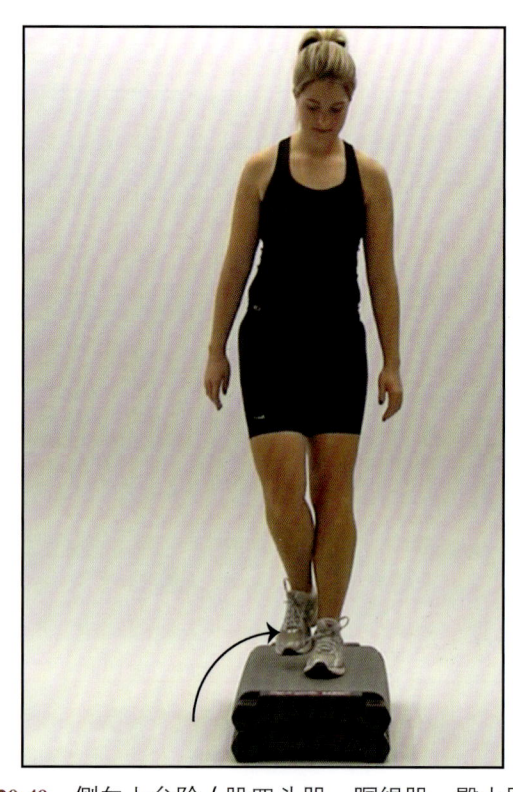

图 20-40 侧向上台阶(股四头肌、腘绳肌、臀大肌、臀中肌)

## 等速练习（图 20-41～图 20-44）

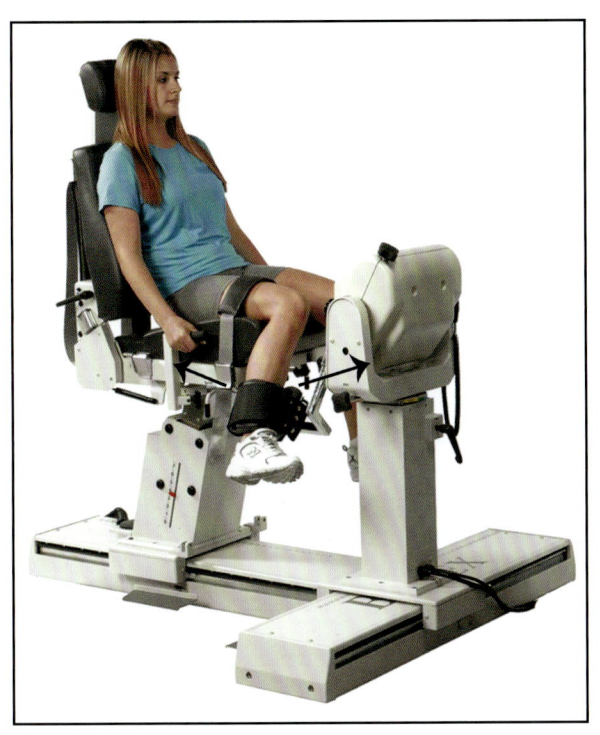

图 20-41　坐姿等速髋内旋和外旋强化（Reprinted with permission from Biodex Medical Systems.）

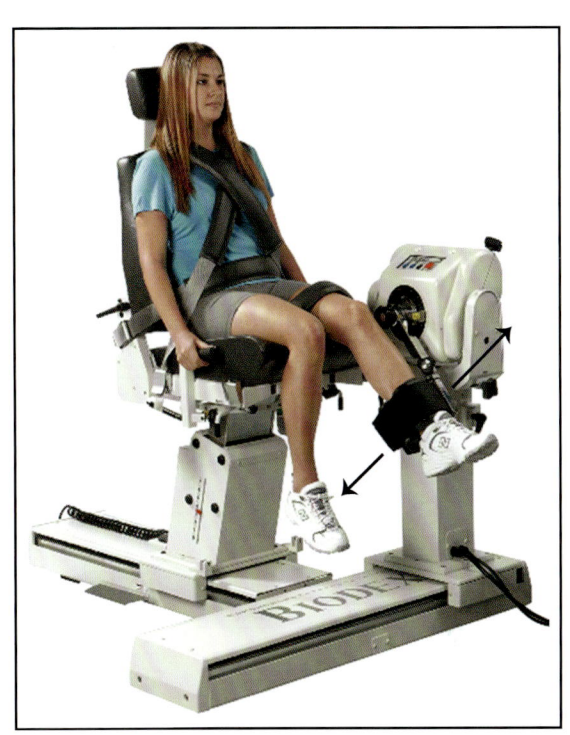

图 20-42　坐姿等速股四头肌和腘绳肌强化（Reprinted with permission from Biodex Medical Systems.）

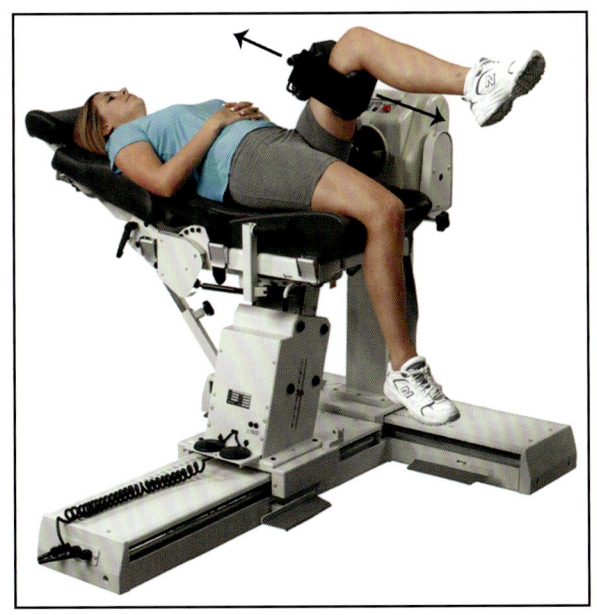

图 20-43　仰卧等速髋屈伸强化（Reprinted with permission from Biodex Medical Systems.）

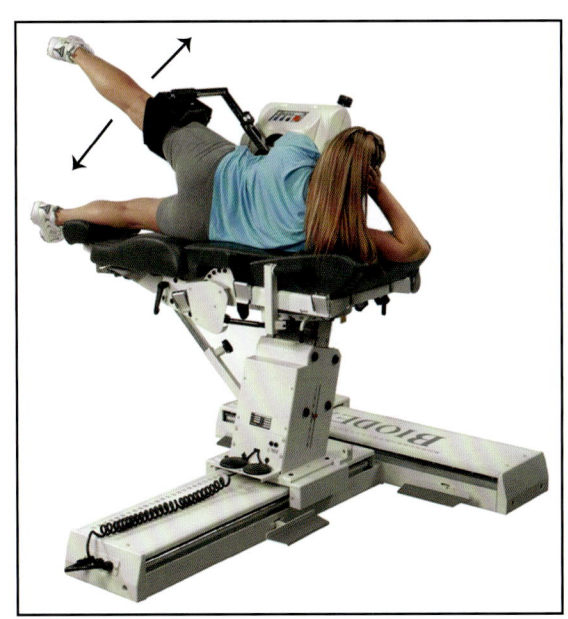

图 20-44　侧卧等速髋外展和内收强化（Reprinted with permission from Biodex Medical Systems.）

## 增强式练习（图 20-45 ~ 图 20-48）

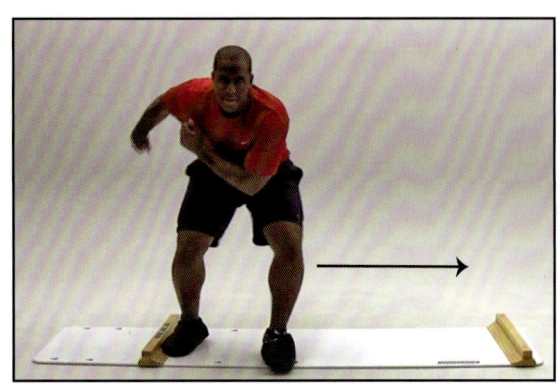

图 20-45　滑板或 Fitter 练习（Fitter International），在整个锻炼过程中保持膝关节屈曲并保持深蹲姿势（增加腘绳肌活动）

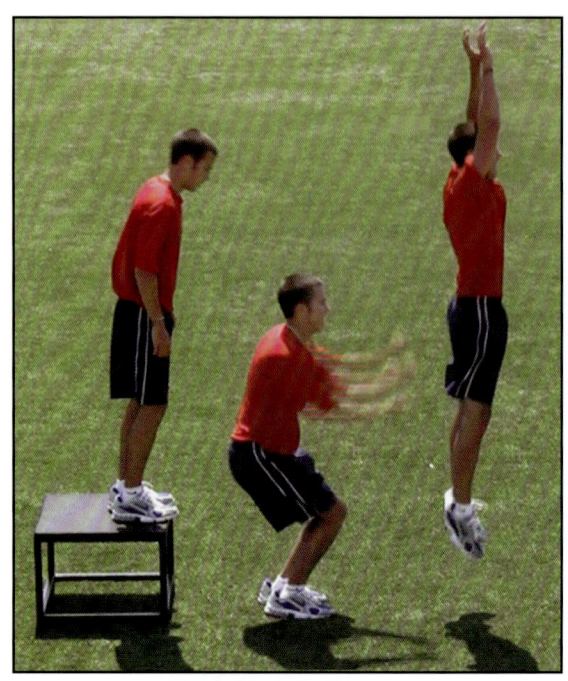

图 20-46　增强式跳下练习

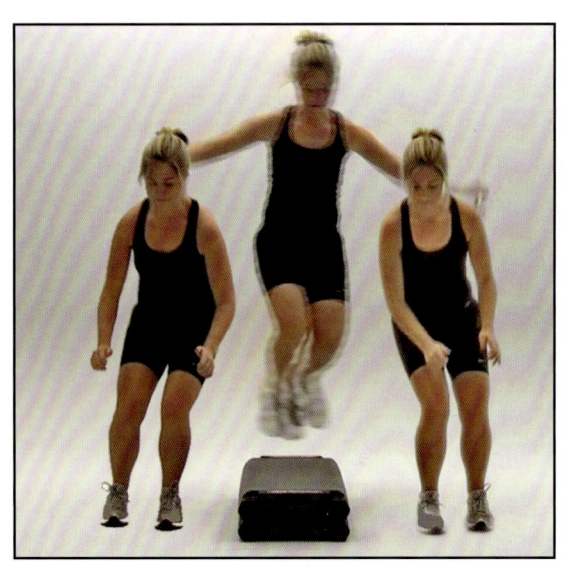

图 20-47　水平横跳练习

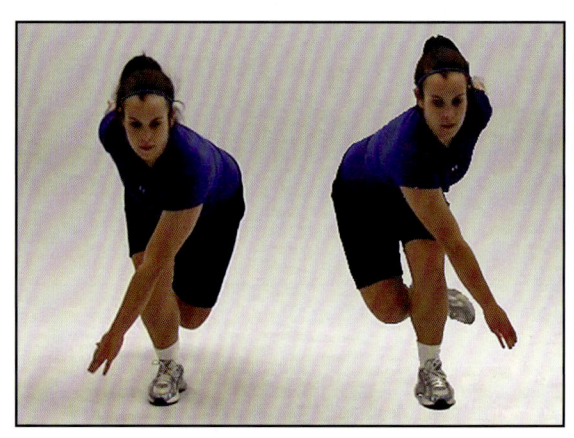

图 20-48　溜冰练习

## 急性腹股沟、髋部和大腿损伤的康复技术

这些损伤的优选治疗和康复分为几个阶段。康复的早期阶段包括使用冰敷、加压、抬高和减轻疼痛的方式进行治疗。应尽早开始无痛范围主动活动（关节活动度）。尽量避免任何引起疼痛的运动，尤其是过早的被动运动。口服抗炎药在早期也有利于减轻疼痛和炎症并促进早期关节活动度恢复。急性期过后，运动防护师应结合各种方式的主动关节活动度和主动无痛抗阻强化练习。阻力练习应包括开放式和封闭式动力链，以及向心和离心收缩练习，无痛拉伸也是在这个阶段开始的。康复的后期阶段允许患者进行增强式活动、专项灵敏功能训练以及基于地面/爆发力的活动。请记住，康复项目的时间和阶段顺序只是近似的，应根据受伤程度、运动项目和个体进行调整。

## 髂嵴挫伤

### 病理力学

在大多数情况下,挫伤会导致附着在突出骨骼部位的肌肉起点或止点部分分离或撕裂。通常患者不会立即察觉,但在受伤后数小时内会出现出血、肿胀,并且疼痛会严重限制患者的运动。在极少数情况下,可能会发生髂嵴断裂。

### 损伤机制

髂嵴挫伤通常是由对髂嵴或髂前上棘(ASIS)的直接撞击引起的。一个常见鉴别诊断是腹部肌肉与前髂嵴和下髂嵴相连处的拉伤。这种拉伤可以通过询问在损伤发生时的情况与挫伤区分开来。肌肉损伤通常是由强力的离心收缩引起的。

### 康复要点

应拍X线片以排除髂嵴骨折或撕脱骨折,尤其是年轻患者[19]。如果髂嵴挫伤未在2~4小时内采用早期急性损伤管理方案进行治疗,患者可能会出现疼痛加剧和躯干活动度受限。

与大多数挫伤一样,髂嵴挫伤是分级的。具有Ⅰ级髂嵴挫伤的患者可能具有正常的步态周期和正常的姿势,患者可能会抱怨触诊时有轻微的疼痛,几乎没有或没有肿胀。患者也可能表现出躯干完全活动度,尤其是在检查向另一侧侧屈的时候。

具有Ⅱ级髂嵴挫伤的患者可能会在触诊时出现中度至重度疼痛、明显肿胀和异常步态周期。步态周期可能会因为受影响一侧出现短暂摆动阶段而改变;患者可能会走一小步,不愿意让脚离开地面。患者的骨盆和姿势可能会稍微向受伤的一侧倾斜。髋部和躯干的主动屈曲可能会引起疼痛,特别是如果由于缝匠肌的止点涉及ASIS。运动幅度可能会受到限制,尤其是向受伤的另一侧弯曲和躯干在两个方向上旋转时。

具有Ⅲ级髂嵴挫伤的患者可能会在触诊时出现剧烈疼痛、明显肿胀和可能的皮肤变色。患者的步态周期可能异常,有非常缓慢、刻意的步行和极短的步幅,有摆动阶段。患者的姿势可能会向患侧严重侧倾。躯干活动度可以在所有方向上受到限制。髋关节和躯干主动屈曲可能会引起疼痛。所有髂嵴挫伤的治疗都是从冰块、加压和休息开始。众所周知,皮下注射类固醇可以减轻炎症并使早期关节活动度锻炼成为可能。经皮神经电刺激可能有助于在受伤当天减轻疼痛并允许早期关节活动度练习。为了恢复正常功能和加速恢复,使用冰块按摩和无痛躯干关节活动度练习应同步进行。将注意力集中在髋关节向健侧横向移动(见图20-3)。其他方式如超声和电刺激有利于增加关节活动度和功能运动。无痛主动运动和主动抗阻关节活动度练习对功能恢复至关重要,主动运动有助于促进愈合,并减少患者无法参加练习和比赛的时间。应该使用图20-17至图20-23、图20-30和图20-31中所示的方法,专注于恢复髋部肌肉力量的练习来使患者进步。也可以增加躯干强化练习。

### 康复进程

1级髂嵴挫伤通常不会阻止患者参加比赛。具有2级髂嵴挫伤的患者可能会错过5~14天,具有3级髂嵴挫伤的患者可能会错过14~20天的比赛。具有2级或3级髂嵴挫伤的患者可以在最初2天的冰敷、加压和主动关节活动度练习后,如果疼痛消失,则可以进行主动抗阻强化练习。

### 回归运动标准

当髋部和躯干的关节活动度和力量完全恢复了,患者则能够恢复比赛,并且患者可以进行所有专项特定的活动,例如制动和改变方向(见图16-4至图16-14)。在整个过程中都应保持加压,在重新参加比赛时,患者应佩戴定制的保护性圈垫,其顶部有坚硬的保护壳。

---

**临床决策练习 20-1**

一名大学橄榄球运动员的腹部和肋骨区域受到了直接撞击。在坚持完成比赛后,他报告髂嵴上及稍前方剧烈疼痛和压痛。队医的评估显示2级髂嵴挫伤。次日患者向运动防护师反映局部剧烈疼痛和肿胀,身体向受伤一侧倾斜。患者行走非常缓慢,跛行。运动防护师可以推荐什么方式来帮助他缓解疼痛和改善关节活动度,并最终完全回归比赛?

## 髂前上棘（ASIS）和髂前下棘（AIIS）损伤

### 病理力学

ASIS 部位的疼痛可能是挫伤或骨突炎，这是对过度使用的炎症反应。与残疾相关的严重疼痛需要用 X 线检查以排除撕脱性骨折[41]。

与 ASIS 一样，髂前下棘（AIIS）也可能出现骨突炎或挫伤，剧烈疼痛也应排除撕脱性骨折，这些损伤在年轻患者中更常见[48]。

### 损伤机制

ASIS 作为缝匠肌附着的起点，AIIS 作为股直肌附着的起点，在这两种情况下，髋部猛烈、用力被动拉伸，或猛烈、强力主动收缩至屈曲都可能导致撕脱伤[41]。这两个部位的骨突炎或挫伤可能伴有髂嵴挫伤。

### 康复要点、康复进程和回归运动标准

排除撕脱性骨折后，挫伤或骨突炎的康复治疗应遵循与髂嵴挫伤相同的指导方针。在治疗骨突炎时可能需要考虑更保守的方法，包括一段时间的无负重或部分负重，以防止尚不成熟的骨骼发生撕脱伤。运动时没有疼痛，力量和功能都恢复了，患者就可以重新返回赛场。

## 后上髂骨挫伤

### 病理力学

髂后上棘（PSIS）的挫伤必须与椎骨骨折和更严重的内脏损伤相鉴别[42]。根据患者的疼痛和关节活动度，可以拍摄 X 线片以排除椎骨骨折、椎骨横断面断裂和 PSIS 断裂。与 ASIS 和 AIIS 不同，该区域的其他损伤并不常见，因为缺乏肌肉附着[35]。该区域的撕脱骨折很少见，但应排除 PSIS 的骨折。受伤可能会很痛苦，但通常不会导致残疾。

### 损伤机制和康复要点

PSIS 的挫伤通常是由直接撞击或跌倒造成的。挫伤患者可能会抱怨触诊疼痛，并且肿胀通常不广泛。患者的步态周期可能看起来正常，除非在严重的情况下，患者可能会采取短促、不连贯的步态以避免与脚跟撞击时着陆相关的疼痛。在严重的情况下，患者的姿势可能会出现躯干轻微的前屈倾斜。患者可能会表现出躯干完全的活动度，并伴有轻微不适。在中度至重度的情况下，可能需要休息至少 3 天才能恢复比赛。

### 康复进程和回归运动标准

可以遵循用于髂嵴挫伤的相同处理原则。可以使用躯干和髋部的无痛主动和被动关节活动度练习。重返比赛的指导方针与髂嵴挫伤相同，建议使用保护垫。

## 股四头肌挫伤

### 病理力学

因为股四头肌在大腿前部，直接撞击导致肌肉压在股骨上可能会致残[2,37]。直接撞击肌肉前部通常比直接撞击股四头肌外侧区域更严重和致残率更高，因为肌肉质量在这两个部位存在差异，血管破裂会导致肌肉组织受损区域出血[37]，如果治疗不当或治疗过于积极，股四头肌挫伤可形成骨化性肌炎（请参阅以下有关骨化性肌炎的部分）。在受伤时，患者可能会出现疼痛、股四头肌功能丧失和膝关节屈曲活动度丧失。受伤时股四头肌的放松程度以及撞击的力度决定了受伤的严重程度。

### 损伤机制

Ⅰ级挫伤的患者可能表现出正常的步态周期、无肿胀，并且触诊时仅有轻微不适。患者俯卧时的主动膝关节屈曲关节活动度应在正常范围内。患者在坐姿和在治疗台边仰卧位进行伸膝时可能不会引起不适。

Ⅱ级挫伤的患者可能有正常的步态周期，但在告诉运动防护师受伤之前，可能会尝试继续参加运动，导致伤势加重，逐渐丧失运动能力。如果步态周期异常，患者会在伸展时锁住膝关节，避免在负重时屈膝，因为膝关节感觉会松动。该类患者还可能在摆动期外旋四肢，使用髋内收肌将腿进行动作。这个动作可能伴随着在俯卧撑时髋部上抬，导致骨盆在额状面倾斜。肿胀可能是中度至重度，有明显的缺损和触诊疼痛。当患者俯卧时，膝关节的关节活动度可能会受到限制，可能无法进行 30°~45°的

运动。伸膝抗阻、在坐姿和仰卧位屈膝超过床沿时可能会疼痛，且股四头肌运动机制的弱点可能是明显的。由于受伤部位肌肉质量少，大腿外侧区域的2级股四头肌挫伤通常疼痛较轻。患者可能会在触诊时感到疼痛，但不会出现残疾。当患者俯卧时，膝关节屈曲关节活动度会出现轻微限制，但应该在正常范围内。当患者在坐姿和仰卧位时，膝关节屈曲超过治疗台的末端，伸膝抗阻时可能会导致轻微的不适，但力量较好。

患有Ⅲ级挫伤的患者可能会通过筋膜突出肌肉，导致明显的缺损、严重出血和残疾。如果没有拐杖，患者可能无法行走。触诊时可能会出现疼痛、严重肿胀和肌肉组织隆起。当患者俯卧时，膝关节屈曲关节活动度可能会受到严重限制。当患者坐姿和仰卧，膝关节屈曲在治疗台的末端时，膝关节主动抗阻伸展可能出现不能忍受的疼痛，并且可能会出现严重的无力。

### 康复要点和康复进程

涉及膝关节屈曲的股四头肌挫伤初始损伤管理可以显著减少患者损失的总时间[2]。Aronen等发现，当患者最初用冰块和120°屈膝角度固定对膝关节进行治疗，如果这种固定持续24小时，不考虑严重程度，患者恢复比赛的时间会有显著改善[2]。

患有Ⅰ级股四头肌挫伤的患者应立即开始冰敷和24小时加压，直到所有体征和症状消失才停止加压。可以在第一天进行温和、无痛的股四头肌伸展运动（图20-4和图20-5）。股四头肌渐进式抗阻强化练习也可以尽快进行，通常在第二天，按照给定的顺序，在无痛的情况下（图20-18、图20-28和图20-29），屈髋同时伸膝和屈膝（图20-30A和B、图20-31至图20-38和图20-40）以及进行等速力量训练（图20-42和图20-43）。应仔细监测该患者的关节活动度。如果活动度减少，则应将损伤更新为2级挫伤并按此处理。

Ⅱ级挫伤的患者应该行保守治疗。有必要使用拐杖，直到可以无痛地完成正常步态。可以立即开始冰敷、24小时加压和肌肉电刺激方式，以减少肿胀、炎症和疼痛并促进关节活动度[40]。应始终施加压力以防止该区域出血。可以尽快进行无痛股四头肌等长锻炼，这些锻炼通常在前3天内进行。在第3天和第5天之间，冰敷，继续在主动关节活动度范围内进行无痛活动，患者应在坐位和俯卧位进行练习。可以添加主动关节活动度范围内仰卧位膝关节床边屈曲活动，直到康复的后期阶段才使用被动拉伸。按摩和加热方式在早期也是禁忌的，因为可能会加大出血并最终导致骨化性肌炎。大约在第5天，患者可以在没有负重的情况下进行直腿抬高，然后无痛地进行负重训练（图20-18）。随着主动关节活动度增加并达到95°~100°的膝关节屈曲活动度，如果将自行车座椅高度调整到患者可用的无痛关节活动度，则可以进行游泳、水中疗法和骑自行车练习。在第7天和第10天之间，可以使用热敷、超声波或漩涡形式的热疗，只要无肿胀并且患者在俯卧时接近完全主动关节活动度，可以按照给定的顺序进行无痛股四头肌渐进式阻力强化练习（图20-18、图20-28和图20-29），髋关节屈曲，膝关节同时伸展和屈曲（图20-30A和B，图20-31至图20-38和图20-40）和进行等速运动（图20-42至图20-44）。应在所有运动之前进行主动关节活动度活动作为热身。无痛股四头肌伸展运动不应操之过急，可以在第10~14天之间开始（图20-4和图20-5）。第14天后可以进行慢跑、滑板（图20-45）、增强式训练（图20-46至图20-48）和特定运动的功能性训练（参见图16-4至图16-14）。

患有Ⅲ级股四头肌挫伤的患者应立即使用拐杖、休息、冰敷、24小时加压和肌肉电刺激方式来减轻疼痛、出血和肿胀，并对抗萎缩[37]。排除需要手术治疗后，患者可以在第5天和第7天之间开始无痛等长股四头肌锻炼。从第1天到第7天应继续冰敷和24小时加压。大约在第7天时，患者可以在仰卧位进行无痛主动关节活动度锻炼。仰卧位屈膝超过床沿时，可以达到主动关节活动度。大约在第10天，患者可以在没有负重的情况下进行直腿抬高，然后在第14天进行负重训练（图20-18）。在这个阶段，肌肉电刺激方式可能非常有助于对抗肌肉萎缩和重新训练肌肉收缩。同样，随着主动关节活动度增加并接近95°~100°的膝关节屈曲活动度，如果将自行车座椅高度调整到患者的无痛关节活动度，则可以进行游泳、水中疗法和骑自行车练习。第14天后，只要肿胀减轻且患者获得活动性关节活动度，患者可以使用热敷袋或漩涡浴进行热疗。大约在康复的第3周，可以按照给定的顺序进行无痛股四头肌渐进式抗阻训练（图20-18、图20-28和图20-29），髋关节屈曲，膝关节同时伸展和屈曲（图20-30A和

B、图 20-31 至图 20-38、图 20-40），以及等速运动（图 20-42 和图 20-43）。如果患者能注意不要过度拉伸股四头肌，也可以进行无痛股四头肌拉伸（图 20-4 和图 20-5）。一般来说，在受伤约 3 周后患者能够进行慢跑、滑板（图 20-45）、增强式训练（图 20-46 至图 20-48）和运动专项特定的功能性训练（见图 16-4 至图 16-14）。2 级和 3 级股四头肌挫伤的康复时间表可能会根据其损伤的严重程度进行调整。

### 回归运动标准

所有患者在恢复比赛前都需要实现同等的被动膝关节屈曲并恢复股四头肌的张力、控制能力（内侧大肌）和力量。他们还需要通过运动防护师对特定运动训练的功能测试。复赛后应始终使用防护垫保护受伤部位，防止骨化性肌炎的发生[2]。

患有 I 级股四头肌挫伤的患者可能不会错过比赛，但在患者没有症状之前应佩戴加压垫和保护垫。

II 级股四头肌挫伤的患者可能会错过 3~20 天的参与时间，具体取决于损伤的严重程度。在所有比赛中都应穿戴压力垫和保护垫，直到患者没有症状。大腿外侧区域 2 级股四头肌挫伤的患者可能不会错过比赛，但在参加比赛时应穿戴压力垫和保护垫。

患有 III 级股四头肌挫伤的患者可能会错过 3 周至 3 个月的比赛时间。同样，在所有比赛中都应佩戴压力垫和保护垫，直到患者没有症状。由于缺乏肌肉组织，3 级外侧股四头肌挫伤非常罕见。如果诊断为 3 级外侧股四头肌挫伤，应排除股骨挫伤和可能的骨折。

## 骨化性肌炎

### 病理力学和损伤机制

对股四头肌进行严重的直接撞击或重复性直接撞击会导致肌肉组织损伤、出血和股骨骨膜损伤，可能会发生异位骨生成。通常在 X 线片上可以于受伤后 3~6 周看到钙组织物的形成。如果外伤只发生在股四头肌而不是股骨，则在 X 线片上可能会看到较小的骨块。

如果股四头肌挫伤和拉伤得到适当治疗和康复，则可以预防骨化性肌炎。骨化性肌炎可能是由于试图"克服"II 级或 III 级股四头肌挫伤或拉伤，在早期使用按摩、主动关节活动缓解疼痛、被动伸展运动缓解疼痛、超声和其他热疗方式而引起。

### 康复要点、康复进程和完全回归赛场的标准

受伤 1 年后，手术切除骨块可能会有所帮助。如果过早去除骨块，手术造成的创伤实际上会加剧病情。经 X 线片确诊后，治疗和康复应遵循 II 级或 III 级股四头肌挫伤或股四头肌拉伤的指南（见 II 级、III 级股四头肌挫伤和拉伤的治疗和康复）。骨性肿块通常在第 6 个月后稳定下来[58]。如果肿块不会导致残疾，则应密切监测患者并遵循 2 级和 3 级股四头肌挫伤和拉伤的治疗和康复计划。还建议使用醋酸和离子电渗疗法治疗肌炎。

## 股四头肌拉伤

### 病理力学

大腿前部的股四头肌拉伤非常可能会致残，尤其是当股直肌因其涉及的 2 个关节受累而受伤时[25]。4 块股四头肌共享相同的神经支配和肌腱。股直肌是唯一穿过髋关节的股四头肌。因此，它被认为是双关节肌肉。股四头肌与腘绳肌非常相似，它们产生大量力量并以快速方式收缩[37]。大多数拉伤发生在肌腱连接处。拉伤表现出急性疼痛，可能是在锻炼完成后，特定区域肿胀，以及膝关节不能屈曲。如果涉及股直肌，俯卧位（髋部处于伸展位置）的膝关节屈曲关节活动度将受到严重限制和疼痛。股直肌受伤比任何其他股四头肌拉伤更容易致残。

### 损伤机制

肌肉拉伤和挫伤会出现类似的体征和症状，但没有与股四头肌区域直接接触的历史，应该将损伤视为肌肉拉伤。涉及股直肌的股四头肌拉伤通常是由于髋关节和膝关节突然、猛烈、有力地收缩而屈曲，髋关节最初是伸展的。股四头肌过度伸展，髋部伸展，膝关节屈曲，也会导致股四头肌拉伤。紧绷的股四头肌、股四头肌之间的不平衡以及腿长差异可能容易出现股四头肌拉伤[59]。

患有 I 级股四头肌拉伤的患者可能会抱怨大腿前部紧绷。患者可能以正常的步态周期走动，并有大腿感觉疲劳和紧绷的病史。肿胀可能不存在，患者通常在触诊时有非常轻微的不适。当患者坐在治疗台边缘时，膝关节抗阻伸展可能不会引起不适。

如果患者仰卧，膝关节屈曲超过治疗台边缘，如果涉及到股直肌，膝关节抗阻伸展可能会产生轻微的不适。当患者俯卧时，主动屈膝可能会产生完全无痛的关节活动度，在极端屈曲时会有些紧绷。

患有Ⅱ级股四头肌拉伤的患者可能有异常的步态周期。膝关节可能会在伸展时使用夹板。患者可能会出现髋关节外旋，在严重的情况下，还可能伴随着摆动期的髋部晃动，这会导致骨盆在额状面内倾斜。在活动期间，患者可能会感觉到股直肌下方突然刺痛和疼痛[25]。肿胀可能很明显，触诊可能会产生疼痛。肌肉缺失在Ⅱ级应变中也可能很明显。坐姿和仰卧时的阻力性膝关节伸展可能会引起疼痛。当涉及到股直肌时，仰卧和阻力性膝关节伸展可能会更痛。当患者俯卧时，主动膝关节屈曲活动度可能会出现明显的下降，在某些情况下下降到45°。对于股四头肌拉伤，膝关节屈曲活动度的任何减少都应将损伤归类为Ⅱ级或Ⅲ级拉伤。

患有Ⅲ级股四头肌拉伤的患者可能在没有拐杖的帮助下无法行走，并且会感到剧烈疼痛，并且股四头肌有明显的缺失。触诊通常会产生不能忍受的疼痛，肿胀几乎会立即出现。患者可能无法主动伸膝和抵抗伸膝时的阻力。等长收缩会引起疼痛，并可能导致股四头肌隆起或缺损，尤其是在涉及股直肌的情况下。当患者俯卧时，主动屈膝关节活动度可能会受到严重限制，疼痛可能无法忍受。

### 康复要点和康复进程

Ⅰ级股四头肌拉伤的患者应立即开始冰敷、加压、无痛主动关节活动度和股四头肌等长锻炼[59]。可在前2天内按照给定的顺序进行无痛股四头肌渐进式抗阻强化锻炼（图20-18、图20-28和图20-29）、膝关节同时伸展和屈曲，髋关节屈曲（图20-30A和B、图20-31至图20-38和图20-40）进行等速运动（图20-41至图20-44）。使用N-K台（图20-28）是因为它能够通过改变杠杆力臂来改变股四头肌上的力，从而改变施加在受伤肌肉上的扭矩和力。如图20-4和图20-5，该患者能够无痛拉伸并开始无痛拉伸非常重要。应该一直使用加压，直到患者没有疼痛并且不再抱怨紧绷为止。

患有Ⅱ级股四头肌拉伤的患者应在前3~5天内立即开始冰敷、24小时加压和使用拐杖。肌肉电刺激方式可用于迅速减轻肿胀、炎症和疼痛并促进关节活动度[43]。

在第3天左右，如果无痛，患者可以进行股四头肌等长运动和无痛股四头肌主动关节活动度练习，无论是坐姿还是卧姿。然后将这些主动关节活动度练习以仰卧位进行，膝关节在治疗台的末端屈曲，以提高股直肌运动效率和关节活动度，但不要用阻力或额外的重量练习。如前所述，冰与主动关节活动度结合使用非常有助于无痛恢复运动和加强股四头肌肌力。直到后期阶段才建议在康复计划中对股四头肌进行被动伸展运动，因为被动伸展可能造成拉伤。持续加压24小时，直至达到完全无痛关节活动。

大约在第3~7天，患者可会在运动前开始热敷，如果患者尚未获得完全无痛关节活动度，仍首选冰敷。在这个康复阶段，可以实施无痛渐进式抗阻运动，例如直腿抬高（图20-18）。随着强度的增加，应该增加负重。

在大约第5~7天且在无痛情况下，患者可以开始滑板（图20-45）、增强式训练（图20-46至图20-48）和特定运动的功能训练（见图16-4至图16-14）。

在第7天到第14天继续进行无痛股四头肌渐进式阻力强化练习。患者应该按照图20-18、图20-28和图20-29中所示的练习按照给定的顺序和无痛的方式进行锻炼，可以练习膝关节伸展和屈曲时的髋关节屈曲（图20-30A和B、图20-31至图20-38和图20-40），以及等速运动（图20-41至图20-44）。只要患者避免用力踢腿，也可以进行游泳和骑自行车。应调整自行车座椅以适应无痛关节活动度。直到第7~14天才进行无痛被动股四头肌伸展运动（图20-4和图20-5）。所有的练习都应该是无痛的。

患有Ⅲ级股四头肌拉伤的患者应该使用拐杖7~14天或更长时间，以便在不使用拐杖行走之前得到休息和恢复正常步态。应立即使用24小时加压、冰敷和肌肉电刺激方式。股四头肌伸展运动直到后期才进行。保持24小时加压直到患者有完全无痛关节活动度。当无痛时，患者可以开始股四头肌等长运动。如果要特别注意避免股四头肌过度拉伸，则应在患者俯卧和（或）坐着时进行温和的无痛股四头肌主动关节活动度练习。冰敷与坐在治疗台末端时的主动关节活动度相结合，对于重新获得关节活动度非常有用。如果患者接近完全关节活动度并且急性炎症的迹象已经减少，则可以使用热敷（热敷袋、涡流或超声波）。可以进行无负重的无痛直腿抬高练习。可在第 10～14 天后增加负重（图 20-18）。

根据主动关节活动度情况，可以将游泳和骑自行车添加到康复计划中。应调整自行车座椅高度以适应患者的关节活动度。此外，根据主动关节活动度情况，可以在第 3 周后进行无痛股四头肌主动渐进抗阻强化练习，按照给定的顺序（图 20-18、图 20-28 和图 20-29），屈髋屈膝伸展和屈曲（图 20-30A 和 B、图 20-31 至图 20-38 和图 20-40）以及等速训练（图 20-41 至图 20-44）。

根据损伤的严重程度，患者在第 4 周时应该获得全范围的关节活动度。只有在完成全范围主动关节活动度后，才应添加股四头肌伸展运动（图 20-4 和图 20-5）。

大约在第 14 天或之后，在无痛情况下，患者可以开始滑板（图 20-45）、增强式训练（图 20-46 至图 20-48）和特定运动的功能训练（见图 16-4 至图 16-14）。

## 回归运动标准

患有Ⅰ级股四头肌拉伤的患者可能不会错过比赛，但应密切关注并立即开始康复和强化计划。

Ⅱ级股四头肌拉伤的患者可能会错过 7～20 天的比赛，具体取决于主动关节活动度的情况。缺少关节活动度和错过比赛的天数通常直接相关。

患有Ⅲ级股四头肌拉伤的患者可能会错过 3～12 周的比赛。在严重的情况下，可能需要手术。

在所有情况下，在增强式训练（图 20-46 至图 20-48）和特定运动的功能训练（参见图 16-4 至图 16-14）都无痛之前，患者不应重返赛场。

### 临床决策练习 20-2

一名女子排球运动员在救球时遭遇 2 级股四头肌拉伤，运动防护师发现损伤发生在股直肌，且俯卧位屈膝角度减少 45°。运动防护师如何帮助患者重返比赛？

## 腘绳肌拉伤

### 病理力学

腘绳肌拉伤是运动员损失大量比赛时间的原因。腘绳肌和股四头肌协同工作的能力非常复杂，因为腘绳肌跨越两个关节[35]。研究表明肌腱连接处是主要损伤部位，肌肉/肌腱的任何部位都容易受伤[51]。

患者可能会报告受伤时感觉到"砰"声。触诊是确定受伤部位和程度的最简单方法。尽管可能存在出血（淤斑），但有些人认为这与损伤的程度或严重程度无关[42]。腘绳肌 1 级拉伤的患者会抱怨腘绳肌酸痛，触诊时有些疼痛，可能还有轻微的肿胀。2 级腘绳肌拉伤的患者可能会报告在活动期间听到或感觉到"砰"的一声。在第 1 天或第 2 天，可能会观察到中度淤斑。触诊可能会产生中度至重度疼痛，虽然肌腹有明显的缺损和明显肿胀，但 2 级腘绳肌拉伤最有可能发生在肌腱连接处，无论是中高半膜肌/肌腱还是远端外侧股二头肌。3 级拉伤的患者可能会报告在活动期间听到或感觉到"砰"的一声。运动防护师可能会在触诊时发现肿胀和剧烈疼痛。可能存在明显的问题，同样在如上所述的肌腱连接处。第 1 天到第 3 天后，可能会观察到中度至重度淤斑。

### 损伤机制

涉及"快速活动"的快速爆发性收缩可能导致腘绳肌拉伤。许多理论试图解释腘绳肌拉伤的原因。股四头肌失衡是一种理论，根据该理论，腘绳肌应占股四头肌力量的 60%～70%。其他可能性包括腘绳肌疲劳、跑步姿势和步态、腿长差异、腘绳肌活动度降低、骨盆/骶髂旋转、臀大肌和腘绳肌之间的不平衡以及腘绳肌内侧和外侧的不平衡[51]。

另一个在损伤和康复中起作用的因素是半腱肌、半膜肌和股二头肌长头由坐骨神经胫骨支支配，而股二头肌短头则受坐骨神经腓骨支支配。这种神经支配的差异使短头成为完全独立的肌肉——"一个与腘绳肌拉伤的病因有关的因素[35]。"

跑步步态的两个阶段表明，支撑阶段和还原阶段的生物力学因素可能使患者容易发生腘绳肌拉伤[35]。在支撑阶段，会发生足部撞击、中间支撑和起跳。在还原阶段，发生跟随、向前摆动和脚下沉。这两个阶段中与腘绳肌拉伤有关的两个部分是还原阶段的前摆后期和支撑阶段的起跳时。肌电图数据显示半膜肌在前摆后期非常活跃，股二头肌不活跃。在支撑阶段开始时，股二头肌表现出最大的活动[51]。这表明中高部分半膜肌和半腱肌拉伤发生在跑步周期的减速时,而股二头肌远端外侧拉伤则是发生在跑步周期的开始部分。在康复过程中使用正确的生物力学周期,并根据肌电图结果,将增强康复效果和改进损伤预防计划。

## 康复要点

患有 I 级腘绳肌拉伤的患者可能有正常的步态周期。髋关节屈曲关节活动度可能是正常的,在髋关节屈曲的极限范围内有紧绷感。膝关节伸展时的抗阻膝关节屈曲和髋关节伸展可能没有疼痛,或者可能会产生一种紧绷感。

患有 II 级腘绳肌拉伤的患者通常会以异常的步态周期走动。在步态周期的平足阶段,患者可能缺乏足跟触地和着地。由于患者不愿意屈曲髋关节和膝关节,摆动阶段可能会受到限制。膝关节伸展时抗阻膝关节屈曲和髋关节伸展可能会导致中度至重度疼痛。患者也可能在膝关节伸展和屈曲时抵抗膝关节屈曲和髋关节伸展明显无力。膝关节屈曲的髋部抗阻伸展也可测试臀大肌的力量。膝关节伸直时被动屈髋也可能产生中度至重度疼痛。患者的关节活动度可能在膝关节伸展时髋关节屈曲中度至重度受限,膝关节屈曲时髋关节屈曲中度受限。

患有 III 级腘绳肌拉伤的患者可能在没有拐杖的帮助下无法行走。患者可能力量较差,在伸膝时无法抵抗膝关节屈曲和伸髋。由于臀大肌的缘故,患者在屈膝时进行髋关节抗阻伸展可能有相当的力量。对抗这些运动通常会导致疼痛。由于疼痛,可能无法忍受膝关节伸直的被动髋关节屈曲。患者被动屈髋、屈膝,可能中度至重度受限。

由于大多数腘绳肌损伤是由于"快速活动"引起的,包括脚趾离地时的爆发性向心收缩或减速摆动时的强烈离心收缩,因此我们认为腘绳肌应该依靠高强度和高运动量的活动快速康复。在冰敷、休息、加压和主动关节活动度的初始治疗后,应按照给定的顺序进行以下练习,并进行不产生疼痛的运动。单关节开链运动和多关节闭链运动交替进行,组间休息 30 秒,已被证明有助于快速康复和早日恢复活动,并具有预防优势(同样,所有的练习都是按照给定的顺序无痛进行的。)

根据受伤程度,患者应使用固定自行车和(或)水中疗法进行热身,然后进行无痛拉伸。已经表明,Stairmaster 比自行车产生更多的腘绳肌活动。伸展运动包括图 20-8 所示的练习。

I 级和 II 级拉伤可以在拉伸计划后开始,在受伤后约 3~5 天进行无痛强化。图 20-19、图 20-24 至图 20-27 和图 20-30B 展示了强化练习。只要患者保持腘绳肌的伸展无痛,也可以添加图 20-32 所示的闭合动力链练习。

进行几天的这些练习后,可以按顺序添加以下强化练习,只要它们是无痛的:开链(图 20-24),然后是闭链(图 20-33),然后是开链(图 20-26;如果没有痛感),接着是闭链(图 20-34 或图 20-35)。此时可以添加图 20-38 中的练习,结合图 20-32 中的练习。

再过几天,只要不痛,应该按照顺序添加以下强化练习:开链(图 20-25),然后是闭链(图 20-32 和图 20-36),最后是图 20-39 所示练习。同时,还可以添加图 14-11 至图 14-17 中所示的 PNF 练习。

进行上述练习 1 周左右后,可以添加图 20-37(中/高和低/横向损伤)和图 20-43(中/高部位损伤)或图 20-41(低/横向损伤)所示练习。

添加新的开链和闭链组合之间的时间取决于受伤程度以及练习是否都无痛进行。例如,对于中度 II 级腘绳肌拉伤,在前 3~10 天内进行所有所述的强化练习。对于更严重的 II 级腘绳肌拉伤,进行上述所有强化练习可能需要 2 周时间。对于 III 级腘绳肌拉伤,在允许 3~4 周的愈合后,所描述的强化进展效果最佳,并且所有练习都可以无痛完成。

## 康复进程

按照给定的顺序进行的每项锻炼、组数、次数和建议的休息时间都应根据每日进行评估的结果,包括疼痛、活动度、上次锻炼的肌肉力量以及患者的主观感受。强化锻炼之间的时间应该用于有氧运动,如骑自行车、Stairmaster 和水中疗法,以及滑板活动(图 20-45),然后是拉伸。

应尽快教授患者无痛的正常步态周期,并应使用拐杖完成正常步态周期。在第 1 天进行冰敷、加压和轻柔、无痛的腘绳肌伸展运动,肌肉电刺激方式可用于促进关节活动度并减轻疼痛和痉挛[43]。如果患者可以承受而不会感到疼痛,俯卧时的主动膝关节和髋关节活动度也可以在第 1 天到第 3 天进行。尽快教授患者腘绳肌等长训练,同样需要在无痛范围内进行。尽快开始无痛主动关节活动度练习非常重要，通常会减少患者错过比赛的时间。大约在第3天，患者可能会开始以热敷和漩涡浴的形式进行热疗，并结合前面描述的无痛伸展运动。如果没有疼痛，上述强化计划可能会在第3天和第7天之间开始。恢复速度比预期慢或反复腘绳肌损伤似乎会受到神经紧张的不利影响。Turl等发现57%有重复性腘绳肌拉伤病史的患者下垂坐位试验也呈阳性，这些数据表明，不良神经紧张可能是由重复性腘绳肌拉伤的病因引起的，或者是其病因的一个促成因素[55]。所有腘绳肌康复计划都应包括对不良神经紧张的治疗（具体信息，请参见后面有关梨状肌综合征的部分）。

### 回归运动标准

患有Ⅰ级腘绳肌拉伤的患者可能不会错过比赛，但应密切注意是否有进一步的损伤。所描述的康复计划应立即开始以避免进一步的伤害。患有Ⅱ级腘绳肌拉伤的患者可能会错过5~20天的比赛。患有Ⅲ级腘绳肌拉伤的患者可能会错过3~12周或更长时间的比赛。在所有情况下，患者在无痛完成增强式训练（图20-45至图20-48）和特定运动的功能性训练（参见图16-4至图16-14）之前不应重返比赛。一旦开始专项运动的训练，建议先热身以提高患者的核心体温。这可以通过使用腘绳肌功能性活动来实现，例如后踏板、侧向移动、增强式训练和长达100码的直线向前无痛大步走。

> **临床决策练习20-3**
>
> 一名橄榄球运动员遭受了Ⅱ级腘绳肌拉伤，他的疼痛在腘绳肌的中上部，队医已将患者转诊至运动防护师处进行康复，运动防护师可以为该患者全速恢复比赛提供什么建议？

## 腘绳肌腱病

### 病理力学

另一种发生在腘绳肌上的损伤是腘绳肌腱在胫骨和腓骨附着处附近的拉伤（微撕裂）和（或）炎症。必须排除同一区域腓肠肌肌腱的损伤。

### 损伤机制

患者可能会报告疼痛，但可能不会出现残疾。腘绳肌腱拉伤或肌腱炎的患者可能会出现数天过度使用和慢性疼痛的病史，但没有特定的损伤机制。

### 康复要点、康复进程和回归运动标准

富含血小板血浆被用于加强肌肉骨骼疾病（如腘绳肌腱病）的保守治疗[30]。治疗将采用个体化方案，但通常包括1~2周的时间休息，然后进行力量恢复计划和功能进展[31]。触诊有助于分离受伤的肌腱，抗阻膝关节屈曲，胫骨内旋和外旋，从而有助于对损伤评估。如果膝关节伸直时踝关节抗阻跖屈没有重现症状，则可以排除腓肠肌受伤。出现这种情况的患者对口服抗炎药并休息1~2天反应良好。冰敷、按摩和超声波有助于减轻炎症和疼痛。轻柔的腘绳肌伸展运动（图20-7和图20-8），髋关节内旋和外旋有助于分离受伤的肌腱，应在第1天进行PNF拉伸（见图14-11至图14-17）。如果没有疼痛，腘绳肌渐进式抗阻强化练习以及腘绳肌离心倾斜练习可以在第1天进行（图20-19、图20-24至图20-27和20-30B，图20-39）。

## 腹股沟和髋屈肌拉伤

### 病理力学

腹股沟疼痛的第一个原因是内收肌劳损。髋部内侧区域的任何肌肉都可能发生拉伤。无论是缝匠肌、股直肌、内收肌还是髂腰肌，都必须确定损伤的肌肉和程度，并对损伤进行相应的治疗[49]。

不适可能从轻微开始，但如果治疗不当，会发展为中度至重度疼痛并伴有残疾。慢性劳损可导致腹股沟肌肉出血，导致骨化性肌炎（参见骨化性肌炎部分）。如果腹股沟拉伤得到及时治疗，可以避免骨化性肌炎发生。

### 损伤机制和康复要点

腹股沟拉伤可能是由于髋部过度伸展和外旋，或者是在跑步、跳跃、扭转和踢腿时强行收缩肌肉进行屈曲和内旋。由于该区域的肌肉数量众多，鉴别诊断和治疗可能很困难[49]。

对于Ⅰ级腹股沟拉伤，患者可能会抱怨轻度不适，但不会丧失功能、完全活动度和力量。压痛点可能很小，并伴有肿胀。步态周期可能是正常的。

对于Ⅱ级腹股沟拉伤，触诊可能会重现疼痛并

显示出轻微至中度的缺陷。也可能检测到肿胀。该患者可能表现出异常的步态周期。走动可能会很慢，患侧的步幅可能会缩短。患者可能倾向于抬高臀部并使骨盆在额状面倾斜，而不是在摆动阶段推动膝关节。关节活动度可能受到严重限制，抗阻可能会导致疼痛增加。当髂腰肌受伤时，患者在最初受伤后可能会感到剧烈疼痛。这被认为是由髂腰肌痉挛导致骨盆在额状面倾斜引起的。患者行走时髋关节和膝关节屈曲，并且在步态周期的推出阶段无法伸展髋关节，因为肌肉痉挛不允许在摆动过程中进行髋关节伸展和主动髋关节屈曲。患者还将外旋髋关节以在摆动阶段使用髋内收肌。

患有Ⅲ级腹股沟拉伤的患者可能需要拐杖才能走动。在所涉及的肌肉或肌腱中可以检测到中度至重度缺陷。压痛可能很严重，并伴有明显的肿胀。关节活动度受到严重限制，特别是如果涉及髂腰肌。患者可能会将双腿夹在一起，并对允许外展运动感到担忧。可能无法忍受抗阻。

区分髋内收肌拉伤和髋屈肌拉伤是治疗这种损伤的第一步。如果涉及髋内收肌，则在仰卧位伸膝，髋关节进行抗阻内收时疼痛可能会显著增加。屈曲髋关节和膝关节以及抵抗髋关节内收也可能会增加疼痛。如果损伤是单纯的髋内收肌拉伤，与屈髋和膝关节相比，仰卧位伸膝可能会产生更多的不适。如果屈膝时髋关节抗阻内收产生更多不适，髋屈肌也可能受伤。

当患者仰卧时，在髂腰肌受伤的屈曲试验中，髋关节在屈膝时抗阻屈曲的疼痛更严重。在股直肌受伤的膝关节伸展（直腿抬高）试验中，髋关节抗阻屈曲疼痛更严重。在确定所涉及的肌肉或肌肉群以及损伤程度后，下一步就是治疗和康复。

### 康复进程和回归运动标准

对于Ⅰ级拉伤，可以立即开始进行无痛髋部伸展运动（图20-4至图20-6、图20-9、图20-10和图20-13）。也可以进行无痛渐进强化练习（图20-17、图20-18、图20-20、图20-22、图20-23和图20-30A和B）；在膝关节伸直、屈曲和内收的情况下进行髋关节屈曲（图20-31、图20-36、图20-37和图20-40）和PNF练习（见图14-11至图14-17）。根据受伤的严重程度，患者不会错过比赛时间，并且可以进行滑板练习（图20-45）、增强式训练（图20-46至图

20-48）和特定运动的功能训练（参见图16-4至图16-14），并应在疼痛允许的情况下尽快进行。

应立即开始对Ⅱ级拉伤的患者进行轻柔、无痛、主动的髋关节关节活动度练习。当涉及髂腰肌时，研究发现患者仰卧在治疗台上，腿和髋部悬在治疗台的末端，髋部处于被动伸展的位置，同时冰敷15~20分钟，可以帮助消除肌肉痉挛和疼痛（图20-6）。肌肉电刺激模式在早期阶段非常有用，可以减少炎症、疼痛和痉挛，并促进关节活动度[43]。等长收缩也应在无疼痛处理后尽快进行。如果使用拐杖，则教授其正常的步态周期。患者可以尽快开始无痛拉伸（图20-4至图20-6、图20-9、图20-10和图20-13）。一旦疼痛允许，患者就可以开始无痛强化练习（图20-17、图20-18、图20-20、图20-22、图20-23、图20-29和图20-30A和B）、屈曲和内收强化练习（图20-31、图20-36、图20-37和图20-40）以及PNF练习（见图14-14至图14-20）。大约1周后，患者可以开始无痛滑板练习（图20-45）和增强式训练（图20-46至图20-48），以及特定运动的功能训练（见图16-4至图16-14）。患者可能会错过3~14天的比赛，具体取决于受伤的严重程度。与相同级别的髋屈肌拉伤相比，特别是如果与髋屈肌相关的肌肉痉挛能尽快消除的话，髋内收肌拉伤通常需要更长的时间来治疗和康复，治疗和康复计划应进行相应的修改。

Ⅲ级拉伤的患者应冰敷、加压、固定和非负重。肌肉电刺激方式在急性期可用于减少炎症和疼痛并促进关节活动度[43]。建议休息1~3天，并始终加压。如果涉及髂腰肌，可以在第3天后开始被动拉伸（图20-6）。

如果排除了手术治疗，患者可以在第3~5天之间进行无痛等长运动。也可以在第3~5天之间进行缓慢、无痛、主动关节活动度锻炼。在患者能够以正常、无痛的步态周期行走之前，不应取消拐杖。在第7~10天之间，患者可以进行无痛伸展运动（图20-4至图20-6、图20-9、图20-10和图20-12），并且可以开始无痛的渐进式抗阻强化练习（图20-17、图20-18、图20-20、图20-22、图20-23、图20-29和图20-30A和B）、屈曲和内收强化练习（图20-31、图20-36、图20-37和图20-40）以及PNF练习（见图14-11至图14-17）。患者需要达到良好的力量水平，通常在开始渐进式抗阻强化练习后10天内，进行无

痛滑板练习（图 20-45）和增强式训练（图 20-46 至图 20-48），以及特定运动的功能训练（见图 16-4 至图 16-14）。

治疗和康复时间表可能会被修改。修改应基于所呈现等级内的损伤程度。患者可能会错过 3 周到 3 个月的比赛。

## 股骨转子撕脱骨折

### 病理力学和损伤机制

患者可能会出现股骨转子的孤立性撕脱骨折。当大转子受伤时，原因通常是髋外展肌剧烈、强力地收缩。小转子撕脱性骨折是由于髂腰肌剧烈、强力收缩引起的[56]。

触诊可能会产生疼痛，并且可能会导致大转子的明显缺陷。髋关节的抗阻运动和被动关节活动度可能会再现疼痛。必须拍摄 X 线片以确认受伤情况。固定可能是不完全撕脱骨折的首选治疗方法。对于完全撕脱骨折，通常需要内固定。

### 康复要点、康复进程和回归运动标准

在最初的固定阶段，按照医生的规定，股骨撕脱骨折患者应在康复的第 1 天进行等长髋关节锻炼，包括等长股四头肌和腘绳肌锻炼以及踝关节强化锻炼。拐杖应该在前 6 周使用，或者直到可以完成无痛的正常步态周期。根据医生的指示，在最初的 4~6 周内可以实现完全负重。6 周后，患者可以进行无痛主动关节活动度练习，以及无痛伸展练习（图 20-4 至图 20-10 和图 20-16）。当疼痛允许时，患者可以增加拉伸练习（图 20-11 至图 20-13 和图 20-16）。患者还可以开始无痛直腿抬高练习（图 20-18 至图 20-20），然后进行髋关节外展和旋转（图 20-21 至图 20-23）。在大约第 8 周，患者可以在所有 4 个方向上进行髋关节渐进式抗阻练习（图 20-30）。在疼痛允许的情况下可以尽快增加游泳练习，并在获得足够的关节活动度后进行骑自行车练习。然后患者进行闭链负重活动（图 20-32 至图 20-34、图 20-36 至图 20-38 和图 20-40）。进行慢跑、增强训练（图 20-46 至图 20-48）、滑板（图 20-45）和特定运动训练（见图 16-4 至图 16-14），患者应处于无痛状态，并且具有必要的力量基础[15]。

## 坐骨结节撕脱骨折

### 病理力学

坐骨结节是腘绳肌群（股二头肌、半腱肌和半膜肌）的常见损伤部位。所有 3 条腘绳肌均起源于坐骨结节。因为它与腘绳肌群有关，所以最常见的坐骨损伤是结节的撕脱骨折[13,27]。

### 损伤机制

这种损伤通常是由于髋关节猛烈、用力屈曲时，膝关节处于伸展状态[13]。坐骨结节处的腘绳肌起点也可能发生不太严重的损伤。

### 康复要点

腘绳肌起点处的坐骨结节发生较轻的损伤或刺激的患者可能会抱怨长时间坐着不舒服和触诊不舒服。该患者也可能会在上楼梯或上坡时抱怨疼痛。患者可以以正常的步态周期走动。此外，患者可能能够正常慢跑，但尝试短跑时可能会出现疼痛。膝关节处于伸展位置时，膝关节抗阻屈曲和髋关节抗阻伸展可能会再现疼痛。膝关节伸直时被动屈髋也可能引起不适。

在冰敷和其他方式的初始治疗阶段之后，患者可以开始温和、无痛的腘绳肌伸展运动（图 20-7 和图 20-8）。为了在拉伸时隔离腘绳肌，患者应在腰背部保持前凸曲线，同时弯曲躯干以拉伸腘绳肌（图 20-8A）。也可以尽快进行无痛腘绳肌渐进式抗阻强化练习（图 20-19、图 20-24 至图 20-26 和图 20-37）、闭链伸展练习（图 20-32 至图 20-40）和 PNF 练习（见图 14-11 至图 14-17）。该患者可能不会错过比赛时间，并且可以在可耐受的情况下进行功能性练习。

### 康复进程

更严重的坐骨结节撕脱骨折呈现不同的临床表现。触诊可能会产生中度至重度疼痛，患者可能处于中度至重度疼痛，步态周期非常异常。患者的步态周期可能没有足跟撞击阶段，而且摆动阶段很短[13]。

## 康复计划示例

### 股骨应力性骨折

**受伤情况**：一名18岁的女子越野运动员在大学一年级越野练习的第4周来到运动防护室。自夏末以来，她一直感到右大腿中部疼痛，并且在过去4周内疼痛加剧。起初，疼痛只是在她跑步训练结束时和跑步后立即出现。最近，她感到白天持续的钝痛，并且在锻炼期间加剧到她无法完成全部锻炼课程。她的教练告诉她，她可能有股四头肌拉伤，她应该去看运动防护师。

**体征和症状**：患者主述大腿前部持续隐痛，随着诸如在校园散步和越野锻炼等活动而加剧。在暑假的最后6周（在大学一年级报到之前），她增加了里程数，开始每周跑步7天，为大学比赛做准备。到校园报到后，她开始与团队一起进行高强度训练，再次增加里程并继续每周训练7天。没有具体的损伤机制。她没有被打击、跌倒，也没有记得在特定的跑步/锻炼期间感到大腿疼痛。疼痛随着时间的推移而发展（在夏季的最后6周）。

患者穿着旧跑鞋，看起来已经磨损了，她说已经穿着它跑了500多英里。她目前穿着这双鞋去训练。在触诊期间，患者描述了大腿中部1～2英寸长区域的轻度疼痛。没有明显的肿胀或肌肉缺陷。当她坐下、仰卧和俯卧时，她显示出全范围的主动和被动股四头肌和髋关节活动度。无论是坐着还是仰卧，膝关节屈曲在检查台的末端，膝关节抗阻伸展有轻微的不适。与左髋相比，右髋在外展、屈曲和伸展运动中的力量显著降低。她的双侧腘绳肌表现出轻微的紧绷感，Q角略微增加，并且在右脚负重时表现出过度内旋，但左脚没有。此外，她的右侧股四头肌比左侧的股四头肌略小且不那么清晰。她的腿长差不多。

**管理计划**：最初的目标是消除疼痛的原因并将其患者转诊给团队医生。主要问题是该患者是否患有股骨应力性骨折或仅仅是需要康复和积极休息的轻度股四头肌拉伤。团队医生报告X线检查结果为阴性，但要求进行骨扫描，该扫描计划从X线检查之日起1周内完成。患者还会被转诊到运动防护师那里，以进行可能的应力性骨折的治疗和康复。

#### 第一阶段：积极休息

**目标**：保护。

**预计时长**：第1天到第14天。在报告骨扫描结果之前，对患者的治疗就按照患有应力性骨折进行。由于患者的运动史（在过去10周内每周跑步7天，同时穿着超过500英里的鞋子，累积压力超负荷），患者被置于应力性骨折循环康复计划中。在此阶段，右侧股骨中段应力性骨折的骨扫描结果呈阳性。

根据骨骼生理学，制订一个时间表，在以无痛"正常"方式对骨骼施压2周后，第3周不进行跑步、跳跃或强制负重活动。重复这个循环——2周正常的无痛活动，然后是1周维持但不进行活动，有可能稍微减少活动，同时不改变负重状态，但控制冲击压力的大小。这种每3周的活动循环促进吸收过程减慢和修复过程，可促进骨折部位的新骨生长。

制订了以下时间表，并指导患者进行非负重到部分负重的心血管锻炼计划。

1. 每天骑自行车30～40分钟（每周5天）。
2. 水中康复治疗（非负重游泳、踏水等），每周2～3天。
3. 水中康复治疗加部分负重，齐胸高水中走10～20分钟，或走到感觉到疼痛为止，每周2天。
4. 无痛开链股四头肌、腘绳肌和臀部强化练习，每周2～3天。

冰敷和电刺激用于减少不适症状。拐杖应该用于无痛部分负重。提供刚性足弓支撑的矫形器以矫正负重期间的过度内旋。

#### 第二阶段：修复阶段

目标：休息和修复。

预计时长：第 2~3 周。康复计划的这一阶段继续采用减轻疼痛并保持髋关节和膝关节活动度的方式。在第 3 周，患者停止负重/部分负重活动，以从压力中获得休息，并使修复过程以比再吸收压力过程更快的速度起作用。

1. 这个阶段从减慢冲击负荷进程或将有氧运动改为非有氧运动开始冲击载荷。
2. 非负重深水走和游泳（不连续 7 天齐胸水位行走）。
3. 单车和开链强化练习。

#### 第三阶段：负重压力的第二个 2 周期

目标：逐步进行锻炼。

预计时长：第 4~5 周。该阶段开始第二个为期 2 周的骨骼应力循环，在 7 天的非负重修复过程/周期（第 2 阶段）后促进骨形成。

1. 如果完全无痛，取消拐杖（只要患者步态正常无痛）。
2. 继续骑自行车。
3. 开始无痛 Stairmaster（负重）训练，每周 2~3 天，每次 20~30 分钟。
4. 水中康复治疗，齐腰深水步行；如果没有疼痛，也可以慢跑。
5. 继续开链强化并增加闭链腿举和深蹲。重量适合，每次 3 组或 4 组；10 次/天，每周 2 天。

#### 第四阶段：修复阶段

目标：休息和修复。

预计时长：第 6 周。这个阶段是 7 天的休息期，再次让吸收过程减慢，修复过程加快，从而继续促进新骨形成。

1. 这个阶段首先保护骨骼以支持愈合的生理功能。
2. 取消池内负重。继续深水走和游泳训练。
3. 放弃 Stairmaster 训练；自行车训练继续。
4. 取消了闭链强化训练；开链训练继续。

为了心血管功能的改善，在水中疗法和骑自行车上花费的时间可以相应增加。

#### 第五阶段：恢复正常活动

目标：恢复正常活动。

预计时长：第 7~8 周。第三个负重周期也称为恢复正常活动阶段。这是对患者进行测试以确定返回越野跑（特定于运动）的跑步计划的时间。

1. 这个阶段从再次去除拐杖开始。
2. 闭链强化训练再次启用。
3. Stairmaster 训练再次启用。
4. 再次开始水中负重康复治疗。进展到在齐腰深的水中跑步和在齐腰深的水中进行增强式训练。
5. 旱地跑步开始并在无痛情况下进行，每周 3 或 4 天。

如果在这 2 周阶段结束时，患者的所有活动都没有疼痛，她可以开始与她的团队一起训练，并在适当的时候重返比赛。此时在计划表中，该患者可能正在开始室内田径项目，应密切关注。如有必要，可以再增加 1 周的非负重或部分负重修复周期（第 9 周）。

如果在第五阶段疼痛再次出现，则应将另一个 3 周周期[第六阶段（负重 2 周，然后非负重 1 周）]添加到康复计划中，患者应继续以这种方式直到无痛为止。

> **其他兴趣点**
>
> 应询问该患者的营养习惯（评估）和月经周期，因为这些也会导致应力性骨折。如果患者日后继续出现骨痛和重复性应力性骨折的问题，应进行骨密度测试，并将患者转诊给营养师和妇科医生。
>
> **问题讨论**
> 1. 药物和（或）补充剂能帮助解决她这个问题吗？
> 2. 跑步步态生物力学分析是否有助于诊断和预防？
> 3. 是否应该考虑外部骨愈合刺激器？
> 4. 您预计一名越野跑患者在这种类型的康复计划期间会错过多少周的运动参与时间？
> 5. 您将如何传达诊断/问题、康复计划/过程、时间表给患者和教练？

患者可能会尝试将受伤的肢体保持在身体后面或身体下方，以避免在步态周期中髋关节屈曲。膝关节处于伸展或屈曲位置的膝关节抗阻屈曲和髋关节伸展可能会再现疼痛。膝关节伸展和膝关节屈曲时被动屈髋可能会导致坐骨结节处中度至重度疼痛。磁共振成像和超声均已被证明能够有效评估损伤程度[29]。

在第 3 周和初始急性期治疗后，患者可以开始无痛的主动关节活动度俯卧位和仰卧位运动，也可以进行无痛腘绳肌伸展运动（图 20-7 和图 20-8）。在康复计划期间重新获得完整的关节活动度非常重要。许多患者在这种损伤后从未获得全范围的髋关节屈曲活动度。

第 6 周到第 12 周专门进行无痛腘绳肌渐进式抗阻强化练习（图 20-19、图 20-24 至图 20-26 和图 20-30）、闭链伸展练习（图 20-32 至图 20-34、图 20-38 和图 20-40）、等速运动（图 20-41 至图 20-44）和 PNF 练习（参见图 14-11 至图 14-17）。2~3 周后，患者可以进行如图 20-36、图 20-37 和图 20-39 所示的练习。

### 回归运动标准

通常不需要手术。固定和限制身体活动通常足以治愈。通常只需要冰敷和限制性的活动，包括在前 3 周内屈髋、用力伸髋和屈膝。应使用拐杖，直到可以正常步态行走。在第 6~12 周，患者将开始游泳、骑自行车和慢跑等活动，但应避免用力屈膝和髋关节以及用力伸髋。第 12 周后，患者没有疼痛，可以进行滑板（图 20-45）、增强式训练（图 20-46 至图 20-48）和特定运动的功能训练（见图 16-4 和图 16-7 至图 16-14），然后进行图 16-5 和图 16-6 所示的练习。

## 耻骨下支骨折

### 病理力学

在治疗耻骨区域损伤之前，应排除应力性和撕脱性骨折。撕脱骨折的程度必须通过 X 线诊断。在某些情况下，可能会在皮肤下检测到可触及的肿块。应力性骨折可能被诊断为耻骨骨炎的症状。对于应力性骨折，在第 3 或第 4 周之前，X 线检查可能看起来正常。获得良好的病史有助于诊断应力性骨折。

### 损伤机制

耻骨下支撕脱性骨折通常是由于髋内收肌剧烈、强力地收缩或髋外展的大力被动运动引起的，如劈裂。过度使用可导致应力性骨折（参见股骨应力性骨折的治疗）。

### 康复要点、康复进程和回归运动标准

休息是治疗耻骨下支骨折的关键。在耻骨损伤时可以在无痛关节活动度内进行髋部伸展和强化练习，撕脱性骨折可能使患者无法参加比赛时间长达 3 个月。应力性骨折患者可能会错过 3~6 周的比赛时间。应避免耻骨下支引起肌肉收缩的活动，并充分休息，应使用耻骨联合损伤康复中描述的闭链稳定训练。恢复活动应该是循序渐进的，并且必须是无痛的。

## 外伤性股骨颈骨折

### 病理力学和损伤机制

股骨颈骨折通常与骨质疏松症有关，在体育运动中很少见[1,50]。然而，扭转运动结合跌倒可导致这种骨折。因为股骨颈骨折会扰乱股骨头的血供，

之后常出现缺血性坏死。这种损伤必须接受适当的初始治疗。

## 康复要点、康复进程和回归运动标准

手术后或固定期间，立即开始等长髋关节锻炼。患者，尤其是年轻患者，需要缓慢进行恢复。应尽快向患者传授正常的步态周期练习。在已知涉及骨质疏松症的某些情况下，运动已被证明可以增加骨密度并逆转骨质疏松症的发生率。如果没有疼痛，则通过功能性关节活动度和功能性力量、水中疗法和骑自行车训练来提高患者的能力。在6~8周内，可以进行无负重的温和主动髋关节关节活动度练习（图20-17至图20-23）。伸展运动大约在第8周进行（图20-4至图20-12），然后进行髋关节旋转和梨状肌伸展运动（图20-13、图20-15和图20-16）。进行2~4周的主动关节活动度和伸展运动后，应开始进行渐进式抗阻肌肉强化运动。大约在第12周时，可以在图20-17至图20-23所示的练习中增加负重，也可以添加图20-25、图20-28和图20-30所示的练习以及闭链练习（图20-32至图20-34、图20-36至图20-38和图20-40）。

在患者的力量水平达到"标准"后，患者可以开始无痛滑板（图20-45）、增强式训练（图20-46至图20-48）和特定运动的功能训练（见图16-4和图16-7至图16-14），然后进行图16-5和图16-6所示的练习。

## 髋臼盂唇撕裂

### 病理力学

髋臼盂唇撕裂的诊断很困难。对于髋屈肌/内收肌拉伤、弹响髋综合征、髋关节滑囊炎以及髋部扭伤和拉伤，经过一段时间的治疗（包括休息）后，患者通常不会表现出改善。

### 损伤机制

已经表明，直接撞击、改变方向时用力制动或滑动引起的髋部快速移动引起的相对较小的髋部扭曲都可能导致髋臼盂唇撕裂。患者可能报告髋关节过度伸展，伴或不伴外展。以前，人们认为必须发生更严重的髋关节脱位才能导致这种损伤[3]。

### 康复要点

1999年，Hase和Ueo描述了有助于诊断髋臼盂唇撕裂的体征。这些包括髋部"卡住"和"咔哒"声、髋关节内旋屈曲90°时的疼痛、髋关节屈曲90°并轻微内收时髋关节的轴向压缩，以及大转子处的疼痛[21]。

患者的步态可能表明髋屈肌严重拉伤，髋关节屈曲并受到保护。患者可能会报告腹股沟和下腹部疼痛。此时，患者通常会接受髋屈肌/内收肌拉伤的治疗，并检查可能的疝气，结果总是阴性。随着时间的推移，患者会报告并表现出髋关节活动度和力量丧失的迹象，疼痛没有变化或疼痛增加。此时，患者可能会报告可听见的"咔嗒"声和（或）伴随疼痛的卡住声。MRI可能会显示盂唇撕裂。建议使用诊断工具（如MRI、MRI关节造影和CT关节造影扫描）进行早期干预可以节省时间和减轻痛苦。即使如此，问题仍然存在，即这类诊断工具应该在受伤后多长时间用于诊断？

### 康复进程和回归运动标准

髋臼盂唇撕裂的治疗方法多种多样，结果喜忧参半。保守治疗，如拐杖、仪器治疗和非甾体抗炎药可能会立即产生积极的效果，但随着时间的推移，体征和症状通常会恢复。

关节外的关节囊区域注射最初可能会导致改善，但随着时间的推移，患者会恢复到注射前状态。关节内注射也有同样的报道[39]。关节内注射的好处是它可以帮助鉴别诊断并排除髂腰肌腱在髂耻隆起处断裂的可能性[36]。

髋关节盂唇撕裂的手术治疗选择范围从包括关节镜清创术到关节镜修复术。Hase和Ueo报告说，与保守治疗（13%）相比，大多数患者（83%）恢复了完全无痛活动（一些在6周内）[3,21]。

在最近对外科医生的一项调查中，大多数报告他们允许患者立即负重。大多数人允许在术后3~4个月内恢复跑步，并在4~6个月内恢复冲击运动。大范围使用依赖于医生的指导方针会影响康复计划。限制负重或恢复跑步/运动的预期时间表的最常见原因是存在骨软骨损伤以及治疗方案中包含微骨折治疗[44]。

髋臼盂唇撕裂关节镜切除术后的康复遵循此过程：在手术后1或2天开始在关节镜下对撕裂的盂唇进行切除后，允许患者进行无痛主动关节活动（无负重），如图20-17至图20-23所示。在大约第5

天，患者可以开始增加图 20-17 至图 20-23 中描述的练习的重量，并且还增加图 20-30A～D 和图 20-31 中所示的练习。在大约第 3 周，患者可以添加无痛拉伸练习，如图 20-4 和图 20-7 至图 20-16 所示。同样在第 3 周或第 4 周，如果没有疼痛，患者可以添加图 20-32 至图 20-38 和图 20-40 中所示练习。大约在第 4～6 周，患者可以开始特定运动的功能训练，并在所有活动均无痛时返回赛场。

> **临床决策练习 20-4**
>
> 一名男子大学足球运动员因腹股沟拉伤接受治疗 6 周，并忍痛参加运动。在 6 周时间内，患者接受了冰敷、热敷、电刺激、超声波、超声透入、口服抗炎药物等治疗，并与教练一道修改了训练方案和时间，患者感觉症状没有变化。此时，运动防护师可以推荐什么来帮助该患者？

## 髋关节脱位

### 病理力学

髋关节的外伤性脱位似乎由于深部球窝关节而需要相当大的力量而在运动员中呈上升趋势[4,8]，这是一种退行性疾病，应始终考虑脱位期间血液供应中断引起的股骨头骨折和缺血性坏死[14]。脱位应作为医疗紧急情况处理。应检查患者的远端脉搏和感觉。应检查坐骨神经，看它是否被压碎或切断[14]。检查感觉以及足和脚趾运动，如果坐骨神经受损，膝关节、踝关节和脚趾可能会明显无力。

### 损伤机制

髋关节脱位通常是膝关节和髋关节处于屈曲位置时发生的后脱位。患者可能完全丧失能力，极度疼痛，并且通常不愿意让四肢活动。转子可能看起来比正常大，四肢内旋、屈曲和内收。应在麻醉复位前进行 X 射线检查[14]。

### 康复要点、康复进程和回归运动标准

最初需要固定 2～3 周（在某些情况下，需要更长的时间）。此时可能包括大腿、膝关节和踝关节的康复。应该进行无痛髋关节等长运动。最初可以使用肌肉电刺激方式来促进肌肉再生长和延缓肌肉萎缩。在大约 3～6 周时，可以在没有阻力或负重的情况下进行无痛的主动关节活动度练习（图 20-17 至图 20-23）。继续进行拐杖行走，直到患者能够以正常的步态周期行走并且没有疼痛。在大约 6 周时，患者可以使用负重袖带或负重靴进行温和的渐进式抗阻强化练习。渐进式抗阻强化练习中应包括髋部的所有 6 个动作（髋屈曲、外展、伸展、内收、内旋和外旋；图 20-17 至图 20-23 和图 20-30）和 PNF 练习（见图 14-11 至图 14-17）。在 8～12 周内不应进行无痛伸展运动（图 20-4、图 20-5 和图 20-7 至图 20-16）。在大约 12 周时，患者可以开始闭链练习（图 20-32 至图 20-40）以及开链练习（图 20-31）。在 16～20 周时，患者可进行无痛滑板（图 20-45）、增强式运动（图 20-46 至图 20-48）和特定运动的功能训练（见图 16-4 和图 16-7 至图 16-14），然后进行功能练习（见图 16-5 和图 16-6）。如果疼痛复发，患者必须取消增强式训练和功能性活动，直到可以无痛进行。如果没有延误并且患者在所有活动中都没有疼痛，则该患者可在 6～12 个月后重新参加比赛。

# 慢性腹股沟、髋部和大腿损伤的康复技术

## 坐骨神经痛（直接创伤、梨状肌综合征、神经紧张）

### 病理力学

坐骨神经是骶神经丛的延续，因为它穿过坐骨大切迹并向下穿过大腿后部[28]。髋部和臀部疼痛通常被诊断为坐骨神经刺激。坐骨神经痛用于描述由刺激坐骨神经引起的任何疼痛，但这种刺激有许多潜在原因。坐骨神经可能受到腰部问题、直接创伤或来自梨状肌等周围结构的创伤的刺激，在这种情况下，坐骨神经刺激也称为梨状肌综合征[28]。梨状肌综合征女性多于男性，这种情况的原因通常是由于神经通过肌肉下方时的梨状肌紧绷或神经穿过肌肉的解剖变异。在大约 15% 的人群中，坐骨神经穿过梨状肌，将其一分为二[9]。

腘绳肌受伤也会引起坐骨神经刺激，坐骨滑囊炎也会引起刺激。在一次创伤性事故中导致股骨头后脱位，坐骨神经可能会被挤压或切断并需要手术治疗[35]。

### 损伤机制

田径运动中坐骨神经刺激的最常见原因,尤其是接触性运动,是对臀部的直接撞击。由于肌肉量很大,当不涉及坐骨神经时,这种损伤通常不会致残。然而,当坐骨神经损伤时,患者可能会感到臀部疼痛,向下放射到大腿后部,可能会进入小腿外侧和足部。坐骨神经痛通常是一种烧灼感[28]。

### 康复要点

对于坐骨神经痛,运动防护师必须在开始任何运动康复计划之前排除椎间盘疾病。适用于坐骨神经痛的伸展运动,例如躯干和髋关节屈曲,可能不适用于椎间盘疾病。要将腰部问题(椎间盘疾病)与作为坐骨神经痛病因的梨状肌综合征区分开来,请确定患者是否有放射至四肢的腰痛。MRI对于区分梨状肌和椎间盘疾病引起的坐骨神经痛非常有用。背痛最有可能发生在中线,躯干屈曲时加重,休息时缓解。咳嗽和用力也可能增加背痛和辐射。椎间盘疾病患者也可能出现肌肉无力和感觉麻木[10]。梨状肌综合征患者可能有相同的症状,但没有腰痛,也没有因咳嗽和用力而再现的腰痛。如果在治疗和康复后,患者仍保持神经功能缺损,则需要进一步评估以排除椎间盘疾病。

在梨状肌综合征的情况下,患者可能报告臀深部痛,但没有腰痛,大腿后部、小腿外侧和足部可能有放射痛,也表明坐骨神经痛[35]。评估应包括腰部,以及臀部和大腿。患者的步态周期可能包括缺乏足跟触地、在足部平坦阶段着地、步幅缩短,以及可能用屈曲的膝关节走动以减轻坐骨神经的拉伸。

在严重的情况下,患者的姿势表现为膝关节屈曲,腿外旋。触诊坐骨切迹也会引起疼痛。

患者俯卧,髋关节处于中立位,膝关节屈曲,髋关节主动抗阻外旋和被动内旋可能会再现疼痛(图20-14)[35]。仰卧,被动或主动直腿抬高也可能引起症状。患者仰卧,膝关节伸展和放松,与健侧相比,髋关节被动内旋的减少可能表明梨状肌紧张。

另一种对坐骨神经损害的可能原因是不良神经紧张。Coppieters描述了这种情况,由于神经系统无法伴随着身体姿势的变化而移动[9]。神经无法向近端滑动,并且在远端由于来自外部的圆形限制结构(即梨状肌、腘绳肌肌肉)也会产生神经根症状。

随着髋关节屈曲关节活动度的增加,不良神经紧张也可能表现为由于神经本身的发炎或损伤而造成的直接损伤。最常由神经内管肿胀引起,这会增加神经周围压力并产生类似的神经根症状。不良神经紧张治疗通常涉及神经松动,其中神经被大幅度移动,中等关节活动度(3级)帮助神经恢复独立于周围结构的灵活性。小的神经松动振幅,可以使用最大关节活动度(4级)帮助减少神经内管肿胀和改善神经根症状。真正有症状的患者可以从1级和2级松动开始[9,12,55]。

> **临床决策练习 20-5**
>
> 一名大学女子足球运动员向运动防护师报告臀部疼痛以及大腿后部灼烧疼痛放射到小腿外侧。运动防护师根据病史了解到,患者2天前在一场比赛中曾臀部着地跌倒,她没有报告有任何背痛。在患者被诊断为臀部和坐骨神经受到直接撞击引起的坐骨神经痛后,运动防护师可以推荐什么来帮助她缓解臀部、大腿和小腿的灼痛?

### 康复进程

梨状肌综合征引起的严重坐骨神经痛可使患者在2~3周或更长时间内无法参加比赛。如果坐骨神经受到刺激并且患者抱怨放射到四肢,则前3~5天应包括休息和减少与坐骨神经痛相关的活动。

急性疼痛得到控制后,只要排除椎间盘疾病,患者可以进行腰背部和腘绳肌的无痛伸展运动。伸展运动(图20-7、图20-8、图20-13和图20-16)可用于治疗梨状肌综合征。梨状肌强化可以通过髋关节的抗阻性外旋来完成(图20-23)。

如果患者在行走时膝关节屈曲,检查正常的步态周期也有助于获得关节活动度。在这种情况下,腘绳肌和坐骨神经可能已经萎缩。

### 回归运动标准

在恢复比赛之前,患者应该能够进行无痛的活动,例如跑步和制动,没有神经系统症状(见图16-4至图16-14)。疼痛持续辐射到四肢会带来慢性问题的风险。最好的治疗方法是通过为所有运动员制订良好的柔韧性计划来预防。

## 转子滑囊炎

### 病理力学

最常见的髋关节滑囊炎是大转子滑囊炎。大转子滑囊位于臀大肌和大转子表面之间[33]。由于滑囊周围有许多其他结构，滑囊炎和滑囊的其他疾病经常被误认为是其他损伤[23]。滑囊通常位于关节区域内，并产生一种液体，润滑它所在的两个表面。它也可能非常松散地附着在关节囊、肌腱、韧带和皮肤上。因此，它与其他紧密结构间接相关。滑囊的功能是消散由两个或更多结构相互移动引起的摩擦。与滑囊出血相关的滑囊炎是常见的致残原因。对于出血性滑囊炎，肿胀和疼痛可能会限制运动[33]。运动防护师还必须考虑滑囊感染的可能性。如果怀疑，应立即转诊患者进行医学评估。

### 损伤机制

滑囊炎通常是由直接创伤或过度使用引起的。转子滑囊炎的一个可能原因是臀大肌止点处的髂胫束引起的刺激[33]。重复刺激，如跑步时单腿略微内收（如在路边），可导致内收肌的转子滑囊炎。

由过度使用引起的转子滑囊炎主要见于Q角增加且有或没有腿长差异的女性跑步者。紧绷的内收肌会导致跑步者的双脚越过中线，导致骨盆在额状面过度倾斜，从而对转子滑囊施加异常大的力[33]。

跑鞋的后跟横向磨损也会导致髋关节过度内收，从而间接导致转子滑囊炎。在接触性运动中，直接撞击可能会导致出血性滑囊炎，这可能会给患者带来极大的痛苦。

### 康复要点

外伤性转子滑囊炎比过度使用的转子滑囊炎更容易诊断。触诊会在外侧髋部区域和大转子处产生疼痛。在这两种情况下，患者的步态可能会在患侧轻微外展，以减轻滑囊的压力。患者试图减轻受影响肢体的重量可能会导致负重阶段缩短。患者可能会报告活动时疼痛加重，主动抗阻髋外展也可能会重现疼痛。

必须通过完整的病史来确定转子滑囊炎的病因。应检查患者的步态周期、姿势、灵活性和跑鞋。口服抗炎药通常有助于最初减轻疼痛和炎症。在冰敷、加压和其他方式的初始治疗后，患者可以练习各种伸展运动（图20-4和图20-7至图20-16）。

### 康复进程

应进行矫形器评估以检查是否存在任何可能导致功能障碍、过度内收或腿长差异的错位。当患者没有疼痛时，可以进行髋关节外展的渐进式抗阻训练（另请参阅髋关节滑囊炎损伤的治疗。）

### 回归运动标准

患者可能会缺席3~5天的比赛，具体取决于滑囊炎的严重程度。对于接触性运动，在患者可以进行特定运动的功能训练后回到赛场，恢复比赛时应佩戴保护垫（见图16-4至图16-14）。

## 坐骨滑囊炎

### 病理力学和损伤机制

坐骨滑囊位于坐骨结节和臀大肌之间（另见转子滑囊炎病理力学）。坐骨滑囊炎常见于久坐的人[11]。在运动员中，坐骨滑囊炎更常由直接外伤引起，例如当屈髋时暴露坐骨区域的跌倒或直接撞击。

### 康复要点

患者可能会报告该区域的创伤。髋关节处于屈曲位置时，触诊坐骨结节可能会重现疼痛。当在步态周期中屈髋时，患者可能会在下地时感到疼痛。此外，爬楼梯和上坡步行和跑步可能会重现疼痛。

### 康复进程

坐骨滑囊炎的治疗应包括将患者置于屈曲位置以暴露坐骨区域。在冰敷和抗炎药物治疗的初始阶段之后，患者可以开始无痛伸展计划（图20-7至图20-14和图20-16）。

### 回归运动标准

根据受伤的严重程度，患者不会错过比赛时间。避免对该区域的直接创伤通常可以在3~5天内愈合。对于接触性运动，应佩戴保护垫。在患者重返比赛之前，应按上述方式进行特定运动的功能测试和锻炼。

### 髂耻滑囊炎

#### 病理力学和损伤机制

髂耻滑囊炎常被误认为是髂腰肌拉伤，两者难以鉴别。在少数患者，髂耻滑囊炎可能是由紧绷的髂腰肌引起的。髋关节骨关节炎也可引起髂耻滑囊炎[11]。

#### 康复要点

髋关节抗阻屈曲可能会再现与髂耻滑囊炎相关的疼痛。此外，膝关节伸展的被动髋关节伸展可能会产生疼痛。腹股沟区可触及的疼痛也可能有助于评估患者。在某些情况下，附近的股神经可能会发炎并导致大腿和膝关节前部的疼痛辐射[11]。

在评估髂耻滑囊炎时必须排除骨关节炎。

#### 康复进程

口服抗炎药最初可能会有所帮助。一种使用深层热疗或冰按摩的方式可用于帮助减轻炎症和疼痛。必须拉伸髂腰肌肌腱（图 20-4 至图 20-6），并在膝关节伸直的情况下进行无痛的髋屈曲强化练习（图 20-18 和图 20-30B）。

> **临床决策练习 20-6**
>
> 一名参加跳远和短跑比赛的女子田径运动员被队医诊断为髂腰肌深部 2 级髋屈肌拉伤。患者疼痛剧烈，臀部和膝关节屈曲，行走非常缓慢。运动防护师可以推荐什么来减轻疼痛和改善步态？

### 弹响髋综合征

#### 病理力学和损伤机制

临床上，弹响髋综合征继发于多种原因。过度重复运动与肌肉发展不平衡的舞者、体操运动员、跨栏运动员与短跑运动员的弹响髋综合征有关[31]。当肌肉损伤时，"弹响"的最常见原因是髂胫束。大转子导致转子滑囊炎和髂耻隆起的髂腰肌腱。导致弹响的其他关节外原因是股骨头上的髂股韧带和坐骨结节上的股二头肌长头[31]。关节外原因通常发生在髋关节外旋和屈曲时。其他可能导致髋关节断裂的原因或解剖结构包括骨盆宽度变窄、外展关节活动度异常增加、外旋关节活动度缺乏以及内旋肌紧张。关节内成因的可能较小，关节内因素可能导致松弛的身体、滑膜软骨瘤病、骨软骨外生骨赘、纤维软骨的髋臼唇缘撕裂，以及髋关节本身可能的半脱位[31]。

#### 康复要点、康复进程和回归运动标准

由于关节外的原因，髋关节囊、韧带和肌肉变得松弛，使髋关节变得不稳定。患者会抱怨髋关节"啪啪响"，每次"啪啪响"时可能伴随着剧烈的疼痛和功能障碍。

治疗和康复弹响髋综合征的关键是通过冰敷、抗炎药物和其他方式（如超声）来减轻疼痛和炎症。这可以显著减轻最初的疼痛，以便患者可以开始伸展和加强计划。评估过程中最重要的方面是找到不平衡的根源（哪些肌肉紧绷，哪些肌肉无力）。

如果髂腰肌在髂耻隆起处折断，则应练习图 20-4 至图 20-6 中所示的拉伸。强化练习应考虑到整个髋关节，尤其是髋伸肌和内外旋肌（图 20-19、图 20-22 和图 20-23）。

在疼痛消退并且患者可以无痛地主动屈髋后，患者可以开始加强屈髋肌锻炼（图 20-17、图 20-18 和图 20-30），屈膝伸直。在最初的 3～5 天后，患者可以在无痛情况下开始慢跑和特定运动的功能训练（见图 16-4 和图 16-7 至图 16-14），然后进行图 16-5 和图 16-6 所示练习。

### 运动疝 / 腹股沟破裂

#### 病理力学

腹股沟疼痛综合征通常涉及后腹壁。这种综合征在过去 10 年中被提出，并在诊断、治疗和康复过程中造成了很多混乱。患者中的许多人会抱怨腹股沟疼痛，并在 4 个月、6 个月甚至 12 个月内没有任何改善。各种治疗和康复，包括延长休息时间，往往不会产生积极的效果。

这种难以描述的腹股沟疼痛属于运动疝气中的一类。"腹股沟破裂"和"运动性耻骨痛"也可以互换使用[32,34,38]，所涉及的解剖学和生理学尚未完全被理解，因为文献中没有详细的描述和经验证据[32]。已知的是因为运动疝被描述为腹股沟后壁的减弱，并且由于后壁后面的位置可能无法检测到腹股沟疝[38]。

## 损伤机制和康复要点

由于运动中发生的许多生物力学运动，骨盆在其所有平面上都受到扭转。稳定和移动骨盆的肌肉产生的力量会导致腹部肌肉、髋屈肌和内收肌群受伤[32]。运动疝患者通常会出现与耻骨骨炎和骨盆炎患者相同的体征和症状，即使采取保守治疗，症状也只会持续更长时间。随着时间的推移，患者的腹股沟/骨盆深部疼痛的症状会不断增加。疼痛可能会放射到下腹部区域。骨盆和躯干稳定过程中腹部肌肉的无力可能会导致与髋关节反复内收相结合的筋膜室综合征。当症状持续存在时，患者通常对手术修复反应非常好[32,38]。患者通常会因抗阻性髋关节内收和抗阻性仰卧起坐而出现疼痛。一些患者可能会描述一段时间前可能发生的躯干过度伸展损伤。腹肌和止于耻骨的内收肌部位是主要的疼痛部位。其他损伤，如耻骨骨炎、肌腱炎、滑囊炎和内收肌拉伤，都可能导致这些症状。内收肌附着在耻骨上并沿着内收肌止点的后部发生明显的炎症。骨盆底修复术被描述为通过手术将腹肌重新附着到耻骨上。

文献中还描述了这种修复的许多其他要素。该手术有助于稳定前骨盆，并且已被证明非常成功[38]。X射线、骨扫描和MRI有助于鉴别诊断，但它们通常无助于诊断运动疝[26]。

## 康复进程和回归运动标准

骨盆底修复后，前4周和康复的第一阶段只涉及休息，不进行活动或锻炼。大约在第5周时，患者可以开始骨盆后倾练习（图24-23；保持5秒，每组10次重复），同时轻轻拉伸髂腰肌、腘绳肌、腹股沟、伸髋肌、股四头肌和躯干（参见图20-4至图20-10中的伸展和图20-11A中所示的躯干侧弯）。此时患者也可以开始水中疗法，包括简单的向前行走、向后行走和侧行走。

大约在第8周时，患者可以添加图20-17至图20-21中所示的强化练习，所有这些练习都没有负重。水中康复治疗可以发展为慢跑和向前、向后和向两侧跑（cari-oca）。此时，患者还可以在Stairmaster、自行车上开始加强心血管功能锻炼。在大约第10周时，患者可以开始拉伸所有肌肉，并在之前开始的直腿抬高的基础上增加重量。如果没有疼痛，可以增加腹部仰卧起坐（见图24-24）。在冰球运动中，患者此时可以开始轻滑（无痛）。

在第12周时，患者可以开始举重练习，例如深蹲、力量举、弓步和增强式训练。患者可以进行跑步计划并添加特定运动的训练。

从3个月后开始，如果所有活动均无痛，则患者可以参加体育运动。

## 耻骨骨炎

### 病理力学

耻骨骨炎是一种描述为位于耻骨联合区域的疼痛的病症。除非患者报告被击中或经历过某种直接创伤，否则耻骨痛可能是由耻骨骨炎、耻骨下支骨折（应力性骨折和撕脱骨折）或腹股沟拉伤引起的[22]。

过度使用和快速重复的方向改变使患者容易受到这种伤害，因此耻骨骨炎主要见于长跑、足球、摔跤和足球运动员中。在足球和橄榄球等运动中，联合运动会导致炎症和疼痛[22]。

### 损伤机制

肌肉引起的耻骨联合上的重复压力会产生慢性炎症[22]。过度运动也可能导致压力增加。如果髋关节和（或）骶髂关节运动受限，运动增加的压力将转移到耻骨联合[22,57]。耻骨联合的直接创伤也可引起骨膜炎。症状逐渐发展，可能被误认为肌肉拉伤。引起肌肉拉伤的运动可能会对耻骨联合处造成更多刺激；因此，早期的积极锻炼是禁忌的[22]。

### 康复要点

转诊给医生以排除疝气问题、感染和前列腺炎可能有助于评估耻骨炎[57]。X线片的变化可能需要4~6周才能显示。患者应接受对症治疗。

患有耻骨骨炎的患者可能会在腹股沟区域出现疼痛，并且可能会抱怨跑步、仰卧起坐和蹲下时疼痛会增加[34]。患者也可能会抱怨辐射到大腿内侧时下腹部疼痛。很难将耻骨骨炎与肌肉拉伤区分开来。

耻骨联合触诊可能会再现疼痛。在严重的情况下，由于耻骨联合处的剪切力，患者可能会表现出蹒跚步态。休息是主要的治疗过程，也可通过仪器治疗和抗炎药物来缓解疼痛。

一旦疼痛允许，患者应开始无痛内收肌伸展运动，如图20-7和图20-8所示，以及髋部内旋和外旋肌的伸展[57]。此外，无痛腹肌力量强化、下背部力量强化和开链式髋外展肌、内收肌、屈肌和伸肌强化运动可以开始进行（图20-17至图20-21）。因为在耻骨联合处引起剪切力的过度运动是疼痛的主要原因，所以建议集中进行收紧耻骨联合周围肌肉的稳定运动。要求患者在进行腿部推举（图20-33）和弓步（图20-36）等闭链运动时，专注于收紧臀部、腹股沟、腹部和腰部肌肉（整个骨盆区域，图20-36）。这种稳定技术有助于患者在其他关节进行运动时控制耻骨联合处的过度运动。出于稳定目的，可以开始这些闭链练习，并且在开链练习开始之前要做到无痛。

### 康复进程和回归运动标准

富血小板血浆被用于加强对肌肉骨骼疾病（如耻骨炎）的保守治疗。应用富血小板血浆后的康复计划将因患者而异，但通常包括1~2周的休息时间，然后是恢复力量计划和功能进展[30]。必须保护下半身免受剪切力影响到耻骨联合区。大多数患者将错过3~5天的比赛。在严重的情况下，可能需要3周到3个月甚至6个月的休息和治疗。患者在能够进行无痛增强式训练之前不应参与体育活动。一旦患者可以无痛地进行特定运动的功能训练，就可以开始这些训练（见图16-4至图16-14）。

## 股骨应力性骨折

### 病理力学和损伤机制

应力性骨折，通常被描述为股骨的部分或不完全骨折，可能是由于重复性微创伤或局部骨骼区域的累积应力超负荷所致[48]。年轻患者更容易发生这种损伤。患者可能会抱怨活动期间加剧的针刺样疼痛。最初的X线片通常是阴性。获得全面的病史非常重要，应包括活动变化以及跑步步态分析[20]。

正常骨的基本生物力学和生物动力学对于理解股骨应力性骨折发生和恢复的机制非常重要。骨吸收，随后是新骨形成，在正常骨骼中，通过动态器官本身的翻转和重塑不断发生[20]。这种重塑是对导致骨骼压力负荷增加和肌肉收缩的反应。骨骼对这些负荷的反应使骨骼变得尽可能强壮，以承受活动期间施加在其上的应力[48]。因为骨骼是一种动态组织，所以有一个适当的细胞系统来执行不断进行骨骼分解和骨骼修复的任务。有两种类型的骨细胞负责这一动态过程——破骨细胞（吸收骨）和成骨细胞（产生新骨填充已吸收的区域）[20]。当施加压力时，成骨细胞产生新骨的速度与破骨细胞相当。当压力随着时间的推移而施加时，如过度使用损伤，破骨细胞的工作速度比成骨细胞更快，因此发生应力性骨折。一些研究表明，这种压力反应发生在开始锻炼的第3周左右[36,46]。这在制订康复计划时变得非常重要，在康复计划中要利用骨生理学的优势来促进新骨形成。

### 康复要点、康复进程和回归运动标准

与所有应力性骨折一样，找到原因是治疗和康复的第一步[45]。患者可以进行无痛的大腿肌肉强化和伸展运动，并取得进展，如腘绳肌和股四头肌康复计划部分所示。

应力性骨折最重要的治疗方法是休息，尤其是引起骨折的运动或活动。在6~12周的时间内，如果停止引起骨折的活动，大多数股骨应力性骨折会取得临床愈合[46]。休息应该是"主动的"。这使患者可以无痛地运动，并有助于防止肌肉萎缩和功能失调。除了特殊的"问题"骨折，通常不需要用石膏或支具固定。当某部位过度疼痛或运动时，可以使用石膏或支具。对于不依从的患者，可能会推荐使用石膏或某种形式的固定。强烈建议使用拐杖进行非负重或部分负重，因为使用拐杖以正常步态行走的过程可以促进骨折部位的骨形成[40]。

直到普通的"正常"活动没有疼痛，骨折部位没有压痛或水肿，下地时也没有异常的步态模式，患者才能参加体育活动。无痛康复应立即开始，并在整个恢复期间持续，缓慢逐步恢复活动。出现任何症状后立即停止所有活动[20]。

当诊断出应力性骨折时，康复计划的第一阶段就开始了。该阶段包括减轻疼痛和肿胀以及增加或保持髋、膝和踝关节活动度的方法[20]。随着急性疼痛消退，康复的第二阶段开始。该阶段包括在特定专项运动训练中的功能性康复和调节。牢记所描述的骨骼生理学知识，已开始特定专项运动训练的患者建议在进行了2周剧烈运动、康复和调理后的第3周内不要跑步、跳跃或力量活动。重复这个循环——2周剧烈运动，然后是1周要么取消跑步和跳跃，要么至少将其减少到正常运动量的一半。这种每3周的活动循环促进了骨折部位的成骨细胞功

能（骨形成）和新骨生长，因为成骨细胞能够跟上并实际上比破骨细胞更快地工作。

如前所述，康复和治疗应该是一个持续的过程，一般的身体调节是积极休息期的一部分。游泳、水中行走、在游泳池里跑步、骑自行车和滑板（图 20-45）等水中疗法和调节，应在没有疼痛后立即开始。这些活动可能属于正常锻炼或康复和调理的范畴。也可以使用上身测力计。股骨应力性骨折患者还应接受下肢畸形和足部对线不良的评估[48]。如果发现股骨应力性骨折，则矫形器在治疗股骨应力性骨折方面非常有用。

## 总 结

1. 腹股沟、髋部和大腿受伤可能会导致严重残疾，并且通常需要大量时间进行康复。
2. 髂嵴挫伤是髂嵴区域软组织的挫伤，必须在受伤后的最初 2～4 小时内积极治疗。
3. 保护是股四头肌挫伤及伴随的骨化性肌炎治疗和康复的关键。
4. 腹股沟肌肉、腘绳肌和股四头肌的拉伤可能需要患者长期康复。提前返回赛场往往会加剧问题。
5. 股骨易发生应力性骨折、小转子撕脱性骨折、股骨颈外伤性骨折。
6. 髋关节脱位在患者中很少见，需要至少 6～12 个月或更长时间的康复治疗，患者才能完全恢复活动。
7. 梨状肌综合征坐骨神经痛应与其他引起腰痛或臀部和腿部放射痛的问题具体区别开来。康复计划因不同条件而变化很大，如果使用不当甚至可能有害。
8. 转子滑囊炎在患者中比较常见，坐骨滑囊炎也是如此。治疗应旨在保护和减少受影响区域炎症。
9. 弹响髋综合征最常发生在髂胫束扣住大转子时，导致转子滑囊炎。应排除髋臼盂唇撕裂。
10. 腹股沟长时间疼痛可能涉及后腹壁。这种难以描述的腹股沟疼痛称为运动疝，持续时间可能超过 4～6 个月，并且对手术反应良好。
11. 耻骨骨炎和耻骨下支骨折都会引起耻骨联合疼痛，最好休息治疗。

## 临床决策练习解决方案

**练习 20-1**  重要的是要排除骨折和其他内脏器官损伤。运动防护师应将患者转诊给队医进行最终诊断，以及可能的口服抗炎药物和（或）注射治疗。疼痛管理应从冰敷和电刺激等方式开始，以及主动关节活动度练习（侧弯）。冰敷和加压应该持续到全关节活动度练习并开始功能康复。重返赛场后，患者应穿戴防护垫。

**练习 20-2**  患者可能患有髂腰肌严重痉挛。让患者仰卧在治疗台上，腿和臀部悬在治疗台的末端，髋部处于被动伸展位置，可能有助于消除或缓解痉挛和急性疼痛。疼痛管理方式（冰、电刺激等）可以与被动拉伸一起使用。一旦疼痛得到控制，应指导患者进行伸展和加强锻炼，并逐步进行跑步和跳跃。患者需要知道可能需要至少 3～7 天或更长时间才能开始跑步和跳跃。

**练习 20-3**  对于运动防护师来说，重要的是要教育患者他的腘绳肌哪一部分在生物力学上受到了损伤，以及需要多长时间才能康复。然后，运动防护师应传达明确的时间表和治疗、康复的进展，包括模式、伸展和力量训练，同时包括以高强度方式进行的开链和闭链力量训练。患者应以 24 小时加压开始。应该讨论一个可实现的功能性康复时间表，以全速推进并恢复运动。然后，患者应该每周参加 1 天或 2 天的腘绳肌季节性维护计划，以预防受伤。

**练习 20-4**  该患者应转诊给团队医生进行随访，以排除腹部病变、泌尿生殖系统异常、髋关节疾病和骨盆应力性骨折。然后，团队医生应进行诊断测试（X 射线、骨扫描、MRI 等）。如果所有结果都为阴性，运动防护师应将损伤视为慢性腹股沟拉伤（可能还有耻骨炎），并推荐拉伸和强化闭链稳定计划。队医也可以考虑注射抗炎药物。运动防护师还应向患者和教练建议进一步修改患者的练习和体能训练计划。

**练习 20-5**  进行彻底的腰部、臀部和大腿评估对排除椎间盘损伤、髋部损伤（例如半脱位）和腘绳肌损伤很重要。一旦排除了这些伤害，运动防护师应在前 3～5 天休息时提供仪器治疗相关的疼痛。然后，运动防护师应该通过无痛的伸展运动和功能康复来帮助患者恢复。

**练习 20-6** 患者应以 24 小时加压开始。一旦患者可以耐受（大约第 1~3 天），应开始冰敷，开始等长股四头肌练习和无痛关节活动度练习。应为患者讲述从主动关节活动度到无痛被动拉伸和髋部伸展加强的明确进展。目标应该是无痛全关节活动度，髋关节伸展和全功能康复，为患者参与运动做好准备。

（Doug Halverson, MA, ATC, CSCS Bernard DePalma, MEd, PT, ATC 著
孙梦瑶 译 张 婷 倪国新 审）

**参考文献**（扫描二维码获取）

# 第 21 章 膝关节损伤的康复

**完成本章学习后，读者应具备以下能力**

- 概述膝关节正常功能相关的功能解剖和生物力学知识。
- 汇总各种膝关节康复训练方法，包括开链与闭链的等动训练、增强式训练和等速训练。
- 了解恢复关节活动度的各类技术。
- 认识有助于重建神经肌肉控制的运动。
- 解释各类韧带和半月板损伤的康复过程。
- 论述膝关节损伤后重返运动的标准。
- 描述并解释关于髌股关节和伸膝装置损伤处理中各种治疗技术的基本原理。

## 功能解剖学和生物力学

膝关节损伤康复必须建立在临床医生了解关节的功能解剖和生物力学基础之上[181]。膝关节是动力链的组成部分，直接受到运动和力的影响，而此力来自于关节自身或由足、踝和下肢传导。相应地，膝关节也将力传导至大腿、髋关节、骨盆和脊柱[170]。无法分散的非正常作用力会被组织吸收。在闭链（closed kinetic chain，CKC）中，力会传导至近端关节或被远端关节吸收，无法分散这些力将导致该系统出现损伤。然而，作为动力链的一部分，膝关节易受所吸收的力影响而发生损伤。膝关节通常被认为是一个铰链关节，因为它的两个主要动作是屈曲和伸展（图 21-1 和图 21-2）。然而，膝关节能够产生六个自由度（degrees of freedom，DOF）的运动，即围绕三个轴的转动和三个平面的运动，因此膝关节并不是滑车关节。膝关节的稳定性主要取决于韧带、关节囊和关节周围的肌肉[180]。膝关节主要为承重提供稳定性和为移动提供灵活性；然而，膝关节内、外侧尤其不稳定。

胫骨和股骨之间的运动包括屈曲、伸展和旋转等生理运动，以及滚动和滑动的关节运动。当胫骨沿着股骨伸展时，胫骨向前滑动和滚动。如果股骨在胫骨上伸展，则股骨向前滑动，向后滚动。胫骨相对于股骨绕轴旋转是膝关节运动的重要组成部分。在膝关节"扣锁"（screw home）机制下，当其伸展时，胫骨外旋。旋转的原因是股骨内侧髁比外侧髁大。在承重时，因为胫骨是固定的，股骨在胫骨上内旋以使膝关节完全伸展，给予膝关节充分的稳定性。当承重时，腘肌必须收缩且外旋股骨从而"解锁"膝关节来产生屈曲动作。

### 侧副韧带

内侧副韧带（medial collateral ligament，MCL）分为两部分，即较强的表层部分和较细的"深层"内侧韧带或囊韧带，深层与内侧半月板相连[179]。MCL 的表层部分与囊韧带以关节线分开。韧带后侧部分与深层后侧囊韧带和半膜肌相结合，半膜肌肌纤维穿过关节囊附着在内侧半月板后面，在屈膝时将其向后拉。MCL 作为主要的静态稳定部分对抗外翻应力。MCL 在完全伸膝时是紧张的，屈膝 15°~20°时开始放松，屈膝 60°~70°时再次紧张，但是一部分

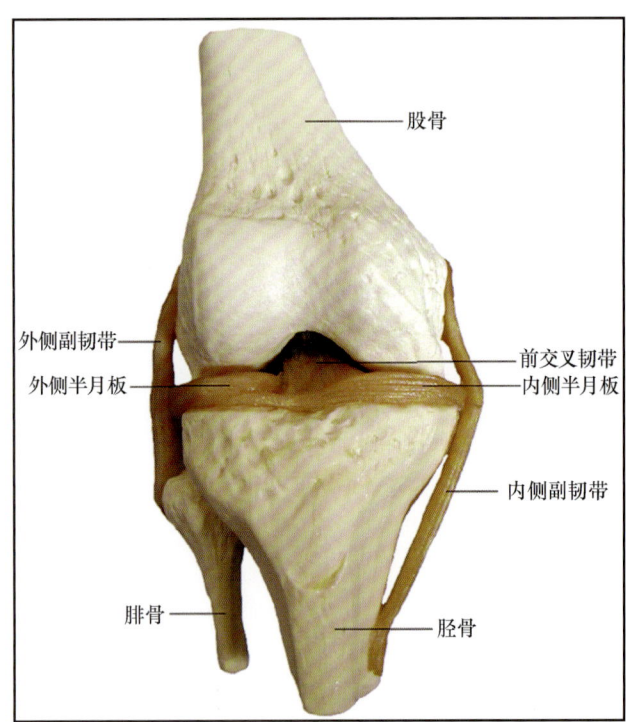

图 21-1　膝关节解剖结构——正面观

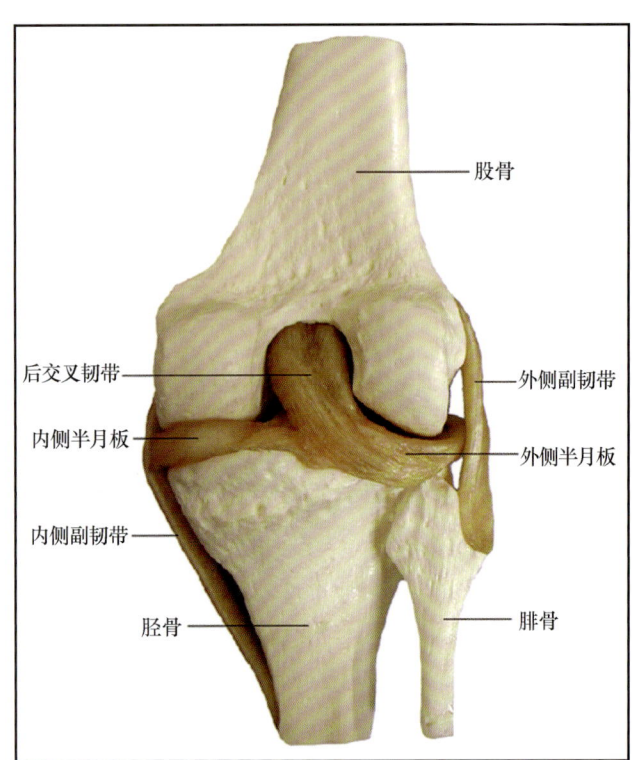

图 21-2　膝关节解剖结构——后面观

韧带在整个关节活动度（range of motion，ROM）内都绷紧[10,92,159]。其主要目的是对抗膝关节外翻和外旋的作用力。

当进行旋转运动时，MCL 被视为膝关节外翻位主要的稳定支撑结构。对于正常的膝关节，在步态周期的蹬离地面阶段外翻负荷最大，此时足跖屈，且胫骨相对于股骨外旋。众所周知，前交叉韧带（anterior cruciate ligament，ACL）在此方面发挥同等甚至更重要的作用[168]。外侧副韧带（lateral collateral ligament，LCL）是铅笔大小的圆状纤维束，起于股骨外上髁，止于腓骨头，其与髂胫束、腘弓状韧带和股二头肌腱共同为膝关节外侧作支撑。LCL 处于持续张力负荷之下，粗壮有力的韧带结构使其能够承受持续应力[92]。LCL 在伸膝时紧张但在屈膝时放松。

> **临床决策练习 21-1**
>
> 一名高中橄榄球运动员 3 天前发生单纯内侧副韧带Ⅱ级扭伤。在急诊室，X 线检查结果为阴性，医生给予直膝固定和拄拐杖行走。遵医嘱，1 周后开始走路，疼痛消退后回归训练。他无膝关节损伤史，现在很难恢复无痛的活动度。他已被转介到当地运动医学诊所的运动防护师那里。如何才能帮助该队员增加患侧腿的活动度呢？

## 囊韧带

深层囊韧带分为前、内、后侧囊韧带 3 部分。前囊韧带通过冠状韧带（coronary ligaments）将伸膝装置和内侧半月板相连，伸膝时放松，屈膝时紧张。内侧囊韧带主要作用是将内侧半月板附着在股骨，并让胫骨在半月板下移动。后侧囊韧带称为后斜韧带（posterior oblique ligament），其附着在半月板后内侧，并于半膜肌相间。后侧囊韧带与内侧副韧带、鹅足腱（pes anserinus tendons）共同加强后内侧关节囊。

弓形韧带是由后外侧囊增厚形成的，后束附着于腘肌（popliteal muscle）的筋膜和外侧半月板后角。其与髂胫束、腘肌、股二头肌、外侧副韧带加强后外侧关节囊。

髂胫束在屈膝和伸膝时均是紧张的。腘肌在屈膝时稳定膝关节，收缩时向后拉并保护外侧半月板。股二头肌也通过插入腓骨头、髂胫束和关节囊来横向稳定膝关节。

## 交叉韧带

前交叉韧带阻止承重时胫骨前移，在膝关节完全伸展时稳定膝关节防止过伸。此外，前交叉韧带稳定胫骨避免过度内旋，并作为侧副韧带损伤时内/外翻应力的间接阻力。前交叉韧带与腿部肌肉一起稳定膝关节，尤其是股后肌群。

在伸膝过程中，前交叉韧带在最后15°解锁，胫骨发生外旋。完全伸直时，ACL是最紧张的，在屈曲时放松。膝关节完全伸直时，ACL后外束处于紧张状态。屈曲时，ACL后外束放松，前内束紧张。

后交叉韧带（posterior cruciate ligament，PCL）的一部分在整个关节活动范围中保持紧张，当股骨在胫骨上滑动时，PCL紧张以防止过度滑动。一般来说，PCL限制过度内旋。膝关节的过伸引导膝关节屈曲，PCL在屈曲初始滑动阶段提供阻力。

## 半月板

内、外侧半月板可提高膝关节稳定性、减震，并将负荷分散至较大的表面积。当屈膝90°时，尤其是内侧半月板促进膝关节稳定。半月板在内侧间室传递一半的接触力，在外侧间室传递更高百分比的接触负荷。

由于内侧半月板与半膜肌相连，外侧半月板与腘肌韧带相连，在屈曲时半月板向后移动，伸展时向前移动。内旋时，内侧半月板相对于内侧胫骨平台（tibial plateau）向前移动；外侧半月板相对于外侧胫骨平台向后移动。外旋时，则相反。

## 髌骨的功能

股四头肌群、股四头肌腱、髌骨和髌腱共同组成了伸膝装置。髌骨通过延长股四头肌的力臂来帮助伸膝，它通过增加髌腱和股骨之间的接触面积来分散股骨上的压缩应力[140]。它还可以保护髌腱不受摩擦作用。在这个结构内的移动取决于股四头肌各部分、髌腱和髌股韧带的拉力、股骨髁的深度和髌骨的形状。

完全伸展时，髌骨轻微向外，近端与滑车相连。膝关节屈曲20°时，胫骨旋转，髌骨移入滑车。屈曲30°时，髌骨最为突出。在屈曲30°及以上时，髌骨进入滑车更深层的地方。屈曲90°时，髌骨再次回到侧方。当膝关节屈曲135°时，髌骨侧向运动至滑车外[140]。

## 肌肉活动

为了实现膝关节正常功能，许多肌肉必须在高度复杂的协同模式下工作。膝关节运动需要主动肌、拮抗肌、协同肌和稳定肌群等不同的下肢肌群作为力偶，并保持动态稳定[36]。传统的康复注重单平面的发力动作，而竞技运动需求不同肌群在多平面的协同发力。在下列膝关节活动中，不仅涉及主动肌的活动，而且运动防护师也应考虑不同类别的肌群，以做出正确的动作。

- 屈膝由股二头肌、半腱肌、半膜肌、股薄肌、缝匠肌、腓肠肌、腘肌和跖肌进行。
- 伸膝由股四头肌，即股内侧肌、股外侧肌、股中间肌和股直肌完成。
- 胫骨外旋由股二头肌控制。随着膝关节伸展，骨结构也会产生胫骨外旋。
- 内旋由腘肌、半腱肌、半膜肌、股薄肌和缝匠肌完成。胫骨旋转是受限的，只有膝关节处于屈曲位时才会存在。
- 髂胫束在外侧，主要功能是保持外侧动态平衡和辅助膝关节伸展。

## 膝关节康复技术

膝关节受伤后，部分运动功能可能存在障碍。这种功能障碍由损伤、外科手术创伤或制动造成。韧带在18~24个月内不能完全愈合，但是关节周围组织的变化可以在制动后的4~6周内开始[90]。这在组织学上表现为胶原蛋白水含量的降低和胶原蛋白交联的增加[90]。早期ROM训练能够减少这些不利的变化（图21-3至图21-17）。应在恢复过程初期开始控制范围内的运动，并根据愈合限制和患者对0°~130°正常范围的耐受度循序渐进。

减缓或阻止正常恢复的因素包括关节积液、手术技术不完善（前交叉韧带重建位置不当）、关节囊或韧带挛缩以及疼痛引起的肌肉阻力[65,90]。外科医生必须应用医学技术解决运动障碍，但运动防护师可以成功地处理因软组织挛缩或肌肉阻力而导致障碍的运动问题。

# 膝关节复合体康复训练

## 拉伸运动（图 21-3 ~ 图 21-17）

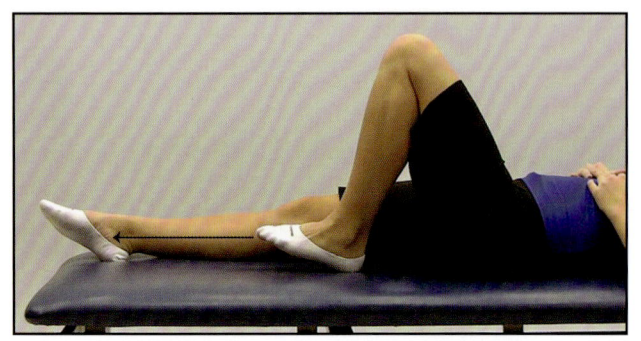

图 21-3　治疗床上膝关节主动滑动

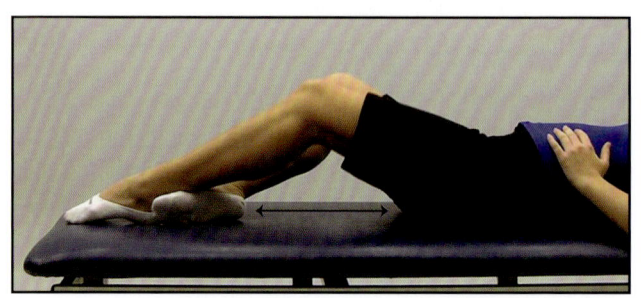

图 21-4　健侧辅助患侧膝关节滑动恢复屈伸活动度

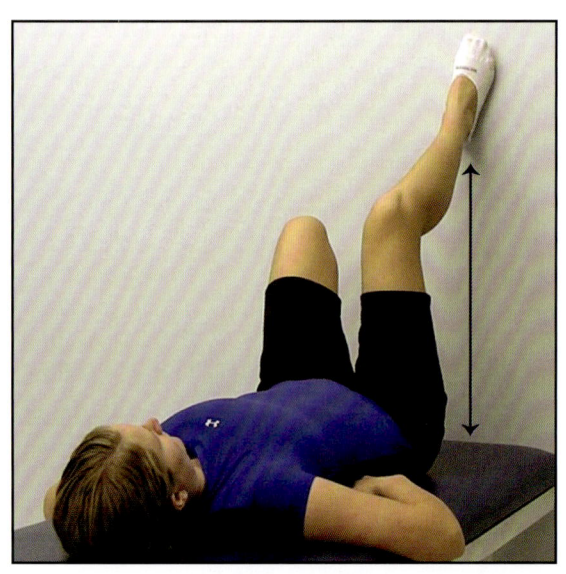

图 21-5　墙面滑动恢复膝关节屈伸活动度

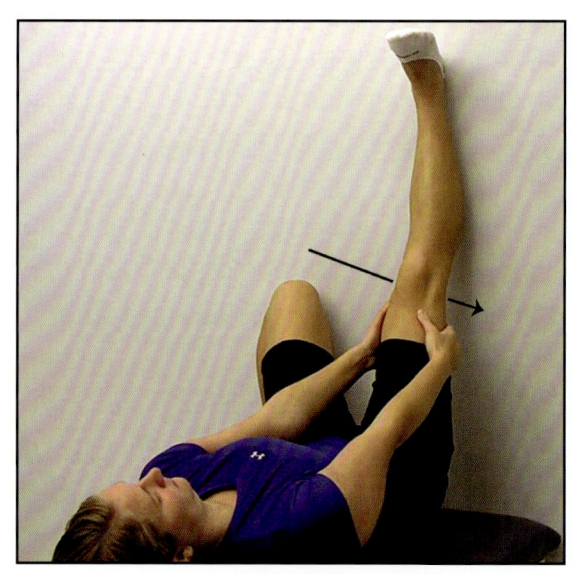

图 21-6　墙面助力膝关节滑动

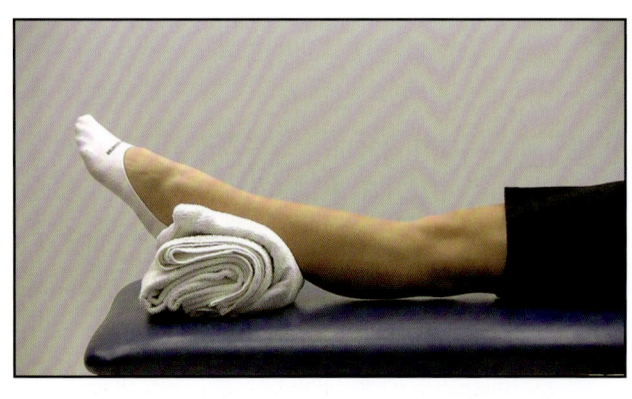

图 21-7　毛巾支持足部促进恢复伸膝活动度

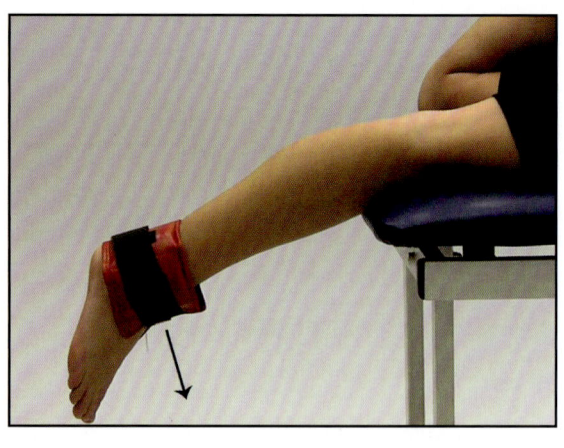

图 21-8　俯卧位足踝处负重促进膝关节伸直

第 21 章 膝关节损伤的康复 451

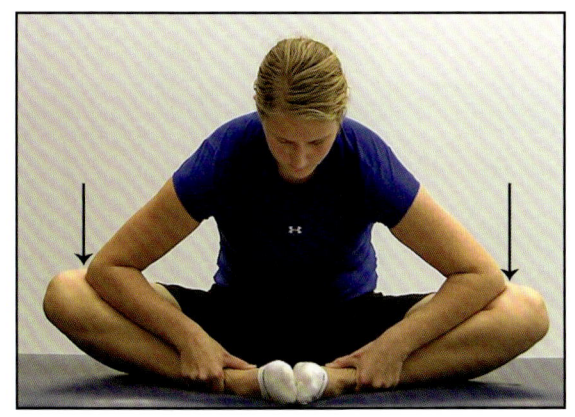

图 21-9 腹股沟拉伸肌群：内收肌、大收肌、长收肌、耻骨肌和股薄肌

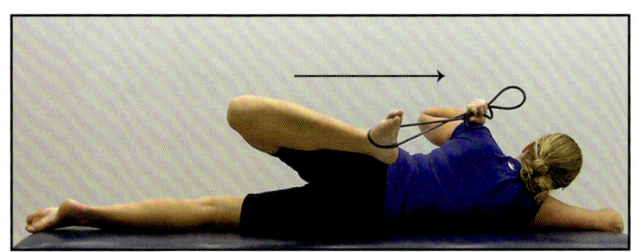

图 21-10 侧卧使用拉伸带牵拉伸膝肌群

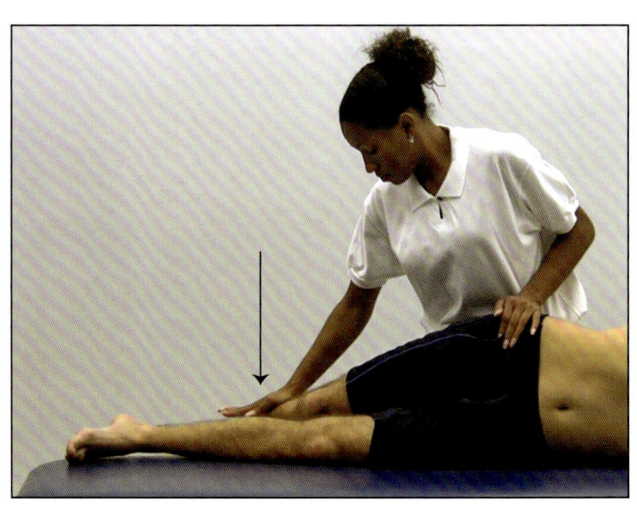

图 21-11 髂胫束拉伸。髂胫束可以在下肢剪刀式且上方腿完全内收的姿势下通过不同的方式拉伸。这些拉伸技术的主要问题是骨盆缺少稳定性，因此传递至髂胫束的拉伸力度会有所损失。为了将拉伸力度最大化，必须手动固定骨盆以防止骨盆倾斜。如果阔筋膜张肌部分紧张，髋关节应当被依次屈曲、外展、伸展、内收，将阔筋膜张肌肌纤维放置于股骨大转子之上（而不是在它的前面）以产生最大拉伸力度[9]

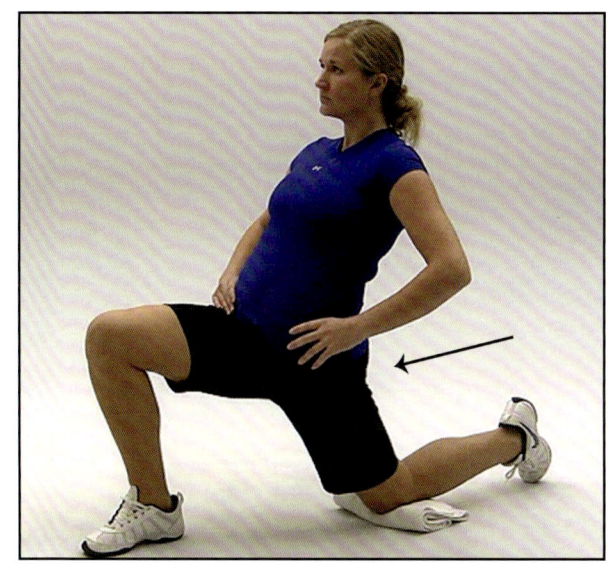

图 21-12 跪姿拉伸肌群：股直肌

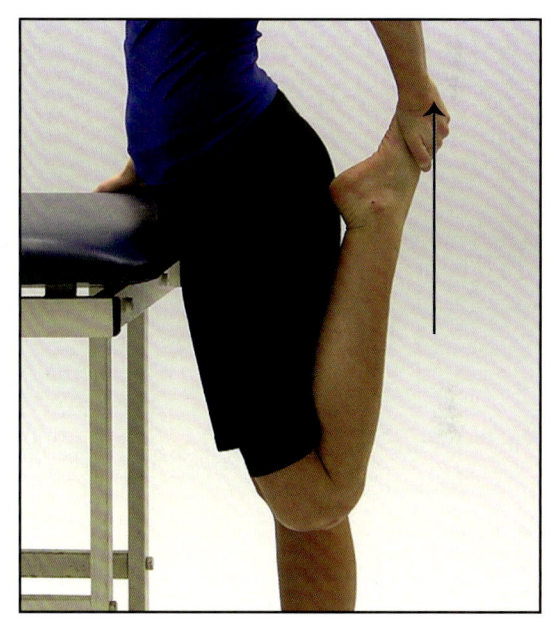

图 21-13 站姿伸膝肌群拉伸：股四头肌

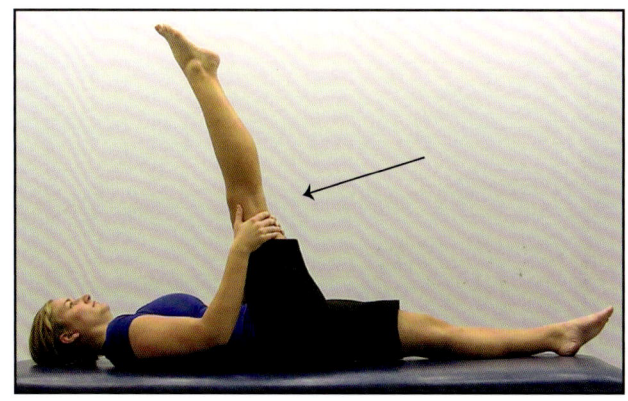

图 21-14 屈膝肌群拉伸：腘绳肌。注：胫骨外旋拉伸半膜肌和半腱肌；胫骨内旋拉伸股二头肌

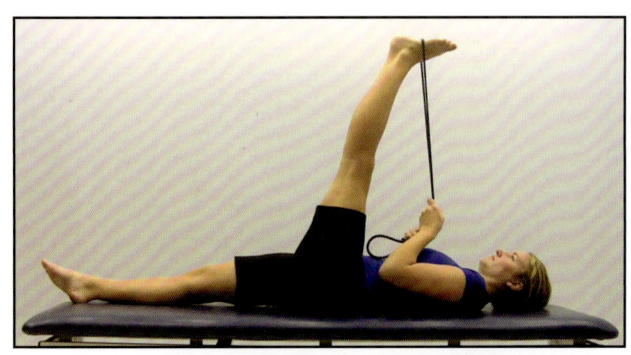

图 21-15　拉伸带屈膝肌群拉伸

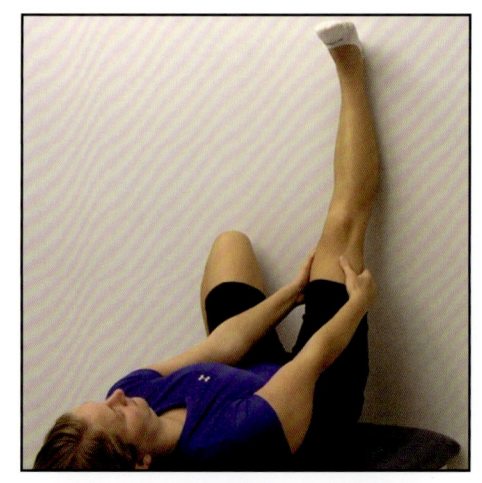

图 21-16　对抗墙面拉伸屈膝肌群

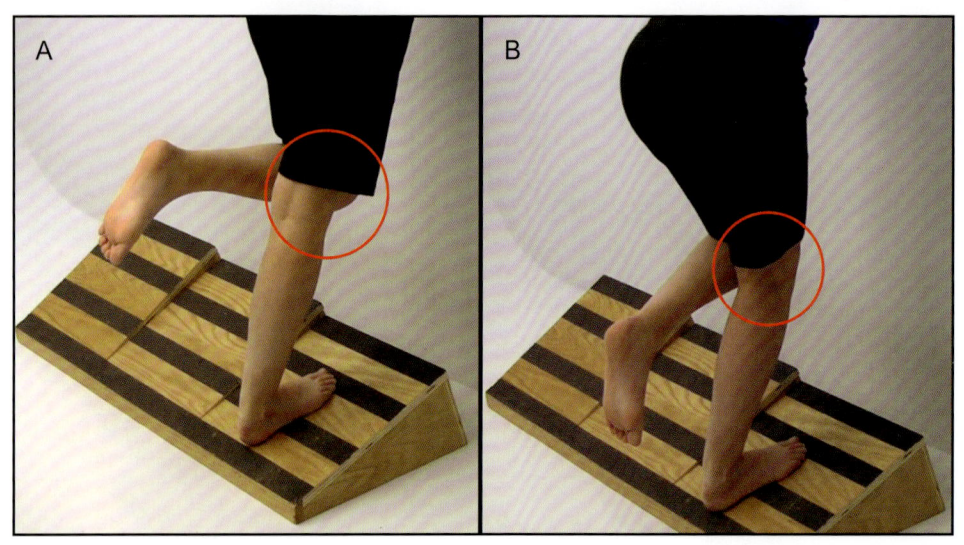

图 21-17　踝关节跖屈肌群拉伸。肌群：（左）直膝：腓肠肌；（右）屈膝：比目鱼肌

## 等张开链训练（图 21-18 ~ 图 21-23）

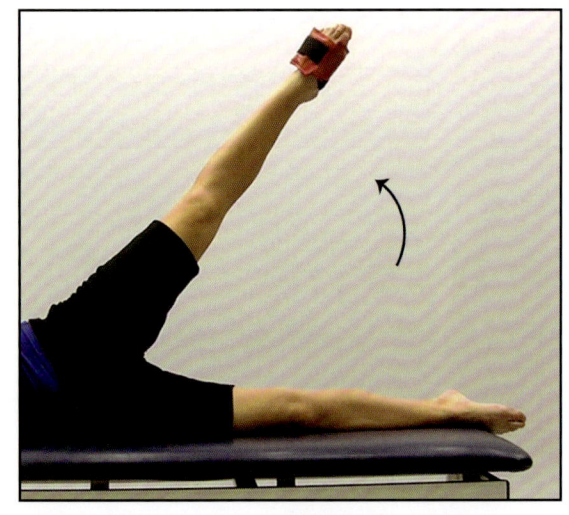

图 21-18　髋关节外展。加强臀中肌和阔筋膜张肌，二者肌腱均为髂胫束。阔筋膜张肌作为较弱的屈膝肌保持外侧稳定性。负荷也可放在膝关节

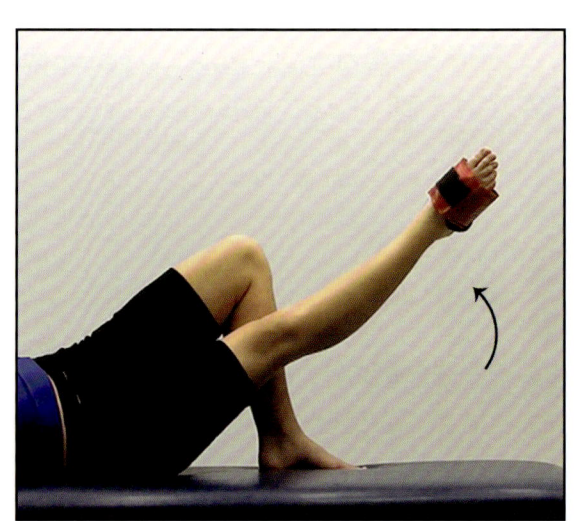

图 21-19　髋关节内收。强化大收肌、长收肌和短收肌、耻骨肌和股薄肌。股薄肌是唯一跨过膝关节的跨关节内收肌。负荷放置位于膝关节可排除股薄肌做功

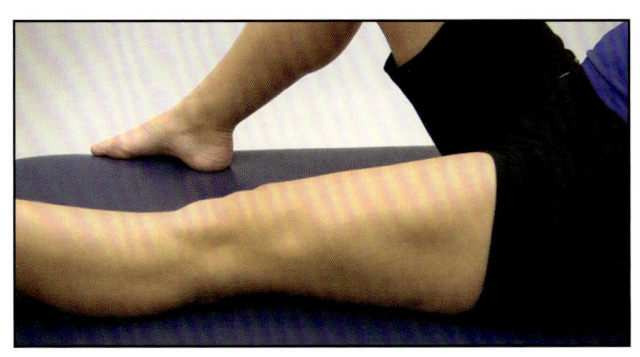

图 21-20 膝关节完全伸直股四头肌等长状态，帮助患者重新学习如何在伤后或术后收缩股四头肌

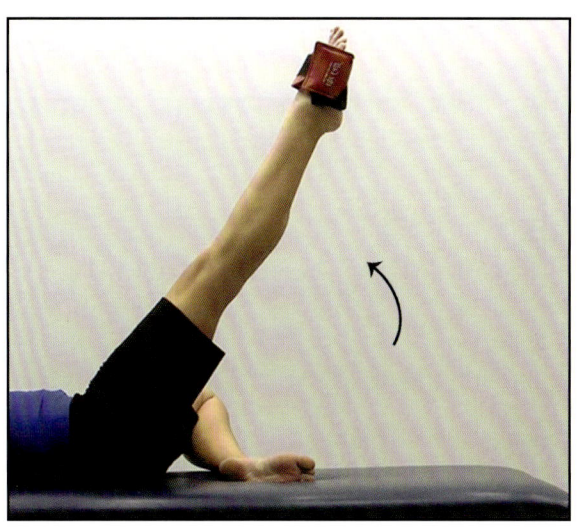

图 21-21 在康复初期直抬腿以主动收缩股四头肌

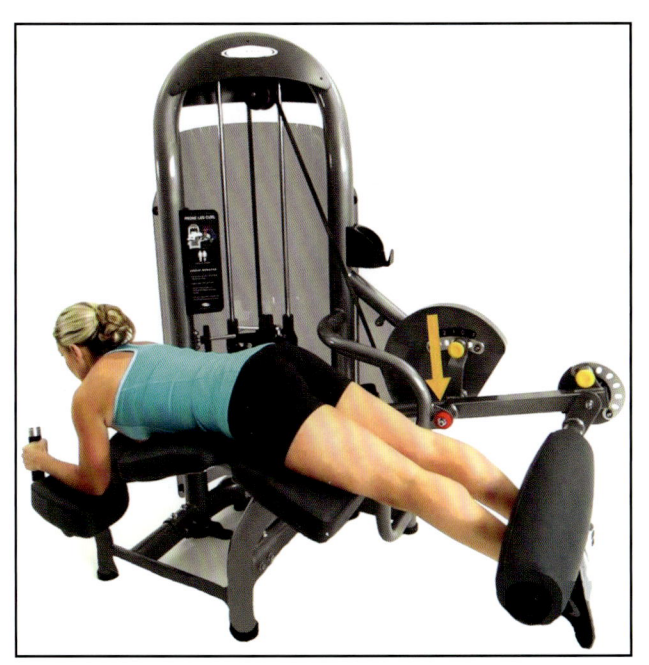

图 21-22 俯卧屈膝。主要肌群：股二头肌、半膜肌、半腱肌；次要肌群：股薄肌、腓肠肌、缝匠肌和腘肌。当胫骨外旋时股二头肌发力最多；胫骨内旋时，半腱肌和半膜肌发力最多（Reprinted with permission from Matrix Fitness.）

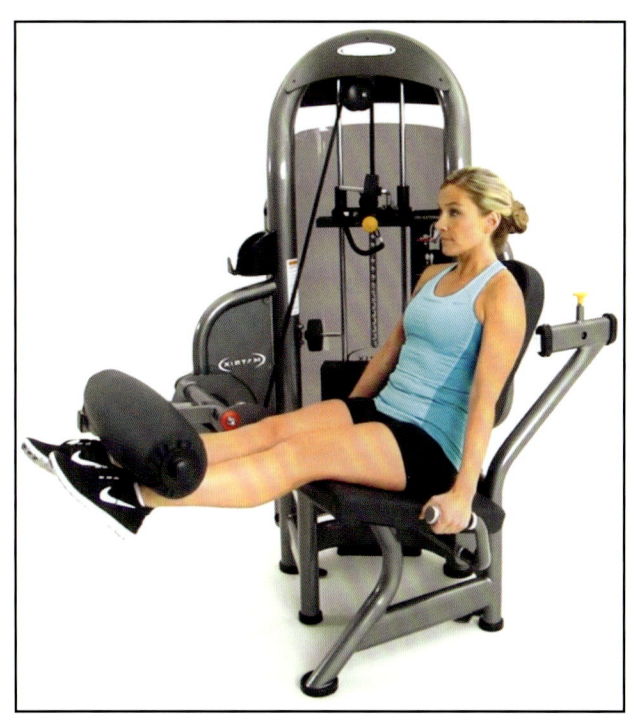

图 21-23 坐姿伸膝。主要肌群：股直肌、股外侧肌、股中间肌和股内侧肌

## 闭链强化训练（图 21-24~图 21-35）

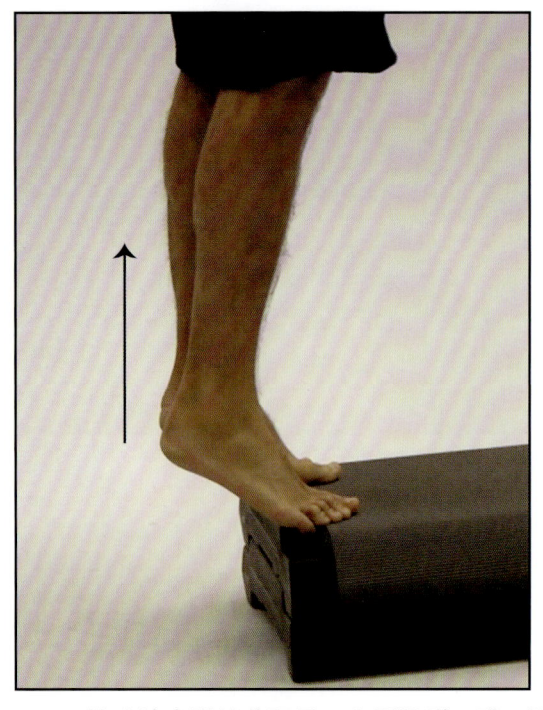

图 21-24 箱式站姿踝关节跖屈。主要肌群：腓肠肌和比目鱼肌

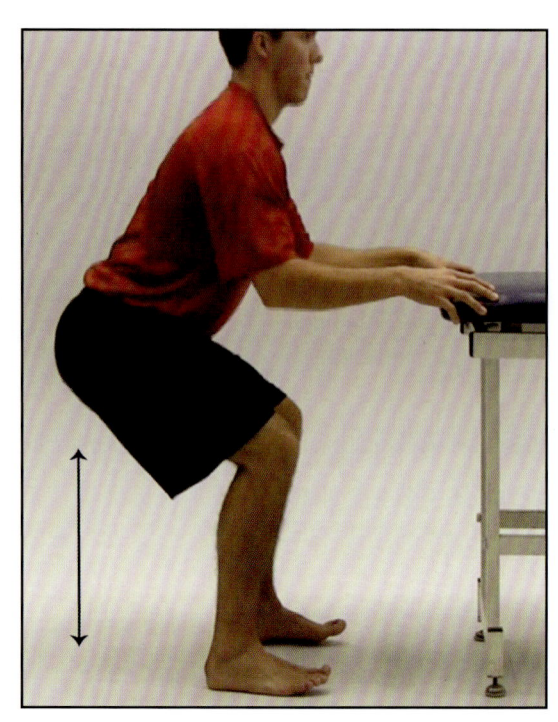

图 21-25 0°~40°活动范围半蹲

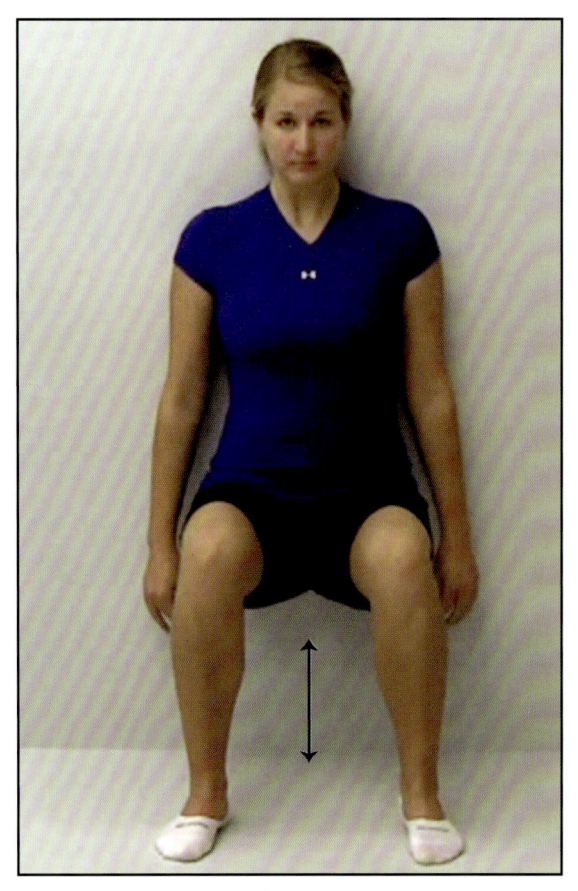

图 21-26 站姿靠墙滑动强化股四头肌

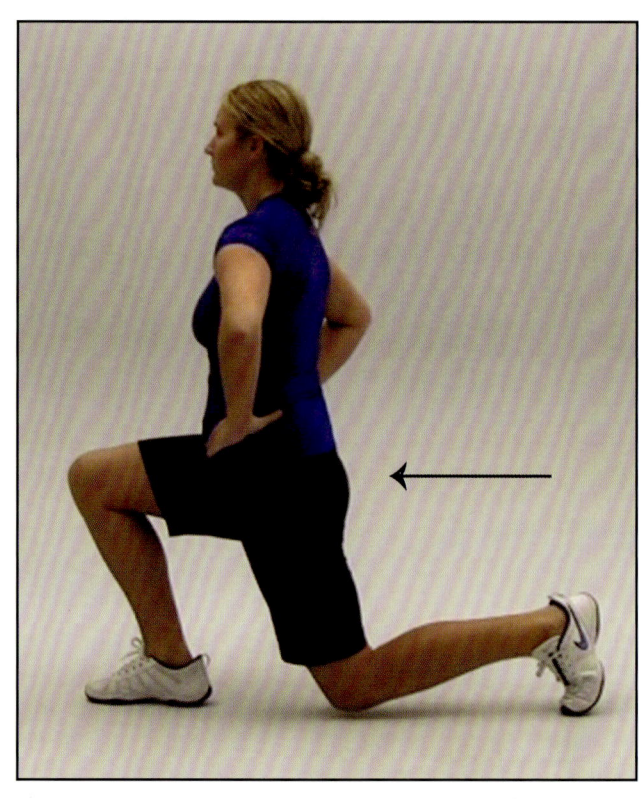

图 21-27 箭步蹲强化股四头肌离心力量

第 21 章 膝关节损伤的康复 455

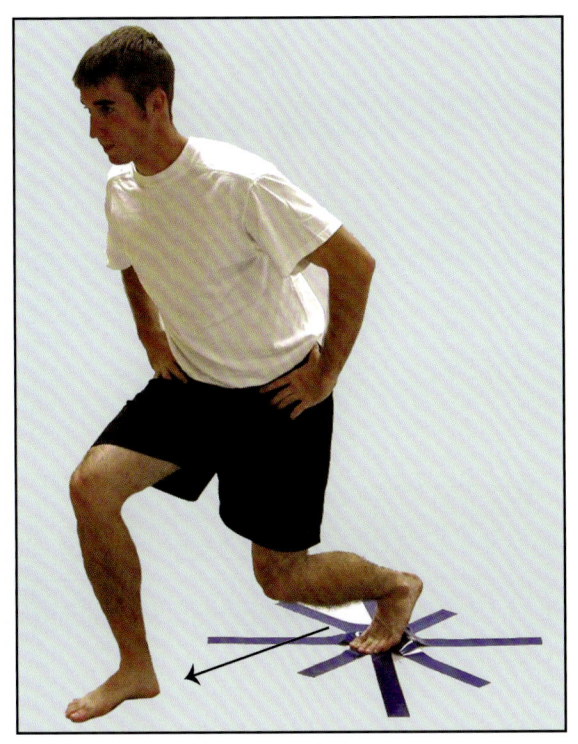

图 21-28 "钟面"各方向箭步蹲，保持良好的姿势

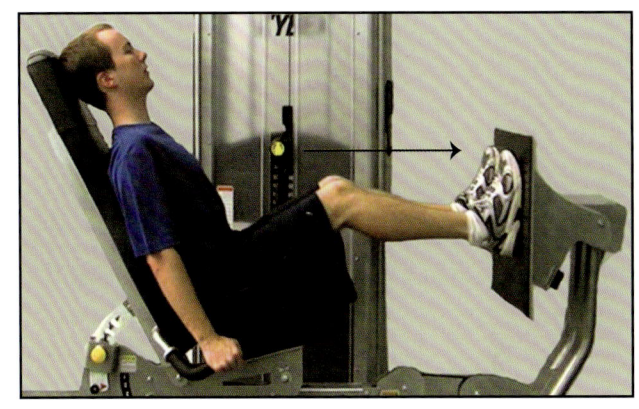

图 21-29 蹬腿训练。调整座椅使膝关节角度合适（Reprinted with permission from Reyes Fitness.）

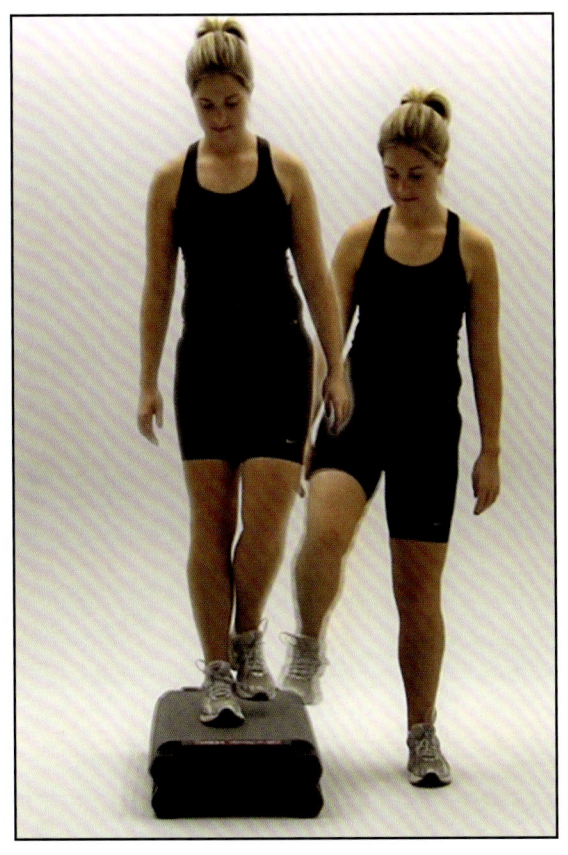

图 21-30 不同高度侧向/正向上下台阶。增强股四头肌离心控制

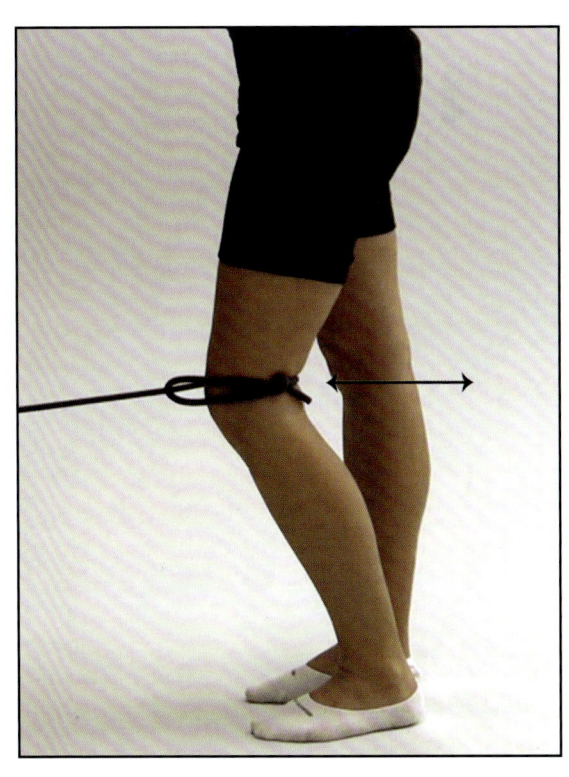

图 21-31 弹力带末端伸膝主要加强股内侧肌

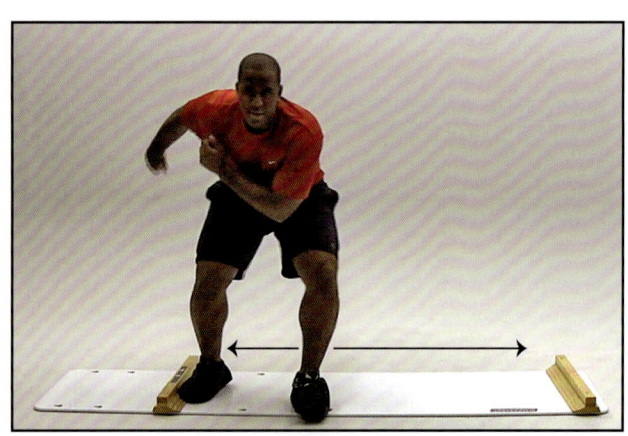

图 21-32 滑板上侧滑练习。注意保持半蹲姿势

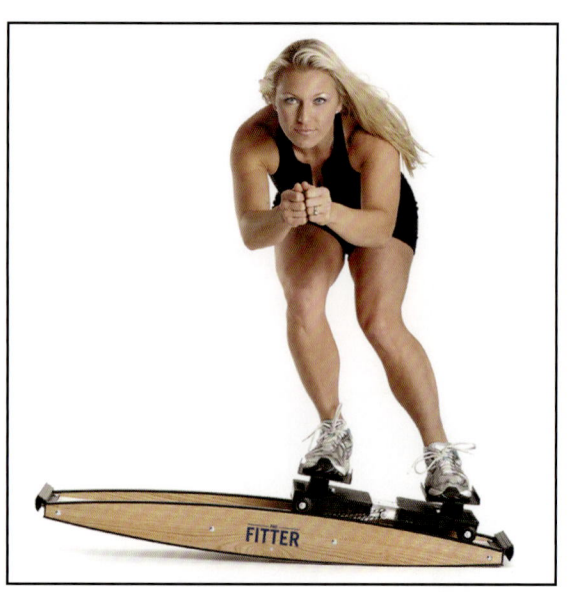

图 21-33 侧向功能训练（Reprinted with permission from Fitter International.）

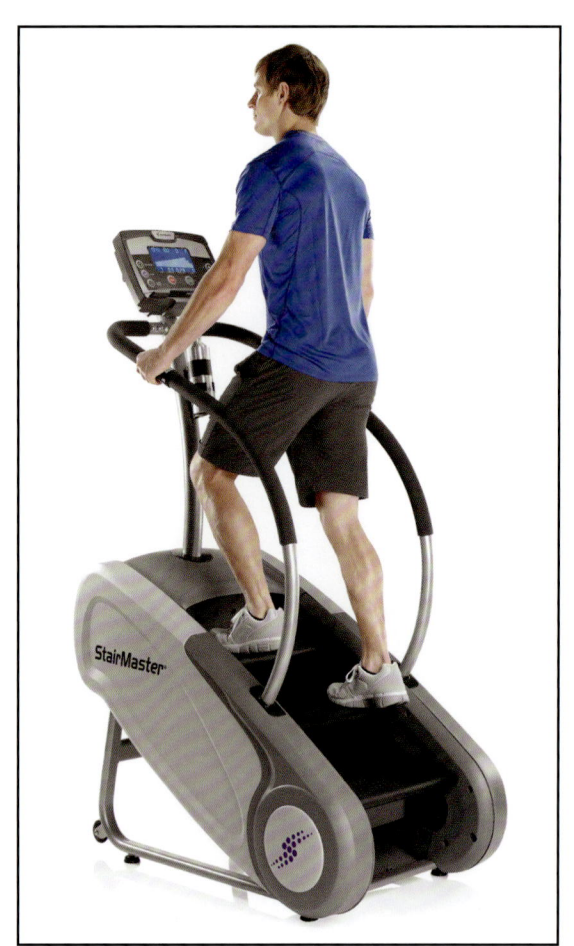

图 21-34 爬楼机（Reprinted with permission from StairMaster.）

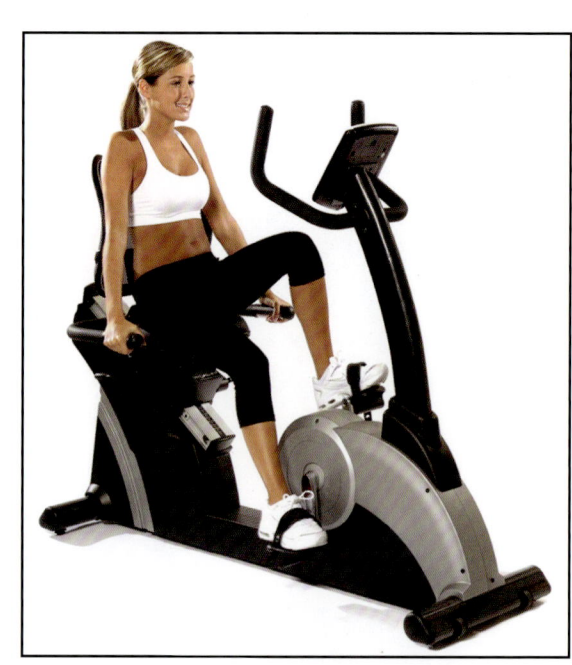

图 21-35 固定自行车有利于恢复关节活动度，并保持心肺耐力（将座椅调整至合适高度）（Reprinted with permission from Smooth Fitness and Health.）

## 增强式训练（图 21-36～图 21-38）

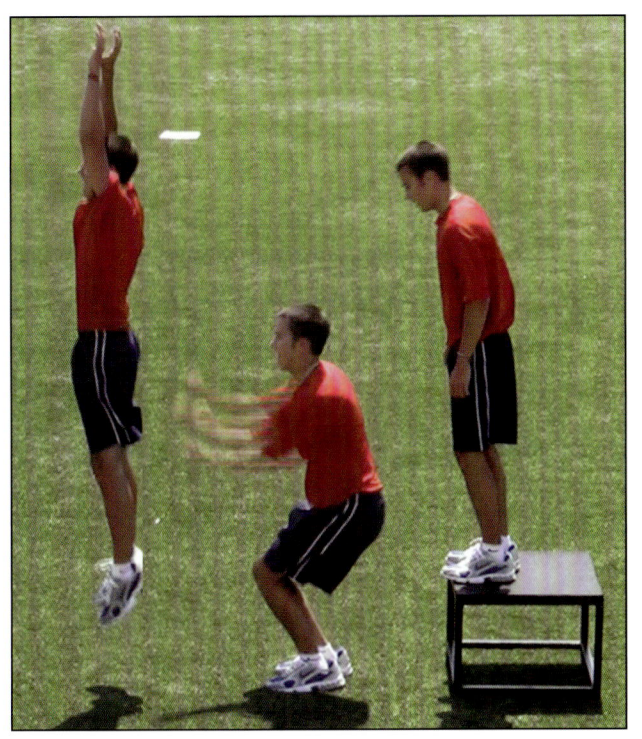

图 21-36　跳箱。注意正确的跳跃-落地技巧

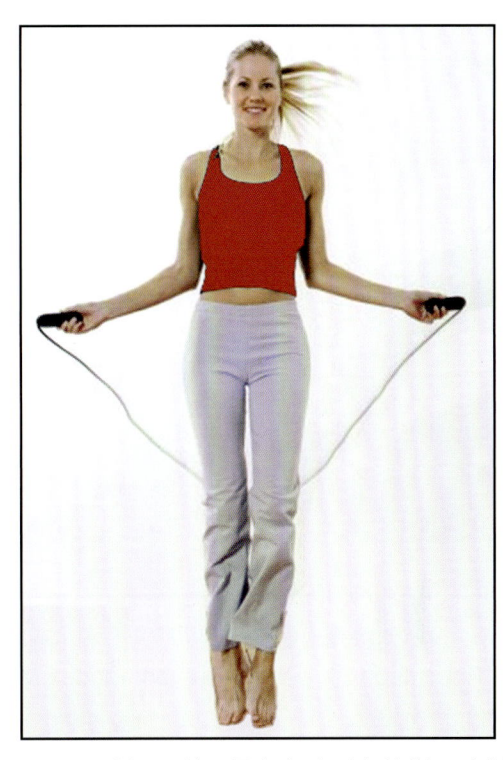

图 21-38　跳绳是利于提高心肺耐力的增强式训练

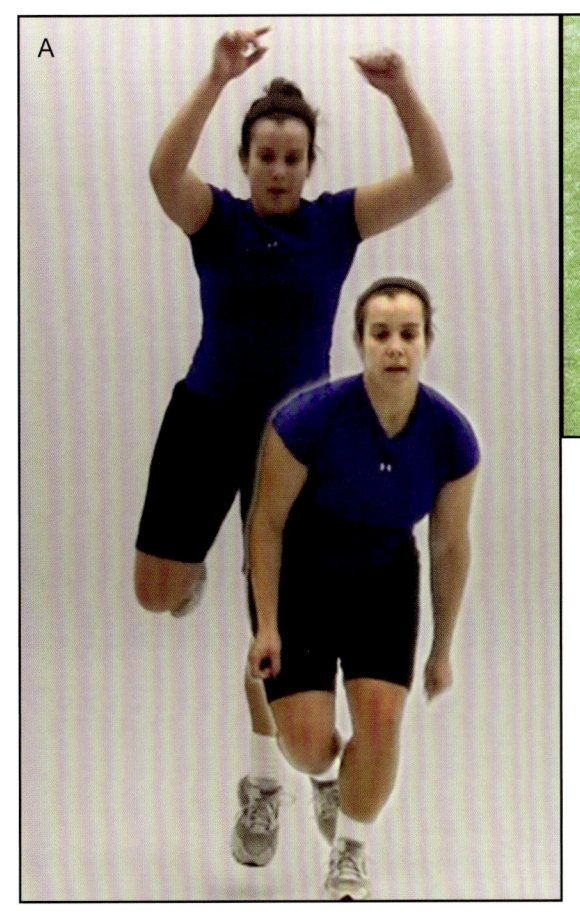

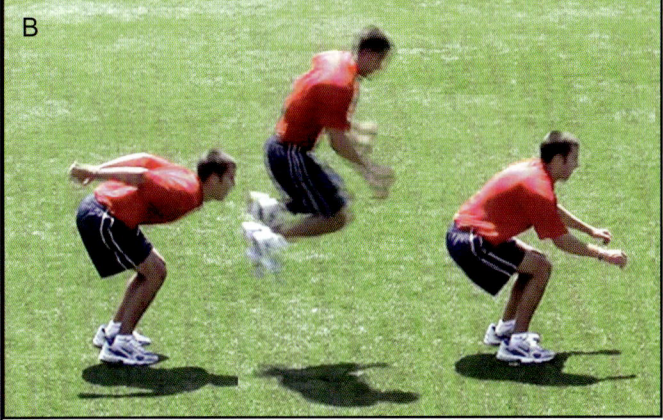

图 21-37　跳跃。（A）单腿跳；（B）双腿连续跳

## 等速训练（图 21-39 ~ 图 21-42）

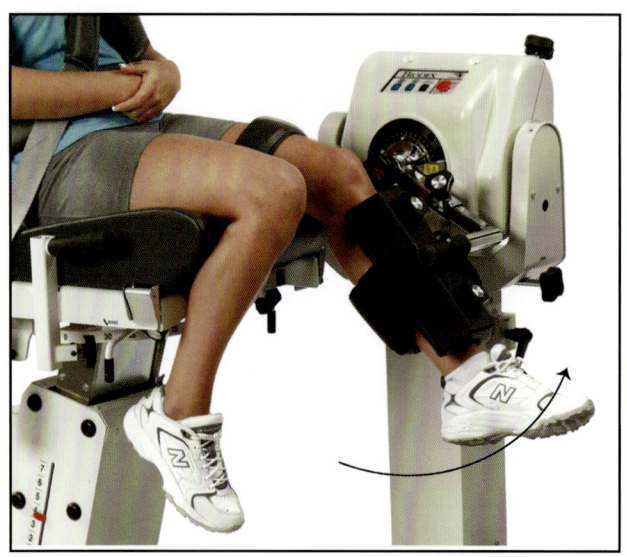

图 21-39 设定伸膝模式强化股四头肌向心和（或）离心力量（Reprinted with permission from Biodex Medical Systems.）

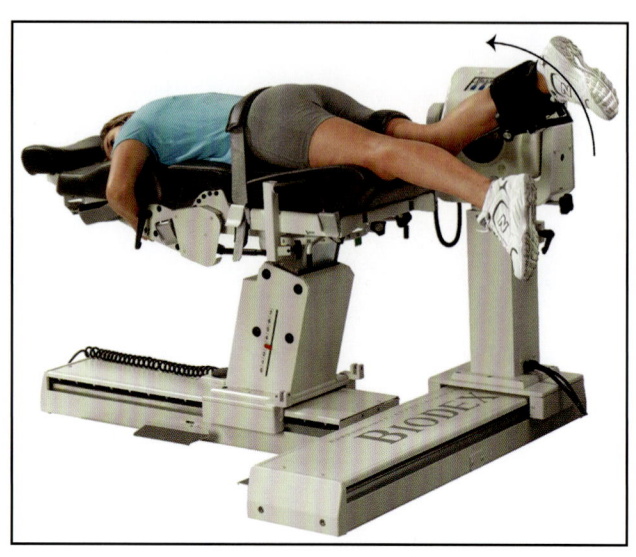

图 21-40 设定屈膝模式强化腘绳肌向心和（或）离心力量（Reprinted with permission from Biodex Medical Systems.）

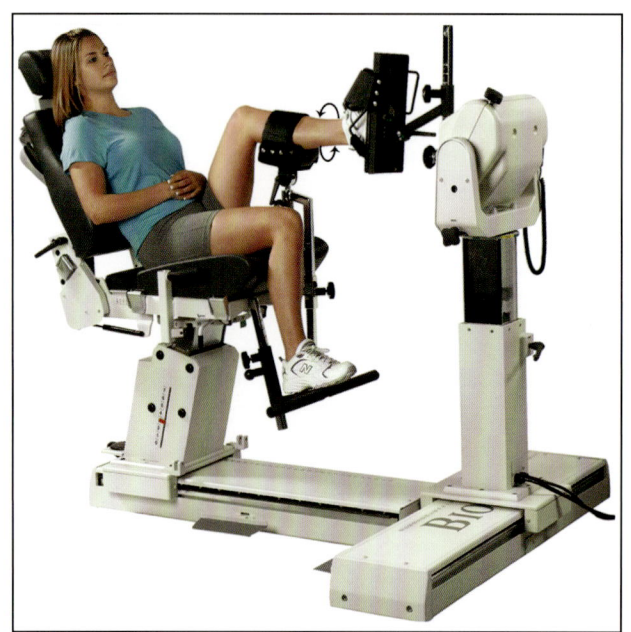

图 21-41 在膝关节康复时，踝关节抗阻的胫骨旋转训练是极其重要的，尽管这经常被忽略（Reprinted with permission from Biodex Medical System.）

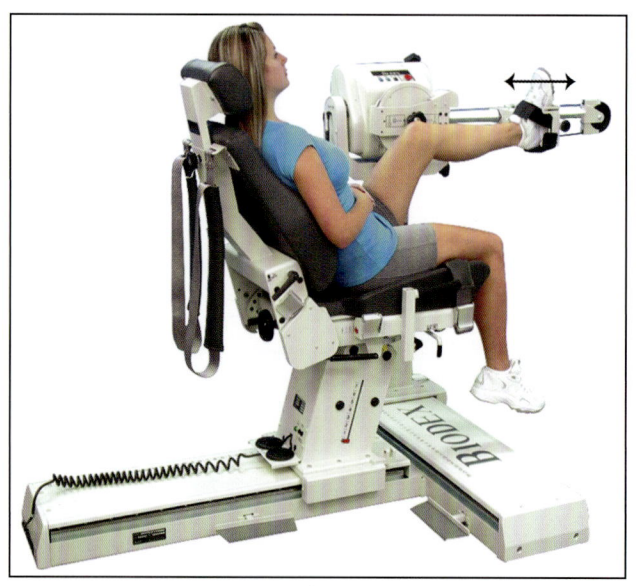

图 21-42 Biodex 生产的一款闭链等动训练设备（Reprinted with permission from Biodex Medical Systems.）

## 神经肌肉控制训练（图 21-43～图 21-50）

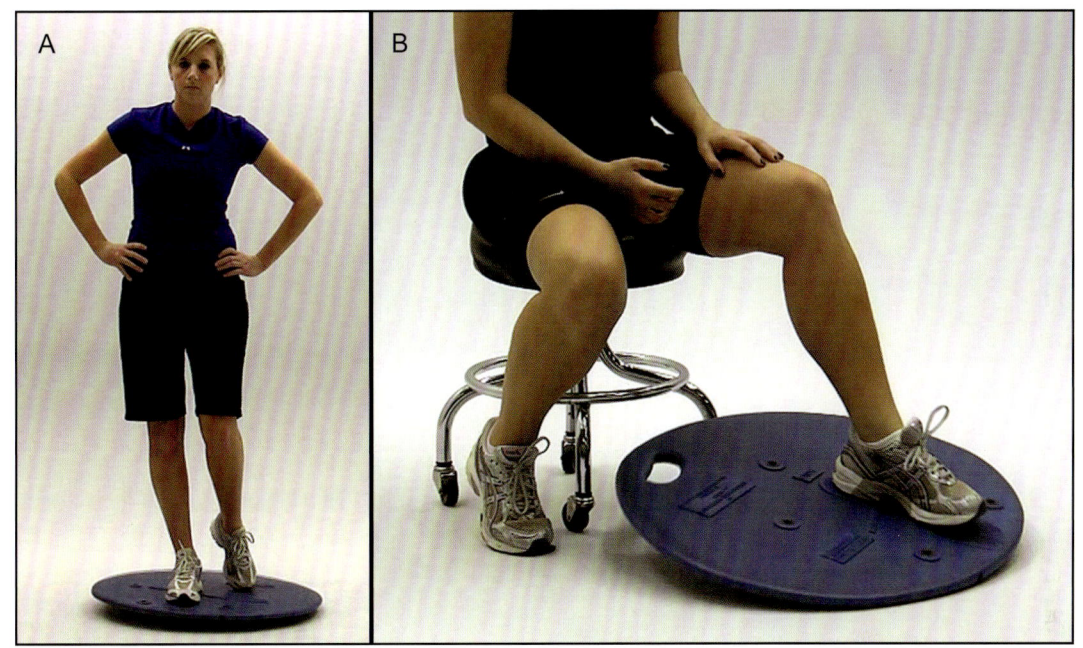

图 21-43　生物力学踝关节平台系统（Biomechanical Ankle Platform System，BAPS）训练。（左）站姿；（右）坐姿

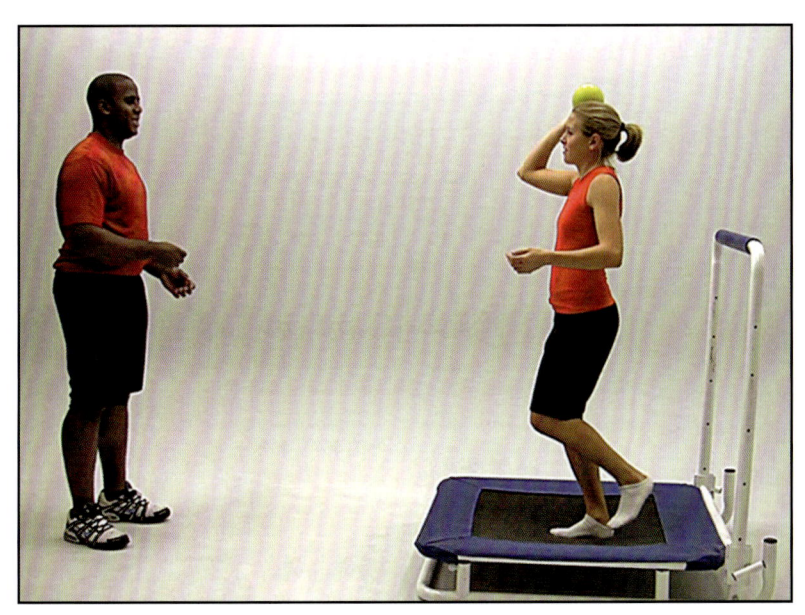

图 21-44　迷你蹦床提供不稳定平面，可在上面做其他功能性增强式活动

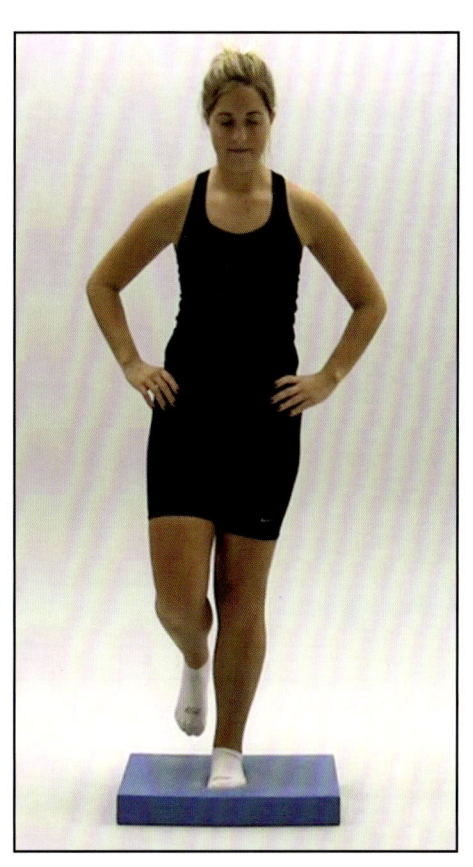

图 21-45　平衡垫比迷你蹦床更经济有效，以提供一个不稳定的表面

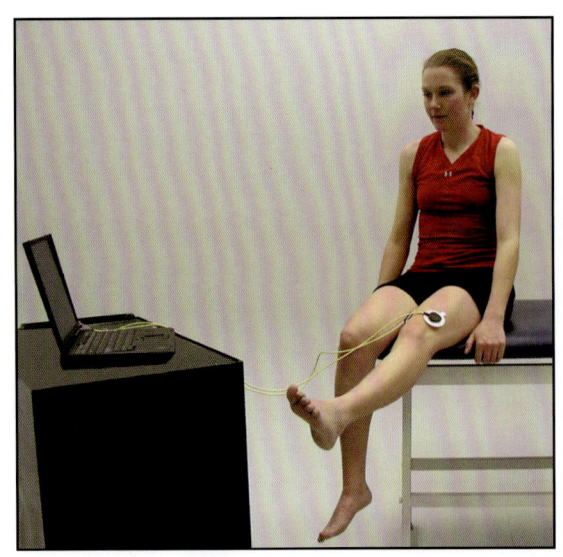

图 21-46 生物反馈系统可用于帮助患者学习如何激活特定肌肉或肌群

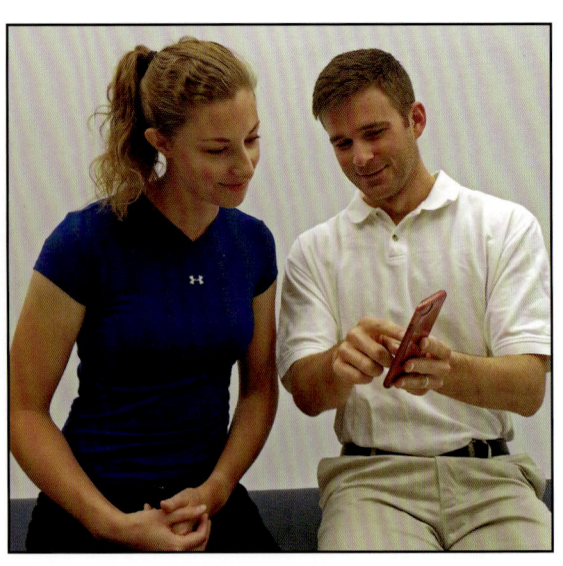

图 21-47 运动防护师通过手机或平板电脑辅助可加强技能训练

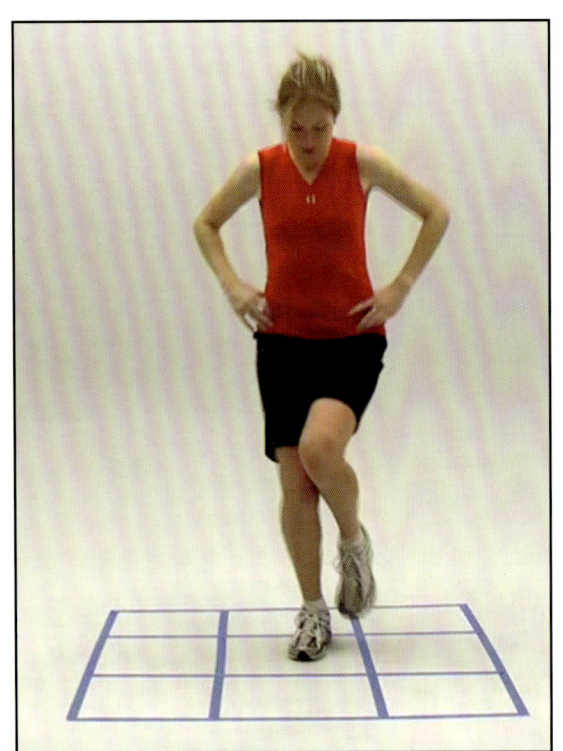

图 21-48 "单腿鲨鱼技能测试"（single-leg shark skill test）是有效的功能性神经肌肉训练

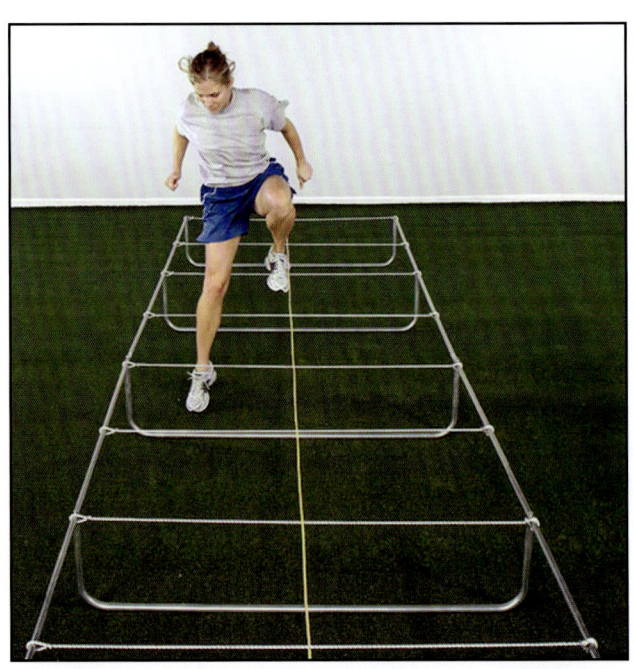

图 21-49 通过高抬腿训练器或速度绳梯进行速度和灵敏训练是重返赛场前重要的功能性训练（Reprinted with permission from Perform Better, Cranston, Rhode Island.）

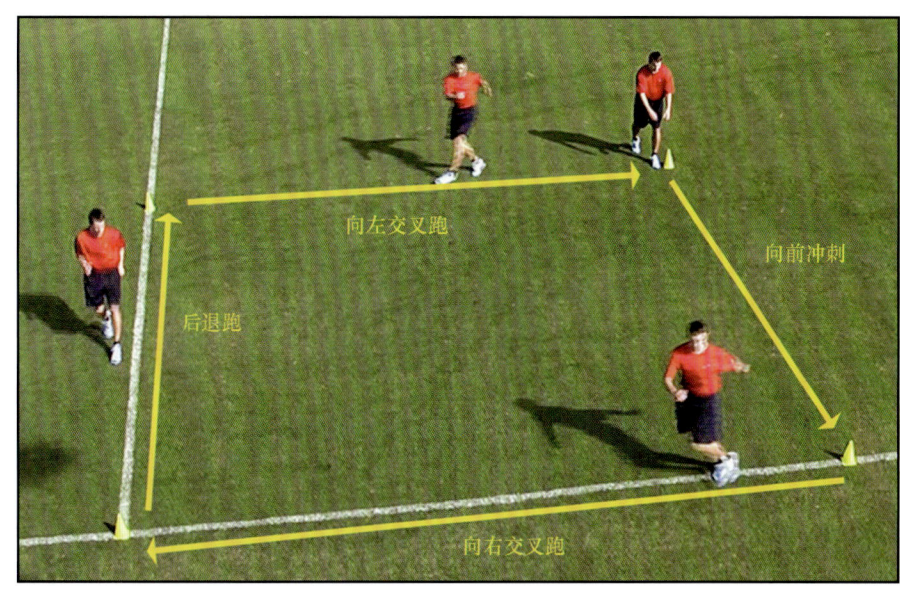

图 21-50 跑步渐进性训练需要一定的跑动技巧，包括变向、旋转和侧切

为了有效减轻运动功能障碍，必须明确其限制因素。经验丰富的运动防护师可以通过关节活动末端阻力的感觉来识别软组织阻力。肌肉阻力限制了正常的生理运动，有一种僵硬的末端感觉，最好通过使用本体感觉神经肌肉促进（proprioceptive neuromuscular facilitation，PNF）拉伸技术结合适当的物理因子（热、冰、电刺激等）来治疗。

## 力量训练

膝关节康复的一个主要目标是恢复周围肌肉组织的正常力量。随着肌肉力量的恢复，提高肌肉的耐力和爆发力也很重要[151]。

肌肉只有在超负荷时力量才会增长，然而，愈合中的组织会因过度超负荷而进一步损伤。特别是在康复的早期阶段，为肌肉施加超负荷需要谨慎，以保护受损的结构。康复中的膝关节需要被保护，大负荷、低重复次数的训练计划旨在强化健康膝关节但会损害受伤膝关节的结构完整性[111]。康复的强化阶段必须循序渐进，从等长到等张到等速到增强式到功能性训练。

多年来，开链训练是治疗的选择。然而，最近，闭链（CKC）运动被广泛使用和推荐用于膝关节康复。CKC 运动可以早期、安全地引入几乎所有类型的膝关节损伤康复过程[48,59,178]。CKC 训练可能包含等长、等张、增强式甚至等速技术。多年来，膝关节康复中是使用 CKC 还是 OKC，仍存在争议，尤其是 ACL 术后康复[162,177]。一些生物力学研究表明 OKC 训练在等速伸膝时将增加前侧胫骨剪切力；相比之下，CKC 深蹲训练将减少剪切力的产生[106]。有关 OKC 和 CKC 训练膝关节肌肉活动的研究表明，OKC 训练产生更多股直肌活动，而 CKC 训练产生更多股内侧肌和股外侧肌活动[50]。这表明，OKC 训练对单纯股直肌无力的患者可能更好，CKC 训练对股肌强化，尤其是涉及髌股关节的病变可能更好。据报道，CKC 运动对胫股关节的压应力也比 OKC 运动更大，深蹲产生的压应力最大。另外一项生物力学研究支持上述观点，并表明 CKC 训练增加压应力和协同收缩，然而，在同一角度 OKC 训练增加剪切力并产生更少协同收缩。

当前研究已经对两种康复训练中交叉韧带所承受的力和应变进行了探讨。有关 ACL 应力的研究表明，在 CKC 深蹲从 45°至完全伸直时 ACL 应力增加。OKC 伸膝呈现相似的模式，在 30°至完全伸直产生 ACL 应力[15,16]。产生最小 ACL 应力的训练包括腘绳肌活动、膝关节角度大于 60°股四头肌收缩和 35°~90°等张膝关节屈伸[15]。膝关节接近完全伸直时进行等长收缩，髌股之间的作用力是最大的。然而，在动态 OKC 伸膝时，最大髌股作用力出现在屈膝 60°~80°[50]。这表明为了优化髌股作用力，OKC 动态伸膝训练应该在 45°~95°，而 CKC 应该在 0°~45°。

动态稳定和功能性动作技术对于预防损伤是至关重要的，CKC 训练对于患者备赛是最好的。然而，特定的某块肌肉或肌群单独收缩需要特定的 OKC 肌肉强化训练。临床医生应该掌握最前沿的生物力学研究知识，为不同的膝关节损伤和康复阶段设计适当的训练方案。

> **临床决策练习 21-2**
>
> 一名高中摔跤运动员存在膝前疼痛，患者既往无膝关节疾病且不记得任何损伤史。每当压力施加于胫骨结节时，疼痛加剧，无法完成训练。教练（运动防护师）应该如何解决这一状况？

## 关节松动术

关节囊或韧带挛缩有一种坚韧的终末感，可能对传统简单的被动、主动助力和主动训练没有效果。这些挛缩可以限制关节的附属运动，直到附属运动恢复之前，传统的训练将不会产生积极的效果。膝关节附属运动在髌骨和股骨、股骨和胫骨、胫骨和腓骨之间产生。任意或所有的附属运动受限必须在康复进程的早期解决。

如第 13 章所述，通过对受限软组织施加分级振荡，可实现受软组织约束的膝关节的松动（见图 13-55 至图 13-61）。在这样做的时候，运动防护师是在解决一个特定的受限结构，而不是用"屈曲直到哭"的技术作用于整个关节。软组织挛缩解除后，附属运动和生理运动会得到改善。

# 韧带和半月板损伤的康复技术

## 内侧副韧带扭伤

### 病理力学

内侧副韧带（MCL）是膝关节最为常见损伤的韧带[124]。约 65% 的 MCL 扭伤发生在其近端股骨止点处。与胫骨止点处受伤相比，近端损伤的个体其膝关节更容易僵硬而较少关节松弛。内侧半月板的撕裂有时候与 1 级和 2 级 MCL 扭伤有关，但几乎从未发生于 3 级扭伤。

MCL 扭伤的诊断通常只需通过查体评估即可，不需要通过磁共振（MRI）来检查。韧带扭伤等级通过韧带的松弛度来判断。在 1 级扭伤中，MCL 由于微小损伤会有压痛，但是松弛度并没有增加，且有一个牢固的终末感；2 级扭伤包括韧带不完全撕裂，屈膝 30° 外翻时松弛度增加，完全伸展时轻微松弛，但有一个牢固的终末感。触诊有疼痛，出血，且外翻应力试验有疼痛；3 级扭伤是韧带完全撕裂，在膝伸直状态下进行外翻应力试验，韧带明显松弛，没有明显的终末感，痛感通常小于 1 级或 2 级扭伤。若在膝全伸外翻应力试验中韧带有明显松弛，提示内侧关节囊和交叉韧带有损伤[85]。

### 损伤机制

MCL 扭伤大多数时候是由膝外侧施加的接触性膝外翻应力引起的，并且该应力超过了韧带所能承受的力量，特别是在 MCL 3 级扭伤中极为常见。MCL 扭伤极少在无接触的情况下发生并造成单独的韧带撕裂。大多数 2 级扭伤是由于膝外翻动作时的间接旋转应力引起的[179]。患者通常会描述到，在脚着地的情况下膝关节外侧被外力撞击，随后膝关节内侧会立即有疼痛发生，更像是"牵扯"或者"撕裂"的感觉，而不是"砰的一下"。水肿会立即发生，且在受伤发生的 3 日之内可能会出现淤斑。

### 康复要点

从 20 世纪 90 年代初起，MCL 扭伤的治疗手段发生了许多变化。比如在过往处理 3 级扭伤时，通常采用手术修复已撕裂的韧带并固定 6 周时间。然而已有研究表明，无论受伤程度、患者年龄或活动水平如何，非手术及制动治疗单一的 MCL 扭伤与手术治疗一样有效[84]。对于前交叉韧带（ACL）完整无损伤的单独 MCL 撕裂尤其如此[176]。针对 MCL 和 ACL 均损伤的情况，通常会重建 ACL 但不会修复 MCL，这种操作似乎能提供足够的功能稳定性[85]。在 MCL 愈合的过程中需要满足以下三个条件：①韧带纤维保持连续性，或者具有良好的血管软组织环境；②具有足够的应力来激活并且引导修复过程；③具有防止破坏性应力的保护措施[179]。

在 2 级损伤和 3 级损伤中，韧带在被拉伸之后会保留一些松弛性，但这种特征看起来不会影响膝关节的功能。诊断出 1 级和 2 级 MCL 损伤的患者可以根据症状进行治疗，并且可能很快能够在承受范围内完全承重。1 级甚至有时候有些 2 级 MCL 损伤的患者是有可能继续当场运动的。在发生 3 级损伤时，禁止患者继续运动，并在康复的第 4~6 周内佩戴支具，在 0°~90° 的范围内控制外翻应力（见图 21-53）。

## 康复进程

在开始的时候，针对肿胀、炎症与疼痛，常采用冷敷、加压、抬高患肢与电刺激的方法。最初患者可能需要拄拐，一经适应过后可完全负重。患者在以下条件出现之前应该使用拐杖：①膝关节完全伸直且没有伸膝迟滞，②正常行走且没有步态偏移。为了患者感到舒适，可以在受伤后 1 周内佩戴膝关节固定器，Ⅱ 级扭伤需要佩戴 7~14 天的固定器或支具。

Ⅰ 级扭伤的患者在受伤后的第二天开始股四头肌练习（图 21-20）以及直抬腿练习（图 21-21）。Ⅰ 级扭伤早期应进行无痛关节活动度（ROM）练习，而 Ⅱ 级损伤可能需要等待 4~5 天炎症消退后。Ⅰ 级和 Ⅱ 级扭伤的患者可平躺于治疗床，进行主动膝关节滑动（图 21-3），墙面滑动（图 21-5），助力主动滑动（图 21-4 及图 21-6），或调整座椅到合适的高度蹬踏单车并保证膝关节屈曲角度能达承受的最大范围（图 21-35）。当疼痛和 ROM 改善之后，患者可以采用等张开链屈伸练习（图 21-21 和图 21-23），但在整个康复过程中患者应集中精力在可承受范围内进行闭链力量练习（图 21-25 到图 21-35）。除此之外，随着患者变得更强壮和训练阻力的增加，训练中应加入结合胫骨旋转的功能性 PNF 练习（见图 14-14 到图 14-21）。随着力量增加，患者需要增加增强式训练（图 21-36 到图 21-38）和功能性活动来增强膝关节的动态稳定性（见第 16 章）。在 Ⅰ 级扭伤中，患者应该能够在 3~5 周内恢复全部正常活动。

如果是 Ⅲ 级扭伤，患者需要佩戴支具 2~3 周，固定在 0°~45°，随后变为 0°~90° 再维持 2~3 周，在此期间可同时开展承受范围内的等长股四头肌训练和直抬腿力量练习[179]。患者需维持不负重及使用拐杖 3 周。在 Ⅰ 级及 Ⅱ 级扭伤中，力量训练应循序渐进，约 3 个月回归正常活动[29,150]。

## 回归运动标准

患者回归正常活动，需要：①关节活动度全部恢复；②双侧膝关节屈伸力量相当；③没有压痛；④可顺利完成功能表现测试，如单脚跳、折返跑、交叉跑和协同收缩测试。

# 外侧副韧带损伤

## 病理力学

幸运的是，膝关节外侧得到了次要稳定结构的良好支撑。单纯外侧副韧带（LCL）损伤在运动员中很少出现，但当这种情况确实发生的时候，排除其他韧带损伤的可能性是很必要的[92]。运动群体中的多数 LCL 损伤由膝关节内侧的应力所致。单纯 LCL 扭伤是膝关节所有韧带扭伤中最少见的一种[124]。LCL 扭伤中有 75% 的病例会导致腓骨头止点处断裂，伴或不伴撕脱骨折，20% 的病例发生在股骨，仅有 5% 的病例是 LCL 体部撕裂[168]。除此之外，伴发腓神经损伤并不少见，因为其包绕在腓骨头周围。LCL 完全断裂的损伤通常涉及后外侧关节囊以及后交叉韧带（PCL），有时候也包括前交叉韧带（ACL）[43,92,111]。

松弛的程度决定损伤的严重程度。Ⅰ 级扭伤时，LCL 因微撕裂而有疼痛，并伴有出血和触诊压痛。然而松弛度没有增加，且有一个牢固的终末感。Ⅱ 级 LCL 扭伤包括韧带不完全撕裂，30° 屈膝内翻应力试验时松弛度有一些增加，完全伸膝时松弛度增加很少，且有牢固的终末感。除此之外，有触诊按压痛、出血及内翻应力试验疼痛。Ⅲ 级 LCL 扭伤是韧带完全撕裂，与对侧膝关节相比，30° 屈膝及完全伸膝的内翻应力试验松弛度都非常明显，且没有终末感，疼痛通常小于 Ⅰ 级或 Ⅱ 级扭伤。完全伸膝的内翻应力试验时明显感觉松弛，提示后外侧关节囊、PCL 损伤，或还有 ACL 损伤。

## 损伤机制

单独的 LCL 损伤常常是由作用于膝内侧的内翻应力造成的。在负重的情况下，当重心从受伤侧移开时，有时候会发生内翻应力，会对外侧结构造成应力[89]。发生 LCL 扭伤的患者会报告他们听到或感到"砰"的一声，并立即出现外侧疼痛。关节外即刻出现水肿，但无关节积液，除非有相关半月板或者关节囊损伤。

## 康复要点

对于在内翻应力试验中表现出稳定性的 Ⅰ 级损伤和 Ⅱ 级损伤的患者，可以根据症状进行治疗，并且在可承受范围内尽早完全承重。为了提高患者的舒适度，膝关节固定器可以在受伤后佩戴几天到1周。然而使用支具是不必要的，因为LCL Ⅰ级扭伤甚至有的Ⅱ级扭伤的患者能够继续运动。在Ⅱ级扭伤和Ⅲ级扭伤中，患者膝关节具有一些松弛度，因为韧带已被拉长。在发生3级损伤时，患者可进行非手术治疗，在康复的第4~6周佩戴恢复性支具，并控制在0°~90°范围内活动。然而，Ⅲ级扭伤撕裂伴随其他韧带损伤会导致旋转不稳定性，因此经常需要通过外科手术进行修复或重建，特别是如果患者有膝关节长期内翻松弛的症状并打算继续参加运动，或者韧带有移位性撕脱的时候。

### 康复进程

有关LCL扭伤的康复过程应该与MCL扭伤的康复过程一致。包含其他韧带损伤且结构不稳定的Ⅲ级LCL扭伤需要外科手术修复与重建，术后患者应穿戴支具，部分承重4~6周。在第6周应该开展一个康复计划，内容包含仔细监测下的、循序渐进的、特定运动功能进展的训练。总体来说，患者大概需要半年的时间来回归正常活动[89]。

### 回归运动标准

患者满足以下条件可回归正常活动：①关节活动度全部恢复；②双侧膝关节屈伸力量相当；③可以成功地完成功能性表现测试，如单腿跳、折返跑、交叉跑和协同收缩测试，可参见第16章。

## 前交叉韧带扭伤

### 病理力学

前交叉韧带（ACL）损伤会严重破坏膝关节复合体的正常功能。简言之，ACL作为膝关节的主要稳定结构，防止胫骨相对股骨前移；在闭链运动中，胫骨固定时，防止股骨向后移动。特定的动作模式会直接影响ACL上的负荷量和形变应力[14,58-59,96,114]。胫骨向前剪切力是导致ACL负荷增加的主要因素。膝关节屈曲角度在很大程度上会影响ACL的负荷，由于在膝关节屈曲0°~30°时，股四头肌收缩能够产生显著的胫骨向前剪切力，从而增加ACL负荷[8,15,44]。单独的膝外翻或胫骨旋转也会增加ACL负荷，但此ACL负荷小于单独的胫骨向前剪切力[114]。然而，当膝外翻和胫骨旋转共同发生或其中一个与胫骨向前剪切力联合作用时，ACL的负荷会极大地增加[14,96,114]。

年轻群体（比如高中生或大学生）ACL损伤风险最大[157]。高中生和大学生进行ACL重建的人群比其他年龄层加起来的人数都多[157,185]。然而在过去的10年里，15岁以下的个体进行ACL重建手术的数量显著增加[167,186]。ACL损伤在女性中的发生率通常高于男性。大多数研究表明，业余或者专业女运动员的ACL损伤比相应的男运动员高2~5倍[5-7,17,49,63,69,87,105,108-109,123]。然而由于男性比女性参与更多的体育和娱乐活动，因此除15岁年龄段以外，男性ACL损伤的绝对数量高于女性[186]。事实上，这种明显的矛盾是ACL损伤流行病学的一个既定特征。在一般人群中，男性占损伤的大多数，但是当按照体育活动（即检查特定运动项目）进行分层抽样时，则始终观察到女性风险更高[6-7,17,49,63,69,105,109,123]。

ACL撕裂有75%发生于韧带中部，20%发生于股骨端，5%发生于胫骨端[114]。与MCL和LCL扭伤一样，损伤的严重性可由松弛度或者不稳定的程度来表示。1级ACL扭伤包括局部细微的撕裂并伴有出血，松弛度没有增加，并且有一个牢固的终末感；2级ACL损伤包括不完全撕裂并伴有出血，部分功能丧失且胫骨向前平移增加，但仍然有一个牢固的终末感；2级扭伤伴有疼痛，并且疼痛会在拉赫曼（Lachman）试验和前抽屉试验中加重。

3级扭伤是韧带完全撕裂并在拉赫曼试验和前抽屉试验中呈阳性且伴有明显松弛，阳性的旋转偏移提示旋转不稳定性，无牢固终末感，患者会经常报告感觉到或听见"砰"的一声，并感觉膝关节发生"打软"。3级扭伤会有即刻的明显疼痛，但是疼痛会在几分钟内显著减轻。ACL完全撕裂时，1~2小时会出现不明显的关节血肿。

前交叉韧带缺损膝关节（anterior cruciate deficient knee）指的是ACL完全撕裂的3级扭伤。普遍认为撕裂的ACL不能愈合[163]。前交叉韧带缺损膝关节有明显的旋转不稳定，可能最终会导致患者出现功能障碍。除此之外，旋转不稳定会导致半月板撕裂和随后的膝关节退行性病变。

### 损伤机制

造成ACL损伤的机制多样，但最常见的为非接触性损伤机制。关于ACL损伤的特定机制被大量讨论[66]。迄今为止，就单一的ACL损伤机制还没有达成一致。然而，人们普遍认为ACL损伤可能是由直接或间接接触造成的，其中80%的情况下可能由间接损伤机制造成[101]。

显而易见的是，非接触性损伤涉及多个平面的联合应力作用于膝关节[21,155]。最典型的情况是，运动员在跳跃或向前跑步时减速[51,74,134]，足跟触地，或处于平足姿势、跖屈小，此时负重会产生轴向力，使膝关节接近完全伸直和外展或处于外翻状态[21]。轴向力和外翻力加上股四头肌群收缩，会对胫骨外侧面产生相对于股骨向前的剪切和内旋半脱位[160]。该位置会对ACL造成很大的压力，从而增加受伤风险。应该补充的一点是，虽然内旋对ACL增加更大的负荷，但外旋同样会导致ACL撕裂[160]。

最近发现髋关节的位置对ACL损伤的发生率也有很大影响[53]。如果髋关节相对骨盆内收，ACL损伤的概率会明显增加。除此之外，骨盆在无负重侧下落到特伦德伦伯位置（Trendelenburg position），使得负重侧髋关节内收程度增加，进而导致膝关节外翻更严重，增加了ACL的损伤概率[35,53]。Frank等描述了膝内翻内力矩的增加[53]，即膝外翻外力矩，他们发现膝外翻外力矩是与外翻角度或外观有关[53]。

在接触性损伤中，运动员在减速的同时通常也在变向。脚与地面完全接触的同时膝外展。由于与另一名运动员的接触（通常是侧面和后面），伴随向前的剪切力，迫使膝关节进入外翻和内旋的位置。再次强调，这个体位的ACL有损伤的风险。ACL撕裂、MCL撕裂并伴有内侧半月板损伤，最初被O'Donohue描述为膝关节三联征（Unhappy Triad）[130]。

## 前交叉韧带损伤风险因素

以前的文献介绍过许多ACL损伤的风险因素[6,69,70,74,80,88,98]。出于对15~25岁患者ACL损伤发生率的关注，国际奥委会发布了一份共识声明，强调了女性运动员的非接触性ACL损伤发生率增加等情况。在亨特谷会议（Hunt Valley Conference）上一致同意ACL损伤涉及多种风险因素，主要包括外部、内部、激素和生物力学四个方面[66]。

### 外部风险因素

外部风险因素包括比赛类型（比赛或练习）、鞋类、比赛场地、防护设备和气象条件。目前尚无证据证明这些因素影响非接触性ACL损伤风险，此方面需要进一步研究。

### 内部风险因素

内部风险因素包括解剖学因素。会议总结出了与ACL损伤相关的大量因素，其中包括股骨髁间窝大小、ACL直径大小以及下肢解剖对线程度（Q角、旋前角度以及胫骨扭转）。然而，由于难以获得有效且可靠的测量方法，未能就其在ACL损伤中的作用达成共识。

### 激素风险因素

关于月经周期对ACL损伤风险影响的系统综述表明，在排卵期ACL损伤风险会有所增加[74]。已发布的数据表明，膝关节在排卵期的松弛程度增加，从而提高了ACL的损伤风险。然而，仍需在该领域进行更多的研究，以便为ACL损伤的激素因素提供更多的有力证据[73]。

### 生物力学因素

膝关节是运动链的一部分，因此躯干、髋关节与踝关节对ACL损伤具有重要作用。ACL损伤中常见的生物力学因素包括落地时或跑步变向时对足部而不是对脚趾的冲击、笨拙的身体动作以及损伤前的生物力学干扰[155]。常见的非接触性ACL损伤常出现在减速阶段，通常患者在该阶段旋转、变向或者跳跃落地。研究人员也注意到神经肌肉因素（关节僵硬、肌肉激活潜伏期与肌肉募集模式）是增加女性ACL损伤风险的重要因素，并似乎是导致男女性具有ACL损伤率差异的最重要原因[82,155]。在离心收缩时，强大的股四头肌激活被认为是ACL损伤的一个重要因素[155]。

## 前交叉韧带损伤预防计划：预康复

多年来，许多文献表明，ACL损伤在很大程度上是可以预防的[67,72,99,132]。本质上，由于大多数ACL损伤是非接触性或间接接触，损伤预防计划应能有效地纠正不良的生物力学关系，从而减少ACL损伤的风险[136]。美国国家运动防护师协会（National Athletic Trainers' Association）最近发表的一份立场声明表示，推荐所有运动员参与损伤预防的训练计划，尤其针对有落地、急停和减速动作的运动项目[135]。除此之外，针对13~24岁女运动员的损伤预防计划能够减少ACL损伤风险[62,103,175]。

同样，一项高质量的研究表明，男性运动员在完成损伤预防计划后，ACL 损伤风险有所降低[161]。

这份立场声明还推荐使用涵盖多种训练类型和动作反馈的多元化计划[135]。近期荟萃分析显示，力量、平衡、增强式训练和近端神经肌肉控制锻炼的多元化方案，在降低 ACL 损伤方面比单项训练更有效果[166]。基于以上发现，在执行损伤预防计划时，应涉及以下至少三种预防训练类型：力量、增强式、灵敏性、柔韧性及平衡练习（图 21-24 到图 21-50）。损伤预防计划也应该包括对动作技术和质量的反馈。过往研究支持通过动作反馈和注重动作质量的干预来改善人体运动学和落地冲击[83,125,141,145,146]。人体运动学和落地冲击的变化与 ACL 损伤风险之间还没被证实有直接联系，但是这些改变似乎能减少在动态运动期间作用于 ACL 上的应力。

训练频率和持续时长是在制订损伤预防训练计划时需要考虑的两个重要因素。目前的证据表明，每周 2~3 节训练能够减少 ACL 损伤风险[135]。同时，为确保预防训练计划对改变神经肌肉相关风险因素有效，并且可以使患者在很长一段时间内持续这种改变，推荐计划应尽早从赛季前期开始并一直持续至赛季期。运动防护师应该监控此训练计划完成的顺应性。据报道，更高的顺应性可更大程度地降低 ACL 损伤风险[167]。

目前需要更多高质量的研究来更好地了解 ACL 损伤预防中最重要的组成部分。除此之外，也需要更多的研究来证实损伤预防计划对男性运动员的有效性。然而基于目前的证据，针对运动人群，完成个人多元化损伤预防计划能够降低 ACL 损伤的风险[135]。

## 康复要点

在诊断出 ACL 损伤之后，患者、医生、运动防护师以及患者家属都面临多种治疗选择。保守治疗旨在帮助患者度过损伤的急性期，并在随后能完成大量的康复训练。如果在康复之后患者仍然不能恢复正常功能，甚至在进行正常力量训练和腘绳肌训练后膝关节仍然不稳定，则应该考虑重建手术。对于久坐不动的患者来说，这种方法可能是可以接受的，但大多数患者更喜欢更积极的方法。

患者年龄越大，久坐不动，越不适合采用手术重建的方式。患者可能没有兴趣或者时间来做一系列的康复训练。在某种程度上，他们并不会因为膝关节不稳定性造成很大的日常行动不便。相反，手术重建的理想患者应该是年轻、积极和具有运动技术的人群，他们更愿意且觉得有必要作出自我牺牲来成功地完成整个康复计划。Wilk 和 Andrews 指出，任何想回归到有很强扭转动作运动的患者人群都应该考虑 ACL 手术重建[177]。因此，成功的 ACL 外科手术修复/重建很大程度上取决于 ACL 断裂患者的选择[90]。以下是决定是否进行外科手术修复/重建膝关节的指征：

- ACL 受伤的人群非常活跃；
- 受伤的人群不愿意改变以前积极的生活方式；
- 在正常活动中，总能感受旋转不稳定性和膝关节"打软"的感觉；
- 有其他的韧带和（或）半月板的损伤；
- 有反复出现的积液；
- 经过 6 个月的强化康复训练后，治疗失败且膝关节仍不稳定[90]；
- 有必要进行手术来预防膝关节的退行性病变[90]。

针对韧带部分断裂的情况，医疗界在治疗上存在分歧。一些医生认为部分损伤的 ACL 其功能丧失，膝关节此时应该被视为韧带完全消失。而其他医生则倾向于延长支具固定和限制活动的时间，希望韧带可以愈合且保留功能。在决定是否对患者进行非手术治疗时，应基于患者受伤前的情况和患者愿意在未来仅参与诸如慢跑、游泳或者骑行等不会将膝关节置于高风险的运动[127]。显然在选择治疗方案之前，患者需要多征求一些意见。

最广泛接受的观点似乎是，当不止一条韧带发生损伤并且出现功能障碍时应进行手术。ACL 手术方案为修复或重建。针对手术修复，如果撕裂发生在韧带中部，则对受损韧带进行手术缝合，或者在撕脱伤的情况下重新连接碎骨片。然而人们普遍认为，针对单一的 ACL 撕裂进行直接修复，往往效果不佳[4]。在缝合的情况下，通过内夹板或者关节外重建来加强修复似乎比直接修复的方案更加成功[156]。

手术重建采用关节外重建或关节内重建技术。关节外重建涉及截取一部分在关节囊外部的结构，移植并使其能够通过模拟正常 ACL 功能的方式来改善膝关节生物力学关系。髂胫束是最常见的移植结构。该手术方法可有效减少膝关节因前外侧旋转中的不稳定而出现的轴移现象，但这还达不到 ACL 的正常生物力学功能[90]。单一的关节外重建针对膝关节轻中度不稳定的患者有效。此外，针对无法承担关节内重建手术所需时间和资源的患者，关节外重建手术可能是首选治疗方式[90]。关节外重建术后的康复训练很积极，能让患者较快恢复功能活动。但作为单一手术，不推荐选择参与高强度活动的患者。

关节内重建涉及在关节内放置一个结构，该结构将大致遵循ACL的连接路径并行使ACL的相关功能。ACL重建手术的技术不断发展，特定技术的选择通常基于医生的偏好和专业知识[30,177]。目前至少有4种主要的自体移植技术重建断裂的ACL。

骨-髌腱-骨移植使用髌腱中心的1/3。自1980年以来，这一直是大多数外科医生的黄金选择标准，因为手术成功率高达90%~95%[30,34,177]。

腘绳肌腱移植使用半腱肌、股薄肌或者两者的肌腱[30]。由于移植固定技术和硬件的进步，这种技术也在逐渐普及。虽然普遍认为这种手术的技术难度更大，但与髌腱移植相比，由于该手术切口更小，所以膝前疼痛和股四头肌萎缩更少。然而，由于腘绳肌腱移植技术涉及软组织至骨的愈合，其愈合速率明显低于髌腱移植技术的骨至骨愈合速率。目前没有证据显示这两种技术的结果哪一种更好。

第三种不太广泛的移植技术是从髌骨正上方的四头肌腱移植。髌骨的一端有骨，另一端有软组织。与股四头肌腱移植相关的髌腱炎和跪痛发生概率较小。这也通常用来作为ACL的翻修手术。

同种异体移植可以使用髌腱、腘绳肌腱或者跟腱，并在已有自体移植的ACL翻修手术中更常使用[91]。然而，大多数外科医生在第一次重建手术倾向使用自体移植。同种异体移植的愈合时间要比自体移植的愈合时间更长，但是由于疼痛较少且不必截取患者自身组织即可实现组织愈合，所以术后恢复更快。同种异体移植的主要问题是疾病的传播和组织排斥。据报道，同种异体移植手术6个月后，炎症反应延长，且结构性能显著下降[91]。同种异体移植重建术后康复应比自体移植重建术后的强度要小[91]。

使用人造替代品的手术通常不会产生良好的效果。

手术技术是取得成功的关键，将肌腱移植物放置不当仅几毫米就会阻止其恢复正常运动[71]。

在ACL重建和半月板修复需要同时进行时，康复所需时长会增长，这在半月板损伤的章节中会详细讨论。

## 康复进程

### 非手术性康复

如果要对ACL缺损膝关节进行非手术性治疗，率先排除其他存在的问题至关重要（比如半月板破裂、关节游离体等），并且需要在进行康复之前纠正这些问题[127]。治疗初期应通过使用冷敷、加压、抬高和电刺激的方式来控制肿胀、疼痛和炎症。如有必要，可在最初几天将膝关节放置于固定装置（图21-51和图21-52），以减少患者不适并增加保护。康复初期，患者可使用拐杖行走直至膝关节恢复至完全伸直，并可在无伸膝滞后的情况下行走。康复初期即可进行股四头肌练习（图21-20）和直抬腿练习（图21-21）以重获动作控制并减少肌肉萎缩。早期无痛ROM练习包括治疗床上主动膝关节滑动（图21-3）；墙面滑动（图21-5）；助力主动滑动（图21-4和图21-6）；或调整座椅到合适的高度蹬踏单车并保证最大的屈膝角度（图21-35）。

随着疼痛减轻和ROM改善，患者可以采用OKC屈伸运动（图21-21和图21-23）。在OKC力量训练中，为了减少ACL的压力，建议最初将膝关节的伸展范围限制在0°~45°，时间限制为8~12周（最少限制为6~9周）[127]。除此之外，应该强调腘绳肌和腓肠肌的力量训练（图21-24），这两个肌肉能向后平移胫骨，以最小化向前平移。CKC力量练习会更加安全（图21-25至图21-35），因为它们最大程度减少了胫骨的前移。CKC力量练习通过股四头肌和腘绳肌的协同作用增强动态稳定性，从而加强神经肌肉控制（图21-43至图21-46）。CKC运动还可以将髌股疼痛的可能性降低。这些力量练习的目标是使股四头肌/腘绳肌的力量比为1∶1。

除此之外，训练中应加入结合胫骨旋转的功能性PNF练习（见图14-14至图14-21）。这些手动辅助的PNF练习是加强膝关节旋转动作的唯一方式，对膝关节恢复正常功能至关重要。遗憾的是，大多数广为人知及采用的康复标准方案并没有强调这些重要的旋转部分。

抗干扰训练可能对那些ACL缺损膝关节的患者尤为重要。该训练是一种着重提高膝关节稳定性的神经肌肉训练，通常使患者在不稳定平台上控制平衡[81]。抗干扰训练应该结合前文所述的其他训练，以促进力量、心肺耐力与灵敏性的发展。

干扰对抗训练包括三种：滚板、摇摆板、带阻挡的滚板（roller board, rockerboard, rollerboard with block）。

使用常见文字提示如"保持膝关节放松""控制躯干不动"和"在晃动期间保持放松"来引导患者成功地完成任务，进而加强患者对神经肌肉的控制。抗干扰训练计划本质上遵照循序渐进原则，Hurd 等在后文解释了抗干扰训练的阶段性和循序渐进的特征[81]。在训练早期，患者应该对抗所有方向上的干扰。通过训练中极少的语言提示，且在不需要膝关节的肌肉组织产生精确收缩的情况下，患者可摸索建立正确的神经肌肉应答模式。在训练中期，抗干扰训练的同时可加入一些小强度的特定运动专项训练。在此期间，患者应就干扰对抗训练的强度、方向和速度，提高神经肌肉应答的精确性。在抗干扰训练后期或最后，可利用特定运动专项步态来增强训练难度。此阶段的重点应放在精确并具有选择性的肌肉应答能力上。

对于 ACL 部分撕裂或者缺损的患者，使用功能膝关节支具（图 21-51）存在争议。尚无证据显示这些支具可以控制移位，特别是在有功能负荷的情况下[18,148]。然而，这些支具或许可以通过刺激皮肤感

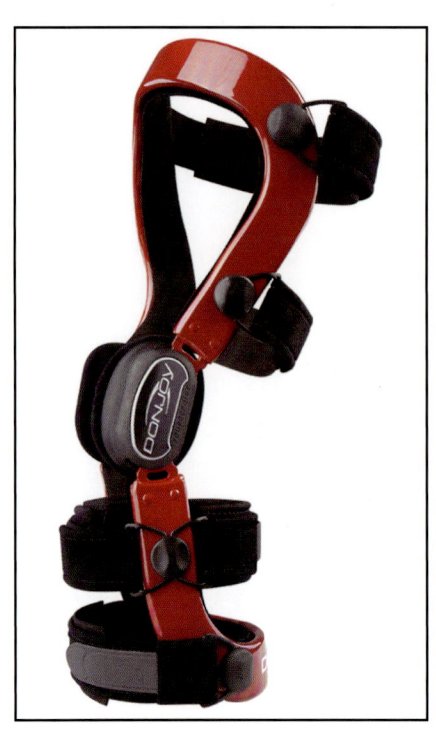

图 21-52 功能性膝关节保护支具（Reprinted with permission from Bledsoe.）

受器增加膝关节的位置觉，增强患者对目前损伤的意识和潜意识[104]。

患者在膝关节 ACL 缺损的情况下进行身体活动时，运动防护师有责任指导患者预防损伤。非手术性治疗适用于未来不打算进行与损伤相关运动的患者。因为与损伤相关的运动会产生应力，对膝关节的支撑结构造成进一步伤害。如果患者不愿意失去这些运动能力，那手术干预可能是更好的选择。

> **临床决策练习 21-3**
>
> 一名足球运动员患有单一的 ACL Ⅱ级损伤。医生认为现阶段不必手术，并决定尝试保守康复治疗患者以帮他回归训练。但当患者恢复全部活动时，膝关节很可能会在停止、启动和轴移运动时出现不稳定的感受。请问运动防护师应如何指导患者练习以减少这些不稳定感，且避免除 ACL 外的其他损伤呢？

### 手术重建

关于 ACL 重建后的康复方案存在很大争议。传统意义上的康复计划相对保守，并且有很多医生和运动防护师坚持这个理念[138,139]。然而在某段时间，ACL 重建后的康复呈积极趋势，这主要源于

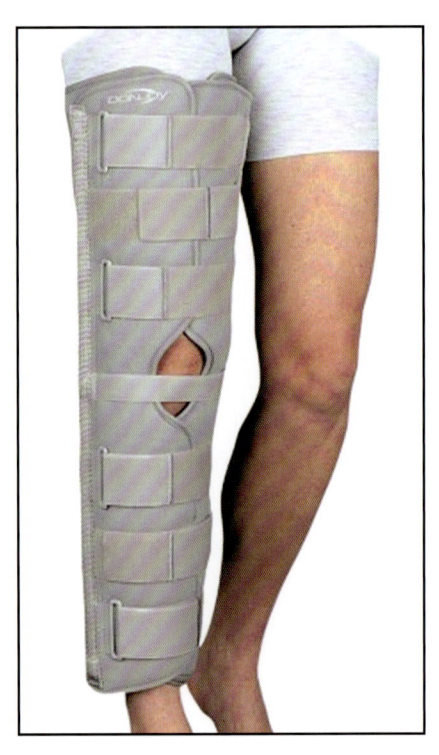

图 21-51 膝关节固定器（Reprinted with permission from DonJoy.）

Shelbourne 和 Nitz 的成功经验[159]，这被认为是一种加速方案。他们证明该方案能让患者提前恢复正常功能，减轻髌股问题和减少恢复伸膝活动度所需的手术次数，并且不会影响稳定性。这种加速方案并非没有诋毁者。比如，一些临床医生认为这种加速方案会给脆弱的组织施加太大的压力，并且目前没有足够的科学数据来证明此方案[128,138,177]。

现在有各种的"加速"和"非加速"的康复方案，且两者之间的界定相对模糊。许多因素（比如患者类型、赛季时间）更大程度影响了康复进程中的客观科学结果。因此需要更多研究来预测理想的康复方案。个体的差异性永远不允许一个方案适用于所有患者。

ACL 康复治疗方案通常强调以下几点[45,48,89,138,183,184]：

- 循序渐进地恢复屈伸；
- 术后部分或者无承重；
- 术后 3~4 周闭链运动；
- 在 6~9 个月后回归活动。

加速方案则强调以下几点：

- 立即运动，包括完全伸膝；
- 在可承受的情况下立即负重；
- 早期力量以及神经肌肉控制闭链训练；
- 2 个月后回归活动，并且在 5~6 个月的时候回归比赛。

**术前期**：无论建议的康复时间有多长，康复都会从受伤后的那一刻开始，这是所谓的术前期。普遍认为手术重建应该延迟至患者疼痛、肿胀与炎症减弱，并且关节活动度、股四头肌控制以及正常步态模式应该在术前期恢复。此过程一般在受伤后的 2~3 周[45]。除此之外，延迟手术似乎也可降低术后关节纤维化的发生率[48]。

**术后期**：在术后需要考虑的最重要问题可能与移植物最初的力量水平、移植物愈合及充分融合的情况。目前有研究证明，10 mm 长的髌腱中部 1/3 的移植物的抗张强度是原正常 ACL 的 107%。此研究还预测抗张强度在第 3 个月为 57%、在第 6 个月为 56% 以及第 9 个月为 87%[138]。在移植物坏死（第 6 周）、血运重建（第 8~16 周）和重塑（第 16 周）期间，移植物上的应力降至最低[177]。假设重建手术技术完全可靠，移植物在术后应立即处于最强状态，因此康复训练在早期应较为强烈。此外，强度大的康复训练似乎能尽量减少并发症，且可以最大限度地恢复ACL重建后的功能[89]。

有一篇聚焦于 ACL 重建后的康复随机对照试验的系统文献综述（共 2 部分）已发表，有助于总结该领域的证据[181,183]。

**控制肿胀**：术后应通过冷敷、加压、抬高以及电刺激的方式将肿胀与疼痛降至最低，该步骤广泛利用 Game-Ready 冷疗加压系统。明显肿胀在康复最初会抑制股四头肌的募集。

**支具**：在伤后前 2 周，可将患肢放置在康复支具内，最常见的锁定方式为完全伸膝[121,182]、被动伸膝 0°~90° 且有主动伸膝 40°~90° 的关节活动（图 21-53）。支具应该穿戴 4~6 周，直至膝关节的屈曲角度能够超过支具的限制。支具可以在运动或沐浴的时候摘掉。Shelbourne 和 Nitz 等推荐在伤后前 2 周使用膝关节固定器，但是在第 1 周快结束时，应更换使用功能支具来保护整个康复过程[159]。目前没有研究显示佩戴支具会对膝关节产生不良影响，仅有一项具有潜在临床意义的研究发现，膝关节以完全伸膝的锁定方式佩戴支具后，在术后第 1 周关节的伸展有所改善[121]。基于系统回顾的一系列证

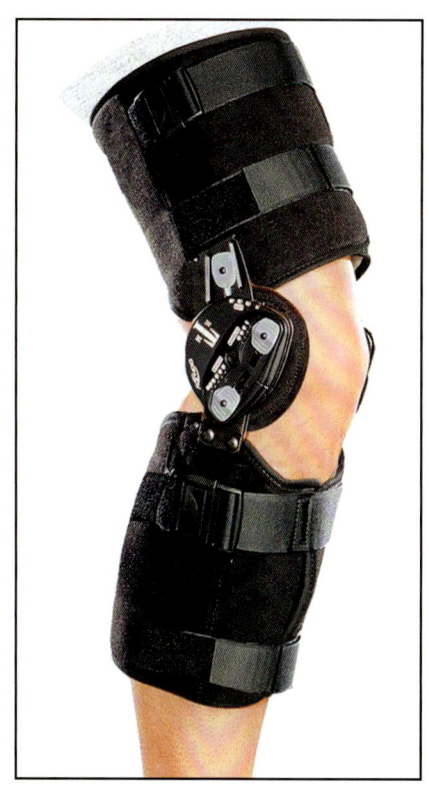

图 21-53　佩戴康复支具，在合适的限定范围内改变膝关节活动（Reprinted with permission from DonJoy.）

据，在回归活动的过程中是否有必要佩戴功能性支具的说法尚未达成共识。此决定应该就个人情况来判断。

**承重：** 在第1~2周，患者通常在50%承重或在逐渐过渡到完全承重的情况下拄拐杖[138]。当感觉肿胀快要消失、没有伸膝滞后并有足够的股四头肌力量来维持几乎正常的步态之后，可以去除拐杖，整个过程大致需要2~6周。一项研究表明，将即刻承重与2周后逐渐承重相比，对膝关节的稳定性或功能无不良影响，且较早承重可辅助股内侧肌的提前募集，或能减少膝前痛发生。

**活动度：** ROM练习应该立即开始。一些医生主张术后应立即开展连续被动练习（continuous passive motion，CPM，图21-54）[116,128,131,154]。然而，另一些医生则倾向于让患者尽早参与主动ROM练习（图21-3至图21-8）。有系统文献回顾研究显示，除了可能减少疼痛[183]之外，CPM没有其他主要优势。因此，需要进一步研究来探索该领域以证明CPM的价值。

在加速方案中，Shelbourne和Nitz强调早期恢复完全伸膝角度的重要性[169]。膝全伸可通过毛巾卷练习（图21-7）或者俯卧悬腿练习（21-8）。在整个康复过程中，训练需要强调膝关节完全伸直。为了尽可能减少胫骨前移，膝关节的主动伸直ROM应限制在60°~90°，但是屈曲ROM应在第2周结束时达到90°。在5~6周的时候应可以完全屈膝（135°）。一旦膝关节屈曲达到100°~110°时，可开展固定单车蹬踏ROM练习（图21-35）。

在第2周时，运动防护师应该教患者自行进行髌骨关节松动术（见图13-58）。髌骨活动受限会影响膝关节恢复屈伸活动度。不同级别的关节松动术应参考炎症程度，并且应该避免产生新的疼痛和肿胀[149]。

**力量练习：** 首先应该避免在移植物上施加过高张力。应立即开展有腘绳肌协同收缩的股四头肌练习（图21-20）和直抬腿练习（图21-21），以避免股四头肌萎缩。第2周可开展腘绳肌（图21-21）、髋内收肌（图21-19）、髋外展肌（图21-18）以及腓肠肌（图21-24）的渐进抗阻训练，在以上整个康复过程中应持续强调腘绳肌力量训练。

第12章详细讨论了在各种膝关节损伤康复中采用CKC力量训练的合理性与生物力学优势。在ACL重建的康复计划中开展CKC训练可能很好，考虑到CKC训练具有以下优点：①促进正常肌肉的激活和协同激活；②保持和提升肌肉力量和耐力；③提供感觉反馈；④在不增加重建侧ACL的应力基础上，增强股四头肌激活；⑤提供功能特异性训练的好处；⑥诱发腘绳肌强烈收缩从而增加膝关节的稳定性[68]。

当选用不同CKC训练的时候，有必要强调腘绳肌的协同收缩，以稳定膝关节，同时提供向后平移力，抵消伸膝中股四头肌所产生的向前剪切力。在第1~2周时，一旦屈膝到达90°，患者可开始0°~40° CKC微蹲练习（图21-25）、侧向上下台阶（图21-30）、靠墙蹲滑动练习（图21-26）或者蹬腿练习（图21-29）。

在康复早期，应尽量避免股四头肌的OKC力量训练。因为股四头肌会产生向前剪切力，特别是在屈膝30°到完全伸展时。直到康复后期的安全时期，可将OKC运动加入股四头肌力量训练（图21-23）。

需要再次强调，在第8~14周时，由于移植物处于血管重建期间很脆弱，因此力量训练应该注意安全。加速方案推荐第2个月可开展等速肌力测试，而其他的方案则建议到第4~5个月后再开展。等速测试只能使用在20°位置有阻碍的装置，以对抗向前的剪切力，在4个月时可安全地介入等速力量训练（图21-39至图21-42）。还可以进行强调胫骨旋转的PNF力量练习，这种徒手抗阻和PNF练习是唯一专注于强化膝关节旋转结构的方法，这对膝关节的正常功能非常关键[147]。因为PNF练习在OKC训练中完成，所以功能训练中应只涉及主动收缩。可在第5个月开展渐进抗阻训练（见图14-14至图14-21）。

**重建神经肌肉控制：** 在康复早期，除了运用刺

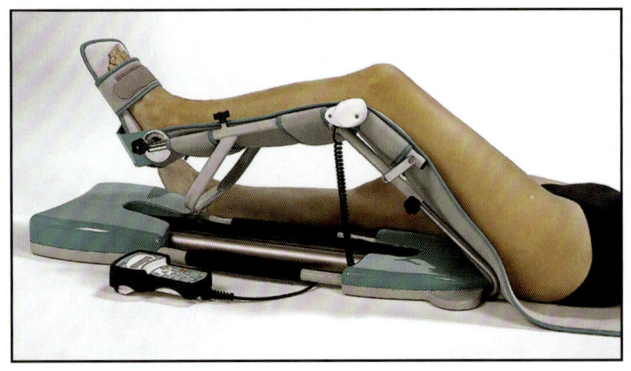

**图21-54** 连续被动运动（CPM）器械帮助患者恢复关节活动度

激肌肉和关节感受器的控制性承重训练和 CKC 练习之外，还应加入用于重建平衡和神经肌肉控制的坐姿 BAPS（生物力学踝关节平台系统，Biomechanical Ankle Platform System）平衡板练习（图 21-43B）[110]。在第 6 周时，可用站姿 BAPS 板进行平衡训练（图 21-43A），可使用 Fitter 进行侧向移动的力量和灵敏性训练（图 21-33）。

**心肺耐力**：在第 1 周开始时，使用上肢测功计进行训练。当膝关节可达 100°~110° 屈曲时，尽快开展固定自行车训练（图 21-35）。通常从第 3 周开始在跑步机上承重行走，最初采用向前行走，然后逐步可过渡到向后行走。在第 4~5 周时，游泳可作为一项安全运动方式。在第 6~7 周时，可使用爬楼机（图 21-34）或滑雪机。在第 4 个月时，可在加速方案中安排慢跑/跑步，但在第 6 个月安排此计划更为多见。

**功能训练**：在可控条件下，功能训练应逐步融入正常跑、跳及轴移活动中相关的压力、拉力与负荷（图 21-49 和图 21-50）[51]。除此之外，应该在训练中结合单腿跳、双腿跳、侧交叉步、冲刺跑、纵跳、跳绳以及第 16 章描述过的协同收缩等活动。传统方案的第 4 个月可开展以上活动，然而在加速方案中第 5~6 周便可实现。

**动作技术评估**：整个康复过程中，运动防护师应该评估患者的动作技术，辨别代偿运动及其存在的问题。目前有理论将 ACL 损伤风险增加归咎于运动生物力学技术模式的因素，运动形式包括跑步、跳跃落地以及轴移[133,134]。在康复中和重返赛场之前，应实时监控及分析动作技术（图 21-47）。有研究发现，利用视频重放反馈的方法能帮助患者学习正确的跳跃落地技术，并减少潜在有害应力[120,134,145]。除此之外，可利用功能表现测试评估患者恢复运动的时长，但分析运动表现如何对避免损伤或出现代偿问题至关重要。一旦技术错误或代偿已存在，就会留下容易损伤的隐患，进而对康复进程中至关重要的最后一步产生负面影响。单、双腿下蹲和跳跃落地的动作可系统评估患者是否已存在运动模式障碍[12,76]。另外，医生可筛查是否存在以下运动模式障碍：屈膝活动度不足、屈髋活动度不足、膝关节外翻增加、无法保持脚趾伸直（脚趾朝外或朝内）和躯干控制不良（躯干侧屈和前屈增加）。

## 回归运动标准

针对患者前交叉韧带损伤后恢复所有正常活动直至完全康复，医生通常有不同的回归标准。目前最大的差异可能在完全回归运动的推荐时长：从最快 2 个月到最长 2 年不等。最新推荐回归运动时长是 6 个月。然而有研究报告称，在 ACL 重建后的最初 2 年中，大概有 30% 的患者会经历同侧或对侧 ACL 的再次损伤。结果显示，ACL 重建术后回归运动的时长每延迟 1 个月，损伤率都会降低，比如延迟 9 个月后回归运动时可降低 51%。此外，回归活动时长早于 9 个月的患者再损伤率为 39.5%，而晚于 9 个月的患者再损伤率仅为 19.4%[65]。

目前针对回归功能标准也缺乏统一意见。有人提出应多方面考虑，功能标准测量应包括身体素质和患者自述评估[62]。身体素质评估涉及患者灵活性、稳定性、力量、动作质量、爆发力以及肢体对称性测试。采用肢体对称性指数（limb symmetry index，LSI）对肢体对称性测试进行打分，计算方法为患肢分数/健肢分数，再将差异结果转化为百分比。患者自述评估包括功能主观测试和心理准备状态[62]。表 21-1 总结了这些测试内容。

以上所有测试应在治疗开始的第 3、6、9 和 12 个月重复进行，以评估整个康复进程。

## 后交叉韧带损伤

### 病理力学

单一的后交叉韧带（PCL）损伤并不常见，但确实会在运动员当中发生。PCL 更容易连同 ACL、MCL、LCL 或者半月板一起损伤。PCL 被称作是膝关节主要的稳定结构，也是膝关节最强健的韧带，PCL 与 ACL 一起控制胫股关节的滚动与滑动。具体来讲，PCL 缓冲了 85%~90% 的胫骨相对股骨的后移力。当在斜坡上往下降时，重力会增加股骨相对胫骨的前切力，这一现象在 PCL 缺损膝关节中更为明显。若无 PCL，从步态的支撑相中期至足趾离地的时候，在这个位置上股四头肌控制股骨在胫骨上向前移的功能不佳，股骨会相对胫骨半脱位[112,113]。

70% 的 PCL 撕裂发生于胫骨端、15% 发生于股骨端，还有 15% 发生于韧带中部[137]。而 PCL 缺损膝关节更可能伴随有半月板损伤和软骨磨损伤，通

表 21-1 用于回归运动的评估标准总结

| 种类 | 测试 | 对称性 |
| --- | --- | --- |
| 灵活性 | 膝关节屈伸 | 100% LSI |
| 稳定性 | 平衡失误得分系统（BESS；见第 7 章） | > 90% LSI |
| 力量 | 股四头肌（60°/s，180°/s，300°/s） | > 90% LSI |
|  | 腘绳肌（60°/s，180°/s，300°/s） | > 90% LSI |
|  | 腘绳肌/股四头肌（300°） | > 55%（男性）<br>> 62.5%（女性） |
| 动作质量 | 落地失误得分系统（LESS；见第 3 章） | < 5 个错误 |
| 爆发力 | 单腿三级跳 | > 90% LSI |
| 功能 | 国际膝关节专业委员会主观膝关节问卷（International Knee Documentation Committee，IKDC） | > 90% |
| 心理准备状态 | ACL 损伤后回归运动量表（ACL-RSI） | > 56 分 |

常发生在内侧[61]。

韧带的松弛程度决定了损伤的严重程度。在 1 级扭伤中，PCL 由于损伤微小有疼痛、松弛度没有增加，并且有一个牢固的终末感；在 2 级扭伤中，韧带不完全撕裂并伴有一些松弛度，后抽屉试验呈阳性并且仍有一个牢固的终末感。触诊有触痛、出血、后抽屉试验伴有疼痛；在 3 级扭伤中，韧带完全撕裂。与对侧膝关节相比，后抽屉试验、后垂度试验以及反方向的轴移试验呈阳性，并且膝关节后部松弛明显。3 级扭伤没有明显的、牢固的终末感，疼痛感通常小于 1 级或 2 级。

## 损伤机制

在运动员群体，PCL 最常见的损伤机制为下肢被迫进入膝过屈且足处于跖屈的状态时。PCL 也可在股骨相对胫骨固定，胫骨受外力被迫向后时受伤[89]，或胫骨相对股骨固定，股骨受外力被迫向前时受伤。此外，PCL 也可能在膝处于过屈、大腿受到向下的应力时受伤。

强制过伸常会导致 PCL 和 ACL 一起损伤。如果在过伸的状态下，对膝关节施加一个前内侧的作用力，就可能损害膝关节后外侧关节囊。如果在完全伸直的膝关节上施加足够内翻或外翻的作用力，不仅会使 MCL 或 LCL 断裂，可能也会损害 PCL。患者会表示损伤时听见"砰"的一声，经常感觉只是很小的损伤并可以立刻继续运动。在损伤后 2~6 小时内，患者可能出现轻至中度的肿胀。

## 康复要点

在 PCL 损伤后，康复过程中最值得关注的问题是膝关节在此期间关节运动学的改变，这些改变最终会导致内侧间室与髌股关节的退化[89]。

针对 PCL 缺失的膝关节究竟要进行非手术治疗还是手术治疗的问题，目前仍然存在争议。主要原因是关于 PCL 撕裂的治疗经验文献缺乏相关数据支撑。很多单一 PCL 撕裂的患者并没有明显功能表现限制且可以继续比赛，尽管其他患者表示在恢复常规日常活动后膝关节偶尔会受到限制[61]。Parolie 和 Bergfeld 等报道了非手术治疗拥有超过 80% 的成功率[137]。但 Clancy 等报道了非手术治疗导致股骨髁关节损伤及发生退行性改变的高发生率，最终可能导致在 PCL 损伤 4 年后发生关节炎，因此提倡手术重建[35,113]。一般认为 PCL 撕裂的手术治疗技术复杂，针对 PCL 缺损膝关节手术更为常见。PCL 缺损的手术重建通常采用半腱肌肌腱、腓肠肌内侧肌腱、跟腱、髌腱或者是人工材料[113]，也可以采用自体移植与同种异体移植的方式。

## 康复进程

### 非手术治疗

如果要对 PCL 缺损的膝关节进行非手术治疗，应该在治疗初期通过冷敷、加压、抬高与电刺激的方式来控制肿胀、疼痛和发炎的情况。如果有必要的话，可在最初几天利用膝关节固定器增加舒适度和保护，并需要让患者在恢复膝伸直且走路没有滞后之前使用拐杖。由于康复治疗几乎不受功能限制，仅受到疼痛和肿胀影响，因此整个过程较快。

患者在受伤后可以直接开始一系列股四头肌训练（图21-20）以及直抬腿练习（图21-21）以重获动作控制并减少肌肉萎缩。早期无痛关节活动度练习包括主动膝关节滑动（图21-3）；墙面滑动（图21-5）；助力主动膝关节滑动（图21-4、图21-6）；或调整座椅位置，以合适的高度蹬功率车并保证可承受范围内的最大屈膝角度（图21-35）。腘绳肌训练起初应该被避免以减少后部的松弛度。

非手术治疗康复应该以加强股四头肌力量为主。当疼痛和关节活动度改善之后，患者可以结合OKC伸膝训练（图21-23）。在OKC股四头肌力量训练时，建议起初将伸展限制在20°~45°的范围内以避免增加髌股疼痛[112]。膝关节PC缺损时，股四头肌的力量应比健侧膝关节100%的力量更大，尤其针对想要完全返回运动的患者[137]。

应避免因屈膝而增加胫骨后移的OKC腘绳肌力量训练。在膝全伸的状态下，通过OKC伸髋训练加强腘绳肌的力量，可减小胫骨向后平移（见图20-30）。CKC训练（图21-25至图21-35）可以利用股四头肌群的共同收缩来减少胫骨向后平移，同时也能降低髌股疼痛发生的可能性，是加强腘绳肌力量的安全方法。

这里不推荐为PCL缺损膝关节的患者配置膝关节支具，因为功能支具主要为ACL缺损的患者设计。然而通过刺激皮肤感觉感受器，功能性支具或许有益于增加关节位置感觉，可能可以增强已有损伤的意识与潜意识[104]。

由于PCL缺损膝关节存在膝关节内部逐渐退化的趋势，运动防护师有必要建议患者避免会产生疼痛或肿胀的重复性活动。

> **临床决策练习21-4**
>
> 一名高中足球运动员的非踢球腿患有单一的PCL Ⅱ级扭伤，队医已经决定让运动员在无痛ROM与力量恢复后重返运动。除了在做准备踢球的动作感觉膝关节不稳定之外，患者已经恢复患肢的全部活动。在踢球动作中，运动防护师应该怎样指导患者增加膝关节的稳定性？

### 手术后康复

同ACL移植物一样，在文献中并无记载PCL移植物成熟和愈合的过程。PCL手术重建后的康复治疗方案尚未定义，且难以找到推荐的康复方案。Clancy等有关利用髌腱移植物对PCL进行手术重建大概是最大规模的研究[35]。

在手术完成后即刻康复，主要目标为通过冷敷、加压、抬高以及电刺激的方式尽可能减少疼痛与肿胀。这个过程中可利用冷冻袖带（Donjoy Global）。

在术后第1周，患肢使用康复支具，锁定方式为0°伸直（图21-53）。第2周，在步行期间与被动ROM训练期间可以不锁定支具。支具应该穿戴4~6周的时间，直到屈膝角度能达到90°~100°。一般来说，患者使用拐杖应该尽早完全承重，但需持续4~6周使用拐杖，直至恢复膝全伸。

第2~4周可开展股四头肌训练（图21-20）与直腿抬高训练（图21-21）。第2周可开展髋关节内收外展相关的抗阻训练（图21-18和图21-19）。PCL重建后，有必要通过限制腘绳肌的功能以减少胫骨向后平移的作用力[112]。一开始应避免与腘绳肌相关的力量训练，因为这些训练有向移植物施加压力的倾向。在第4~6周，可以开展0°~45°的CKC屈膝训练，也可利用弹力带末端伸膝抗阻CKC训练（图21-31）。

除了在第6周利用刺激肌肉和关节感受器的早期控制性承重训练和CKC练习之外，还应该在康复早期加入用于重建平衡和神经肌肉控制的坐姿BAPS板练习（图21-43B）。

当患者膝关节可以达到100°~110°屈曲时，可以在第6周加入固定单车蹬踏训练（图21-35）。当患者没有伸膝滞后且股四头肌能发力维持正常步态的时候，可以在跑步机上完全承重行走。不推荐在9个月前开展慢跑/跑步活动。在可控条件下，功能性训练应该逐步增加与正常跑步、跳跃和轴移相关的压力、拉力和负荷等应力（见第16章）。

### 回归运动标准

总体来说，推荐以下回归标准：①没有关节积液；②关节活动度全部恢复；③等速肌力测试显示患侧股四头肌力量高于健侧；④成功完成从走到跑的过程；⑤成功完成功能表现测试（跳跃、灵敏跑等）。

# 半月板损伤

## 病理力学

半月板有助于关节润滑、分配承重负荷、增加关节一致性（有助于稳定性），在控制胫股运动中起次要的约束作用，并可作为减震器[42,107]。

内侧半月板相比外侧半月板具有更高的损伤发生率。这可能是因为冠状韧带从外周将半月板连接到胫骨和囊外韧带。外侧半月板没有与囊外韧带相连，在膝关节运动时更加灵活。内侧半月板与内侧结构相连，更容易受到外翻和扭转力的破坏[42]。

半月板撕裂会导致膝关节内侧或者外侧即刻发生关节缝疼痛。虽然外周撕裂可能会导致急性出血，但积液会在 48~72 小时内才逐渐堆积。一开始的疼痛感像是膝关节突然"打软"，但是膝关节会由于半月板移位的关系像被"锁住"了，有交锁感。在屈膝 0°~30° 时感觉有交锁，可能表明内侧半月板已经撕裂，然而屈膝约 70° 时有交锁感，可能表明外侧半月板的后侧一部分发生了撕裂。麦氏征阳性通常表明半月板后角发生撕裂。由于半月板移位被锁定，需要患者在手术麻醉的条件下，解锁膝关节，从而进行更详细的检查。如果感到不适、无力且膝关节继续有交锁感，可考虑通过关节镜手术切除半月板的一部分。如果膝关节无卡顿感但是有撕裂的迹象，医生可能需要先安排 MRI 检查。也可以考虑安排关节镜诊断检查。半月板损伤诊断应该在损伤后即刻、肌肉保护机制和肿胀掩盖膝关节的正常形状之前进行。

## 损伤机制

半月板最常见的损伤机制是在膝关节承重屈伸时，同时发生内外旋动作[32]。巨大的内外翻作用力导致 MCL 和 LCL 撕裂，同时可能导致 ACL 与半月板的撕裂。大量内侧半月板损伤源于在部分屈膝的情况下，发生突然、猛烈的股骨内旋，此时脚充分接触地面，整个过程如同剪切动作。这个动作的力可将内侧半月板分离并夹在股骨髁之间。

半月板损伤分为纵裂、斜裂和横裂。半月板前后侧角被拉伸可以产生垂直-纵向或者"桶柄状"的撕裂。当股骨旋内，从屈曲位用力伸展膝关节可导致纵向撕裂。在伸膝过程中，内侧半月板突然被向后牵拉导致撕裂。相反，当股骨旋外，用力伸展膝关节时，外侧半月板会遭到斜向牵拉并撕裂。

## 康复要点

在运动员群体中，半月板损伤相当常见。通常选择保守治疗半月板损伤并继续观察。有时也可通过简单处理半月板撕裂的相关症状以帮助患者完成赛季，他们知晓具体治疗或手术会在季后进行。某些患者在此阶段由于症状已消失，因此不再需要手术。

但问题在于一旦半月板撕裂发生，破裂的边缘可能会硬化，并最终萎缩。部分半月板有时也可能会脱落，并嵌入胫骨和股骨关节的表面，导致膝关节具有长期交锁、卡顿或者膝关节"打软"的感觉。慢性半月板损伤的肿胀会反复发作，且膝关节周围有明显的肌肉萎缩。患者主述无法完全下蹲、在跑步无疼痛时无法快速变向、有膝关节"打软"或破裂的感觉。半月板移位和撕裂最终可导致关节退化，进而造成严重损害和残疾，此时通常需要手术干预。

针对半月板损伤的患者，目前有 3 种可行的手术治疗方式：部分半月板切除术、半月板修复术和半月板移植术[28,165]。多年前有关半月板破裂的公认手术治疗也包括完全切除半月板。然而，完全半月板切除已被证明会导致过早的退行性关节炎。随着关节镜手术的出现，现实中不再需要完全切除半月板。在半月板撕裂的手术治疗中，应尽一切努力将半月板任何部分的损失降至最低。

半月板撕裂的位置通常决定了手术治疗选择部分半月板切除术还是半月板修复术[28]。半月板撕裂在内侧 1/3 的位置通常需要被切除，因为该区域无血管组织，即使采用关节修复术，损伤也不能愈合。但当撕裂发生在半月板中部 1/3 时和外侧 1/3 时，可通过手术修复并愈合，因为此处有良好的血管供应。当半月板撕裂时，部分半月板切除术比半月板修复术更为常见。

## 康复进程

### 非手术治疗

如果医生、患者以及运动防护师意见达成一致，决定对撕裂的半月板进行非手术治疗，那么在损伤初始体征和症状消失时，患者可立即恢复运动。康复工作应集中在减少疼痛和控制肿胀，尽快使患者恢复到功能活动中。通常情况下，患者会经历 3~5 天来等待所有症状消失，在此期间患者的行动受限。

#### 部分半月板切除术

对于不伴有退行性改变或其他韧带损伤的患者，在部分半月板切除术后应及时通过冷敷、加压、抬高以及电刺激的方式控制肿胀、疼痛和炎症[28]。患者需要拄拐步行1~3天，在可承受范围内尽早进阶至完全承重，训练直到膝关节伸膝完全恢复，且既不跛行也没有步行伸展滞后。早期无疼痛ROM训练包括主动膝关节滑动（图21-3）；墙面滑动（图21-5）；助力主动膝关节滑动（图21-4，图21-6）；功率车蹬踏（图21-35）并配合一系列股四头肌训练（图21-20）以及直抬腿练习（图21-21），这些训练可恢复动作控制和减小萎缩。在疼痛消退以及ROM增加后，患者可结合OKC和CKC训练（图21-21）。功能活动训练可在患者做好心理准备后尽快开始。针对运动员群体，尽管应该要求患者等待2周的时间以恢复所有运动，但是在部分关节切除术后，仅经历3~6天就开展功能活动训练的案例并不少见。

#### 半月板修复术

受损半月板的修复过程包括可吸收缝线的使用、从血管到非血管区的血管进出通路钻出以及纤维蛋白凝块[32]的插入。对于没有附近关节囊损伤的部分半月板切除术，关节镜手术后的康复较快且存在并发症的可能性较低[32]。

半月板修复术或者半月板移植术后的康复都需要限制关节活动，并且会比部分关节切除术的时间更长[32]。在整个膝关节固定时期纳入心肺耐力训练对患者尤为重要。因为受限于康复支具，上肢测功仪可作为维持耐力的最有效方法。

在术后康复前2周，患者佩戴康复支具且被锁定在完全伸膝的状态下，以保护和防止膝关节屈曲和挛缩（图21-53）。在此期间，可利用拐杖部分承重。在佩戴支具时，不仅要开展次最大量等长股四头肌群训练（图21-20），还要配合髋关节的内收、外展力量训练（图21-18和图21-19）。在第2~4周，因为佩戴支具，屈膝角度应限制在20°~90°，直到第4~6周，活动范围扩大为0°~90°。在此期间应继续髋关节和等长股四头肌的训练。ROM训练包括主动膝关节滑动（图21-3）；墙面滑动（图21-5）；助力主动膝关节滑动（图21-4，图21-6）；这些训练应在支具的保护范围内进行。部分承重拄拐过渡到全承重训练应在6周后再进行。

在第6周时，支具可摘取，一旦患者可承受并恢复所有的ROM以及正常的肌肉力量，康复应该结合上文所述训练。一般来说，患者可以在3个月恢复全部活动。

如果患者除了半月板修复外曾进行过ACL重建，必须在康复计划中考虑半月板修复相关的愈合限制[89]。因为ROM训练、力量训练以及承重会影响半月板力学结构。如果针对其他韧带损伤的康复计划为加速方案，则必须在该治疗计划中结合半月板修复的指导计划。

#### 半月板移植术

半月板移植术推荐使用同种异体移植物或者人工移植物[60,142,152,165]。尽管据报道这些方案效果不一[42]，通常仍倾向于选择骨栓在移植物外周缝合到关节囊[60]的方式。半月板移植术相比切除和修复技术更为少见。

通常建议患者佩戴支具6周，支具锁定方式为完全伸膝。但在0°~90°开展被动ROM活动时，不用锁定支具。除此之外，在此期间应同时开展等长股四头肌训练和髋关节训练与部分承重拄拐训练。

在第6周时不必锁定支具，康复进程应转变为完全承重。在第8周或者患者膝关节能够承受膝全伸、屈膝至100°和恢复正常步态时，可停止佩戴支具。此时康复应结合上文所述的逐级力量训练、ROM训练以及功能训练。患者在第9~12个月时可完全返回运动。

### 回归运动标准

非手术治疗、部分半月板切除术、半月板修复术以及半月板移植术的规定重返运动时间已在上文提及。一般来讲，患者满足以下条件可在半月板损伤后返回运动：①膝关节活动时不出现肿胀；②全部ROM恢复；③双侧膝关节屈伸力量一致；④患者可顺利完成功能测试，比如：跳跃、折返跑、前交叉跑以及协同收缩测试。

## 髌股关节和伸膝装置损伤的康复技术

运动人群中出现与髌股关节和伸膝装置损伤相关的疼痛十分常见[158]。这种疾病经常被描述为膝前痛，但这一术语存在争议，因此需要进一步阐明。当患者走进运动医学诊所抱怨膝前痛时，医生经常诊断为髌骨软化症，但是造成膝前痛的原因有很多，髌骨软化症只是其中原因之一。髌股关节疼痛是用于描述膝前痛的通用术语，髌骨软化症、髌股疼痛综合征、髌腱炎、髌骨滑囊炎、慢性髌骨半脱位、急性髌骨脱位和滑膜皱襞都是可能造成膝前痛的病症。对于康复师而言，膝前痛的患者的治疗与康复是不尽如人意的，最初应使用较为保守的方法治疗，如果保守治疗没有效果的话则可能需要手术干预。

## 髌股疼痛综合征

### 病理力学

髌股疼痛综合征患者表现出相对常见的症状[80]。他们经常抱怨膝前有非特异性疼痛，很难指出具体疼痛的部位，只是表明在上下楼梯或从蹲下到站起的过程中疼痛会加剧。患者也会抱怨在长期坐着时出现疼痛，这被称之为"电影观众"的症状。报道称膝关节"打软"可能与膝关节稳定性无关，但当评估髌股关节病理力学时，运动防护师必须评估静态力线、动态力线和髌骨位置[57]。

#### 静态和动态对线

当没有运动发生时，髌股关节的静态稳定结构维持髌骨在正确的力线上（图21-55）。外侧静态稳定器包括外侧支持带和髂胫束。在内侧，内侧支持带是一个静态稳定器。下方则由髌韧带稳定髌骨[80]。

功能活动时应该评估髌骨的动态力线。在正常步行过程中，从前视图观察髌骨的运动轨迹非常重要。当患者进行其他功能性活动时，包括上台阶、双腿下蹲或单腿下蹲，应观察肌肉控制。

许多解剖学因素都可能影响髌骨动态力线[55]。静态和动态稳定结构必须保持膝关节周围力的平衡，任何力平衡的改变都可能造成髌骨不正确的运动轨迹和髌股关节疼痛。

**Q角增加：** Q角是两条线的夹角（图21-56），其中一条线是髂前上棘和髌骨中心的连线，另一条是胫骨结节和髌骨中心的连线[47]。男性正常Q角在10°~12°，女性正常Q角在15°~17°。胫骨结节外移、胫骨外旋和股骨颈前倾都可能会导致Q角增

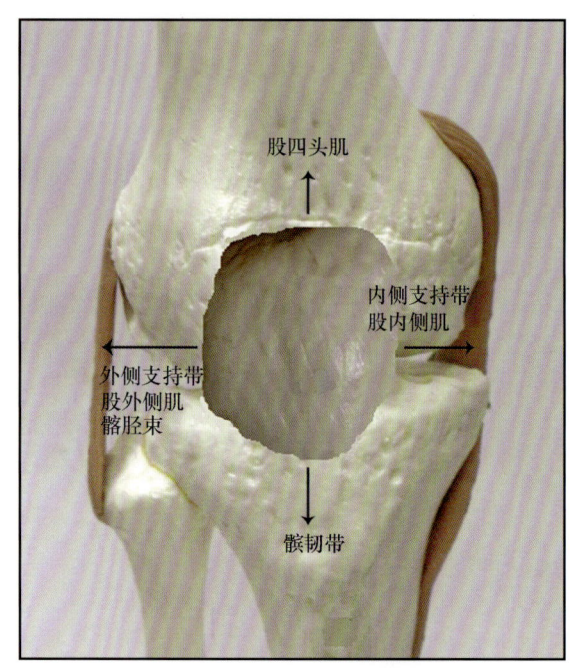

图21-55 静态和动态髌骨稳定结构

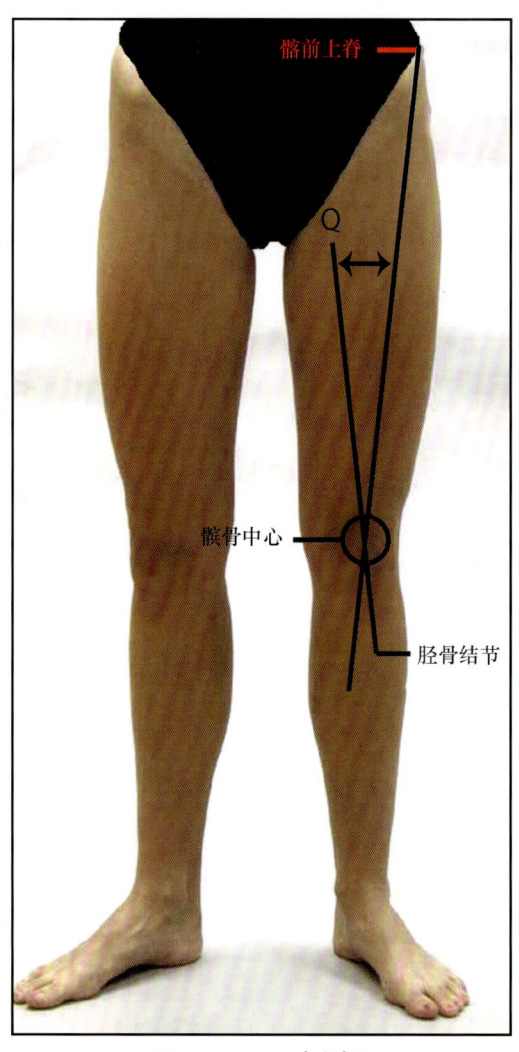

图21-56 Q角测量

加。Q 角是静态测量值，可能与髌骨关节疼痛没有直接关系[47]，然而，运动时 Q 角的增加会增加侧面的外翻力矢量，使髌骨横向移动，导致髌股关节疼痛[169]（图 21-57）。

运动中 Q 角可能受髋部和膝部异常生物力学的影响[78]，运动中髋关节的内收和内旋会导致膝关节外翻，从而增加髌骨的外翻力矢量。而髋关节的内收和内旋增加可能由于髋外展肌和外旋肌无力所致，因此在检查髌股关节疼痛时必须评估髋关节的肌肉组织[171]。

**股骨旋转**：在运动中，股骨旋转会导致髌骨力线不齐。研究者通过 MRI 检查发现，在负重状态下股骨会在髌骨下方产生旋转[144,169]。因此在运动中股骨的旋转使髌骨发生外移，从而导致髌骨错误轨迹和髌股关节疼痛（图 21-58）。

**A 角**：A 角测量的是髌骨相对于胫骨结节的位置（图 21-59）。A 角是两条线的夹角，其中一条是纵向平分髌骨的直线，另一条是胫骨结节与髌骨下极尖端的连线，35°或更大角度的 A 角与髌股关节病理力学有关，会导致髌股关节疼痛[9]。

**髂胫束**：髂胫束的远端与深横支持带和浅斜支持带交叉。当膝关节屈曲时，髂胫束向后移动，导致髌骨向外倾和移动[56]。

**股内侧肌功能障碍**：股内侧肌有充当髌骨主动和动态稳定肌的功能。解剖学上，它起于大收肌肌腱上方[27]；通常在肌电图中，股内侧肌在全关节活动中都处于激活状态；在髌股关节痛的个体中，股内侧肌激活程度和（或）时间的改变都与股外侧肌有关[38-40,77,97,143,150]。

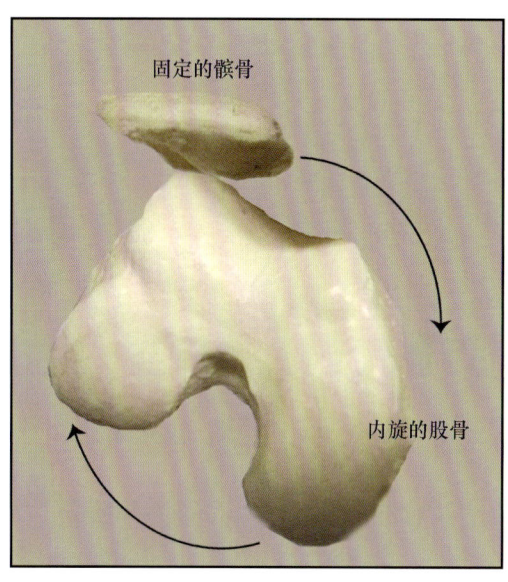

图 21-58 动态承重运动中股骨内旋会影响髌骨位置，股骨旋转与髌骨运动无关

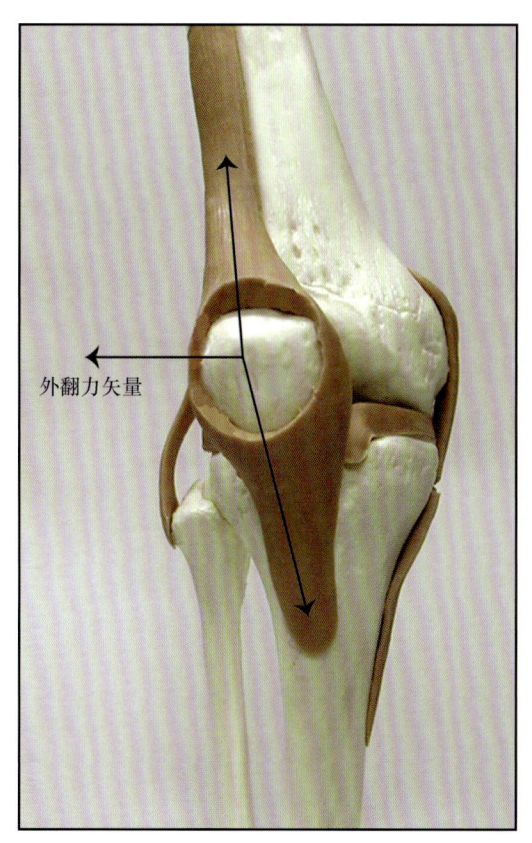

图 21-57 股四头肌收缩时会产生横向外翻矢量力

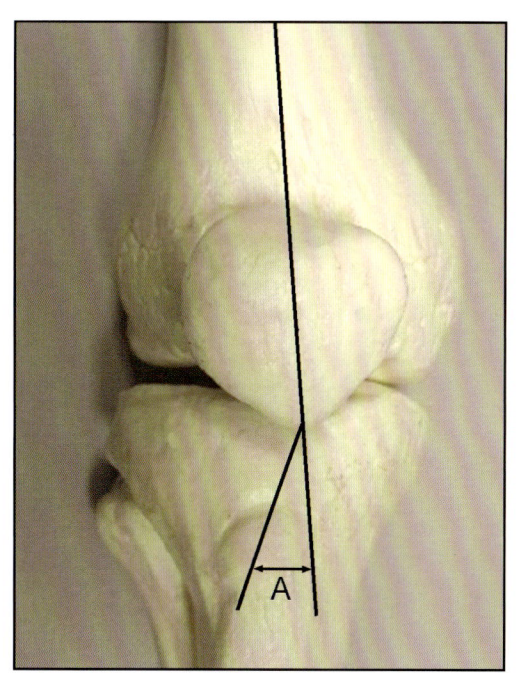

图 21-59 A 角测量

**股外侧肌**：股外侧肌与浅外侧支持带纤维相互交叉。如果支持带组织张力增加或股内侧肌与股外侧肌肌力失衡，股外侧肌激活程度更高，那么可能会出现髌骨动态的外倾或外移[55]。

**过度旋前**：过度旋前可能由于足部存在的结构畸形导致。当足弓下陷（旋前）时，距下关节会过度外旋，造成随之而来的胫骨内旋、股骨内旋；从而增加了膝关节处的外翻矢量，进一步增加了髌骨轨迹的外移。多种足部的结构畸形均可以导致膝关节的疼痛，应当在生物力学上予以纠正，相关技术参见第 23 章。

**腘绳肌紧张**：紧张的腘绳肌可以造成膝关节屈曲增加。当足跟部接触地面时，距上关节背屈增加；为了背屈，距下关节可能会发生过度活动。如前所述，过度的旋前结合胫骨内旋导致了膝关节外侧外翻力矢量的增加。

**腓肠肌紧张**：正常步态需要踝背屈 10°，而紧张的腓肠肌会造成踝背屈不足，这又导致了过度的距下关节活动、胫骨内旋，从而导致膝关节外翻力的增加。

**髌骨高位与低位**：高位髌骨是指髌腱的长度与髌骨的高度的比值大于正常值 1:1。如果髌腱的长度比髌骨高度超过 20%，那么可以判定为高位髌骨。高位髌骨导致髌骨滑车沟内处于稳定位置前需要更大的屈曲，从而增加了外侧半脱位的趋势[80]。

低位髌骨是指髌骨的位置低于正常位置，这也有可能限制膝关节的屈曲活动度。膝关节损伤（如髌腱撕裂、前交叉韧带重建使用髌腱作为移植物）都有可能造成低位髌骨。积极的关节松动与软组织技术对于预防损伤后出现低位髌骨非常重要。力量训练对于建立关节活动中髌骨的稳定同样必要。

### 髌骨方向

髌骨方向是指髌骨相对于胫骨的位置。应采取仰卧位进行髌骨检查；检查应主要关注 4 个方面：滑动，倾斜，旋转，前后倾斜。

**滑动**：滑动主要评估髌骨相对于股骨滑车沟的向外侧、向内侧偏离。检查应当静态和动态均进行。图 21-60 为阳性的髌骨内侧滑动。

**倾斜**：倾斜是指比对髌骨内侧边缘高度与外侧边缘高度。图 21-61 为阳性向外倾斜。

**旋转**：旋转是指评估髌骨长轴（髌骨上尖至下尖的连线）与股骨的位置关系；参考点为髌下尖，如果下尖相对于上尖位置更加偏外侧，那么为阳性的髌骨外旋（图 21-62）。

**前后倾斜**：前后倾斜是指从外侧评估髌骨长轴是否平行于股骨长轴；如果髌下尖相较于髌上尖偏后，那么为阳性的前后倾斜（图 21-63）。

### 康复要点

传统上，针对患有髌股疼痛患者的康复技术倾

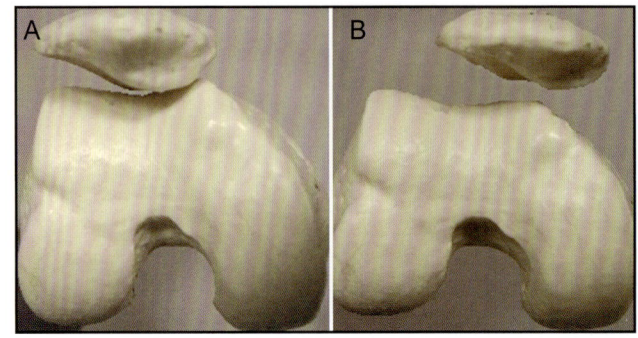

图 21-60　滑动。(A) 正常位置；(B) 阳性向内偏移

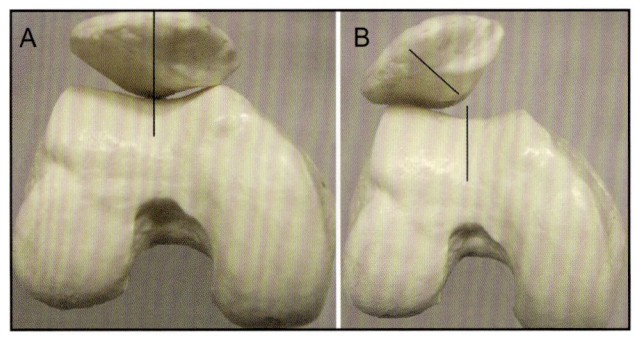

图 21-61　倾斜。(A) 正常位置；(B) 阳性向外倾斜

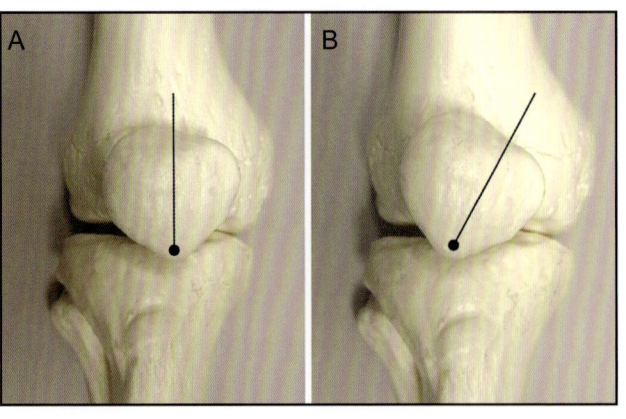

图 21-62　旋转。(A) 正常；(B) 阳性髌骨外旋

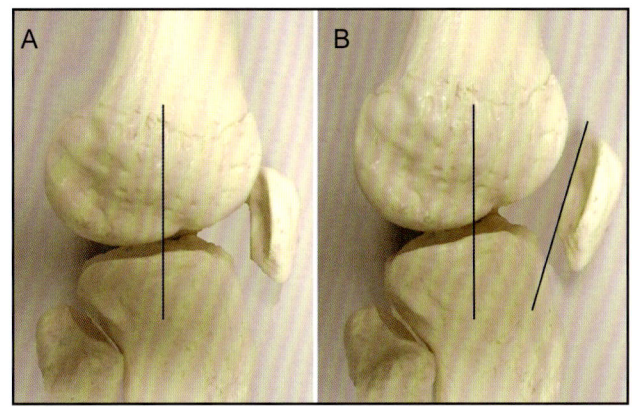

图 21-63 前后倾斜（侧面观）。（A）正常；（B）阳性下端前后倾斜

向于避免加剧疼痛的活动（如深蹲、上楼梯），有时固定制动，使用 OKC 训练加强股四头肌力量。当前的治疗方法关注于活动调整，患者教育，股四头肌、髋部肌群肌力加强（参见第 20 章），通过 CKC 训练重获最佳髌骨位置与滑动轨迹，重获神经肌肉控制以改善下肢动作模式[11]。

### 力量训练技术

在本章前面，推荐了 CKC 训练增强力量针对膝关节韧带损伤。这些练习针对髌股疼痛同样有作用，不是因为减少了向前的剪切力，而是因为这些练习改变了髌股关节反作用力（patellofemoral joint reaction force，PFJRF）。

许多传统的康复技术关注于减小髌骨与股骨之间的压力，减小 PFJRF。[100]当髌腱与股四头肌肌腱的夹角减小时 PFJRF 会上升（图 21-64）。当股四头肌张力上升，对抗由杠杆力臂形成的屈曲力矩时，PFJRF 同样会上升[142]。PFJRF 可以通过扩大髌骨与股骨的接触面积来减小。随着膝关节屈曲程度的增加，接触面积增加，增加的力也随之分散在更大的接触面积上，使单位面积内的压力降低（图 21-65）[64]。

包括 CKC 训练的康复技术试图最大限度地扩大表面接触面积。在 CKC 练习中，随着膝关节屈曲角度的减小，作用在膝关节上的屈曲力矩增大。这需要更强的股四头肌和髌腱张力来抵消屈曲力矩增加，导致 PFJRF 随着屈曲增加而增加。然而，力分布在更大的髌股接触面上，能使单位面积接触应力的增

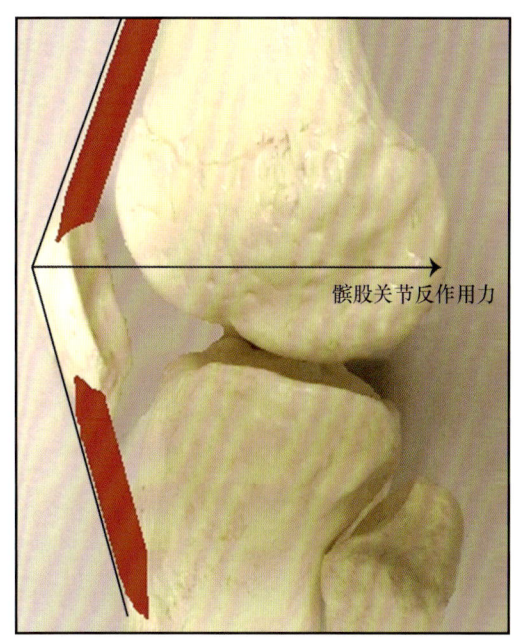

图 21-64 髌股关节反作用力（PFJRF）

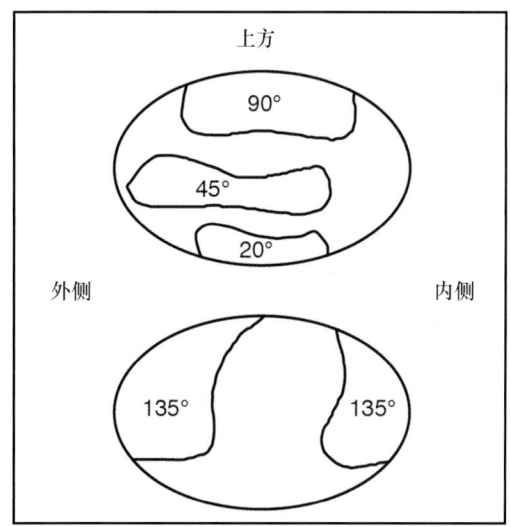

图 21-65 压力和接触应力。尽管压力随着膝关节屈曲角度的增加而增加，但单位面积上的接触应力却在减少

加程度最小化。因此，髌股关节对 CKC 运动的耐受性可能比 OKC 运动更好。

### 恢复最佳的髌骨位置和轨迹

我们目前治疗方法的第二个目标是基于澳大利亚理疗师 Jenny McConnell 的工作结果[117,118]。这个目标可以通过牵拉紧张的侧方结构、纠正髌骨方向以及改善 VMO 收缩时机和力度来实现。

## 康复计划示例

### 大学生橄榄球运动员单纯Ⅱ级内侧副韧带损伤

**受伤情况**：一位20岁的大学橄榄球队进攻边锋出现Ⅱ级MCL损伤，该位队员的膝关节内侧一直存在局部疼痛，在无拐杖的帮助下无法行走，他想参加4周后的返校赛。

**症状和体征**：患者主诉在承重时膝关节内侧疼痛，外翻应力试验时疼痛加剧，并且在终末端感到很软，触诊时，触及MCL上缘有明显的疼痛，在膝关节被动屈曲或伸展时疼痛会加剧，膝关节内侧有中度的变色和肿胀，并且一直延伸到下肢。

**解决目标**：最初目标是减轻疼痛，增加无痛ROM。

#### 第一阶段：急性炎症期

**目标**：调节疼痛，并开始适当的力量训练。

**预计时间**：1～4天。采用冰敷和电刺激可以减轻疼痛。抗炎药物可以帮助减轻肿胀，同时也可以施加一个加压包。患者前几个星期中需限制活动水平，同时早上在康复室进行康复训练。为患者配备了一个保护性的膝关节支具，并指示他在挂着拐杖行走时增加承重。随后开始关节活动度练习，包括墙壁滑动、俯卧悬挂和桌面滑动。股四头肌肌力训练以等长收缩练习为起点，使用股四头肌训练系列、短弧运动和可承受的完整关节活动度练习，外展运动和姿态等增加外翻压力的动作应该避免。同时应强调提高腘绳肌和腓肠肌、比目鱼肌的柔韧性。

#### 第二阶段：成纤维细胞修复期

**目标**：增强臀部肌肉和股四头肌力量，改善腘绳肌柔韧性。

**预计时间**；5～14天。冰敷和电刺激可以按需继续。应不再使用挂拐行走，除非患者正在进行动态活动，否则护膝支具或不需继续使用。在可承受范围内，应开展积极的股四头肌及腘绳肌拉伸。等长和等张力量训练应集中在整个下肢动力链，同时在可承受范围内开展动态动作训练。在可承受范围内，推荐进行可控的闭链运动，特别是迷你深蹲和上下台阶。在可承受范围内，应强调水中康复（步行、慢跑、游泳），可避免膝外翻压力。强调核心稳定性（大腿、躯干和臀部肌肉）的功能性运动应在患者能无痛训练时立刻开展。必须通过使用上肢骑行器或水中运动来保持健康水平。

#### 第三阶段：成熟-重塑期

**目标**：完全解决疼痛，并完全重返运动。

**预计时间**：15天重返赛场。该患者应该逐渐在康复时移除护具，但可以鼓励患者在橄榄球训练中佩戴膝内侧支撑支具，在完全恢复重返比赛前，应对患者进行密切观察和监测以评估可能由损伤导致的任何生物力学上的错误。比赛录像回放可能有助于分析回归训练前后的技术和步态，且应该由运动防护师来进行评估，寻找出可能导致其他问题的潜在代偿问题。患者应该继续他的力量和柔韧性训练，结合他的运动项目和场上位置来进行功能性训练，从而增强力量、速度和灵敏性。

#### 重返高强度橄榄球比赛的标准

1. 整个训练中无下肢的疼痛、炎症和变色。
2. 下肢力量好，特别是股四头肌。
3. 核心稳定性力量好（大腿、躯干和臀肌）。
4. 生物力学运动技术良好。
5. 患者已为重返运动做好准备，并对受伤的膝关节恢复信心。

#### 问题讨论

1. 如果过早恢复到活动中，其他哪些解剖结构可能受到潜在干扰？

2. 对于部分撕裂的 MCL 组织，估计总共愈合时间为多少？
3. 描述在橄榄球活动中使用的护膝支具特点。
4. 解释可能用于补偿受伤膝关节的生物力学动作策略。
5. 描述该橄榄球进攻边锋的潜在运动或位置要求和康复过程中可能用到的功能锻炼。

## 康复计划示例

### 一名高中排球运动员的髌股疼痛

**受伤情况**：一名 16 岁的高中女排球运动员抱怨左膝前疼痛，她已经经历这种疼痛好几个星期了。起初，疼痛只是在练习过程中和之后立即出现，但最近她的膝关节似乎一直疼痛。她的疼痛加剧到了难以完成训练阶段的程度。

**体征和症状**：患者主诉在行走、跑步、上下楼梯或蹲下时膝关节前侧疼痛。在髌骨研磨试验中疼痛加剧。在触诊过程中，或者被动屈膝或伸膝时髌骨被压在股骨沟内，可能会产生髌骨下缘的疼痛。她的腘绳肌紧张，Q 角增大，左脚过度旋前，股四头肌和髋部肌肉无力。

**管理计划**：最初的目标是减轻疼痛，然后识别和纠正可能共同导致她膝前疼痛的错误生物力学因素。

#### 第一阶段：急性炎症期

**目标**：调节疼痛，并开始适当的力量训练。

**预计时间**：1~4 天。使用冰块和电刺激来减轻疼痛。如果出现炎症，抗炎药物可能会有所帮助。应该用麦康奈尔贴扎（McConnell taping）来尝试纠正任何可能存在的髌骨排列不正。患者可能需要限制几天的活动；至少减少下肢活动量，因为这可能会加剧她的症状。在行走时应该穿戴矫形器以纠正过度的内旋。开始臀部肌肉的力量练习。股四头肌的强化也可以从等长练习开始，使用股四头肌训练和短弧运动（OKC：45°~90° 或 CKC：0°~45°）。所有运动都不应增加她的疼痛程度；如果有，就不做该动作，并加入无痛运动。

#### 第二阶段：成纤维细胞修复期

**目标**：增强臀部肌肉和股四头肌力量，改善腘绳肌柔韧性。

**预计时间**：5~14 天。可继续使用冰块和电刺激。麦康奈尔贴布也可继续使用，并且每天评估其有效性。应重新评估矫形器的有效性，并进行适当的矫正调整。要进行积极的腘绳肌牵拉，股四头肌的强化应该从等长和短弧运动发展到全范围等张运动。CKC 运动包括加强臀部肌肉，特别是推荐迷你蹲和上下台阶训练。患者可能会恢复训练，但应该调整可能会加重疼痛的活动或变换为替代活动。一旦进行了无痛活动，就应该强调针对核心稳定性的功能性活动。必须使用固定自行车、水中运动或其他不会增加膝关节疼痛的非弹道式有氧运动来保持体能水平。

#### 第三阶段：成熟-重塑期

**目标**：疼痛完全缓解并重返运动。

**预计时间**：3 周到完全恢复。患者应该逐渐摆脱麦康奈尔贴布，这可能有利于患者在活动期间穿着氯丁橡胶护膝以起到保暖关节和心理支持的作用。在完全恢复运动之前应密切观察和监测患者，以评估任何可能导致膝关节疼痛的技术上的生物力学畸形。录像回放对于行走、跑步、旋转和起跳落地组成的步态分析可能有用。考虑到任何可能造成过多负荷的训练或比赛要求，患者必须继续其力量训练和柔韧训练。患者现在应该完全习惯了矫形器，在赛季期间甚至是无限期地，可能有必要继续使用替代性运动以减少膝关节压力。

**重返竞技排球的标准**
1. 深蹲和上下楼梯时疼痛消除。
2. 有良好的腘绳肌柔韧性。
3. 股四头肌和臀肌力量很好。
4. 核心稳定性很好。
5. 在功能性活动中纠正生物力学缺陷。
6. 患者已为重返运动做好准备,并对受伤的膝关节恢复信心。

**问题讨论**
1. 哪些其他因素可能导致髌股关节疼痛?
2. 哪些治疗方法可用于控制疼痛?
3. 描述可用于纠正过度旋前的矫形器的特点。
4. 药物能否帮助处理这个问题?
5. 解释可能用于纠正这个问题的麦康奈尔贴扎技术。

### 牵拉技术

成功牵拉紧张的侧方结构包括结合主动和被动牵拉技术,主动牵拉技术包括第13章讨论的手法技术,具体技术包括髌骨向内侧滑动和沿髌骨纵轴的向内倾斜(见图13-58)。被动牵拉通过使用非常特殊的贴扎技术来改变髌骨的排列和方向,进而产生长时间牵拉的效果。

### 纠正髌骨方向

如前所述,在对髌股力学进行彻底评估后,运动防护师应让患者进行导致髌股疼痛的活动,如踏步及双腿(或单腿)下蹲,以建立比较基线。

在髌股关节康复的案例中,增强髋关节和膝关节肌肉组织的CKC练习被证明可以减少疼痛和增加力量[23,24,26,115]。最近发表于2014年的一项系统性综述和荟萃分析得出结论,患有髌股关节疼痛的女性所有髋关节肌肉组织表现出普遍的无力[172]。0°~40°的迷你蹲(图21-25)、0°~60°的蹬腿(图21-29)、使用8英寸台阶的侧向上台阶(图21-30)、爬楼机(图21-34)、固定自行车(图21-35)、滑板练习(图21-32)和Fitter(图21-33)都是可用于髌股康复的CKC强化练习。

应该强调的是,并非所有抱怨髌股疼痛的人都表现出髌骨不良位置。有这种情况的患者,可以用贴布在一定程度上纠正髌股关节的方向。在正确的位置使用贴布来矫正髌骨的生物力学位置和移动方向。除了纠正髌骨的方向外,胶带还可以对影响髌骨运动的软组织结构进行持续的拉伸。应使用两种不同类型的高黏性胶带进行,可从不同的制造商处获得。使用白色胶带作基层直接贴在从股骨外侧髁到股骨内侧髁后方的皮肤上,确保髌骨完全被基层覆盖(图21-66)。这条贴布被用作一个底层,另一条贴布粘在上面以使髌骨正确对齐。

首先纠正滑动问题,然后纠正其他最突出的问题,如果无髌骨滑动问题,则从找到的最明显的错误部分开始。应始终在膝关节完全伸直的情况下纠正滑动。纠正髌骨的侧向滑动,要从髌骨外侧缘起粘贴一个拇指宽度的贴布,将髌骨向内侧推,将软组织聚集在内侧髁上,并粘贴在内侧髁上(图21-67)。

髌骨倾斜问题应在膝关节屈曲30°~45°的情况下进行矫正。要纠正髌骨外侧倾斜,从髌骨中部向

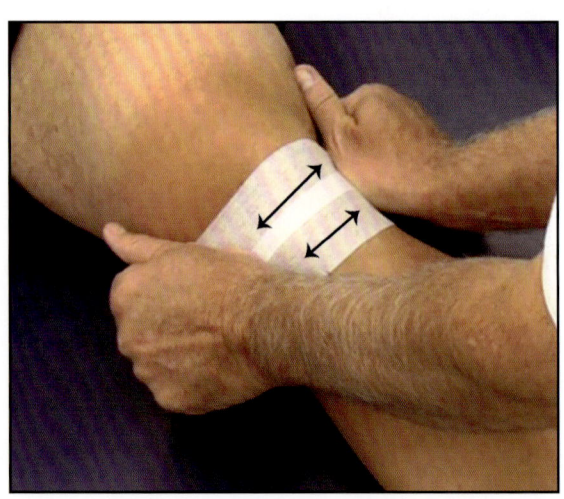

**图 21-66** 底层贴布的粘贴

内侧拉动以提高外侧缘。再次，将皮肤聚集在贴布下面，并黏贴在内侧髁上（图 21-68）。

旋转问题在屈膝 30°～40°时被纠正。为了纠正髌骨外旋，从下缘的中间向上和向内拉动，同时从外部旋转上极（图 21-69）。

要纠正髌骨前后上倾，将膝关节完全伸展。将一条 6 英寸长的贴布贴在下半部分髌骨，直接向后按压，在两侧等压黏合（图 21-70）。

一条胶带可用于同时纠正两种情况。例如，在纠正侧滑动和前后下倾斜时，对滑动部件遵循相同的贴扎程序，但胶带应贴在髌骨的上半部分。

在这个贴扎操作后，运动防护师应该重新评估导致患者疼痛的活动。在许多情况下，患者马上就会有改善。否则，髌骨贴扎的顺序或方式可能需要很大的改变。最初应每天 24 小时佩戴贴布，运动防护师应指导患者如何调整并在必要时加紧贴布。

重要的是要理解，贴扎改变了作用在髌骨上的力，从而改变了膝关节的运动学。贴扎基本上是为了减少髌骨的侧向拉力。当与 VMO 收缩的力量和时间增加相结合时，这将导致髌骨力量平衡的改变。有趣的是，Bockrath 等的一项研究表明，髌骨贴扎术可以减轻膝前痛患者的疼痛，但贴扎前后的影像学检查显示，髌股关节的一致性或髌骨旋转角度没有变化。因此，疼痛的减轻并不与此相关[20]。

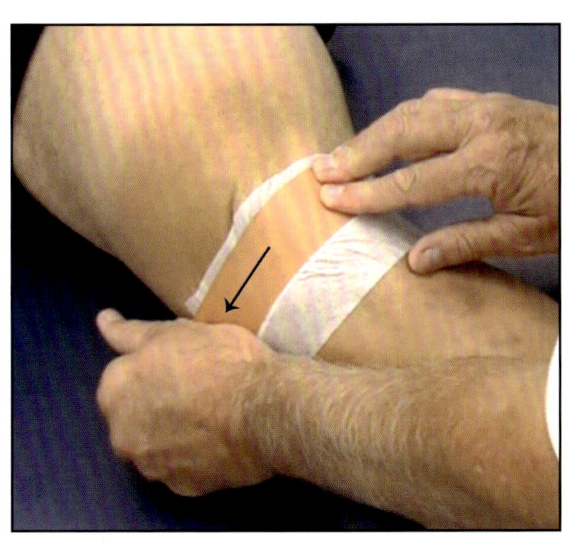

图 21-67　利用贴扎纠正髌骨侧向滑动

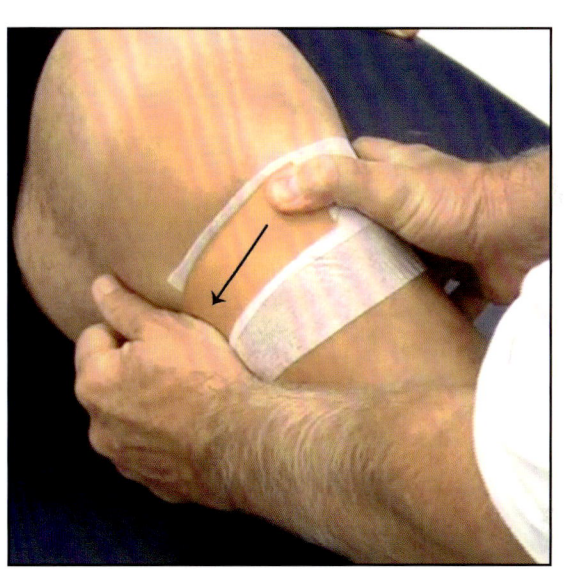

图 21-69　利用贴扎纠正髌骨外旋

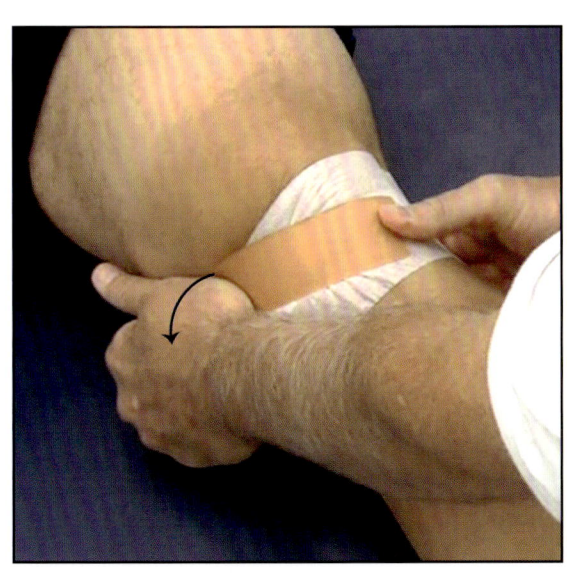

图 21-68　利用贴扎纠正髌骨外倾

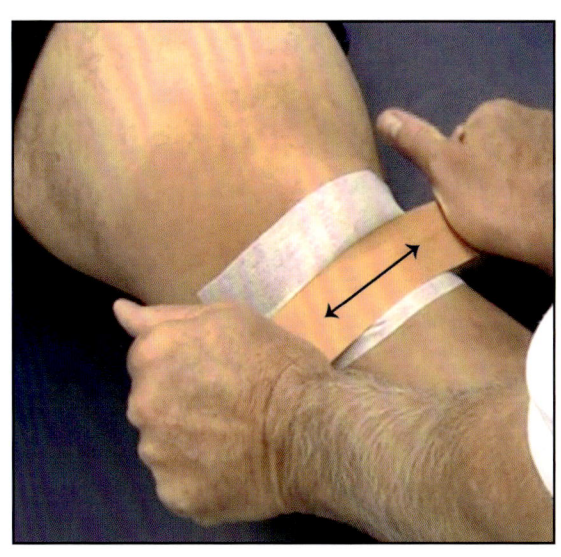

图 21-70　利用贴扎纠正髌骨前后上斜

### 提高肌肉力量以及纠正错误的动作模式

增强股四头肌和髋关节周围肌肉力量是髌股关节疼痛康复的重要组成部分。肌肉力量训练应在限制髌股关节接触应力的 ROM 内进行。当在 45°~90° 范围内进行 OKC 运动和在 0°~45° 范围内进行 CKC 运动练习时，接触应力最小[25,142,164]。以无痛的方式进行 OKC 和 CKC 股四头肌和髋关节周围肌肉力量训练，能使髌股疼痛的患者受益[24]。

运动反馈是另一个重要的组成部分，应包括在管理髌股关节疼痛的干预计划中。包含视觉和语言反馈（即保持骨盆水平，膝关节向前）的训练已被证明有利于在步态期间表现出错误动作模式的个体[2,126]。除了步态周期中的运动反馈外，功能性运动（如跳跃落地）期间的视觉和语言反馈可减轻落地时的冲击力，并纠正可能导致髌股关节疼痛的生物力学缺陷[129,134]。

### 回归运动标准

患者一旦能较好地控制股四头肌，并且在做功能性活动时不会产生疼痛，就可以回归运动。只要支具对他们来说是有用的，那么就可以继续使用。如果在康复进程中使用了贴扎技术，为了让患者完全回归到不需要贴扎保护的运动中，应该逐渐地不使用贴扎保护。

## 髌骨软化病

### 病理力学和损伤机制

髌骨软化可由髌股关节疼痛或其他原因引起。髌骨软化是指髌骨背面关节软骨的软化和破坏，它可以分为三个阶段：关节软骨的肿胀和软化，软化的关节软骨破裂，由于破裂造成的关节软骨表面的变形[86]。

髌骨软化的确切原因尚不明确。正如之前所说，异常的髌骨轨迹可能是一个主要的病理因素。然而，一些髌骨轨迹正常的人却出现了髌骨软化，而有些人髌骨轨迹异常却未出现髌骨软化[117]。

患者可能在走路、跑步、上下楼梯或深蹲时感受到髌骨前侧的疼痛。同时膝关节周围也可能出现反复的肿胀，在屈伸膝的时候有摩擦感。髌骨研磨试验中也会出现弹响和疼痛。在触诊髌骨下缘的时候可能会出现疼痛，同时膝关节被动屈伸时髌骨在股骨滑车受到压迫也会产生疼痛。患者做全蹲时髌骨外侧面会和股骨产生接触[86]，因此退行性关节炎常出现在髌骨外侧面。退行性变首先发生在关节软骨的深层，紧接着软骨下骨起泡和破裂，并出现在髌骨表面[117]。

### 康复要点

髌骨软化症初期采取保守治疗，使用和之前描述过的髌股疼痛一样的康复方案[117]。如果保守的方法无效，那么只能采取手术措施。推荐以下一些手术方法[56]：膝关节重新对线术，如松解外侧支持带；前移股内侧肌的止点；修整异常的髌骨或者股骨髁表面并使其平滑；如果发生退行性关节炎，使用电钻去除病变部位；抬高胫骨粗隆；或者，完全切除整个髌骨作为最后的治疗手段。

### 康复进程

髌骨软化症是一个退行性的过程，遗憾的是它并没有随着时间推移有变好或得到解决的趋势。膝关节的疼痛时好时坏。也许处理髌骨软化的关键是维持股四头肌力量。一般建议患者进行 CKC 运动，因为此训练可以降低髌股关节反作用力（patellofemoral joint reaction forces，PFJRF）。患者必须坚持这些力量训练。

患者应该避免一些活动易激惹症状、加剧疼痛的动作，比如爬楼梯、深蹲、久坐。股四头肌和腘绳肌的力量训练应该有计划地在无疼痛的 ROM 内进行等长收缩运动或者 CKC 等张运动。使用口服抗炎药物和小剂量的阿司匹林可以帮助调节疼痛。穿戴氯丁橡胶护膝可以帮助一些特定的患者，但是对其他人来说完全没有必要佩戴。在许多情况下，使用矫形设备纠正旋前和减少胫骨扭转是有效的。

### 回归运动标准

只要患者能忍受髌骨软化症带来的疼痛和不适，就可以继续训练和比赛。再次强调，关键是在没有疼痛的时候进行训练，若出现疼痛，就停止训练。

---

**临床决策练习 21-5**

近几个月，一位铁人三项运动员一直都抱怨膝关节疼痛。之前她从未有过膝关节损伤，但是她的训练强度很大，每天要训练 3 小时。医生诊断为髌骨软化症。运动防护师已经给她进行过评估和康复。运动防护师还可以做些什么来缓解她的症状和体征呢？

## 急性髌骨半脱位和脱位

### 病理力学

髌骨容易遭到直接的创伤或退行性的改变，因为它的运动轨迹是沿着股骨滑车上下行的，如此一来容易导致慢性疼痛和残疾[79]。最重要的是那些源于髌骨在股骨滑车内滑动轨迹异常的情况。导致髌骨半脱位或脱位的不恰当髌骨轨迹可能是由多种生物力学因素引起的，包括股骨前倾并伴随增大的股骨内旋、伴随Q角增大的膝外翻，外侧股骨髁平坦、高位髌骨、股内侧肌相对于股外侧肌肌力较弱、伴随着膝过伸的韧带松弛，胫骨过度的外旋、足外翻、髌外侧支持带紧张以及明显的髌骨外移。这些因素在本章节已详细地讨论过。

### 损伤机制

当患者在足部着地同时让承重足进行与行进路线相反方向的减速时，大腿内旋的同时小腿外旋，这种情况引起应力性的膝外翻。股四头肌力传导方向为一直线，因此会向外拉着髌骨，产生可使髌骨半脱位的力。通常，脱位发生在外侧，髌骨向外移出外侧髁[52]。

### 康复要点

慢性半脱位的髌骨对髌股关节和内侧结构造成异常的应力。膝关节或许会肿胀疼痛，疼痛是肿胀的结果，也是内侧组织被拉伸和撕裂的结果。因为肿胀，膝关节的屈伸活动受限。在髌股内侧韧带附着的股内上髁区域也可能有明显的压痛[1]。

急性髌骨脱位常发生在足部固定于地面而且外侧髌骨表面与另外一运动员有接触，迫使髌骨向外侧脱位[52]。患者会回忆描述一个很疼痛的"打软"的情景。患者髌骨仍旧在异常的外侧位置，其膝关节完全丧失功能、疼痛和肿胀。医生应立即在膝关节尽量伸直时对髌骨施加轻度的力，并给予适当的治疗，以减轻脱位。如果脱位时间较长，就必须在全身麻醉下进行复位。在吸出关节内血肿后进行冰敷制动。初次髌骨脱位有时会伴随软骨或软骨下骨的骨折和关节软骨损伤形成游离体。因此，有的医师提倡在髌骨脱位后进行关节镜检查。

### 康复进程

#### 慢性髌骨半脱位

慢性髌骨半脱位的康复应该注重处理每个潜在的生物力学因素所涉及的方面，这些因素单独或共同作用的结果引起髌骨脱位。重获膝关节周围所有相关的肌肉组织的力量平衡很重要，必须要尽可能多地纠正姿势力线异常，用矫正鞋设备去减轻足外翻和胫骨内旋的程度，这样也能减轻髌股关节的压力。

应特别注意通过 CKC 练习加强四头肌；加强髋外展肌肌肉力量（图21-18）和髋内收肌肌肉力量（图21-24）；通过髌骨滑动松动术牵拉紧张的髌骨外侧结构；沿纵轴使髌骨向内侧倾斜；拉伸髂胫束（图21-11）和股二头肌（图21-10和图21-14）；纠正髌骨位置；建立股四头肌的神经肌肉控制。

如果患者不能通过保守治疗得到显著的改善而且仍然反复出现半脱位的问题，就需要手术干预。然而，手术松解外侧支持带似乎不是一个特别有效的方法，仅在保守的治疗失败之后采取。

#### 急性髌骨脱位

如果出现了急性髌骨脱位，复位后膝关节应该立即制动，并且建议患者维持此状态3~6周，其间患者可以使用拐杖行走，直到膝关节重获完全伸直的能力并且走路时不会出现伸膝迟滞的现象。患者可以在脱位后立即开始股四头肌等长收缩训练（图21-20）以及直抬腿训练（图21-21），在进行这些训练的时候，需要密切关注股内侧肌是否收缩良好。早期无痛的ROM练习包括主动膝关节滑动（图21-3）、墙面滑动（图21-5和图21-6）、助力主动滑动训练（图21-4和图21-6）。

随着患者疼痛的减轻和膝关节活动度的提升，应该增加CKC肌肉力量训练（图21-25至图21-35）以减轻髌股关节的压力。力量训练应关注股四头肌和臀中肌。同时，在进行CKC训练的时候应该使用动作反馈来确保患者的关节处于合适的力学位置，以此限制髌股关节的压力[122]。

3~6周后，结束制动时，患者可以穿戴外侧有马鞍形垫板的氯丁橡胶护膝，帮助髌骨轨迹向内移动（图21-71）。患者应该在跑步或进行体育活动时穿戴这种支持护具。

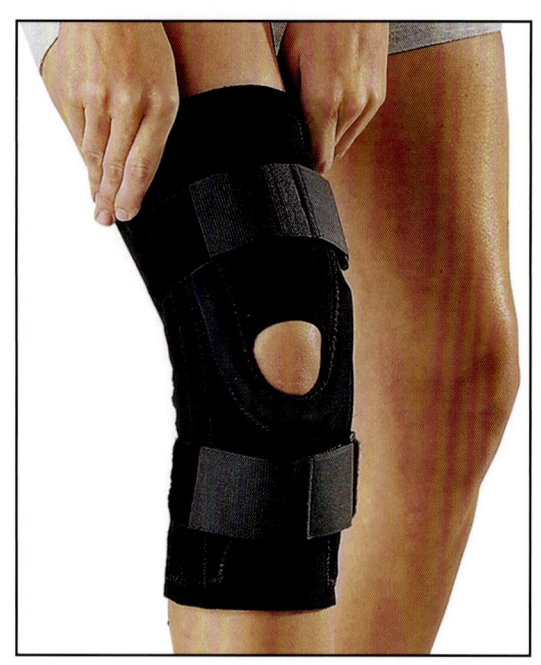

图 21-71 限制髌骨脱位和（或）半脱位的支具应在外侧安装马蹄形支架（Reprinted with permission from DonJoy.）

### 回归运动标准

患者的股四头肌和髋部肌肉组织应该有足够的力量。在动态活动中，核心力量对于维持下肢稳定也很重要。患者在做像跳跃中的起跳和落地这样特定的体育活动时，应以合适的形式／生物力学来完成动作[122]。患者应该能够在恰当的时机下完成 5 分钟的下阶梯训练，并在股内侧肌不松懈的情况下维持四分之一蹲到半蹲一分钟。

## 髌腱病（跳跃膝）

### 病理力学与损伤机制

当慢性炎症发展至髌骨上端（常称之为股四头肌肌腱炎）、胫骨粗隆或者常见的髌骨远端（髌腱炎）时，说明出现了髌腱病。[103] 这种疾病通常会出现在那些需要做很多重复性跳跃活动的运动员中，因此也有了跳跃膝这个名字。髌腱炎的特点是在髌尖下缘的后方有局部触痛。这种情况被认为与起跳-落地时股四头肌提供的减震功能（一种离心收缩）有关。起初患者会在跳跃或有很多重复性跳跃动作的活动和跑步之后开始抱怨有钝痛的感觉。休息后疼痛通常会消失，但是活动后又出现。疼痛变得越来越严重，直到患者不能再继续进行活动。许多病例都有爬楼梯困难，偶有"打软"的感觉描述。[102]

### 康复要点

因为跳跃膝涉及到慢性炎症的发生，所以康复策略可能需要二选一。运动员可能会选择使用传统的操作来减少炎症的发生，这其中包含了休息、非甾体抗炎药、冰敷以及超声波治疗。另外一种更激进的方法是使用横向摩擦按摩的方法来加剧急性炎症，这会使损伤康复进程不再"卡"在炎症反应阶段，而是继续向前转移到成纤维细胞修复阶段。这个技术的操作是在髌尖下缘摩擦按摩 5～7 分钟，方向垂直于肌腱纤维走向，每隔一天做一次，持续 1 周。在此治疗期间，所有其他试图努力消除炎症的药物治疗和物理治疗都应被禁止。从经验来看，如果 4～5 次的治疗过后疼痛还没有降低，那么这种技术就不太可能解决这个问题。

髌腱断裂在年轻患者中较为少见，但是发病率会随着年龄的增长而增加。一次突然强有力的股四头肌收缩加上身体重量施加在患侧腿上能导致髌腱断裂[95]。断裂可能会发生于股四头肌肌腱处或髌腱处。断裂一般不会发生，除非髌腱的炎症反应阶段已经持续很长时间，而炎症反应会使肌腱变得脆弱。断裂几乎不会从肌腱中部发生，通常，肌腱的撕裂是从肌腱附着点处开始的。股四头肌肌腱的断裂从髌骨上缘开始，而髌腱的断裂则是从髌骨下缘开始。髌腱的断裂通常需要通过手术来修复。

### 康复进程

无论使用这两种治疗方法中的哪一种，一旦开始解决问题，患者就应该在活动前进行充分的热身。初期，跳跃和跑步活动应该被限制。在康复期间加强股四头肌的力量是至关重要的。已经有使用股四头肌和踝背屈肌离心力量训练成功的案例。Curwin和 Stanish 建立了离心训练的分级进程能促进肌腱愈合的理论[41]，他们认为，休息并不能促进愈合，而低到中等水平的离心训练则可以。他们的项目由 5 部分组成：热身、牵伸、离心下蹲、拉伸以及冰敷[13]。离心下蹲，又叫下降蹲，患者做这个动作时缓慢从站立到下蹲姿势再返回。为了增加压力，下蹲的速度需要降低，直到感受到轻微的疼痛（图 21-72A）。目标是做 3 组，每组重复 10 次，以最后一组能引起轻微

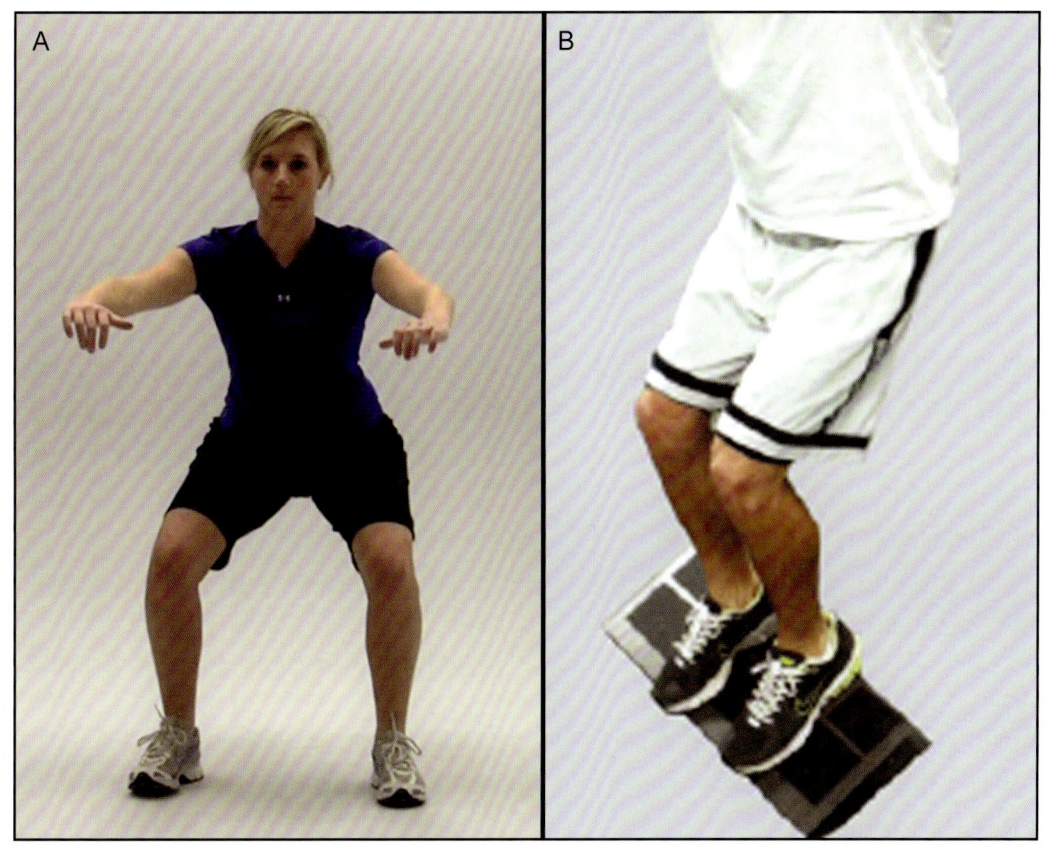

图 21-72 下蹲：患者下蹲时需要缓慢地由站立到下蹲，然后返回。（A）下蹲，（B）站在 25°斜板上

疼痛的速度进行，轻微疼痛的存在象征轻微的压力。一些学者建议在做股四头肌离心训练的时候站在 25°倾斜的板面上进行（图 21-72B）[153]。有证据表明，倾斜板面深蹲与标准深蹲相比髌腱拉力显著增大，踝关节和髋关节停止角度更小，膝关节伸肌的肌电（EMG）振幅显著增大。

Jensen 和 DiFabio 提出用股四头肌等速离心训练的方案来治疗髌腱炎[93]（图 21-39）。这个方案从在 30°/s 的速度下开始进行 6 组 ×5 次重复、每周 3 次的训练，一直变化到分别在 30°/s、50°/s 和 70°/s 的角速度下进行 4 组 ×5 次重复的训练，为期 8 周。在每次锻炼前后都要进行充分的股四头肌和腘绳肌拉伸运动（图 21-13 和图 21-14）。

髌腱炎也推荐使用髌腱带或护膝（图 21-73）。对于减轻疼痛来说，髌骨带的作用因人而异。

不推荐在肌腱内注射可的松来消炎，因为这样会使肌腱变弱导致患者更易发生髌腱断裂。

康复过程中一个经常被忽视的重要环节是患者使用的起跳落地技术[119,134]。髌腱炎常发生在需要频繁跳跃的运动（如排球、篮球、足球等）人群中，

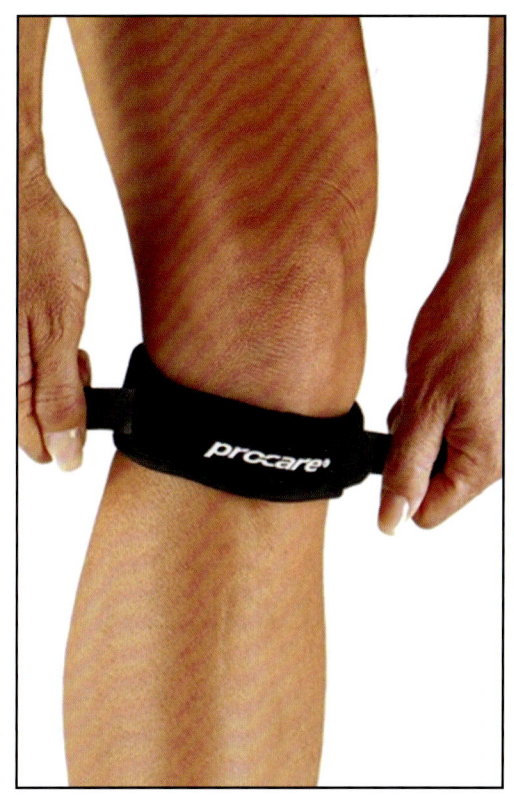

图 21-73 髌腱带可以帮助控制髌腱炎（Reprinted with permission from DonJoy.）

然而对起跳技术的动作分析却被经常忽略。肌肉力量、柔韧性和神经肌肉控制通常会得到适当的评估，但运动技术评估的好处却鲜有人知。拥有足够的肌肉和神经肌肉控制对关节稳定性有益，但患者可能会因为糟糕的起跳-落地技术而导致关节负荷过载和受伤。应用录像回放和语言提示作为指导性反馈已被证明可以减少起跳-落地时的力量，从而可能降低起跳-落地受伤的风险[119,134,145,174]。正确的落地技术指导必须针对具体的运动和位置，并应包括教练员的录像回放（图21-47），以提供具体的反馈（例如：落地时双脚与肩同宽，膝关节屈曲以吸收冲击力）和语言提示（例如：膝关节放松、臀部用力、减轻落地声和先脚趾后脚跟的落地）[75,120,133,134,145]。改善损伤关节周围的软组织结构是必要的，但糟糕的起跳-落地技术会不断加剧肌腱的炎症。

### 康复标准

患者在疼痛基本消退后可以恢复全面的活动，在跳跃和奔跑时不增加肿胀或加剧疼痛的情况，双侧股四头肌应有正常的肌力。

> **临床决策练习 21-6**
>
> 一名高中排球运动员在季前赛训练开始后2周来一直抱怨髌腱疼痛。她抱怨说，在跳跃活动中，髌腱区域的下方有剧烈的刺痛，在每次训练接近尾声时进行的增强式训练中，疼痛会加剧。她尝试继续训练，但现在她明显一瘸一拐的。教练告诉她停止训练，去见运动防护师。运动防护师应该如何处理这种情况？

## 膝关节滑囊炎

### 病理力学

膝关节滑囊炎可以是急性、慢性或复发性的。尽管任何一个膝关节囊都可能发炎，但在运动中，髌前囊、髌下深囊和髌上囊的炎症发生率最高[33]。滑囊炎的病理生理反应遵循第2章所述的炎症反应的正常过程。

肿胀模式通常有助于将滑囊炎与受伤膝关节的其他情况区分开来。对于滑囊炎，肿胀局限于滑囊内。例如，髌前滑囊炎导致膝关节上方局部肿胀，这是有依据的。在更严重的情况下，它可能延伸到股内侧肌的下部。肿胀不是局限在关节内的，可能有一些红肿和皮温升高。在急性髌前滑囊炎中，膝关节的关节活动度不受限制，除非在最后的屈曲角度感觉到关节囊内产生疼痛的压力，而真正的膝关节积血或滑膜炎最常见的是关节末端屈曲和伸展有更明显的限制[33]。

膝关节韧带损伤和髌骨骨折可能与急性髌前滑囊炎同时发生。膝关节屈曲时，直接撞击髌骨可导致髌骨骨折。股四头肌的剧烈收缩也可能导致横断性髌骨骨折，这应该通过影像学检查来排除。髌下囊的感染也同样很难诊断，因为它的位置很深，这是一种罕见的情况，需要抽积液才能诊断。

腘窝后部肿胀不一定表示滑囊炎，但可能是贝克囊肿的迹象。贝克囊肿与关节相连，关节肿胀是因为关节有问题，而不是因为滑囊炎。贝克囊肿通常没有症状，很少或不会引起不适或残疾。

### 损伤机制

髌前滑囊炎的原因可以是单一创伤，如屈膝摔倒时所致，也可由摔跤时重复性的爬行和跪姿所致。急性或创伤后炎症并不少见。髌前滑囊更有可能因持续性跪姿而发炎，而髌下深囊则可能因髌腱的反复压力而受刺激，就像跳跃膝一样[33]。

### 康复要点和进程

急性髌前滑囊炎应保守治疗，康复过程应从冰敷、加压、抗炎药物开始，并尽可能地用膝关节夹板进行短暂固定。在必要的情况下，可以让患者挂拐，直到患者恢复对股四头肌的控制并且无跛行状态。加压包扎应该从足部开始，直到大腿中部，以保证在关节囊处保持恒定压力。患者的腿应该尽可能地抬高，康复训练从股四头肌训练（图21-20）和直抬腿训练（图21-21）开始，这样既可以保证股四头肌的功能，还可以利用肌肉的主动收缩促进积液的再吸收。次日，患者可以采用主动膝关节滑动（图21-3）、墙面滑动（图21-5）、助力主动滑动（图21-4和图21-6）等训练开始关节活动度的训练。加压包扎应持续到受伤部位没有积液再聚集的现象。

医生偶尔也会抽出关节内的积液减轻关节压力，以加速康复的过程。如果是这样，就必须采取必要的预防措施来防止污染和接下来的感染。如果发生意外，就必须用抗生素治疗。

在慢性滑囊炎的情况下，应该使用前面列出的控制肿胀的技术，需要一直保持加压包扎。但是遗憾的是，并没有方案可以完全解决慢性滑囊炎问题。伴随着黏液的再积聚和关节囊的增厚，慢性滑囊炎成为一个反复发作的过程，在这种情况下，可能需要注射皮质类固醇或手术的帮助。

### 回归运动标准

当运动后没有积液再积聚、关节活动度（ROM）完全恢复以及股四头肌控制正常时，患者可以恢复到完全活动状态。

## 髂胫束摩擦综合征

### 病理力学

髂胫束是筋膜的腱延伸，覆盖臀大肌和阔筋膜张肌，它远端连接在胫骨近端的外侧结节（Gerdy's tubercle）上。当患者屈伸膝时，髂胫束在股骨外侧髁前后滑动。这种重复的运动会对其产生过度刺激或者导致炎症反应，这在跑步人群中更为常见[54]。

当膝关节处于屈膝30°的情况下，髂胫束摩擦综合征会表现为股骨外侧髁上方2 cm处的局部疼痛。疼痛向外侧关节线放射，向下至胫骨近端，随着患者继续跑步，疼痛会加剧。之后症状会十分明显，以至于患者必须停止活动。

髂胫束摩擦综合征患者有压痛、捻发音、外侧髁处肿胀等症状。在某些情况下，髂胫束摩擦综合征患者也有转子滑囊炎和沿髂嵴阔筋膜张肌起始处疼痛的病史。腿长差异、阔筋膜张肌和臀大肌挛缩、腘绳肌和股四头肌紧绷、膝内翻、踝过度旋前导致胫骨内旋增加、紧张的腓肠肌/比目鱼肌复合体可以单独或共同增加髂胫束经过股骨髁的张力。检测髂胫束紧张程度的奥伯试验（Ober's test）将会产生阳性结果。

### 损伤机制

就像许多与跑步有关的受伤一样，训练水平较差的跑者经常会导致髂胫束摩擦综合征。比如在不规则的路面上（如路边）跑步、下坡跑或超出自身负荷的长距离跑。这些症状经常发生在没有充分拉伸运动的患者身上。

### 康复要点和进程

髂胫束摩擦综合征的初始治疗是通过休息、冰敷、超声波和口服抗炎药来减少局部炎症反应[54]。康复治疗的重点应放在纠正可能导致问题的潜在生物力学因素上。如果奥伯试验呈阳性结果，可以使用拉伸运动来纠正这种静态挛缩（图21-11）[54]。一些患者也有髋关节屈曲挛缩，托马斯试验呈阳性，需要拉伸髂腰肌和阔筋膜张肌，并打开关节囊的前侧空间。如图8-8A所示的肌筋膜松解拉伸也有助于减少疼痛和增加运动范围。同时还应结合髋外展肌的力量锻炼和整合复合动作模式的运动。

在正常步态中，踝旋前导致胫骨的强制性内旋。矫形器可能有助于减少这种旋前，缓解膝关节的症状。一般需要4~6周的保守治疗来控制髂胫束综合征的症状。虽然通常情况下保守治疗能够有效控制髂胫束摩擦综合征的症状，但并不适用于所有病例，对于有些病例还需要介入手术治疗。与髌腱炎一样，用横向摩擦按摩来增加炎症反应似乎是治疗髂胫束摩擦综合征的有效方法。应每隔一天在股骨外侧髁上沿垂直于肌腱纤维的方向对髂胫束进行5~7分钟的按摩，持续约1周。在治疗过程中，应避免使用其他减少炎症的药物或方法。

### 回归运动标准

当股骨外上髁的局部压痛消退后，患者可以恢复跑步，但应避免长时间的锻炼和在山坡以及不平坦的地面跑步。如果必须在路边跑步的话，患者在训练期间必须常交换路边。缩短步幅和在跑步后冰敷也是有益的。

## 髌骨皱襞

### 病理力学

膝关节滑膜衬里中的皱襞，是膝关节内胚胎发育的残留物。最常见的滑膜褶皱是髌下皱襞，起源于髌下脂肪垫，向上呈扇形延伸。第二常见的滑膜褶皱是髌上皱襞，位于髌上囊。最不常见但最容易受伤的是髌内侧皱襞，它是带状的、起于膝关节的内侧壁、向下延伸进入覆盖髌下脂肪垫的滑膜组织[19]。髌内侧皱襞可穿过股骨内侧髁前，屈膝时在髌骨内侧关节面和股骨软骨之间产生撞击。皱襞常与半月板撕裂、髌骨错位或骨关节炎有关。因为大多数滑膜皱襞是可变形的，所以大多数情况下是无症状的；但是，由于髌内侧皱襞可能较厚、不易变形和纤维化，则容易导致多种症状。

### 损伤机制

患者可能有、也可能没有膝关节损伤史。如果之前有外伤，这通常是钝力的一种，比如摔倒时膝关节着地或足踝跖屈扭伤，以上情况都会导致炎症和出血。炎症导致纤维化和增厚，从而失去延展性。

当膝关节屈曲15°~20°时，便可以感觉到或者听到卡压。胫骨的内外旋也可以导致这种卡压。髌内侧皱襞可以卡在股骨内侧髁上，促进了髌骨软化症的发展[19]。一个重要的主诉是在久坐之后，疼痛的假性锁定状态会反复发作。这种锁定和卡压的特征可能被误诊为半月板撕裂。患者会抱怨上下楼梯或蹲下时疼痛。但是与半月板损伤不同的是，这种损伤很少或没有肿胀和韧带松弛的症状。

### 康复要点和进程

最初可采用休息、应用消炎药和局部热敷等方法来进行保守治疗。如果皱襞与不正确的髌骨运动轨迹有关，则应像前面讨论的那样纠正其病理力学。如果保守治疗不成功，可以通过手术切除皱襞，通常会取得比较良好的效果[46]。

### 回归运动标准

当患者能够在疼痛最小或无疼痛且无肿胀复发的情况下进行正常的功能活动，可以认为患者达到回归标准。

## 奥斯古德-施拉特病

### 病理力学和损伤机制

青少年膝关节常出现的问题是奥斯古德-施拉特病（Osgood-Schlatter disease）和拉森-约翰逊病（Larsen-Johansson disease）。奥斯古德-施拉特病的特征是胫骨粗隆处疼痛和肿胀，症状随着活动加重，休息后可减轻。传统的奥斯古德-施拉特病被描述为胫骨结节的部分撕脱或无血管性坏死。目前的观点认为它更多的是一种以髌腱在胫骨结节处附着疼痛为特征并伴有相关伸膝装置问题的骨突炎[173]。目前普遍认为奥斯古德-施拉特病的原因是髌腱在胫骨结节处的反复性应力。髌腱完全撕脱是奥斯古德-施拉特病少见的并发症。

这种情况首先出现在青少年时期，通常会在患者18~19岁时消失。唯一残余症状是一个变大的胫骨结节。反复刺激导致肿胀、出血和循环受损导致胫骨结节逐渐变性。患者会主诉在下蹲、跳跃、跑步的时候出现些许疼痛并且胫骨近端结节前方有轻微压痛[173]。

拉森-约翰逊病虽然不太常见，但与奥斯古德-施拉特病相似，不同之处在于它发生在髌骨下缘。恰如奥斯古德-施拉特病，拉森-约翰逊病的原因是髌腱过度的重复拉伸，肿胀、疼痛和压痛是拉森-约翰逊病的特征。之后可以在X线检查中发现退变。

### 康复要点和进程

对于上述问题通常采用保守治疗，主要包括如下措施：在突起愈合发生前，减少压力活动，持续时间通常在6个月到1年之间；活动前后冰敷膝部；进行股四头肌和腘绳肌的等长练习；严重的情况下可能需要使用支具。治疗的重点在冰敷、股四头肌力量强化、腘绳肌拉伸和运动的调整，只有在极端情况下才需要固定。

## 总　结

1. 为了在膝关节康复计划中发挥作用，运动防护师必须充分理解膝关节运动的功能解剖学和生物力学。
2. 由于CKC训练、等长训练、等张训练、等速训练和增强式训练的安全性和功能性更好，因此推荐在膝关节受伤后进行上述训练而非CKC训练。
3. 关节活动度可能由于生理活动的缺乏而受到限制，这种情况可以通过拉伸来纠正，附属运动的缺乏也可能使关节活动度受到限制，可以通过髌骨松动术来改善这种情况。
4. PCL、MCL、LCL损伤通常采用非手术治疗，患者可以在其能力范围内迅速恢复活动。
5. 目前ACL重建手术建议采用关节内髌腱移植方式。
6. 目前治疗半月板撕裂的趋势是尽可能进行手

术修复缺损，或在关节镜下进行部分半月板切除术。半月板修复术后的 4~6 周内在无承重情况下进行制动处理。

7. 评估髌股关节的静态与动态髌骨位置的力学特性，是确定引起疼痛具体原因至关重要的评判依据。
8. 髌股关节疼痛的康复主要集中在通过 CKC 运动加强股四头肌，恢复最佳髌骨静态定位和动态运动轨迹，以及恢复神经肌肉控制，以改善下肢力学。

## 临床决策练习解决方案

**练习 21-1**　运动防护师应建议患者使用拐杖进行行走训练，并让患侧在疼痛忍受范围内承受自身体重。ROM 训练等无痛的训练应该在这一阶段进行。固定骑车训练也可以作为恢复 ROM 的训练方式，但同样需要在患者的疼痛忍受范围内进行。等长肌力训练应避免增加 MCL（内侧副韧带）疼痛和腿部外展运动，因为这样会导致膝关节处于外翻位置，从而造成 MCL 紧张。

**练习 21-2**　运动防护师应建议患者在短期内尽量减少参与比赛的次数，使炎症缓解。患者应在体力活动后开始冰敷治疗，并开始加强和拉伸股四头肌和腘绳肌。保护性护膝将有助于减轻患者重返赛场时的接触压力，患者应在重返赛场后继续冰敷、拉伸和力量训练。运动防护师应继续监测症状和体征，以避免出现可能需要支具或手术干预处理的膝关节问题。

**练习 21-3**　重要的是要明白，一旦韧带扭伤，该韧带提供给关节的固有稳定性已经丧失，永远不会完全恢复。因此，患者必须依赖关节周围的其他结构，如肌肉和肌腱，以帮助提供稳定性。患者必须努力加强对膝关节功能起作用的所有肌群的训练。

**练习 21-4**　运动防护师应继续指导患者进行 ROM 训练，并加强股四头肌和周围肌肉的活动。同时应该开始引入动态稳定性练习（例如，低强度的增强式训练、单腿静态和动态练习以及本体感觉训练），模拟踢球的落地动作。预防性护膝也可能有助于稳定，不会损害患者，因为它是非踢球腿。

**练习 21-5**　运动防护师应建议缩短训练时间；特别是应限制训练中的跑步。最初可以使用无疼痛的等长运动来加强股四头肌和腘绳肌，逐渐发展为 CKC 力量训练。口服抗炎药和小剂量阿司匹林可能有助于控制肿胀和减轻疼痛。佩戴氯丁橡胶护膝和矫正旋前或减少胫骨扭转的矫形装置也可以减轻疼痛。

**练习 21-6**　在初步评估显示髌下肌腱炎后，应立即对患者进行冰敷治疗。康复应包括对股四头肌和腘绳肌的柔韧性和力量训练，同时不引起髌腱疼痛增加。一个跳跃落地视频分析可能会揭示出糟糕的落地技术，膝关节完全伸展，硬着陆的声音表明落地冲击力增加。肌腱带可以使用，但应强调和加强适当的跳跃落地技术。运动防护师应与教练讨论如何减少每周 2 次或 3 次的增强式训练，并在每次训练开始时回顾正确的跳跃落地技术。

（Michelle C. Boling，Darin A. Padua，William E. Prentice 著　余唯乐　袁英歌 译
　　　　　　　　　　　　　陈　鹏　倪国新 审）

## 参考文献（扫描二维码获取）

# 第 22 章  小腿损伤的康复

**完成本章学习后，读者应具备以下能力**

- 讨论在开链和负重活动（如步行和跑步）中小腿的功能解剖和生物力学。
- 识别各种恢复关节活动度的技术，包括拉伸运动和关节松动术。
- 讨论各种康复强化技术，包括小腿功能障碍的开链和闭链的等张运动，平衡/本体感觉运动，以及等速运动。
- 识别各种小腿损伤的常见原因，并为这些损伤的治疗提供依据。
- 讨论各种小腿损伤康复计划的进阶标准。
- 描述和解释小腿损伤的处理中，各种治疗技术的原理。

## 功能解剖学和生物力学

小腿由胫骨和腓骨，以及 4 个起源于或穿过这些骨骼不同点的肌肉间室组成。胫骨和腓骨在远端同距骨相关节，形成距小腿关节。由于距骨非常靠近关节的穿窿部，因此腿部的运动将受足部影响，尤其在与地面接触时。这一点在检查重复性应力对腿部的影响时变得非常重要，这些重复性应力是由于各种下肢结构对线异常引起的过度代偿性旋前造成的[83-84]。胫骨近端与股骨相关节形成胫股关节，也是髌腱伸膝装置远端的软组织部分的附着部位。小腿的作用是将地面反作用力传递到膝关节以及沿着下肢向近端传递旋转力，尤其是在运动中，这可能就是疼痛的根源[60]。

### 小腿间室

所有肌肉均以功能性整合的方式工作，在运动过程中它们会离心性减速、等长性稳定以及向心性加速[53]。小腿在解剖上分成 4 个肌肉间室。在开链运动（open kinetic chain，OKC）姿势中，这些肌群主在单平面中负责足的运动。当足与地面接触时，这些肌腹-肌腱单元皆可向心和离心地工作，以吸收地面反作用力，控制足和踝的过度运动以适应地形，并为行走和跑步时肢体向前提供稳定性。

前间室主要负责开链姿势下的足背屈。功能上，这些肌肉在步态的站立早期和中期处于活跃状态，伴随足跟着地后立即增加的肌肉离心活动，以控制足跖屈和前足旋前[22]。肌电图（electromyography，EMG）研究表明，跑步过程中，胫骨前肌在超过 85% 的步态周期中处于活跃状态[58]。

后深间室由胫骨后肌和趾长屈肌组成，负责开链运动中踝和足的内翻。这些肌肉有助于控制距下关节旋前和小腿内旋[22,58]。在步态站立中期，胫骨后肌连同比目鱼肌将有助于减缓胫骨的向前动量。

外侧间室由腓骨长肌和短肌组成，它们负责开链运动中的足外翻。功能上，腓骨长肌在足跟离地时使足第一序列跖屈，同时腓骨短肌在步态推进期抵消了胫骨后肌的旋后力量，从而提供距下和中跗关节的骨稳定性。这是运动过程中肌肉协同工作保持等长稳定的典型示例。有关跑步的肌电图研究表明，随着跑步速度的增加，腓骨短肌的活跃性增加[58]。

后浅间室由腓肠肌和比目鱼肌组成，主要在开链运动体位中负责足的跖屈。功能上，这些肌肉在步态的站立中期离心收缩来控制距下关节的旋前和下肢的内旋，并在步态推进期向心收缩[22,58]。

# 小腿的康复训练

## 开链强化运动（图 22-1 ~ 图 22-9）

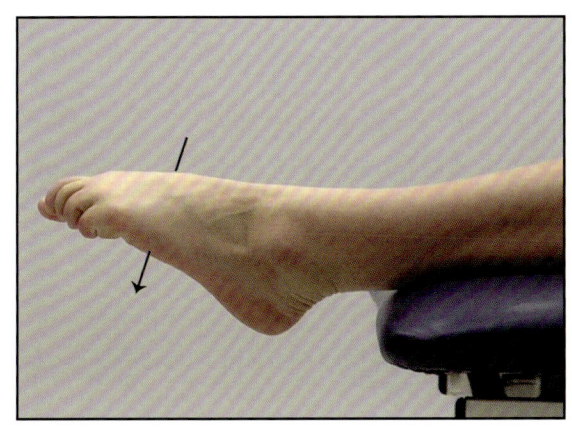

**图 22-1** 踝跖屈主动关节活动度。在长时制动或失用后，用于激活主要和次要的踝关节跖屈的肌肉-肌腱单元。可以在诸如涡流浴之类的支持性介质中执行此练习

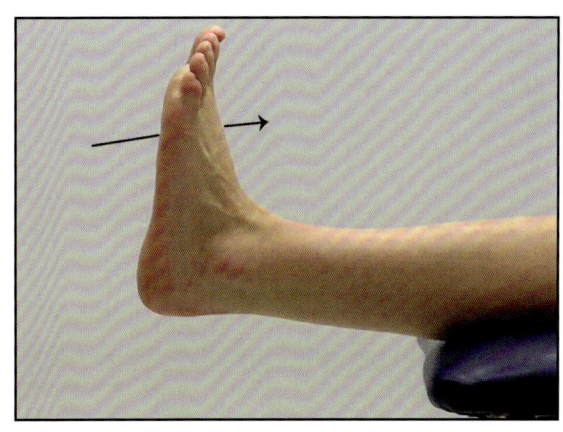

**图 22-2** 踝背屈主动关节活动度。在长时制动或失用后，用于激活胫骨前肌、踇长伸肌和趾长伸肌的肌肉-肌腱单元

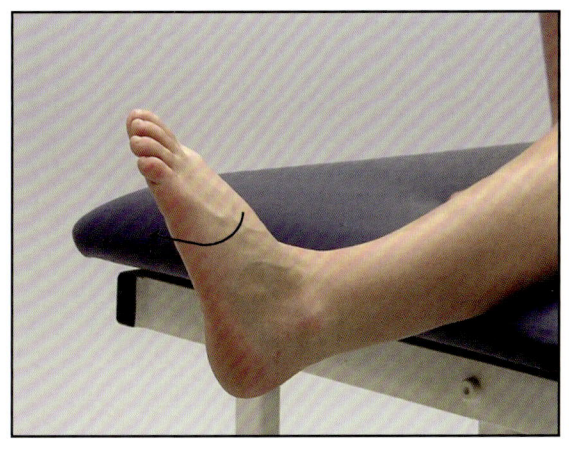

**图 22-3** 踝内翻主动关节活动度。在长时制动或失用后，用于激活胫骨后肌、踇长屈肌和趾长屈肌的肌肉-肌腱单元

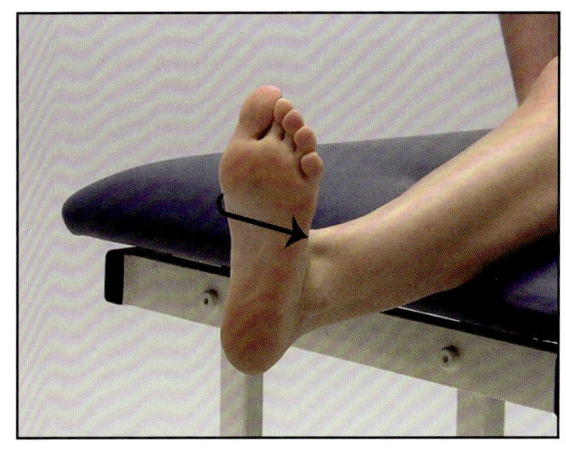

**图 22-4** 踝外翻主动关节活动度。在长时制动或失用后，用于激活腓骨长肌和短肌的肌肉-肌腱单元

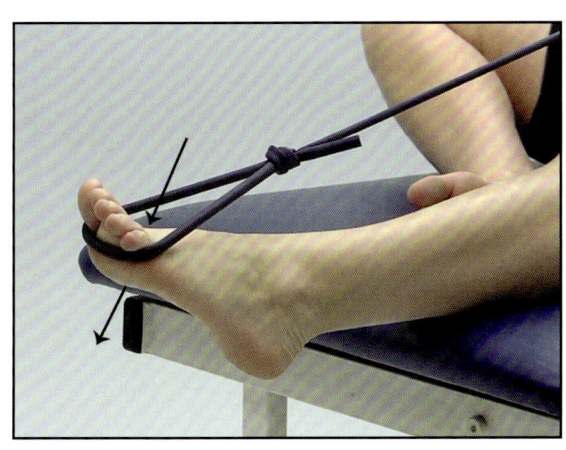

**图 22-5** 带橡胶管的踝跖屈抗阻关节活动度。用于在开链中强化腓肠肌、比目鱼肌和次要的踝跖屈肌群（包括腓骨肌、踇长屈肌、趾长屈肌和胫骨后肌）。此运动还将在跟腱上施加可控的向心和离心负荷

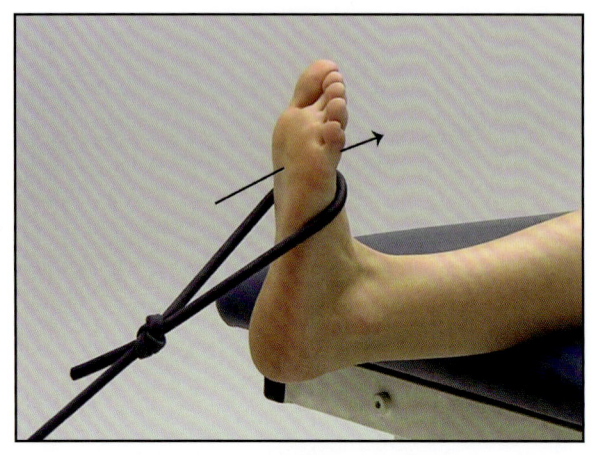

图 22-6 带橡胶管的踝背屈抗阻关节活动度。用于在开链中分离和强化踝背屈肌群（包括胫骨前肌、姆长伸肌和趾长伸肌）

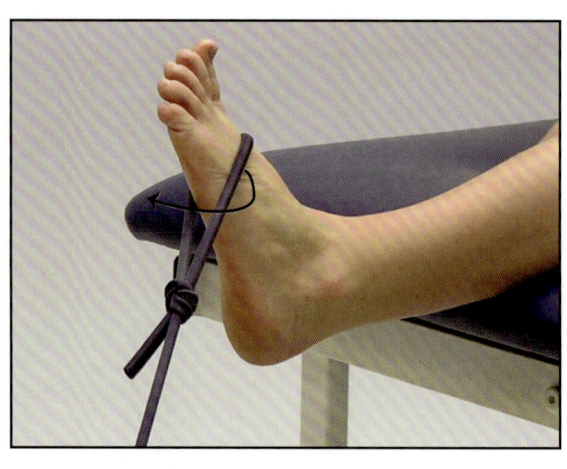

图 22-7 带橡胶管的踝内翻抗阻关节活动度。用于在开链中分离和强化踝内翻肌群（包括胫骨后肌、姆长屈肌和趾长屈肌）

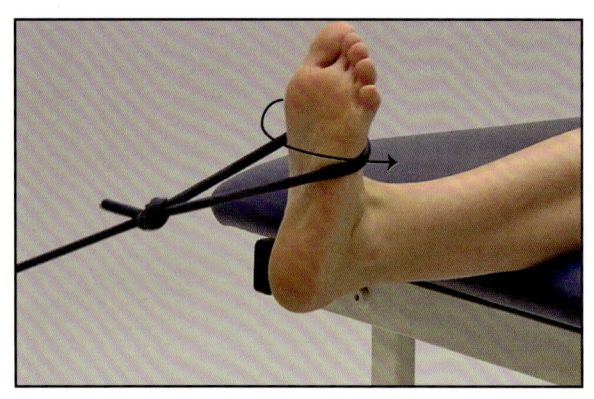

图 22-8 带橡胶管的踝外翻抗阻关节活动度。用于在开链中分离和强化踝外翻肌群（包括腓骨长肌和短肌）

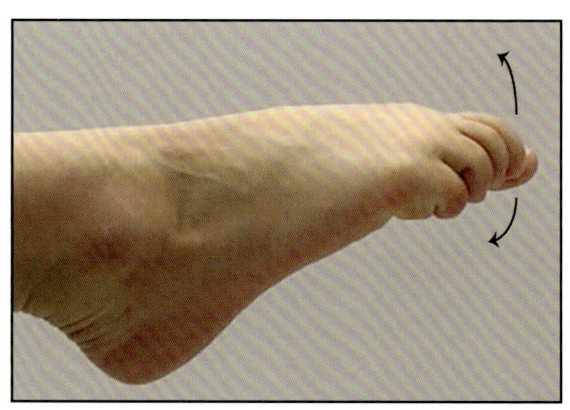

图 22-9 屈曲/伸展的主动关节活动度。用于激活趾长屈肌群、伸肌群和足内在肌群。此运动还将帮助改善长时制动后的姆长伸肌、趾长伸肌、姆长屈肌和趾长屈肌的肌腱滑动能力

## 闭链强化运动（图 22-10~图 22-17）

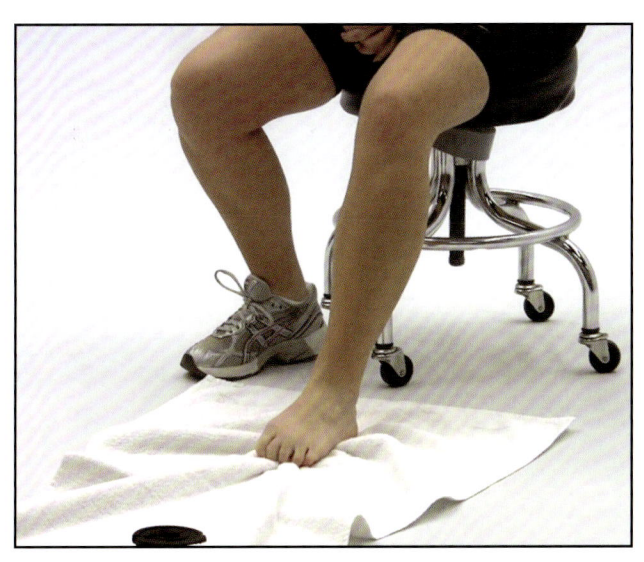

图 22-10 抓毛巾运动。用于强化足内在肌以及趾长屈肌和伸肌的肌腹-肌腱单元。在毛巾末端可置一重物，以随着 ROM 和强度的提高需要肌肉-肌腱单元产生更大的力

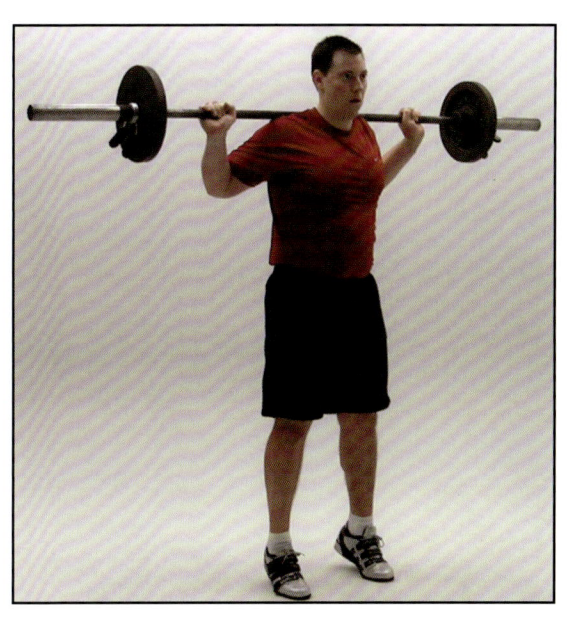

图 22-11 提踵。用于强化腓肠肌，并直接增加跟腱负荷

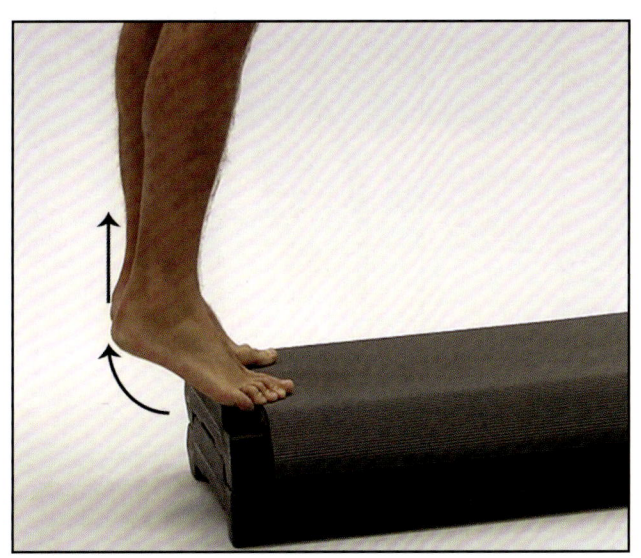

图 22-12 双腿提踵。在伸膝时用于加强腓肠肌，而在屈膝时加强比目鱼肌。在此活动期间，还将激活姆长屈肌、趾长屈肌、胫骨后肌和腓骨肌。患者可根据自身条件的类型和严重程度来调整向心和离心活动。例如，若不希望患侧承受离心负荷，患者可以双足上提，而健侧下降，直至患侧可承受离心负荷

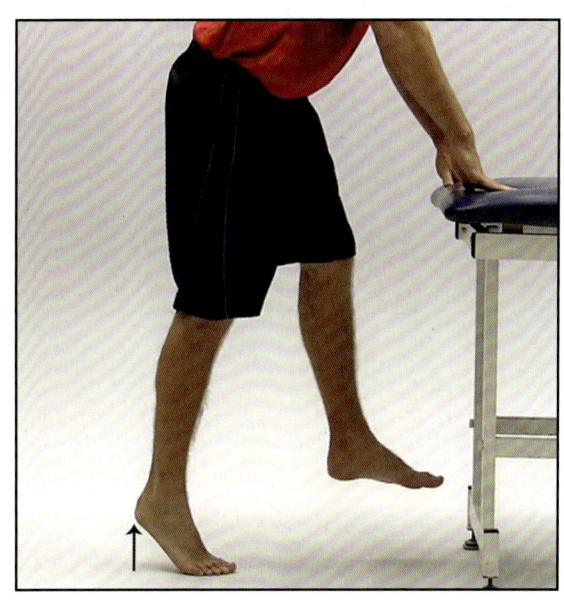

图 22-13 单腿提踵。分别在伸膝时用于加强腓肠肌，在屈膝时加强比目鱼肌。可视此为双腿提踵之进阶

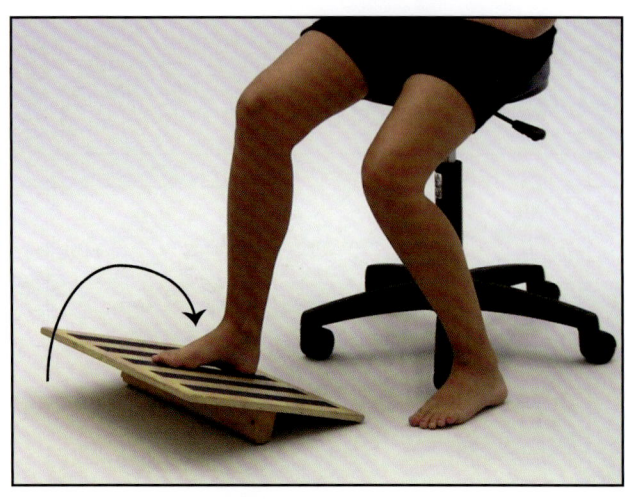

图 22-14　坐姿闭链踝背屈/跖屈主动关节活动度。在闭链下用于激活踝背屈/跖屈肌群

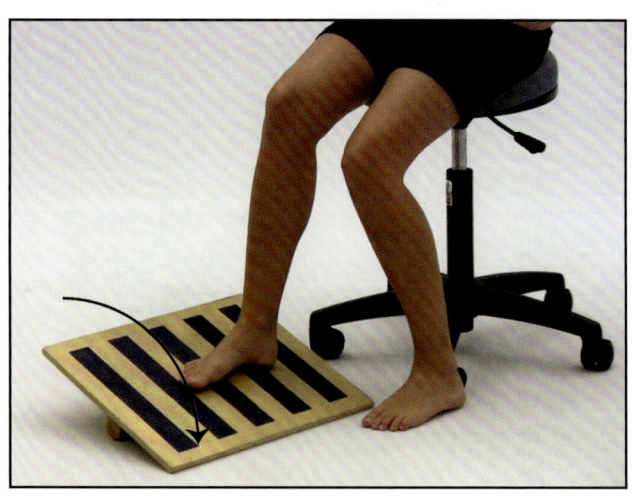

图 22-15　坐姿闭链踝内翻/外翻主动关节活动度。在闭链下用于激活踝内翻/外翻肌群

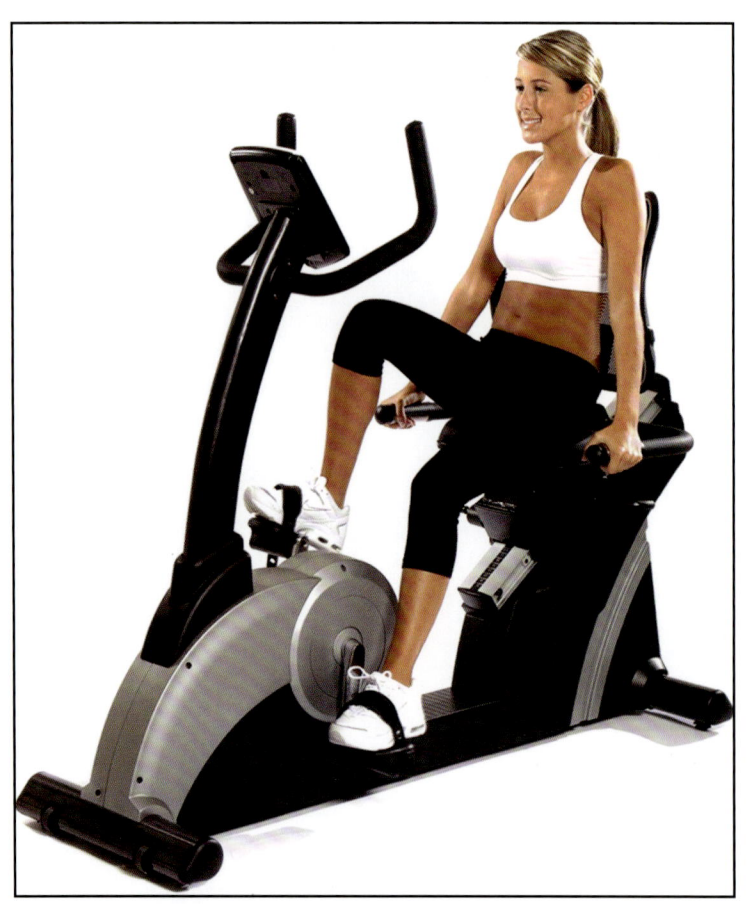

图 22-16　踏车。用于减轻身体负荷对下肢的影响，并保持心血管适应性水平（Reprinted with permission from Smooth Fitness.）

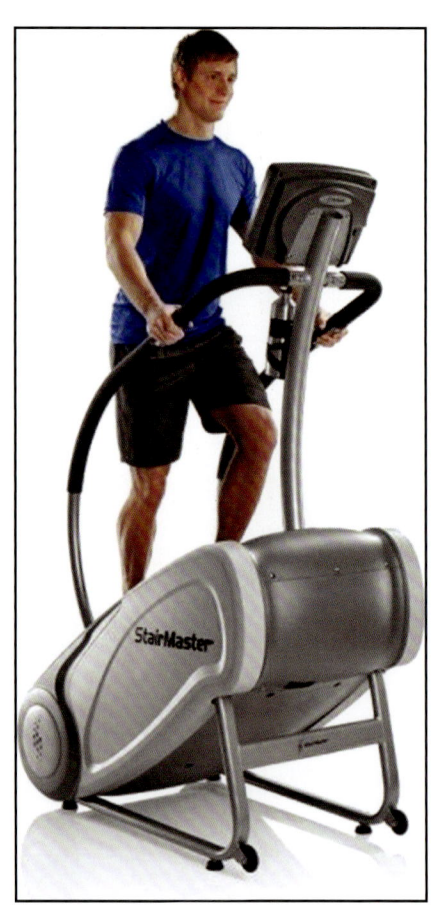

图 22-17　爬楼机。用于渐增下肢在闭链中的负重，及维持和改善心血管适应性（Reprinted with permission from Stairmaster，Inc.）

## 拉伸运动（图 22-18～图 22-21）

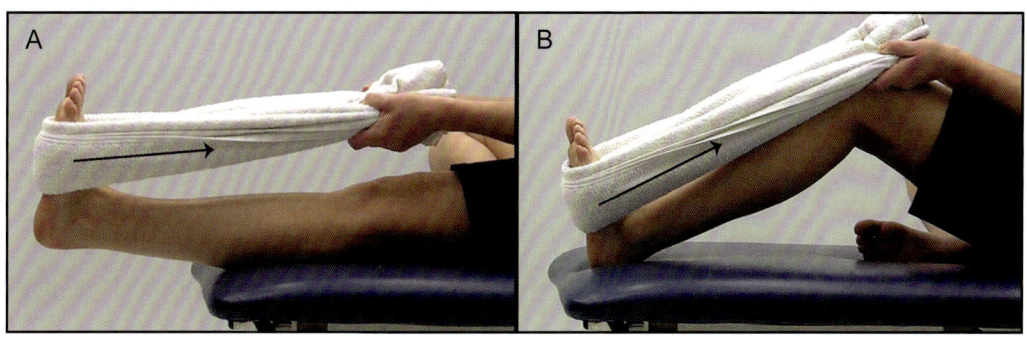

图 22-18　踝跖屈肌毛巾拉伸。用于拉伸（A）伸膝时的腓肠肌和（B）屈膝时的比目鱼肌。两个姿势皆可牵伸跟腱。患者可保持拉伸 20～30 秒

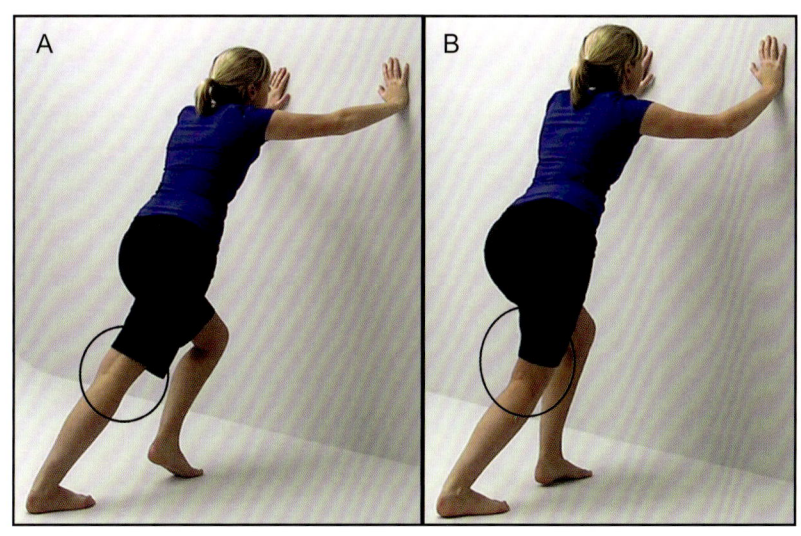

图 22-19　（A）站姿腓肠肌拉伸，用于拉伸腓肠肌，跟腱也将被拉伸。（B）站姿比目鱼肌拉伸，用于拉伸比目鱼肌，跟腱也将被拉伸

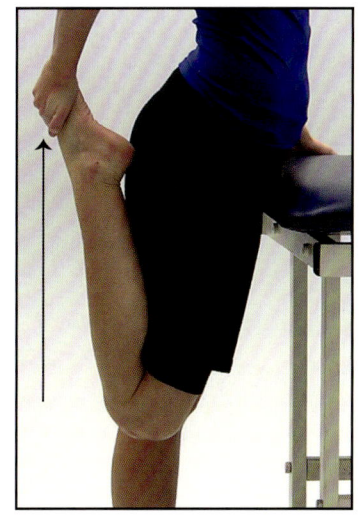

图 22-20　站姿踝背伸肌拉伸。用于拉伸踇长伸肌、趾伸长肌、胫骨前肌和前侧踝关节囊。此为一激进的拉伸运动，可用于康复的后期阶段，以增加踝关节背屈的终末端活动度

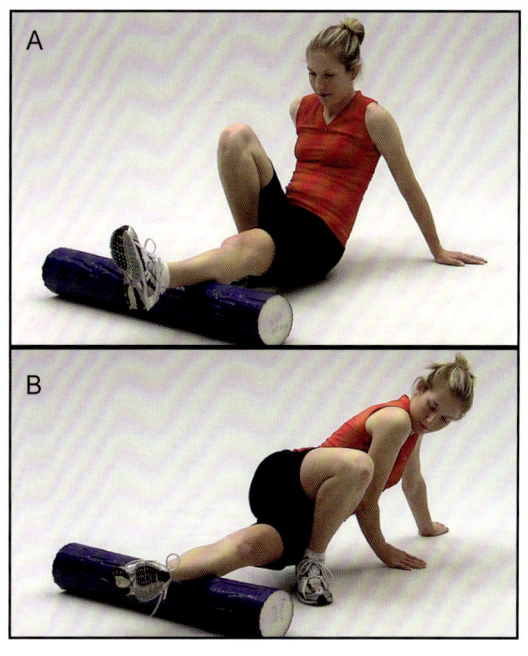

图 22-21　肌筋膜拉伸。（A）腓肠肌/比目鱼肌。（B）腓骨肌

## 重塑神经肌肉控制的运动（图 22-22 ~ 图 22-25）

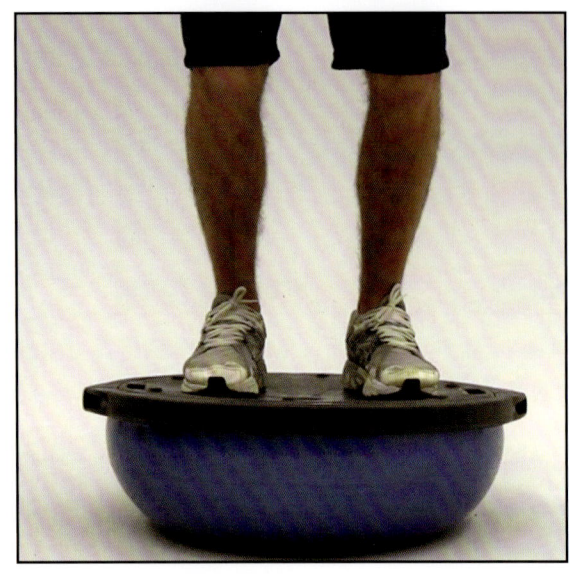

图 22-22　BOSU 平衡仪平面的站姿双腿平衡。用于激活小腿的肌肉组织并改善下肢的平衡和本体感觉

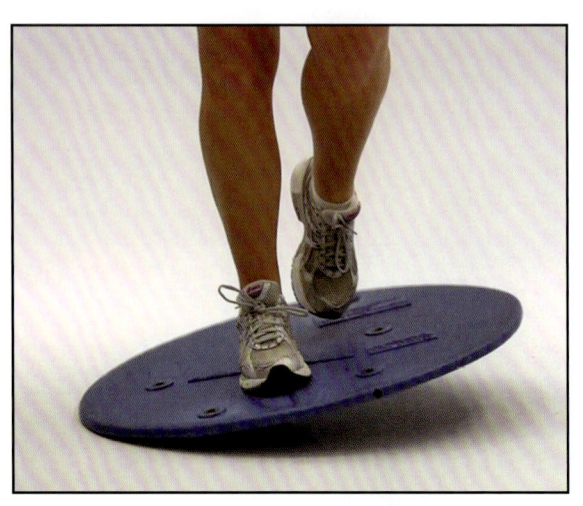

图 22-23　站姿单腿平衡板活动。用于激活小腿的肌肉组织，并改善患肢的平衡和本体感觉

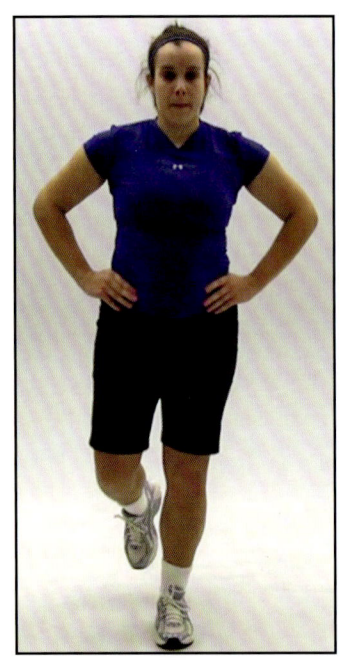

图 22-24　静态单腿站立平衡进阶。用于改善下肢的平衡和本体感觉。此活动将随下列进阶而难度递增：单腿站立，睁眼→单腿站立，闭眼→单腿站立，睁眼，脚趾伸展仅使足跟和跖骨头接触地面→单腿站立，闭眼，脚趾伸展

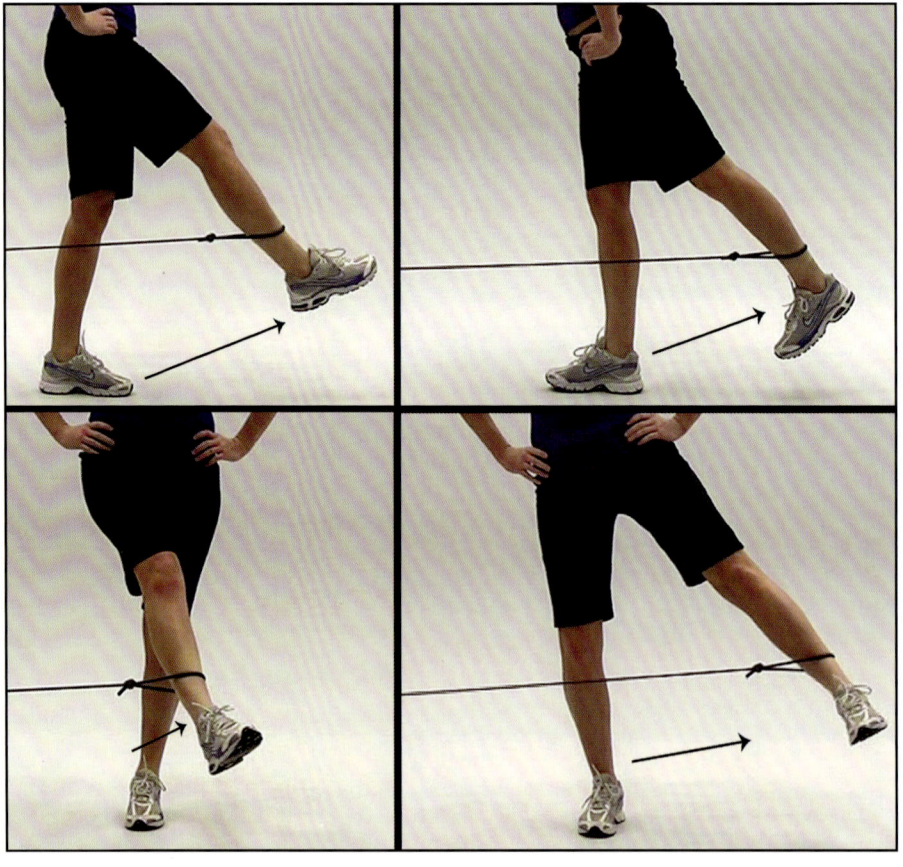

图 22-25　单腿站姿橡胶管踢腿。用于促进小腿的肌肉激活，以保持患侧单腿站立，同时抵抗橡胶管的阻力。（A）后伸。（B）屈曲。（C）内收。（D）外展

## 改善心肺耐力的运动（图 22-26 ~ 图 22-36）

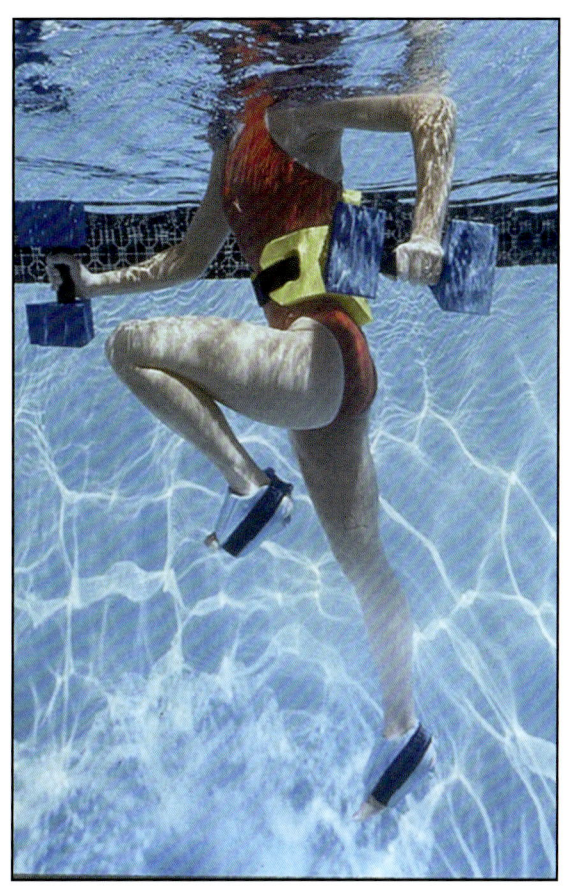

图 22-26　带浮球装置的泳池。用于减少下肢的身体负荷，同时保持心血管适应性水平和跑步形态

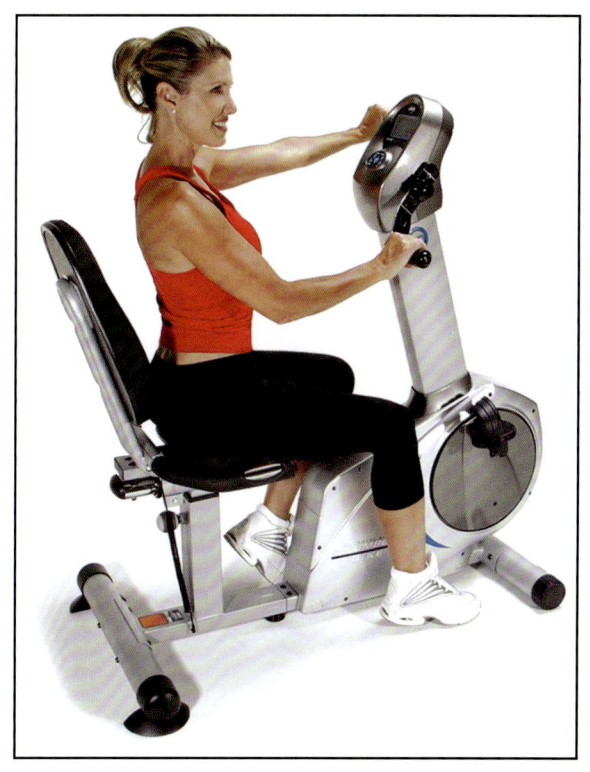

图 22-27　上肢自行车。当下肢自行车为禁忌或患者难以使用时，可用于维持心血管适应性（Reprinted with permission from Stamina Products.）

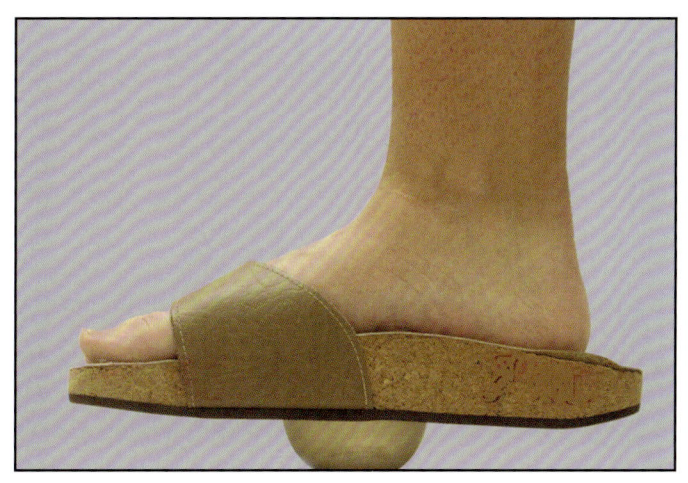

图 22-28　运动拖鞋。鞋底中央带一橡胶半球的木制拖鞋

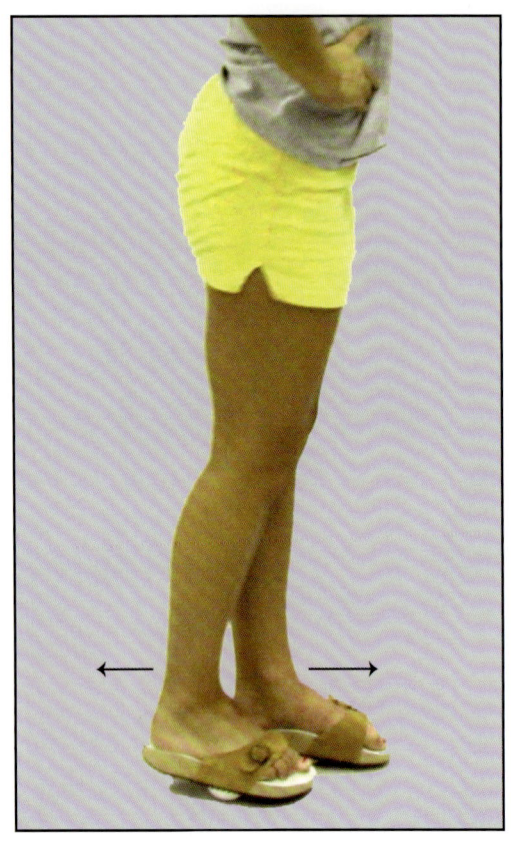

图 22-29 运动拖鞋之前行和后退。用于增强平衡和本体感觉，并增强足内在肌、小腿肌肉和臀肌的肌肉活动。患者小步前行和后退

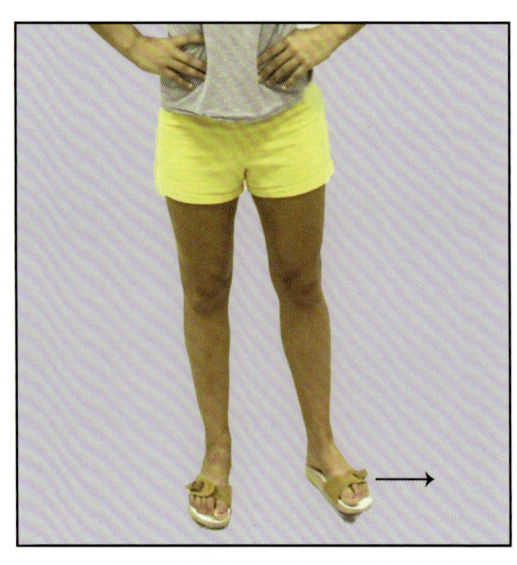

图 22-30 运动拖鞋之侧移。用于增强冠状面的平衡和本体感觉。增加小腿肌肉和足内在肌的肌肉活动。患者脚趾朝前，足向左右横向移动

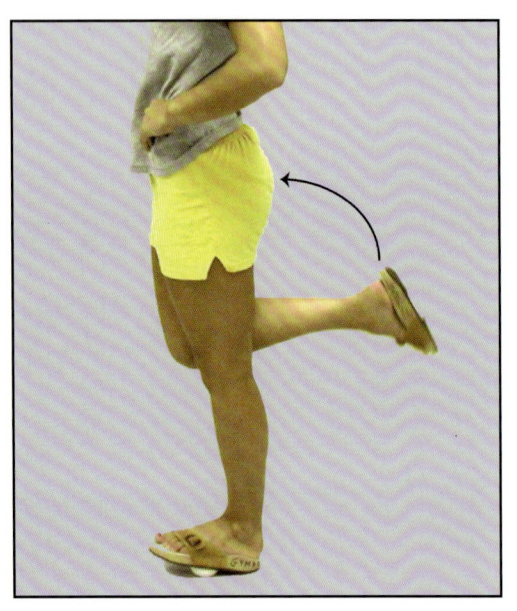

图 22-31 运动拖鞋之踢臀。用于促进平衡和本体感觉，以及增强足内在肌、小腿肌肉和臀肌的肌肉活动。此练习可增强运动拖鞋上的单腿站立

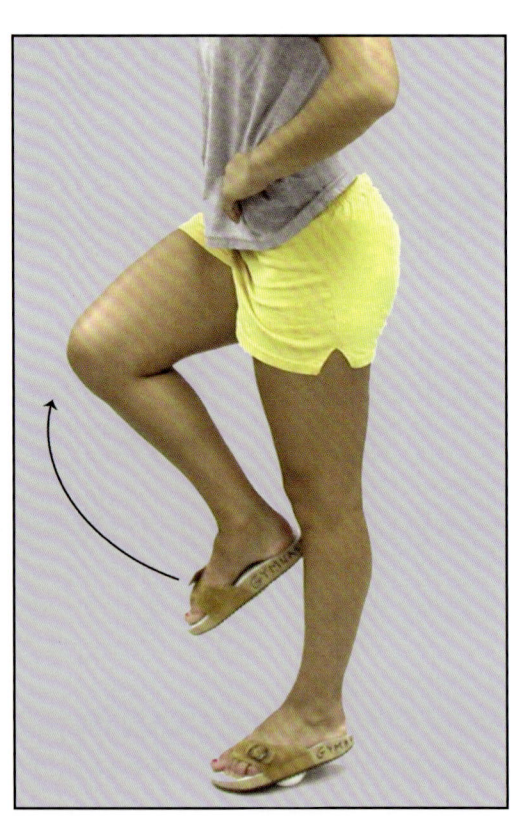

图 22-32 运动拖鞋之提膝。用于促进平衡和本体感觉，以及增强足内在肌、小腿肌肉和臀肌的肌肉活动。患者应保持直立姿势，避免躯干屈曲伴髋屈曲。此练习可在短时间内促进单腿站立的进步

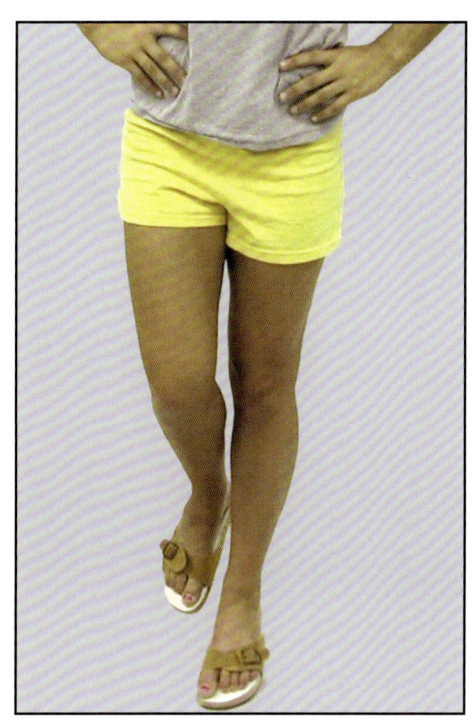

图 22-33 运动拖鞋之单腿站立。用于增强整个下肢的平衡、本体感觉和肌肉活动。在运动拖鞋活动的进阶中，此为要求最高的

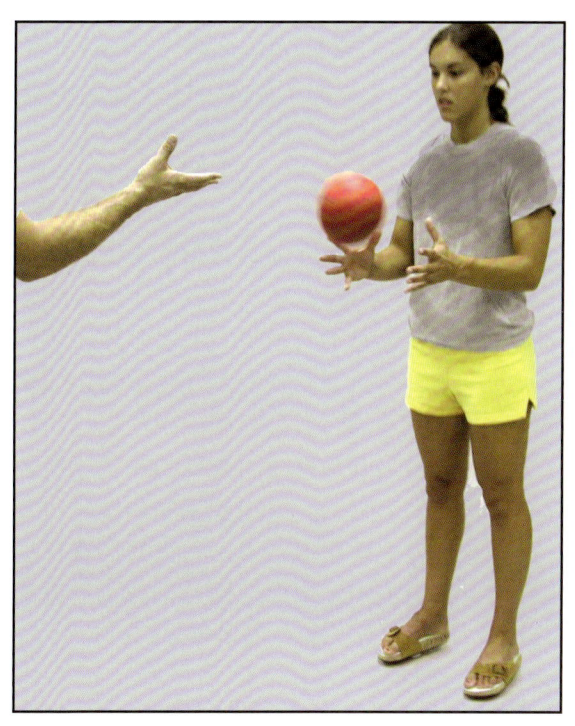

图 22-34 运动拖鞋之抛接球。用于增强平衡、本体感觉和小腿肌肉活动。患者专注于在左或右横移的同时，与运动防护师互抛接球

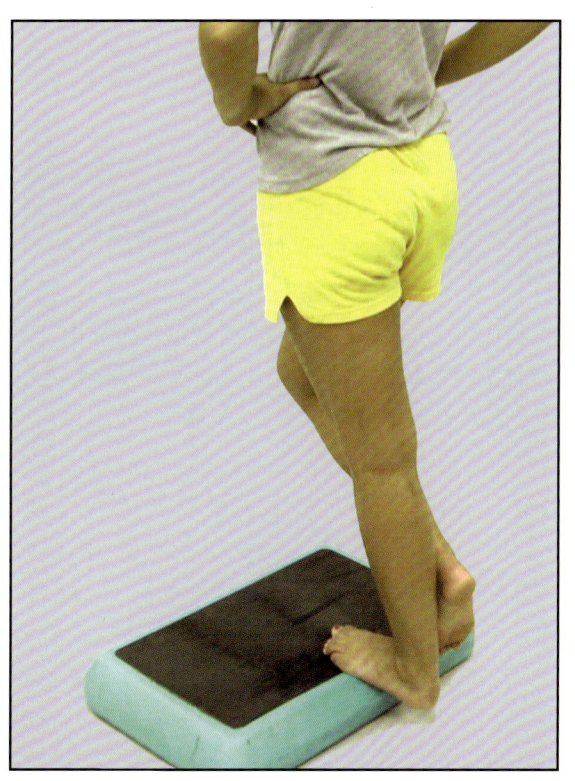

图 22-35 跟腱离心肌肉负荷。用于增加腓肠肌（伸膝）和比目鱼肌（屈膝）的力量以及跟腱的牵张强度。患者借患肢做趾撑提踵，随后将所有重量放于患侧足趾以离心下降。患者初降至板面水平，而后进阶至板面水平以下。可借背包增加额外的重量

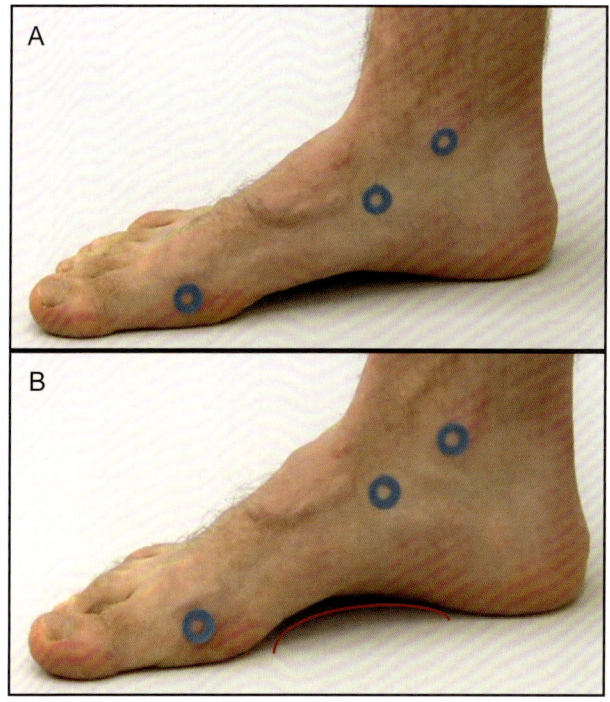

图 22-36 缩足概念。用于增强足的内在肌群。指示患者在保持脚趾笔直的同时从前向后缩短脚面。跖骨头应保持与地面接触。运动防护师可触诊足内在肌，并会在灵活型足中注意到纵向足弓的提高。在运动拖鞋活动中，应始终保持缩足

## 特定损伤的康复技术

### 胫腓骨骨折

#### 病理力学

胫骨和腓骨构成小腿的骨质组分，主要负责负重和肌肉附着。胫骨是人体中最常骨折的长骨，骨折通常是直接创伤或合并旋转/压缩力等间接创伤所造成的。腓骨骨折通常并发于胫骨骨折，或由直接创伤引起。胫骨骨折后会立即出现疼痛、肿胀和可能的畸形，可为开放性或闭合性的骨折。单纯腓骨骨折通常是闭合性的，并在触诊和移动时出现疼痛。这些骨折应立即就医，根据伤情的严重程度和受累程度，很可能需要为期数周乃至数月的制动和限制负重。手术治疗（如骨折切开复位内固定手术）是很常见的（如胫骨骨折）。

#### 损伤机制

小腿创伤性骨折包括两种机制：对骨的直接暴力，或对骨的间接扭力/压力的共同作用。对长骨的直接冲击（例如，来自抛射物或滑雪靴顶部的冲击）会产生足够的破坏力致其骨折。当运动员的脚着地并用较大的压力旋转身体近端时，扭力和压力共同造成的间接创伤可以在运动中表现出来。例如，橄榄球后卫试图获得更大的码数，而对方球员试图从其腰部上方擒抱，并施加一自上而下的压缩负荷。若患者的脚着地并踩实，并且旋转下肢，则后卫自上而下的体重足以可能引起胫骨骨折。而胫骨骨折可能伴有腓骨骨折。

#### 康复要点

胫骨和腓骨骨折可通过石膏固定或切开复位内固定治疗。如果进行固定治疗，一段时间内患者将处于限制负重的状态以促进骨折愈合。当骨折愈合时，骨的固定和负重限制将致其近远端关节和周旁肌群功能受限。固定后的并发症包括制动关节的僵硬、小腿与可能的大腿近端和髋部肌肉组织的萎缩，以及步态异常。Bullock-Saxton 证实了严重的踝关节扭伤后，肌电图显示臀大肌的肌肉活性发生改变[14]。小腿骨折伴随的制动和零负重加剧了近端髋部肌肉的无力。Obremskey 等[54]研究了稳定的胫骨干骨折的处理方法。他们发现，当使用髓内钉治疗时，与采用石膏固定治疗的患者相比，胫骨骨折在第三个月时的临床和功能结果有所改善。使用髓内钉治疗的患者发生骨排列不齐或愈合不良的概率也较低。根据骨折的严重程度，可能还有术后考量，如切口情况和骨内植物情况等。

运动防护师对患者进行全面评估以确定所有潜在的康复问题是至关重要的，包括关节活动度（ROM）、关节活动性、肌肉柔韧性、整个下肢的力量和耐力、平衡、本体感觉和步态。运动防护师还必须明确患者重返比赛的功能要求，并据此制订短期和长期目标。移除石膏后，重要的是要解决活动度不足的问题。这可通过在诸如暖涡流浴（图 22-1 至图 22-4、图 22-9 和图 22-14 至图 22-17）之类的支持性介质中进行被动和主动的关节活动度训练来解决。对任何制动的关节，关节僵硬可以通过关节松动术来解决（见图 13-61 至图 13-68）。去除石膏后，可以通过按摩来减轻足踝部可能出现的创伤后水肿。强化锻炼有助于增强肌肉放电、力量和耐力（图 22-5 至图 22-8 和图 22-10 至图 22-17）。单腿站立训练和平衡板训练可改善平衡和本体感觉（图 22-22 至图 22-25）。心血管耐力可以通过泳池训练（包括游泳和使用漂浮装置进行泳池跑步）、固定踏车运动以及使用上肢自行车来解决（图 22-16、图 22-26 和图 22-27）。爬楼机也是解决心血管需求以及增强下肢力量、耐力和负重的绝佳方法（图 22-17）。

一旦患者熟练各种平衡仪器上的静态平衡活动，便可以引入更多动态神经肌肉控制活动。运动拖鞋训练可以作为闭链（CKC）功能运动融入康复中，从而增加对患者本体感觉的需求。运动拖鞋是鞋底中央带一橡胶半球的木制拖鞋（图 22-28）。一旦患者可熟练赤脚单腿站立，就可以进阶到运动拖鞋训练。在使用运动拖鞋之前，应先向患者讲授缩足观念——在放松趾长屈肌的同时，在前后方向缩短足部，从而激活趾短屈肌和足内在肌群（图 22-36）[40]。临床上，缩足加强了足的纵弓和横弓。一旦患者可以在拖鞋训练中行使缩足的观念，其就可以进阶至原地步行和短步前行（图 22-29）。指导患者在拖鞋训练时采取良好的直立姿势。起初，在适应本体感觉挑战时，患者的能力可能会被限制在 30～60 秒之内。一旦患者可安全地原地步行和短步前行时，则可以进阶患者的康复计划（图 22-29 至图 22-34）。

运动拖鞋是促进受到如胫腓骨骨折影响的下肢

肌肉组织恢复的极好方法。在运动拖鞋训练1周后，Bullock-Saxton等指出有臀肌活动的增加[15]。Myers等还证明了尤其在穿运动拖鞋进行高抬腿前行时臀肌活动的增加[51]。Blackburn等展示了在运动拖鞋进阶活动时的下肢肌肉组织活动性的增加，尤见于胫骨前肌和腓骨长肌[11]。小腿的肌肉组织通常因靠近创伤而出现无力和萎缩。运动拖鞋提供了一种以功能性负荷的方式来增加小腿肌肉组织活动性的绝佳方法。

## 康复进程

骨折固定后的处理需要同医师进行良好的沟通以确定包括负重水平、康复过程中任何辅助设备的使用（例如助行靴）以及可能影响康复过程的任何其他相关信息在内的进展。通过主动活动训练、被动拉伸和熟练的关节松动立即来处理活动度的不足是非常重要的。一开始可进行等长肌力训练，一旦活动度正常化就可以进阶到等张肌力训练。确定负重水平后，应开始进行步态训练以使步行正常化。必要时应使用辅助设备。受累下肢的肌力强化可纳入康复进程中，尤其是髋部和大腿的肌肉组织。对于治疗师而言，重要的是在康复早期通过开链和闭链的肌力训练来辨识并解决这种髋部肌肉无力。一旦受累下肢可无痛全负重，便可以开始进行平衡和本体感觉的训练。

随着活动度、力量和步态正常化，患者可以发展到步行/慢跑进程和专项运动功能训练进程。必须意识到，康复的进展速度将取决于骨折的严重程度、外科手术的方式以及固定的时间。单纯性无移位胫骨骨折的平均愈合时间为10~13周。对于移位、开放或粉碎性胫骨骨折，需要16~26周的时间[54]。

腓骨骨折可固定4~6周。同样，需要与医生进行开放式的沟通，以促进患者的安全康复进程。

## 回归运动标准

在恢复全面活动之前，应满足以下标准：(a)与健侧相比，具有完整的活动度和力量；(b)正常的步行、慢跑和跑步步态；(c)单腿客观（即距离或计时）功能性测试（如单腿跳远）可与健侧进行比较，以帮助确定重返比赛的时间线——在返赛前，患侧应大于健侧的90%；(d)成功完成一项运动专项功能测试。

> **临床决策练习22-1**
>
> 一患者胫骨骨折8周后到运动训练诊所就诊。X线片显示骨质愈合良好。石膏今日已撤，医生希望他开始康复。评估显示小腿和股四头肌肌肉出现中度萎缩，踝足关节活动度受限严重，步态也存在异常。肌力测试显示整个下肢明显无力。该患者可以开始进行哪些康复锻炼来处理他的一些骨科问题？

## 胫骨和腓骨应力性骨折

### 病理力学

胫腓骨的应力性骨折在运动中是很常见的。研究表明，胫骨应力性骨折的发生率高于腓骨[7-8,48]。小腿应力性骨折通常是由于骨骼无法适应运动员的训练和体能锻炼的重复承重反应而导致的。骨骼最初会通过破骨活动来适应所施加的负荷，这对骨骼是一种破坏。紧接着就是成骨细胞的活动或新骨的沉积[57,82]。如果在此过程中施加的负荷没有减少，则骨骼内会出现结构的不规则，这将进一步降低骨骼吸收压力的能力，并最终导致应力性骨折[8,28]。

小腿反复负重（例如跑步）通常是胫骨和腓骨应力性骨折的原因。Romani等报道，随着压力性活动的开始而出现的重复性机械负荷可能会对受累骨骼造成局部缺血[63]。他认为重复性负荷可能导致骨骼暂时的氧耗，这标志着重塑进程的开始[63]。此外，对毛细管的微损伤进一步限制血流而引起了更多的局部缺血，这再次触发了重塑进程，进而导致骨骼弱化以及应力性骨折的形成[63]。

胫骨干的应力性骨折主见于前中部和后内侧部[7,48,59,82]。胫骨前应力性骨折常见于反复跳跃活动并伴有胫骨前中部疼痛的患者。患者主诉活动时出现疼痛，休息时可缓解。若活动不加以改良，疼痛可能会影响日常生活活动（ADL）。使用音叉进行振动测试可重现患肢跳跃痛的症状。锝-99三相骨扫描比X线片更快地明确诊断，因为后者至少需要出现症状后3周才能显示出影像学改变[57,59,82]。胫骨后内侧疼痛通常逐渐起病于骨远端1/3。由于愈合过程中发生并发症的可能性较低，故其被认为是低风险的应力性骨折[62]。骨骼上的局部压痛将有助于将应力性骨折与位于同一区域的胫骨内侧应力综合征（medial tibial stress syndrome，MTSS）区分开来，后者在触诊时更加弥散。

上述流程若为阳性，将表明应力性骨折为疼痛源。腓骨应力性骨折通常发生在骨远端1/3处，其症状同胫骨应力性骨折相似。腓骨近端应力性骨折虽少见，但仍有文献报道过[48,78,93]。

### 损伤机制

胫骨前部应力性骨折常见于跳跃所致的患者，并且在15%~20%的病例中常被描述为胫骨前内侧皮质上的"恐怖黑线"[62]。几位学者注意到，胫骨会向前弯曲并伴随前部凸出[19,57,60,82]。这使胫骨的前部处于张力之下，对于骨的愈合来说不太理想，因为骨愈合偏好压缩力。由于骨折裂纹延伸、骨折移位以及愈合延迟和不愈合的可能性，胫骨前骨干具有更高的应力性骨折风险[62]。重复跳跃将对该区域施加更大的张力，而该区域本身肌肉肌腱支撑少且血液供应差。可能涉及其他生物力学因素，包括距下关节过度代偿性旋前以适应诸如前足内翻、胫骨内翻和股骨前倾此类的下肢结构性排列。这种过度旋前可能不会在日常生活活动或中等强度活动中影响腿部，但即便有足够的恢复时间，其也可能会随着训练强度、持续时间和频率的增加而成为一个影响因素[32,82]。递增的训练可能会影响周旁肌腹-肌腱单元吸收负荷冲击的能力，从而对骨骼施加更大的应力。胫骨远端后内侧的应力性骨折也会由于除重复跳跃以外上述的相同问题而引起。过度的代偿性旋前可能在这种类型的损伤中发挥更大的作用。这种过度旋前可能会在有坡度的道路上跑步时加剧，诸如爬坡腿此类的情况，运动员在锻炼期间会出现功能性长短腿[65]。此外，在有着小半径和急弯的道路上跑步会倾向于增加靠近小道内侧腿的旋前应力[65]。过度旋前也可能导致腓骨应力性骨折。踝关节内翻肌、趾长屈肌和小腿肌肉组织对骨骼反复牵张活动可能是这种应力性骨折的来源[56]。穿着磨损鞋具的长时高强度错误训练只会加剧这些问题[65]。而其他因素，包括月经不调、饮食、骨密度、髋外旋增加、胫骨宽度和小腿周长，也被确定为导致应力性骨折的原因[8,31]。

### 康复要点

立即停止不良活动是最为重要的。必须教育患者预防骨骼进一步损伤的重要性。许多患者因制动而表达对体能水平的担忧。固定踏车和带漂浮装置的泳池跑步有助于保持心血管适应性（图22-16和图22-26）。Eyestone等证明，当水中跑步代替常规跑步时，最大有氧运动能力会略有下降，但其具有统计学意义[24]。使用固定踏车也是如此[24]。这些作者建议将强度、时间和频率等同于常规训练。Wilder等指出，水的阻力同所施加的力成正比[89]。这些作者发现通过节拍器给出一个定量的外部提示，增加的频率与心率高度相关[89]。泳池中的非冲击性活动或骑行将有助于保持体能并允许适当的骨骼愈合。鞋的合脚亦是要紧。例如，高弓足型需要具有良好减震性能的鞋子。扁平足型或旋前足型需要具有良好运动控制特性的鞋。循证表明，减震鞋垫可以预防胫骨应力性骨折[70]。对下肢进行详细的静态和动态生物力学检查，可能会发现需要使用定制足部矫形器的问题。可在康复过程中加入牵伸和力量训练。还建议使用冰和电刺激来控制疼痛。

对已诊断为应力性骨折的患者使用Aircast可产生积极的结果[21]。Dickson和Kichline推测Aircast可卸掉胫腓骨的载荷，持续使用Aircast足以让应力性骨折愈合[21]。Swenson等报道，使用Aircast的胫骨应力性骨折患者在21±2天内重返完全不受限制的活动；使用传统方案的患者在77±7天后重返[81]。如果前面提到的问题得到解决，腓骨和胫骨后内侧应力性骨折通常会愈合而无残留问题[78]。胫骨前中部的应力性骨折在增加活动的尝试上可能需要更长的时间，并且残留的问题可能自初诊后存在数月至数年之久[19,23,59,60]。初期治疗范围可从短腿石膏固定和非负重6~8周到使用髓内钉进行手术干预以稳定应力性骨折。Robertson和Wood在发表的综述中宣称，与保守治疗相比，髓内钉的运动恢复率更高（96%比71%）[62]。

Batt等指出，在这些人中使用气动矫形器使其在平均12个月后恢复不受限制的活动[4]。所提使用气动矫形器的假设是升高骨静水压和静脉血压而产生正压电以刺激成骨细胞活动并促进骨折愈合[92]。Rettig等采用每日10~12小时脉冲电磁场形式的电刺激并停止不当活动。作者指出依此法从症状发作到恢复完全活动的平均时间为12.7个月[60]。Chang和Harris指出在此型应力骨折的延迟愈合个体中，采用胫骨髓内钉治疗的手术方式效果良好乃至优异[19]。涉及骨移植的外科手术亦被推荐来改善此型应力骨折的愈合。

## 康复进程

在确诊应力性骨折后患者可能需拄拐，这取决于步行时的不适程度。冰和电刺激可用于减轻局部炎症和疼痛。如果患者没有疼痛，可即刻开始深水跑步，训练参数与其日常方案相同。腓肠肌牵伸每天可行2~3次（图22-19）。可隔日开始使用橡胶管进行等长肌力练习，并在运动防护师认为合适下增加重复次数和组数（图22-5至图22-8）。

腓肠肌的强化最初可行开链运动，终会进展到闭链运动（图22-5、图22-12和图22-13）。患者白天应穿着有支撑的鞋子，并避免穿高跟鞋，后者会导致腓肠肌-比目鱼肌复合体适应性缩短而增加骨骼愈合中的负担。定制的足部矫形器可用于运动控制，以防止需要的患者过度旋前。还可以为高足弓定制足部矫形器，以增加整个足底的应力均匀分布而非只在跖骨头和足跟上。减震材料可以增强这些矫形器，以帮助减少地面反作用力。还可以引入运动拖鞋训练，以帮助促进小腿肌肉活动和力量（图22-29至图22-34和图22-36）。随着症状在3~4周内消退且X线证实骨痂成形良好，患者可能会在合其所需的地面上进行步行/慢跑。在开始步行/慢跑计划之前，患者必须表现为行走无痛。高质量的跑道或草地表面可能是开始这一进程的最佳选择。可指导患者慢跑1分钟，然后步行30秒，并重复10~15次。这可以通过每天间隔在游泳池或自行车上进行高强度/长时间的心血管训练来实行。应提醒患者步行/慢跑进程的目的是以受控方式逐渐增加愈合中骨骼的应力。如果可以忍受，慢跑时间可以每2~3次训练增加30秒，直到患者在不步行的情况下跑5分钟。这种进展是一个指导方针，可基于个人需要进行修改。

Romani等制订了应力性骨折管理的3阶段计划[63]。第1阶段的重点是减轻受伤骨骼的疼痛和应力，同时也要防止体能下降。第2阶段侧重于在不增加疼痛情况下，实现力量、平衡、体能训练和功能正常化。在第2阶段进行2周的无痛运动后，引入第3阶段的跑步和功能性活动。第3阶段含功能性阶段和休息阶段。在功能性阶段，第1周和第2周，进行跑步；在第3周或休息阶段，减少跑步。这样做是为了模仿骨骼生长的循环方式。在最初的2周内，随着骨骼被吸收，跑步会促进骨小梁通道的形成；在第3周，当骨细胞和骨膜成熟时，跑步的冲击负荷被消除[63]。直到患者能够在没有疼痛的情况下进行专项运动训练，这种循环进程会持续数周[63]。

## 回归运动标准

患者可完全恢复活动，需要：（a）触诊受累骨时无压痛，以及受累部位反复跳动无痛感时；（b）平片显示良好的骨愈合；（c）已经成功地逐步恢复跑步，而症状没有增加；（d）腓肠肌-比目鱼肌的柔韧性在正常范围内；（e）已使用合适的鞋子和足部矫形器纠正过度旋前或解决减震问题；（f）相关下肢的所有肌肉力量和肌肉长度问题均已解决。

> **临床决策练习 22-2**
>
> 一名大学新生越野跑赛者出现局部后内侧胫骨疼痛。她述说在过去的2周内随着训练量的增加逐渐开始。她主要在混凝土和沥青地上进行训练，也因过多降雨而在湿地上训练。运动防护师可以给这个患者什么建议来帮助她解决这个问题？

## 间室综合征

### 病理力学和损伤机制

间室综合征是一种骨筋膜筋间室压力增加导致间室内的肌肉和神经血管结构受压的情况。随着间室压力增加，静脉流出减少并最终停止，进而导致液体从毛细血管渗漏到间室中。最终动脉血流入也会因室间压力升高而停止[87]。间室综合征可分为3类：急性间室综合征、急性劳力性间室综合征和慢性间室综合征。急性间室综合征继发于该区域的直接创伤，是一种医疗紧急情况[41,79,87]。患者会抱怨受累间室的深部疼痛、紧绷和肿胀。被动拉伸相关肌肉时会重现疼痛。可能存在足动脉搏动减少和受累神经的感觉变化，但这不是可靠的迹象[87,91]。间室压力测量将确认诊断。而紧急筋膜切开术为最佳疗法。

急性劳力性间室综合征的发生无任何诱发性创伤。文献中已引用一些案例，其中急性间室综合征的发展同小到中度的活动相关。若无正确诊治，可能会导致患者的功能预后不佳[25,91]。同样，间室压力将确认诊断，紧急筋膜切开术是首选治疗方法。慢性劳力性间室综合征（chronic exertional compartment syndrome，CECS）与活动有关，因症状相当一致地出现在活动的某个时间点。患者主诉受累间室有疼痛、紧绷和肿胀的感觉,这些感觉在停止活动后消失。研究表明前部和深后部间室最常受累[6,61,69,80,90]。在出现这些症状时,间室压力测量将进一步确定病情的严重程度。Pedowitz 等使用狭缝导管测量间室压力而制订了改良标准。这些作者将以下一项或多项肌内压标准视为 CECS 的诊断标准:(a)运动前压力大于 15 mmHg,(b)运动后 1 分钟压力为 30 mmHg,以及(c)运动后 5 分钟压力大于 20 mmHg。[55]

### 康复要点

CECS 的治疗最初为保守治疗,包括活动改良、冰敷和牵伸前间室和腓肠肌-比目鱼肌复合体(图 22-21 至图 22-23)。下肢结构检查和步态分析可能会揭示导致过度代偿性旋前的结构变异,并可能受益于足部矫形器的使用和合适的鞋类穿着。然而,这些措施不会解决随着活动而增加的间室压力问题。与跑步相比,骑自行车已被证明是预防前筋膜室压力增加的可接受替代方法,并可用于保持心血管适应性[2]。如果保守措施失败,受累间室的筋膜切开术会产生有利结果,从而恢复到更高水平的活动[61,66,87,90]。应就 CECS 筋膜切开术后的预期结果向患者告知。Howard 等报道 CECS 中,81% 的前部/侧部松解有临床显著改善,而 50% 的深后部间室松解有改善[38]。Slimmon 等指出,一项针对 CECS 筋膜切开术的长期随访报道中 58% 的患者称运动水平低于受伤前[73]。Micheli 等指出,女性患者可能更容易出现这种情况且原因不明,她们同相应男性一样对筋膜切开术没有反应[49]。Gatenby 等[29]发现,在没有后筋膜室症状的情况下,接受单独前外侧筋膜切开术的 90% CECS 患者恢复到相同或更高水平的运动,并且疼痛有显著改善。[29]

最近引起一些关注的另一种替代非手术疗法是使用肉毒杆菌毒素 A 来治疗 CECS。2013 年,一项研究报告称肉毒杆菌毒素 A 降低了 100% 患者的肌内压力,并在治疗后消除了 94% 患者的劳力性疼痛长达 9 个月。应该进行更多随机对照研究来正确评估该疗法的价值[39]。

### 康复进程

CECS 筋膜切开术后,近期目标是减少术后疼痛、使用 POLICE(保护、最佳负荷、冰敷、加压、抬高)原则减轻肿胀,并使用拐杖辅助行走。在拆除缝合和切口软组织愈合进展后,应开始主动活动度和柔韧性练习(图 22-1 至图 22-4 和图 22-18 至图 22-21)。负重将随着活动度的改善而逐步进行。应结合步态训练,以防止继发于关节和软组织僵硬或肌肉保护性痉挛的步态异常运动。主动活动训练应逐步发展为带橡胶管的开链运动(图 22-5 至图 22-8)。

也可以开始闭链活动来整合可能受到外科手术影响的力量、平衡和本体感觉(图 22-11 至图 22-15 和图 22-22 至图 22-25)。在行走步态正常化后,应通过足部矫形器和合适的鞋类来解决导致步态中过度代偿性旋前的下肢结构变化。这些措施应有助于控制距下关节/小腿的过度运动,从而在理论上减少深后部间室的肌肉活动,后者在跑步过程中控制旋前而高度活跃[58]。可通过固定踏车和带漂浮装置的泳池跑步来维持和改善心血管适应性(图 22-16 和图 22-26)。当活动度、力量和步行步态恢复正常时,即可开始步行/慢跑进阶。

### 回归运动标准

患者可完全恢复活动,需要:(a)受累小腿的活动度和肌力恢复正常;(b)步行、慢跑和跑步时没有步态偏差;(c)患者已完成渐进的慢跑/跑步计划,没有 CECS 症状的主诉。应该注意的是,接受前间室筋膜切开术的患者在手术后 8~12 周内可能无法完全恢复活动,而接受深后间室筋膜切开术的患者可能要到手术后 3~4 个月才能恢复[43,66]。

> **临床决策练习 22-3**
>
> 一名女子曲棍球运动员被诊断出患有前间室综合征。在尝试手术之前,她到运动训练诊所就康复锻炼和活动调整寻求建议。在被诊断前,患者一直在城市及丘陵地面上长距离跑步以行体能训练。她有下肢肌肉骨骼功能障碍病史,包括灵活性下降和过度旋前。列出并讨论运动防护师可为该患者提供的缓解前间室综合征症状的建议。

## 肌肉拉伤

### 病理力学

小腿的肌肉拉伤大部分发生在腓肠肌内侧头肌

腹和肌腱交界处[30]。这种损伤在中年患者中更常见，发生在需要弹震运动的活动中，如网球和篮球。患者可能会感觉到或听到弹响声，宛如小腿后部被踢踹。根据拉伤的严重程度，因被动拉伸受伤的肌肉并在步态周期蹬离阶段引起疼痛，运动员有可能因闭链运动中踝关节背屈减少而无法行走。触诊会引起拉伤部位的压痛，并且可能呈现可触及隆起，这取决于损伤的严重程度和评估的时间。

### 损伤机制

腓肠肌内侧头的拉伤通常发生在突然的弹震运动中。一个常见的情况是患者在伸膝和踝背屈下进行冲刺。此情况下腓肠肌内侧头作为跖屈肌被激活以协助足的推进。肌肉被置于牵张位并瞬间被激活。这使得腓肠肌的肌腹-肌腱连接处承受过度的牵张应力。肌腹-肌腱连接处是一个均质组织到另一个均质组织的过渡区域，其无法同均质组织一样承受牵张应力，并且在连接处发生组织撕裂。

### 康复要点

腓肠肌拉伤的初始治疗是冰敷、加压和抬高。重要的是患者要特别注意下肢的加压和抬高，以避免足部和踝部水肿进而限制关节活动度并延长康复进程。应在康复进程早期开始温和牵伸肌腹-肌腱单元（图 22-18）。在能够耐受下，也可以开始使用橡胶管进行踝关节跖屈肌强化（图 22-5）。负重可能仅限于耐受状态下使用拐杖。足/踝更偏好跖屈位，同时步行时所需的足踝闭链背屈会压迫肌肉并引起疼痛。脉冲超声可在康复进程的早期使用，并最终为达热效应而进展为持续性超声。固定踏车可用于主动热身和维持心血管适应性。可以在每只鞋中放置足跟垫，以随患者脱离拐杖而过渡渐增足踝背屈。随着软组织愈合、活动度和力量的提高，可以增加站立、牵伸和肌力强化。最终，患者可以进步至步行/慢跑计划和专项运动活动。患者在活动前热身和适当拉伸以防止再次受伤是很重要的。

### 康复进程

腓肠肌内侧头拉伤的早期治疗侧重于通过冰敷、加压、抬高和改良负重来减轻疼痛和肿胀。鼓励患者每天多次对受累肌肉群用毛巾进行轻柔的拉伸（图 22-18）。足部和脚踝在所有平面上的主动关节活动也将促进运动并牵伸肌肉（图 22-1 至图 22-4）。对于轻度肌肉拉伤，患者可能会在大约 7~10 天后以正常步态模式脱拐并进行站立小腿前伸以及力量训练（图 22-12、图 22-13 和图 22-19）。中度至重度拉伤可能需要 2~4 周才能使关节活动度和步态恢复正常。这通常是因为足和踝过度水肿。随着软组织愈合的发生，肌力强化可以从开链活动进阶到闭链活动（图 22-14、图 22-15 和图 22-22 至图 22-25）。随着步行步态正常化，应鼓励患者开始渐进的慢跑计划，其中调节距离和速度贯穿进程。大多数软组织损伤在受伤后 14~21 天显示出良好的愈合。在轻度肌肉拉伤的情况下，随着患者对慢跑和跑步感到更加舒适，可将增强式活动添加到康复进程中。增强式活动应以受控方式进行，活动之间至少休息 1~2 天来减轻肌肉酸痛。随着患者适应增强式运动，应增加专项运动训练。当患者热身且腓肠肌得到充分拉伸时，应注意避免突然的弹震运动。

### 回归运动标准

当满足以下标准时，患者可以恢复完全活动：（a）足和踝关节的全范围活动度；（b）腓肠肌力量和耐力与健侧相等；（c）受累肢体可完成行走、慢跑、跑步和跳跃而无任何代偿；（d）成功完成专项运动功能性进阶，而无残留的小腿症状。

> **临床决策练习 22-4**
> 一名男子网球运动员在打网球时因小腿内侧疼痛而到运动训练诊所就诊。他述说疼痛是在训练时突发的。请以渐进的顺序列出运动防护师可以提供给患者的牵伸和肌力训练。

## 胫骨内侧应力综合征

### 病理力学

胫骨内侧应力综合征（medial tibial stress syndrome，MTSS）是一种涉及胫骨后内侧远端 2/3 处疼痛的病症[28,75]。比目鱼肌和胫骨后肌被认为是可以在跑步活动时对远端胫骨的筋膜和骨膜施加压力的肌源作用力[2,27,69]。在尸体解剖研究中，Beck 和 Osternig 表明比目鱼肌而非胫骨后肌是 MTSS 的主要贡献者[5]。Magnusson 等指出在 MTSS 处的骨矿物质密度降低，但难定孰因孰果[45]。Bhatt 等报道了长期

MTSS 中骨和骨膜的异常组织学外观[10]。疼痛通常分布在胫骨内侧远端和周围软组织，并且可能继发于错误训练、过度旋前、鞋类不当和体能水平不佳的综合作用[17,71]。最初，该区域是弥漫性压痛，可能仅在剧烈运动后疼痛。随着病情恶化，日常行走可能会感到疼痛，并且可能会出现晨痛和晨僵。文献中有限的证据表明，康复干预可有效预防 MTSS[20,93]。针对每个人，此类康复必为综合性的，并解决包括肌肉骨骼、训练和体能以及适当的鞋类和矫形器干预在内的多种因素。

### 损伤机制

与过度代偿性旋前相关的因素可为 MTSS 的主要原因[17,27,69,75]。Bennett 等指出旋前型足与 MTSS 相关。有作者指出，患者的性别和舟骨下降试验测量值的结合为高中生跑者的 MTSS 发生发展提供了准确的预测[9]。距下关节的旋前用于分散足部着地时的地面反作用力，以减少对近端结构的冲击。如果旋前过度，或发生过快，或在步态站立期的错误时间，更大的牵张负荷将施加在有助于控制这种复杂三平面运动的肌腹-肌腱单元上[33,83]。例如后足和前足内翻的下肢结构变化，会导致距下关节过度旋前，来使前足内侧接触地面以行推进[75]。这些力的大小在跑步过程中会增加，尤见于后足蹬地的跑者。短跑运动员可能会出现类似的症状，但不同的原因是其比赛中脚趾着地而过度使用足底屈肌。包括路堤和拱形道路在内的训练地面会增加胫骨内侧远端的牵张负荷，因此应尽可能进行改良。Bramah 等评估了有 MTSS 和没有 MTSS 受伤的受试者的跑步步态，发现受伤的跑步者比健康对照组表现出更大的躯干前倾、膝关节伸展和足跟着地时的背屈。在冠状面上，受伤的跑步者表现出更大的对侧骨盆下落和更大的髋关节内收。应将这些生物力学因素作为跑步损伤的原因进行评估[13]。

### 康复要点

这种情况的管理应包括转诊医师，通过使用骨扫描和 X 线片排除应力性骨折的可能。应立即制订活动调整计划来保持心血管适应性。

步行和跑步时异常旋前的矫正可通过抗旋前贴扎和临时矫形器来解决，并确定其有效性。Vincenzino 等报道，这些措施有助于控制过度旋前[88]。如上述措施有帮助，则可定制足部矫形器。Genova 和 Gross 指出，足部矫形器显著降低了最大跟骨外翻和在跑步机行走时伴旋前异常的足跟离地的跟骨外翻[47]。合适的鞋类，尤其是具有运动控制功能的跑鞋，也非常有助于解决 MTSS 问题。虽然上述措施为解决异常旋前提供了被动支持，但运动拖鞋可以提供一种动态方法来处理过度旋前的问题。Michell 等注意到，在穿着运动拖鞋训练 8 周的患者中，伴异常旋前肌在跑步机上赤脚行走时，二维后足运动学的后足外翻角有减小的趋势[50]。患者还表现出单腿平衡性的改善以及自觉性的足功能进步[50]。这些改善可能是由于足内在肌活动经缩足观念而增加以及可能有助于控制旋前的小腿肌肉活动的增加。此外，运动拖鞋似乎将脚置于更旋后的位置，这可能会增强骰骨滑轮机制及其对步态推进期中足第一序列功能的影响[37]。对受累部进行冰块按摩可能有助于减轻局部疼痛和炎症。还应开始实施腓肠肌-比目鱼肌的柔韧性计划。

> **临床决策练习 22-5**
>
> 一位目前正在为 10 公里比赛训练的退役运动员患有"胫骨夹板"（shin splint）（MTSS）来到运动训练诊所。她午餐时间在市区跑步，在过去的两周中其里程增加了一倍，这让她没有时间在训练后进行伸展运动。她指出她的跑鞋穿了大约有 1 年了。运动防护师可以给这个人什么建议？

### 康复进程

在诊断后的前 7~10 天内，可能需要完全禁止跑步和跳跃活动。使用漂浮装置进行泳池锻炼将有助于在康复过程中保持心血管适应性。腓肠肌-比目鱼肌的柔韧性通过静态拉伸得到改善（图 22-19）。冰和电刺激可用于早期减轻炎症和缓解疼痛。随着病情好转，可以使用橡胶管对踝部肌肉进行全面强化，并同时进行小腿肌肉强化（图 22-5 至图 22-8、图 22-12 和图 22-13）。这些练习可能会导致肌肉疲劳，但不应增加患者的症状。可以引入运动拖鞋进阶以增强足部和踝部的动态旋前控制（图 22-29 至图 22-34 和图 22-36）。踝关节内翻肌和外翻肌的等速强化训练可用于提高力量，并已被证明可以减少跑步机跑步期间的旋前（图 22-24）[26]。如前所述，必须通过足部矫形器或至少为合适的运动控制鞋来解决所有导致旋前的结构偏倚。随着胫骨远端的触诊疼痛消退，患者应穿合适的鞋并进阶至草地上进行慢跑/跑步计划。这可能包括从 10～15 分钟的跑步开始，然后每周进阶 10%。对于田径运动员，可以在跑步后进行 20～30 分钟的泳池或自行车锻炼，以进行更高要求的锻炼。患者需要顺应渐进式进展，避免做太多、太快，否则可能导致病情复发或可能发生应力性骨折。

### 回归运动标准

患者在以下情况下可以恢复完全活动：(a) 受累部位的触诊疼痛最小或没有疼痛，(b) 所有过度旋前的原因都已通过矫形器和合适的鞋类得到解决，(c) 足够的腓肠肌-比目鱼肌柔韧性，(d) 患者已成功完成渐进式跑步进阶和专项运动功能性进阶，且无加重症状。

**临床决策练习 22-6**
一名患者从医师那里转诊到运动训练诊所来制作用于异常旋前的矫形器。请列出运动防护师在评估时可寻找的异常旋前的一些结构性原因。

## 跟腱病

### 病理力学

跟腱炎是涉及跟腱和（或）其腱鞘及腱旁的一种炎症性疾病。跟腱炎是由于经常反复对肌腱施加过度的牵张应力，如跑步或跳跃活动，使肌腱尤其是内侧过度负荷[52,68]。这种情况可分为跟腱旁炎或腱周炎，这是腱旁或肌腱周围的组织，以及肌腱区域包含黏液样或脂肪变性伴胶原蛋白紊乱的肌腱病的一种炎症[68]。患者常抱怨跟腱区的广泛疼痛和僵硬，通常定位为跟骨止点近端 2～6cm。上坡跑步/山地锻炼和间歇训练通常会加重病情。一般而言，腓肠肌和比目鱼肌的柔韧性可能存在下降，同时随病情发展而恶化，并发生适应性短缩。上述肌肉的肌肉测试可能在正常范围内，但会感到疼痛，与未受累的肢体相比，在进行提踵至疲劳时可能会观察到真正的缺陷。

### 损伤机制

跟腱病通常会随时间渐进起病。最初，患者可能会忽略这些症状，这些症状可能在活动开始时出现并随着活动的进展而消退。长时间坐位后，症状可能会发展为晨僵和行走不适。重复的负重活动，如跑步，或在赛季初的训练中时间和强度增加过快而恢复时间不足，都会使病情恶化。前足内翻、胫骨内翻或股骨前倾所导致伴小腿内旋的距下关节过度代偿性旋前，会增加跟腱内侧的牵张负荷[34,68]。腓肠肌-比目鱼肌复合体柔韧性降低还可增加距下关节旋前，以代偿跑步站立早期和中期所需闭链背屈的不足。如果患者继续训练，肌腱会进一步发炎，腓肠肌-比目鱼肌的肌肉组织会因疼痛抑制而变得效率低下。肌腱触诊时可能是温热、疼痛以及增厚，这可能表明病情的慢性化。主动跖屈和背屈活动可能会触及捻发音，同时被动背屈会引起疼痛。

### 康复要点

由于肌腱组织的缓慢愈合反应，跟腱炎可对快速消退有所抵抗。还注意到，肌腱内存在血管不足的区域，这可能会进一步阻碍愈合反应。重要的是要通过减少刺激性活动同时代以减少肌腱张力的活动，来创造一个适合愈合的环境。研究表明，跑步时跟腱的受力接近体重的 6～8 倍[68]。应通过合适的鞋类、足部矫形器以及腓肠肌-比目鱼肌复合体的柔韧性训练来处理可能导致过度旋前或旋后的结构性缺损。在拉伸之前，通过泡沫轴、器械辅助软组织松解或其他手法治疗对腓肠肌-比目鱼肌进行软组织松解可能会有所帮助。冰敷等理疗可以在早期帮助减轻疼痛和炎症，而超声波可以在康复后期促进肌腱的血供。横向摩擦按摩可用于松解可能在愈合反应期间形成的粘连，并进一步提高腱旁组织的滑动能力。腓肠肌-比目鱼肌的强化必须谨慎进行，以免导致症状复发。最后，必须循序渐进才能安全地回归运动，以免病情发展为慢性。

### 康复进程

为了让跟腱开始愈合进程，活动改良是必要的。游泳、带漂浮装置的泳池跑步、固定踏车和使用上肢自行车都是维护心血管功能的替代活动（图 22-16、图 22-26 和图 22-27）。减少日常行走时可能对跟腱造成的压力是非常重要的。合适的鞋类加之轻度足跟垫，例如一双优质的跑鞋，可以减少步行过程中对肌腱的压力。表现为过度旋前或旋后的结构性生物力学异常应通过定制足部矫形器来解决。将鞋跟垫放入鞋内或将其装在矫形器上可减少跟腱的初始压力，但应逐渐减少使用以免导致肌肉-肌腱单元的适应性缩短。每天可行多次轻柔的无痛拉伸，同时可在经运动或诸如浅表热/超声波等理疗的主/被动热身之后进行（图22-18和图22-19）。使用橡胶管的开链强化运动可在康复早期开始，并且应该使用患者的体重以向心和离心的方式进行闭链强化运动，并改变组数、次数和运动速度来加强康复训练（图22-5、图22-12和图22-13）。

对患有慢性跟腱病的腓肠肌-比目鱼肌进行离心训练取得了良好的效果[1,56,64]。Alfredson等提出了一种使用体重对跟腱进行单独离心负荷的方案，其涉及"足跟下降"的12周计划（图22-35）[1]。该方案建议做15次3组并每日重复两次，一次是膝关节伸直，一次是膝关节屈曲。等长运动也已被证明对赛季中运动员的疼痛肌腱具有镇痛作用[86]。当症状得到解决，ADL、ROM、力量、耐力和柔韧性已正常化到未受影响的肢体时，可以开始在坚实但安全的地面上进行步行-慢跑。必须提醒患者，这种进阶旨在提高受累肌腱以受控方式承受压力的能力，而不是提高体能水平。研究表明，骑自行车和游泳可以保持心血管适应性[24]。最后，重要的是要教育患者了解病情的性质，以便为安全回归运动而不会复发来设定切合实际的期望。

### 回归运动标准

患者在以下情况下可以恢复完全活动：（a）日常生活活动时症状完全消失，并且运动相关活动时症状很少或没有；（b）关节活动度、力量、柔韧性和耐力与健侧相同；（c）在使用合适的鞋类和（或）定制足部矫形器进行步行和跑步步态分析期间，所有导致生物力学错误的行为均已得到纠正。大多数研究囊括了在恢复活动前进行12周的康复治疗，但如果症状可控，则可能不需要在恢复的早期阶段休息制动。让运动员恢复活动是在快速重返运动和避免肌腱超负荷/再损伤之间的一种平衡行为[72]。

## 跟腱断裂

### 病理力学

跟腱是人体最大的肌腱。它将力从腓肠肌和比目鱼肌传递到跟骨。站立末期通过跟腱的张力约为体重的250%[68]。跟腱断裂通常发生在跟骨附着点近端2~6 cm的区域，这被认为是一个有退化倾向的无血管部位[18,36,42]。损伤常出现在突然的踝跖屈，如跳跃或冲刺加速时。患者经常会感到或听到"砰"的一下，并注意到腿后部被踢击的感觉。踝跖屈会引起疼痛且活动受限，但在胫骨后肌和腓骨肌的协助下仍有可能完成。沿肌腱全长会注意到一个亦可触及的缺损，Thompson试验呈阳性。患者需要使用拐杖才能继续走动，而不会出现明显的跛行。

### 损伤机制

跟腱断裂通常是由脚踝突然用力跖屈引起的。理论上，断裂区域已经发生了退行性变化，并且在承受更高水平的牵张负荷时有断裂的倾向[36,52,67-68]。退行性变化可能是距下关节过度代偿性旋前的结果，以适应步行和跑步过程中前足、后足和小腿的结构性偏倚。这种旋前会增加跟腱内侧的牵张应力。此外，腓肠肌-比目鱼肌复合体的长期受限会减少踝关节的可背屈程度，从而过度的距下关节旋前将有助于适应这种活动不足。这些机制可能会导致肌腱断裂前出现肌腱炎症状，但情况并非总是如此。在篮球或球拍运动等弹震运动之前的不当热身，以及未受训练的患者或"周末勇士"的疲劳也可能导致肌腱断裂[35]。

### 康复要点

跟腱断裂后，是手术修复还是石膏固定，这是需要面对的问题。Cetti等建议对肌腱进行手术修复，以使患者恢复到以前的活动水平[18]。跟腱的手术修复可能需要固定6~8周的时间，以使肌腱正常愈合[16,36,46]。这种长时间固定的有害影响包括肌肉萎缩、关节僵硬（包括关节内粘连和关节囊僵硬）、韧带物质的破坏以及骨骼可能的失用性骨质疏松症[16]。已有记录表明6周的石膏固定后，尤其是在较低速度下，踝跖屈肌的等速肌力存在缺陷[44]。Steele等指出，在固定8周后，踝关节跖屈肌的等速肌力出现显著缺损[77]。有人认为影响功能性结果的主要限制因素可能是术后固定的持续时间[77]。一些研究已经使用早期可控踝关节运动和渐进负重而非制动[3,16,36,46,68,74,76,85]。重要的是不仅要在不妨碍修复的情况下恢复完全活动度，而且还要通过可控渐进的强化来恢复正常肌肉功能。这可以通过各种运动来完成，包括等长、等张和等速运动（图 22-1 至图 22-13）。可以将开链和闭链运动纳入进程中，以逐渐增加肌腱修复的负重压力，以及改善本体感觉（图 22-11、图 22-14、图 22-15 和图 22-22 至图 22-25）。可以通过固定踏车和带漂浮装置的泳池跑步来维持心血管耐力。可以使用跑步机促进步行和跑步的步态标准化。

### 康复进程

对于运动防护师来说，与负责手术修复的医师保持沟通是很重要的。有关固定的长度和类型、负重进程、允许的关节活动度以及渐进强化训练的决断应与医师进行彻底讨论。据报道，使用夹板进行早期和受控的活动可取得优异的结果，该夹板允许早期跖屈活动，并在 6~8 周内从中立位缓慢增加踝背屈至最大[16,36]。新近的研究注意到早期负重和关节活动的出色功能性结果。Aoki 等报道在 13.1 周内完全恢复体育活动[3]。术后 6~8 周可根据患者体重的百分比进行受控渐进负重，至此时间范围结束时完全负重。

在康复的早期阶段，冰敷、加压和抬高被用于减少肿胀。进行各种关节活动训练以增加所有平面的踝关节活动度同时开始周围肌肉的激活训练（图 22-1 至图 22-4、图 22-9、图 22-10、图 22-14、图 22-15，图 22-18 至图 22-20）。到术后 4~6 周，可将使用橡胶管的强化训练进阶为闭链运动，在 Total Gym 器械上使用患者体重的百分比进行提踵（图 22-5、图 22-8 和图 22-11）。重要的是在初期进行更多的向心负荷而非离心负荷，以免对修复施加过大的应力。离心负荷可在术后 10~12 周逐渐增加。此时亦可将等速运动经亚极量高速运动而引入，并随着时间逐渐进阶到更低的向心速度（见图 24-24 和图 24-25）。到 3 个月时，可以进行全负荷提踵（图 22-12 和图 22-13）。同时可以开始步行/慢跑程序。等速肌力测试可以在 3~4 个月之间进行，以确定踝跖屈肌力量是否存在任何缺陷。与未受累肢体相比，在指定时间内进行的单腿提踵次数也可用于确定功能性的跖屈肌力量和耐力。与运动相关的功能性活动可以在 3 个月时开始，同时进行渐进的慢跑计划。一旦患者成功达到所有预定目标，就可以在 6 个月后开始完全恢复不受限制的体育活动。

### 回归运动标准

在满足以下标准后，患者可以恢复完全活动：（a）与未受累侧相比，受累踝关节有全范围主动关节活动度；（b）受累侧要有未受累侧 90%~95% 的踝跖屈肌的等速肌力；（c）与未受累侧相比，在 30 秒内整个 ROM 中的足跟抬高次数达 90%~95%；（d）具备行走、慢跑和跑步的能力而无明显的跛行，并成功完成与运动相关的功能性进阶且无任何跟腱激惹。

## 跟骨后滑囊炎

### 病理力学

跟骨后滑囊是一盘状物质，位于跟腱和跟骨上结节之间[12,68]。患者会报告可能与跟腱炎有关的渐显疼痛。仔细触诊跟腱前部将排除肌腱的受累。主动/被动踝关节背屈活动会增加疼痛，而跖屈可缓解疼痛。根据相关的严重程度和肿胀，步行可能会有疼痛，尤其在步态站立中期试图达到完全的闭链踝背屈时。

### 损伤机制

足踝在反复背屈时所承受的负荷可能是导致这种情况的原因，如在上坡跑中。当足背屈时，后/上跟骨与跟腱之间的距离会减少，从而导致跟骨后滑囊的反复机械性压迫。此外，足部结构异常可能导致距下关节过度代偿运动，这可能导致跟腱在跑步时摩擦滑囊。

### 康复要点

由于其他结构非常接近，因此通过仔细触诊该区域来排除跟骨和跟腱受累是很重要的。通过休息和活动改良来减少肿胀和炎症是必要的。如果走路时疼痛，建议短时可耐受下使用拐杖承重。在可耐受下，应增加温和但渐进的牵伸和强化，拉伸腓肠肌-比目鱼肌时应注意不加重疼痛（图 22-5、图 22-12、图 22-13、图 22-18 和图 22-19）。如果在步态分析中发现过度的代偿性旋前，应推荐合适的鞋类尤其鞋跟，并应考虑足部矫形器。

### 康复进程

这种情况的早期治疗需要采取一切措施来减轻

疼痛和炎症,包括冰敷、停止剧烈活动、穿合适的鞋子,以及必要时用拐杖改变负重。使用漂浮装置在泳池中跑步可以保持心血管适应性。需要缓慢引入腓肠肌-比目鱼肌的温和拉伸,因为这会增加对跟骨后滑囊的挤压。随着疼痛消退并且活动度和步行步态恢复正常,患者可以开始渐进式步行/慢跑计划。如果病情允许,患者可以恢复活动。在早期恢复活动时,可能需要在两只鞋中加足跟垫,随着主动/被动背屈活动度的改善而逐渐停止使用。如果及早治疗,这种情况可能会在10天到2周内完全恢复。如果病情持续存在,在保守治疗取得成功之前可能需要6~8周的休息、活动改良和治疗。

### 回归运动标准

在恢复完全活动之前需要满足以下标准:(a)在休息时或日常活动后触诊该区域时没有可观察到的肿胀,或出现轻微疼痛甚至无痛;(b)全范围踝背屈活动度和正常无痛的腓肠肌和比目鱼肌肌力;(c)正常且无痛的步行和跑步步态。

## 康复计划示例

### 跟腱炎

**受伤情况**:一名17岁男性曲棍球运动员出现右侧跟腱疼痛。他指出疼痛在过去一周一直存在,继发于季前训练的增加,包括在沥青路面上长跑、山地跑和赛道上的间歇训练。他目前有晨僵和走路疼痛,尤其是上山和下楼梯。患者担心疼痛会影响他在3周后开始的曲棍球赛季训练。

**体征和症状**:患者站立为下呈中度距下关节旋前伴胫骨轻度内翻。其单腿站姿平衡性很差,伴距下关节旋前和整个下肢的内旋增加。观察肌腱显示轻微增厚。触诊显示在肌腱内侧的跟骨附着点近端4 cm处有轻微的捻发音和疼痛。活动度测试显示同未受累侧相比腓肠肌和比目鱼肌皆紧张。6英寸侧下台阶显示闭链踝背屈受限和疼痛,并伴有髋部代偿以使对侧脚跟触地。患者能够在有疼痛的情况下在右侧进行10次提踵,在没有疼痛的情况下在左侧进行20次提踵。步行步态显示在整个步态站立期旋前增加。在运动员处于俯卧距下关节中立位时,注意到右侧有12度的前足内翻。

**管理计划**:目标是减轻疼痛,解决异常旋前问题,并为肌腱愈合提供受保护的环境。最终解决阻碍运动员的功能达到预期水平的活动度和力量缺陷。

#### 第一阶段:急性期
**目标**:调节疼痛,解决异常旋前,并开始适当的治疗性锻炼。
**预计时间**:第1至4天。使用冰敷和电刺激减轻疼痛。非甾体抗炎药可以帮助减轻炎症。可以制造足部矫形器来解决可能会增加跟腱内侧的牵张应力的过度旋前。足跟垫可装于足部矫形器上。可能建议患者穿着运动控制跑鞋来解决旋前问题并帮助足跟提高。患者可借毛巾开始每日数次轻柔、无痛的拉伸腓肠肌和比目鱼肌组织。可以在游泳池或自行车上进行体能训练。

#### 第二阶段:成纤维细胞修复阶段
**目标**:增加腓肠肌-比目鱼肌的柔韧性,增加力量,改善单腿站立平衡和闭链功能活动。
**预计时间长度**:第5至14天。随着炎症迹象的减少,可以引入超声波的使用,首先使用脉冲水平,然后为连续水平。牵伸可进阶到平地站立位。肌力强化可从等长开始,然后进展到使用橡胶管的开链等张运动。随着患者病情好转,可以引入站立位双腿提踵。可加入单腿站立活动,重点在于下肢控制,尤其是足旋前和小腿内旋。在这个阶段结束时的体能训练可以进阶为负重活动,例如椭圆机将脚平放在踏板上,避免踝跖屈。

#### 第三阶段:成熟重塑阶段
**目标**:完全消除疼痛并完全恢复活动。

**预计时长：第3周到完全回归。** 随着活动度和力量的提高，运动员可以进展到腓肠肌—比目鱼肌的斜板牵伸和单腿提踵，并更加注重患侧的离心负荷。可以通过在弹性平面上双腿跳跃增加动态肌肉负荷，例如短时跳绳。在平坦、柔软表面（如草地或跑道）上的跑步计划可以在穿着良好的跑鞋和足部矫形器到位的情况下开始。该计划应针对特定运动，最初应每隔日进行一次，以便肌腱恢复。当患者可以耐受直线跑和短跑时，也可以开始一项专项运动功能性计划。其他形式的体能训练也可以继续保持体能水平。当运动员在接下来的几周内每天恢复训练以减少肌腱的过度负荷时，跟腱可能会有所帮助。

**重返竞技曲棍球的标准**
1. 走路、日常生活活动和跑步都没有疼痛感。
2. 腓肠肌-比目鱼肌的柔韧性和力量相当于健侧肢。
3. 改善单腿站姿平衡，闭链功能（下蹲，下蹲，弓步）。

**问题讨论**
1. 为什么在这种情况下矫形器会有帮助?
2. 为什么在这种情况下，闭链活动（例如单腿站立，单腿及物和下台阶）会疼痛且受限?
3. 解释哪些训练错误可能导致该患者出现这种情况。
4. 解释哪些内在因素可能导致该患者出现这种情况。
5. 解释为什么在该患者的体育活动中进行跟腱贴扎对他有益。

## 总 结

1. 虽然小腿部位的一些损伤往往是急性的，但在运动人群中看到的大多数伤害都是过度使用造成的，最常见的就是跑步。
2. 如果处理不当，胫骨骨折会给患者带来长期困扰。腓骨骨折通常需要的固定时间较短。这些骨折的治疗包括立即就医，并且很可能需要一段时间的固定和限制负重。
3. 小腿应力性骨折通常是由于患者在专项训练和体能训练过程中骨骼无法适应重复的负荷，尤见于胫骨。
4. CECS 可发生于急性创伤或过度使用的重复性创伤。它们可以出现在 4 个间室中的任何一个，但最有可能发生在前部间室或深后部间室。
5. MTSS 的康复必须是全面的，并解决多种因素，包括肌肉骨骼、运动锻炼和体能训练，以及适当的鞋类和矫形器干预。
6. 跟腱炎通常会随着时间逐渐起病，并且可能由于肌腱组织的愈合反应较慢而难以快速消退。
7. 跟腱断裂后最大的问题可能为手术修复或石膏固定是否是最好的治疗方法。无论采用何种治疗方法，康复所需的时间都很长。
8. 对于跟骨后滑囊炎，运动员会诉说逐渐出现的疼痛，这可能与跟腱炎有关。治疗应包括休息和活动改良来减少肿胀和炎症。

## 临床决策练习解决方案

**练习 22-1** 在温热涡流浴中进行足和踝的主动活动训练将有助于解决小腿的活动受限和肌肉激活问题。足和踝的针对性关节松动练习也将被引入。腓肠肌-比目鱼肌复合体的拉伸也可以解决踝关节活动度和灵活性问题。通过股四头肌和臀肌训练解决近端髋部和大腿肌肉组织的无力，伴以 4 方向直抬腿，将有助于处理下肢的失用性萎缩。步态训练强调正常下肢力学与辅助负重，并推荐挂拐。这些活动大多数可以由患者自己每天进行数次。

**练习 22-2** 运动防护师应将患者转诊给医师以排除应力性骨折。根据严重程度，可能需要使用拐杖等辅助器具。气动夹板的应用可能有助于疼痛缓解和治疗。冰敷和电刺激将有助于减轻疼痛。包括游泳、深水跑步和踏车在内的改良训练将是有益的。满足患者足型需求的合适跑鞋不仅有助于跑步，还有助于日常生活活动。应鼓励患者在比混凝土更易形变的地面上训练。最后，对患者和教练进行与训练量增加相关的骨重建教育，将有助于制订恢复活动计划。

练习 22-3　临床上，运动防护师应该解决过度代偿性旋前的潜在原因。这包括腓肠肌-比目鱼肌拉伸、足部矫形器的制作以及运动控制跑鞋的使用。通过软组织松动来解决肌筋膜活动限制可能会提供一些帮助。在自行车上和游泳池中进行体能训练，以及在 Stairmaster（Core Health & Fitness Vancouver）或椭圆机上进行非冲击性活动是合适的。需要告知患者病情的性质以及哪些类型的体能训练、训练强度和训练平面可能会影响病情。在平坦的弹性地面上进行体能训练会减少对前间室肌肉组织的压力。此外，更有针对性的体能训练（例如短跑与长跑）也可能受益。

练习 22-4　一旦最初的疼痛和炎症消退，患者就可以在膝关节伸直的条件下开始主动踝背屈活动，而对受累肌肉施加应力。接下来是坐式腓肠肌毛巾拉伸，可以进阶为伸膝站立式小腿拉伸。最后，在斜板上进行相同的拉伸会对腓肠肌内侧头施加最大的牵张应力。肌力强化可以从亚极量、无痛的等长跖屈开始，逐渐进阶到最大等长肌力强化。可引入徒手抗阻的等张训练，并进阶到借助橡胶管的向心和离心等张训练。随后患者可以进展至负重，双腿提踵（向心和离心），然后是单腿提踵（向心和离心）。伴全体重的单腿离心下降训练将对肌肉施加最大的牵张负荷。动态肌肉负荷可以通过跳绳开始。多向双腿跳跃可进阶至患侧多向单腿跳跃。患者可以在不同高度下进行双腿再到患腿的增强式训练。

练习 22-5　患者似乎患有 MTSS。她训练量的增加，以及在非弹性地面上跑步，可能是导致问题的主要原因。应建议她减少训练量和频率，以促进软组织愈合。无冲击的交叉训练将帮助她在此期间保持体能水平。新的跑鞋和拉伸计划将是有益的。当症状减轻时，应教育患者恢复其训练量的 50%，最初每周增加约 10%~15%，以免激惹病情。在比混凝土更软的地面上跑步也有助于减少冲击负荷。规律的腓肠肌-比目鱼肌的拉伸计划也会有所帮助。

练习 22-6　一些结构对线不良的问题可能与过度旋前有关。运动防护师可以寻找站立位时腿长的差异。较长的那侧腿会试图缩短使两侧的骨盆高度相当，这会增加下肢的旋前力。如果髌骨看起来朝内，则可以观察到股骨前倾，并且可通过俯卧位进行确认。胫骨内翻和向外扭转也可以分别在站立位和坐位时观察和测量。如果存在这些结构变化，足部很可能会代偿性过度旋前。在俯卧位评估后足和前足位置通常会显示后足内翻或外翻，当距下关节处于中立位时最有可能显示前足内翻。

（Doug Halverson，MA，ATC，CSCS，Christopher J. Hirth，MSPT，PT，ATC　著

陈铮威　译　陈　鹏　审）

**参考文献**（扫描二维码获取）

# 第 23 章　足踝损伤的康复

**完成本章学习后，读者应具备以下能力**

- 了解足、踝关节的功能机制、解剖和功能。
- 识别发生在足踝部的各种损伤。
- 解释各种足踝损伤的基本治疗方法。
- 认识不同足踝损伤的特异性康复要点。

## 功能解剖学及生物力学

足踝的骨性结构很复杂。足部有 26 块骨（加上 2 块籽骨）。这些骨在足部分成 3 个不同的区域：后足（距骨和跟骨）、中足（足舟骨、骰骨和 3 块楔骨）和前足（跖骨和趾骨）。后足还与胫骨和腓骨形成踝关节复合体的两个关节，称为距上关节和距下关节。作为一个整体，足踝复合体结合了距上关节、距下关节、跗骨间关节、跗跖关节、跖趾关节和趾间关节的结构和功能。这样的结果是 26 块骨连接形成了 50 多个关节。在本章中，我们将介绍这些关节的功能解剖学和生物力学。

### 距上关节

真正的踝关节（又称距小腿关节）是一个滑车关节，其近端由胫骨下端穹窿部和腓骨组成，称为踝穴。距骨为小腿和足提供了连接。

距骨是第二大的跗骨和踝关节的主要承重骨，位于跟骨上方，通过形成的骨弓（踝穴）与胫骨（内侧）和腓骨（外侧）连接。距骨的相对方正的形状提供了距上关节的两个主要运动方向：背屈和跖屈。因为距骨前宽后窄，在踝背屈时较宽的距骨前部向后滑入滑车内，所以踝关节在背屈位更稳定，这种骨结构提供的关节稳定性比关节周围任何软组织所提供的更强。相比之下，当踝跖屈时，距骨向前滑动，将较窄的距骨后部移动到滑车中，是一个相对背屈时不稳定的位置。

距上关节的韧带结构包括：关节囊、3 条外侧韧带、2 条连接胫腓骨的韧带以及内侧副韧带（或称三角韧带）（图 23-1）。3 条外侧韧带分别是距腓前韧带、距腓后韧带和跟腓韧带。远端的胫腓前韧带、胫腓后韧带将胫腓骨与胫腓骨间膜的远端连接在一起，形成距骨滑车。厚厚的三角韧带在足外翻时提供了主要的阻力。三角韧带是关节囊增厚区域的延伸，关节囊将距上关节包裹在内。

### 后足：距下关节

距下关节由距骨、跟骨和足舟骨之间的关节组成。这些关节通常被分成距跟关节（也称为解剖距下关节）和距跟舟关节（也称为功能距下关节）（图 23-2）。内翻和外翻是发生在距下关节的运动，但它是基于距下关节三个平面三个运动轴上的复杂运动。为了方便阅读，在本章的其余部分，我们把外翻称为三轴三平面的旋前运动，把内翻称为三轴三平面的旋后运动。

距下关节由 5 条主要的韧带被动支撑，包括距上关节外侧的跟腓韧带和内侧的胫跟韧带，内侧、后侧和外侧距跟韧带，以及骨间韧带复合体。骨间韧带复合体是距下关节最大的韧带，为功能距下关节提供最多的稳定性。

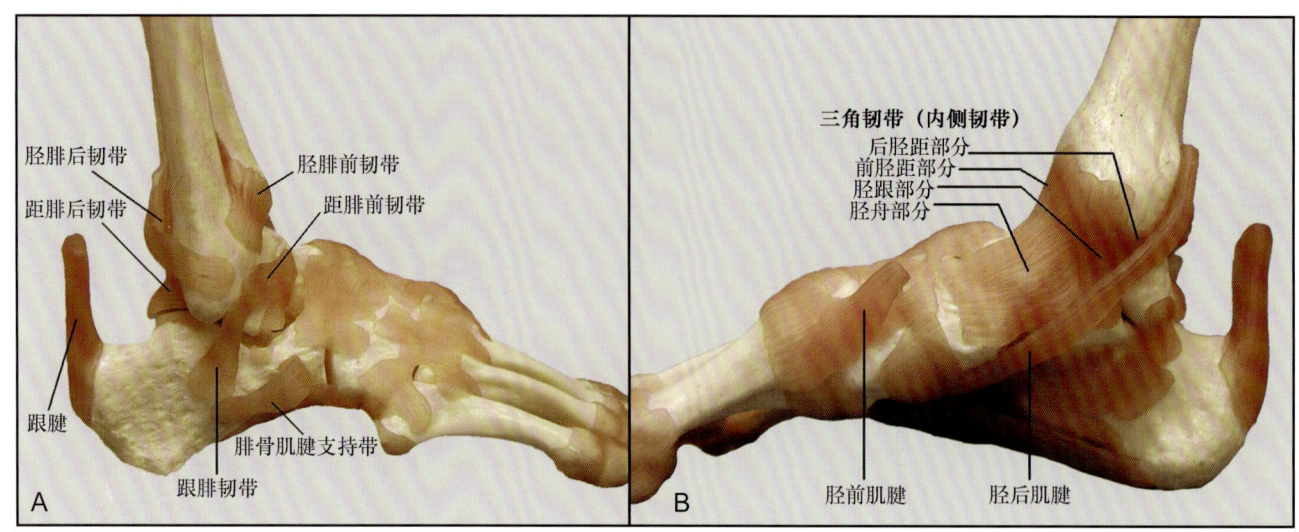

图 23-1 距上关节的韧带。（A）外侧面；（B）内侧面

图 23-2 踝关节由胫骨、腓骨和距骨组成。距下关节由距骨和跟骨组成

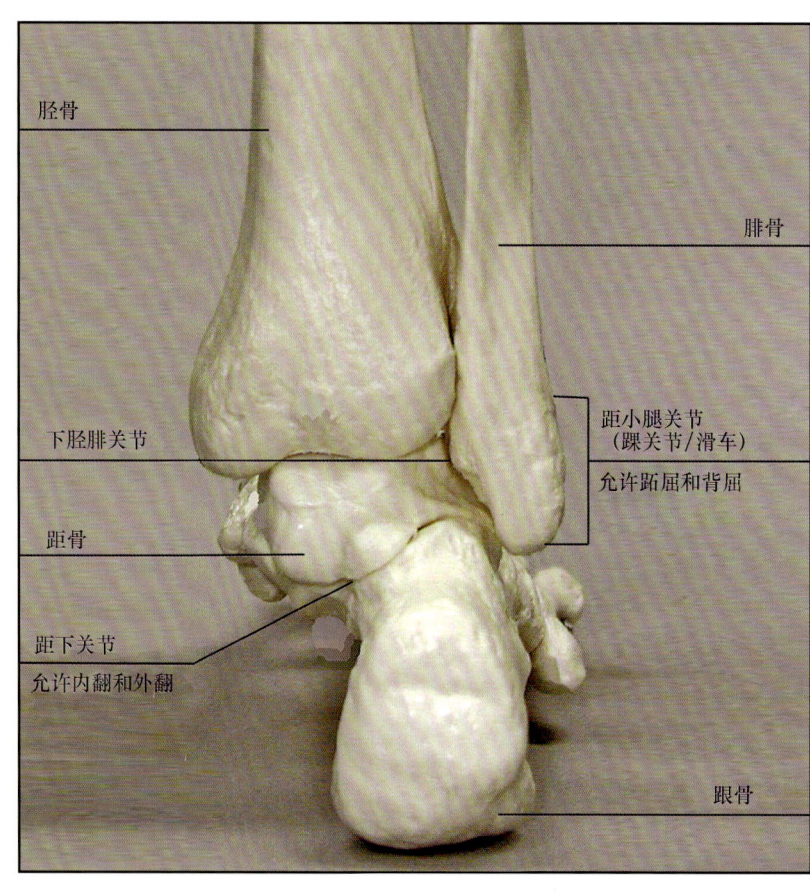

由于关节独特的方向，距下关节跨多个轴运动，这些轴不在基本平面上。更确切地说，距下关节的运动是用3个基本轴同时表示三平面三轴的旋前和旋后运动。在负重时，踝关节和足部的旋前运动包含足背屈、外展和外翻，而旋后运动代表足趾屈、内收和内翻。在描述相对于足其余部分的距下关节的运动时，我们将用到上面这些术语。

## 中足：跗横关节

跗横关节由两个独立的关节组成：跟骰关节和

距舟关节。由于距骨、舟骨、跟骨、骰骨之间相互依靠组成，距下关节和跗横关节常被视为 1.5 个关节，其中功能距下关节作为 1，跟骰关节则作为 0.5 个深受功能性距下关节影响的关节。跗横关节的位置和完整性主要取决于韧带和肌腱的张力。跟骨、舟骨、距骨、骰骨、楔骨以及 5 个跖骨之间有大量的韧带连接。大部分韧带的命名取决于它们所连接的骨以及它们的解剖学定位。关键韧带包括跟舟足底韧带（也称弹簧韧带）和跟骰韧带（也称足底短韧带）。

这些韧带为足跖面的距下关节和跗横关节之间的连接提供了支撑。在足背部，分成两支的韧带给跟骨、足舟骨和骰骨之间提供了连接。对于跗横关节有一个关键的生物力学因素，即距舟关节和跟骰关节的旋转轴线对齐。在前足或后足旋前时，这些轴线始终保持平行，使中足呈现一种解锁模式（特指中足骨与骨之间打开以赋予更多活动度的模式）。这种解锁模式带给了足吸收负荷和适应地面的能力。当后足旋后且前足旋前时，旋转轴交叉，从而有效地锁住中足。这种扣锁机制使得足能够在应对推力时成为坚硬的杠杆。

### 中足：跗跖关节

跗跖关节由骰骨和第一、二、三楔骨以及跖骨基底部构成。这些骨在参与负重活动时允许产生旋转的力量。它们作为一个整体而活动，取决于跗横关节和距下关节的位置。跗跖关节也称为 Lisfranc 关节，它提供了一种扣锁装置，增强了足的稳定性。跖骨横韧带在跖骨处为跖骨底部和头部提供了连接。

### 前足：跖趾关节

跖趾关节由跖骨远端和趾骨的近端组成。第一跖趾关节也被称为"跖球"，代表步行周期前进阶段的主要负重区域。

### 足踝复合体的肌肉支撑

#### 足外肌

距上关节的主要特征之一是没有肌肉附着在距骨上。因此，距骨的肌肉控制是近端和远端的足外在肌支持的结果。足外肌的肌腹位于小腿，可分为 4 个隔室，由小腿筋膜与胫腓骨之间边界隔开。前室包括胫骨前肌、趾长伸肌、姆长伸肌和第三腓骨肌。这些肌肉（趾伸肌和姆长伸肌），协同收缩可以背伸足和伸展足趾。外侧隔室包含腓骨长肌和腓骨短肌，提供足屈曲和外翻的力。足部还有深、浅 2 个后室。浅筋膜室包括腓肠肌、比目鱼肌和跖肌。这些肌肉附着在跟骨并使足屈曲。后深层肌包括胫骨后肌、趾长屈肌和姆长屈肌，这些肌肉共同作用使足屈曲，同时也可以使足趾屈曲（趾伸肌和姆长伸肌）。最后一个关键的后深层肌是腘肌，它控制胫骨的内、外旋。除了它们各自的功能外，足外肌之间协同作用，也能产生各种各样的运动。例如，主动内翻是由胫骨前肌和胫骨后肌共同收缩完成的，而外翻是由腓骨长肌、腓骨短肌和第三腓骨肌共同收缩完成的。足外肌的单独和共同作用提供了完成复杂的足部运动的强大能力。

#### 足内肌

足内肌为距下关节、跗中关节、跖趾关节提供动力支持。这些肌肉与足外在肌协同工作，为功能性的拱形足弓提供动力支持。足内肌有 4 层，为足部的许多关节提供了纵向和局部支撑。

这些肌肉直接与局部关节变形的关键功能区的结构匹配，不仅提供了肌肉的支持，而且在负重活动中充当了足部变形的动态传感器[79]。

#### 足底筋膜

足底筋膜是一个宽大的带状的筋膜组织，范围从跟骨的内、外侧髁到近端趾骨的底部。功能上，足底筋膜在足部起到一个张力作用，其工作原理类似绞盘机制。当跖趾关节处于中立位，距上关节处于踝关节跖屈位时（足跟滚动），足底筋膜松弛，足得以充分屈曲和应对性增强，这相当于距舟轴和跟骰骨轴平行运动。然而，当跖趾关节伸展，距上关节背屈时，足底筋膜处于紧张状态，可抬起并支撑功能性足弓，在前足滚动时形成一个刚性的结构来完成足前部离地（前足滚动）。结合跗中关节的锁定机制和足内在肌的局部稳定性，足有许多策略可使其从灵活的可以屈曲的平台过渡到刚性杠杆。

### 足核心系统

从前面讨论的解剖学可以看出，足部有许多彼此相互作用的结构，包括骨骼、关节、韧带、筋膜、肌肉、肌腱以及支配它们的神经。不能独立地看待这些组成部分，而要将它们视为功能上和结构上相互依赖的一个整体。这种相互协同的功能在足核心系统中得到了最好的体现。

根据对腰椎骨盆核心概念的理解，足部核心系统由3个子系统组成（图23-3）。被动子系统包含骨骼、韧带和足底筋膜。主动子系统包含足内在肌和足外在肌。神经子系统包含感觉神经和运动神经。它们通过主动子系统和被动子系统内的感觉受体传递有关足部形变的信息，并通过主动子系统产生协调反应。通过这种方式，主动子系统、被动子系统和神经子系统通过提供机械力和感觉运动控制的能力在结构和功能上相互作用[79]。

## 足弓、足的分区和半拱形体

理解足核心系统的结构和功能的关键是要理解前面描述的复杂的关节间的相互作用。这些相互作用，一般称为4个足弓，它提供了一个功能框架来吸收整个足部系统的力。内侧纵弓由功能性距下关节和第一、第二和第三跖列（第一、第二和第三楔骨及其各自的跖骨的组合）组成。这些关节被称为足的内侧区。外侧纵弓是由跟骰关节和第四、五跖列（骰骨和第四、五跖骨）组成的。这些关节也被称为足的外侧区。此外，根据中足和前足关节的骨性结构，有两个横弓横跨了跖骨底部和头部，分别称为近端横弓和远端横弓。在足部核心系统内，这些足弓相互依存，像一个半圆顶能够进行复杂的三维变形和还原（图23-4）。

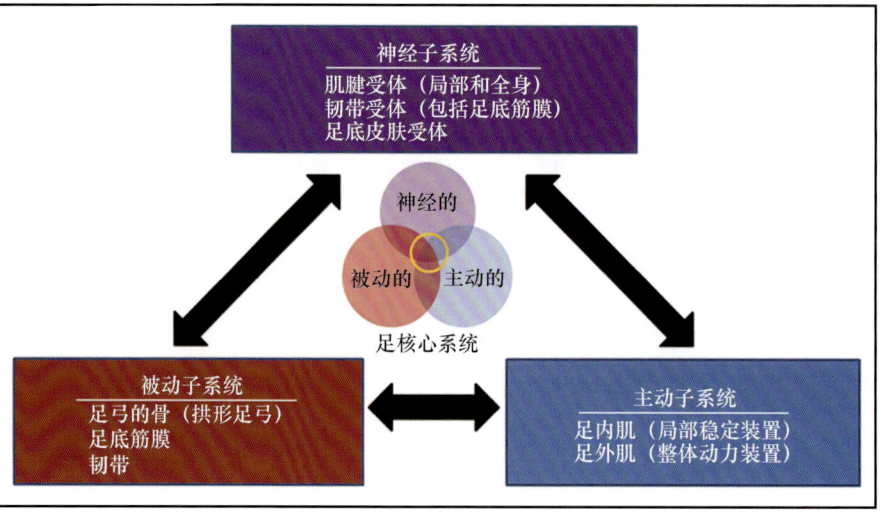

图23-3 足核心系统。神经子系统、主动子系统和被动子系统相互作用，构成了足核心系统，同时提供稳定性和灵活性，以应对不断变化的足部运动需求（Reprinted with permission from McKeon PO, Hertel J, Bramble D, Davis I. The foot core system: a new paradigm for understanding intrinsic foot muscle function. Br J Sports Med. 2015; 49 [5]: 290.）

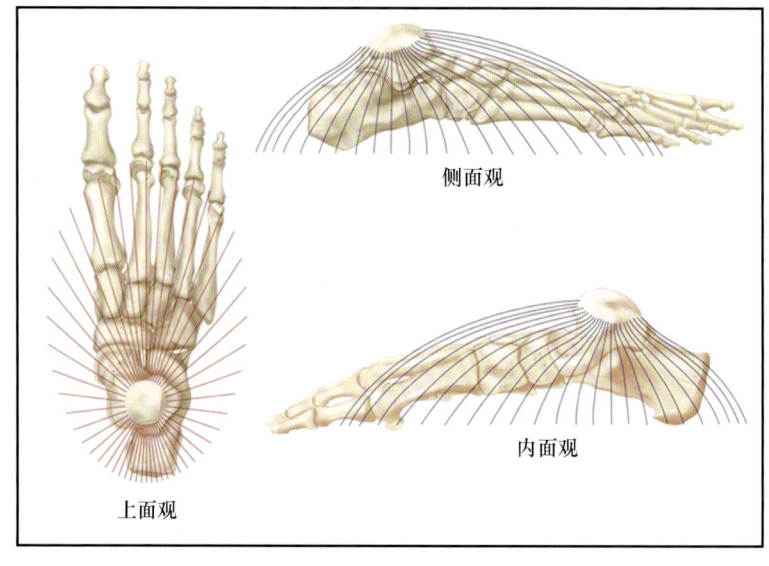

图23-4 功能足弓由McKeon提出。注：圆顶的原点被认为是距骨的顶（Reprinted with permission from McKeon PO, Hertel J, Bramble D, Davis I. The foot core system: a new paradigm for understanding intrinsic foot muscle function. Br J Sports Med. 2015; 49 [5]: 290.）

在这个功能性的拱形足弓内，距骨是其结构的基石。控制距骨的运动进而转化为控制足核心系统内所有骨骼、足的分区、足弓的运动[79]。

要了解距骨是如何运动的，首先需要了解用来调整其位置的策略。如前所述，距骨、踝穴和跟骨的骨性结构以及距上和距下韧带提供了距骨位置的主要约束。负重时胫骨内旋与足旋前（拱形足弓变形）相耦合，而胫骨外旋与足旋后（拱形足弓复原）相耦合。其余的支撑和控制来自足核心系统的主动子系统和被动子系统的作用，它们间接控制着足的拱形足弓。足内肌依靠在后足、中足和前足区域上独特的排列方式，在拱形足弓变形和复原中发挥着重要作用（表 23-1）。

## 足踝复合体的功能需求

基于足部核心系统的功能解剖和生物力学，了解踝关节和足踝复合体的功能需求具有重要意义。这 3 项主要功能需求包括：

（1）消除因与地面接触（吸收）产生的外力的能力；

（2）通过产生超过与地面接触（推进）产生的外力而形成的内力来推动身体向前移动的能力；

（3）提供一个稳定平台，使得可以在吸收和推进两个状态之间过渡（稳定性）的能力。

针对吸收的功能需求，足和踝必须适应作用于它们上面的外力。这一概念的关键在于，足部核心系统内的所有结构都能够吸收外力，有些结构能力更优。骨骼通过压缩、拉伸和弯曲来吸收力。韧带也可吸收张力。肌肉和肌腱通过离心收缩来吸收张力。当作用在肌肉上的外力（阻力）超过肌肉收缩（动力）产生的内力时，就会发生离心收缩，因此肌肉在收缩过程中会变长。肌腱也吸收张力。由于其黏弹性成分组成，肌腱在吸收过程中还有储存势能的能力。神经也能吸收张力和压力，但能力不是很好。在神经子系统中，神经及其受体负责与中枢神经系统进行信息交换。足踝复合体内的其他力量吸收器包括皮肤和皮下脂肪垫，它们可以吸收张力、压力和剪切力。

针对推进的功能需求，足核心主动子系统与整个下肢肌肉协同工作，产生足够的力推动身体。要做到这一点，足必须充当一个刚性杠杆。在这种功能需求下，足的刚性是由足弓内关节的独特结构和支撑它的肌肉的相互作用产生的[79]。骨骼、韧带和肌肉都能够吸收力，但只有肌肉和肌腱能主动产生推力。这种功能需求是通过肌肉的向心收缩来实现的，在肌肉的向心收缩中，肌肉产生的作用力比作用在它们身上的外力要大。为了帮助肌肉发力，在吸收阶段储存在肌腱中的能量可以与肌肉收缩结合使用，以增强肌肉收缩力。足弓内包含的中足的关节、前足的关节和足底筋膜有助于为肌肉提供一个产生力量的平台。推进的关键动作包括踝关节的跖屈、足内翻和跨趾关节的伸展。

最后，第三个功能需求（稳定性）是在吸收和推进两个功能需求之间切换的能力。大多数吸收和推进的原动力是那些走向与矢状面对齐的长而宽的肌肉的收缩，包括臀大肌近端和股四头肌，以及比目鱼肌和腓肠肌。提供稳定性的肌肉是那些动态调整作用力来减少关节周围运动的肌肉。通过在向心收缩和离心收缩之间来回切换，这些肌肉可以使足从一个可调节的平台过渡到一个用于推离的刚性杠杆。起稳定作用的肌肉通常非常靠近它们作用的关

表 23-1 足部固有肌肉的功能特性及其相应的循证描述

| 功能特性 | 描述 |
| --- | --- |
| 对足弓的支持 | 足部固有肌肉（足内肌）功能的减弱会导致足部姿势的有害改变，而训练足部固有肌肉会增强足部姿势。 |
| 活动依据 | 与站立相比，足内肌在行走等动态活动中更为活跃。 |
| 负载依据 | 随着姿势需求的增加，如从双足站立到单足站立，足部固有肌肉的活动也随之增加。 |
| 协同作用 | 足内在肌作为一个整体共同工作，对步态推进阶段提供动态足弓支撑。 |
| 调节 | 足内在肌支持足部在站立时作为一个平台和在动态活动中作为推动身体的杠杆。 |

(Reprinted with permission from McKeon PO, Hertel J, Bramble D, Davis I. The foot core system: a new paradigm for understanding intrinsic foot muscle function. Br J Sports Med. 2015; 49 (5): 290.)

节。在足和踝，这些肌肉包括后深层肌和足内在肌。

吸收力、推进和稳定性功能需求赋予我们行走、奔跑、着陆、转向等的能力。这些活动非常复杂，其决定因素是基于骨盆、髋关节、膝关节和足/踝关节的运动。理解步态的关键是理解与足踝相关的决定因素。足踝的滚动提供了一个临床相关的框架，用于理解吸收和推进功能需求的背景下的足踝生物力学。

## 步态的正常生物力学

一个步态周期中的下肢动作可分为两个阶段。第一个阶段是站立阶段，从足跟初着地开始，到脚趾离地时结束。第二个阶段是摆动阶段。这代表脚趾离地后，腿从身体后面向前移动到身体前面的时间，为足跟着地做准备。在这些阶段中，足踝复合体中有明显的足屈和伸的运动弧线，其中3个发生在站立时（跖屈、背屈、跖屈），1个发生在摆动时（背屈）[89]。

当考虑到吸收和推进的功能需求时，正常步态有几个决定因素，最重要的是足底屈曲和背屈的运动弧。这些弧线在功能上被描述为站立阶段的足跟、踝和前足的滚动，以及摆动阶段的足廓清弧线[89]。这些弧线负责站立期前半部分的吸收（足跟和脚踝摆动）和摆动阶段后半部的推进（前足摆动和足廓清）。这些跖屈和背屈弧线为身体提供了一个平滑的系统，使整个身体向前移动（图23-5）。

## 吸收、推进和滚动过渡

在行走过程中，站立阶段开始于足跟的滚动，通过跟骨外侧触地以及踝背屈和旋后。为了准备接受身体的重量，足跟周围的其他结构会发生震动，通过胫骨前肌的收缩，离心地降低到地面（第一个跖屈弧线）。一旦足部平放在地面上，胫骨和腓骨就开始向前移动，越过在地面不动的脚，代表第一个背屈弧线（踝滚动）。比目鱼肌在胫骨后肌、趾屈肌和𧿹长肌、腓骨长短肌的辅助下，通过离心收缩控制胫骨的前进速度。在旋前期间，距舟关节和跟骰关节的长轴平行，因此允许更多的运动。由于跗横关节是"解锁"的，因此足的表现就像一个"松散的骨头袋"[25,83]。中足的更多的运动导致足弓更多的变形。

第一跖列也通过附着在第一跖骨基底部的腓骨长肌腱来稳定。腓骨长肌腱在外踝的基底部后经过，然后经过骰骨的腓骨长肌腱沟，穿过足底到达第一跖骨。骰骨起到滑轮的作用，增加腓骨肌腱的力学优势，并将前足旋前。在这个过程中，骰骨的稳定性至关重要。

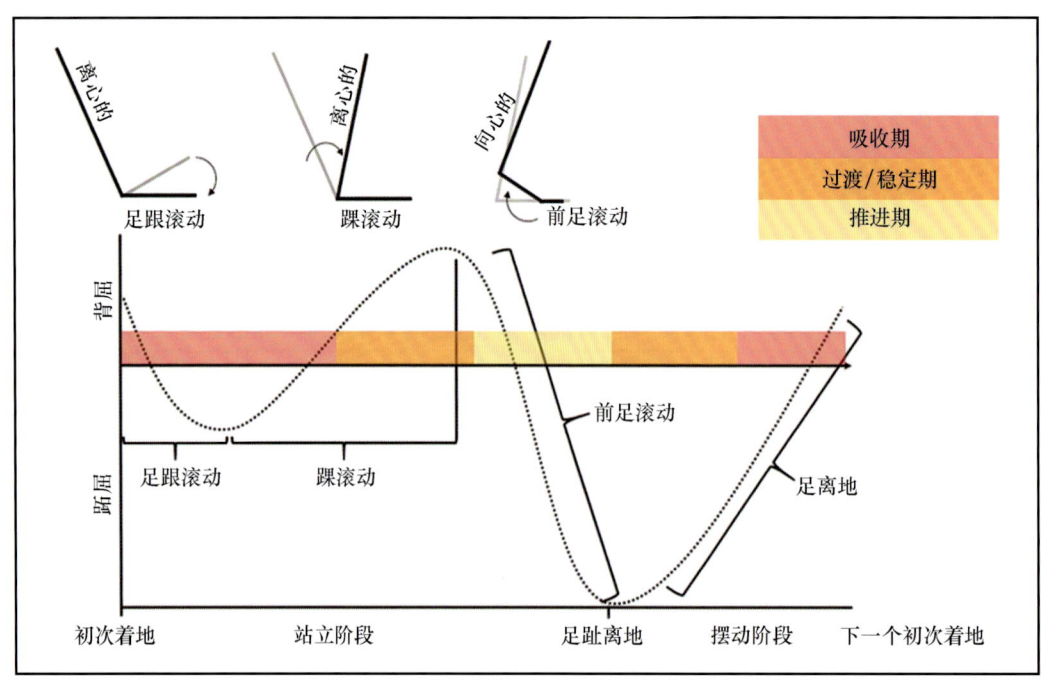

图23-5　在吸收、推进和稳定性的功能需求的背景下的足和踝关节的滚动

### 从吸收过渡到推进

踝关节的滚动完成后，距下关节的活动度已经达到最大，背屈并伴随前足和后足的最大旋前（足弓变形）。随着足跟从地面上抬起，足部的旋转轴向前移动到跖趾关节，从而开始第二个跖屈弧，即前足滚动。依靠腓肠肌和比目鱼的向心收缩，后足旋后，前足继续旋前。在后足旋后期，距舟关节和跟骰关节的长轴变得更加斜。这两者都使这个关节发生较少的运动，使足非常坚硬和紧密。由于跟骰关节的运动较少，所以骰骨变得不易移动。腓骨长肌腱有较大的张力，因为骰骨的移动性较小，因此不会允许第一弧线的过度移动。在这种情况下，大部分重量由第一跖骨和第五跖骨承担（见图 23-5）。这样，踝关节的滚动就成为了吸收和推进之间的关键过渡因素。

足跟抬起后，这些肌肉肌腱内储存的能量在帮助后足旋后和前足旋前的过程中起着关键的作用。后足旋后与前足旋前的结合锁定了跗骨间关节。同样，在前足滚动过程中，跖趾关节的伸展和踝关节的背屈增加了足底筋膜的张力。这两个因素有助于创造一个稳固的用来蹬地的结构。这种动态相互依赖的足核心系统在吸收和稳定的过程中提供了一个具有高度适应性的足，为推进过程提供了基础。

### 通过滚动实现步行、跑步、单腿跳和跳跃

对比步行和跑步之间的差异，吸收、稳定和推进期的功能需求在二者间存在不同。我们的感觉运动系统通过各种滚动以满足功能需求。以恒定的速度行走需要控制向前的动量。足跟的滚动有助于满足吸收过程的需求。在行走过程中，吸收期与推进期的时间比例为 2∶1。足跟和踝滚动需满足吸收过程的要求，而前足滚动需要满足推进期的要求。当从步行过渡到跑时，必须保持向前的动量以增加加速度，同时足跟的滚动被消除。只有脚踝和前足的滚动保留，吸收推进的时间比例为 1∶1。当从跑步过渡到冲刺时，推进期的需求远远高于吸收期的需求，甚至踝的滚动也会减少，以最大限度地延长前足滚动的时间（例如，我们在冲刺过程中用脚尖着地），使时间比例变为 0.5∶1。减速需要我们吸收向前的动量，踝和足跟的滚动被重新整合。

跳跃着地时，我们不是通过足跟滚动来吸收前进的动量，而是相反的前足滚动（脚尖着地后离心控制背屈）。因此，垂直动量通过腓肠肌和比目鱼肌吸收。了解如何使用滚动来满足功能需求的模式，有助于我们解释损伤机制并做出康复计划，让患者恢复正常步态。

足踝损伤康复进程见图 23-6。

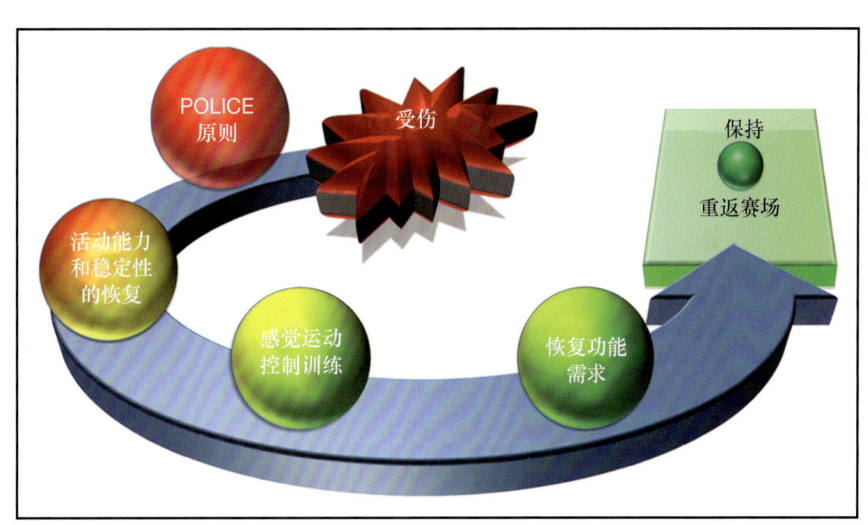

**图 23-6** 足踝损伤康复进程。依次通过以下的损伤后恢复的优化康复策略，可以使患者由受伤退赛状态（红色）恢复到重返赛场状态（绿色）：（1）先利用 POLICE 原则（保护，最佳负荷，冰敷，加压包扎，患肢抬高）来减轻疼痛和肿胀，控制组织负荷；（2）恢复损伤区域及周围肌肉组织的活动能力和稳定性；（3）整合感觉运动控制训练；（4）恢复至满足着地、前进和稳定性站立的功能需求。重返赛场后，继续执行以上计划以保持状态对于确保以上 4 个要素得以稳定是至关重要的

# 足踝复合体的康复训练

## 伸展运动（图 23-7～图 23-11）

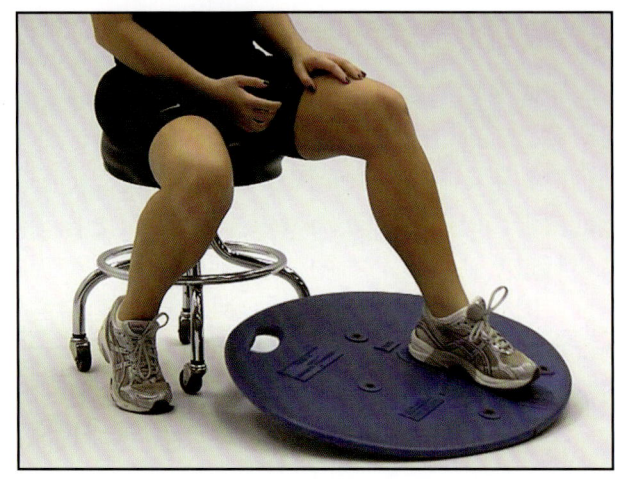

图 23-7　坐式生物力学踝关节平衡板（BAPS）练习是一种关节活动度练习，有助于恢复正常的踝关节运动

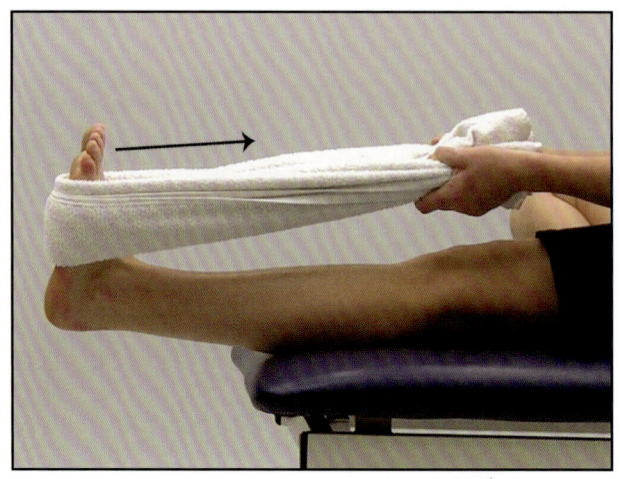

图 23-8　使用毛巾进行坐位踝关节跖屈肌力练习

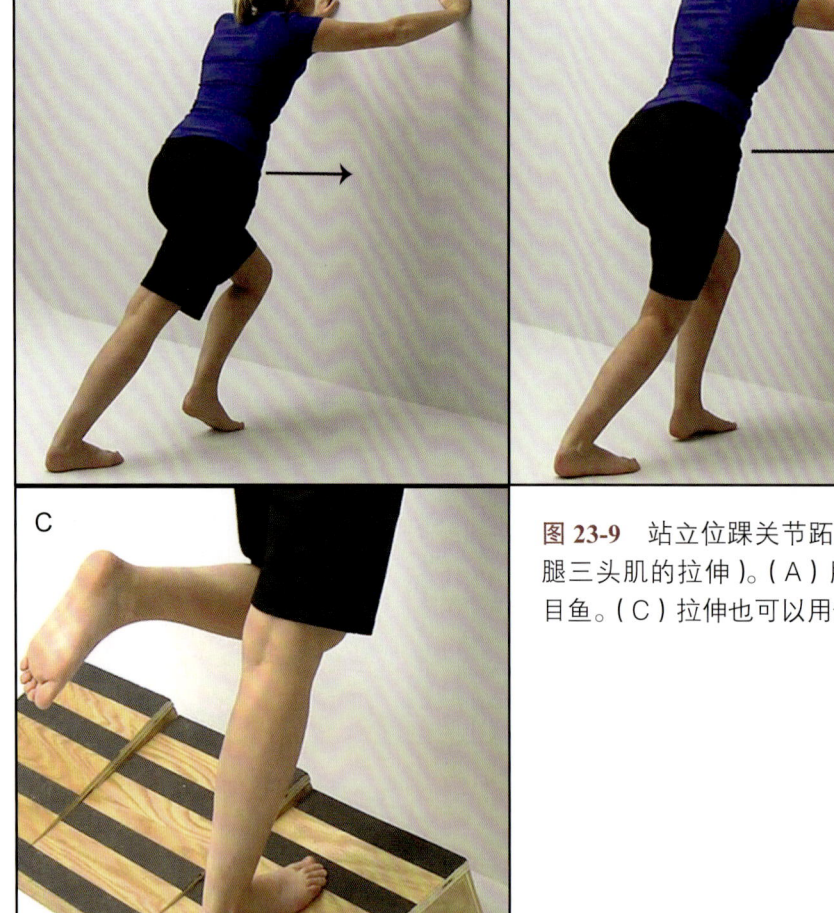

图 23-9　站立位踝关节跖屈肌群拉伸（小腿三头肌的拉伸）。（A）腓肠肌。（B）比目鱼。（C）拉伸也可以用倾斜板来完成

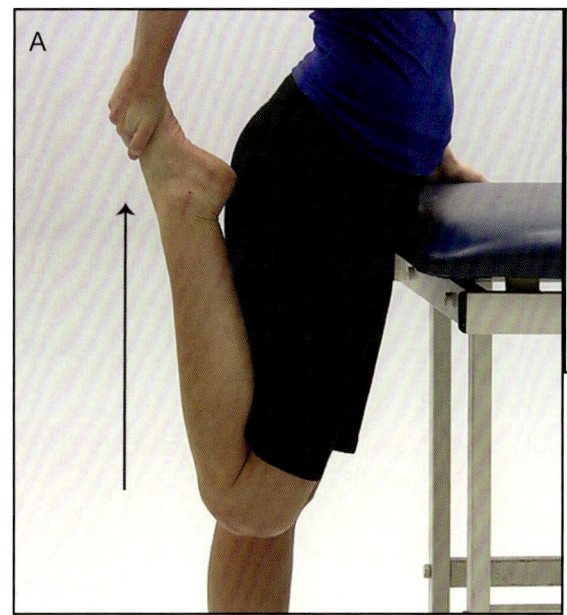
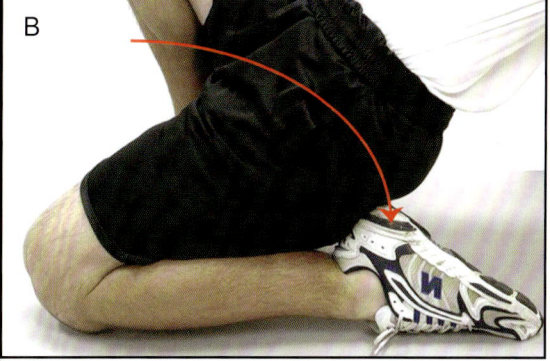

图 23-10　踝关节背伸，拉伸胫骨前肌。（A）站立位。（B）跪位

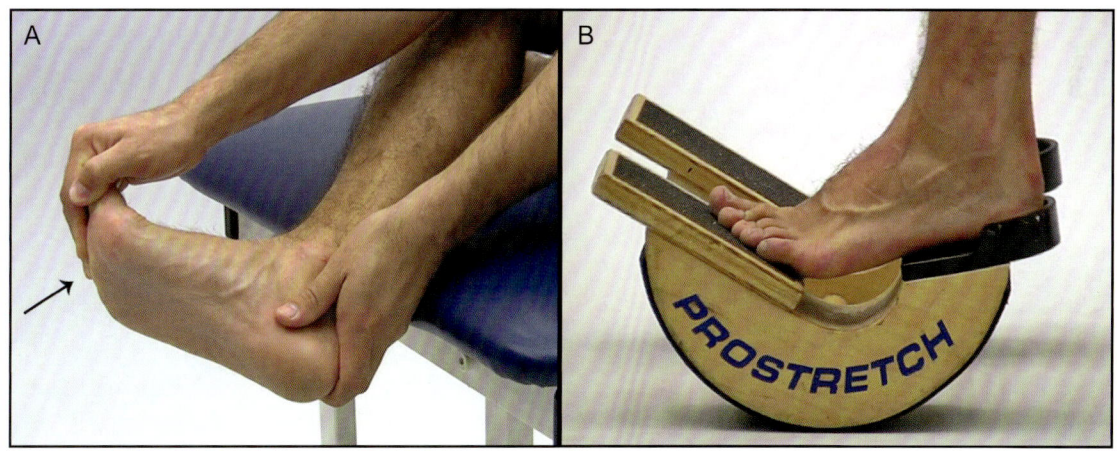

图 23-11　足底筋膜的拉伸。（A）自主拉伸。（B）Prostretch 产品（Medi-Dyne）

## 等长强化练习（图 23-12～图 23-16）

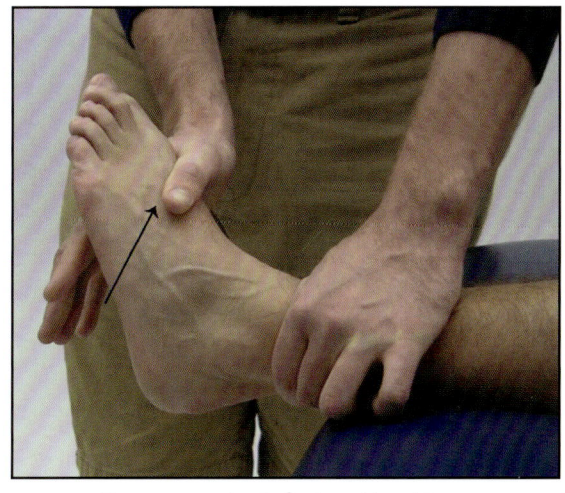
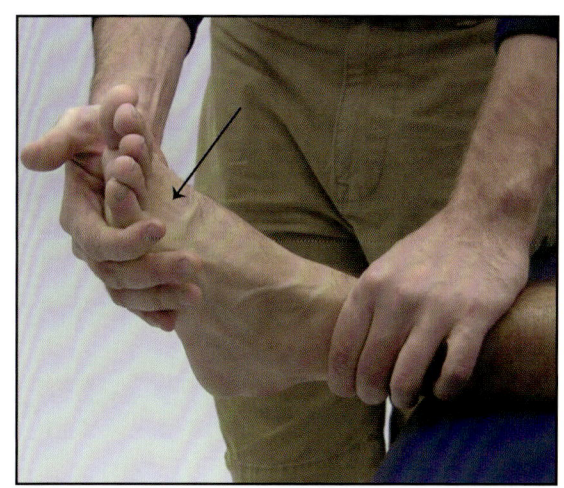

图 23-12　背屈，施加恒定阻力的等距推力。用于增加胫骨后肌、趾长屈肌和踇长屈肌的肌力

图 23-13　施加一个恒定的外翻阻力让患者对抗外翻。用于增加腓骨长肌、腓骨短肌、第三腓骨肌和趾长伸肌的肌力

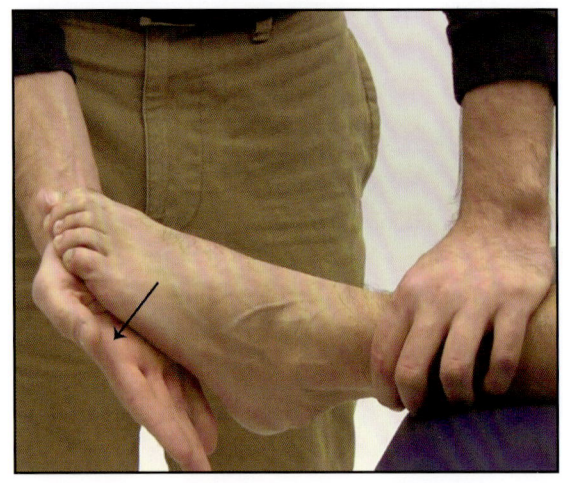

图 23-14 跖屈，等长收缩。用于训练腓肠肌、比目鱼肌、胫骨后肌、趾长屈肌、姆长屈肌和足底肌

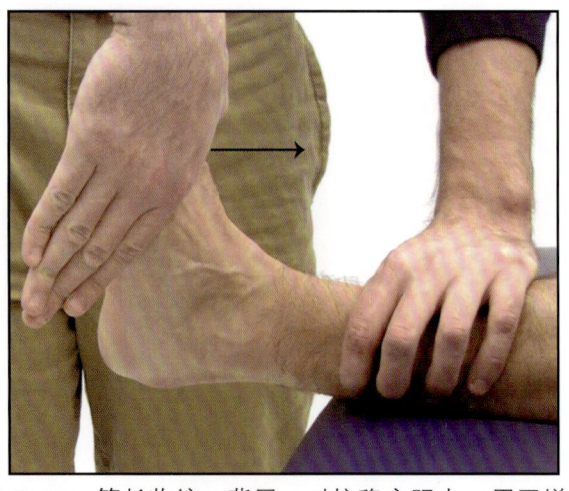

图 23-15 等长收缩，背屈，对抗稳定阻力。用于增加胫前肌和腓骨肌的肌力

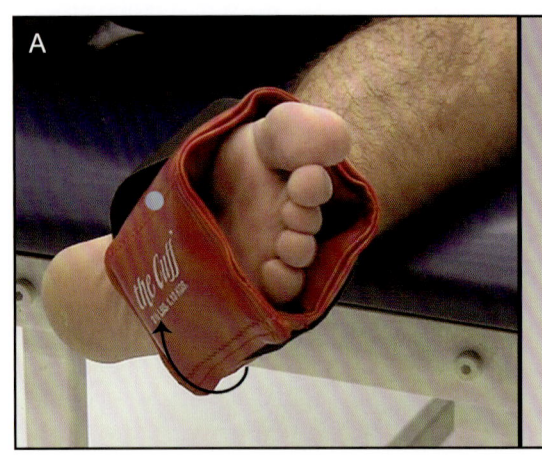

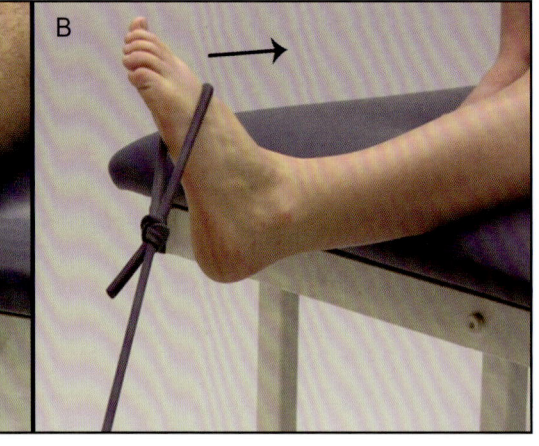

图 23-16 内翻练习（A）使用沙袋。（B）使用弹力绳。用于加强胫骨后肌、趾长屈肌和姆长屈肌的肌力

## 等张训练（图 23-17～图 23-22）

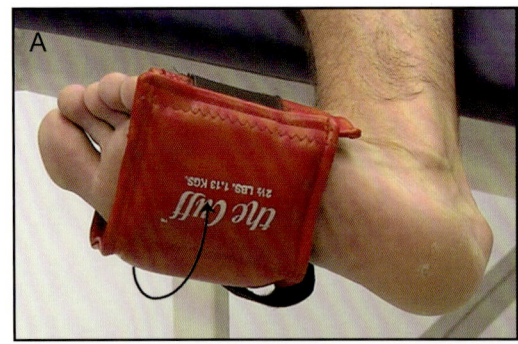

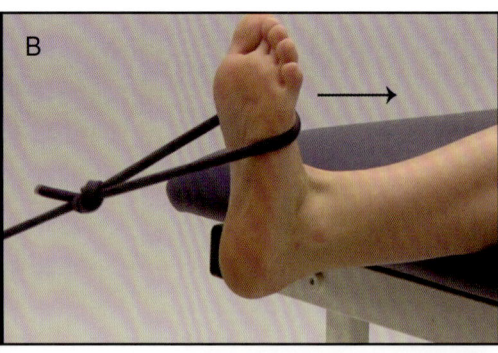

图 23-17 外翻训练。（A）使用沙袋。（B）使用弹力绳。用于训练腓骨长、短肌，第三腓骨肌，趾长伸肌

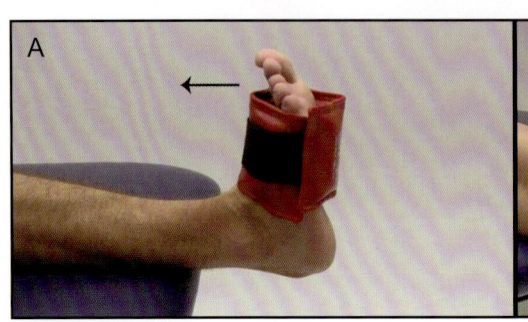

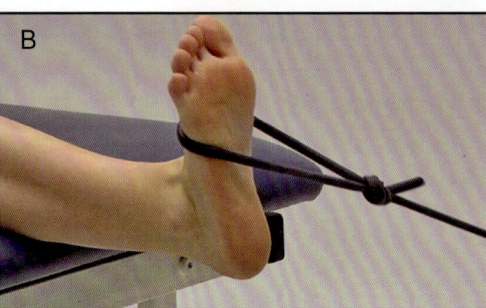

图 23-18 背屈训练。（A）使用沙袋。（B）使用弹力绳。用于训练胫骨前肌、第三腓骨肌

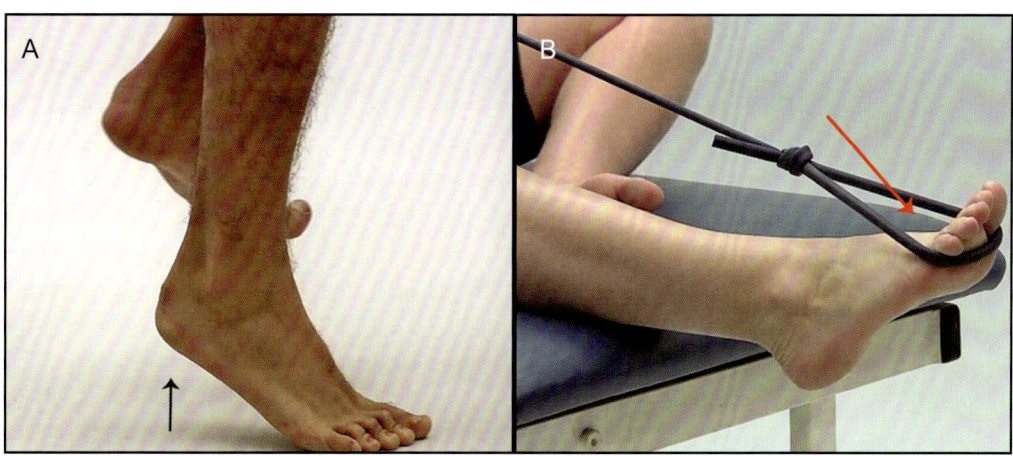

图 23-19 跖屈。利用弹力绳。用于加强腓肠肌、比目鱼肌、胫骨后肌、趾长屈肌、踇长屈肌和足底肌。（A）抵抗体重。（B）使用弹力绳

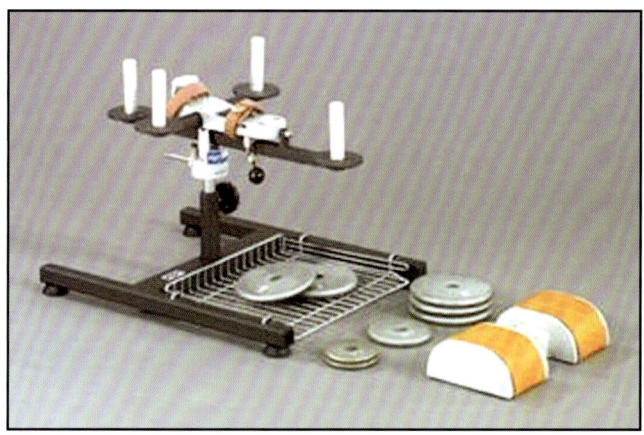

图 23-20 多向 Elgin 踝关节锻炼器（Reprinted with permission from Elgin.）

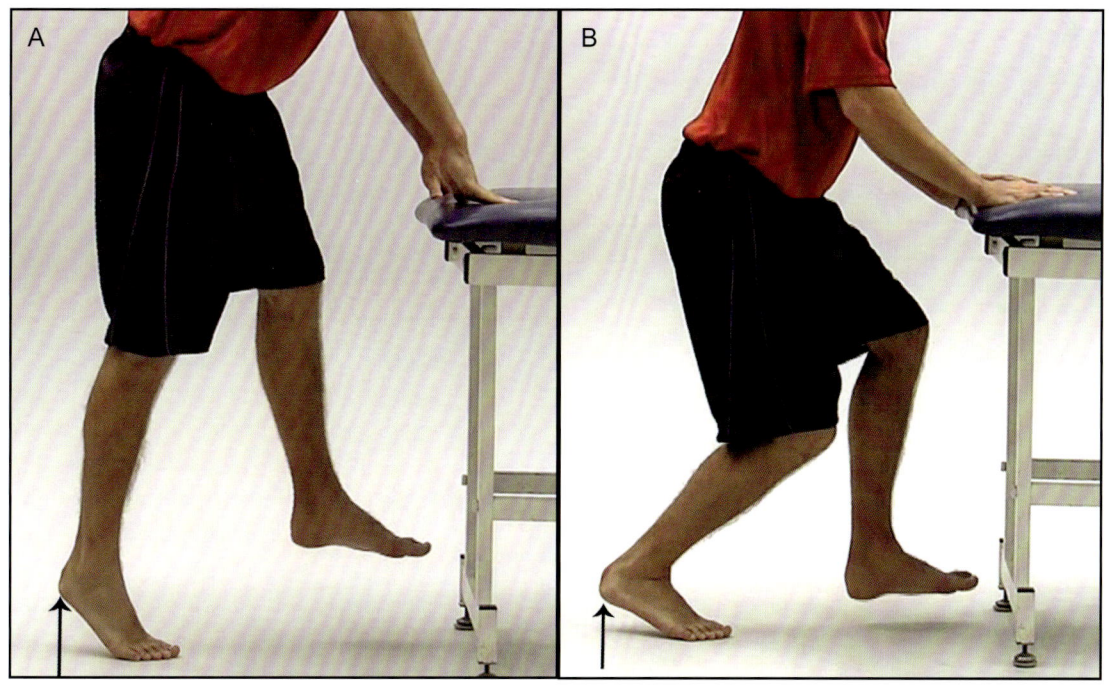

图 23-21 跖屈，训练比目鱼肌、胫骨后肌、趾长屈肌、踇长屈肌、跖肌。（A）伸膝训练腓肠肌。（B）屈膝训练比目鱼肌

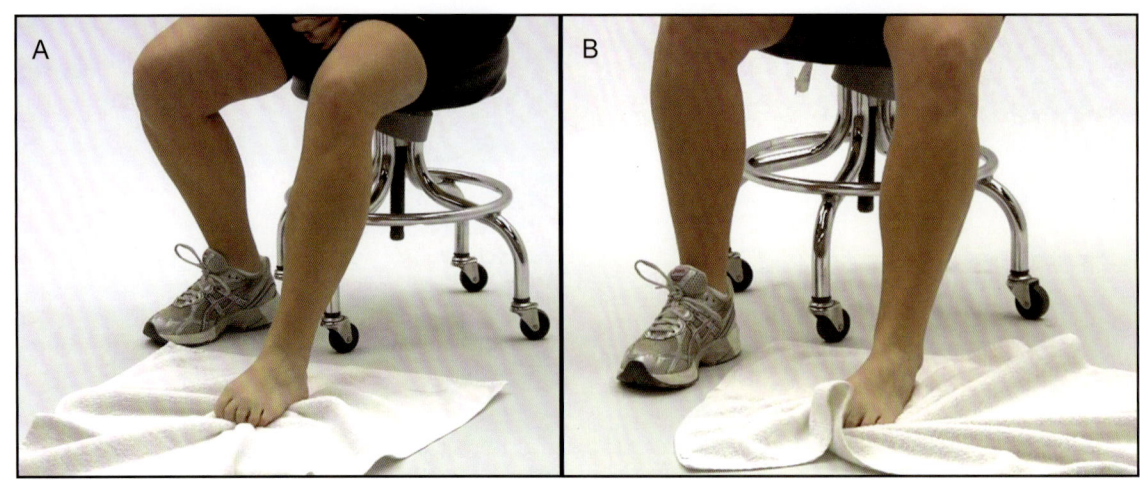

图 23-22 抓毛巾卷练习。（A）脚趾屈曲。用于加强趾长屈肌、趾短屈肌、蚓状肌、踇长屈肌。（B）外翻练习。用于加强胫骨后肌、趾长屈肌、踇长屈肌、腓骨长短肌、第三腓骨肌和趾长伸肌

## 闭链训练（图 23-23 ~ 图 23-25）

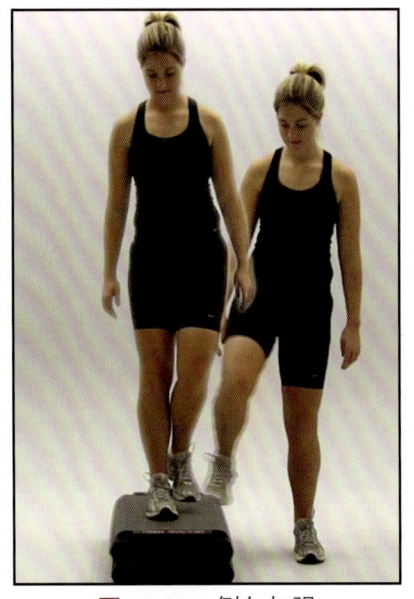

图 23-23 侧向加强

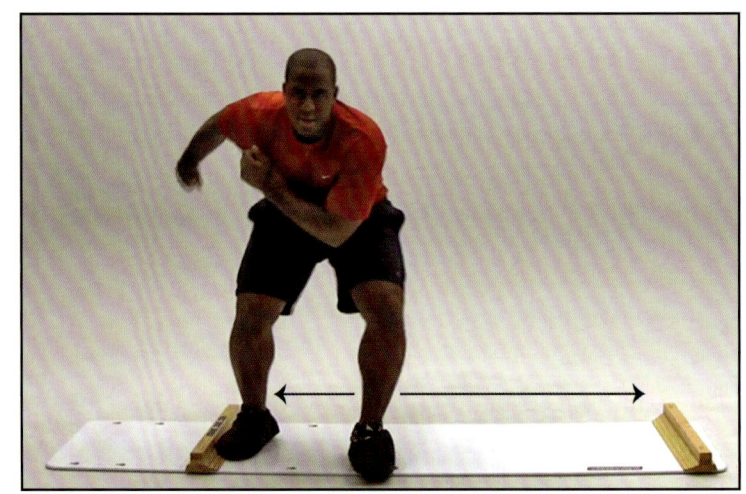

图 23-24 滑板训练

图 23-25 SHUTTLE MVP 运动机

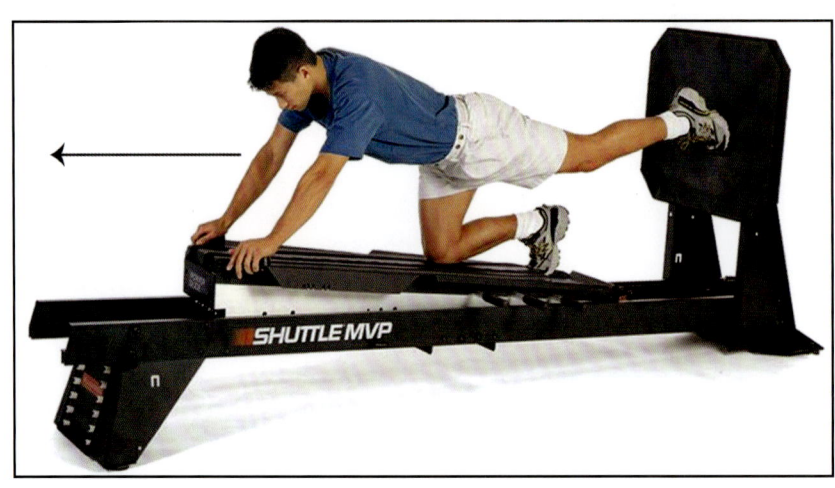

## 等速训练（图 23-26、图 23-27）

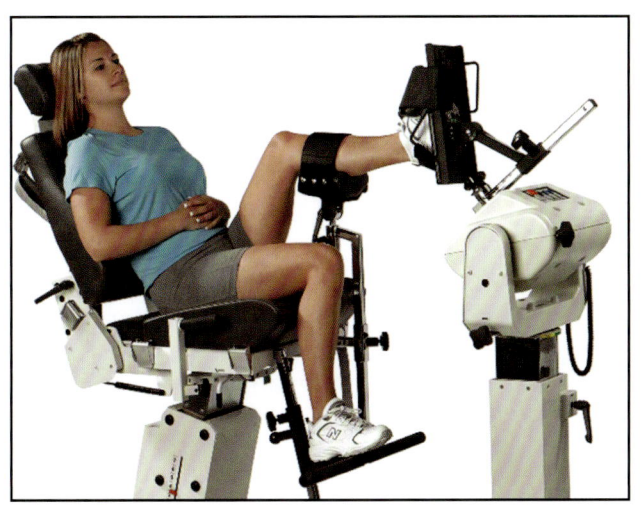

图 23-26　等速内/外翻运动。通过开链运动提高踝关节内/外翻的肌力和耐力。也可以测量肌肉力矩产生的客观数值（Reprinted with permission from Biodex Medical Systems.）

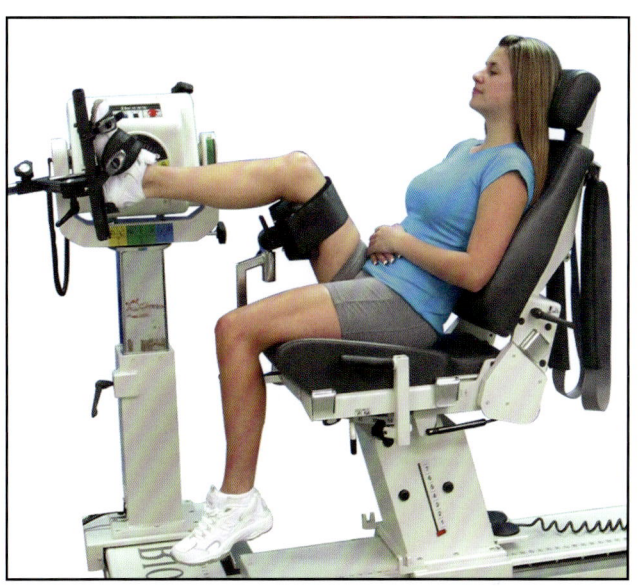

图 23-27　等速跖屈/背屈运动。用于提高踝关节背屈肌和跖屈肌的肌力和耐力。也可以测量肌肉力矩产生的客观数值（Reprinted with permission from Biodex Medical Systems.）

## 本体感觉神经肌肉易化技术（图 23-28~图 23-31）

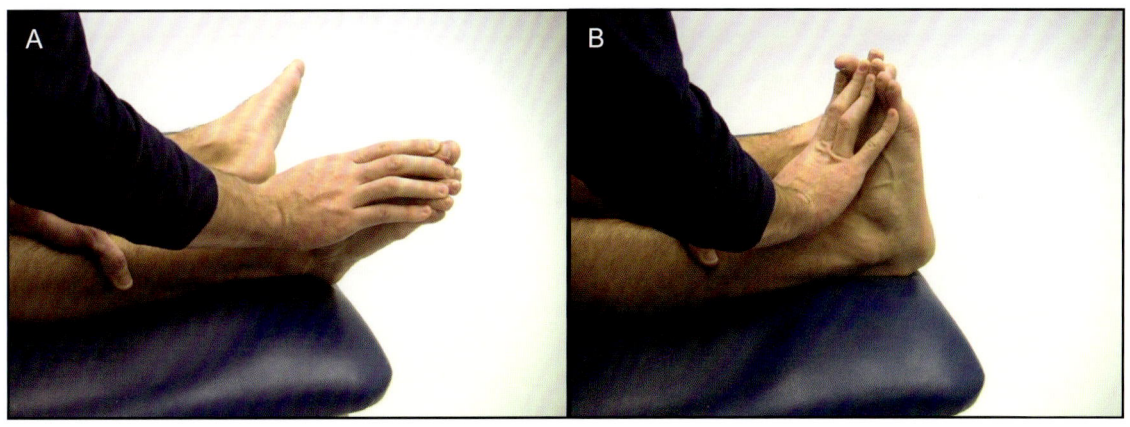

图 23-28　D1 对角线模式屈曲。（A）起始位置，跖屈、外翻。（B）末端位置，背屈、内翻

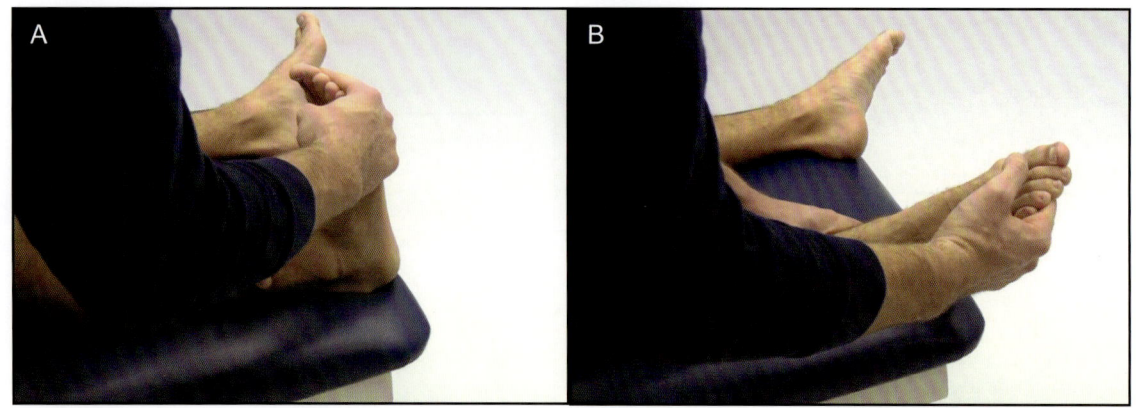

图 23-29　D1 对角线模式伸展。（A）起始位置，背屈、内翻。（B）末端位置，跖屈、外翻

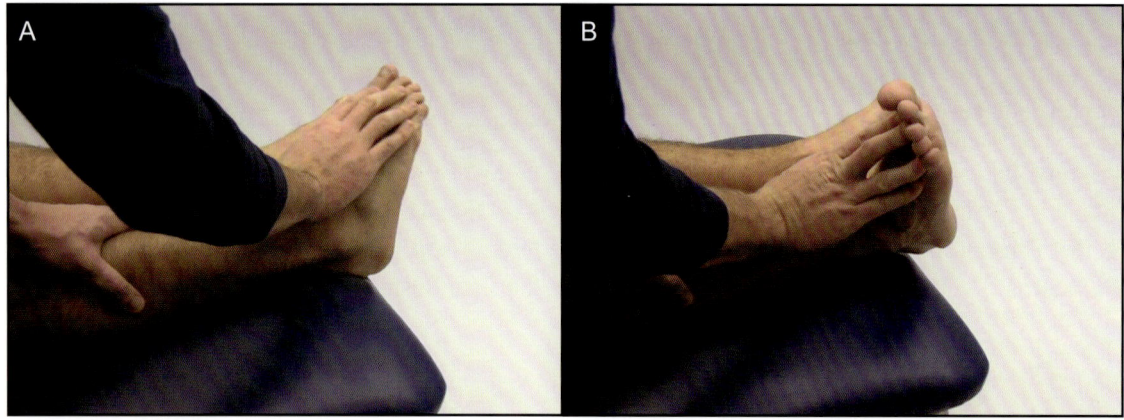

图 23-30　D2 对角线模式屈曲。（A）起始位置，背屈、内翻、足趾伸展。（B）末端位置，跖屈、外翻，足趾屈曲

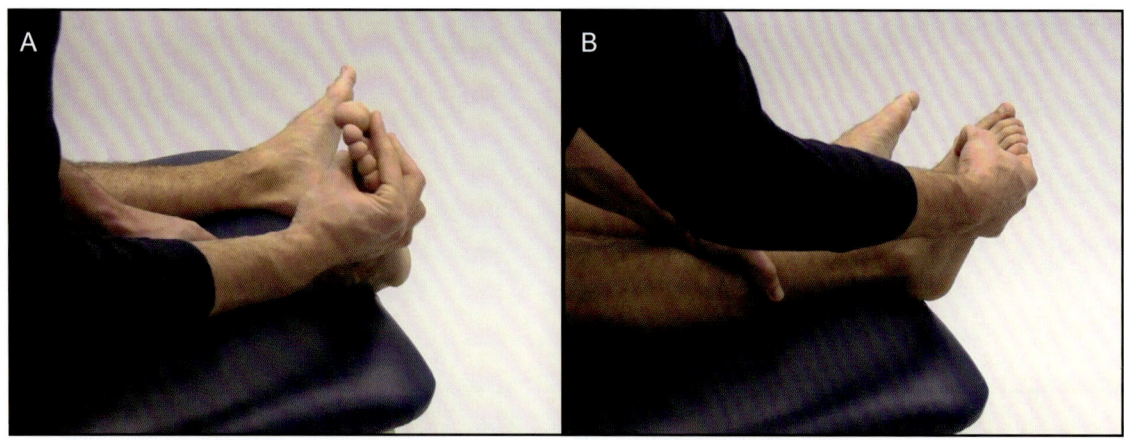

图 23-31　D2 对角线模式伸展。（A）起始位置，跖屈、外翻，足趾屈曲。（B）末端位置，背屈、内翻、足趾伸展

## 重塑神经肌肉控制的练习（图 23-32～图 23-37）

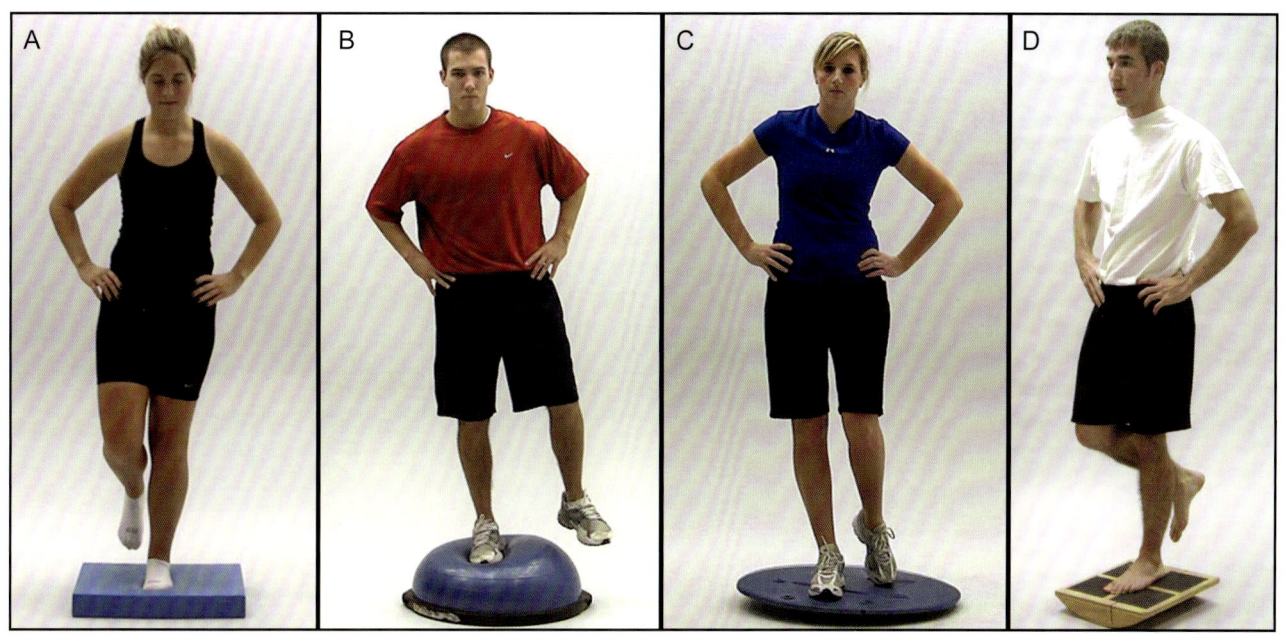

图 23-32 单腿站立平衡。用于激活下肢血管，改善患肢的平衡和本体感觉。（A）泡沫软垫。（B）BOSU 球（平衡训练器）。（C）BAPS 板。（D）侧向 U 形板（摇摆板）

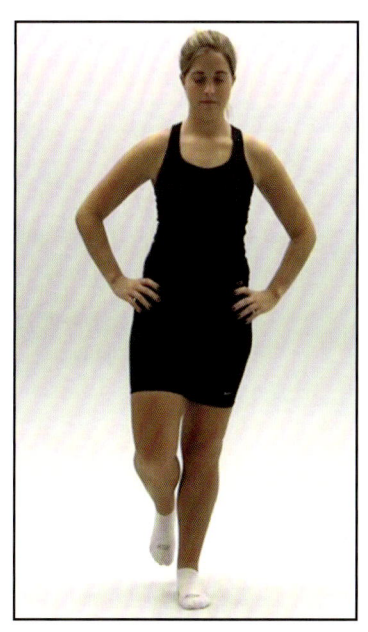

图 23-33 静态单腿站立平衡训练。用于改善下肢的平衡和本体感觉。通过以下进阶增加训练难度：单腿站，睁眼→单腿站，闭眼→单腿站立，睁眼，足趾伸展，只有足跟和跖骨与地面接触→单腿站，闭眼，足趾伸展

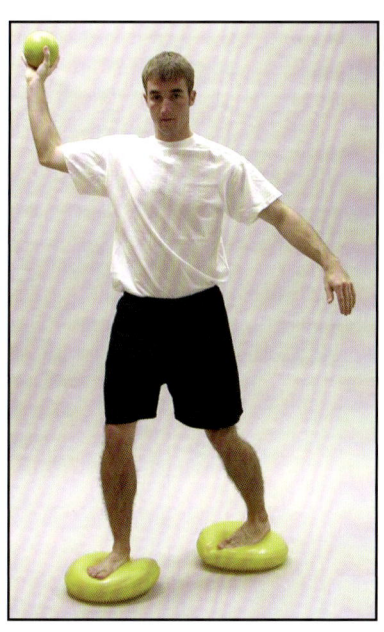

图 23-34 进行功能性活动时，单脚站立在不稳定的平面上

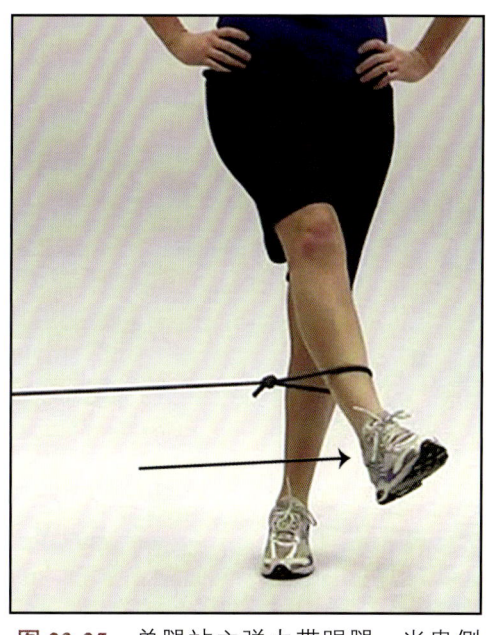

图 23-35 单腿站立弹力带踢腿。当患侧负重时，健侧弹力带抗阻踢腿可以加强患侧神经肌肉控制

图 23-36　下肢推举

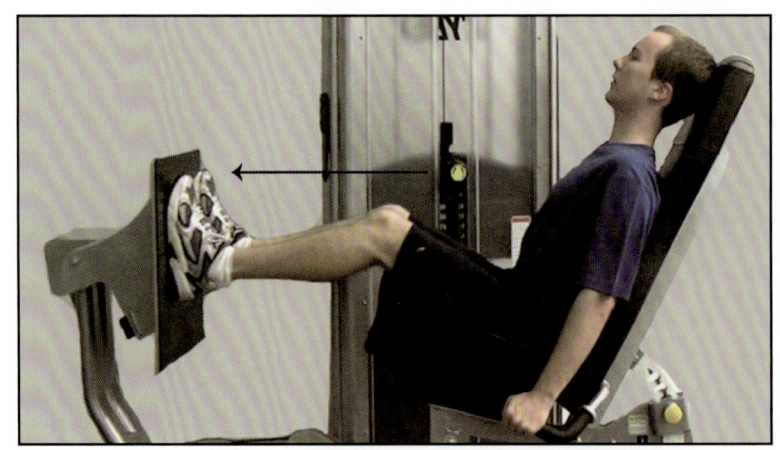

图 23-37　迷你深蹲

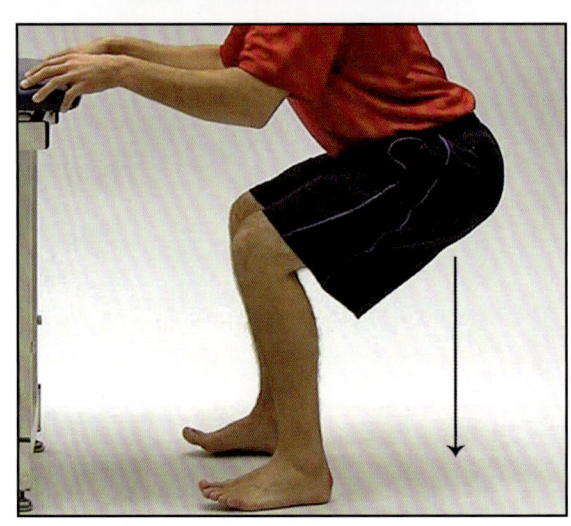

## 心肺耐力训练（图 23-38、图 23-39）

图 23-38　在泳池里使用漂浮设备。用于减少下肢的负重，同时保持心肺耐力水平和跑步姿势

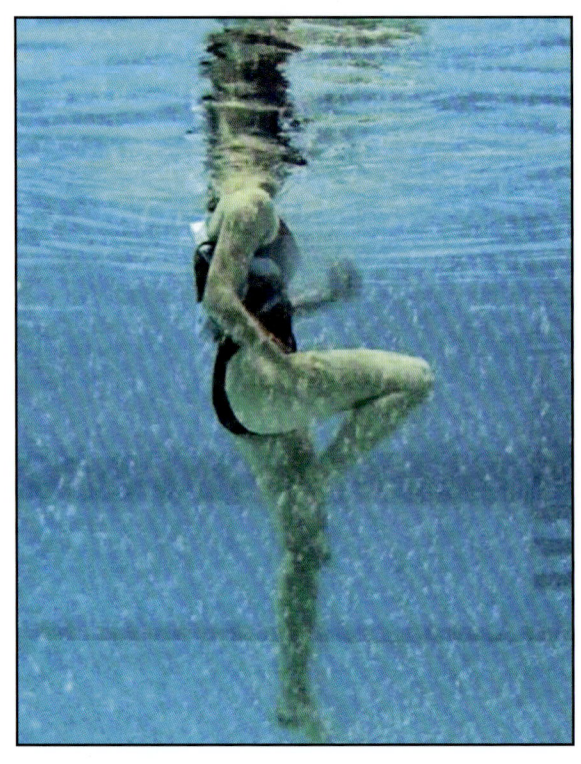

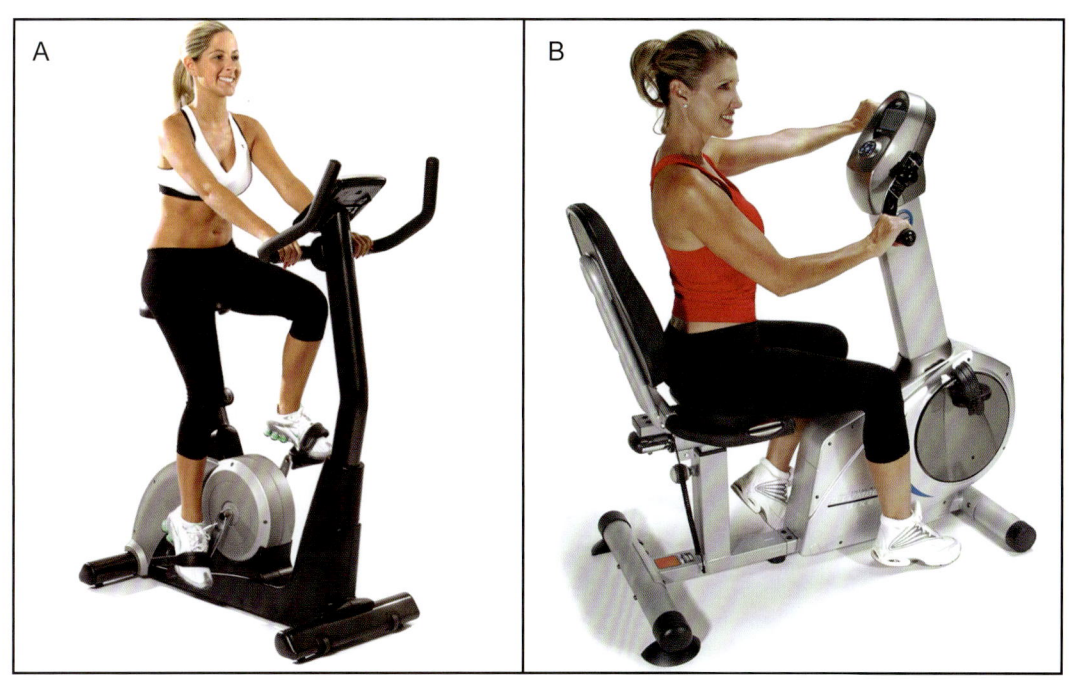

图 23-39　功率自行车。当有下肢功率自行车使用禁忌证或无法使用时，上肢功率自行车可用于维持心血管健康。（A）立式固定下肢功率自行车。（B）上肢功率自行车

## 足踝复合体的康复技术

足 / 踝关节复合体的康复将遵循身体其他部位的康复原则。简而言之，我们建议如下：

1. 遵循评估-处理-评估的流程[26,33]。作为学生，你们经常会看到图 23-6 中所示的情景。康复是一个过程，每一步进展都建立在前一步的基础上，重要的是要记住，每个患者损伤的情况都是不同的。因此，一些损伤（如外侧踝关节扭伤）可能出现明显的活动范围（ROM）受限，但力量没有减弱，而其他损伤可能会出现明显的 ROM、力量和平衡减弱。评估-治疗-评估模型强调这样一个事实，即临床医生应该把他们的重点放在治疗我们评估得出的问题上，同时我们应该不断地重新评估治疗进展，以确保我们的治疗是有效的。毕竟，我们为什么要花时间去锻炼那些并不薄弱的肌肉呢？
2. 良好功能性动作的基础是灵活性和稳定性。灵活性是满足吸收和推进功能需求的能力，而稳定性是在这两种功能需求快速切换时限制不必要活动的能力。因此，我们认为足部和踝关节康复分为 3 个独立但彼此重叠的阶段：（1）初始阶段，应重点控制炎症、肿胀和疼痛，以帮助优化愈合条件；（2）恢复 ROM 和力量（向心和离心收缩）；（3）恢复着地、前进和稳定站立所需的协调和控制能力。
3. 只有当患者始终能够完成较简单水平的任务时，才能将功能性的感觉动作控制训练的任务进程和环境挑战提升到一个更具挑战性的水平[18,80]。例如，一名患有外侧踝关节扭伤的患者被要求以平稳且有控制的方式坐在 BAPS 板上完成 10 次顺时针旋转。在他能够以平稳和有控制的方式始终如一地达到初始目标之前，不应该让该患者进入更具挑战性的水平（例如，站立时转圈）。

### 初步的治疗和康复

在所有足部和踝关节疾病的初始康复阶段，主要目标都是减少伤后肿胀[96]和疼痛，以及保护所涉及的结构以帮助其愈合。这两方面目标是高度相关的。疼痛是受损组织释放化学介质使游离神经末梢超敏的结果。有多种确定患者主观感受的测试（例如，视觉模拟量表）可用来评估疼痛随时

间的变化。8 字法是一种高度可靠且简单的测量技术，可用于评估脚踝水肿随时间变化的情况[73]。为了达到这些目标，急性治疗传统上包括休息、冰敷、加压、抬高（RICE）。RICE 的组合被用来减少继发性损伤，限制神经抑制发生，并促进新胶原纤维正确地排列。新出现的证据证实了一个更详细的缩略词——POLICE——来概述初步治疗策略[10]。POLICE 代表保护（Protection）、最适负荷（Optimal loading）、冰敷（Ice）、加压（Compression）和抬高（Elevation）。

## 保护

在应用积极的运动疗法之前，让炎症在最初的 24~48 h 内达到应有的程度是很重要的。然而，休息并不意味着让受伤的患者什么也不做。来自各种动物模型的数据证明了短时间休息（即不负重）的好处和过早步行的危险性[12,30,72]。然而，较长的休息时间和不负重的状态，会导致机体对组织生物力学和形态不适应。

因此，从休息到保护，在康复过程的早期，有必要去保护受伤的组织免受不必要的和潜在的有害压力，但也不能完全消除外部负荷。可进行健肢的运动以获得损伤侧肌肉的交叉转移效应。在康复早期可以进行等长收缩，用以防止肌肉萎缩，并且不必担心组织的进一步损伤。同样的，踝关节扭伤后，也可以进行早期的无痛范围内的主动足跖屈和背屈，因为这些动作不会危及正在愈合的韧带。

在足和踝关节的治疗期间和治疗后，有几种装备可以帮助实现早期的保护性运动（图 23-40）。当市售的产品不能满足需求时，可以用热塑性材料如 Hexalite（DURO 塑料技术）或矫形塑料（Rolyan Splinting 材料；图 23-41）制成类似的保护装置。这些装备不仅对保护受伤组织很重要，还可以帮助运动员逐渐增加施加在组织上的机械负荷。

## 最适负荷

最适负荷建议用稳定且递增的早期可控负荷来取代休息，以达到更好地促进受伤组织的形态学特征恢复的目的[12,72]。因此，即使一开始仅能承受自身着地的重量，也必须尽早开始加上负荷。同时，水疗也可能是有益的，因为它允许人体在一个重力减轻的环境里进行轻度的负荷，也可以随时间进度

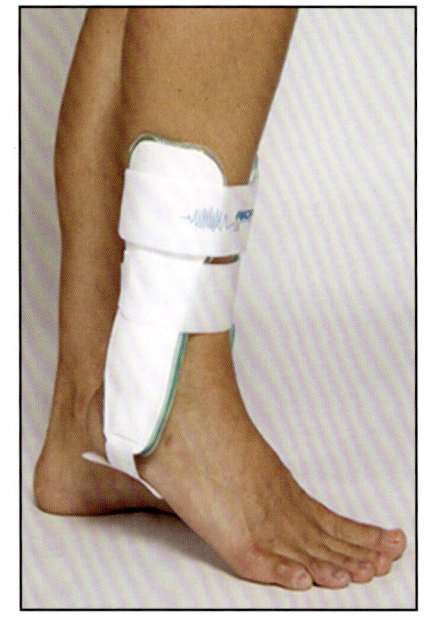

图 23-40　市售的 Aircast 马镫形护踝

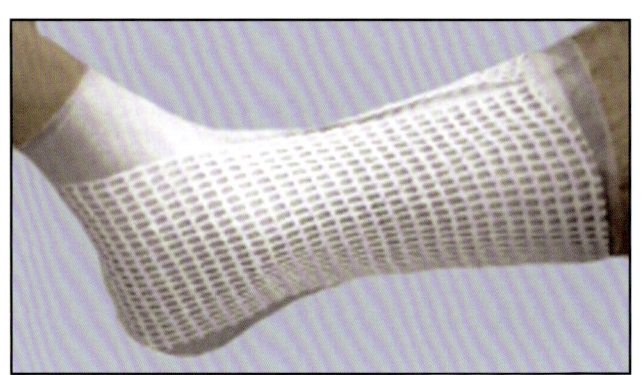

图 23-41　Molded Hexalite 马镫形护踝

调整康复计划，并且缓慢地增加负荷[39]。轻度的足/踝关节损伤的功能康复是使用最适负荷的一个很好的案例。这些损伤是在有支撑，且通常是外部支撑的条件下，通过早期但有控制的负荷进行康复，以逐渐强健组织。由于所有的损伤并不存在通用的剂量或策略，所以根据患者的特定情况在受伤组织上施加独特的机械应力来制订负荷的策略就显得尤为重要。我们也要牢牢记住，引入最适负荷的概念并不意味着我们不需要拐杖、支架和（或）其他支撑。相反，这些器具应该被有策略地利用，来帮助患者在康复期间逐渐增强他/她的组织。

随着组织的愈合，患者应该被引导从非负重和（或）脚尖负重状态转向部分负重。使用拐杖或其他器具可以降低受伤组织情况加重的概率，也有助

于减少肌肉萎缩、本体感觉的减弱和血液循环停滞。合适的机械负荷也会抑制肌腱挛缩，防止运动员在"跳"回赛场时因此患上肌腱炎。

### 冰敷

冰敷被最初使用的理论基础是通过抑制浅表血液的流动来减少出血，以及通过降低细胞代谢来减少因损伤引起的缺氧反应。然而，大多数损伤的凝血只需要几分钟，而冷冻疗法通常不会在受伤后的5~10分钟内应用[62]。因此，冰敷不能减少出血，但可以减少缺氧所导致的（即继发性）损伤，从而防止水肿的进一步形成。冰敷也有镇痛作用，可以帮助抑制肌肉收紧现象[58,95]。许多临床医生仍认为只能冰敷20分钟，否则会导致血管扩张（即狩猎反应）。这是绝对错误的[95]。

冰敷的持续时间应该基于以下几个因素。第一个因素是目标组织的深度，因为只有当浅表组织冷却后，才轮到更深层的组织。换句话说，目标组织越深，需要的冰敷时间就越长。话虽如此，这也意味着深层组织的回温也需要更长时间，在你的整体治疗计划中应该考虑到这一点。第二个因素是所需的冷却程度。组织温度和组织耗氧量有着直接的关系[9]。换句话说，降温越多，细胞的代谢需求就越低，缺氧损伤也就越少。同时也应该尽可能地考虑并避开浅表神经的位置，因为对这些神经进行长时间的冰敷会产生短暂性神经麻痹[28]。

为了最大限度地使组织降温，应该尽可能将冰袋直接敷在皮肤上[117,125]。如果患者对寒冷太过敏感，应该将冰袋放置在打湿的弹性绷带上，然后按所需时间在患处进行冷敷[104]。此外，冰袋应该足够大，足以覆盖目标区域，并应将其用弹性绷带固定在合适的位置。弹性绷带的压力可以提升冰袋的冷却效能，比单独冰敷的效果要好[62]。也要注意，当试图最大限度地冷却和加压组织时，不应该使用弹性包扎。

冰敷可以在康复的所有阶段使用[64]，但最有效的还是在康复早期用于控制疼痛和防止水肿[95]。一旦控制了炎症的继发迹象（如发热、肿胀、疼痛、泛红），就可以转为热敷，这应视损伤的严重程度和患者的具体情况而定。因此，如果给患者选择转用热敷，应该根据症状来进行而不是按照严格的时间安排来进行。

### 加压

在受伤和评估后，应立即对受伤的结构进行加压包扎[58]。弹性绷带应该有力（~75%拉伸程度）且均匀地使用，从远端包裹到近端。为了增加压力，可以在最肿胀区域的弹性绷带下方放置一个垫片（如马蹄形垫片）。还有一些其他的器具可以对脚踝施加外部压力以控制或减少肿胀，在最初和后续的康复过程中都可以使用。其中大多数都是在针对特定的身体部位定制的密封包中加入空气或冷水，以起到提供压力、减少肿胀的效果，比如Game Ready压缩装置（图23-42）。

由于相比于其他降温/压缩器具，弹性绷带能够在受伤结构上施加最大的平均压力，并且当它与直接敷在皮肤上的冰袋结合使用时能够产生很好的降温效果，弹性绷带已经成为了众多器具中的首选[20]。虽然现在市面上充斥着更先进的器具和设备，但目前尚不清楚它们相较于弹性绷带是否能有更好的效果。

### 抬高患肢

抬高患肢是控制水肿的重要方法。抬高患肢通过降低淋巴系统中的流体静力压，起到减少体液流失的作用，并且有助于静脉血和淋巴液的回流，这样一来使得重力协助淋巴系统工作而不是阻碍它[95]。足部或踝关节受伤的患者应该被鼓励尽可能地保持患肢抬高的体位，特别是在受伤后的24~48 h内。同时，应该尝试在患肢抬高的体位而不是在重力依赖体位

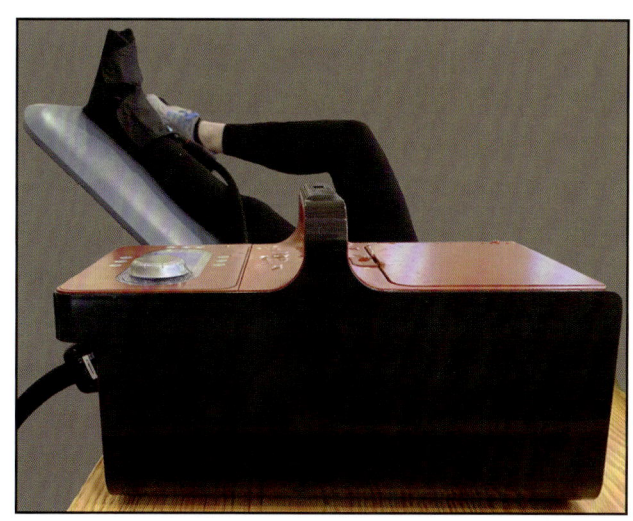

图23-42 Game Ready设备对脚踝提供了额外的外部压力以控制或消减水肿

进行治疗，因为在重力依赖体位进行的任何治疗都会使水肿加重[95,103]。

## 康复治疗进程

随着肿胀得到控制，疼痛减轻，组织愈合已经开始从愈合的炎症阶段过渡到修复阶段。在这个早期阶段，负重耐受能力是足部和踝关节康复的一个关键因素。尽管最适负荷仍应该纳入到康复计划中，但随着治疗方案变得更加激进，负荷可以显著地增加。但是也必须持续监测患者的康复进展，防止其出现过于激进的生理和心理症状。同时确保患者能够找到并保持足的中立位置，并在负重过程中主动积极地构建足核心系统。

### 心肺耐力

在整个康复过程中，运动防护师和（或）体能训练团队应该将心肺和抗阻训练纳入到计划中。但是，各方也必须知道，运动员在伤后需要进入长时间的康复期，在此期间几乎不可能保持"比赛状态"。脚蹬固定自行车（图 23-39A）或手摇上肢用功率自行车（图 23-39B）可以起到锻炼心血管系统的作用，而足/踝复合体几乎不会受到压力。在泳池中穿戴浮力背心跑步和游泳也是很好的心血管锻炼手段（图 23-38）。如果可以承受站立位负重，但还不能承受走路或跑步带来的额外负荷，那么椭圆机为实现心血管锻炼提供了另一种选择。

### 活动度（ROM）

在康复的最初阶段（即初始治疗阶段），应避免会使相关组织承受压力的主动和（或）被动运动。然而，也应该鼓励任何对受伤组织没有压力的主动和被动运动。同样的，只要这个动作在限制范围内不会引起疼痛，那仍然可以被使用。也有证据表明关节松动术［如 Maitland 关节松动术的 2 级和（或）3 级］可以在康复的最初阶段使用，尤其是踝关节外侧扭伤[121]（如本书第 13 章图 13-63～图 13-66 所示）。另外，也要关注后足、中足和前足的关节运动。跗横关节和跗跖关节的关节松动对于促进足弓形变和矫正练习是很重要的。

随着目标组织压痛的减少，应鼓励做所有运动平面的 ROM 练习。ROM 练习的实例包括用毛巾对跟腱复合体进行的拉伸（图 23-8），跖屈肌拉伸（图 23-9），足背屈肌的站姿或跪姿的拉伸（图 23-10），以及对足底筋膜的拉伸（图 23-11）。鼓励患者在无痛的情况下缓慢地做这些练习，并在静态拉伸中保持尽量长的拉伸时间（2 组共 40 秒）。同时鼓励更长的持续时间以利用神经生理过程（即自发性抑制），这将有助于改善 ROM。其他的练习方式也一样能够以一种受控但更有效的方式来帮助恢复 ROM［例如，通过交替翻转脚来把毛巾从一边拉到另一边（图 23-22），还有书写字母］。还可以在地板/桌子上或在冰上"写"大小写字母。在患肢抬高的体位下完成这一练习（假设疼痛得到控制），利用患者用来完成任务的主动肌收缩的方式，来减轻残留的肿胀。冰浴需要在重力依赖体位下进行，所以只有当肿胀得到控制后才能使用。然而，如果肿胀得到控制但是疼痛依旧没有缓解的话，冰浴是一个很好的过渡方式。冰疗会在 ROM 练习期间起到镇痛效果，使得患者能够在疼痛减轻的同时开始 ROM 的练习。

在诸如泡沫垫、BOSU 球、BAPS 板或摇摆板（图 23-32）之类的不稳定平面上锻炼不仅可以作为功能性训练方式来改善 ROM，还可以当作恢复感觉动作控制的初始练习[114]。根据患者的情况，你可以从楔形板或摇摆板开始，以避免特定方向的运动（例如，踝外侧扭伤后的内翻），直到患者有能力完成特定动作。所有的练习都应该先在坐位进行，直到在患者表现出能够持续正确地完成动作的能力时，才能进行站立练习（图 23-7）。滚泡沫轴[3]和足底按摩[81]也被证明可以改善腓肠肌/比目鱼肌复合体的 ROM。无论在康复的哪个阶段，都应该鼓励患者通过各种各样的康复技术来维持其 ROM。

### 力量训练

适当的肌肉收缩和产生肌肉力量是恢复满足着地、前进和稳定性站立功能需求的能力的关键。恢复力量有三个层次，从等长收缩到向心收缩，再到离心收缩。应该在能忍受的范围内尽可能早地进行主要平面内，即冠状面和矢状面（图 23-12～图 23-15）的等长收缩练习。无痛范围内的等张收缩练习也可以被纳入早期的康复过程中。随着受伤组织的进一步愈合和 ROM 的恢复，所有运动平面内的力量训练都应开始进行。然而此时，治疗师必须对运动员进行教育和监督，确保运动员没有通过代偿动作来代偿肌无力。与所有的康复目标一样，疼痛应该是决定何时开展力量训练的准则，包括具体运动计划或一般的特定练习。

力量训练应该关注运动员重返赛场的需求。弹力绳练习、踝周负重练习（图23-16～图23-19）和多方向Elgin脚踝练习装置（图23-20）是加强足部核心活动子系统中足外在肌的极好方法，特别是在能够负重之前。弹力绳的优点在于它既可用于向心收缩练习，也可用于离心收缩练习。一些运动员可能需要更高水平的耐力，另一些运动员则需要更大的力量（图23-21和图23-23到图23-25）。等速收缩训练的优点在于可以让运动员获得更多的功能性速度（特指功能性活动时的速度），并提供相应的阻力（图23-25～图23-27），但所需的设备非常昂贵。捡毛巾训练和短足练习是非常有效的运动，可以分别锻炼足外在肌和内在肌。

本体感觉神经肌肉易化（PNF）强化练习不仅可用于提高力量，而且有助于患者过渡到感觉运动控制练习。PNF强化练习可集中用于踝关节和更远端关节的整体或孤立运动（图23-28～图23-31）。也许康复过程中力量训练最重要的元素就是：光靠力量是远远不够的。强壮的肌肉可以提升运动表现，甚至增强稳定能力，但只有在肌肉被激活时才能生效。例如，有研究表明，腓骨肌群的反应时间（即反应性感觉动作控制）太长就无法预防脚踝外侧扭伤[63]。因此，力量训练必须被纳入康复训练计划中去，同时，患者也必须通过训练他们的感觉运动控制系统来学习如何、以及何时使用力量。

## 过度旋前和旋后：在吸收、推进和稳定功能性需求中足部姿势的改变

通常，当听到旋前或旋后时，我们会自动联想到一些与步态相关的病理状况。需要再次强调，足旋前和足旋后是正常的运动，发生在着地（旋前）、前进（旋后）和稳定性站立（着地和前进之间的过渡）的功能性需求期。旋前指的是着地过程中足弓的变形，外旋是指前进过程中足形态的改变。然而，如果旋前或旋后过度或时间过久，足部核心系统可能会产生因过度使用而导致的损伤。过度或长时间的旋后或旋前可能是由于足核心系统内的一些功能缺陷，如背屈减少、跖趾关节伸展受限、足部主动子系统内的肌肉不平衡，或更多影响/控制胫骨旋转的近端肌肉和关节。这些功能缺陷可能导致足核心系统被动、主动和（或）神经子系统的结构改变。另外，先天或后天疾病（腓骨肌萎缩症、高足弓、扁平足、糖尿病）引起的结构改变也可能导致功能代偿，使足的着地、前进或稳定性站立能力降低。因此，过度的旋前或旋后可能是功能/结构改变引起的结构/功能代偿。这个问题的关键是结构和功能的相互依赖。了解足旋前（足弓变形）和旋后（足弓复原）与重心转移的关系有助于阐明它们的重要性。

由于重心转移引起的过度或长时间的旋前是造成过度使用损伤的主要原因之一。当过度的内旋使足跟和踝关节重心转移或使重心延伸至前足时，就会导致过度形变。前足重力转移时的后足过度旋前可能是由于中足未能锁定，使得在前进功能需求时足过度松弛。所以，在支撑阶段过度或过久的旋前会造成各种各样腿和足的问题，包括第二跖骨下茧的形成、第二跖骨应力性骨折、第一趾骨过度活动、蹈趾囊肿、足底筋膜炎、胫骨后腱炎、跟腱炎、胫骨应力综合征和膝内侧疼痛[6]。

过度旋前有几个关键特征[100]。跟骨在站立阶段过度外翻表明足发生过度旋前（图23-43）。胫骨内旋过度或过久是足旋前的另一个征象。同时，过度的胫骨内旋会导致胫骨或膝关节的症状加重，特别是在重复的运动中，如跑步。足部的足弓变形可以通过舟骨坠落测试来测量，即对比舟骨粗隆离地面的高度，在非承重位和承重位之差（图23-44）。舟骨坠落测试测量出的过度旋前数据已被确定为预测胫骨应力综合征的准确指标[55]。如前所述，距骨是足弓的基石。旋前时如果可以看见距骨头内侧隆起，

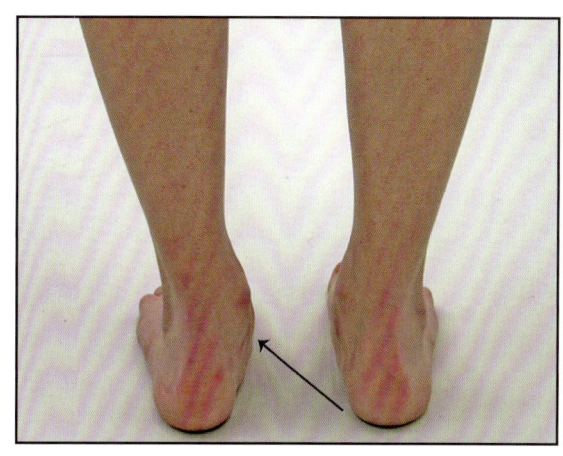

**图 23-43** 左足跟骨外翻表明足旋前

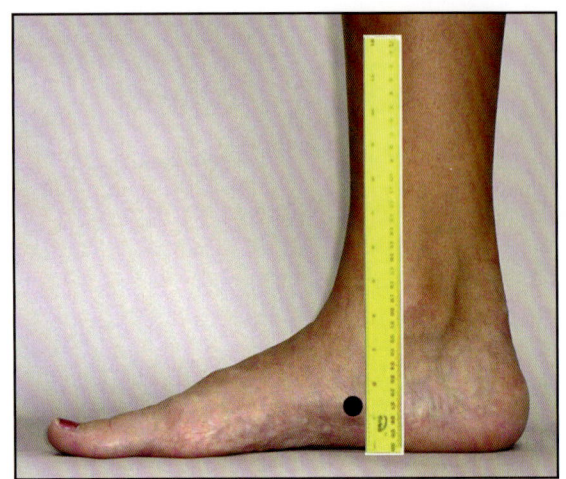

图 23-44 足舟骨与地面差的测量

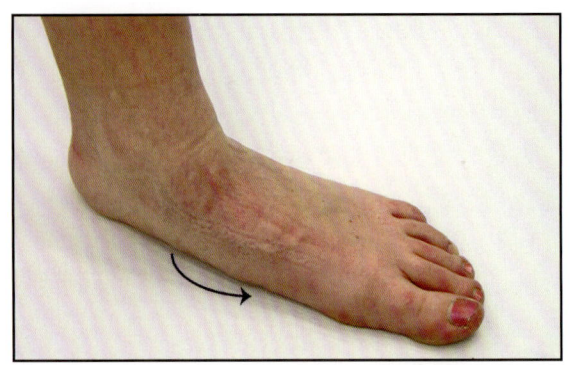

图 23-45 距骨头内侧隆起，表明足旋前

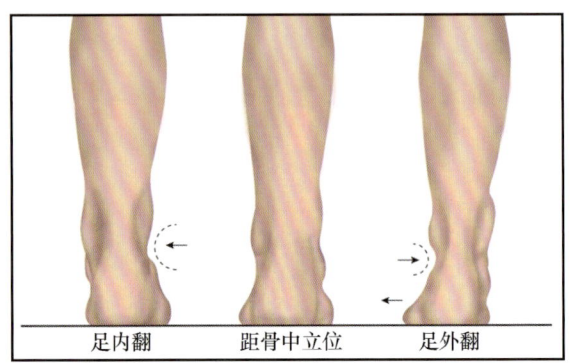

图 23-46 外踝下凹，表明旋前

就说明了它控制形变的能力降低（图 23-45）。当跟骨外翻时，此隆起会导致外踝下凹程度增加[83]（图 23-46）。

三种最常见的足部结构畸形分别是前足内翻（图 23-47）、前足外翻（图 23-48）和后足内翻[84]（图 23-49）。在文献中有很多的方案，试图用矫形手术等结构干预手段来矫正结构"畸形"。然而，并不是每个结构发生改变的人都会出现功能性问题。相反，这些手段可能会增加产生过度使用性伤害的风险。"畸形"这个概念的关键应该是这些结构变化如何影响着地、前进和稳定等功能需求。

足部的绝大多数问题都集中在过度旋前（过度着地）上。如前所述，有许多结构可以吸收地面反作用力。其中肌肉是比较理想的结构，因为它们可以通过离心收缩来改变其吸收效果。其他的结构也具有吸收作用，但只能被动地吸收到最大限度。因此，被动结构的损伤是由于肌肉无力不能首先进行有效吸收。结构性前足内翻畸形和结构性后足内翻畸形通常都与过度旋前有关。结构性前足外翻会导致足过度旋后（缺乏足弓变形）。缺少旋前会干扰足

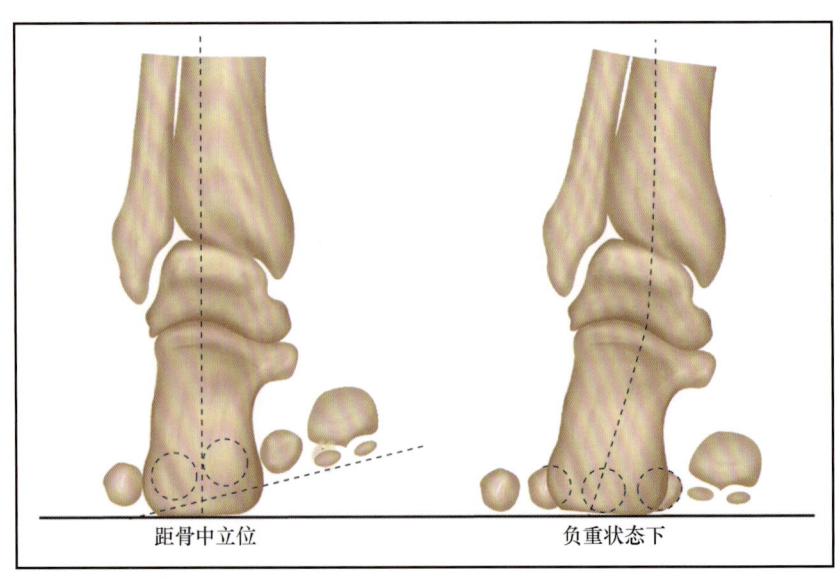

图 23-47 前足内翻。相对于中立位姿态和负重姿态

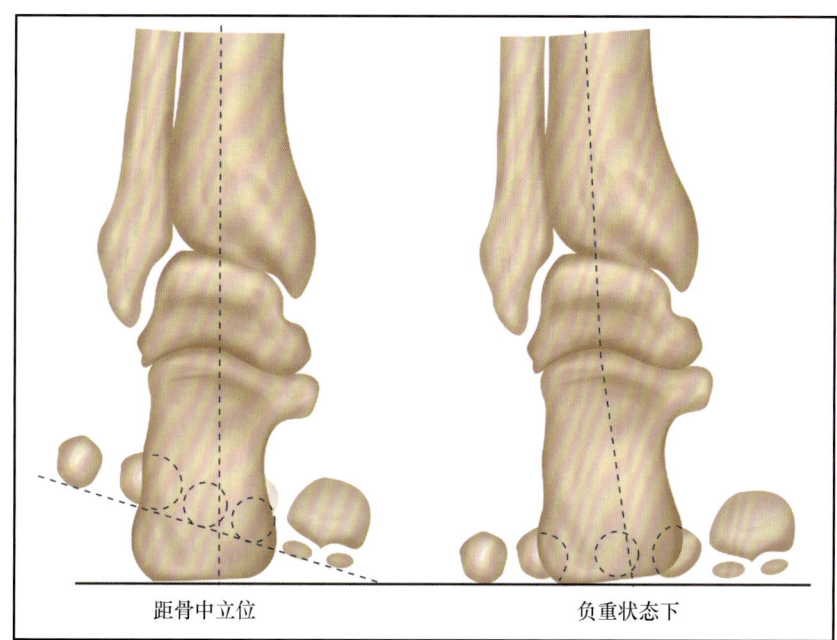

图 23-48 前足外翻。相对于中立位姿态和负重姿态

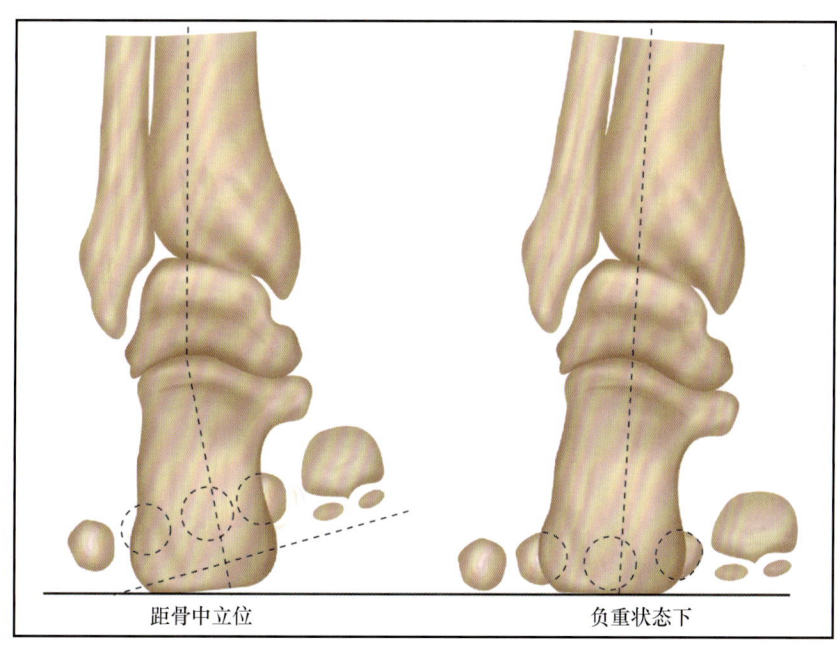

图 23-49 后足内翻。相对于中立位姿态和负重姿态

的正常功能，使其难以发挥减震器的作用，以及难以适应不平坦的表面，并不利于其充当一个起推动作用的刚性杠杆。足跟过久或过度旋后（缺乏足弓的变形）时，跗中关节无法"解锁"，导致足持续过度僵硬，从而使得足无法有效地吸收地面的反作用力。同时，足过度旋后也限制了胫骨内旋。与过度旋后有关的损伤通常包括踝关节内翻扭伤、胫骨应力综合征、腓骨肌腱炎、髂胫束摩擦综合征和股骨大转子滑囊炎。

足部以外结构的畸形也需要足的代偿来确保一个合适的负重位置。胫骨内翻是常见的腿部畸形[83]（图 23-50）。胫骨远端位于胫骨近端的内侧[25]，这项测量是在足部中立位负重时进行的[54]。胫骨远端与跟骨中线垂直线偏离达一定角度被认为是胫骨内翻[38]。胫骨内翻增加了足的旋前，使足部功能变得正常[14]。足跟撞击时，跟骨必须外翻才能达到垂直的位置[83]。

正常步态需要 10° 的背屈角度（图 23-51）。踝关节背屈不足可能导致足代偿性旋前增加，引起足和下肢疼痛。这种背屈角度的缺乏通常是由于腿部

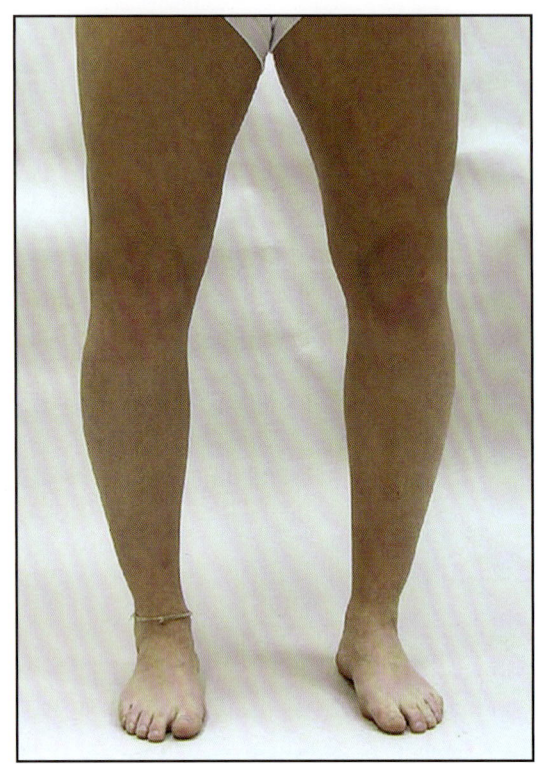

图 23-50　胫骨内翻，或称屈腿畸形

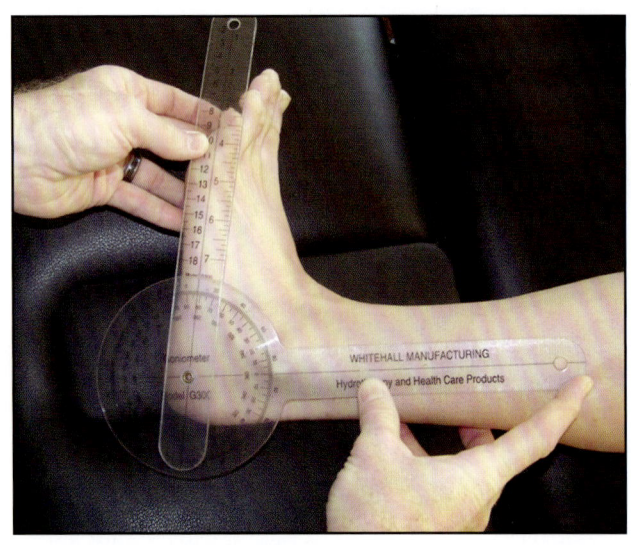

图 23-51　10°的背屈对于正常步态而言是必要的

后侧肌肉的紧张或关节运动障碍使距骨无法向后滑动。其他原因包括马蹄足，即前足平面低于后足平面[83]。这常发生于高足弓的人群中。这种畸形需要更多的踝关节背屈角度。当踝关节背屈不足时，需要在其他部位产生额外的运动，如跗中关节的背屈和腿的旋转。

### 康复要点

对于足过度旋前或旋后的患者，治疗的目标很简单，就是纠正与足核心系统的主动、被动和（或）神经子系统相关的生物力学缺陷。通过这种方式，临床医生确定了足弓过度变形或变形不足的可能性因素。同时，足部和下肢的精确生物力学分析应该确定那些需要异常代偿运动的畸形。在大多数情况下，错误的功能需求可以通过足部核心训练来纠正。

#### 控制旋前和旋后的足部核心训练

对于大多数足和踝关节损伤的患者来说，过度旋前是一个比过度旋后更为常见的问题。恢复核心系统功能的第一步便是纠正距骨的位置。足部核心训练的目标位置是负重时介于旋前和旋后状态之间的足中立位。这通常被称为距下中立位。要调整到这种体位，患者可以赤脚坐着，双足平置于地上，然后以胫骨内外旋为导向：胫骨内旋以完成足旋前，胫骨外旋以完成足外旋。再分别将第5跖骨头和第1跖骨头抬离地面。在反复练习这两个方向的运动后，患者将能够找到旋前和旋后之间的中点，这通常可以在第1跖骨头旋前接触地面时感受到。这个位置是所有足部核心训练的目标位置。通过旋前和旋后调整距骨，可以适当地恢复足弓形态[78]。

#### 被动足弓形态矫正练习

找到足中立位之后的一步是足弓形态的被动矫正训练。临床医生被动将患者的足弓抬高，此时患者需将足跟及足趾保持在足中立位来触地。通过抬高足弓，患者可以看到足弓缩短时的变化情况。这就成为了短足练习的基础（图23-52A和B）。

#### 辅助下的主动足弓形态矫正练习

在经过20次左右的被动矫正练习后，临床医生可以要求患者在被动辅助下收缩足内肌。这可以进阶为在患者矫正训练时主动收缩的末端位置给予被动辅助。这样做的目的是为了在抬高足弓的情况下，依然保持足中立位。对于自主激活足内在肌有困难的患者，足内在肌的神经肌肉电刺激（neuromuscular electrical stimulation，NMES）是恢复主动子系统自主控制的有效策略。随着患者的进步，他们可以尝试在NMES时进行主动收缩，也可尝试在减弱NMES强度的条件下保持收缩。

#### 主动足弓形态矫正练习

当患者可以完成足部内在肌的主动、随意收缩

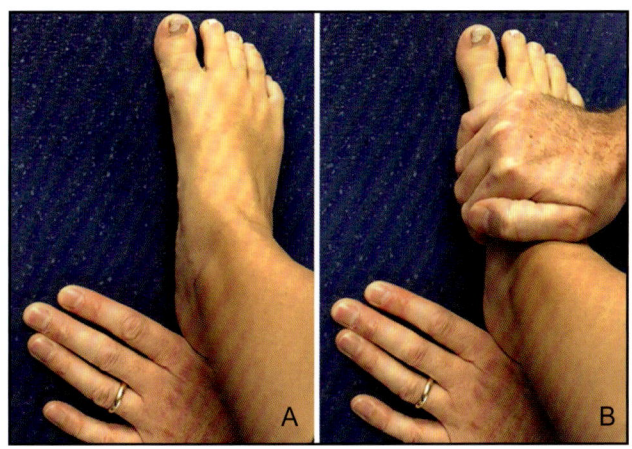

图 23-52　足弓形态矫正练习。在足核心训练中，将足被动地变为短足姿势是很重要的。（A）从足的中立位开始，（B）医生抬起足弓。在足趾远离基线时能够看到效果。临床医生重复这一过程 20~30 次，以确保患者知道当足弓抬起时脚部应该是什么样子。目的是帮助患者在没有帮助的情况下能够开始主动模拟短足姿势

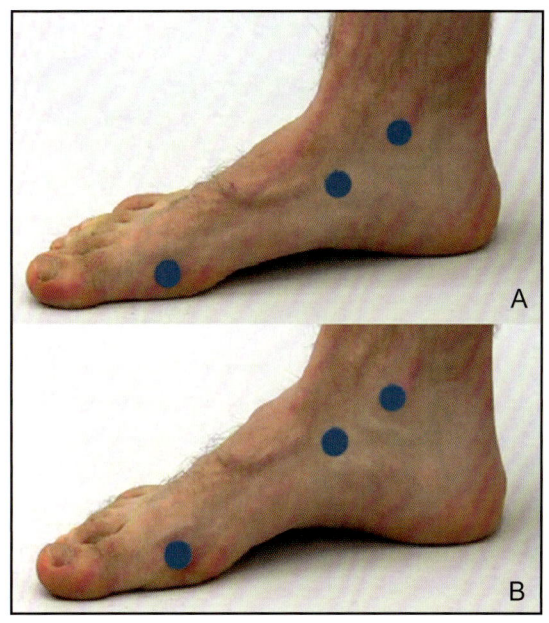

图 23-53　短足姿态。足底内在肌肉主动收缩，使足缩短，从而提升舟骨的高度

运动以提升足舟骨高度时，可以通过增加练习容量和练习要求来进阶，如从坐姿变为站姿，再进阶为单腿站立来提升练习的挑战性（图 23-53）。足弓形态主动矫正练习的目的是使足在姿势控制要求增加的条件下，依然能够保持足中立位。同时要注意代偿，包括使用足外在肌进行主动收缩。代偿的主要特征包括足趾屈曲（趾屈肌和踇长肌发力）或者出现胫骨前肌横跨收缩代偿。主动矫正练习应该是足内在肌向心收缩的结果，这些肌肉被激活后，足外在肌就能够更好地进行着地、前进和稳定。

### 有反应者和无反应者

尽管足核心训练对于足过度旋前的患者是有益的，但有些患者可能更需要被动足部核心子系统的支撑。如果患者在负重期间无法激活足内在肌或保持足中立位，那么足矫形器就是一个选择来控制足运动、减少被动子系统结构压力及恢复足部核心功能（图 23-54）。另一种情况下，如果患者的足是处于足弓不能变形和吸收力的过度旋后位，则可能需要外部支持以满足缓冲时的吸收功能需求。

矫形器的基本设定和足部核心系统相同——足在中立位被认为能够最有效地发挥作用，并且几项研究表明矫形器可以帮助降低损伤风险[32,36]。

一个好的矫形器应该有助于防止代偿问题出现，或者提供一个支撑平台以便于软组织的修复。矫形器通过"把地面抬至足底"来限制代偿性运动[55]。有三种类型的矫形器[55]：

1. 垫片和柔软灵活的毡垫（图 23-55）。这些柔软的嵌入物很容易制作，被提倡用于轻度的过度使用综合征。垫片对于钉鞋和滑雪靴这类的鞋特别有用，因为它们太窄而无法容纳矫形器。

2. 由具有弹性的热塑性塑料、橡胶或皮革制成的半刚性矫形器（图 23-56）。这些矫形器通常是由中性（根据中立位足）铸模制成，通常是为那些症状加重的患者使用的。对于那些运动中需要速度和跳跃能力的患者来说，这种矫形器一般也能够承受。

3. 功能性或刚性矫形器由硬质塑料制成并且也需要在足中立位铸造（图 23-57）。这种矫形器通常用于控制过度使用导致的症状。

许多运动防护师会做一个中立位模具然后放在盒子里，再寄到矫形实验室，几周后就能收到制作完成的矫形器（图 23-58）。若要进行一个完整的矫形手术，整个过程需要比制作矫形器更高的技术水平和大约 1000 美元的设备和耗材上的预算。

当收到矫形器后，必须留出时间让患者适应他或她的足部力学变化。建议第一天穿戴 3~4 h，第二天穿戴 6~8 h，第三天全天穿戴。体育运动只有

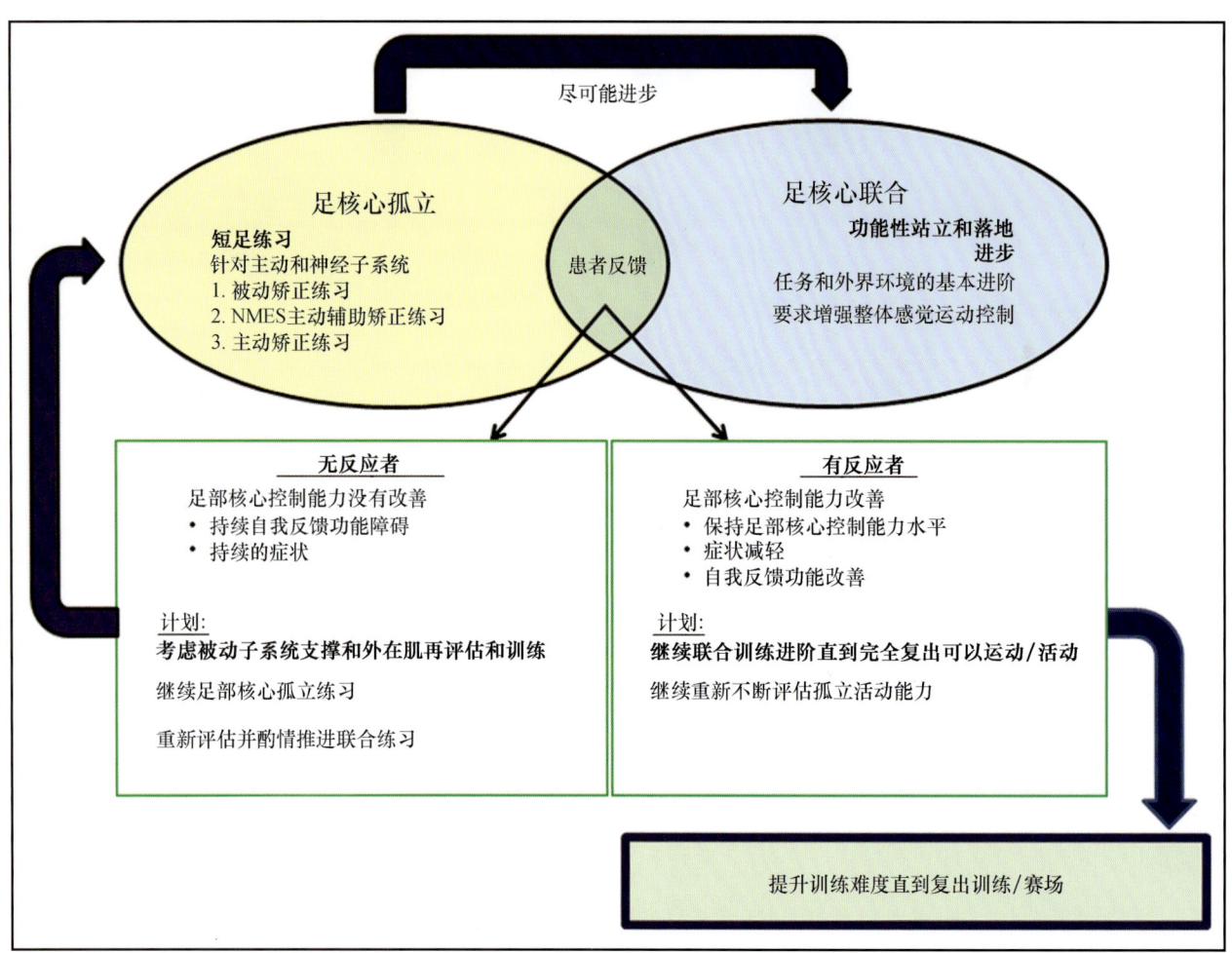

图 23-54　足内在肌训练的孤立-联合训练范式。随着患者的进步，评估他或她是否对孤立训练有反应是至关重要的。如果他或她的确做出了反应，则可以进行更高级的孤立和联合运动，为患者重返训练/赛场做好准备。如果患者没有反馈，则需考虑其他影响足核心稳定性的因素，如被动子系统和足外在肌肉，并酌情进行进阶。其中重要的是要认识到足核心系统的最终表现是多个子系统交互作用的体现。而训练足内在肌肉便是一种增强它们之间交互作用的手段（Reprinted with permission from McKeon PO, Fourchet F. Freeing the foot: integrating the foot core system into rehabilitation for lower extremity injuries. Clin Sports Med. 2015；34 [2]：347–361.）

在矫形器全天穿戴几天后才能开始进行[55]。下面详细介绍了评估足部生物力学、构建矫形器和选择合适鞋类的流程。

第一步是建立距下关节中立位，但建立这一位置的价值在文献中有很大争议。练习者和足部护理专家都始终难以建立距下关节中立位[91]。按照贯例，患者俯卧时一条腿屈曲处于4字位，另一条腿远端1/3悬空于床外（图23-59）。之后，运动防护师触诊腓骨前部的距骨和内踝（图23-60），同时足是内翻和外翻。距骨同样突出的位置被认为是距下关节中立位[55]。在此位置上，跟骨应该和跟腱中线对齐（图23-61）。任何超过2°~3°的偏差都被视为后足外翻或内翻畸形[118]。

在距下中立位，观察距骨头相对于足底表面跟骨的位置时，应该在轻度背屈位。前足内翻是引起过度旋前最常见的原因，是一种骨性畸形，此时内侧距骨头相对于跟骨平面内翻[84]（图23-47）。前足外翻是指外侧距骨头相对于后足向外翻转（图23-48）。站立时，足或距骨头必须以某种方式着地来承受重量，这就导致了步态生物力学部分所描述的代偿运动（图23-49）[84]。

穿鞋历来是解决足部力学问题的另一种好方法[80]。比如说，你可能听说过过度旋前的足需要一定的稳定性，所以适合旋前足的理想鞋型应该韧

第 23 章 足踝损伤的康复 541

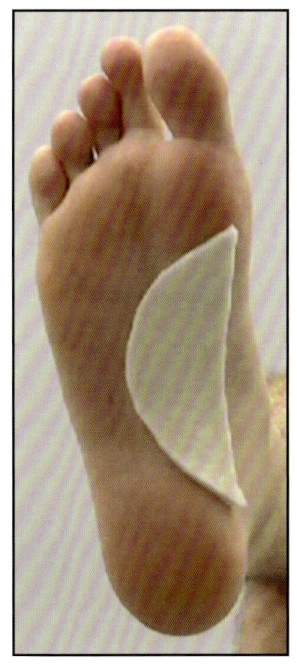

图 23-55 毡垫

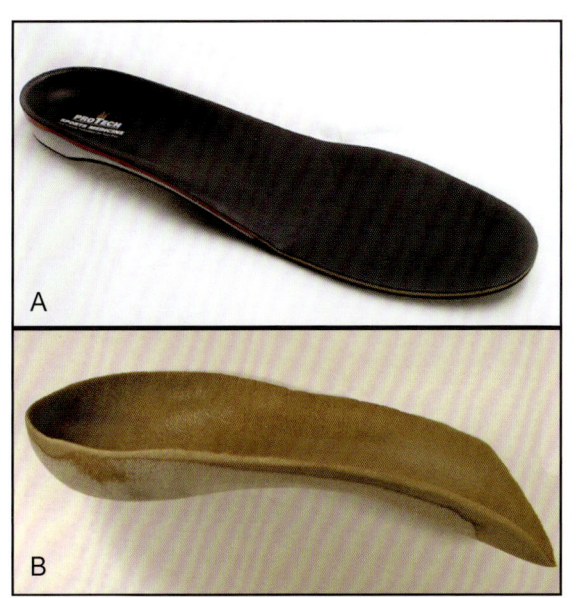

图 23-56 半刚性矫形器。（A）可热塑的商业矫形器胚料。（B）由热塑材料定制的矫形器

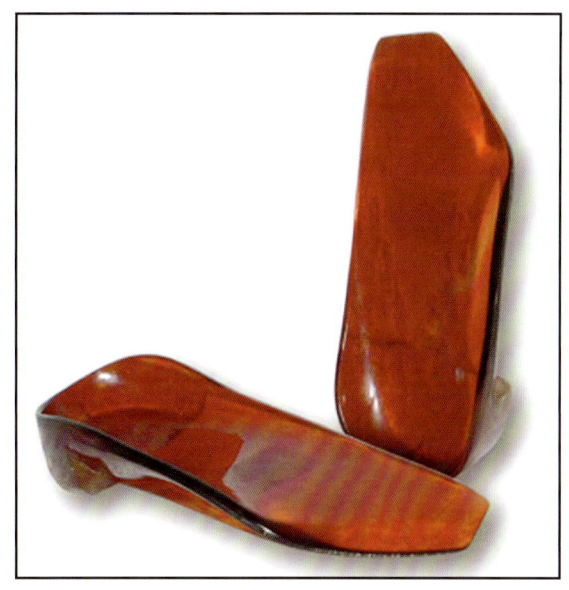

图 23-57 刚性矫形器（Reprinted with permission from It K Orthotics, Cedar Falls, Iowa.）

认为自己一定是足旋前，但是大多数人是因为正常步态的生物力学原因而磨损了鞋的这个位置。

### 姿态稳定性

当治疗患有足部和踝关节疾病或存在病理力学的患者时，必须解决稳定性这一功能需求，特别是膝关节、髋关节和躯干肌肉的稳定性[12]。如前所述，ROM、力量、柔韧性和感觉运动控制能力都是帮助恢复伤后正常功能的关键因素。同样，这些关节的正常功能在足/踝关节受伤后也很重要。有大量证据表明，在急性和复发性足/踝关节损伤患者中，近端肌肉组织的力量和感觉运动控制能力都发生了改变。考虑到动力链中的相互关系，这并不奇怪，但这也是足/踝关节伤后康复中经常被忽视的一个方面。因此，姿态稳定性训练最初的重点是减少站立时足/踝关节、膝关节、髋关节和腰椎骨盆核心区的活动。请记住，稳定性是通过肌肉在着地和前进之间快速切换中获得的。传统上的姿态稳定性训练是从患者双眼睁开、双脚站立在稳定平面上开始的，然后逐渐进阶为睁眼单腿站立，最后变为闭眼单腿站立（图 23-32）。接下来，参与者会进行在不稳定平面上的静态站姿练习和（或）在稳定平面上的动态练习（图 23-32 到图 23-35）。不稳定平面包括泡沫软垫表面（图 23-32A）、BOSU 球（图 23-32B）、BAPS 板（图 23-32C）或摇摆板（23-32D）。

性较差且具有良好的后足控制能力。然而，绝大多数的科学证据表明，任何被设计出来的鞋子都不具备厂家在宣传时所描述的优点。但是鞋子的磨损样式却可以是一个很重要的诊断工具。例如，足过度旋前的患者的跑鞋底面经常是在第二跖骨处产生磨损（图 23-62）。鞋子的磨损样式经常会被患者误解，因为他们磨损了鞋底足跟处的后外侧边缘，他们便

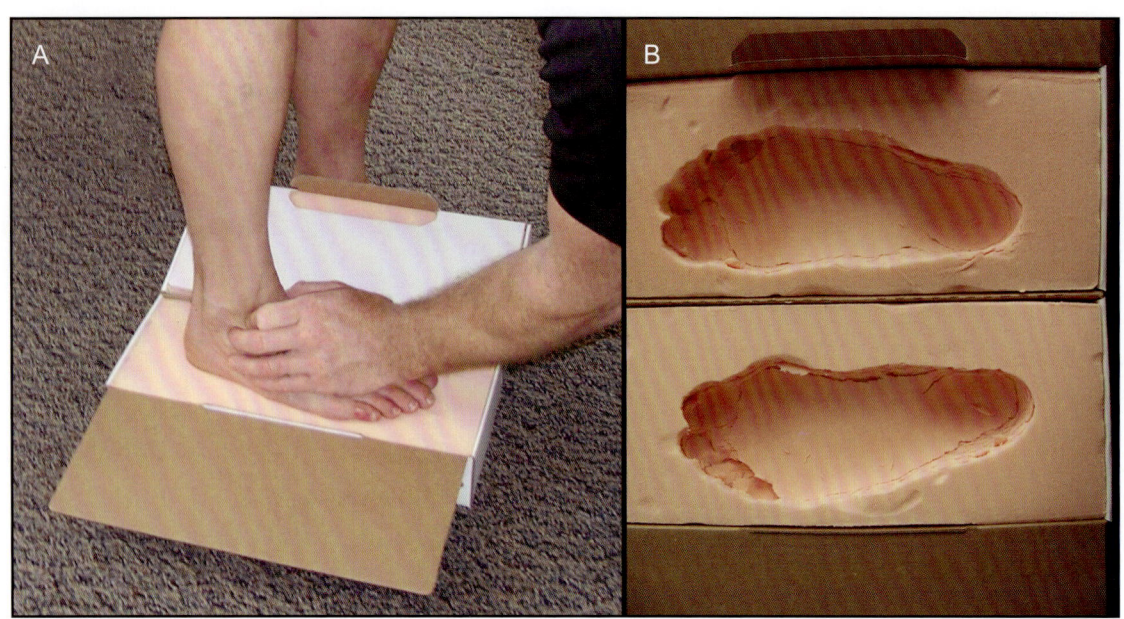

图 23-58　制作模具。（A）患者踏入一块泡沫，在踝关节处于中立位的情况下制作一个足印。（B）将模具放入盒子中并送到制造商处制作一个矫形器

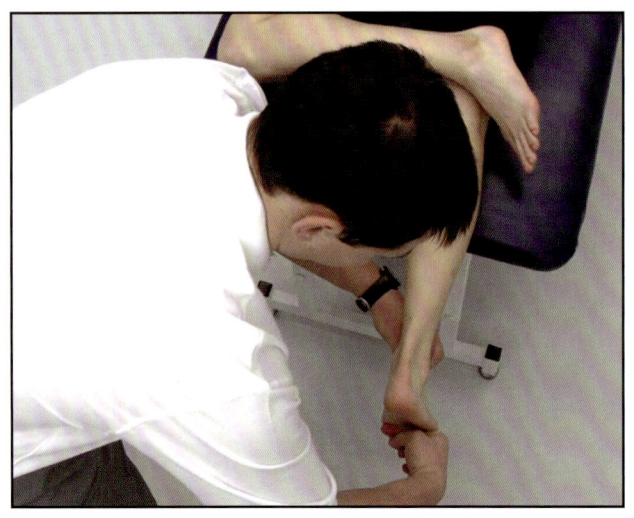

图 23-59　检查位置为中立位

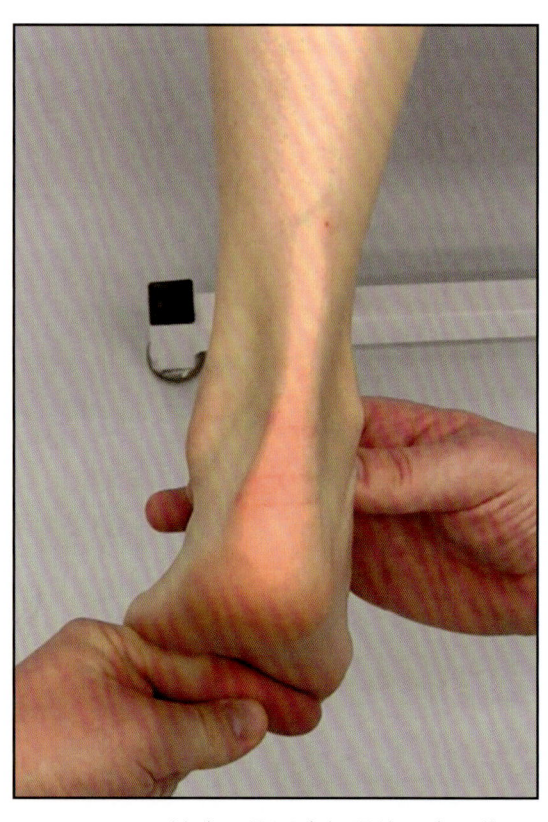

图 23-60　触诊距骨以确保踝处于中立位

最近有证据表明，手法治疗，包括踝关节关节松动技术和足底按摩，也可以改善姿态稳定性[49,67,81,122]。由于它们的多模式效应，在康复进程的早期将这些干预措施纳入进来有助于帮助恢复 ROM 和感觉通路。肌肉骨骼的损伤，包括足/踝关节复合体的损伤，会损害躯体感觉受体，导致患者更加依赖视觉信息（即更少地依靠躯体感觉信息）[105,123]。然而，尽管传统的平衡训练项目能够改善姿态控制水平，但似乎没有减少这种视觉依赖[106]。支撑面稳定性的降低和单腿站立会增加患者对于视觉信息的依赖，这可能是传统平衡训练只能产生如此效果的原因[45,56,69]。这就提示我们在平衡训练中应该尽早关注闭眼训练，使患者摆脱视觉依赖[106]。

平衡固然重要，但平衡只是运动感觉控制的一个方面，而适当的肌肉激活则是另一方面。在处理

学影响[22,35]。

更详细的信息可以在前面几章中找到，包括腰腹核心、髋关节和膝关节。存在许多闭链运动可以用来促进对于近端关节的控制。虽然我们提供了几个控制性练习的例子，但这些练习应该根据实际情况进行调整和修改，以适应运动员的特定运动需求。双侧和单侧的下肢推举（图23-36）和迷你深蹲（图23-37）鼓励负重，并且鼓励在功能锻炼中将力量和平衡需求转化为合适的神经肌肉控制。单腿站立踢腿时，使用非支撑腿进行外展、内收、伸展和屈曲并且用患肢进行负重，也可以增加患者的力量和平衡能力，同时迫使患者的身体学习正确的肌肉放电模式。这可以独立完成或在器械上进行（图23-35）。虽然有时难以确定神经肌肉控制是否改善以及如何改善，但请记住，神经肌肉控制驱动运动生物力学，因此，运动质量的改善也就代表了患者感觉运动控制能力的潜在变化，以满足着地、前进和稳定性站立的功能需求。

### 感觉动作控制训练

感觉动作控制训练包含了几个重要的元素（例如：感觉信息源的可用性，肌肉的激活和协调，它们之间的中枢处理），这些都是成功恢复运动能力所必需的[120]。康复阶段中，所有的功能要求（着地、前进和稳定性站立）被整合协调，以达到完成特定任务和应对环境挑战的要求。单腿支撑时姿势稳定能力的下降是反应感觉运动控制能力受损的一个良好指标，并且与踝关节损伤风险增加有关[113,119]。因为涉及到足部核心系统的感受器受损，所以脚踝扭伤被认为是改变了足周围进入中枢神经系统的感觉信息。反过来，这又被认为是影响了感觉运动系统协调足部核心活动子系统和更近端肌肉和关节的能力，并且进一步影响了整合功能要求具有的有效运动策略的能力。逐渐挑战着地、前进和稳定性站立功能的感觉运动训练不仅可以改善运动和日常活动中的自我反馈功能，而且可以减少踝关节再次扭伤的风险[31,50,74,75,82]。有新的证据表明，这些改善可能是生理上的（感觉动作控制增强），同时还有心理上的（例如，对某项运动的掌握感）。感觉运动训练可以用于预防损伤，但对于有既往损伤史的患者来说是最具损伤防护效果的[82]。就像ROM、力量和姿态稳定性训练需要长时间持续一样，也应该

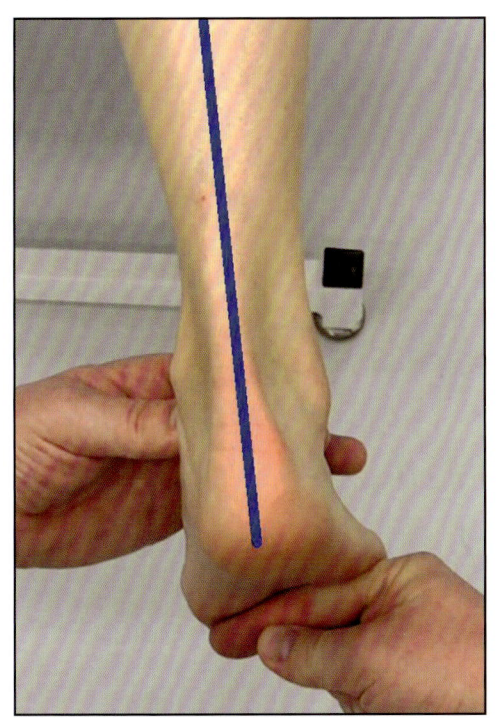

图 23-61　将腓肠肌和跟骨后部一分为二的标志线

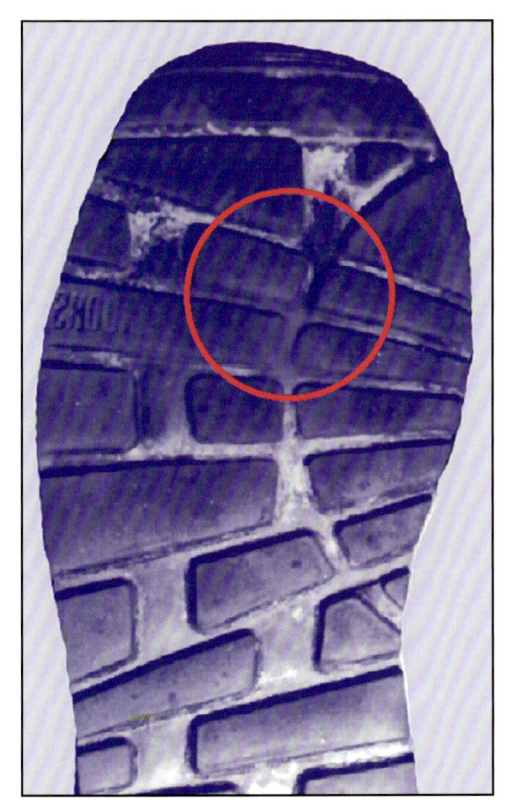

图 23-62　跑鞋的前脚掌展现了典型的旋前磨损模式

肢体近端运动相关功能障碍的患者或对其进行诊断时，检查足部和踝关节是很重要的。人们普遍认为，当足与地面接触时，会对人体的运动链产生生物力

鼓励患者在康复训练结束后继续感觉动作控制训练，因为训练持续的时间越长，防护效果越好。

最后，除非患者展现出有能力持续且正确地完成较低水平的运动控制训练，否则不要将他或她的训练水平进阶到更困难的阶段。良好的感觉运动控制训练是有意练习的结果。在任何水平上的不协调表现都表明患者的感觉运动系统仍在努力确定实现运动目标的最佳运动策略（如不失去平衡的单腿深蹲）[77,120]。

### 临床决策练习23-1

一名21岁的业余篮球运动员昨晚遭受了Ⅱ级外侧脚踝扭伤。这是他3年来第3次同样的损伤。他最初的症状是有限的肿胀、疼痛和ROM丧失。距骨倾斜和前抽屉测试均为阴性。患者说，以前做过的康复包括力量训练和ROM练习。运动防护师能够建议进行哪些额外的康复运动来减少这种损伤复发的可能性呢？

**感觉动作控制的功能性进阶训练**

功能性康复练习应该包括一些由易到难的活动，即周围环境线索从可预测到不可预测（见第16章）。感觉动作控制训练一般开始于康复过程的早期，因为此时患者已经可以部分负重。当行走不会产生实质性的疼痛和跛行时，就应该开始完全负重了。同样，只要奔跑时不会跛行和（或）疼痛，就可以开始跑步了。无痛跳跃，通常是平衡训练的一种进阶，也可以视为决定跑步时机的参考。在泳池中锻炼，减少了对着地、前进和稳定性的要求，从而降低了对患者承受全部体重的能力的需求，如果条件允许的话，这是一种很好的训练方式。在泳池中，患者可以在背心支撑和专注于正确跑姿的情况下进行原地跑步。最后应该将患者移至浅水区，以使足部/踝关节承受更多的重量。如果有一个水下跑步机的话，这时也可以使用。然后可以进阶为在一个平整的地面上跑步（更复杂的任务要求），最好是一条跑道（可预测的环境）。最初，患者应该先在直道慢跑和弯道快走，然后再发展为在整个跑道中慢跑，在直线跑中也可以逐渐将速度提高到冲刺水平。变向练习可以从直径递减的圆或8字开始。在尝试交叉步和侧滑步之前，可以设置障碍桩让患者走"之"字形。

患者冲刺跑到一个指定地点，然后迅速进行侧切或侧步。当跑到位后，切入应该在没有警告和他人指令的情况下完成。纵跳和跳步练习应该先从双腿同时进行，之后再逐渐变为只有患侧支撑。上述练习只是代表基本的功能性动作，但不一定是专门用于某项运动的。在可能的情况下，应将专项动作训练添加到神经肌肉控制训练和功能训练中。例如，让足球运动员做一个迷你深蹲后，紧接着完成一个界外发球；或者让橄榄球外接球手完成一个8字绕环跑后接一个球。这些特定于某项运动的任务会将运动员的注意力从康复训练中转移开，为他或她的运动项目创造了一个更符合实际的训练环境。

患者可以以不同的水平来进行每一个功能性练习。例如，一个功能性练习可以半速完成，另一个则以全速完成。一个具体的例子是，患者在跑道的直道上全速奔跑，而在做8字绕环时降到半速。重要的是要记住，虽然具有功能性，但这些练习都是在可控环境下进行的。因此，训练的最后一步应该是部分回归赛场，包括各种"低"风险的个人训练和（或）团队训练，使患者能够在更贴近比赛的情况下完成特定的运动任务（即更快和不可预测）。

### 回归运动的标准

来自一般人群的前瞻数据估计，40%的踝关节扭伤患者会再次扭伤[23]。在参加多种体育活动的人群和体育活动频繁的儿童中，有很多系统评价支持这一数据[70,102,108]。尽管已经知道这些，但在确定踝关节扭伤或其他足部疾病的复出标准时，医务工作者之间并没有达成共识。此外，没有证据表明各类医务工作者使用的标准或任意的时间节点（例如，恢复到相对于健侧的80%）是表明患者复出后不会面临更高的损伤风险的有效指标。

鉴于这方面信息的完全缺乏，我们建议复出应该基于充分性和对称性，并进行系列评估以确定充分性和对称性得到了满足。充分性是指在给定测试中达到最小阈值。例如，患者应该能够使用患肢无痛或无困难地跳跃至少60 cm。对称性意味着康复后的患肢和健肢之间实现平衡。例如，患者应该能使康复后的患肢跳跃水平至少达到健肢水平的80%。这些评估应该随着时间推移重复进行，因为运动员在某些测试中的表现会在康复后即刻达到最高水平，如果运动员没有持续该类训练，其运动能力则会随着时间的推移慢慢下降。

虽然没有统一的标准，但我们建议对以下方面的充分性和对称性进行评估，因为它们是下肢损伤中的可改变危险因素：

- ROM。负重箭步蹲试验是一种可靠有效的踝关节背屈活动度临床测量方法。确保在完全屈曲和无痛条件下进行。
- 力量应该是足够和对称的，但充分性的阈值会根据所涉及的肌肉和所做的测试而有所不同。
- 姿态控制应该是充分和对称的，但充分性的阈值也会根据使用的任务和结果测量的方法而有所不同。星状偏移平衡测试可能是最好的临床导向的平衡评估方法，有证据支持将它作为损伤风险的参考标准[41,42,93]。
- 功能性能力，如纵跳落地、跳跃测试、深蹲和其他专项技能应该要以足够的速度、力量和熟练度来完成，但双侧下肢在测试中应该平稳。虽然有很多不同的测试在文献和临床中得到使用，特别是跳跃测试，但是没有任何证据可以证明哪个测试最优。
- 自我报告也是一个有效标准（即患者自我报告的结果），但是要注意在足部和踝关节区域的任何验证性问卷中都没有确定的复出节点（例如：下肢功能量表，足部和踝关节能力测试，运动踝关节评分系统）。

# 常见足踝病患及康复

## 踝关节扭伤

### 病理力学和损伤机制

踝关节扭伤是运动医学中最常见的损伤之一[34,51]。踝关节韧带损伤可根据损伤部位或损伤机制进行分类。

#### 内翻扭伤

迄今为止最常见的一种损伤是内翻扭伤导致的外侧韧带损伤。外踝扭伤在田径和球类运动中尤其常见。据报道，非接触性外踝损伤比接触性损伤更为常见[24]。脚踝扭伤的实时生物力学分析已经证实，踝内翻扭伤机制是内翻和内旋角度的急剧增加，可能伴随跖屈的发生[37,66,110]。距腓前韧带是3条外侧韧带中最薄弱的。它的主要功能是防止距骨向前脱位，常在内翻跖屈内旋位受伤[60,111]。随着内翻应力增加，跟腓韧带和距腓后韧带受伤的可能性随之上升。单纯距腓前韧带损伤占外踝损伤的66%，距腓前韧带和跟腓韧带同时损伤的概率为20%[13]。由于距腓后韧带能防止距骨向后脱位，且背屈损伤需要巨大的力，因此距腓后韧带不常发生损伤。内翻扭伤或称之为外踝损伤常被认为是轻度的、无足轻重的伤害，因为事实证明超过50%外踝损伤是非时间损失性损伤[99]。除了外侧韧带的损伤，其他软组织（如距下关节韧带撕裂和三角韧带挫伤）和骨性结构常在损伤机制中受损。例如，44%~75%的外踝扭伤伴随距骨挫伤，需要花几周时间来恢复。除非保守治疗无效，大多数外踝扭伤不考虑手术修复。发生在高水平运动员身上的严重外踝扭伤可能需另做考虑。

#### 外翻扭伤

主要因为骨与关节的解剖结构差异，踝关节外翻扭伤比内翻扭伤少见。如前所述，外踝比内踝更接近地面，加上坚韧的三角韧带，防止了过度外翻的发生。外翻损伤往往在三角韧带撕裂前会发生胫骨撕脱性骨折[111]。尽管外翻损伤更加少见，但它的严重程度更高，比起内翻损伤需要更多时间去恢复[11]。

#### 下胫腓联合韧带损伤

胫腓远端关节的单独损伤被称为下胫腓联合韧带损伤。胫腓前、后韧带位于胫腓骨远端之间，向上延伸至小腿，称为小腿骨间韧带或胫腓联合韧带[87]。韧带联合扭伤比你过去所认识到的更为常见。这些韧带撕裂伴外旋增加或强制背屈，经常伴有内侧和外侧韧带复合体的严重扭伤[109]。最初的韧带撕裂发生在踝穴以上的远端胫腓韧带。随着破坏力的增加，更近端的骨间韧带撕裂[87]。该问题的治疗基本上与内侧扭伤或外侧扭伤相同，不同之处在于较长时间的固定和较长时间的负重困难。韧带联合扭伤是非常难以治疗的，通常需要数月才能痊愈。由于这种类型的踝关节扭伤的复杂性，使用手术稳定的可能性大大增加。当负重位X线片显示胫腓联合潜在分离时，需要手术干预[90]。有许多不同的手术选择，但没有一种特定的方法比另一种更好。

### 扭伤严重程度

传统上使用多重分级量表（例如，根据韧带的创伤程度或韧带的数量），但目前没有确定扭伤严重程度的金标准。然而，踝关节扭伤的诊断影像线索较少，因此不可能准确地确定涉及韧带的数量或特定韧带的损伤程度。由于缺乏影像学检查，我们建议根据临床表现对踝关节扭伤的严重程度进行分级。1级或轻度扭伤表现为轻微肿胀和压痛，轻度或无功能丧失，无机械不稳定。2级或中度扭伤表现为中度疼痛、肿胀和压痛；关节运动受到一些限制；以及轻度到中度的不稳定。3级或严重扭伤会出现明显的肿胀、出血、压痛和功能丧失，关节不稳定显著增加，关节活动度减少[4]。然而，必须指出的是，该量表没有考虑到患者间的个体差异和症状表现的差异性。简而言之，踝关节扭伤的分级在很大程度上仍然是主观的，不同观察者之间的共识也不尽相同。

> **临床决策练习 23-2**
>
> 一名19岁的排球运动员在击球时扭伤了右脚踝。损伤机制为外旋和背屈。最初的疼痛发生在踝关节踝穴上方的胫骨和腓骨之间，并在胫骨和腓骨之间向上延伸到小腿的1/2处。这些症状对教练员评估患者在2周后参加联盟冠军赛的可能性有什么影响？

### 慢性踝关节不稳

根据前瞻性数据，在普通人群中，40%的外侧踝关节扭伤会发展为慢性踝关节不稳（chronic ankle instability，CAI）[23]。CAI在一些包含变相和落地的运动项目中也非常普遍（＞25%）（比如篮球、足球、排球），尤其是对于在大学和高中有过受伤史的人[2,108]。在表演艺术中，超过50%的有踝关节扭伤史的舞者患有CAI[102]。CAI通常被定义为存在残留症状、反复扭伤和踝关节打软[21]。经典CAI模型整合了机械性不稳（踝关节韧带损伤后的病理性松弛）和功能性不稳（感觉运动功能障碍导致的打软感）的概念，但应该注意这些概念并不相互排斥[46]。最近，CAI的定义更新，表示这些症状应在最初扭伤后至少1年出现[21]。当前的CAI模型建立在以前的模型之上，以突出CAI的多样性[48]。

随后，CAI的新模型包含了7个子组。CAI产生的原因尚不清楚。一种假设是，外侧踝关节扭伤是一种无足轻重的损伤，导致许多人不寻求治疗。大约50%的普通人群和超过50%的踝关节扭伤运动员没有寻求治疗[59,76]。另一个假说是，外侧踝关节扭伤后初期提供的保护性不足。运动员是否完成了适当的练习？他们制动的时间长到足以让组织愈合吗？他们是否完成了足够的训练量来使踝关节适应？有趣的是，超过50%的外侧踝关节扭伤是非时间损失性伤害[99]，因此，医生认为外侧踝关节扭伤需要时间才能痊愈仍然是一个重大问题。CAI患者有感觉（如皮肤敏感性变差、关节位置感变差）和运动障碍（如平衡障碍、力量减弱、运动模式改变）[47,120]，但传统的CAI（以及急性外踝损伤）康复方案试图仅通过运动途径（如力量训练、平衡训练[11,13]）修复这些适应的代偿能力。但最近的研究表明，专注于感觉-目标策略的项目（如手法治疗）也可以改善与CAI相关的损伤。最重要的是，针对感觉运动障碍的综合治疗对这一人群更加有效[3,16,68,92,115-116]。

## 踝关节骨折与脱位

### 病理力学和损伤机制

当处理踝关节损伤时，运动教练必须时刻注意可能发生的骨折。足踝骨折通常会立即产生肿胀。踝关节骨折可能发生于与踝关节扭伤类似的几种机制，最明显的是撕脱伤或压缩力。内翻机制（即踝关节外侧扭伤）可伴有外踝或第五跖骨基底部撕脱伤或内踝压缩性骨折。外踝骨折往往比外翻扭伤更容易发生，因为外踝延伸到距骨远端。然而，这并不意味着内侧踝关节扭伤不存在。

骨软骨骨折和骨淤伤常并发于踝关节扭伤。骨软骨骨折也可称为距骨穹窿骨折。一般情况下，它们要么是无移位骨折，要么是压缩性骨折[40]。

虽然踝关节扭伤和骨折十分常见，但踝关节和足的单纯性脱位（即不伴随骨折的脱位）在运动中很少见，骨折+脱位需要切开复位和内固定。影像学诊断可用于确认踝关节骨折。除此之外，渥太华踝关节准则（Ottawa Ankle Rules）可用来帮助排除足踝骨折。

## 康复计划示例

### 踝扭伤

**损伤情况**：一名30岁的女室内足球爱好者在经历了1级脚踝扭伤后试图右脚踝着地。受伤发生在她到达运动训练诊所前1小时。因为渥太华踝关节准则损伤诊断是阴性的，所以没有要求做X线检查。

**症状和体征**：徒手检查结果包括：①轻微肿胀和距腓前韧带触痛，②前抽屉试验阴性，③距骨倾斜试验阴性，④主动关节活动度：背屈0°，跖屈50°，内翻0°，外翻20°。

**处理方案**：总体目标是减少遗留的炎症，开始进行ROM和力量训练，注重本体感觉和神经肌肉控制，并实施重返运动计划。

**第一阶段：控制炎症、肿胀和疼痛以协助优化治愈条件**

**目标**：控制疼痛，限制肿胀，恢复ROM。

**时长评估**：因人而异，但对于1级踝关节扭伤通常需要1～3天。

使用POLICE原则（保护、最佳负荷、休息、冰敷、加压、抬高患肢）来处理急性炎症阶段的症状。使用贴扎/支具可以在早期负重的同时保护愈合中的韧带不受进一步运动的影响。可以开始进行锻炼，着重于跖屈和背屈。在这一阶段应避免内翻外翻练习，以保护愈合中的韧带。在整个康复过程中，可能需要其他形式的训练来维持心血管功能。这可能包括游泳、骑自行车、水中跑步和上半身功率自行车等运动。

**第二阶段：恢复灵活性和稳定性**

**目标**：恢复全方位ROM和力量，加强神经肌肉控制。

**时长评估**：因人而异，但对于1级踝关节扭伤一般需2～9天。

POLICE原则可以继续用来控制肿胀和疼痛，并且更强调最适负荷原则。所有平面都要进行ROM练习。加强锻炼不仅要针对踝关节周围的肌肉组织，还要针对足内在肌，以及臀部和核心的肌肉组织。应在POLICE框架内尽量鼓励完全负重。在耐受的情况下，非负重和负重的神经肌肉控制训练可以尽早开始。

**第三阶段：功能需求完全恢复**

**目标**：感觉运动控制的恢复和专项/功能性运动的恢复。具体标准要遵循治疗师精心制订的重返赛场的运动计划。

**时长评估**：因人而异，但对1级踝关节扭伤通常5～14天。应该继续强调力量和神经肌肉的控制，但更多的是功能性和专项性的锻炼。在进行更剧烈的运动时，可能需要支具和贴扎的形式进行保护，或提供额外的心理支持。

**问题讨论**

1. 如果患者是高中校队运动员或年轻足球运动员，康复计划会如何变化？
2. 如果患者踝关节内侧发生相同等级的扭伤，康复计划会如何变化？
3. 描述针对这个患者的神经肌肉控制方案
4. 如果患者胫腓韧带和骨间膜损伤，恢复时间如何变化？

## 康复要点

如前所述，治疗无移位的踝关节骨折时，在骨折愈合前应特别强调保护。典型例子包括在早期负重时穿短腿步行石膏或靴子6周。移位性骨折采用切开复位和内固定治疗。切开复位和内固定后，应使用后夹板，使踝关节处于中立状态，患者应在2周左右的时间内不负重。任何类型的骨折的康复都应遵循前面描述的一般计划，但有一个例外。较长的固定时间可能意味着更积极的方法，要通过拉伸和踝关节松动来恢复 ROM。

如果骨软骨骨折移位且出现碎片，需要手术取出碎片。在其他情况下，如果碎片在 1 年内没有愈合，可以考虑手术取出[40]。术后康复可以根据前面描述的计划进行。

### 康复进程

在固定期间，应尽量控制肿胀和处理伤口。到 2~3 周时，患者可使用短腿行走支架（图 23-63），允许部分负重。ROM、力量和感觉运动训练可以在这个阶段完成。在 4~6 周时，患者可以根据骨愈合情况完全负重。运动应该在组织愈合的基础上进阶，并最终在已经实现完全负重的情况下结合功能性运动。在恢复完整功能的过程中，考虑的关键因素是重心转移的完整性。固定后，一定要注意关节运动学限制，这些限制可能会限制踝关节重力转移中踝关节背屈时距骨向后滑动和前足重力转移中第一个跖趾关节的背屈滑动[53]。

### 回归运动标准

前述的回归参与运动的标准可用于踝关节骨折和错位。

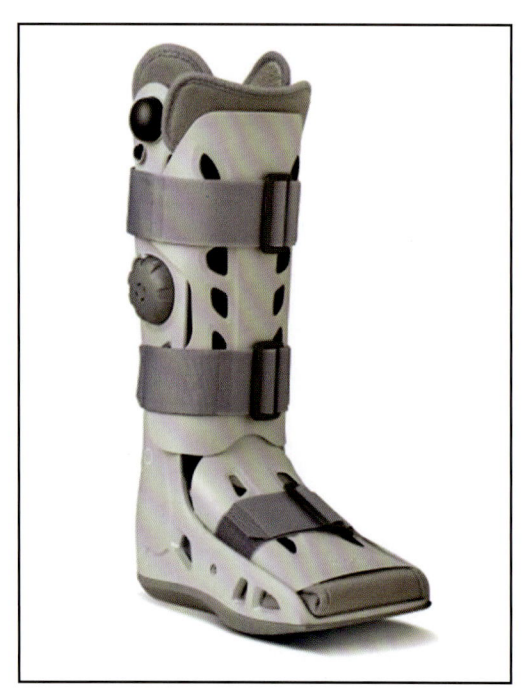

**图 23-63** 短腿行走支架

## 腓骨肌腱半脱位和脱位

### 病理力学

腓骨短肌腱和腓骨长肌腱通过腓骨后方腓骨上支持带下的腓骨沟。腓骨肌腱脱位可能是由于上支持带破裂或支持带将骨膜从外踝剥离，造成支持带松弛。腓骨沟的大小或形状似乎与腓骨肌腱的不稳定性之间没有解剖学上的相关性[71]。腓骨远端外侧嵴撕脱骨折也可能伴随腓骨肌腱半脱位或脱位。

### 损伤机制

腓骨肌腱半脱位可由任何机制引起的腓骨肌肉突然性强力收缩产生，包括踝背屈和足旋前，特别是在踝关节重心转移时[71]。这迫使肌腱前移，破坏支持带并可能导致外踝撕脱性骨折。患者经常会听到或感觉到"啪"的一声。另外，腓骨半脱位与外侧韧带扭伤或撕裂的区别在于腓骨半脱位伴随腓骨肌腱压痛和外踝后区肿胀和淤斑。在主动外翻时，可观察和触诊腓骨肌腱半脱位。当急性症状消退后，这种现象更容易被观察到。患者通常会抱怨慢性"打软"或弹响声。如果在初步评估时发现肌腱脱位，应减少使用内翻和跖屈以免对腓骨肌腱施加压力[71]。

### 康复要点和进程

复位后，首先应将患者的脚踝加压包扎，并在外踝上绑扎一个锁孔形状的垫片，对腓骨肌腱施加温和的压力。一旦急性症状减轻，患者应在跖屈位打短腿石膏并避免负重 5~6 周（图 23-63）。如前所述，积极的康复包括足核心训练，可以在石膏拆除后开始。在发生撕脱伤的情况下或当这成为一个慢性问题时，保守治疗不太可能成功，需要手术防止相关问题的再次发生。许多手术方法可以使用，包括修复或重建腓骨肌上支持带，加深腓骨长肌腱沟，或改变肌腱走向。术后，患者应穿无负重短腿石膏约 4 周。康复过程与踝关节骨折相似，并更加强调外翻时腓骨肌腱的加强[71]。

### 回归运动标准

前述标准也可用于评价腓骨肌腱半脱位或脱位后能否回归运动。这种损伤通常需要 11~13 周的时间来恢复。

### 临床决策练习 23-3

一名患者近期发生 II 级外侧踝关节扭伤后，开始他感到"弹响"的感觉，同时伴有踝关节的"打软"。X 线检查是阴性，查体显示 ROM 正常，但外踝后部，特别是后踝区域有触痛和轻微肿胀。这种"弹响"和"打软"的可能原因是什么？

## 肌腱腱病

### 病理力学和损伤机制

踝关节周围的肌腱发炎是一个常见的问题。最常累及的肌腱有胫后肌腱、胫前肌腱和跟腱[8]。肌腱腱病可能是由单一原因引起的，也可能是由一系列的机制引起的，包括足部力学缺陷、不合适的鞋子、急性创伤、足跟复合体紧张或错误训练。错误训练包括训练强度太高或太频繁，改变训练场地，或训练计划中活动的剧烈变化[8]。患有肌腱腱病的患者可能会主诉疼痛，包括主动运动痛和被动拉伸痛，肌腱周围肿胀（如果是肌腱炎），运动时出现骨擦音，以及一段时间不活动后出现僵硬，尤其是在早上。

### 康复要点和康复进程

最重要的是判断患者是患有肌腱炎（炎症）还是肌腱变性（退变）。在肌腱炎康复的早期阶段，组织应该休息，这样炎症过程就可以完成它应完成的任务。如果症状一出现就开始休息和治疗，肌腱炎通常会在 10 天至 2 周内痊愈。然而，许多肌腱炎病症会持续整个运动赛季，因为医生试图平衡休息和积极参与训练带来的负荷。长期的炎症会导致肌腱变厚，并显著增加肌腱破裂的风险。在较长的休息时间内，仍应追求最佳负荷。如果错误的足部力学是肌腱病的一个原因，穿戴一个合适的矫形支具或贴扎可能是有效的，以减少在日常生活和运动中对肌腱的压力（图 23-64）。

对于肌腱变性，锻炼应该以增加血液循环为目的，来增加愈合中的肌腱的营养供应。对于所有情况的肌腱变性，多年来，离心运动一直是推荐的治疗选择。然而，最近的研究质疑这是否是唯一应该使用的方法[7]。

### 回归运动标准

可以使用前述的回归运动的一般标准，并尤其

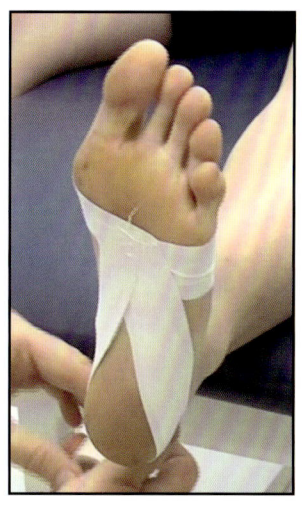

图 23-64　用于足弓支撑的 low-dye 贴扎

要注重解决疼痛问题以及进行无痛的运动。

### 临床决策练习 23-4

一名 14 岁的越野赛跑运动员被诊断为第二跖骨应力性骨折。8 周后，她准备恢复跑步。足部生物力学检查显示前足中度内翻畸形。负重时舟骨变形明显，跟骨中度外翻。当她重返运动时，她需要什么样的鞋子？

## 足部应力性骨折

### 病理力学和损伤机制

足部最常见的应力性骨折包括舟骨骨折、第二跖骨骨折（行军骨折）和第五跖骨骨干骨折（Jones 骨折）。舟骨和第二跖骨应力性骨折容易和足过度旋前（足弓变形）同时发生，而第五跖骨应力性骨折往往发生在更僵硬的旋后位足（缺少足弓变形）[52]。

#### 足舟骨应力性骨折

跑步时足过度内旋的人很可能发展成舟骨应力性骨折。在跗骨中，舟骨是最容易发生应力性骨折的。这说明，相比起主动子系统通过离心收缩满足着地的功能需求，足舟骨应力性骨折是被动子系统结构吸收应力导致的损伤。

#### 第二跖骨应力性骨折

第二跖骨应力骨折最常发生在跑步和跳跃运动中。和其他与过度使用有关的足部损伤一样，最常见的原因包括后足内翻和前足内翻结构畸形导致过

度旋前、错误训练、训练场地地面的改变和穿不合适的鞋。第二跖骨基底部向近端延伸至远端跗骨，并由骨结构和韧带支撑保持刚性和稳定。第二跖骨尤其容易受过度旋前导致的压力增加，这导致足活动度过大。此外，如果第二跖骨比第一跖骨长，就像 Morton 趾一样，理论上来说它在跑步过程中会承受更大的应力。骨骼扫描，相比标准的 X 线片，通常是诊断所必需的。

### 第五跖骨应力性骨折

第五跖骨应力性骨折可发生于过度使用、急性足内翻或高速旋转应力时。Jones 骨折发生于第 5 跖骨骨干，通常是应力性骨折的后遗症[94]。患者抱怨足部外侧边缘有刺痛，经常说自己听到了"弹响"声。由于曾有过不良血供和延迟愈合，Johns 骨折可能导致骨不连，需要较长时间的康复。

## 康复要点

应力性骨折的康复应集中于确定和减轻诱发原因。第二跖骨应力性骨折可以通过调整休息和非负重运动，如游泳池跑步（图 23-38）、功率自行车（图 23-39A）和上肢功率自行车（图 23-39B）或心肺功能锻炼 2~4 周，来进行恢复。接下来，在 2~3 周的时间里，使用合适的矫形器和合适的鞋子，逐步恢复到跑步和跳跃运动。舟骨和第五跖骨近端应力性骨折通常需要更积极的治疗，非移位骨折需要配戴 6~8 周的非负重短腿石膏。对于延迟愈合、不愈合，特别是移位性骨折的病例，Jones 骨折和舟骨骨折都需要内固定，是否植骨需再确定。对于专业技能和活动量要求高的患者，建议立即内固定。

# 足底筋膜炎

## 病理力学

足底筋膜炎是一个总称，常用来表示近端足弓和足跟疼痛[98]。可能的机制有很多，包括腿长不一致，距下关节过度旋前，纵弓不灵活，腓肠肌-比目鱼肌紧张。穿鞋时没有足够的足弓支撑，跑步时步幅变长，以及在柔软的地面上跑步也是导致足底筋膜炎的潜在原因。不论其机制如何，足底筋膜的张力在足趾伸展和由于负重而导致的纵弓凹陷时都会产生。当身体重心超过跖骨头部时，筋膜张力增加。在跑步的时候，因为蹬起阶段涉及到足趾的有力伸展和跖骨头部的有力推进，筋膜张力增加到体重的 2 倍左右。因此，患者主诉脚后跟前内侧疼痛，通常在足底筋膜与跟骨的连接处，并最终向中心移动。这种疼痛在早晨或久坐之后负重时尤为严重。然而，走几步后疼痛就会减轻。当足趾和前足用力背屈时，疼痛也会加剧[15]。

## 康复要点

矫形疗法可以用于治疗症状，而运动可以帮助改善足核心力量和足部力学。首先推荐的是抗炎药物。如果症状没有消失，类固醇注射可能是必要的。一般来说，柔软的矫形器和较深的坡跟鞋结合起来效果很好。在康复过程的早期，建议始终佩戴矫正器，特别是在早上起床后。当软矫形器不可行时，贴扎或许可以减轻症状。通常简单的足弓贴扎或其他方法的贴扎可以使行走无痛。也可使用夜间夹板来保持静态拉伸的位置（图 23-65）。在某些情况下，可能需要使用短腿行走石膏 4~6 周。应强力拉伸足底筋膜（图 23-8 和图 23-9），同时在可承受范围内拉伸足弓内足底筋膜（图 23-11A）和伸展蹞趾（图 23-11B）[17]。

## 回归运动标准

足底筋膜炎一般需要较长时间的治疗。症状持续长达 8~12 周的情况并不少见。患者坚持做推荐的拉伸运动是至关重要的。在某些情况下，特别是在赛季中，如果症状和相关疼痛并非难以承受，患者可以继续训练和比赛。虽然消除疼痛和 ROM 是最重要的，但加强足/踝关节复合体的肌肉和感觉运动控制练习是康复计划中重要的补充。

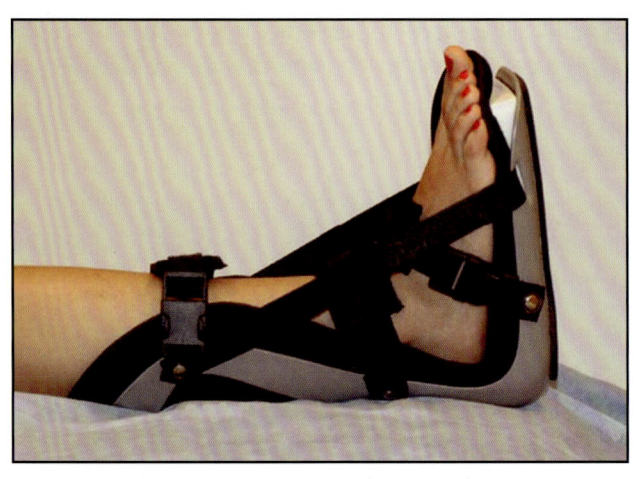

**图 23-65** 足底筋膜炎患者使用的夜间夹板

### 临床决策练习 23-5

一名 30 岁的网球教练主诉晨起足跟痛数周。疼痛发生在训练时更换了一双弹性很大的鞋之后。他的疼痛从晨起就剧烈起来。用力背屈足趾和前足会加重足跟疼痛。当地医生诊断为足底筋膜炎。X 线片未见异常。运动防护师可以为这个患者考虑什么治疗方案？

## 骰骨半脱位

### 病理力学

骰骨半脱位的症状常常类似足底筋膜炎。据报道，旋前和外伤（如踝关节外侧扭伤）是引起这种综合征的主要原因[124]。骰骨的移位会导致第四跖骨和第五跖骨以及骰骨上方的疼痛。引起疼痛的主要原因是足旋前时腓骨长肌受到的压力。在这个位置，腓骨长肌允许骰骨向内向下移动。这个问题通常也涉及到足跟部位的疼痛。通常这种疼痛在长时间的非负重期后步行时会增加。

### 康复要点

通过正骨使骰骨恢复到其自然位置，可获得显著的治疗效果。操作时患者俯卧位（图 23-66）。治疗师用拇指握住患者前足的足底，用手指支撑足背。拇指应放在骰骨上方。手法应该是向下推，使骰骨移动到更背侧的位置。当骰骨移动回原位时，患者通常会有复位感。当骰骨复位后，可使用矫形器帮助维持它处在其适当的位置。

### 回归运动标准

如果复位成功了，并且不伴或伴有轻微疼痛，患者通常可以立即重返赛场，应该建议患者在训练和比赛中佩戴合适的矫形器，以减少复发的可能性。

## 跗外翻（跗囊炎）

### 病理力学和损伤机制

跗外翻是指第一跖骨头畸形，其中跗趾呈外翻位[27]（图 23-67），因为第一跖列向外展开，对第一跖骨头施加了压力。这种类型的跗囊炎也可能与凹陷或扁平的横弓有关，但最常见的原因是穿尖头鞋以及太窄、太短或有高跟的鞋。随着跗外翻的发展，第一跖骨头处可能有压痛、肿胀和膨大并伴有钙化。

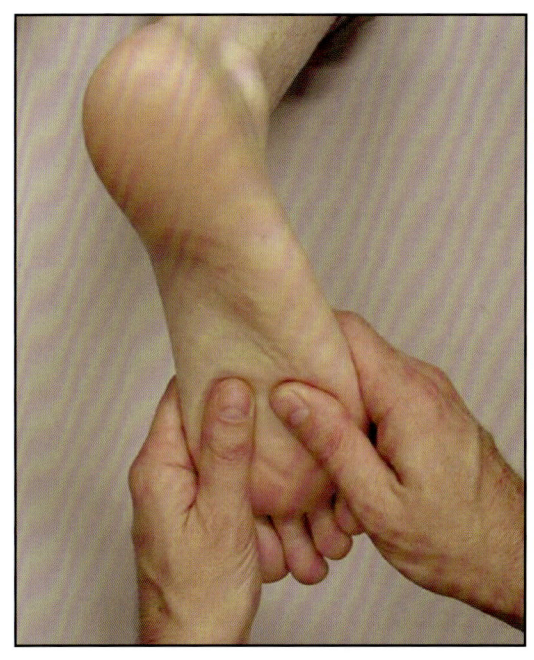

**图 23-66** 骰骨复位在俯卧位进行。用拇指握住前足的足底外侧，用手指支撑足背。拇指应在骰骨上方。手法应该是向下推，使骰骨移动到更背侧的位置。当骰骨移动回原位时，患者通常会感觉到复位感

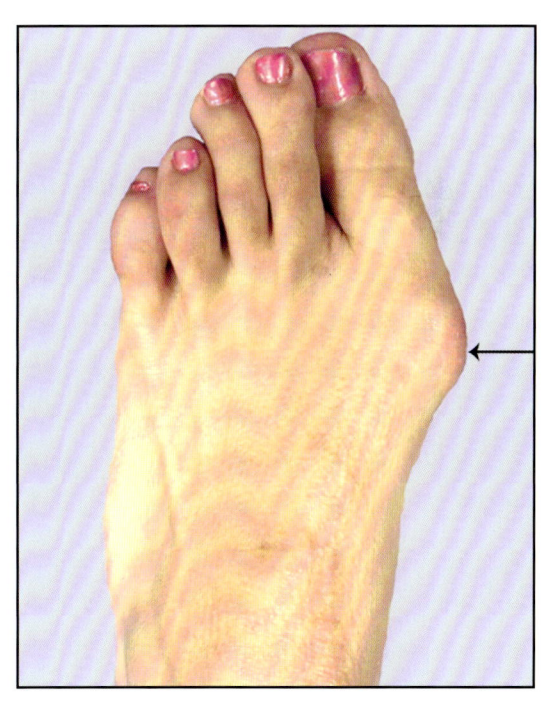

**图 23-67** 跗外翻伴跗囊炎

### 康复要点

用于矫正结构性前足内翻的矫形器有助于增加第一跖列的稳定性，从而减轻症状。足底核心训练以恢

复控制和在前足重心转移时给予适当负荷为重要的考虑因素。选择合适宽度的鞋子也很有帮助。保护装置如楔子、垫片和贴布也可以用于减缓畸形发展。发展到后期时，采用手术矫正姆外翻畸形非常常见。

### 回归运动标准

以下情况的患者可以继续比赛：穿着结构适合的矫形器，穿有容纳足趾宽度的鞋子，以及在姆囊炎部位放置可以分散压力的特定的气垫。在足部推进过程中确保良好的控制也是非常重要的。

## 莫顿（Morton）神经瘤

### 病理力学

神经瘤是发生在足底神经鞘周围的肿块，在那里足底总神经分成两个分支到相邻的足趾。它最常发生在跖骨头之间，是下肢最常见的神经问题。莫顿神经瘤的典型发生部位是第三和第四跖骨头之间，这是神经最厚的地方，接收来自内侧和外侧的两支足底总神经[1]。患者主诉严重的间歇性疼痛，从远端跖骨头放射到足趾尖，常在无负重时减轻。随着足横弓的塌陷，疼痛增加，跖骨横韧带受到压力，从而压迫趾总神经和血管。过度的足内旋也可能是一个诱发因素，随着前足变形时间的延长，跖骨剪切力增大。这随后转变为前足动力转移的问题。

患者主诉前足异常烧灼感，常局限于第三足趾底间的空隙，并放射至足趾[1]。负荷时前足重心转移并有足趾伸展，如下蹲、爬楼梯或跑步，会使症状加重。穿窄趾鞋或高跟鞋会使症状加重。如果神经受到长时间的刺激，疼痛就会持续。为了排除跖骨应力性骨折，通常需要进行骨扫描。

### 康复要点

对足弓的控制是莫顿神经瘤康复的一个重点。足部核心训练很重要，但也有患者由于被动子系统受损和主动子系统的薄弱而反应不佳。矫形治疗能有效地为足弓提供外部支持，以减少跖骨头的剪切运动。为了增加这种效果，可以在跖骨头的近端放置一根跖骨棒，或者在第三和第四跖骨头之间放置一个泪滴状的垫块，使第三、四跖骨头在负重时分开（图23-68）。这可以减少对患处的压力。

某些治疗方式可以用来帮助减轻炎症。笔者曾

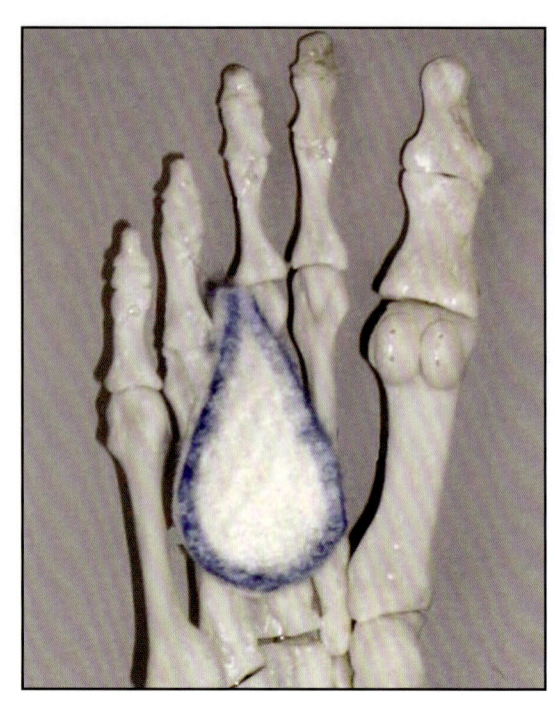

图23-68　泪滴形跖骨支持垫片

用氢化可的松进行超声透入疗法，在减轻症状方面取得了一定的效果。

鞋的选择在神经瘤的治疗中也起着重要作用。狭窄的鞋子，尤其是足趾部位突出的女鞋和某些男性的靴子，可能会挤压跖骨头部，使问题恶化。应选择鞋头宽的鞋子[1]。系紧鞋带通常会增加鞋头的空间。在极少数情况下可能需要手术切除。

### 回归运动标准

合适的软矫形垫通常可以显著减轻疼痛，并允许患者在这种情况下继续比赛。最重要的是，患者应该满足运动的所有功能需求，而不会因为疼痛而出现代偿动作。

## 草皮趾

### 病理力学和损伤机制

草皮趾是一种过伸位的姆趾跖趾关节扭伤，由过度重复使用或外伤造成[43]。这些损伤通常发生在坚硬的人造草皮上，尽管它们也可能发生在草地上。许多这样的损伤发生是因为人造草地鞋柔韧性更好，允许姆趾更多的背屈。

### 康复要点

首先，重点应该放在缓解疼痛和控制水肿上。当组织休息时，可选择的方法包括冰敷和超声。随着康复的进展，应该强调𬒔长屈肌和𬒔短屈肌的力量训练，以给目前薄弱的关节提供更大的动态稳定性。一些商品可能有助于预防和（或）限制症状。例如，一些在前足加了钢或其他材料以使其变硬的草地鞋。同样，前足下有薄钢板的扁平鞋垫也能起到作用。当没有可用的商业产品时，可以把一块薄而扁平的矫形塑料放在鞋垫下面或模压到脚上[14]。使用防止趾背屈的贴扎，或同时穿上加固的鞋，都是推荐的方法（图23-69）。

### 回归运动标准

前述恢复运动的一般标准可以应用于此，并应特别强调解决疼痛和无痛运动。消除水肿和疼痛是特别重要的。在不太严重的病例中，患者可以使用坚硬的鞋垫以继续运动。对于更严重的扭伤，可能需要3~4周的时间来充分减轻疼痛，即使是在功能性活动，特别是推进性活动中。

> **临床决策练习 23-6**
>
> 在上周的比赛中一名25岁的职业足球运动员右𬒔趾跖趾关节过伸损伤。X线检查为阴性，队医诊断为急性草皮趾。在超声和冰敷治疗后，患者恢复了完整的ROM，只有轻微的残余疼痛。运动防护师可以对鞋子做哪些修改，以减少运动员在接下来一周的比赛中再次受伤的可能？

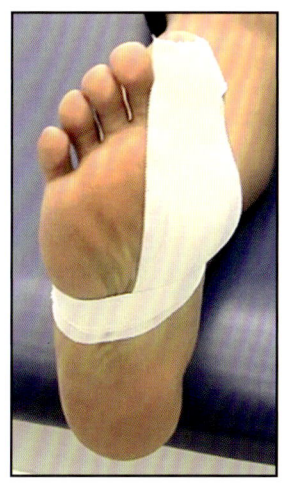

图23-69 防止背屈的草皮趾贴扎

## 跗管综合征

### 病理力学和损伤机制

跗管是内踝附近一个定义不精确的区域，以包绕胫骨神经的支持带为边界[19]。这就会影响足核心系统中的神经子系统，使其与被动和主动子系统中的受体传递信息的能力出现特定的不足。过度或长时间的内旋，过度使用导致的肌腱炎和创伤等，可能导致踝关节和足部的神经血管问题。症状因人而异，包括疼痛、麻木、沿内侧踝关节到足底的感觉异常。内踝后方的胫神经区域可能有压痛。

### 康复要点

足核心系统的神经、被动和主动子系统之间的相互依赖是很重要的。如果神经子系统受到影响，则被动子系统和主动子系统将不能正常工作。恢复正常足形态，结合通过足核心训练获得的良好的足弓控制，可以在轻症患者中减轻症状。如果保守治疗无效，或如果足趾持续屈曲无力，通常要进行手术[19]。

## 总　结

1. 距小腿关节能产生踝关节跖屈和背屈运动。距下关节和跗骨中段关节共同作用，产生功能性拱形足弓的旋前（变形）和旋后（恢复）。
2. 距下关节的位置决定了跗骨中段关节是锁定（旋后）还是解锁（旋前）。任何一个关节功能障碍都会严重影响足部和下肢。
3. 后足、中足和前足联合成一个功能性的半球形，能够吸收（足弓变形）和推进（足弓恢复）。
4. 在评价和恢复足核心系统的完整性时，足核心系统的主动子系统、被动子系统和神经子系统都很重要。
5. 足部和踝关节有三个功能要求：吸收、推进和稳定性。足部和踝关节内的所有结构都能吸收，但只有肌肉能推进。
6. 三种重心转移模式（足跟、踝和前足）让我们了解到足和踝是如何满足功能需求的。
7. 脚踝扭伤是很常见的。内翻扭伤通常涉及踝关节外侧韧带，发生在足跟滚动或反向前足滚动时。外翻扭伤经常涉及内侧韧带，发生于踝滚动时。旋转损伤常累及胫腓韧带和下胫腓联合韧带，并可能非常严重。

8. 治疗的早期阶段，使用保护、最佳负荷、冰敷、加压包扎和抬高患肢，这些都是控制疼痛和肿胀的关键手段。
9. 足和踝关节受伤后的早期负重有利于康复进展。在这一阶段，重要的是功能足弓的形成。这可以通过足核心训练来实现。
10. 如果足核心训练对患者效果不佳，可以考虑使用足部矫形器来稳定被动和主动子系统，加速愈合。
11. 当疼痛和水肿消退时，应强调恢复足部的移动性和稳定性。移动性是吸收和推进的能力，而稳定性是限制关节周围组织运动的能力。
12. 随着移动性和稳定性的提高，应强调恢复吸收、推进和稳定性的感觉运动控制。
13. 重返比赛的标准依特定组织损伤而定，但应该包括负重背屈的评估；在特定运动活动中满足吸收、推进和稳定性等功能需求的能力；以及自我报告功能的适当恢复。

## 临床决策练习解决方案

**练习 23-1**　恢复力量和 ROM 是踝关节扭伤后康复的重要组成部分。踝关节康复中经常忽略的关键因素是平衡、本体感觉和神经肌肉控制。这些都是复发性踝关节扭伤康复的重要组成部分。

**练习 23-2**　下胫腓联合韧带和骨间膜损伤很难治疗，通常需要几个月才能痊愈。在出现这种严重症状后，患者不太可能在 2 周内完全恢复。

**练习 23-3**　腓骨肌腱半脱位是踝关节损伤中"弹响"和"打软"的常见原因。腓骨肌腱半脱位会引起外踝后区域压痛和淤斑。

**练习 23-4**　患者足部检查提示中度旋前。这种情况通常会导致第一跖列活动过度，增加对其他跖骨的压力。对于旋前足来说，最理想的鞋子的特征是坚固和具有良好的支撑力。双密度中底的平底直楦鞋将提供最好的旋前控制。

**练习 23-5**　矫形器在这种情况下是非常有用的。在症状发生的初期，在早上使用这些矫形器是至关重要的。每天应用力拉伸足跟数次。夜间背屈夹板也被推荐使用。

**练习 23-6**　应该在鞋的前掌加一些材料使其变硬。一些制鞋公司通过在鞋的前掌植入钢来解决这个问题。用绷带固定足趾以防止其过伸是防止再损伤的另一种方法。

（Patrick O. McKeon，Erik A. Wikstrom，William E. Prentice，Steven M. Zinder　著
臧　钰　译　徐晓天　倪国新　审）

## 参考文献（扫描二维码获取）

# 第 24 章　脊柱损伤的康复

### 完成本章学习后，读者应具备以下能力

- 阐述脊柱的功能解剖学和生物力学。
- 描述节段性脊柱稳定和核心稳定之间的区别。
- 解释使用不同体位训练治疗脊椎疼痛的原理。
- 在制订康复训练计划之前对背部进行全面的评估。
- 比较和对比关节松动术与核心稳定性训练在脊柱治疗中的重要性。
- 区分治疗腰痛的急性、再损伤和慢性三个阶段模型间的差异。
- 解释运动人群中腰痛康复的各类方法。
- 描述应用于再损伤阶段治疗的基础和进阶的康复训练方法。
- 阐述胸椎相关疾病的康复方法。
- 将康复纳入影响腰部的特异性疾病（特异性腰痛）的治疗中。
- 阐述颈椎相关疾病的康复方法。

## 功能解剖学和生物力学

从生物力学的角度来看，脊柱是身体最复杂的区域之一，它拥有众多的骨骼、关节、韧带和肌肉，所有这些都共同参与脊柱运动[32,70]。脊髓、神经根以及周围神经与脊柱的接近程度和关系增加了该区域的复杂性。颈椎损伤可能会危及生命，而腰痛是人类已知的最常见的疾病之一。

脊柱的 33 块椎骨分为 5 个区域：颈椎、胸椎、腰椎、骶椎和尾椎。在颈椎、胸椎和腰椎之间是纤维软骨椎间盘，它们是脊柱重要的减震器。

脊柱的结构特点允许其在向前和侧方活动时有较大的活动度，而向后活动时活动度受限。脊柱的运动包括屈曲、伸展、左右侧屈和左右旋转。在脊柱的不同区域，脊柱的运动程度也不同。颈椎和腰椎区域允许伸展、屈曲和绕中轴旋转。虽然每节胸椎的活动很小，但它们在第 1 和第 12 胸椎之间的联合运动可以产生 20°~30°的屈曲和伸展。

随着脊椎从颈椎区域向下发展，它们逐渐变大，以适应身体的直立姿势，并有助于负重。椎骨的形状是不规则的，但椎骨具有某些共同特征。每个椎骨包含一个椎弓和几个突起，脊髓穿过椎弓，而突起则作为肌肉和韧带的附着点。每个椎弓有 2 个椎弓根和 2 个椎弓板。椎弓根是从椎骨体向后突出并与椎板连接的骨突。椎弓板是在椎弓两侧的扁平骨突，它从椎弓根向后和向内突出。除第 1 和第 2 颈椎外，每个椎骨都有一个棘突和一对横突，作为肌肉和韧带的附着点，所有椎骨都有多个关节突。

椎间关节位于椎体和椎弓之间。椎体之间的关节是联合关节。除了椎体之间的关节能运动外，椎弓根和椎弓板上的 4 个关节突也能产生运动。每个椎骨的运动方向在某种程度上取决于关节面的朝向。骶骨与髂骨连接形成骶髂关节，它有一个滑膜，并由滑膜液润滑[70]。

## 韧带

连接不同椎骨的主要韧带有前纵韧带、后纵韧带和棘上韧带。前纵韧带是一条在椎体前表面全长分布的宽而结实的带状结构。后纵韧带位于椎管内，在椎骨体后部全长分布。韧带将一个椎板连接到另一个椎板。棘间韧带、棘上韧带和横突间韧带在相邻椎骨之间延伸，起到稳定横突和棘突的作用。骶髂关节由极强的骶髂背侧韧带维持。骶结节韧带和骶棘韧带将骶骨连接到坐骨上[70]。

## 肌肉动作

伸展脊柱和旋转脊柱的肌肉可分为浅层肌肉或深层肌肉。浅层肌肉从椎骨延伸到肋骨。竖脊肌是一组成对的浅层肌肉，由3部分肌肉组成——最长肌、髂肋肌和棘肌。其中每一个肌群都进一步分为几个区域——颈部的颈椎区域、中背部的胸椎区域和下背部的腰椎区域。一般来说，竖脊肌起到伸展脊柱的作用。深层肌肉将一个椎骨连接到另一个椎骨，并起到伸展和旋转脊柱的作用。深层肌肉包括棘间肌、多裂肌、旋转肌、胸棘肌和颈半棘肌。

颈部的屈曲主要由颈部前侧的胸锁乳突肌和斜角肌群收缩产生。斜角肌可以使头部屈曲并能稳定颈椎，胸锁乳突肌也可以屈曲颈部。上斜方肌、头半棘肌、头夹肌和颈夹肌则可以伸展颈部。颈部的侧屈是由脊柱一侧的所有肌肉单侧收缩来完成的。当颈椎向一侧旋转时，旋转方向对侧的胸锁乳突肌、斜角肌、颈半棘肌和上斜方肌收缩，同时同侧的头夹肌、颈夹肌和头最长肌收缩。

躯干的屈曲主要涉及深层和浅层的背部肌肉的拉长以及腹肌（腹直肌、腹内斜肌、腹外斜肌）和髋屈肌（股直肌、髂腰肌、阔筋膜张肌、缝匠肌）的收缩。75%的屈曲发生在腰骶结合部（腰5-骶1），而15%~70%的屈曲发生在腰4和腰5之间。其余的腰椎完成5%~10%的屈曲[32]。躯干伸展主要涉及腹肌的拉长和竖脊肌、臀大肌的收缩。臀大肌还能使髋关节伸展。躯干旋转由腹外斜肌和腹内斜肌收缩产生。躯干侧屈主要由腰方肌以及运动方向同侧的腹斜肌、背阔肌、髂腰肌和腹直肌收缩产生。

节段性脊柱稳定是由脊柱深层肌肉（多裂肌、腰方肌、髂肋肌、棘间肌、横突间肌）与腹横肌和腹内斜肌协同工作产生的（图24-1）。它们的位置靠近脊柱节段的旋转中心，而且短的肌肉长度可以更好地控制每个脊柱节段。腹横肌对胸腰筋膜有牵拉作用，并能缩小腹腔从而增加腹内压，因此是节段性脊柱稳定的主要参与者（图24-2）。这种组合形成了一个刚性圆柱体，并与深部脊柱肌肉相互协同工作，为腰椎和骨盆提供了重要的节段稳定性[85-86]。

## 脊髓

脊髓是中枢神经系统的一部分，它位于脊柱椎管内。共31对脊神经从脊髓两侧延伸出来，经椎体关节突关节附近椎间孔向下和向外穿过。这些小关节的任何异常运动，例如脱位或骨折，都可能使脊神经受到伤害。发生在第3腰椎水平以下的损伤通常会导致神经根损伤，但不会引起脊髓损伤。

脊神经根结合形成神经网络或神经丛。共有5个神经丛：颈神经丛、臂神经丛、腰神经丛、骶神经丛和尾神经丛[32]。

## 评估在背痛治疗中的重要性

在许多情况下，在转诊进行医学评估后，患者会因诊断出腰痛而返回运动防护师处。即使这是一个正确的诊断，它也无法为指导治疗计划提供所需的特异信息。制订治疗计划的运动防护师最好再进行更具体的诊断，例如椎体滑脱、椎间盘突出症、腰方肌拉伤、梨状肌综合征或骶髂韧带扭伤。

无论诊断或诊断的特异性如何，要有良好的疗效，对患者背痛的全面评估是至关重要。运动防护师应该成为该患者背部问题的专家。投入时间进行全面评估将对成功的治疗和康复有很大的帮助。评估有6个主要目的：

1. 明确定位那些可能导致问题的区域和组织。运动防护师应依据此信息来指导治疗和康复训练[14]。
2. 进行基线测量以用于评估康复进展和指导治疗进程，并帮助运动防护师对特定练习的进阶或变化做出具体判断。这些测量结果的改善也为回归运动提供指导意见，并为康复计划成功与否提供衡量标准[74]。
3. 给患者提供启发性的指导，帮助其探查自己疾病的限制；帮助其更好地了解自身的问题和

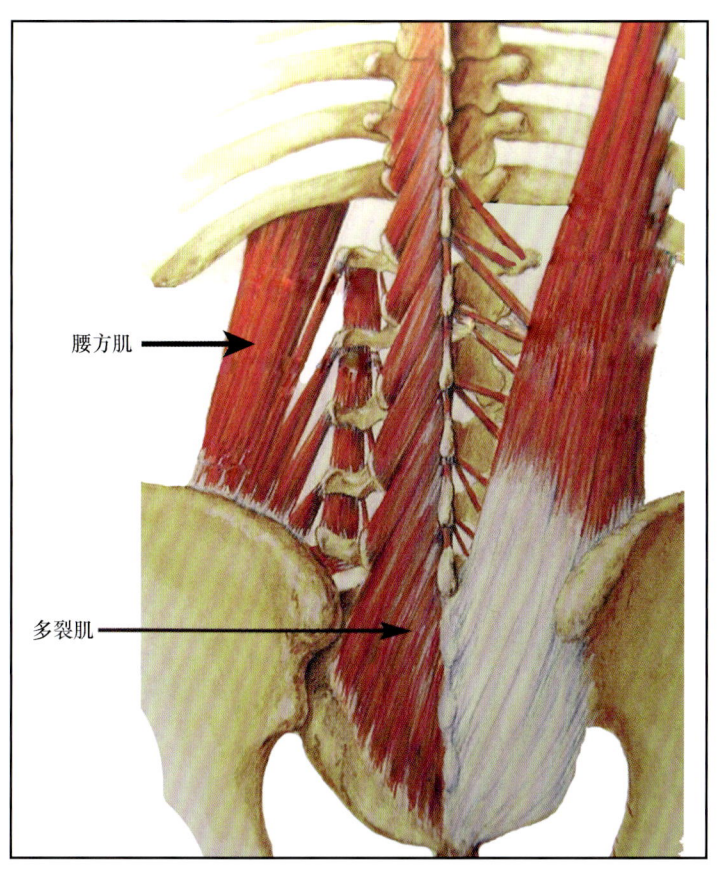

图 24-1　下背部肌肉：多裂肌和腰方肌

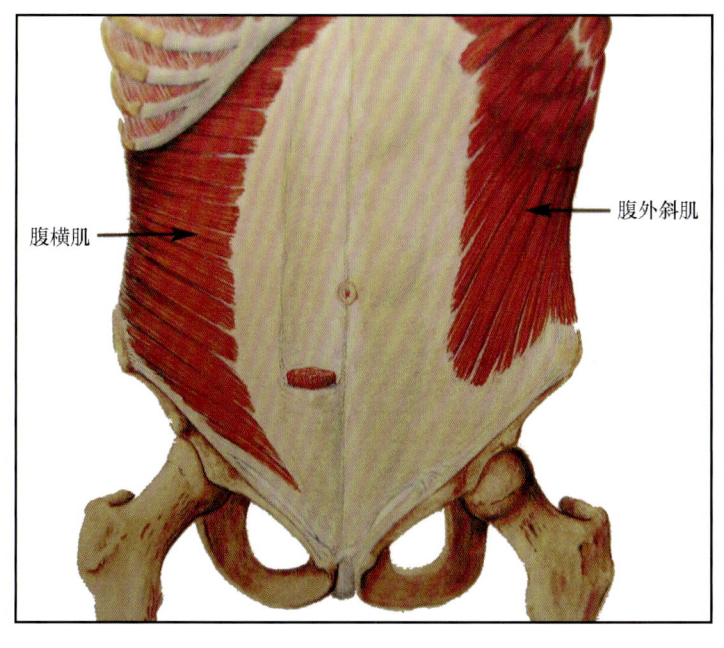

图 24-2　腹横肌和腹外斜肌

现有的限制；了解其受伤问题的管理[56]。
4. 树立患者对运动防护师的信心。这增加了运动防护师与患者之间互动的安慰剂效应[103]。
5. 减少患者的焦虑。这增加了患者的舒适度，同时将增加其对康复计划的依从性。同时创造一个更积极的环境，并避免了运动防护师和患者陷入"没人知道我有什么问题（缺乏互相了解）"的陷阱[56]。
6. 为决定是否使用护垫、支具和腰围提供依据[51,105]。

表 24-1 提供了评估背痛的详细方案。

表 24-1　腰骶关节客观检查

1. 站立姿势
   a. 姿势-结构排列
   b. 步态
      i. 患者躯干经常侧向弯曲或臀部移向一侧。
      ii. 行走困难或跛行。
   c. 对齐和对称。
      i. 股骨大转子和小转子水平面。
      ii. 髂后上棘（PSIS）和髂前上棘（ASIS）水平面。
      iii. 髂嵴的水平面。
      最近的研究提出了这样的担忧，认为这些结构排列的临床评估是无效的，因为骶髂关节的运动幅度很小。这些测试应该作为整体评估的一小部分，而不是作为独立的测试。在骶髂关节功能障碍中，ASIS、PSIS 和髂嵴可能不在同一水平面上。
   d. 腰椎主动运动
      i. 当存在骶髂关节功能障碍时，患者在向疼痛侧弯曲时疼痛会加剧。
      ii. 通常腰椎病变会伴随骶髂关节功能障碍。
   e. 单腿站立向后弯曲是一种诱发试验，在脊椎滑脱或脊椎前移的情况下会引起疼痛。
2. 坐姿
   a. 腰椎旋转的关节活动度。
   b. 被动髋关节内旋、外旋的关节活动度。
      i. 若内旋能导致梨状肌出现症状，则可能是由于骶髂关节功能障碍或过度使用该肌肉引起的肌筋膜疼痛。
      ii. 髋关节活动度受限是髋关节问题的"红旗征"。
   c. 坐位伸膝会对长的神经结构产生一些拉伸。
   d. 坐位坍塌试验（Slump）用于评估腰部柔韧性和神经张力[35]。
3. 仰卧位
   a. 休息位的髋外旋可能代表梨状肌紧张。
   b. 触诊腹横肌，并引导患者收缩该肌肉，这有助于评估脊柱的节段控制。患者能否将腹横肌与其他腹肌分离开来单独收缩？
   c. 触诊耻骨联合压痛。一些骶髂关节问题会在该区域引起疼痛和压痛。有时患者表现出来的主观症状类似内收肌或腹股沟拉伤，但客观评估时并未出现肌肉收缩无力或肌肉压痛，这些主客观表现不同支持这种评估结果。
   d. 直腿抬高（被动）
      i. 直腿抬高解释说明：在达到以下活动度前出现疼痛。
      - 30°——髋关节问题或神经组织有剧烈炎症反应
      - 30°~60°——坐骨神经受累
      - 70°~90°——骶髂关节受累
      - 颈部屈曲——症状加重；椎间盘或神经根激惹
      - 踝背屈或 Lasègue 征——症状加重通常代表坐骨神经或神经根受刺激
   e. 骶髂负荷试验（挤压、分离、后侧剪切力试验或 4 字试验、Gasenslen 试验）。通过在骶髂关节施加物理压力引起的疼痛，以评估骶髂关节功能障碍。
   f. FABER 试验（髋关节屈曲、外展、外旋），也称为 Patrick 测试。通过在关节活动终点来评估骶髂关节的激惹性；也可以使用此测试来评估臀部肌肉的紧张程度。
   g. FADIR 试验（屈曲、内收、内旋）对髂腰韧带施加一些拉伸
   h. 将双侧膝关节移动至胸部通常会加剧腰椎症状，因为在这个动作中骶髂关节会与骶骨一起移动。
   i. 将单膝关节移动至腋下可引起多种源于骶髂关节至腰椎肌肉和韧带的疼痛；让患者明确他们疼痛的部位和特性。
4. 侧卧位
   a. 髂胫束长度。骶髂关节问题有时会导致髂胫束紧张，而对髂胫束的压力会引起骶髂关节区域的疼痛。
   b. 腰方肌牵拉和触诊。

c. 髋外展和梨状肌测试。这些测试中若任何一个测试导致肌肉部位的疼痛都表明存在原发性肌筋膜疼痛问题，或由不同病因引起的肌肉保护进而出现的继发性紧张、虚弱和疼痛。骶髂关节区域产生的刺激性疼痛有助于确认骶髂关节功能障碍。
5. 俯卧位
　　a. 触诊
　　　　i. PSIS 内侧或周围的局部压痛表明骶髂关节功能障碍。
　　　　ii. PSIS 外侧和上方的压痛表明存在臀中肌激惹或存在肌筋膜扳机点。
　　　　iii. 臀大肌区域。骶结节韧带和骶棘韧带以及梨状肌和坐骨神经带位于该区域。紧张和压痛的变化有助于使评估更加明确。
　　　　iv. 棘突周围的压痛或从骶1到胸10的结构排列错误可能提示一些腰椎问题。
　　b. 可在棘突上施加前-后向或旋转的刺激性应力。
　　c. 骶骨刺激压力试验。对骶骨基底部中央和（或）骶骨两侧位于 PSIS 内侧的位置施加前-后向压力引起疼痛时，可能代表骶髂关节功能障碍。
　　d. 髋关节伸展——膝关节屈曲拉伸会刺激腰3神经根并在大腿前外侧产生神经性疼痛。
　　e. 可以通过被动髋关节伸展和对 PSIS 施加压力来向骶髂关节施加旋前应力；任意一侧骶髂关节区域的疼痛表明骶髂关节功能障碍。
6. 徒手肌力测试
　　如果腰椎或臀部后侧肌肉拉伤，在对抗重力和（或）阻力的主动运动时会引起疼痛，且类似于患者对问题的主观描述。
　　a. 髋关节伸展
　　b. 髋关节内旋
　　c. 髋关节内收
　　d. 躯干伸展——手臂和肩部伸展
　　e. 躯干伸展——手臂、肩部和颈部伸展
　　f. 躯干伸展——抗阻
　　g. 多裂肌激活和控制
　　h. 脊柱节段的腹横肌和多裂肌共同激活

## 腰部康复技术

### 体位摆放和缓解疼痛训练

　　大多数背痛患者的症状会随着某些特定姿势和活动而有所波动。运动防护师可通过加强这些可以减轻疼痛的姿势和运动，以及针对特定肌群或特定关节活动度使用特定的锻炼来合理地治疗该患者。做出这些决定时要遵循的一个基本原则是：在治疗的早期阶段，不应进行任何导致背痛放射或扩散到更大区域的运动。能"中央化"或减轻疼痛的运动是此时应使用的正确运动[110]。在治疗疼痛的初期使用一些运动通常对患者有积极影响。运动训练可以促使患者积极参与到康复治疗中，并帮助其恢复腰部运动[42]。

　　当患者可以通过运动来缓解疼痛并注意控制适当的姿势时，其便更有可能将这些康复内容融入日常生活[95]。如果患者通过其他被动治疗缓解疼痛，然后才被教授运动训练，其将无法轻易理解疼痛缓解与运动训练间的关系。

　　初期疼痛治疗中可能使用的运动类型包括：
- 脊柱节段控制、腹横肌和多裂肌共同激活
- 脊柱侧移的矫正
- 伸展运动——拉伸和松动
- 屈曲运动——拉伸和松动
- 姿势牵引体位
- 轻柔且有节奏地进行屈曲、伸展、旋转和侧屈运动
- 脊柱操作术

### 脊柱节段控制训练

　　在制订训练计划以解决腰-骨盆-髋关节复合体的不同临床问题时，核心稳定性训练的使用对于每个问题的康复、维持和再损伤的预防都是必不可

少的。在临床上，核心稳定康复训练序列应始于重新学习激活那些对于维持节段性脊柱稳定性所必需的肌肉。初始训练方案主要基于 Richardson、Jull、Hodges 和 Hides 的研究成果[45-48,86]。

节段性脊柱稳定性训练的第一步是重新建立对腹横肌和腰多裂肌的单独控制（见图 24-1 和图 24-2）。这些深层肌肉的控制和激活应该与整体核心或表面肌肉的控制和激活分开。一旦患者掌握了共同激活腹横肌和多裂肌的方式，并能创建和维持脊柱节段的腰围式的控制和稳定时，他们就可以进阶到在核心稳定性训练和更加功能化的运动中使用整体肌。节段性脊柱稳定性训练是核心稳定性训练的基本组成部分，应该在后续每个训练和运动中自动使用[45-48,86,99]。

患者必须掌握的基本运动是共同激活腹横肌和多裂肌，并将它们与躯干整体肌分离开。这种收缩的大小应该足以产生腹内压的小幅增加。这是一个简单的概念，但这些肌肉收缩通常是潜意识自动控制的；在腰痛患者中，时机和激活模式的潜意识控制受到干扰，导致患者失去对脊柱节段的控制[4]。要重新获得这一重要功能，并恢复把控时机和激活模式的潜意识，患者将需要接受单独指导和测试，以证明其已经可以有意识地在单独以及共同激活模式下控制每一块肌肉。下一步是将这种共激活模式融入功能训练和其他运动中。这项练习的成功取决于这些肌肉同时激活成为一种习惯性姿势控制运动，不论是在有意识还是潜意识的情况下。

达到多裂肌和腹横肌最大自主收缩的 10%～15% 的收缩是产生节段性脊柱稳定性所必需的。大于最大自主收缩 20% 的收缩水平将导致更多的整体肌激活过度，并导致单独控制腹横肌和多裂肌的训练意图失去意义[60]。精确的收缩和控制是这些训练的目的；而最终目标是改变患者的行为。随着这种行为融入更多的日常运动和训练中，这些肌肉群的力量和耐力也会得到提高，核心系统也会更加有效和高效地运作。确定哪些腰痛患者会对核心稳定性训练计划有反应的临床预测包括以下标准[82]：

- 年龄小于 40 岁
- 直腿抬高大于 91°
- 腰椎 ROM 测试期间出现异常运动
- 俯卧位不稳定性试验阳性

## 腹横肌行为锻炼计划

1. 测试患者在独立于其他腹肌的情况下，有意识地收缩和控制腹横肌的能力。运动防护师可以通过观察和触诊来评估收缩情况。将患者置于舒适放松的姿势：俯卧位、仰卧位、侧卧位或手膝位。最佳的触诊位置是髂前上棘（ASIS）内侧约 1.5 英寸（图 24-3）。腹内斜肌有更多的垂直纤维，最靠近 ASIS，而横向纤维从一侧髂骨到另一侧髂骨水平分布。临床医生通过轻触来监测肌肉并指导患者收缩肌肉，感受腹横肌在腹部靠拢。随着收缩的增加，腹内斜肌纤维和腹外斜肌纤维将开始被激活。如果患者不能将腹横肌的激活与其他肌群分开和（或）不能将单独的收缩保持 5～10 秒，治疗师将需要通过各种形式的反馈进行单独指导，以重新控制这种肌肉动作。在腰痛患者中，腹横肌收缩通常会变得更加阶段性，并且仅与腹斜肌或腹直肌共同工作时才会激活[45]。

2. 将患者置于舒适的无痛体位，并指导其轻轻地吸气和呼气，屏息闭气，然后缓慢、轻柔地收缩其腹横肌并保持。然后恢复正常的轻呼吸，同时，尝试继续保持腹横肌的收缩。身体姿势的变化（可选择的姿势包括俯卧、侧卧、仰卧或手膝四点支撑）、语言提示以及视觉和触觉反馈将加速和增强学习过程（图 24-4A 和 B）。使用超声成像作为视觉生物反馈来可视化这些肌肉的收缩，提供可视化的肌腱运动，有助于分离并使这些肌肉在有意识的控制下进行收缩。

3. 腰椎多裂肌收缩是通过在棘突旁边的肌腹上施加触觉压力来进行指导的（图 24-5）。患者收缩多裂肌，使肌肉在手指的压力下直接膨胀。这种感觉应该是一种深层的紧张感。快速的表层肌群收缩或导致整体肌的收缩是不符合要求的，不断地试验并利用错误来反馈纠正，直到实现正确肌肉的收缩和控制。

4. 一旦实现了对腹横肌和多裂肌的有意识控制，更多的、旨在同步激活两块肌肉的功能性体位和训练就可以开始进行。临床医生应尝试让患者在舒适的腰骨盆中立位进行腹横肌和

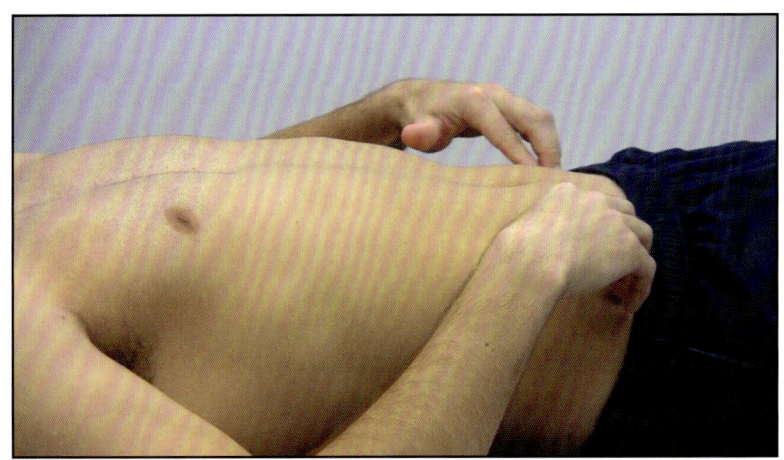

图 24-3 感觉腹横肌独立收缩的触诊位置

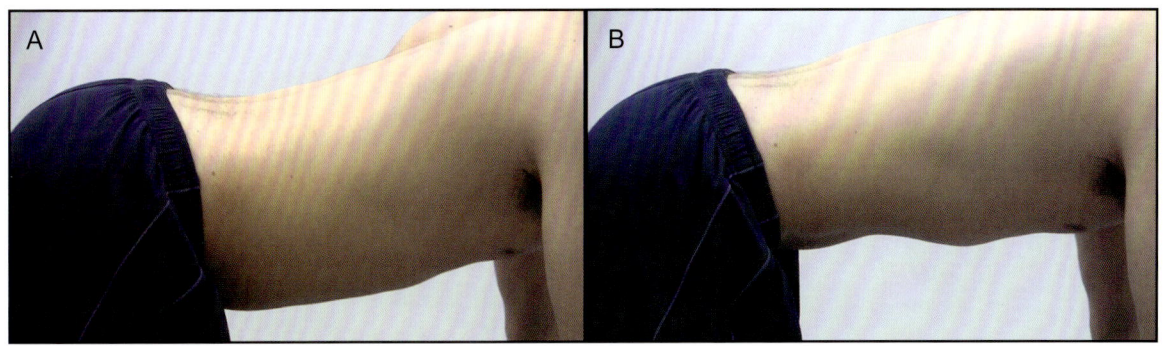

图 24-4 手膝四点支撑体位可用于演示和练习单独的腹横肌收缩。指导患者（A）让他的腹部下垂，然后（B）慢慢地、轻轻地收缩他的盆底肌并练习保持这个姿势 10 秒钟

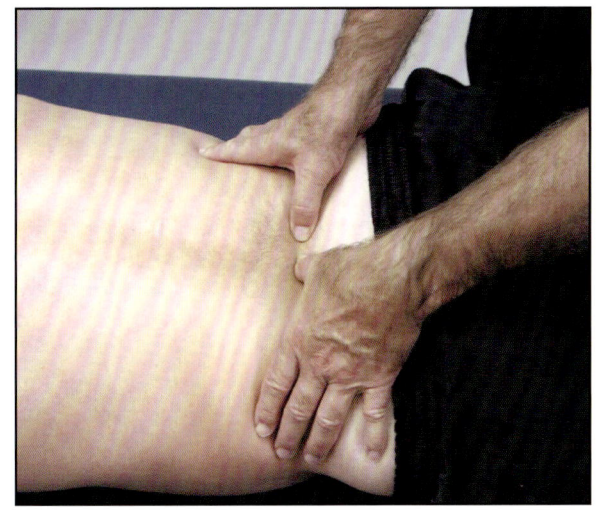

图 24-5 感觉腰椎多裂肌独立收缩的触诊位置

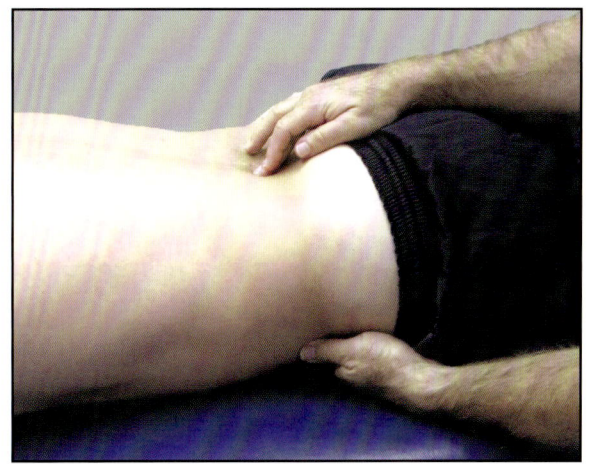

图 24-6 感受肌肉收缩的触诊位置，可以给予患者反馈其执行同步激活节段性脊柱稳定收缩的能力

多裂肌同步激活，并恢复正常的腰椎前凸曲线，以便肌肉同步激活策略可以开始融入患者的日常生活（图 24-6）。重复练习提高了这种收缩的有效性，随着使用次数的增加，意识控制训练逐渐减少而节段性脊柱稳定的潜意识模式恢复正常[2]。

5. 下一步是将同步激活收缩结合到运动中来，并可以通过逐步增加训练的压力和控制来实现。在仰卧位下进行简单的腿部和手臂运动是一个很好的开始。在这个阶段使用压力生物反馈装置将帮助患者测量他们在增加训练期间有效使用同步激活收缩的能力。将稳定肌压力生物反馈装置充气至约 40 mmHg 的压力。当患者同时激活腹横肌和多裂肌时，压力读数应保持不变或略有下降，并在整个增加的运动练习期间保持在该水平（图 24-7A 和 B）。这是对节段性脊柱稳定性的间接测量，但为患者提供了一个外部反馈，来使他们更专注于训练[106]。

6. 接下来患者可以进行躯干倾斜训练，这时患者保持腰椎骨盆中立位并将躯干倾斜到远离垂直线的不同位置，并在特定时间段内保持前倾到侧倾的姿势（图 24-8 以及图 24-9）。这个训练首先是在坐姿下完成的。随着控制力、力量和耐力的增加，体位可以随之增加难度，并且保持时间更长。

7. 让患者开始结构化的渐进抗阻核心训练计划（参见第 5 章）。患者要重获功能性活动，此时的目标就是将节段性脊柱稳定同步激活收缩作为每个练习的先导。

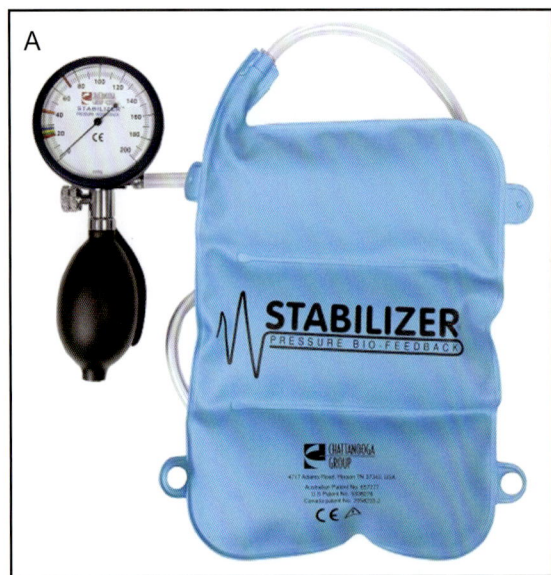

图 24-7 （A）稳定肌压力生物反馈装置可用作间接性测量节段性脊柱稳定同步激活收缩的正确激活的方法。稳定器充气至 40 mmHg 压力并放置在患者（B）腹部或（C）背部下方。应指导患者收缩腹横肌并使气囊中的压力不会上升或下降

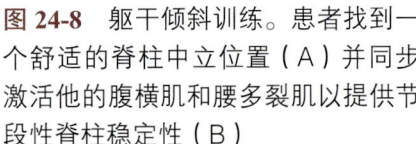

图 24-8 躯干倾斜训练。患者找到一个舒适的脊柱中立位置（A）并同步激活他的腹横肌和腰多裂肌以提供节段性脊柱稳定性（B）

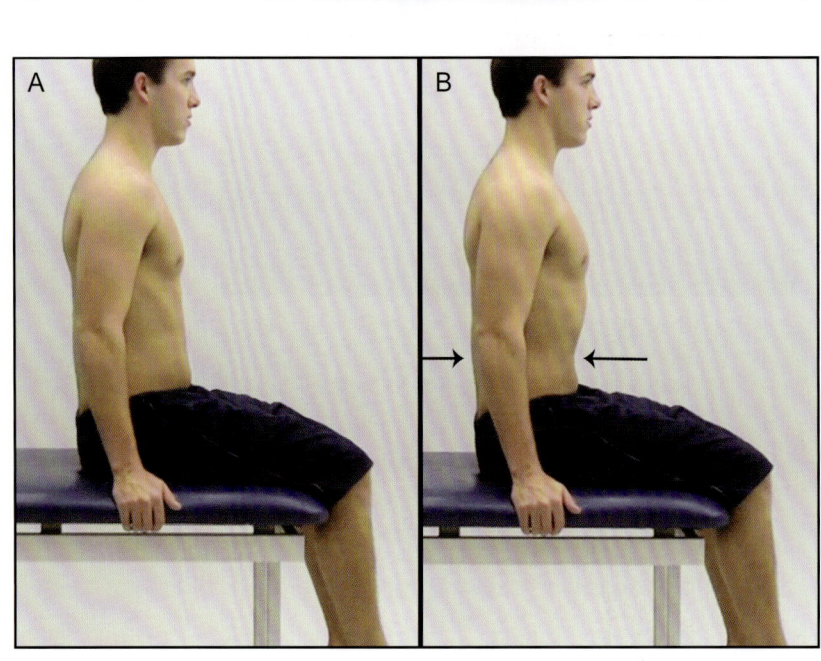

8. 运动防护师应该将这项技术作为一种训练和一种行为来对患者进行教育。应该在单独的训练中教授并监督其练习，适时地对训练进行反馈和纠正。患者也必须将这项技能融入到日常功能性事情中。要求患者根据日常工作、姿势、疼痛和某些特定运动来运用这种脊柱节段控制技能（图24-10）。随着他们的疼痛得到控制，同步激活收缩应纳入日常活动中（ADL）[63]。

## 腰椎侧移矫正

急性腰椎侧移是与腰痛相关的常见临床表现[57]。腰椎侧移矫正和伸展运动也许应该放在一起进行讨论，因为运用它们的指征条件相似，且伸展运动会在侧移矫正后立即使用[67]。

使用侧移矫正技术的适应证如下：

- 主观上，患者主诉在腰部或髋关节区域有单侧疼痛。
- 典型的姿势是脊柱侧凸、髋部移位和腰椎曲度减少[78]。
- 走路和动作都非常小心谨慎和机械性的。
- 向前弯腰明显受限并会增加疼痛。
- 向后伸腰是受限的。
- 向疼痛侧进行腰椎侧弯，角度最小，甚至无法完成。
- 向非疼痛侧侧弯一般是正常无痛的。

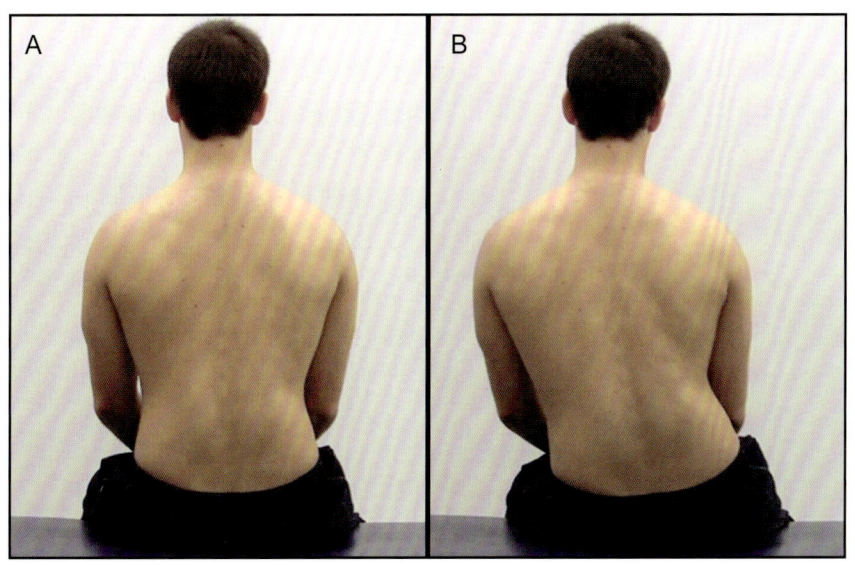

图24-9 患者通过远离正中位置倾斜来挑战他的脊柱节段控制，同时需要保持脊柱在中立位10秒

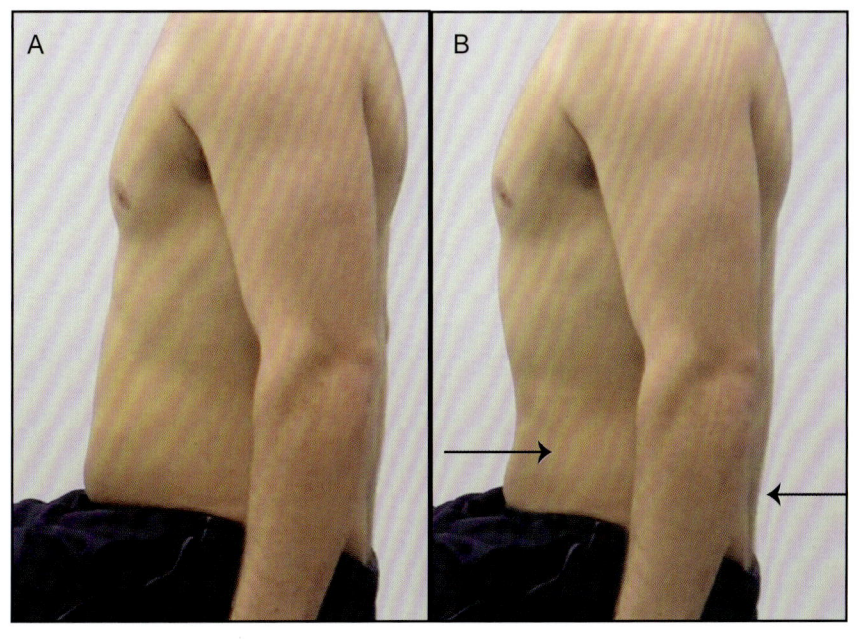

图24-10 通过指导，患者在一天中经常使用同步激活收缩技术，变得精通姿势。患者将其融入到他所做的一切中，同步激活因此成为一种潜意识的运动模式

- 矫正髋部移位的测试可以减轻疼痛或使疼痛"中央化"。

神经系统检查可能会也可能不会引起以下阳性结果：

- 直腿抬高可能会受到限制和产生疼痛，或者也可能不受影响。
- 感觉可能是迟钝的、麻痹的或不受影响的。
- MMT 检查可能表现出特定运动的单侧无力，或者运动可能有力且无痛。
- 神经反射可能减弱或不受影响[71]。

运动防护师将协助患者进行最初的侧移矫正，之后指导患者自我矫正的技术。侧移矫正旨在引导患者回到更对称的姿势。运动防护师提供的力应该是坚定而平稳的，更多的是引导而非强迫。建议患者在运动防护师辅助和自我矫正训练时使用镜子来提供视觉反馈。运动防护师辅助进行的侧移矫正技术指导如下（图 24-11）：

1. 通过解释矫正动作以及过程中患者和运动防护师的角色让患者做好准备。
   a. 患者要保持肩在水平位，避免侧弯的倾向。
   b. 患者应该让髋部在躯干下方移动，不应抵抗运动防护师给予的压力，而是让髋部随着压力的方向移动。
   c. 患者应该随时告知运动防护师其背部疼痛的情况。
   d. 髋部移位矫正后，患者应保持双脚静止不动，直至站立伸展的矫正部分完成。
   e. 作为初始解释的一部分，患者应该练习站立伸展运动。
2. 运动防护师应站在患者髋部移位侧的对侧[104]。患者的双脚应保持舒适的距离，运动防护师应保持舒适的跨步站姿，并略微在患者身后与其对齐。
3. 衬垫应放在患者肘部周围，位于运动防护师的一侧，为患者和运动防护师之间提供舒适的接触。
4. 运动防护师应用肩部和胸部与患者的肘部接触，头部与患者的背部对齐。运动防护师的手臂应环绕患者的腰部并在髂嵴和股骨大转子之间施加压力（图 24-11）。
5. 运动防护师应逐渐引导患者的臀部朝向他或她移动。如果疼痛加剧，运动防护师应减轻压力，保持更舒适的姿势 10~20 秒，然后再次轻柔地拉动。如果疼痛再次增加，运动防护师应再次减轻拉力并让其感到舒适，然后指导患者主动轻轻伸展，推动背部并配合运动防护师提供的阻力。这个动作的目标是通过脊柱侧凸的过度矫正，扭转其方向[104]。
6. 一旦到达矫正或过度矫正的姿势，运动防护师应保持该姿势 1~2 分钟。此过程可能需要 2~3 分钟才能完成，并且第一次尝试可能不会完全成功。在运动防护师结束本次治疗之前，在第一次治疗期间应重复多次训练，训练间隔 3~4 分钟。
7. 当患者做站立伸展运动时，运动防护师逐渐对髋关节减少压力（见图 24-16）。患者应该完成大约 6 次站立伸展运动，每次保持 15~20 秒。
8. 一旦患者移动足部并行走一小段距离，通常会再次发生侧移，但程度相对较轻。然后应教会患者自我矫正操作（图 24-12）。患者应站在镜子前，将一只手放在运动防护师操作时手放的髋关节位置，另一只手放在运动防护师操作时肩膀所在的下方肋骨上。

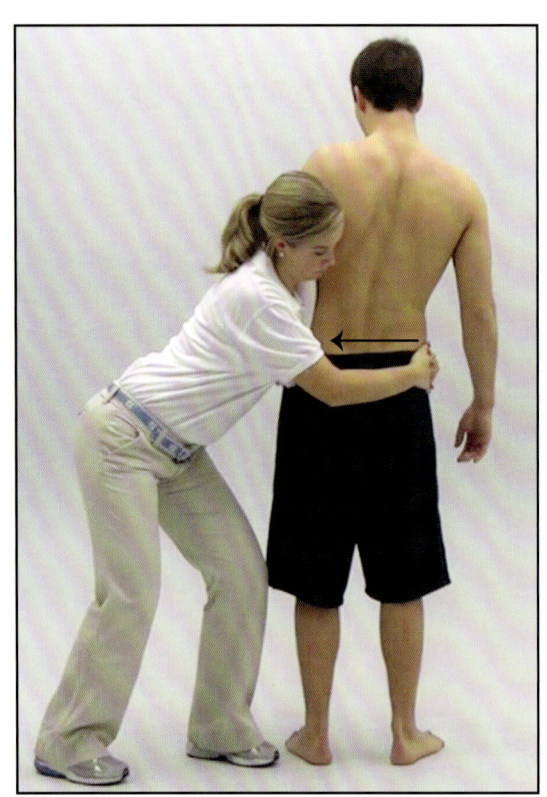

图 24-11 侧移矫正训练。重点是拉髋部，而不是推肋骨

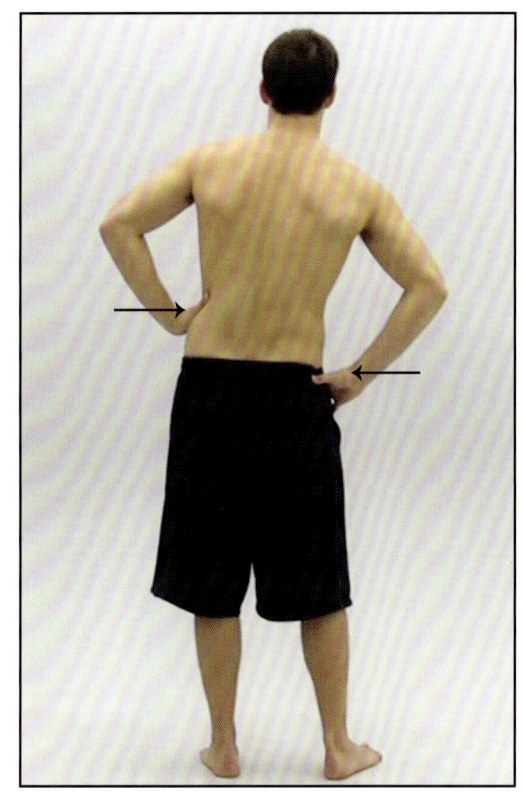

图 24-12 自我髋关节移位矫正。当患者施加温和的引导力来纠正他的髋部移位姿势时，他可以使用镜子进行视觉反馈。患者用一只手将自己稳定在肋骨水平，并用另一只手引导髋部移动以纠正它们的对线。患者保持这个姿势 30～45 秒，然后进入站立伸展姿势并完成 5～6 次，保持这个姿势 20～30 秒

9. 然后，患者引导躯干下方的髋关节进行运动，看着镜子保持肩膀水平，并试图达到矫正或过度矫正的姿势。患者应该保持这个姿势 30～45 秒，然后按照步骤 7 中的描述进行几次站立伸展运动（见图 24-16）。

## 伸展训练

腰椎抗阻伸展训练已被证明可有效治疗慢性腰痛[26,101]。应用伸展运动的适应证如下：

- 主观上，躺下时腰痛减轻，坐时加重。疼痛的部位可能是单侧、双侧或位于中央，疼痛可能会或不会辐射到单侧或双腿。
- 向前弯腰明显受限且会加重疼痛，或患者前屈时疼痛范围扩大。
- 向后伸腰可能受限，但活动时疼痛会"中央化"或减轻。
- 神经系统检查与侧移矫正要点相同。

从理论上讲，伸展运动的功效来自以下一种效果或多种效果的组合[66]：

- 减少神经张力
- 减少了作用于椎间盘的负荷，从而降低了椎间盘压力
- 增加伸肌的力量和耐力
- 因为练习会使脊柱关节进行自我松动，从而使本体感觉干扰痛觉。

髋部移位姿势在理论上与椎间盘突出或髓核突出的解剖位置相关。创造一种使髓核向中心移动的运动一直是髋部移位矫正和伸展运动的重点理论。该理论具有良好的逻辑性，但对这一现象的研究并未得到支持[110]。然而，在向患者解释训练目的时，使用该理论可能有助于增加患者的积极性以及对训练计划的依从性。

当患者出现小关节退变或椎孔挤压神经结构时，应谨慎使用终末端过伸运动。此外，当有峡部裂和脊椎滑脱问题时，都应谨慎使用任何一种屈曲或过伸的末端运动锻炼。

图 24-13～图 24-20 是伸展训练的例子。这些例子并不详尽，但代表了临床上使用的大多数训练。

训练的顺序并不重要。相反，每个运动防护师都应该根据评估结果来开始指导训练。Jackson[53] 在对背部训练的综述中认为，"没有任何依据支持使

图 24-13 肘部支撑的俯卧伸展

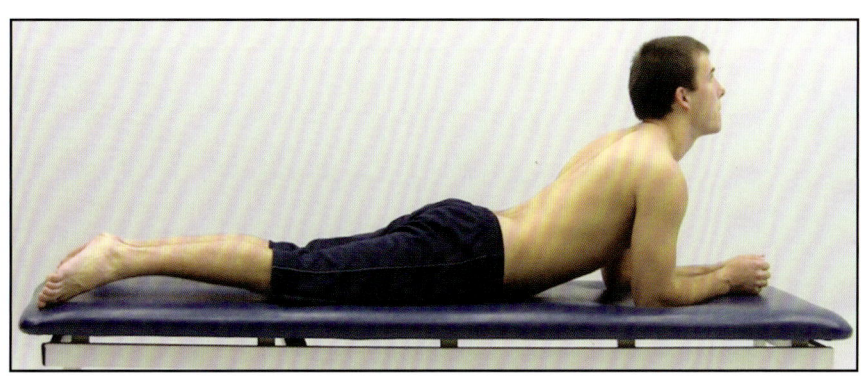

图 24-14  手部支撑的俯卧伸展

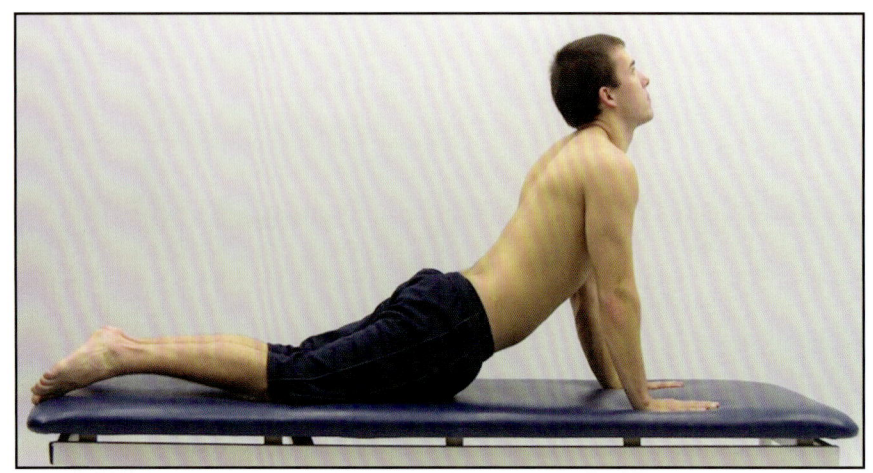

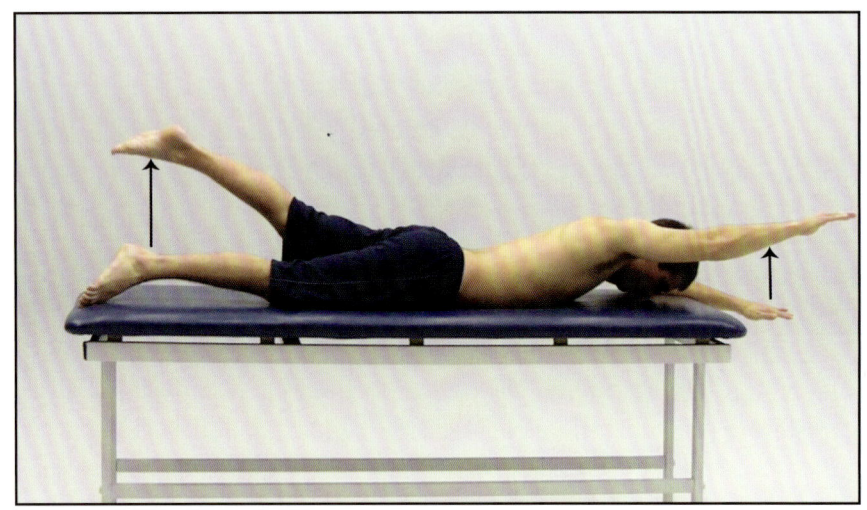

图 24-15  交替伸展手臂和腿部

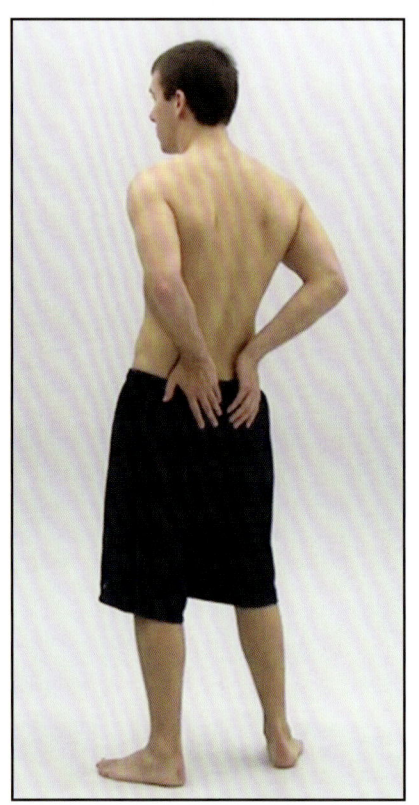

图 24-16  站立伸展

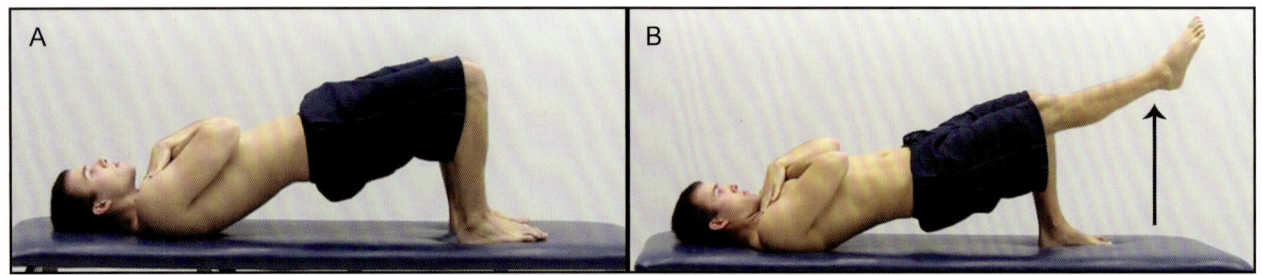

图 24-17  仰卧髋部伸展——提臀或"桥式运动"。（A）双腿支撑。（B）单腿支撑

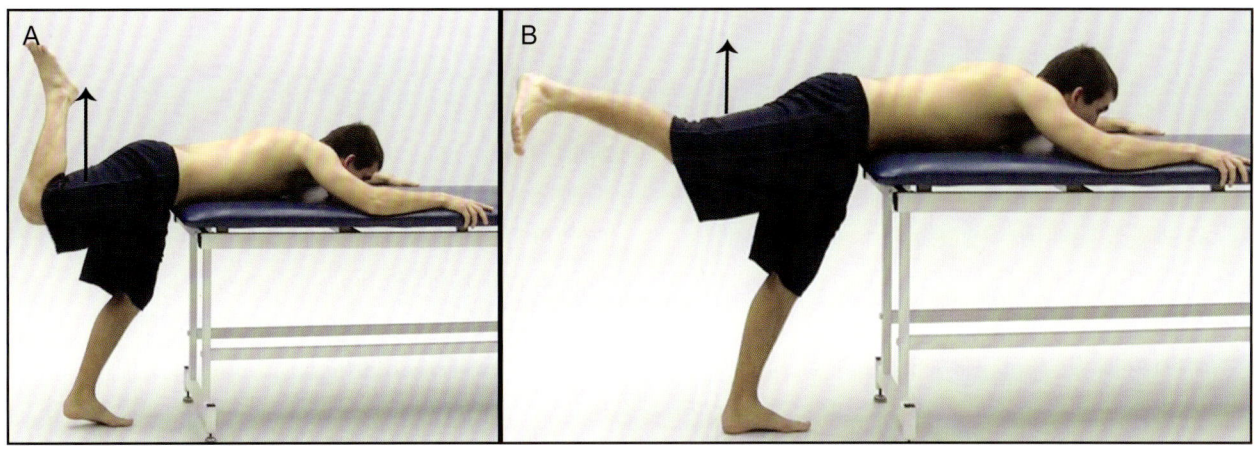

图 24-18 俯卧单腿髋部伸展。（A）膝关节弯曲。（B）膝关节伸展

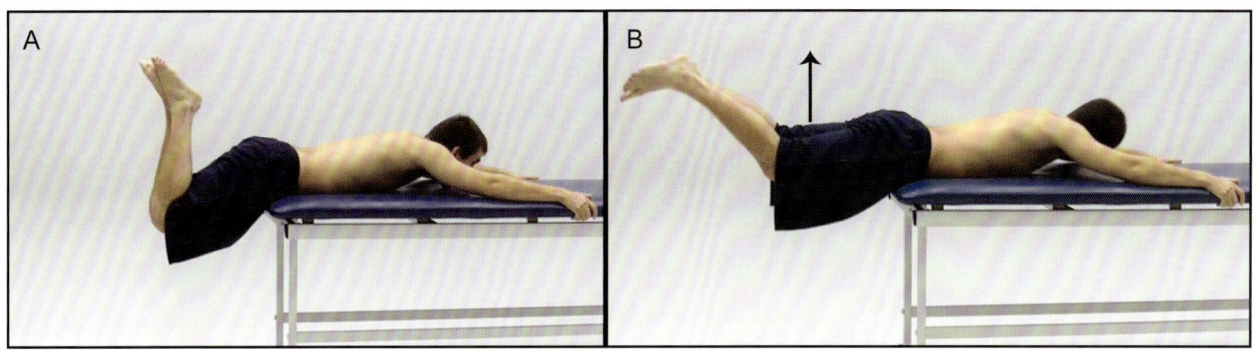

图 24-19 俯卧双腿髋部伸展。（A）膝关节弯曲。（B）膝关节伸展

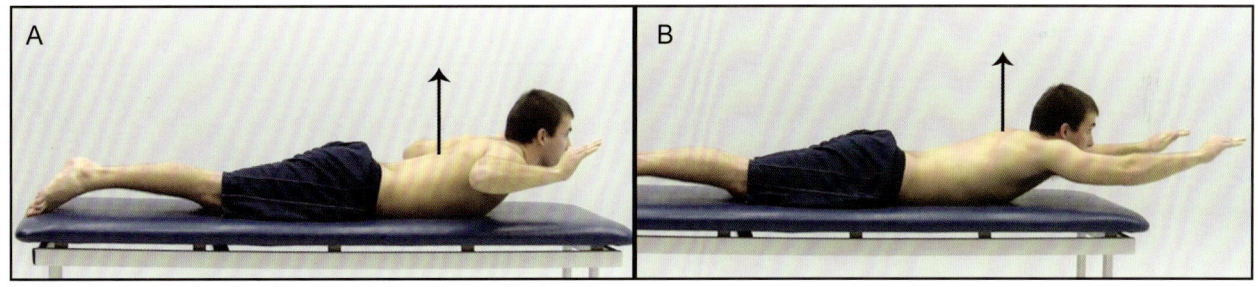

图 24-20 躯干伸展——俯卧位。（A）双手靠近头部。（B）双臂伸展——超人姿势

用提前设计好的屈曲运动方案，其中的训练使用价值很小或可能有潜在的伤害，而且方案也没有针对患者当前的需求，这些需求是通过全面的背部评估后确定的。"

## 屈曲训练

使用屈曲训练的适应证如下：
- 主观上，坐时腰痛减轻，躺下或站立时腰痛加重。行走时疼痛也会增加。
- 反复或持续向前弯曲可减轻疼痛。
- 患者向前屈腰时，腰椎不会出现反弓。
- 腰向后伸展到终末端并维持时出现疼痛或疼痛加重。
- 腹部张力和力量低。

在 Saal 创建的方法中[91]，他详细阐述了"在整个治疗计划中没有人应该持续采用一种特定类型的运动方案。"我们同意这一点，并认为从一种运动开始训练时，随着患者的疼痛消退和其他运动变得更加舒适，不应该排除快速添加其他种类的运动。

从理论上讲，屈曲运动的功效来自以下一种或多种效果的组合：

- 减少关节突关节应力
- 拉伸胸腰筋膜和肌肉组织
- 打开椎间孔
- 缓解椎管狭窄
- 改善腹部肌肉的稳定效果
- 通过提高腹肌的力量和张力，进而增加腹内压
- 因为训练会使脊柱关节进行自我松动，通过本体感觉来干扰痛觉的传导。

在大多数急性椎间盘突出和存在侧移姿势的患者中，应谨慎使用或避免进行屈曲练习。对于从椎间盘源性背痛中恢复的患者，在平躺休息时间超过30分钟后，不应立即开始屈曲运动。在这段时间内，椎间盘吸收大量的水分，患者处在椎间盘压力增加的姿势时会更容易感到疼痛。在训练计划中，应首先使用其他压力较小的训练，然后再进行屈曲训练。

图24-21～图24-31显示了屈曲训练的例子。同样，这些例子并非详尽无遗，但它们是临床上使用的训练类型的代表。

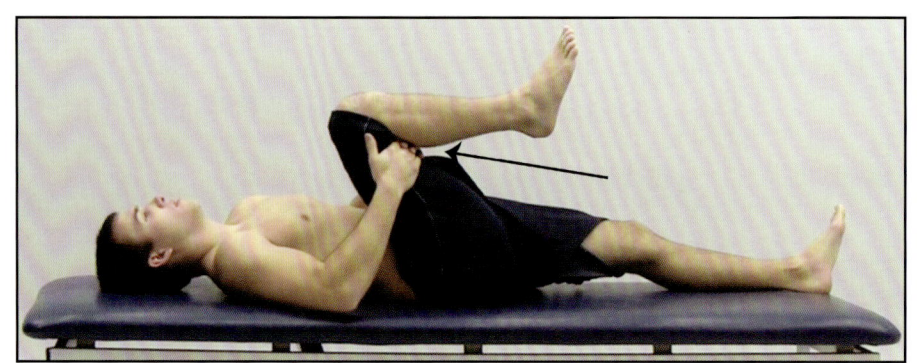

图24-21 单膝触胸。拉伸保持15～20秒。双腿交替

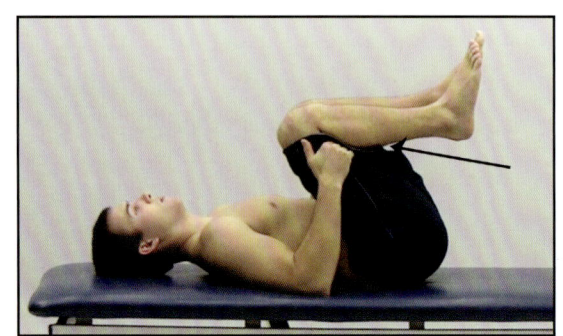

图24-22 双膝触胸。拉伸保持15～20秒。可以在无痛关节活动度内使用有节奏的摇摆动作来完成松动

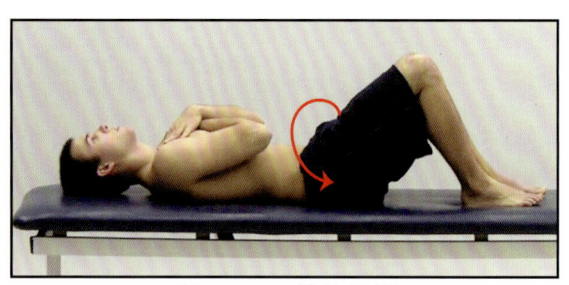

图24-23 骨盆后倾

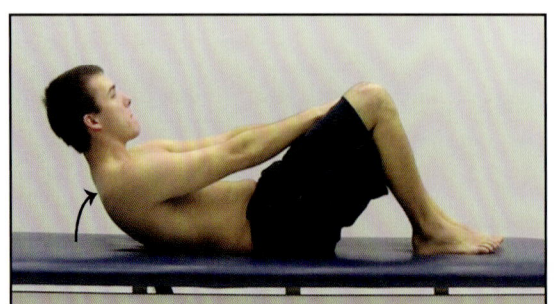

图24-24 部分仰卧起坐

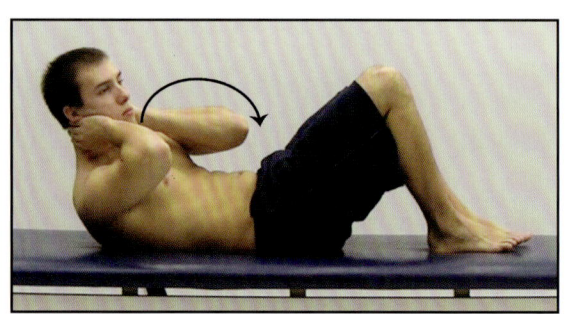

图24-25 部分仰卧起坐加旋转

第 24 章 脊柱损伤的康复 569

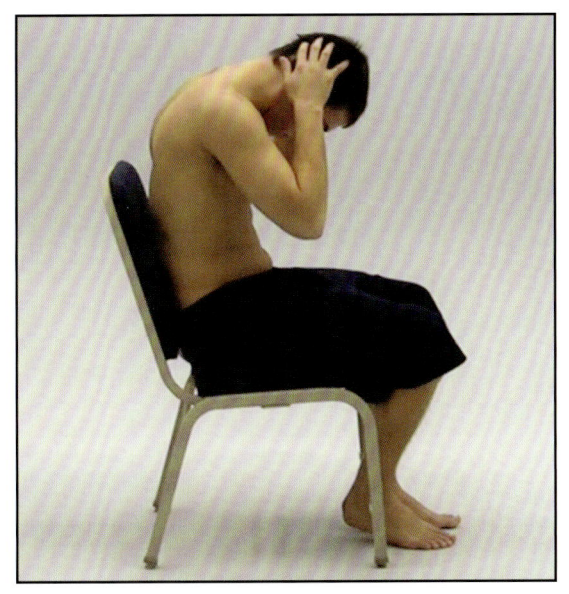

图 24-26　Slump 坐姿拉伸

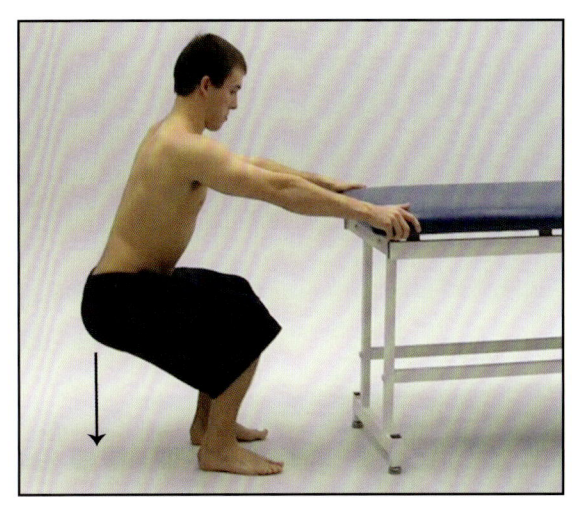

图 24-27　平足深蹲拉伸

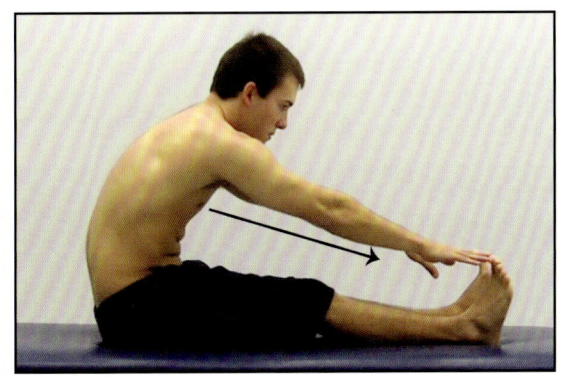

图 24-28　腘绳肌拉伸

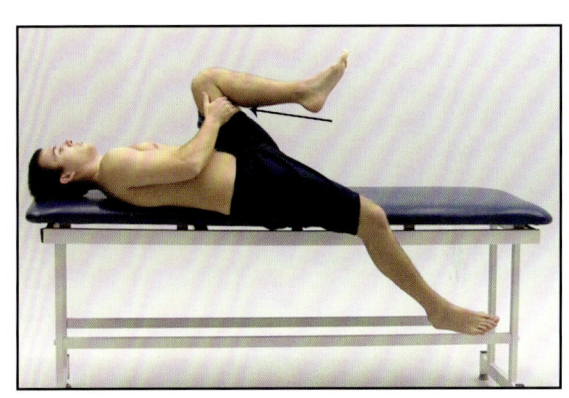

图 24-29　髋屈肌拉伸

图 24-30　膝左右摆动

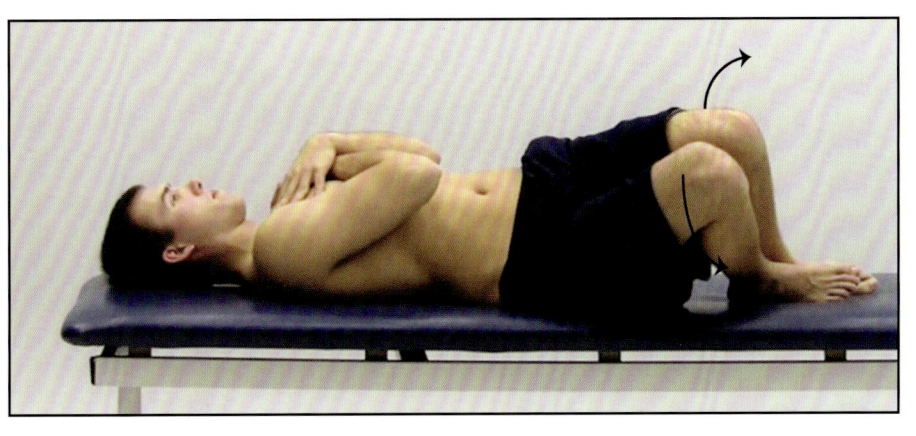

图 24-31 膝胸位前后摆动

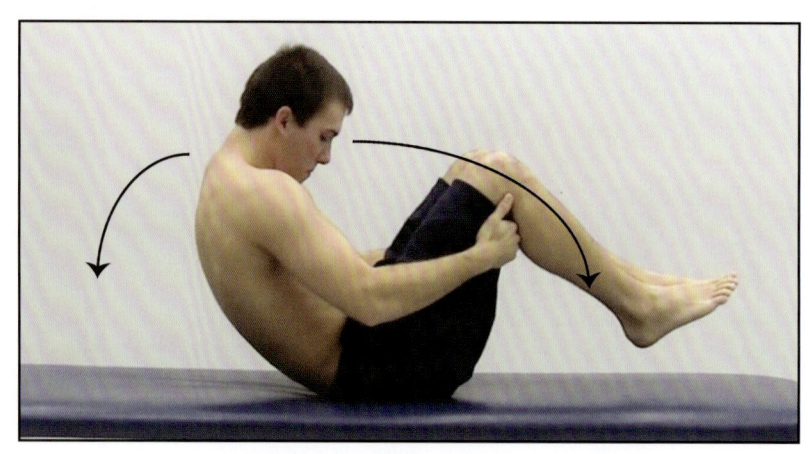

## 关节松动术

使用关节松动术的适应证如下：
- 主观上，患者的疼痛以特定关节区域为中心，活动时加重，休息后减少。
- 单个脊柱节段可进行的附属运动减少。
- 被动关节活动度减少。
- 主动关节活动度减少。
- 疼痛部位可能有肌肉紧张或筋膜张力增加。
- 左右旋转或侧弯时，背部运动不对称。
- 向前和向后弯曲可能会偏离中线。

从理论上讲，关节松动的功效来自以下一种或多种效果的组合：
- 可以拉伸紧张的结构以增加关节活动度。
- 受累关节通过关节松动的动作获得更正常的生物力学，并且由于营养-代谢产物交换的改善而减少了关节激惹性。
- 关节运动可以刺激正常的神经放电，让正常的知觉取代伤害性知觉，从而实现本体感觉干扰痛觉的效果

关节松动术是多维度的，并很容易用于各种背痛问题的解决。松动可以是主动的或被动的，或由运动防护师辅助完成。所有关节活动范围（屈曲、伸展、侧弯、旋转和附属运动）都可以纳入训练计划。可以根据第 13 章中讨论的 Maitland 关节松动术中的振动等级进行松动。施加的力的大小可以从 1 级到 4 级，具体取决于疼痛程度。运动防护师辅助进行关节松动术操作的理论、技术和应用最好在专业从业者的指导下学习掌握[23]。

图 24-30 ~ 图 24-38 显示了各种自我松动练习。

图 13-35 ~ 图 13-45 显示了运动防护师可以应用的关节松动术。

## 脊柱关节操作术

从 20 世纪 90 年代中期到 2000 年的研究阐明了脊柱松动术和操作术在背部和颈部康复的整体方案中的作用[62]。对治疗方式的解析和描述在逐步进步，关节松动术和关节操作术的作用得到更好的理解，并使其在康复计划中得到了应有的重视。有一定的证据表明，关节松动术和关节操作术可有效减轻慢性腰痛患者的疼痛并改善其功能。虽然这两种

图 24-32 仰卧抬髋——桥式运动

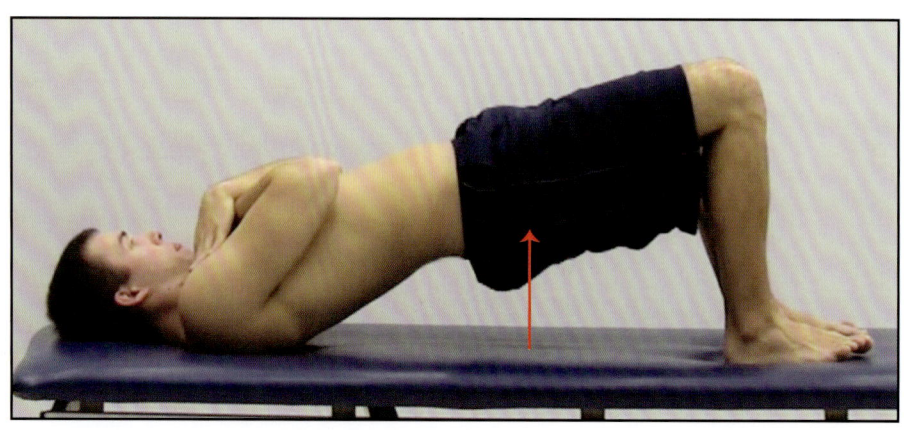

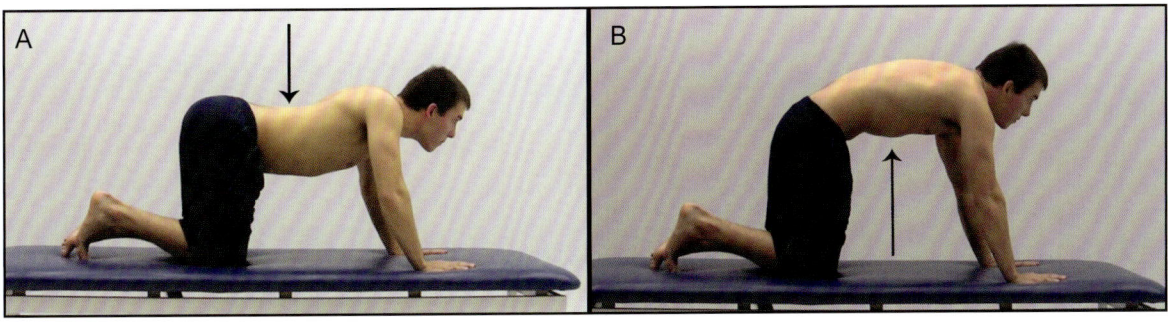

图 24-33　骨盆倾斜或骨盆摇动（手膝四点支撑跪位）。（A）凹背马。（B）猫式

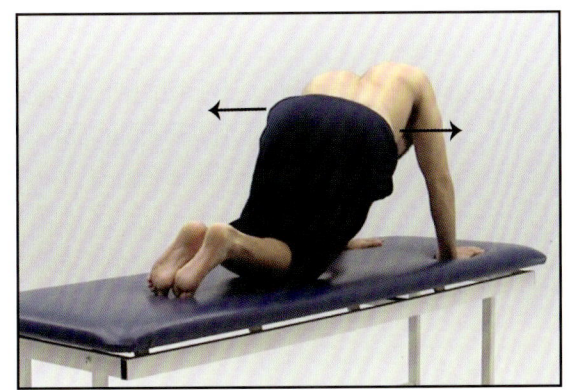

图 24-34　跪姿（手膝四点支撑跪位）——摇尾狗

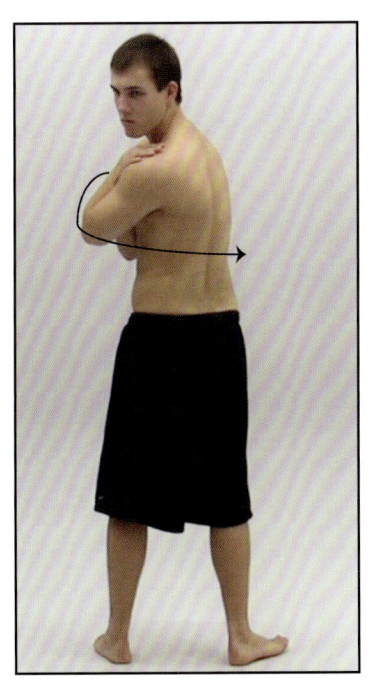

图 24-35　坐姿或站姿转体

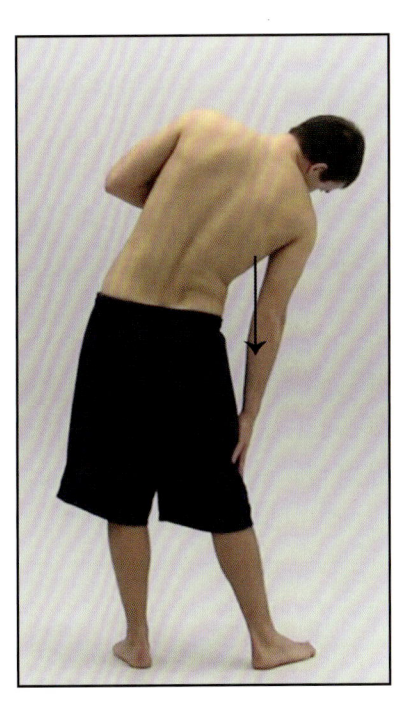

图 24-36　坐姿或站姿侧屈

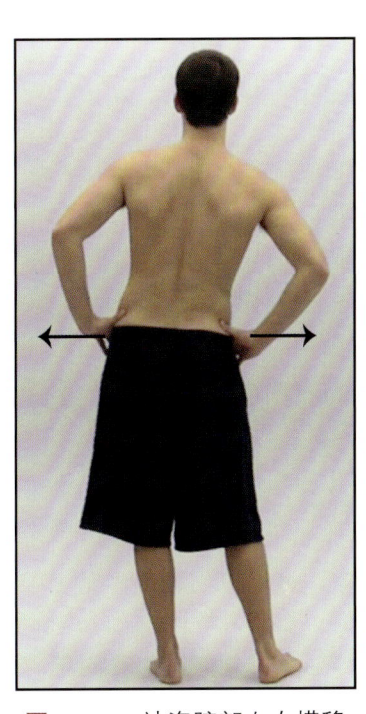

图 24-37　站姿髋部左右横移

疗法都是安全的，但关节操作术似乎比关节松动术能产生更好的效果[23]。文献证明，关节操作术的短期效果是缓解疼痛并更快地恢复功能性运动。长期结果表明，与其他特定的治疗方法相比，这种方法没有缺陷。但是，事实刚好相反。如果那些可能受益的人群没有使用关节操作术，疼痛和功能障碍症状将会持续更长时间，并且可能会恶化[12]。因此，运动防护师在治疗时可以选择性地使用脊柱操作术，提高其治疗效果[19-20,28,30]。

这项技术在整骨医学、物理治疗、脊骨神经医

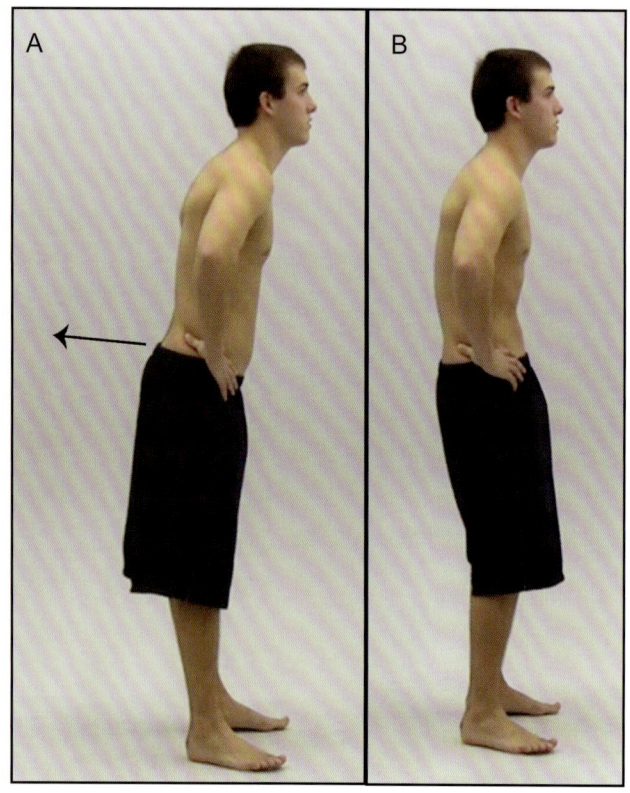

图 24-38　站姿骨盆摆动。（A）翘臀（骨盆前倾）。（B）收臀（骨盆后倾）

的空化现象而产生相应的爆裂声，但成功的治疗和疼痛缓解的机制并不是因为这种声音[29,89]。脊柱操作术的疼痛缓解效果还不明确，但其作用机制可能是多模式的，包括对中枢神经系统的传入以及对内源性疼痛控制系统的影响[5-6,19-20,28,90]。

一种技术使用得越多，越能增加该技术的操作技能和安全性。

鉴别最有可能受益于脊柱操作术的腰痛患者的临床预测规则包括以下标准[13]：

- 当前症状发作的持续时间少于 16 天
- 症状部位未延伸至膝关节远端
- 恐惧回避信念量表工作子项（Fear-Avoidance Beliefs Questionnaire Work Subscale）得分低于 19 分
- 至少一个腰椎节段被判断为活动不足
- 至少一侧髋关节内旋活动度超过 35°

运动人群中应该有很大比例的腰痛患者符合这一临床预测规则。脊柱操作术绝对应该包含在他们的康复计划中。

运动防护师通常是腰痛患者的初级管理人员，并且能够在旨在减轻腰痛和增加功能的首次治疗中使用操作术[19-20,28-30]。如果患者仅符合上述的三个标准，治疗效果可能没有那么好，但应用脊柱操作术在内的努力仍是值得的，并且不应被禁止。

副作用和潜在的不良反应经常被视为腰椎操作术的禁忌证，但事实上并未经过证实。并且在大多数研究中，患者的主诉本质上是肌肉骨骼问题，包括轻微的疼痛、僵硬和行动不便。这些变化通常是自限性的，不会影响患者的长期治疗结果。严重并发症（椎间盘突出症、马尾综合征）的风险非常低[9,12-13,30,90,94]。

学和运动防护领域被广泛使用，有其使用的理论依据，将特定的技术与特定的评估结果相匹配的方式在上述不同领域中有所差异。基本技术很简单，从本科生到最有经验的从业者，任何运动防护师都可以学习并使用。图 24-39、图 24-58 和图 24-59 显示了运动防护师和患者在治疗过程中的基本体位。一旦摆放好体位，运动防护师就会在腰椎或髂骨进行一个高速、低幅的猛推松动，让整个腰椎和骶髂区域出现一个闪动。通常会因一个或多个关节突关节

图 24-39　可以使用各种侧卧和仰卧姿势来拉伸和松动腰部区域的特定关节

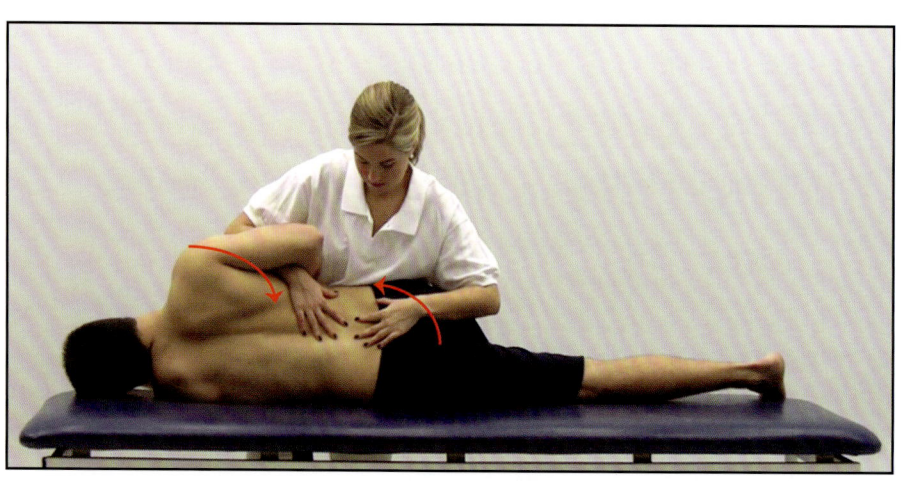

## 腰椎和骶髂关节疼痛的康复技术

### 腰痛

#### 病理生物力学

在大多数情况下，腰痛没有严重或持久的病理情况。一般认为软组织（韧带、筋膜和肌肉）可能是最初的疼痛来源。患者对损伤和应激压力的评估的反应通常与损伤后的时间和损伤的物理创伤程度成正比。腰部的软组织会根据愈合的生物过程做出反应，愈合的时间线与身体其他部位的时间线相同。几乎没有证据表明腰部受伤会导致持续时间超过6~8周的疼痛综合征。疼痛回避和对疼痛的恐惧机制也是回归运动所面临的一个重要问题，需要将一些针对性内容纳入康复计划[24-25,64]。

#### 损伤机制

腰痛可能由以下一个或多个问题综合引起：肌肉拉伤、梨状肌或腰方肌肌筋膜疼痛或拉伤、肌筋膜扳机点、腰椎小关节扭伤、过度活动综合征、椎间盘源性腰痛问题或骶髂关节功能障碍。

#### 康复要点

##### 急性与慢性腰痛

最常发生的腰痛是一种急性、痛苦的经历，很少持续超过3周。与许多损伤一样，运动防护师经常通过训练或治疗操作来康复这些腰痛患者。最新的操作可能包括屈曲训练、伸展训练、关节松动术、动态肌肉稳定训练、腹部支具、肌筋膜释放技术、电刺激方案等。运动防护师选择训练和治疗方式时应记住，无论采取何种治疗措施，90%的背痛患者都能在6周内缓解症状。

有些患者的疼痛持续超过6周。这类患者一般会有再损伤或先前损伤加重的病史。他们将腰痛描述为类似于他们以前的背痛经历。

由于对损伤部位持续施加可能导致初始损伤的压力，从而使这些患者的旧伤恶化或再次损伤。这类患者需要更具体且正式的治疗和康复计划[25]。

也有人患有慢性腰痛。这在患有腰痛的人群中所占的比例非常小。Waddell定义了急性损伤或再损伤患者与慢性疼痛患者之间的差异[107]。他指出，"慢性疼痛是与急性疼痛完全不同的临床综合征"[107]。

急性疼痛和慢性疼痛不仅在时间跨度上存在区别，且本质上也是不同的。急性疼痛通常是由外周刺激、伤害刺激和组织损伤直接导致的。

对于疼痛的意义和后果可能会有一些焦虑，这是可以理解的。急性疼痛、残疾和疾病行为通常与体格检查结果呈正相关。针对潜在身体障碍，药物、物理治疗甚至手术治疗通常对缓解急性疼痛非常有效。相比之下，慢性疼痛、残疾和疾病行为越来越与其最初的致病机制相区别，并且可能几乎没有客观证据表明有任何残留的伤害性刺激。反而慢性疼痛和残疾越来越多地与情绪困扰、抑郁、治疗失败和接纳病患角色等情况相关联。慢性疼痛逐渐成为一种自我维持问题，传统医疗管理也无可奈何。针对那些只是假设的、并未确认的、且可能不存在的伤害性感受来源的物理治疗，不仅不会成功，而且还可能导致额外的身体损伤。失败的治疗可能会加剧和加重疼痛、痛苦、残疾和疾病行为[107]。

#### 康复进程

如果将治疗计划分为两个阶段，那么对腰痛患者的康复进展的讨论可以更加具体和有意义。第一阶段（急性期）治疗主要包括理疗和缓解疼痛的练习。第二阶段治疗主要治疗再次受伤或先前问题恶化的患者。第二阶段的治疗计划不仅仅是缓解疼痛、强化训练、拉伸和关节松动，还包括躯干稳定和运动训练序列，并为患者提供明确的、指导性的康复计划，最终使其恢复功能性运动。

##### 第一阶段（急性期）治疗

调节疼痛应该是运动防护师的首要任务。从疼痛管理快速进展到特定的康复应该是急性期康复计划的主要目标。在急性期，缓解疼痛最常见的治疗方法是冰敷镇痛。休息，但不是完全卧床休息，可以让受伤的组织开始愈合过程，且不具有造成伤害的压力。如果患者符合关节操作术的临床预测规则，一旦患者能够耐受操作体位，就应立即进行[34]。

休息的同时，在初始治疗阶段，应教导患者通过使用前面描述的适当的体位技术来增加舒适度，这可能包括①侧移矫正（图24-11）、②伸展训练（图24-13~图24-20）、③屈曲训练（图24-21~图24-31）、④自我松动训练（见图13-46和图13-47），或⑤脊柱操作术（图24-39和图24-58）。节段性脊柱稳定训练应与这些训练同时开始。在疼痛管理的初期，也需要使用支撑物来帮助治疗，包括穿着腰围或使用小道具、枕头等支撑物来达到舒适的姿势[51,105]。还应教导患者避免任何会增加尖锐疼痛的姿势和动作。这些提供舒适的体位和运动的限制应该是任何训练最初的焦点。

应鼓励患者快速度过这个阶段，并在活动范围、力量和舒适度允许的情况下尽快恢复活动。在此阶段添加支撑性腰围应主要考虑患者的舒适度[105]。我们建议采用折中的方法来选择练习，根据患者的评估结果搭配使用已经介绍过的各种方案。患者很少会出现需要指定使用一种训练方式的典型体征和症状。

### 第二阶段（再损伤阶段）治疗

在背部疼痛的再损伤或慢性阶段，治疗和训练的目标应再次基于对患者的全面评估。识别导致患者背部问题病因和复发的原因，对于其康复的管理和预防再损伤是非常重要的。此阶段治疗的目标是让患者对其背部问题的治疗负责。运动防护师应明确具体问题和纠正措施，以帮助患者更好地了解其问题的机制和管理[74]。

应明确以下具体目标和练习：
- 要拉伸哪一个结构
- 要强化哪一个结构
- 将节段性脊柱稳定性和腹部支具融入到患者的日常生活和训练计划中
- 核心稳定性训练的进阶
- 哪些动作需要通过运动学习方法来控制错误的力学机制[74]

#### 拉伸

临床医生和患者需要进行特定的训练来拉伸受限肌群，保持正常肌群的柔韧性，并识别可能是障碍之一的活动度过大。在设计、指导和监督每项训练时，周全的思考和良好指导，以确保目标结构得到拉伸，并且保护过度活动的区域免受过度拉伸[49]。稳定性不足将导致训练动作难以达标，以至于训练会导致本来已经过度活动的区域活动过大。拉伸过程中缺乏适当的稳定性可能会导致结构性问题持续存在，从而继续加重患者的背痛。

在运动防护师对背痛患者的评估中，应评估以下肌群的柔韧性[48]：

- 屈髋肌
- 腘绳肌
- 腰伸展肌
- 腰椎旋转肌
- 腰侧屈肌
- 髋内收肌
- 髋外展肌
- 髋旋转肌

#### 强化训练

有许多技术可以加强躯干和髋周的肌肉力量。通过使用渐进超负荷技术来实现特定适应原则（specific adaptation to imposed demands，SAID 原则），可能是最好的强化肌肉的方式。超负荷可以采取增加重量负荷、增加保持时间、增加重复负荷或增加拉伸负荷的形式，以实现肌肉力量、肌肉耐力或身体特定部位柔韧性的生理变化。

治疗计划应该包括那种患者可以轻松顺利完成的训练。超负荷将快速但逐渐地促使患者挑战那些需要加强的肌群。运动防护师和患者应持续监测有无患者疼痛的增加或先前症状的复发。如果发生这些变化，则应修改、延迟或从康复计划中删除这些训练。

#### 核心稳定训练

核心稳定训练、动态腹部支具和找到中立位置都是在描述一种用于增加躯干稳定性的技术（见第5章）。这种增强的稳定性将使患者能够将脊柱和骨盆保持在最舒适且可接受的力学位置，从而减少造成反复微创的应力并保护背部结构免受进一步损伤。核心肌肉控制是使患者能够稳定躯干和控制姿势的关键之一[10]。腹部强化训练方案是枯燥的，患者必须花精力来完成它们。然而，在患者的功能运动中，他们需要利用腹部力量来稳定躯干和保护背部[52]。

Richardson 等人关注在不同体位下的腹横肌和腰多裂肌的运动控制[85-86]。一旦建立了这种控制，就会添加不同的体位和运动。随着运动强度的逐渐增加，患者将整合更多的整体肌肉来稳定其核心（见第5章）。然后患者进入功能性训练阶段，并将脊柱节段性稳定作为核心稳定性的基础运动，这是执行功能性运动所必需的[86]。肌肉收缩可以支持和限制极端的脊柱运动，同样也可以增加躯干的稳定性，这个概念是很重要的。

### 基础功能训练

患者必须不断致力于改善日常生活运动中所有姿势的身体力学和躯干控制。运动防护师需要评估患者的日常运动模式，并针对尽可能多的活动为他们提供最佳且压力最小的身体力学方面的指导、练习和监测。

基础的训练计划遵循姿势控制的发育顺序，从仰卧和俯卧四肢运动开始，同时积极保持躯干稳定。然后让患者逐步进阶到四点支撑、跪姿和站姿（图24-40）。

当患者按照上述训练顺序进行运动时，强调保持躯干的控制和稳定性[48]。

发展运动控制最关键的方面是重复训练。然而，还须考虑加入体位、运动速度和运动模式的变化。

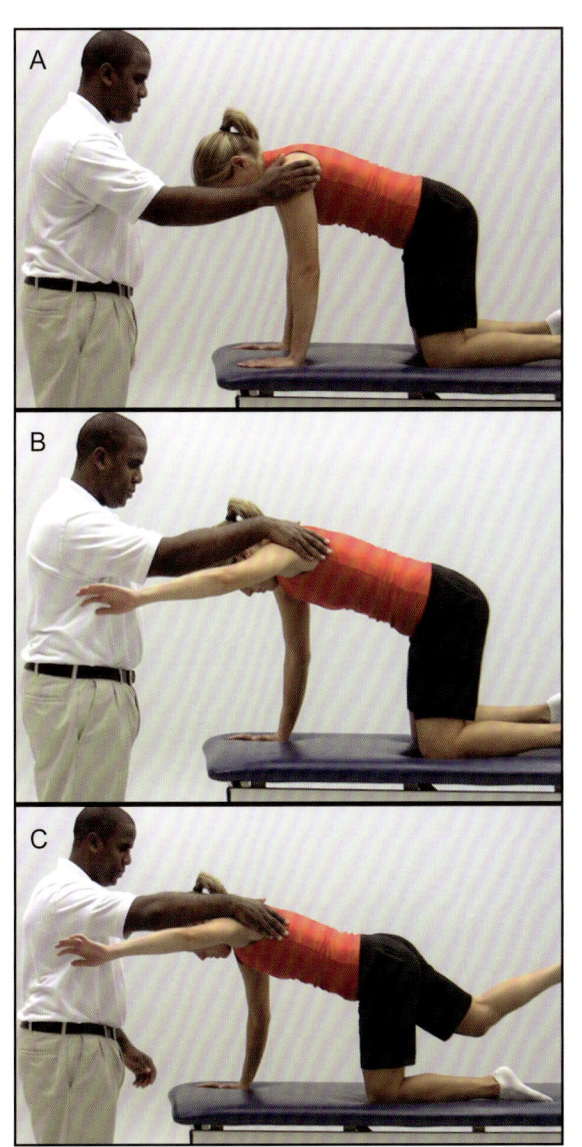

**图 24-40**　重心转移和稳定练习应该从（A）四点支撑位，进阶到（B）三点支撑位，再到（C）两点支撑位

训练的可变性将允许患者能将他们新学到的躯干控制泛化到他们那些必然不断变化的活动中。作为基础练习，腹横肌和腰多裂肌共同激活是关键。把这种稳定收缩融入各种活动中，将有助于加强躯干稳定，并将躯干控制重新变为潜意识的自动反应。

在训练计划的早期，可能需要使用腹横肌和腰多裂肌收缩的增强反馈（肌电图、触诊、超声成像、压力表），以最大限度地提高由运动防护师监督下的每次训练的效果。运动防护师应该让患者尽快内化这种反馈，从而使患者不再依赖器械并更具功能性。在使用增强反馈方式时，建议患者迅速、逐步地摆脱对外部反馈的依赖。

### 进阶功能训练

患者参与的每项活动都将成为进阶训练康复计划的一部分。通常的起点是患者的体能训练计划。该计划的每一步都会受到监督，重点关注节段性脊柱稳定性，即使是在做"将重物放在杠铃杆上或上、下运动器械"这样简单的动作。应该重新教授患者体能训练计划中的每项训练，并让其了解最佳的力学体位和适当的稳定肌肉收缩。力量计划是针对患者的，目的是加强薄弱区域，并对功能需求更高的肌群增强肌力。

在开始任何运动之前，应教会患者先进行稳定性收缩。这样可以在进行运动之前预先调整他们的姿势和稳定性觉察能力。随着运动开始，他们在尝试完成一项训练时将不太容易觉察到稳定收缩。

他们可能会恢复到旧的姿势和习惯，因此反馈很重要。

每个患者都是不同的，不仅各自的背部问题不同，其获得运动技能和克服慢性背痛导致的恐惧和回避的能力也不同。患者核心稳定的控制程度和获得这些新的核心稳定技能的速度也不一样。

通过使用支具、矫形器、鞋或具有舒适支撑的家具（床、书桌或椅子）来减轻背部压力，对于帮助患者最大限度地减少背部的慢性或超负荷压力至关重要。稳定性训练也应融入他们的日常活动中[75]。使用腰围或支具也可以使患者更舒适[51,105]（见图24-56）。

### 慢性腰痛的多学科生物-心理-社会康复方法

第4章讨论了与康复相关的生物-心理-社会模型。根据这个模型，除了身体力量、柔韧性和脊柱稳定性这些传统上被认为是导致腰痛的病理生理因素外，心理因素也可能阻碍患者恢复正常功能，使防卫性动作增多，从而导致慢性残疾。恐惧回避信念、适应不良的应对策略和情绪的改变对于患者如何看待慢性症状很重要[69]。

在多学科的生物-心理-社会康复中，患者接受来自各种具有不同临床技能的医疗保健从业者的治疗。这种治疗的组成部分可能包括心理治疗、患者教育、职业健康干预、使用已被证明有效的止痛药，以及运动。最近的系统综述表明，多学科治疗在减轻慢性腰痛方面比常规治疗或仅针对身体因素的运动治疗或物理治疗更有效[40,54]。

有关对急性、亚急性和慢性腰痛使用无创治疗的最新推荐，请参见表24-2。

### 回归运动标准

对于大多数下背部问题，第一阶段的治疗和训练计划将使患者迅速回归到他们的运动中。如果疼痛或功能障碍明显或问题反复出现，则有必要进行第一阶段的深入评估和治疗及第二阶段的运动方案。多学科生物-心理-社会康复提供了一个治疗患者背部问题所需的综合方法。密切关注并重视患者的进步将鼓励患者和运动防护师继续该计划。

## 肌肉拉伤

### 损伤机制

评估发现有突发或慢性压力的病史，导致在训练期间引发肌肉疼痛。体格检查中有3个点必须是阳性，以证明肌肉是主要问题点：触诊肌肉区有压痛，受累肌肉的收缩和拉伸会引起肌肉疼痛。

### 康复进程

治疗应包括标准的保护、冰敷和加压。冰敷可以用冰按摩或冰袋的形式进行，具体取决于所涉及的区域。弹性包裹物或腰围可以保护和压缩背部肌肉组织。还可以应用其他的理疗，包括有生物刺激作用的脉冲超声和用于缓解疼痛和肌肉功能再教育的电刺激。康复训练应该使相关受累肌肉收缩和伸展，从非常温和的运动开始，逐渐增加负荷的强度和重复次数。一般来说，这将包括主动伸展运动，如髋关节上提（臀桥运动）（图24-17~图24-19）、交替手臂和腿运动、髋关节伸展（图24-15）、躯干伸展（图24-20）和腰方肌髋部上提（图24-41~图24-43）。一系列良好的腹部节段脊柱稳定练习和核心稳定练习也会有所帮助（图24-23和图24-24）。拉伸运动可能包括以下内容：抱膝触胸（图24-21和图24-22）、仰卧一侧腿部下垂拉伸屈髋肌（图24-29）、Slump坐姿拉伸（图24-26）和膝左右摇摆（图24-30）。

### 回归运动标准

最初，患者可能希望继续使用支具或腰围，但随着他们的力量重新加强并且他们的表现恢复正常，应鼓励他们避免使用腰围[51,105]。

表24-2 关于腰痛的无创治疗的建议

| 推荐1 |
|---|
| 考虑到无论如何治疗，大多数急性或亚急性腰痛患者都会随着时间的推移而改善，临床医生和患者应选择非药物治疗，包括体表热疗（中等质量证据）、按摩、针灸或脊柱操作术（低质量证据）。如果需要药物治疗，临床医生和患者应选择非甾体类抗炎药或骨骼肌肌松药（中等质量证据）。（等级：强烈推荐） |
| 推荐2 |
| 对于慢性腰痛患者，临床医生和患者最初应选择非药物治疗，包括运动、多学科康复、针灸、正念减压（中等质量证据）、太极、瑜伽、运动控制训练、渐进式放松、肌电生物反馈、低强度激光疗法、操作治疗、认知行为疗法或脊柱操作术（低质量证据）。（等级：强烈推荐） |
| 推荐3 |
| 对于非药物治疗效果不佳的慢性腰痛患者，临床医生和患者应考虑非甾体类抗炎药作为一线治疗，或曲马多或度洛西汀作为二线治疗。只有当上述治疗无效，而且潜在益处大于患者的风险，并在与患者讨论已知风险和现实益处之后，临床医生才能考虑将阿片类药物作为患者的一种选择。（等级：弱推荐，中等质量证据） |

Reprinted with permission from Qaseem A, Wilt TJ, McLean RM, Forciea MA. Noninvasive treatments for acute, subacute and chronic low back pain: a clinical practice guideline from the American College of Physicians. AnnIntern Med. 2017；166（7）：514-530.

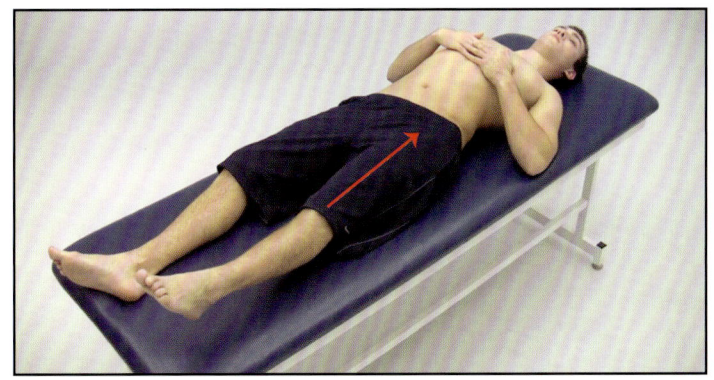

图 24-41　仰卧-提髋（髋部上提）

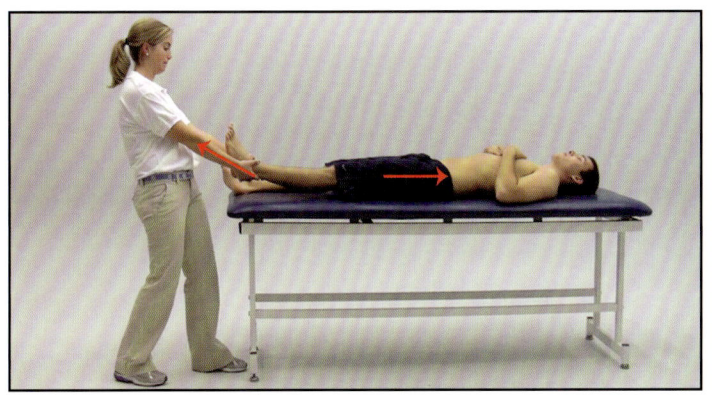

图 24-43　仰卧-提髋抗阻

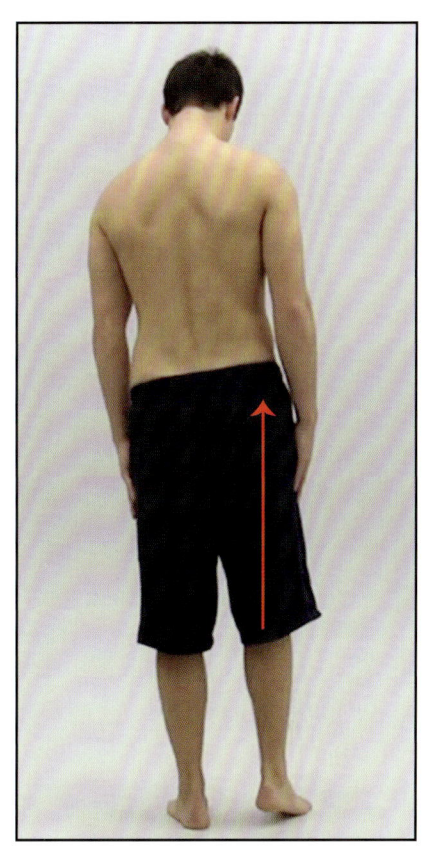

图 24-42　站立位提髋

## 梨状肌拉伤

### 病理生物力学

第 20 章详细讨论了梨状肌综合征。梨状肌问题会导致骶髂后区、臀部的疼痛，有时疼痛放射到大腿后部或后外侧。疼痛通常被描述为深度疼痛，在运动和伴髋关节屈曲、内收和内旋的坐姿时，疼痛会变得更加剧烈。在负重期间需要对髋关节和腿部的内旋进行减速时，疼痛会变得更加尖锐和剧烈。

触诊压痛具有特征性模式，在股骨大转子内侧和近端以及髂后上棘（PSIS）的外侧有压痛。坐位髋外展等长收缩会在臀后部区域产生疼痛，并且该运动会显得无力或迟疑。坐位被动髋内旋也会导致髋部和臀后部疼痛[76]。

### 康复进程

康复训练应包括强化训练和拉伸[8,76]。强化训练应包括对抗弹性阻力的俯卧髋内旋（图 24-44）、臀桥（图 24-45）、手膝位的消防栓训练（图 24-46）、侧卧直腿髋外展（图 24-47）、俯卧伸髋练习

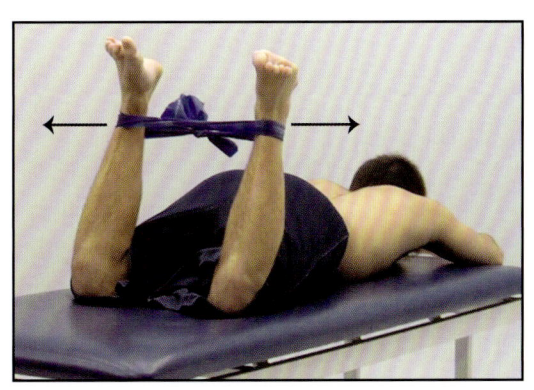

图 24-44　对抗弹性阻力的俯卧髋内旋

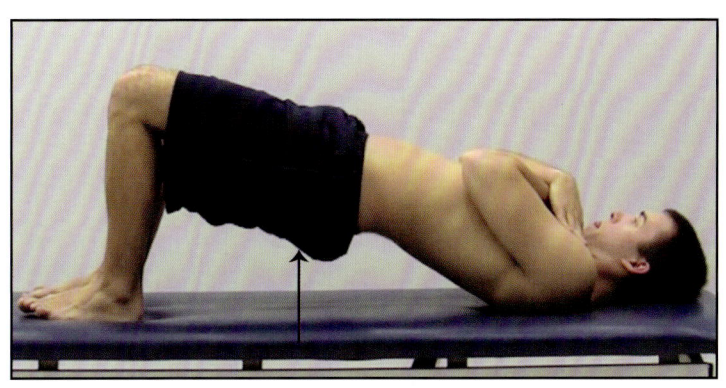

图 24-45　臀桥

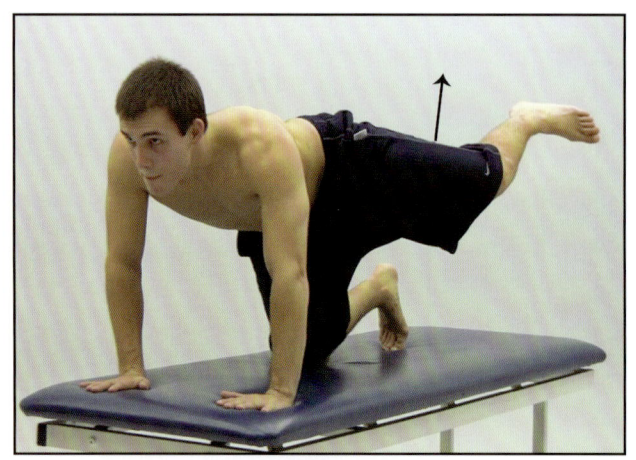

图 24-46 三点支撑位——消防栓训练

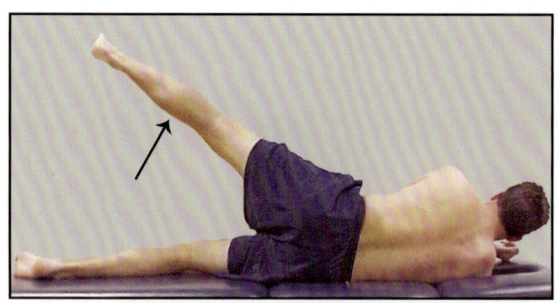

图 24-47 侧卧直腿髋外展

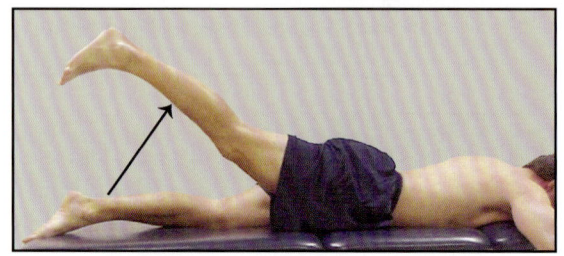

图 24-48 俯卧伸髋练习

（图 24-48）。

梨状肌的伸展运动包括仰卧腿部交叉髋内收拉伸（图 24-49）；在仰卧位下，受累的腿交叉在好腿上，脚踝放于膝盖位置，将健侧的膝盖拉向胸部以产生拉伸（图 24-50）；收缩-放松伸展，在放松阶段，通过肘部对肌肉附着点施加压力（图 24-51A、B）[102]。这也可以在坐姿中使用相同的机制完成，但患者需要将腰部前倾使胸部靠近膝盖。

## 腰方肌拉伤

### 病理生物力学

来自腰方肌的疼痛被描述为剧痛、锐痛，位于腰部、背部外侧区域以及骶髂后区和上臀部附近。患者通常描述在从坐到站、长时间站立、咳嗽、打喷嚏和走路时出现疼痛。需要躯干旋转或侧屈的运动会加重疼痛。在沿着下肋骨的起点和沿着髂嵴的止点附近进行触诊会出现压痛。侧屈时疼痛会加重且疼痛通常局限于一侧。例如，对于右侧腰方肌问题，左右侧屈只会引起右侧疼痛。仰卧位提髋运动也会引起疼痛。

### 康复进程

康复强化训练应包括仰卧位提髋（图 24-54）；一条腿站立在较高的表面上，另一条腿在该水平面以下自由移动，在自由移动侧进行提髋练习（图 24-55）；仰卧位时通过牵拉受累腿为提髋增加阻力（图 24-43）。

拉伸训练应包括侧卧在枕头卷上的手-脚拉伸（图 24-52）、腿部交叉的仰卧自我拉伸（图 24-53）、提髋运动同时通过手部压力来增强拉伸（图 24-54），以及单腿站在小踏板上拉伸（图 24-55）。

图 24-49 仰卧腿部交叉髋内收拉伸

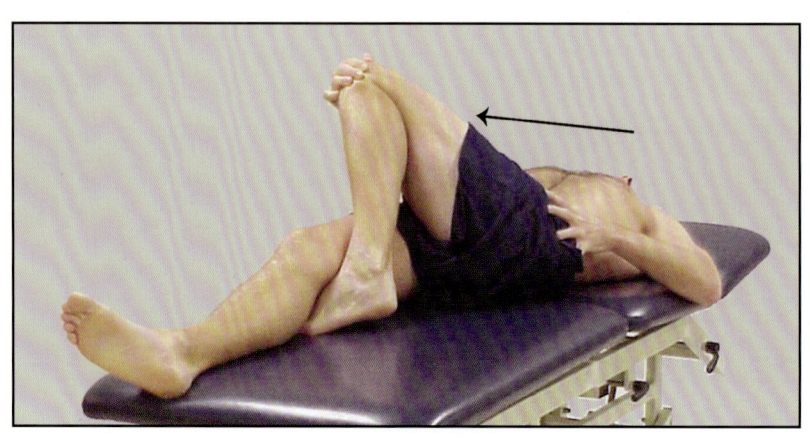

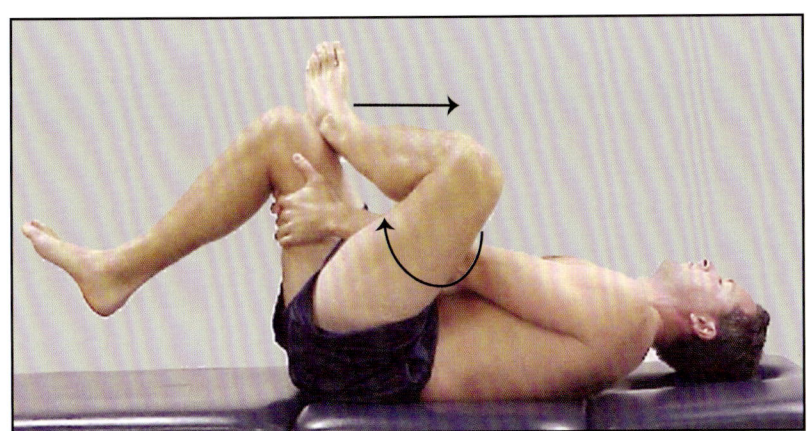

图 24-50　自我梨状肌拉伸

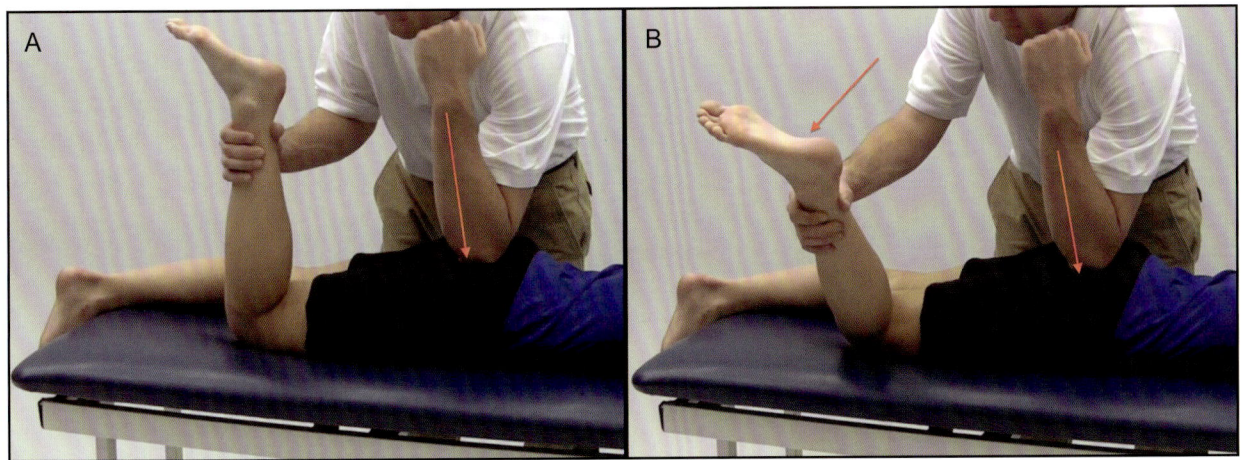

图 24-51　使用肘部压力拉伸梨状肌。（A）开始-收缩。（B）放松-拉伸

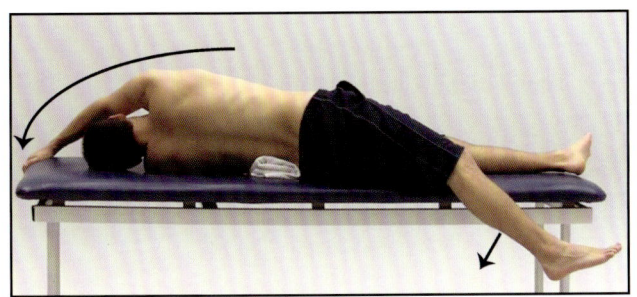

图 24-52　侧卧在枕头卷上拉伸

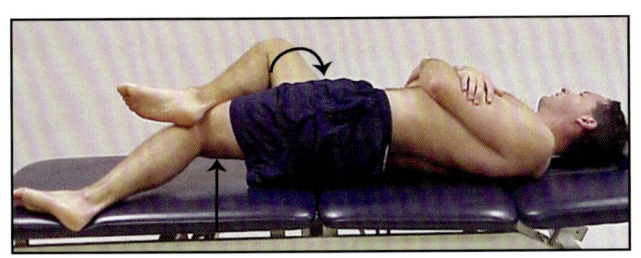

图 24-53　仰卧自我拉伸——腿部交叉

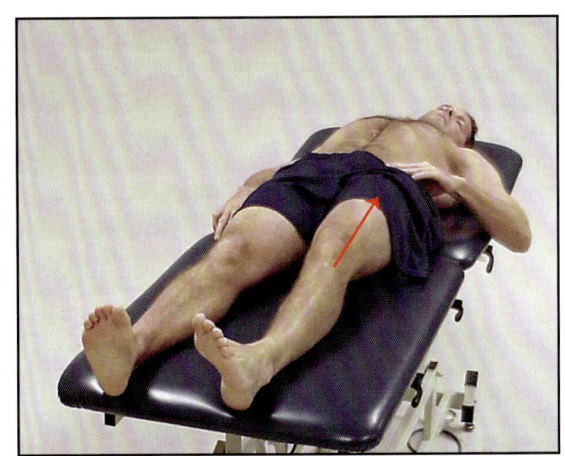

图 24-54　手压髂部抗阻进行髋部上提训练

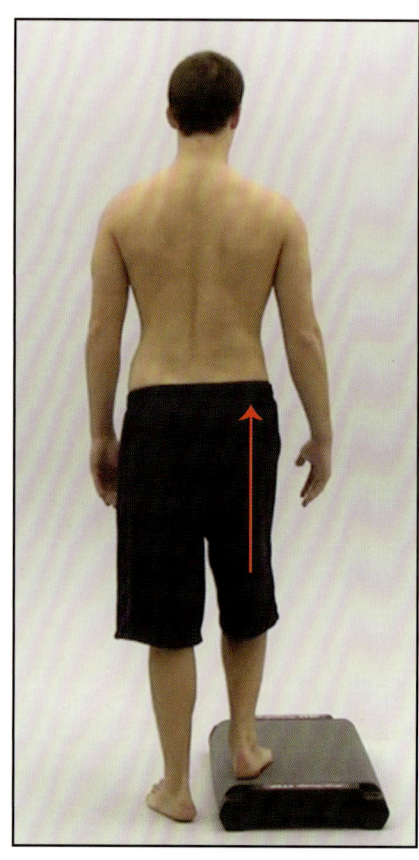

图 24-55 站立位单腿上提拉伸

## 肌筋膜疼痛和扳机点

### 病理生物力学和损伤机制

之前的梨状肌和腰方肌两种由于肌肉引起的腰痛的例子也可能起源于肌筋膜。成功改变肌筋膜疼痛的主要方式是将肌肉拉伸回正常的静息长度。肌肉激惹与充血形成扳机点，这些得到缓解，血流恢复正常，进一步减少该区域的刺激。对存在疼痛的扳机点进行拉伸是很困难的。

在拉伸前、拉伸中和拉伸后使用多种舒适且减轻刺激的理疗可以增强训练效果。一些成功使用的方法包括干针、局部麻醉剂注射、冰按摩、软组织按摩、穴位按摩、超声波电刺激、体外冲击波疗法和冷喷雾[80]。

使用肌筋膜拉伸和治疗技术治疗腰痛的适应证如下[52,59]：

1. 主观上，重复运动引起的肌肉酸痛和疲劳是常见的前因机制。患者也容易因为疲劳和压力导致特定的肌群超负荷。在急性超负荷应激期间或之后不久可能有突然发作的病史，或者由于受累肌肉重复性或姿势性超负荷而逐渐发生。在急性发作的情况下，疼痛可能导致行为能力的丧失，但也可能是一种烦人的、加重的疼痛，其强度可以从可意识到的不适感到严重的疼痛不等。疼痛部位通常是远离实际肌筋膜扳机点的牵涉痛区域。这些扳机点可能存在，但处于静止状态，直到它们因超负荷、疲劳、创伤或寒冷而被激活。这些点称为潜在扳机点。这种深且剧烈的疼痛可以被具体定位，但患者对这些区域的触诊并不敏感。通常可以通过对高度敏感的肌筋膜扳机点进行持续按压来重现这种疼痛。
2. 被动或主动拉伸受累肌筋膜结构会增加疼痛。
3. 肌肉拉伸的范围受限。
4. 当肌肉抵抗固定阻力收缩或在允许的情况下收缩到极短的范围时，疼痛会加剧。这种情况下的疼痛被描述为肌肉痉挛性疼痛。
5. 肌肉可能稍无力。
6. 扳机点可能位于肌肉的一个绷紧的束带内。如果在触诊过程中发现紧绷的带状结构，探寻那些高度敏感的局部区域。
7. 通过按压高度敏感部位，往往会出现"跳跃征"：当运动防护师轻敲敏感区域时，患者的肌肉会反射性地不自主地跳动。
8. 引起患者腰痛的主要肌肉群是腰方肌和梨状肌[97-98]。

Travell 和 Simons 用了 2 卷书的内容来介绍各种肌筋膜疼痛的原因和治疗方法[97-98]。他们对身体各个部位的症状和体征进行了详尽的描述，并在他们的治疗方案中对训练和体位提供了非常具体的指导。

### 康复技术

可以使用以下步骤治疗肌筋膜扳机点：

1. 将患者置于舒适的位置，但该体位同时也会引导其拉伸相关肌肉群。
2. 提醒患者使用温和的渐进式拉伸，而不是突然的、急剧的、用力的拉伸。
3. 热敷该区域 10 分钟，然后对受累肌肉进行超声波和电刺激治疗。
4. 使用冰杯，从扳机点开始缓慢划动 2~3 次，然后朝放射痛区和肌肉全长的方向移动。
5. 在患者舒适的范围内开始拉伸。拉伸应至少保持15秒。之后应该停止拉伸，直到患者再次感到舒适。如果可以忍受，下一次重复拉伸应该逐渐增加强度，并且拉伸的位置也应该稍微改变。重复拉伸4~6次。
6. 热敷该区域，并让患者进行一些肌肉的主动拉伸。
7. 关于其他肌群的康复技术可以参考 Travel 和 Simon 编写的手册[97-98]。
8. 软组织松解和体位释放技术用于治疗并解决扳机点问题（见第8章）。治疗性离心主动按摩已显示出一些临床功效。在这种技术中，首先让筋膜上存在明确扳机点的肌肉主动收缩到尽可能短的长度，然后使用少量润滑剂，以稳定的压力压迫激活的扳机点。运动防护师对缩短的肌肉提供阻力，并要求患者继续抵抗，但也允许肌肉以平稳、可控的方式进行离心收缩。随着肌肉在加压按摩下拉长，扳机点被挤压，该区域的刺激物会分散到更大的区域。这有助于减轻疼痛，肌肉开始正常地运作。

第一次重复通常会让患者感到不舒服。随后的重复会变得更舒适，而且患者可以更好地控制收缩。使用6~8次重复治疗每一个扳机点。这种技术是基于经验的，并且需要研究来确定其有效性。

> **临床决策练习 24-1**
>
> 一名篮球运动员的腰部和右臀部区域一直很紧张。在没有任何外伤的情况下进行定期训练后，患者的右侧臀部区域开始剧烈疼痛。第二天，疼痛向外放射，经臀部到达大腿后部。骶骨外侧有2个明显的压痛区域，可再现患者的疼痛。运动防护师可以使用哪些策略来减少患者的不适？患者是否应该继续训练？

## 腰椎小关节扭伤

### 病理生物力学和损伤机制

腰椎的任何韧带都可能发生扭伤。然而，最常见的扭伤涉及腰椎小关节。小关节扭伤通常发生在向前弯曲并扭动腰部来抬起或移动某些物体时。患者会述说导致问题的急性发作的病情，或者他们会提供慢性重复压力的病史，该压力导致逐渐发作的疼痛并且疼痛随着持续活动而逐渐加重。疼痛发生在受伤结构的局部，患者可以清楚地定位该区域。疼痛被描述为由于某些动作或姿势而变得更加尖锐的剧痛。疼痛位于棘突区域的中央或旁侧，并且很深。

局部症状会随着运动而出现，而在那些出现疼痛的关节范围内，患者通常不会进行运动。对棘突进行后-前向或者旋转按压时，椎体产生被动活动，这样可能会引起疼痛。

### 康复进程

治疗应包括前面提到的标准保护、冰敷和加压。类似于肌肉拉伤的治疗，脉冲超声和电刺激也可以使用，但仅限于特定关节区域。

关节松动术中的腰椎向前/向后滑动（见图13-36）和旋转滑动（见图13-38和图13-39）有助于减轻疼痛并增加关节营养。应指导患者使用腹横肌和多裂肌共同激活进行节段性脊柱稳定练习以及维持良好的姿势控制（图24-3~图24-10）。腹肌（图24-23~图24-25）和背部伸肌（图24-17~图24-20）的力量练习最初应限制在无痛范围内。所有方向的拉伸都应在舒适范围内开始，然后逐渐增加，直到躯干运动达到正常范围。患者应使用腰围或限制活动范围的支具进行支撑，仅在达到正常肌力、肌肉控制和无痛活动度之前暂时使用[51,105]。重要的是要防止由于疼痛可能引起的姿势变化。

## 过度活动综合征（峡部裂/椎体滑脱）

### 病理生物力学

腰部过度活动可能是由于峡部裂或椎体滑脱所致。峡部裂涉及椎骨的退化，更常见的是椎体关节突关节的中间出现的缺损[75]。这种情况通常是由于先天性薄弱，再加上出现应力性骨折而导致的缺损。峡部裂可能不会产生任何症状，除非发生椎间盘突出或突然出现腰椎过伸等外伤。一开始，通常只有一侧出现峡部裂。但是，如果两侧都出现，则其下方的椎体可能会出现一些滑动。椎体滑脱被认为是峡部裂的并发症，通常会导致脊柱节段的过度活动[43]。发生率最高的椎体滑脱是L5相对于S1产生了滑移[68]。

### 损伤机制

以过度伸展脊柱为特征的运动最有可能导致这种情况[77]。

## 康复要点

患者通常有一个相对较长的病史，感觉背部"有东西"。他们的主诉为腰痛，疼痛为贯穿背部的持续疼痛（带状）。这种疼痛通常不会影响他们的运动表现，但在疲劳或长时间弯着身子坐后会更严重。患者也可能主诉有腰部的疲倦感。他们需要经常移动并通过自我整复来暂时缓解疼痛。他们通常每天进行超过10次的自我整复。疼痛可以通过休息来缓解，而且通常在运动时不会感到疼痛。进行体格检查时，患者的躯干运动通常是全范围且无痛的，但在腰前屈的中间段可能会出现扭动或犹豫。在腰向后伸展时，可能会在一个脊柱节段出现运动的卡顿。当在活动终末端保持15～30秒时，患者会感到腰骶部疼痛。从前屈到中立位时，患者将借助手撑大腿。触诊时，可能在一个脊柱节段上会有压痛[75,77]。

## 康复进程

存在此问题的患者将进入腰痛的再损伤阶段，可能需要治疗以恢复躯干的稳定性。患者的疼痛应该对症治疗。最初，支具支撑和偶尔卧床休息1～3天将有助于减轻疼痛。康复的重点应该是控制或稳定过度活动节段的节段性脊柱稳定训练（图24-3至图24-10）。应当将渐进式躯干强化练习加入康复训练计划，尤其是中间节段的练习。还应该加入着重强化腹横肌功能和耐力的核心稳定练习（见第5章）[4,44-46,72-73,86,91]。患者应避免进行整复和自我整复，以及拉伸和柔韧性练习。如果患者仅在较高级别的活动中使用腰围和支具提供支撑来帮助缓解疼痛和疲劳（图24-56），且仅使用较短时间（1～2小时），则这种方法还是有帮助的（图24-56）[51,105]。腰椎过度活动可能使患者更容易出现腰肌和韧带拉伤。因此，患者可能有必要避免剧烈活动。使用腰围或支具也可能使患者感到更舒适（图24-56）[105]。

> **临床决策练习24-2**
>
> 一位女性体操运动员来到您的学校，她之前被诊断为在L5～S1存在峡部裂。患者曾经常出现背痛问题，并且没有进行正式的背部康复。运动防护师应该为该患者推荐什么样的康复计划？

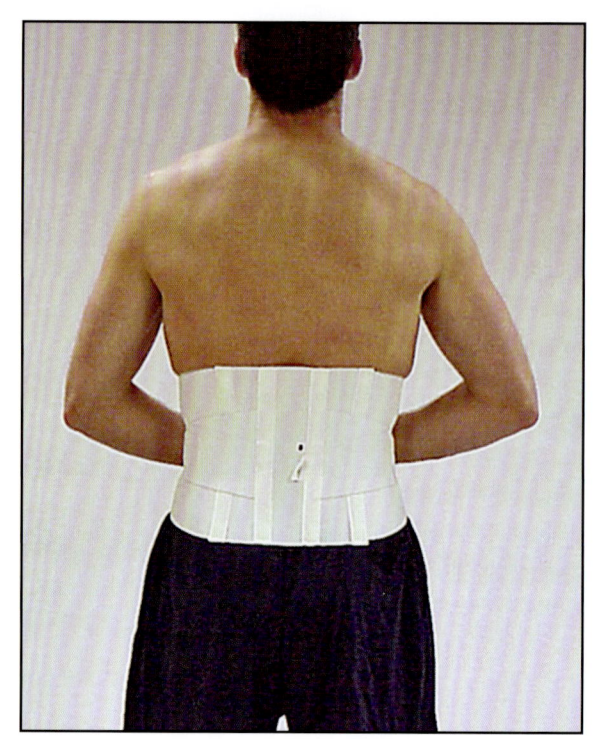

图 24-56　下腰部腰围或支具

## 椎间盘源性腰痛

### 病理生物力学

腰椎间盘会承受由身体力学缺陷、外伤或两者共同引起的持续异常应力，随着时间的推移，这会导致纤维环退化、撕裂和破裂[37,100]。最常受伤的椎间盘位于L4和L5椎骨之间，其次是L5-S1椎间盘[100]。

### 损伤机制

椎间盘损伤的机制与腰骶扭伤的机制相同——向前弯曲的同时扭动腰部对腰椎区域施加异常应力。引起髓核突出或膨出的运动可能很微小，但相关的疼痛可能很严重。除了损伤软组织外，这种压力可能会导致髓核突出到纤维环中或破出纤维环外，从而使已经退化的椎间盘突出。随着椎间盘逐渐退化，髓核可能会完全穿过纤维环，出现椎间盘脱垂。

如果髓核进入椎管并与神经根接触，则称为椎间盘突出。髓核的这种突出可能对脊髓或脊神经产生压力，引起类似于梨状肌综合征导致的坐骨神经痛的放射痛。如果髓核中的物质与椎间盘分离并开始移动，则存在游离的椎间盘[37]。

## 康复要点

患者会陈述有腰背中央的疼痛,向单侧放射或扩散到整个腰背部。疼痛突然出现或逐渐发作,在休息后并尝试恢复活动时变得特别严重。他们可能会主诉存在刺痛或麻木感,沿着皮节区或坐骨神经放射。前屈和坐姿会增加他们的疼痛。通常在早上第一次起床时,患者的症状更严重,然后在一天中持续好转。咳嗽和打喷嚏可能会加剧他们的疼痛[92]。

体格检查时,患者会出现髋部移位、前屈的姿势。在主动运动时,向髋部移位方向的侧屈活动度受限且会导致疼痛。而远离移位方向的侧屈则更灵活,且不会引起疼痛。前屈明显受限且痛苦,肌卫现象非常明显。触诊时,疼痛区域周围可能有压痛。受累节段的后-前向按压会增加疼痛。被动直腿抬高过程中,在屈髋30°之前,背部或腿部的疼痛就会增加。双侧抱膝触胸的运动会增加腰背痛。由于左右侧之间的差异,神经学测试(力量、感觉、反射)可能呈阳性[37]。

## 康复进程

患者最初应采用减轻疼痛的理疗(冰敷、电刺激、休息)进行治疗[80]。接着运动防护师应使用侧移矫正术(图24-11),再进行温和的伸展运动(图24-16)[57]。然后患者就可以回家进行休息并完成家庭训练计划。

患者必须保证每天平躺3~4次,每次20~30分钟。在此期间,患者可以采用一些俯卧伸展训练,每次重复保持伸展姿势15~20秒(图24-13和图24-14)。另一个推荐的缓解疼痛的姿势是90°/90°体位——髋关节屈曲90°和膝关节屈曲90°(图24-57)。这两种训练都为腰椎提供了非常温和的牵引力,促进症状"中央化",增强平卧位时椎间盘的营养效果,从而减少疼痛并增加功能。牵引可定义为沿脊柱下-上端为轴而施加的分离椎骨的力的任何方法[34]。在临床上,可以进行机械牵引:使用牵引机或者绳索和滑轮施加牵引力,也可以由临床医生徒手进行,他们了解要对脊柱关节施加的力的适当位置和大小。无论哪一种情况,牵引产生的力都会导致脊椎节段的物理分离,从而减少对突出椎间盘的压力,这可能会减少椎间盘相关的症状。应用牵引时疼痛、感觉异常或刺痛的减少可能代表患者的预后良好,并且牵引应作为治疗计划的一部分继续进行[50]。节段性脊柱稳定性训练也可以结合休息体位或结合其他的理疗方法进行使用(图24-3~图24-10)[86]。

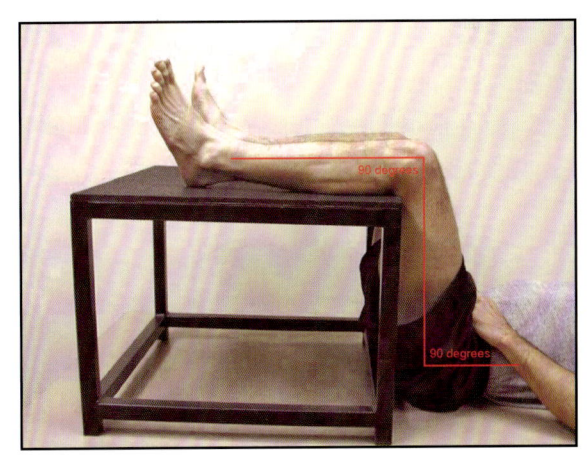

图24-57 90°/90°体位。患者仰卧位,髋关节屈曲90°,膝关节屈曲90°并由凳子或枕头支撑

---

## 康复计划示例

### 椎间盘源性腰痛的治疗

**受伤情况:**一位31岁的母亲试图将她2岁的女儿放在她小型货车的儿童安全座椅上。抱起孩子后,她弯腰扭身把孩子抱到座位上,立即感到腰部和右腿后部剧烈疼痛。她的右腿瞬间无力,背部和右腿的疼痛让她瘫倒在地板上。她被家庭医生转诊给运动防护师进行评估和治疗。

在功能上,她有明显的肌卫现象(保护性肌痉挛),看起来很僵硬。在身体前屈时,她出现肌卫现象,并在从坐到站或从站到躺时使用代偿运动模式。向前弯腰和右侧直腿抬高试验可以引起腰背部中央疼痛,并放射到她的右大腿后部。向后伸腰引起腰部中央疼痛并活动受限在正常范围的50%以内。坐位伸膝(坍塌试验)时,当右腿运动达到60°膝关节屈曲角时,会引起腰部中央疼痛和大腿后侧疼痛。再进行踝背屈和下颌触胸的运动会增加这种疼痛。骶骨和 L5 棘突的后-前向松动增加了腰背部中央的疼痛，并引起了右腿的一些放射痛。在徒手肌力测试中，躯干伸展有力且无痛。左髋伸展和左髋内旋、外旋有力，但引起右腿后侧的疼痛。感觉检查显示双下肢感觉正常。触诊时，所有主要结构均无压痛。

### 第一阶段：急性期

**目标**：减少疼痛，鼓励休息，保持节段性脊柱稳定性，并创造安全、无痛的运动行为，最大限度地减少椎间盘复合体的压力。

**预计时间**：第 1 天至第 3 天。患者接受了 3 天的相对卧床休息。鼓励她在平躺姿势（仰卧、侧卧或俯卧）时进行脊柱节段稳定性练习、抱膝触胸和膝左右摇摆松动。多次进行 90°/90° 体位和俯卧肘部支撑的体位，以获得体位牵引的益处。在家的日常生活活动保持在必要的水平，并避免坐姿。允许短时间（少于 10 分钟）站立和行走。医生开了镇痛药和抗炎药。

### 第二阶段：中间阶段

**目标**：减轻疼痛，鼓励运动。鼓励休息体位，以促进椎间盘髓核的中心化并为椎间盘复合体提供最佳营养。

**预计时间**：第 4 天至第 4 周。3 天后，鼓励患者每天来物理治疗诊所治疗一次。在进行上述活动之前，先进行热敷和电刺激等舒适理疗。重新评估脊柱节段稳定性，患者开始进行初级核心稳定性练习。指导患者每天 4 次、每次 20~30 分钟的平躺，并继续尽量减少坐位时间。在第 1 周时，为了达到维持运动功能的目的，鼓励患者步行，从 10 分钟开始，直至 30 分钟。步行之后，进行 20~30 分钟的平躺和体位牵引。随着疼痛逐步得到控制，核心稳定性练习逐渐进阶，以继续挑战患者的力量和耐力。在第 3 周时，应加入更多的功能性训练。并开始进行深蹲、平衡训练和轻量举重（无轴向负荷）。应鼓励每天 4 次的平躺姿势。在第 4 周时，指导患者在舒适的情况下逐渐增加坐位时间。

### 第三阶段：进阶阶段

**目标**：最大化核心稳定力量和耐力，进行功能性运动模式再训练以恢复脊柱节段稳定性和核心稳定性，恢复下肢正常的柔韧性和力量，并鼓励日常生活活动中的良好力学模式。

**预计时长**：第 5 周至 6 个月。对患者进行重新评估，并确认具体是柔韧性不足的问题还是肌肉力量不足的问题。紧张的肌肉群每天拉伸 3~4 次，薄弱的肌肉群单个训练、逐渐加强。通过更具挑战性的训练来增加脊柱节段稳定性和核心稳定性。鼓励进行正常的体能训练，但要密切监测动作技能，并鼓励患者在每次训练中都使用脊柱节段稳定性的共同激活模式。开始进行功能性日常生活训练，鼓励患者将脊柱节段的共同激活模式融入她每次训练的运动计划中。

### 恢复功能的标准

1. 患者在物理治疗诊所表现出良好的节段性脊柱控制。
2. 患者下肢柔韧性和力量正常。
3. 功能性测试分数至少为之前基线分数的 90%。
4. 患者可以耐受 1~1.5 小时非系统性的运动。
5. 患者通过训练能证明，她在日常生活运动中，不会出现明显的代偿运动模式。

### 问题讨论

1. 可以做些什么来尽量减少腰痛的发生？
2. 描述椎间盘突出的类型。
3. 分析什么时候应该使用屈曲练习以及什么时候应该使用伸展练习来治疗腰部疾病。
4. 分析使用脊柱节段稳定性训练来治疗腰痛的基本原理。

> **临床决策练习 24-3**
>
> 自赛季第 3 周以来，一名赛艇选手一直患有中央型腰痛。本赛季还有 2 周常规赛和 2 周冠军赛。最近，她的右腿 L5 和 S1 皮节区出现了一些感觉异常。神经学测试（反射、力量、感觉）结果与她的另一条腿都一样。MRI 显示 L5 椎间盘突出但是没有压迫神经根。她的主要症状是腰椎中央区不适、前屈时有些僵硬，以及右腿有刺痛感。该患者是否应该继续参加本赛季剩余的比赛？

治疗的目标是减少椎间盘突出并恢复正常姿势。当姿势、疼痛和脊柱节段控制恢复正常时，应加强核心稳定性训练[86]。患者可能第一次发作后很容易恢复，但如果病情反复发作，患者应从再损伤阶段开始进行腰背部康复。

当改变姿势时——从坐到站或从卧到站——患者应该进行侧移的自我矫正（图 24-12 和图 24-16），然后进行脊柱节段的共同激活收缩练习（图 24-8～图 24-10）。一些轻柔的屈曲练习、下背部腰围和热敷可以使患者感到更舒适。

如果椎间盘突出或游离，唯一可以做的就是通过电刺激缓解疼痛[80]。屈曲练习和仰卧屈曲体位可能有助于舒缓疼痛。使用下背部腰围或支具也可以使患者更舒适[105]（图 24-56）。有时症状会随着时间消退，但是，如果有神经损伤的迹象，则可能需要进行手术[37]。

> **临床决策练习 24-4**
>
> 一名摔跤手最近刚刚从椎间盘源性腰痛中恢复过来，并正在进入康复进程中的力量和功能恢复部分。为了防止问题再次发生，需要考虑哪些重要因素？

## 骶髂关节功能障碍

### 病理生物力学和损伤机制

骶髂关节扭伤的原因可能是双脚着地扭转、向前跌倒、向后跌倒、迈步太大了和单腿重重着地，或在举重时膝关节锁定的情况下腰前屈[108]。涉及单侧发力运动通常会导致疼痛发作。这些机制中的任何一种都可能导致骶髂韧带、骶结节韧带或骶棘韧带的拉伸和激惹[38]。

### 康复要点

患者主诉有背部钝痛，位于髂后上棘（PSIS）内侧或 PSIS 周围，并伴有一些相关的肌肉僵直[65]。疼痛可能会放射到臀部或大腿后外侧。患者可能会主诉腿部沉重感、迟钝或无感觉，或在同一侧腹股沟、内收肌或腘绳肌出现牵涉痛。在步行的支撑期、爬楼梯和在床上翻身时，疼痛可能更明显[79,108]。

向疼痛的一侧侧屈会增加疼痛。在直腿抬高过程中，当髋关节屈曲超过 45° 后，会增加骶髂关节区域的疼痛。触诊时，在 PSIS、PSIS 内侧、臀部肌肉和耻骨联合前方可能有压痛。一侧背部肌肉组织的张力会增加[31,49,87]。

如果对骶髂关节施加压力并使其旋转达到末端位置，因为疼痛、机械式闭合锁定（骶髂关节面对位不良）和（或）肌卫现象导致的关节活动不足，关节可能会出现功能障碍。这种活动不足通常是暂时的，并且经常会自发地复位。复位可以让疼痛和肌卫现象消失。随着关节恢复正常对位，功能也将恢复正常[98]。

当正常对位不能自发恢复时，首先尝试进行松动关节或脊柱操作术治疗，然后改善脊柱节段稳定，以维持和改善骶髂关节的稳定性。这些练习，连同核心稳定性训练，都是防止复发的关键。运动防护师应将骶髂关节功能障碍视为骨盆稳定性问题，而不是灵活性问题[35,53]。

### 康复进程

识别姿势不对称，并据此采用有针对性的特定技术，关于骶髂关节测试的系列研究对我们的这一能力提出严重的怀疑[53,108]。骶髂功能障碍的治疗建立在减轻疼痛的经验主义的基础上。姿势不对称为运动防护师提供了有针对性的特定技术的出发点，但在决定使用某种适当技术时的做法是，先尝试其中一种技术，如果结果不令人满意，再换另一种技术，而这可能是一种在生物力学上与之前相反的技术[15,53]。根据经验，这些关节松动术已被使用多年，并已证明对存在骨盆不对称和存在疼痛的骶髂功能障碍有良好效果。每种技术都会对骨盆和骶髂关节产生大致相同的效果，因为这些关节是骨盆弓形结构的一部分，作用于弓形结构中任何一点的力都可以最终传递到受影响部位。仅在治疗的开始阶段使用拉伸疗法，以将关节从最初的活动不足中解放出来[70]。

髂骨向后旋转可用于治疗骶髂功能障碍（图 24-

58)。将患者的腿和躯干移向髂前上棘（ASIS）较低的一侧，这样可以锁定腰椎，让关节松动的作用主要集中在骶髂关节处。运动防护师站在 ASIS 较低侧的另一侧，将患者的躯干转向运动防护师。当运动防护师加压旋转躯干的时候，指导患者呼吸和放松，以进一步放松躯干。下方的手接触较低的 ASIS 并通过向后旋转髋骨进行松动或整复[58]。

运动防护师还应使用拉伸位置 1 和 2 或前-后向骶髂关节旋转拉伸来松动骶髂关节，以纠正姿势不对称（图 24-59 和图 24-60）[15-16,85,108]。

拉伸训练每天应做 2～3 次，每次重复 3～4 组，每组保持拉伸姿势 20～30 秒。每次拉伸后都要进行节段性脊柱稳定训练（图 24-4～图 24-10）[49,53]。这些拉伸训练的持续时间不应超过 2 或 3 天。患者应

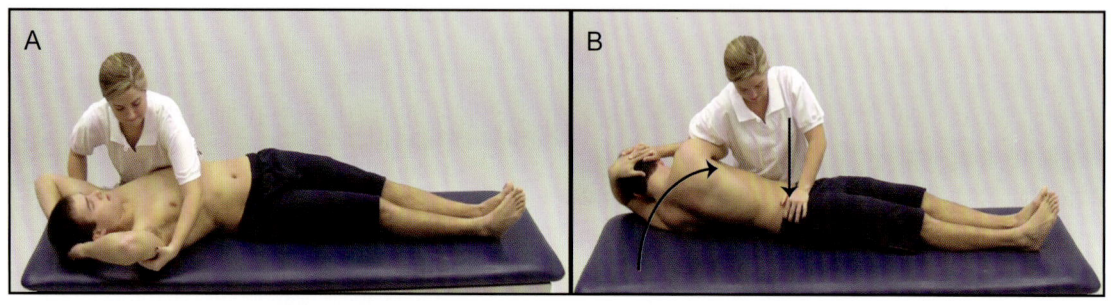

图 24-58　髋骨向后旋转。（A）起始位置。（B）关节松动位置

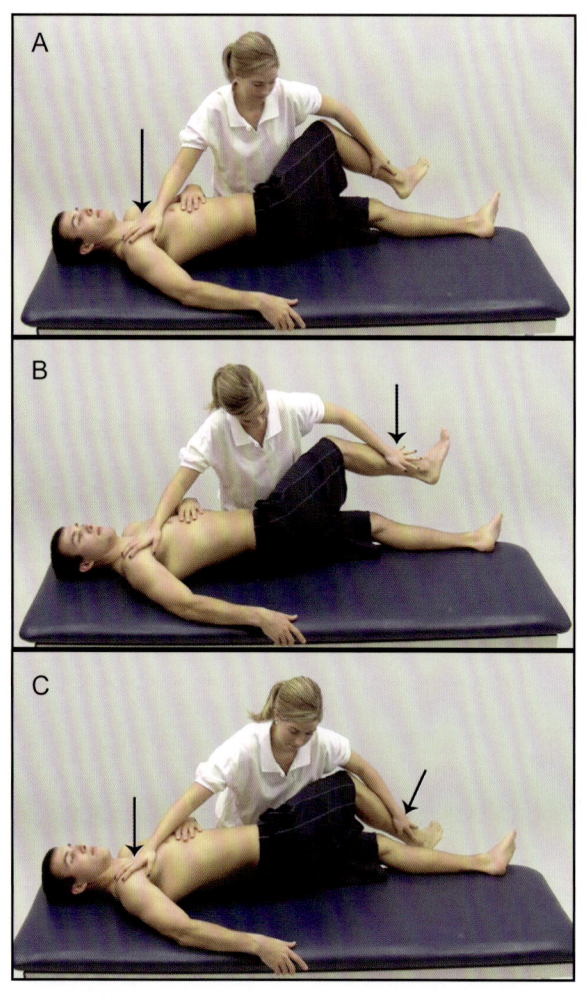

图 24-59　骶髂拉伸位置 1。（A）起始位置。（B）等长抗阻位置。（C）拉伸位置

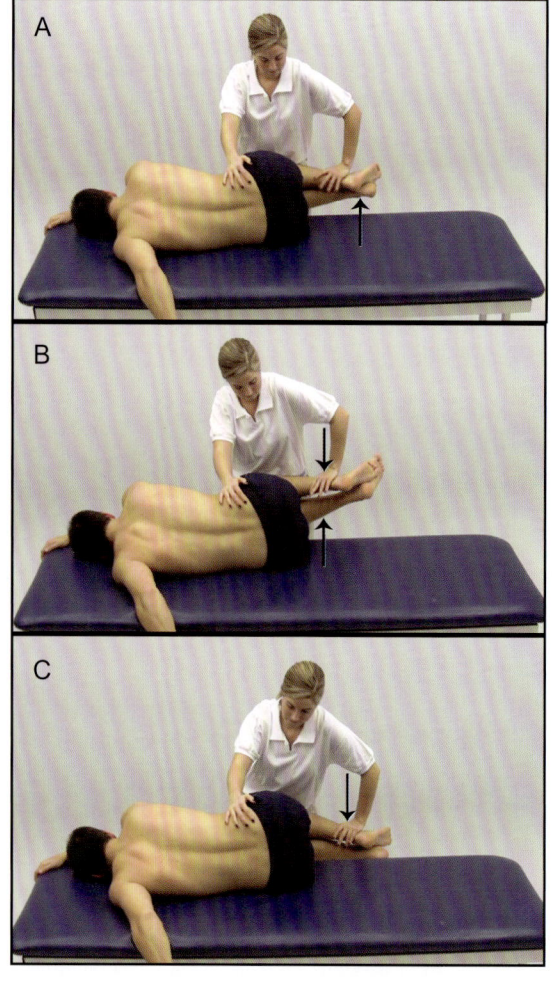

图 24-60　骶髂拉伸位置 2。（A）起始位置。（B）等长抗阻位置。（C）拉伸位置

当继续进行节段性脊柱稳定训练,从而稳定骶髂关节并加强支撑关节的肌肉。训练应该逐步进阶,以涵盖更多的核心稳定性训练和功能训练,并引导患者回归运动。在较高水平的活动中和(或)患者存在复发风险时,腰围和骨盆稳定带也很有帮助(图24-56)[105]。

当患者有骶髂功能障碍时,骶髂拉伸位置1和2将有助于重新调整其骨盆位置。位置1(图24-59)和位置2(图24-60)的拉伸训练可以在右侧卧位和左侧卧位进行。位置1拉伸的起始姿势是侧卧,靠上的髋关节屈曲70°~80°,膝关节屈曲约90°(图24-59)。随后将患者的躯干尽可能向靠上那一侧旋转(图示躯干向右旋转)。指导患者将靠上一侧的腿抬高,进行髋外展和内旋,并抵抗运动防护师的阻力5秒。当运动防护师对躯干旋转进行轻柔地过度加压时,应指导患者吸气和呼气。然后指示患者放松髋部和腿部,让腿部向地板下落。当患者放松时,运动防护师在足部进行轻柔地过度加压,当患者的臀部和腿部可以进一步往地板下降时,再进行抗阻收缩。

在位置2拉伸(图24-60)中,患者可以位于右侧或左侧。患者侧卧,躯干旋转,下面的手臂位于髋部后方,上面的手臂能够从桌子上伸向地板。膝关节和髋关节都屈曲到大约90°。运动防护师用大腿支撑患者的膝关节。在这个拉伸阶段,运动防护师也会支撑患者的脚。

在开始位置2拉伸的拉伸部分之前,患者将双腿抬向天花板的时候,运动防护师进行等长收缩抗阻,保持收缩5秒。指导患者在呼气的同时放松双腿,让它们落向地板。运动防护师对足和肩胛骨区域施加轻微的压力以引导拉伸,然后放松。运动防护师将患者保持在舒适且最大拉伸状态20~30秒。

> **临床决策练习24-5**
>
> 一名医生将一名诊断为腰背拉伤的患者转诊到运动防护师诊所。患者在PSIS周围存在疼痛并且活动范围轻度受限。运动防护师应该使用什么康复训练计划来帮助该患者?

## 康复计划示例

### 纠正骶髂关节功能障碍的治疗方案

**受伤情况**:一名47岁男子在穿越十字路口时左脚踩下路肩,并误判了其高度。他立即感到腰部剧痛。他被转诊到物理治疗师处进行评估和治疗。患者主诉左侧腹股沟区有轻微疼痛和僵硬紧绷感,髋关节屈曲和内收会加重他的不适感。他的既往病史无明显髋关节、骶髂关节或周围肌肉问题,目前身体状况良好,无其他损伤。

功能上,患者走路时左侧步幅缩短,导致轻度跛行。走路会导致左腹股沟轻微疼痛,爬楼梯会加重左腹股沟的疼痛。对患者的关节活动度进行了评估。腰椎所有运动的活动度都是完整的,但腰向左侧屈和向后伸展会导致左侧骶髂区疼痛。保持腰向后伸展的体位会产生与最初发生的疼痛性质相似的左腹股沟疼痛。髋关节所有方向的被动关节活动度都是全范围的,在屈曲、外展和内旋的终末端范围引起轻度腹股沟疼痛。在徒手肌力测试(MMT)中,髋关节屈曲和外展有力,但在左腹股沟产生的疼痛与目前的疼痛性质相似。左、右直腿抬高试验左腹股沟疼痛呈阳性。双侧的抱膝触胸试验、髂骨挤压试验、髂骨旋转和后-前向弹簧试验是全关节活动范围、无痛的。触诊时,沿左侧骶髂关节和左侧髂后上棘外侧的臀中肌有轻度压痛。髋外展肌、髋屈肌和腘绳肌没有压痛,但张力增加。

#### 第一阶段:急性期

**目标**:缓解疼痛,拉伸,加强骶髂关节,使其恢复到更对称的位置。

**预计时间**:第1天至第3天。患者接受拉伸治疗,使骶髂关节处于对称位置,同时开始脊柱节段性稳定训练与核心稳定性训练(臀桥、髋内收挤球做等长收缩)。用冰敷处理左腹股沟和骶髂区域的疼痛。指导患者每天重复拉伸和强化练习3次。他还服用镇痛药来缓解疼痛。

第2天，继续拉伸，并通过增加重复次数增加拉伸运动负荷。开始针对髋外展肌、髋内旋肌、髋屈肌和腘绳肌的拉伸计划。之前他常规的举重训练被改为非负重训练。他的体能训练是在健身车上和游泳池里完成的。在训练和拉伸计划之前，可以在内收肌区域使用热敷袋。骶髂区域用冰敷和中等感觉强度的电刺激治疗。

第3天，停止拉伸。对髋关节外展和内收施加弹性阻力，增加肌肉力量。开始进行功能训练，包括直线行走、迷你深蹲和对抗阻力的侧滑步练习。理疗保持不变。

### 第二阶段：中间阶段

**目标**：提高脊柱节段性运动的觉察能力，核心稳定力量，恢复功能训练，恢复训练和比赛状态。

**预计时间长度**：第4天至第7天。继续使用针对疼痛的理疗。继续对左髋外展肌、屈肌和内旋肌进行拉伸运动。继续肌力强化训练，增加重复次数、阻力和难度。继续进行热敷和电刺激，以及脊柱节段性稳定训练和核心稳定性训练。

### 第三阶段：进阶阶段

**目标**：保持脊柱节段力量，增加核心力量，恢复正常的锻炼习惯。

**预计时间**：受伤后第8天至第6周。如有需要，可使用针对疼痛的理疗。紧张的肌群应该继续每天拉伸2~3次。肌力强化训练应该变得更具挑战性，但不要更耗时。

### 恢复功能的标准

患者能证明他可以进行功能性运动和日常活动，而且没有明显的代偿运动。

### 问题讨论

1. 骶髂关节损伤的常见机制是什么？
2. 描述评估骶髂关节功能障碍的特殊试验。
3. 能否识别姿势不对称？这种姿势的不对称与治疗骶髂功能障碍的特定技术相关。

## 胸椎疾病的康复技术

与颈椎、腰椎和骶骨区域的损伤相比，胸椎节段的损伤发生率要低得多。这种较低的急性损伤发生率主要是由于胸椎与肋骨组成的关节，它可以稳定和限制椎骨的运动。然而，有两种疾病会影响胸椎节段进而影响姿势，因此，需要在此进行讨论：休门氏脊柱后凸和脊柱侧弯。

## 休门氏脊柱后凸

脊柱后凸是指胸椎矢状面的自然曲线，通常有20°~40°的曲度。如果胸椎曲度超过40°~50°，则被认为是过度后凸。这是一种异常的脊柱畸形。脊柱过度后凸的原因有很多，包括姿势、椎骨骨折畸形愈合、骨质疏松、类风湿关节炎或休门氏症[33]。

### 病理生物力学

休门氏症发生在青少年的成长过程中[61]。通俗地说，这种畸形被称为"驼背"姿势。患者的胸椎曲度通常为45°~75°。这是由于3个或更多相邻椎骨的楔形变的角度大于5°。在休门氏症患者中，前纵韧带增厚。在儿童时期，这种韧带的过度紧张可能会影响椎骨的生长，导致椎骨后部生长过多而前部生长过少，从而产生楔形椎骨。在脊柱后凸畸形的发展过程中，脊柱力学问题、肌肉失衡和缺血性坏死也可能起作用。这种三角形的楔形椎骨导致脊柱曲度过大。此外，这种情况也可能出现许莫氏结节，它由受累椎骨之间的椎间盘突破该椎骨底部和（或）顶部的终板形成。男性患这种类型的后凸畸形的概率是女性的2倍，而且这种疾病似乎有很高的遗传倾向[61]。

### 康复要点

休门氏症的症状通常在青春期出现，年龄大概在10~15岁。很难确定障碍是何时真正开始的，因为直到患者大约10岁或11岁，X线片上才会显示出变化。通常，当父母注意到孩子开始出现不良姿势或懒散状态时，才会发现这种疾病。或者，青少年可能会感到疲劳和中背部的轻度疼痛。此时疼痛很少会致残或非常严重，除非畸形很严重。脊柱过度后凸的发病通常是缓慢的。休门氏症通常有刚性畸形或弯曲。这种畸形在屈曲时恶化，伸展时会被部分矫正。疼痛通常随着畸形的时间和长度的增加而增加。大约三分之一的休门氏脊柱后凸患者也会有脊柱侧弯。随着患者年龄的增长，X线片上可能会出现关节炎的变化[61]。

如果后凸角度小于75°，通常无须手术即可治疗畸形。一般的选择是成型模具或支具[36]。只有在那些仍在生长发育的患者中，支具才能成功地拉直脊柱。支具的设计旨在将脊柱保持在更直立、挺拔的姿势上。支具的目的是通过"引导"椎骨的生长以拉直脊柱。通过减轻椎骨前部的压力，使前侧骨生长赶上后侧骨生长而起到效果。在老年患者中，支具可用于支撑脊柱并缓解疼痛，但实际上并不会改变曲线。尽管有许多支具可供选择，但最常用的是密尔沃基（Milwaukee）支具。支具有侧垫，可以保持肩部向后拉和下颏伸展。支具通常对曲度小于75°的青少年有效。如果患者每天佩戴支具16小时，通常需要经过2年的治疗才能矫正畸形[36]。

休门氏脊柱后凸的矫正手术通常包括异常椎骨的融合。手术分为2个阶段——一个在脊柱前部进行，另一个在脊柱后部进行。由于脊柱曲度的僵直，单纯进行后路融合术很少见。在手术中通过前后路同时施术，利用植入物将脊柱进行融合[61]。

## 康复进程

在非手术的案例中，康复训练与支具结合使用。上背部伸展运动（图24-13~图24-20）可以改善姿势并防止脊柱向前屈曲。腘绳肌拉伸（图24-28）和骨盆摆动训练（图24-33）通过防止下背部过度前屈来改善姿势。还应通过热、冷、超声波和按摩等治疗来解决疼痛问题。患有脊柱后凸多年的成年人（以及腰椎过度前凸导致的腰痛）都会受益于姿势训练，以减少腰椎曲度，然后进行核心稳定性训练以帮助他们保持更好的姿势。

手术后的康复更为复杂。住院治疗时应该帮助患者学会移动和进行常规的日常活动，同时不会给背部带来额外的压力。患者应佩戴背部支具或支撑带。在手术后的最初几周内，他们应该警惕过度活动。许多患者在休门氏症融合手术后需要等待长达3个月才能开始康复训练。训练应包括屈曲和伸展运动，并应特别关注核心稳定性。治疗应持续8~12周。完全恢复可能需要长达8个月的时间[112]。

## 脊柱侧弯

### 病理生物力学

脊柱侧弯是一种异常脊柱曲线，它发生在胸椎或腰椎的冠状面或额状面，或同时发生在这两个区域[41,88]。曲线角度的范围从最小的10°，到严重的病例的100°以上。最常见的脊柱侧弯类型称为青少年特发性脊柱侧弯，是在儿童期或在青春期的生长高峰期时开始被发现并治疗[109]。青少年特发性脊柱侧弯通常采用支具治疗，或者在严重的情况下，可以在青少年青春期生长高峰结束时进行手术[3]。

青春期后会出现一种称为成人脊柱侧弯的疾病[1]。成人脊柱侧弯可能是未经治疗或未被识别的儿童脊柱侧弯的结果，或者也可能它实际上就是在成年期出现。有时成人脊柱侧弯是由于脊柱老化和退化导致脊柱发生变化的结果。从成年期开始的脊柱侧弯的病因通常与儿童期的类型大不相同。

脊柱侧弯的原因可能是功能性的，也可能是结构性的。功能性脊柱侧弯是由脊柱外因素引起的，例如长短腿或骨盆倾斜。一旦潜在的问题被消除，这种类型的脊柱侧弯就会自行纠正。结构性脊柱侧弯是一种由瘫痪性、先天性或最常见的特发性病症引起的固定性畸形[109]。

### 康复要点

最初，大多数脊柱侧弯病例是无痛的。脊柱侧弯患者在发现背部外观问题或一些不对称异常（包括一侧肩部或臀部高于另一侧，且有更明显的突起）时求医；当脊柱侧弯导致胸椎旋转时会出现"肋骨隆起"，当向前弯曲时肋骨突起得更明显，从而导致背部一侧出现隆起；或由于上半身倾斜，一只手臂下垂得比另一只手臂长[22]。随着病情的发展，可能会出现背痛。畸形可能会压迫神经，导致下肢无力、麻木、失去协调和疼痛。如果胸部因脊柱侧弯而变形，肺和心脏可能会受到影响，导致呼吸问题和疲劳。通常曲度在25°~40°之间的时候考虑使用支具，特别是当患者仍在生长发育，曲度可能会变大的时候[3]。

成人脊柱侧弯有多种治疗选择[1]。只要有可能，成人脊柱侧弯的首选治疗方法始终是保守治疗[11]。由于存在风险，脊柱手术始终是最后的治疗选择。通常推荐的保守治疗包括药物治疗、康复训练和用来支撑脊柱的某些类型的支具[1]。使用脊柱支具可能会缓解一些疼痛。但是，在成年人中，它不会将脊柱拉直。通常，曲度小于40°的侧弯建议进行非手术治疗，而超过40°的侧弯可能会建议手术治疗[1]。

进行手术最常见的原因是缓解疼痛。通常会建议对曲度60°以上的侧弯进行手术，因为躯干的旋转会导致更严重的肺部和心脏问题。一般来说，仅有下面的几种情况的严重病例才考虑手术治疗：侧弯导致持续身体疼痛、呼吸困难、明显的畸形或侧弯曲度持续增加。手术的目标是首先拉直脊柱，然后将椎骨融合在一起。几乎所有的手术都会使用某种类型的固定器或者直杆来帮助拉直脊柱，并将椎骨固定到位，随着融合处愈合，脊柱变得坚固[39]。

超过100°的侧弯很罕见，如果脊柱使身体过度扭转，导致心脏和肺不能正常工作，这种侧弯可能会危及生命。

### 康复进程

精心设计的训练计划可以减轻许多患者的疼痛。最初，脊柱融合手术患者的最佳治疗方法是尽可能多走路以恢复力量并促进愈合。训练的目标是每天增加步行距离。不建议患者在手术后6周内开始物理治疗，因为过度和过早的运动可能会阻碍愈合。大约6周后，患者可以开始常规的体能训练、四肢强化训练和拉伸训练，并学习正确的人体力学机制以保持直立姿势，来抵消脊柱侧弯的影响。患者通常能够在脊柱融合手术后3个月内恢复日常生活活动。脊柱融合手术后的康复通常应持续约6个月。即使在脊柱融合手术完全恢复和康复后，患者也应避免有大量肢体接触性的运动。他们可以从事其他活动，例如网球、远足和游泳[1,3,109]。

## 肋椎和胸椎小关节扭伤

### 病理生物力学和损伤机制

在胸椎中，肋骨在椎体和横突处与椎骨相连形成关节。在T2~T9椎骨的椎体上下都有后方关节面，与肋骨头部相连，形成肋椎关节。T1和T10~T12有一个单肋突关节面。所有胸椎在横突上都有一个小关节面，称为胸椎或肋骨小关节面，与肋骨连接形成肋横突关节。

由于这些关节的邻近和功能，肋椎关节的损伤也可能涉及肋横突关节。肋椎关节扭伤通常发生在T4~T8之间的肋骨节段，其中第6~7肋骨最常受影响。一般认为，上肢负重的重复运动，如划船和游泳，会导致肋椎关节扭伤[27]。遗憾的是，肋椎关节扭伤的确切原因及其与周围结构的关系尚不清楚。

进行触诊时，肋骨关节面有压痛点，下颌触胸、深呼吸、咳嗽、运动或仰卧躺可能会再现疼痛。仰卧位的疼痛会随着仰卧起坐或卧推等运动而进一步加剧。虽然疼痛通常局限于胸椎小关节或肋椎关节，但它可能会沿着相关的肋骨向胸壁外侧或前方放射。受累节段的活动度降低也可能很明显，可以通过关节活动度测量来确定。

### 康复要点和康复进程

康复最初应侧重于处理症状：通过休息来避免导致加重的因素，从而最大程度地减少受影响区域的负荷；使用理疗和口服镇痛药来帮助减轻症状，以及运动疗法和手法治疗来解决损伤问题。活动度降低部分通过手法治疗来解决。松动肋椎小关节可能会有所帮助（图24-77）。胸椎小关节的操作术（见图13-35和图24-76）和使用泡沫轴的自我松动可能有助于缓解疼痛（图24-78）[18]。可在症状允许的情况下开始以下干预，改善肩胛胸壁区域的力量和神经肌肉控制（见图17-24、图17-25、图17-27、图17-30、图17-37和图17-66）。这种训练的进阶类似于肩部受伤的康复训练。训练首先通过躯干支撑和单平面运动进行。可以使用更具挑战性的上半身训练来增加和进一步推进训练负荷，包括跪姿和站立姿势（见图6-17、图17-67、图24-58和图24-60）。不稳定平面上的上肢负重训练（见图17-44、图17-59至图17-63和图17-67）可能需要最大数量的肩胛胸壁和腰椎骨盆神经肌肉控制。在康复过程中，应同时实施心血管调适训练，以保持有氧能力。由于呼吸会加重肋椎关节扭伤，因此可能需要调整心血管调适训练以避免进一步加重损伤。尽管休息和康复可以减轻症状，但临床医生应尝试明确导致最初损伤的因素，以防止再次发生。

# 颈椎康复技术

## 急性小关节交锁

### 病理生物力学

急性颈椎关节交锁是一种非常常见的疾病，更常被称为歪颈或硬颈[96]。患者通常主诉颈部突然向后弯曲、侧弯和（或）旋转后，出现一侧颈部疼痛。将头部长时间地保持在一个不寻常的位置也可能发生疼痛，比如一觉醒来的时候。暴露在冷空气中偶尔也会出现这个问题。目前还没有报告表明其他的急性创伤会导致此类疼痛。体格检查时，有明显的压痛点和明显的肌卫现象。患者会报告颈部被"锁定"。当朝向与锁定一侧相反的方向运动时，例如侧弯和旋转，会很痛。其他运动是相对无痛的[96]。

### 康复进程

可以尝试使用各种理疗来缓解疼痛，打破疼痛-保护性肌痉挛-疼痛循环。关节松动包括轻柔牵引（图 24-61）、旋转（见图 13-32）和侧弯（见图 13-33）可以帮助减轻保护性肌痉挛现象，先在无痛方向进行，然后再往疼痛方向进行。偶尔，疼痛会在松动后立即缓解。如果没有，佩戴柔软的颈托可能增加颈部舒适感（图 24-62）。随着患者逐渐恢复运动，这种肌肉保护通常会持续 2 天或 3 天。

## 颈椎扭伤（挥鞭样损伤）

### 病理生物力学和损伤机制

颈椎的挥鞭样损伤是颈椎扭伤最常见的原因，通常由中度至重度创伤引起。比较常见的是，在毫无准备的情况下，头部突然改变方向。肌肉拉伤常常伴随韧带扭伤。颈部扭伤可导致主要支撑组织撕裂，包括前纵韧带或后纵韧带、棘间韧带和棘上韧带。在作为韧带附着点的横突和棘突上可能有压痛[113]。

扭伤表现出类似小关节交锁的所有症状，但运动限制要大得多，并且可能涉及多个椎体节段。两者之间的主要区别在于，急性小关节交锁的问题通常可以在很短的时间内解决，但扭伤需要更长的时间康复。最初的时候，疼痛可能并不明显，但在创伤后的第二天总是会出现疼痛。疼痛源于受伤组织的炎症和肌卫现象引起的运动限制[113]。

### 康复进程

患者应尽快接受医生评估，以排除骨折、脱位、椎间盘损伤、脊髓或神经根损伤的可能性。可以使用柔软的颈托来减少肌卫现象（图 24-62）。可以在

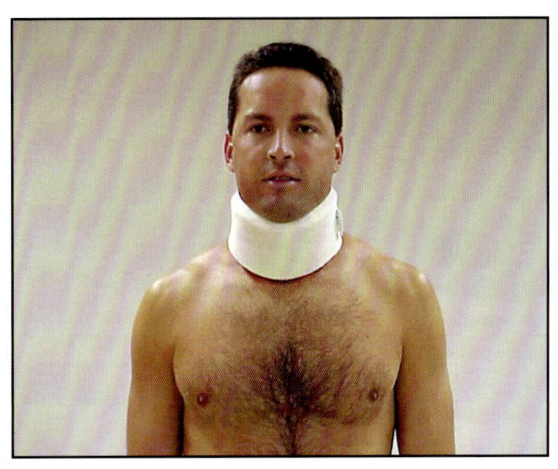

图 24-62 使用软或硬的颈托可以增加舒适度

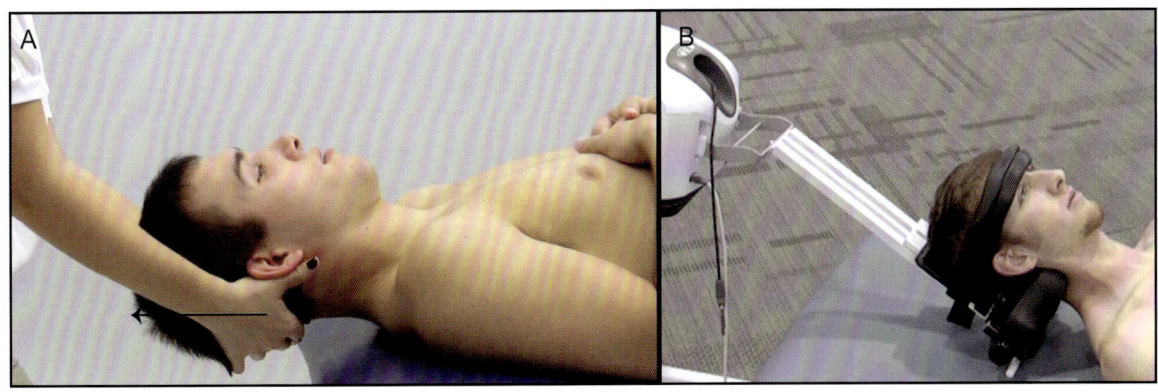

图 24-61 颈椎牵引。（A）徒手牵引。（B）机械牵引

48~72 小时内使用冰敷和电刺激,此时损伤处于愈合的急性期。卧床休息几天,同时服用镇痛药和消炎药应该会有所帮助。在无痛范围内的关节活动度练习应尽快开始,包括颈部的屈曲(图 24-63)、伸展(图 24-64)、旋转(图 24-65)和侧屈(图 24-66)。已经证明,早期应用关节活动度练习,而不是长时间的制动,在愈合过程完成后,降低了颈部活动不足的可能性[113]。尽快恢复活动很重要。

然而,重要的是要知道,扭伤会导致运动过度,特别是涉及韧带完全撕裂的扭伤。因此,力量强化训练(图 24-67 至图 24-70)以及稳定性训练(图 24-71 和图 24-72)也应纳入康复计划[113]。也可以使用手法牵引或机械牵引来缓解疼痛和肌卫现象(图 24-61)。

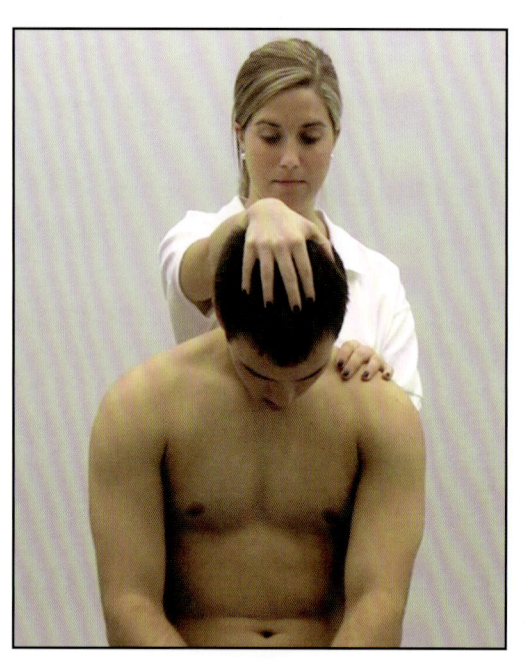

图 24-63　徒手辅助下屈曲拉伸训练

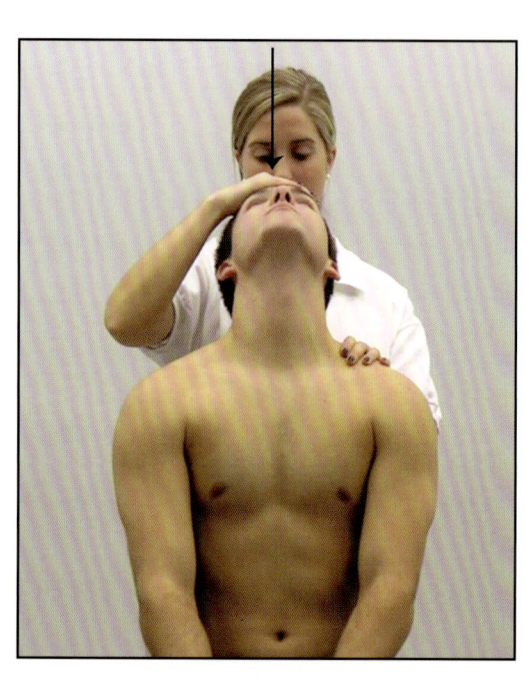

图 24-64　徒手辅助下伸展拉伸训练

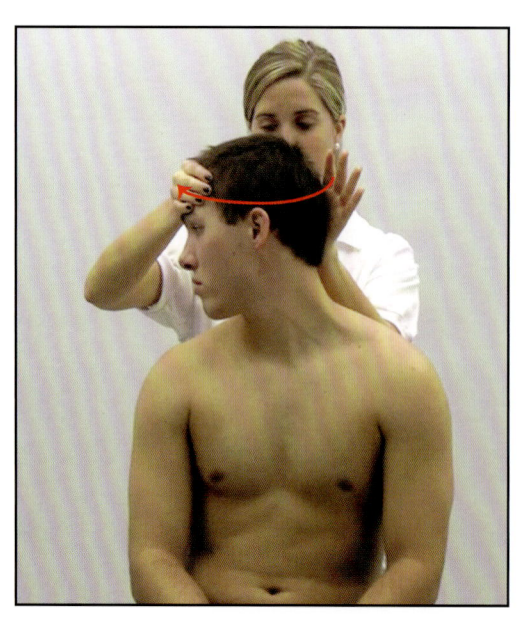

图 24-65　徒手辅助下旋转拉伸训练

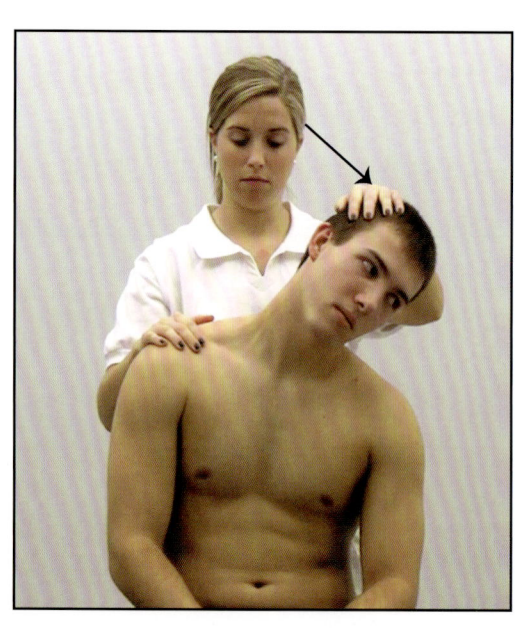

图 24-66　徒手辅助下侧屈拉伸训练

第 24 章 脊柱损伤的康复 593

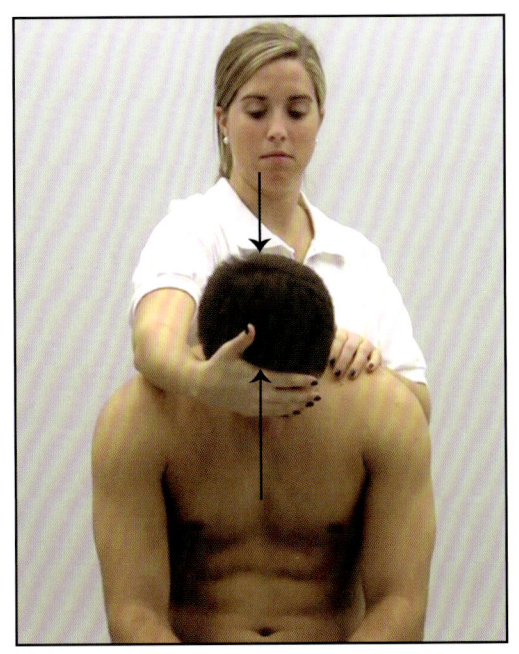

图 24-67 徒手抗阻下屈曲拉伸训练

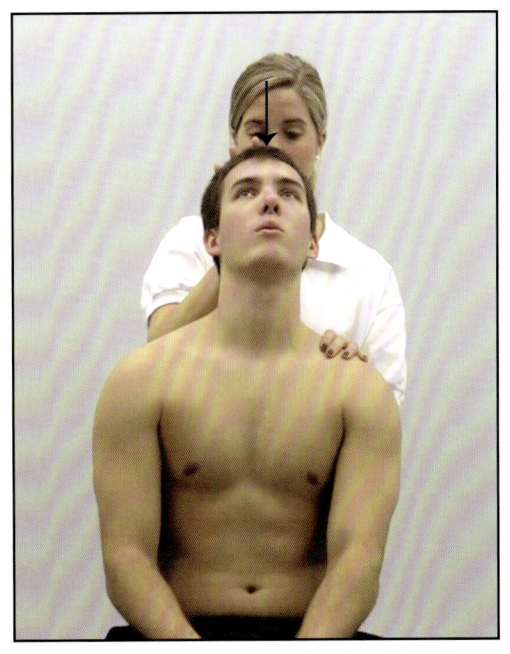

图 24-68 徒手抗阻下伸展拉伸训练

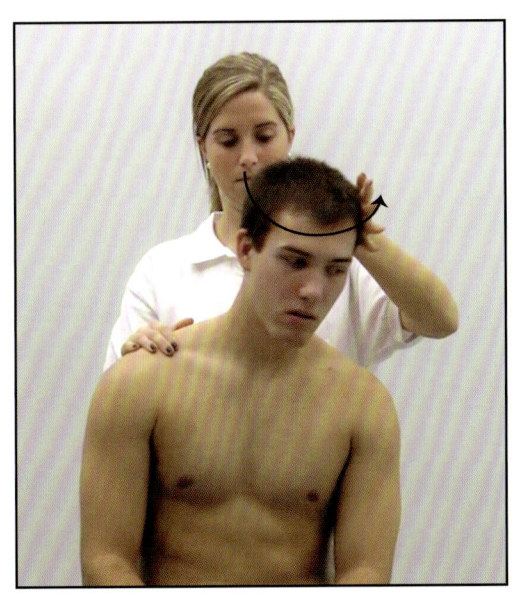

图 24-69 徒手抗阻下旋转拉伸训练

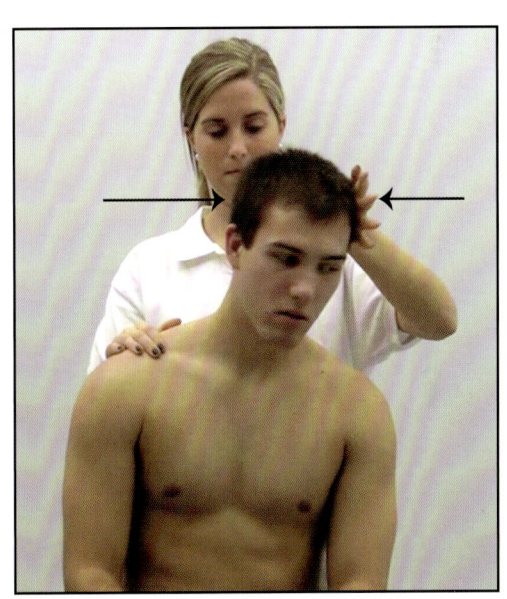

图 24-70 徒手抗阻下侧屈拉伸训练

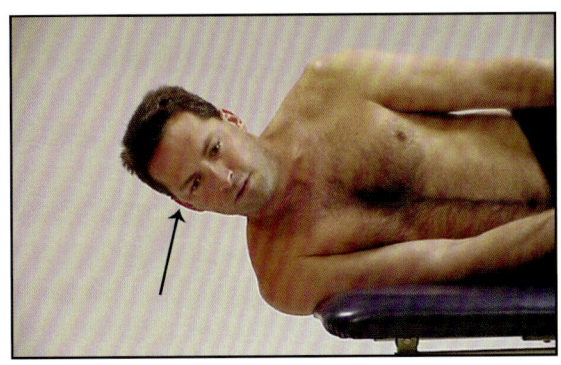

图 24-71 在治疗床上进行抗重力颈椎稳定练习，头部保持静止。可以在侧卧位（左侧、右侧）、俯卧位和仰卧位下进行

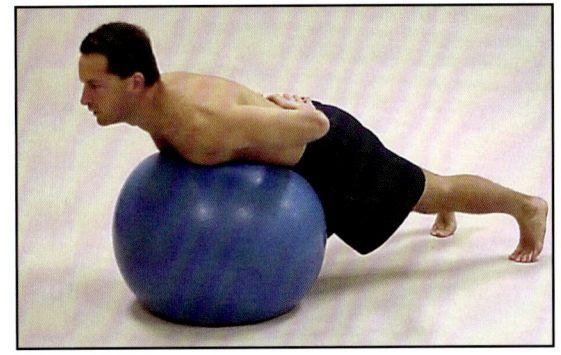

图 24-72 在瑞士球上进行的颈椎稳定练习

## 颈椎间盘突出和椎管狭窄

### 病理生物力学和损伤机制

颈椎间盘突出和椎管狭窄是颈神经根受压的最常见原因[83]。颈神经根受压会出现神经根症状，包括感觉和运动障碍以及手臂疼痛。有神经根受压和相应神经根病的患者更有可能在颈椎运动，尤其是伸展运动时，表现出神经根症状。C5~C7节段更容易发生退行性改变和椎间盘病变[83]。有神经系统体征和症状的患者应转诊给医生[21]。

### 康复要点和康复进程

常见的干预措施包括运动疗法、牵引（手法或机械）、手法治疗和患者姿势教育[93]。与其他颈椎病变相比，神经根受压的患者预后较差[7]。以下4个预测标准中，满足至少3个的患者被认为具有较好的治疗结果[17]：

- 参与综合康复计划
- 54岁以下
- 症状没有累及优势侧手臂
- 颈椎屈曲不会加重症状

那些对保守治疗没有效果、生活质量下降、有神经功能缺损（感觉/运动）的患者可以考虑进行手术干预。大约25%的神经根病患者需要手术干预[83]。神经根受压的初始管理应侧重于症状的"中央化"，即通过运动或干预，使远端的症状（症状"外周化"）向脊柱中央移动。干预措施包括牵引（手法或机械牵引：图24-61A、B）和仰卧下颌后缩（图24-73）。一旦疼痛减轻且症状开始"中央化"，可以在静态体位开始颈部神经肌肉控制训练（图24-67~图24-74）。并逐步在训练中加入周围的肌肉组织的运动（例如，手臂运动与颈椎稳定；见图17-66）[55]。因为错误的姿势会导致颈部疼痛，所以应该教育患者正确的姿势（图24-75），使其了解可能导致功能障碍的姿势模式（例如，头前倾、塌坐、圆肩）。还可以结合拉伸训练来解决检查期间发现的肌肉紧张问题（图24-63~图24-66）。

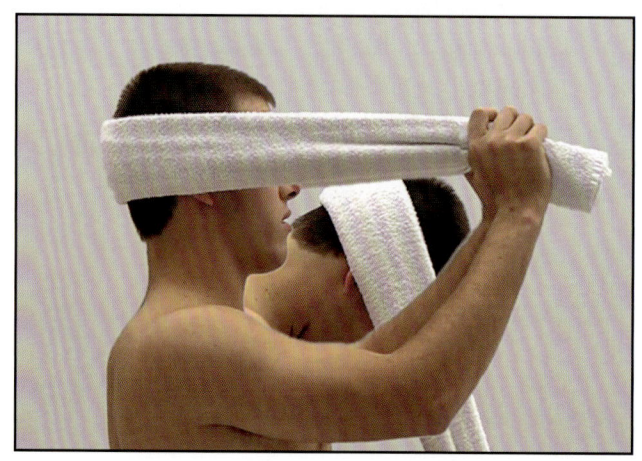

图 24-74　可以在多个方向上使用毛巾加强颈部力量，以改善神经肌肉控制

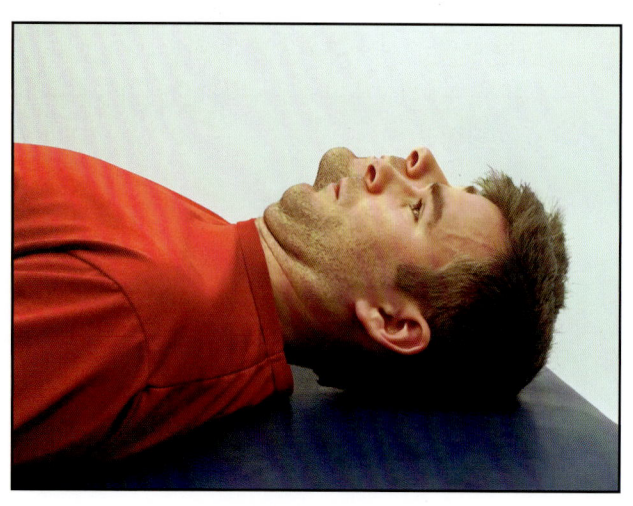

图 24-73　仰卧位下颌后缩

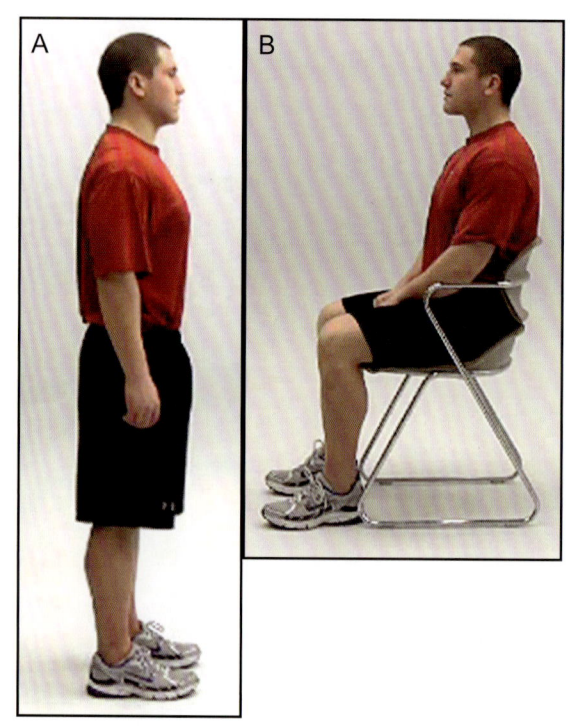

图 24-75　应教育患者在（A）站立位和（B）坐位时保持良好姿势的重要性

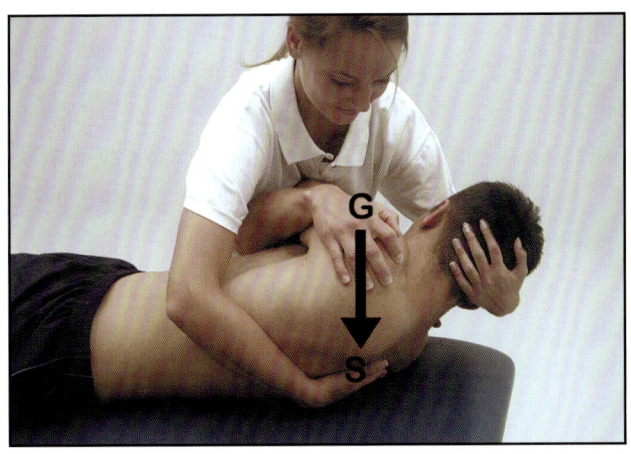

图 24-76 胸椎小关节操作术：一只手放在患者下方进行稳定，然后利用身体的重量通过肋骨向下按压以旋转单个胸椎。胸椎的旋转度是很小的，并且这种松动的大部分运动涉及肋骨小关节

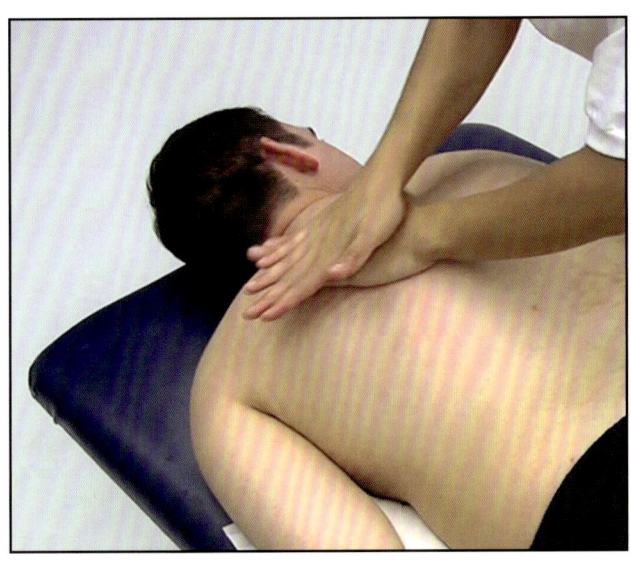

图 24-77 肋椎关节松动：前-后向滑动

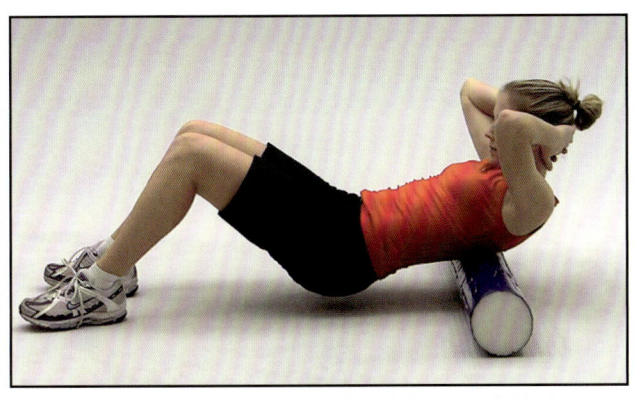

图 24-78 使用泡沫轴进行胸椎的自我松动

## 总 结

1. 患者最常经历的腰痛是一种持续时间相对较短的急性疼痛经历，很少会因此损失大量的训练或比赛时间。
2. 无论诊断或诊断的特异性如何，对患者的背痛进行全面的评估对于有效的治疗至关重要。
3. 背部康复可分为两阶段康复。第一阶段（急性期）治疗主要包括理疗和缓解疼痛的训练。第二阶段治疗包括治疗再损伤或之前问题恶化的患者。符合脊柱操作术治疗组临床预测规则的患者，应在第一阶段早期开始脊柱操作术治疗。
4. 每个腰痛患者的训练计划中都应包括节段性脊柱稳定训练和核心稳定训练。
5. 疼痛治疗初始阶段可能包括的运动类型有：侧移矫正、伸展训练、屈曲训练、松动训练和肌筋膜拉伸训练。
6. 建议运动防护师采用折中的方法来选择训练方式：根据患者的评估结果，结合前面介绍的各种训练方案。
7. 应明确第二阶段治疗的具体目标和训练：拉伸哪些结构？强化哪些结构？如何将节段性脊柱稳定训练融入患者的日常生活和训练计划中？以及哪些运动需要通过运动学习的方法来纠正错误的生物力学？
8. 康复计划应包括功能训练，可分为基础阶段和进阶阶段。
9. 背痛可能由以下一个或多个问题引起：肌肉拉伤、梨状肌或腰方肌肌筋膜疼痛或拉伤、肌筋膜扳机点、腰椎小关节扭伤、过度活动综合征、椎间盘相关的背部问题和骶髂关节功能障碍。
10. 颈椎疼痛可由肌肉拉伤、急性颈椎关节交锁、韧带扭伤和其他各种问题引起。

## 临床决策练习解决方案

练习 24-1 患者很可能在梨状肌中有肌筋膜扳机点。可以解决肌肉的高激惹性的方式有：训练和拉伸、缺血性按压和拉伸、理疗结合运动以减轻疼痛和增加血液循环。要考虑到坐骨神经也可能是不适症状的一种来源。如何做出最终的判断是复杂的。扳机点并不一定会影响功能。患者对疼痛的反应和代偿行为将决定必要的活动调整，以平衡康复和他回归运动的需求之间的矛盾。

练习 24-2　需要对患者进行全面评估，并具体确定柔韧性和肌无力的问题。峡部裂被认为是一种过度活动的问题，可能是患者在活动增加时感到疼痛的原因。凭借良好的节段性脊柱稳定以及核心力量和耐力，该患者应该能够参与所有体育活动而不会引起这种疼痛。如果患者确实出现背痛，则应监测是否有峡部裂引起的持续问题，例如 S1 上的 L5 滑动导致脊椎滑脱。

练习 24-3　应根据个人情况评估每位患者的病情。患者、运动防护师、医生、父母和教练应就继续参加赛艇运动的相关的风险进行协商。应该讨论潜在的治疗方法和可能的手术干预措施，重点关注继续参加训练和比赛将如何影响患者的最终康复和长期健康。如果风险可以忽略不计，而主要问题只是患者的疼痛，那么患者自己应该就能够决定是否在本赛季剩余时间继续参赛。

练习 24-4　患者应该继续执行节段性脊柱稳定训练和核心稳定训练计划。力量训练应该结构化，使椎间盘轴向负荷最小化，直到愈合。做膝关节伸展、屈曲以及腿举训练，而不是肩部负重的深蹲和箭步蹲，将为腿部提供强化负荷，同时减少轴向负荷。为了促进椎间盘髓核回到椎间盘的中间，患者在锻炼后应经常平躺或俯卧。

练习 24-5　医生的诊断是非特异性的。首先运动防护师应对患者进行评估，以确定无力和疼痛的特定肌群。然后制订适当的训练计划。在腰痛诊断中，肌肉拉伤的诊断被过度使用了。为了明确肌肉拉伤的诊断，相关肌肉区域评估时应有疼痛和压痛。可以通过拉伸肌肉和收缩肌肉来再现疼痛。

（Daniel N. Hooker，William E. Prentice 著　张　阳　苏春涛 译　谢思源　倪国新 审）

## 参考文献（扫描二维码获取）